名誉总主编　钟世镇

总　主　编　丁自海　王增涛

钟世镇现代临床解剖学全集（第2版）

口腔颌面外科临床解剖学

（第2版）

Clinical Anatomy of Oral and Maxillofacial Surgery

(2nd Edition)

主　编　张志愿　俞光岩

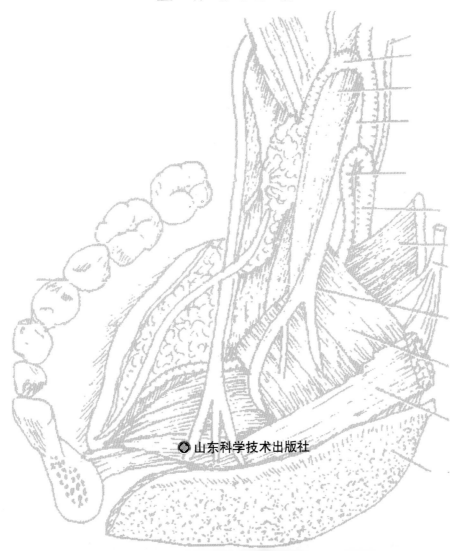

山东科学技术出版社

图书在版编目（CIP）数据

口腔颌面外科临床解剖学/张志愿，俞光岩主编.
—2版.—济南：山东科学技术出版社，2020.6
ISBN 978-7-5723-0140-7

Ⅰ.①口… Ⅱ.①张… ②俞… Ⅲ.①口腔颌面
部疾病－口腔外科学－解剖学 Ⅳ.①R782

中国版本图书馆 CIP 数据核字 (2020) 第 015109 号

口腔颌面外科临床解剖学（第 2 版）

KOUQIANG HEMIAN WAIKE LINCHUANG JIEPOUXUE（DI 2 BAN）

责任编辑：崔丽君　张嘉怡
装帧设计：魏　然

主管单位：山东出版传媒股份有限公司
出 版 者：山东科学技术出版社
　　　　　地址：济南市市中区英雄山路 189 号
　　　　　邮编：250002　电话：（0531）82098088
　　　　　网址：www.lkj.com.cn
　　　　　电子邮件：sdkj@sdcbcm.com
发 行 者：山东科学技术出版社
　　　　　地址：济南市市中区英雄山路 189 号
　　　　　邮编：250002　电话：（0531）82098071
印 刷 者：山东临沂新华印刷物流集团有限责任公司
　　　　　地址：山东省临沂市高新技术产业开发区新华路东段
　　　　　邮编：276017　电话：（0539）2925659

规格：16 开（210mm×285mm）
印张：37.75　字数：800 千　印数：1～2000
版次：2020 年 6 月第 1 版　2020 年 6 月第 1 次印刷
定价：380.00 元

总主编简介

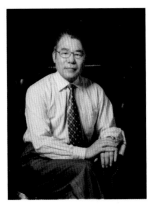

丁自海，1952年生，河南南阳人。南方医科大学教授、博士生导师，微创外科解剖学研究所所长、临床解剖学家。在临床解剖学研究领域中，特别在皮瓣外科解剖学、脊柱微创外科解剖学、腔镜外科解剖学、颅底锁孔入路解剖学及实验形态学等领域取得了一系列成果。在引进、消化和吸收国外先进临床解剖学方面做出贡献。发表论文150余篇，其中SCI论文30余篇。培养硕士、博士研究生及博士后和访问学者60余名。享受国务院政府特殊津贴。现任中国解剖学会理事、中国解剖学会护理解剖学分会主任委员、国家自然科学基金项目评审专家。任《解剖学杂志》《中国临床解剖学杂志》《中华显微外科杂志》《解剖学研究》等杂志编委。曾获军队科技先进个人称号，军队、省部级科技进步奖6项。主持国家自然科学基金和军队、省部级重大科技计划项目6项。总主编《钟世镇现代临床解剖学全集》《临床解剖学丛书》，主编《手外科解剖与临床》《显微外科临床解剖学》等专著10部，主编国家规划教材3部，主译专著8部。

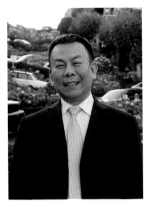

王增涛，山东大学附属山东省立医院手足外科主任，山东大学教授。2002年成功完成深低温保存断指再植手术；2007年起提出"手指全形再造"的理念，并陆续报道了手指全形再造系列新技术；在手外科与显微外科领域有多项创新与发现。2002年起在南方医科大学丁自海教授的帮助与指导下于山东省立医院建立临床解剖学研究室，并在钟世镇院士的进一步指导下，做了大量的显微外科、手外科与足踝外科的临床解剖工作，累积拍摄超过200万张解剖照片和2 000多小时的解剖学视频。自2006年开始，根据国内外同行的需求，连续14年举办"显微外科解剖与临床高级研修班"，培训了大量显微外科医师。

主编简介

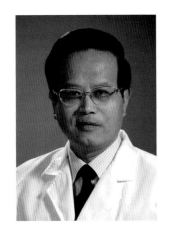

张志愿，中国工程院院士，教授，主任医师，博士生导师。曾任上海交通大学医学院附属第九人民医院院长，现任国家级重点学科——口腔医学学科带头人，国家口腔疾病临床医学研究中心主任，上海市口腔医学重点实验室主任，中国抗癌协会常务理事。

长期从事口腔颌面部肿瘤与血管畸形研究。发表学术论文330篇。近年来完成了国内首个诱导化疗对中晚期口腔鳞癌前瞻性随机Ⅲ期临床试验，结果发表在 *J Clin Oncol* 杂志，基础研究结果发表于 *Advanced Materials*、*Cancer Research* 等国际知名学术杂志。以第一负责人承担"863"计划项目，"十一五"国家科技支撑计划项目，国家自然科学基金重点项目2项、面上项目5项；以第一完成人获得国家科学技术进步奖二等奖2项、国家级教学成果奖二等奖等10余项。获何梁何利基金科学与技术进步奖。被评为"全国优秀科技工作者"。培养硕士、博士研究生75名。主编专著13部，主编"十三五"规划教材《口腔颌面外科学》。现任《上海口腔医学》杂志主编。

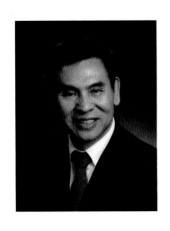

俞光岩，北京大学口腔医学院口腔颌面外科教授，主任医师，博士生导师。担任中华口腔医学会会长，曾任北京大学口腔医学院院长。主要研究方向为唾液腺疾病、口腔颌面部肿瘤以及唾液腺移植治疗重症干眼症。先后承担国家及省部级科研基金项目39项，培养研究生及博士后70余名。

以第一完成人获国家科学技术进步奖二等奖1项，省部级科学技术奖7项。"全国五一劳动奖章"获得者，获北京大学医学部桃李奖、中华口腔医学会邱蔚六口腔颌面外科发展基金杰出贡献奖、首届中国医师协会口腔医师分会杰出口腔医师奖、中国医师奖，被评为"做出突出贡献的中国博士学位获得者""全国首届百名中青年科技之星""北京市有突出贡献的专家""全国卫生系统先进工作者"及"全国优秀科技工作者"。

《钟世镇现代临床解剖学全集》（第2版）

序

2008年，首版《钟世镇现代临床解剖学全集》出版时，我曾写过一个总序，着重在践行"认识新时代，把握新特点，明确新任务，落实新要求"中，对时任主编和编者们，寄予期望，希望他们能够发现本身存在的不足，努力寻找改进的措施。"光阴似箭，白驹过隙"，经过10年艰苦奋斗的创新，今天迎来了收获丰硕的《钟世镇现代临床解剖学全集》（第2版）。

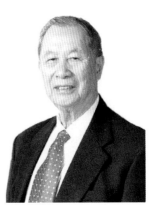

"近水楼台先得月"，我欣喜地收到新版书稿的定稿，经过对新版书稿"跑马观花"式地浏览后，我最突出的感受是：新版本继往开来，标新立异，革故鼎新，独树一帜，别具匠心。例如：在临床前沿的微创外科解剖学领域，增添了腹膜后间隙形态结构有关规律性内容；在骨科临床方面增加了脊柱椎间孔镜应用解剖学；在临床五官科部分增加了耳、鼻、咽、喉腔镜解剖学相结合的资料；特别是在精密仪器密集、诊疗康复精准度高超的临床影像学领域，增补了许多贴近临床的应用解剖学资料。

"涓涓细流，归为江海。纤纤白云，终成蓝图。"老一辈专家不务虚名、讲求质量的清风高节，淋漓尽致地体现在人才辈出、后生可敬的新版本编者身上。吴阶平院士"结合手术要求探讨解剖学重点，通过解剖学进展提高手术水平"的嘱托，已由新版本的编著者们，通过"天道酬勤"的努力，实现了"万点落花舟一叶，载将春色到江南"。

在新版本即将付梓，嘱我写序之际，谨录三个诗句为贺："活水源流随处满，东风花柳逐时新""不是一番寒彻骨，怎得梅花扑鼻香""江山代有才人出，各领风骚数百年"。

中国工程院资深院士　钟世镇

2019年夏于广州

《钟世镇现代临床解剖学全集》（第2版）

前　言

首版《钟世镇现代临床解剖学全集》（以下简称"全集"）出版已经10年，由于"全集"各卷紧跟学科的发展趋势，针对性和实用性强，深受广大读者的欢迎。在这10年中，"全集"各相关学科的临床解剖学又有了新进展。在整形外科（包括创伤外科、显微外科、手外科等），对皮瓣小型化的要求越来越高，因此，皮支链皮瓣的解剖学研究特别是采用改进的血管铸型技术和造影技术后，又涌现出一批新成果。涉及胃肠外科、肝胆外科、泌尿外科、妇科的腹膜后筋膜和筋膜间隙的解剖操作更加规范，总结出更加实用的经验。运用骨科数字医学、智能骨科的理念，从临床解剖学研究入手，产生了一大批临床解剖学成果。南方医科大学微创外科解剖学研究所对椎管镜、椎间孔镜相关的解剖学研究，发表了一批高质量的论文。胸心外科中腔镜解剖学和手术解剖学也取得新的进展。颅脑外科新改良的颅底手术入路解剖学又有更清晰的描述。耳鼻咽喉头颈外科融入内镜检查和显微外科信息技术，对鼻颅底外科入路解剖学的研究推动了内镜鼻颅底外科的发展，对内镜入路解剖学的描述更加具体、细腻和实用。血管外科在我国起步较晚，但涉及重要血管手术操作的解剖学要点的描述有了长足进步。眼科近几年出现了眼内镜检查睫状体结构等最新成果。上述各学科的最新进展被纳入新版中，影像技术的进步也为"全集"第2版增加了许多新的影像解剖学资料，更换和增加了一大批手绘图，使新版的质量进一步提高。

钟世镇院士是我国现代临床解剖学的奠基人和开拓者，他创立的以解决临床学科发展需要为目的的现代临床解剖学研究体系及所取得的辉煌成就已载入史册。如今，已步入耄耋之年的他，仍十分关心临床解剖学的发展，对第2版修订提出了新的希望，我们一定会认真落实。

首版分卷的几位主编退休或其他原因，不再担任第2版的主编。他们的宝贵知识已通过著书立说传诸后世，总主编向他们致以崇高的敬意。

在第2版撰稿中，我们仍然坚持站在临床医师的角度，用临床思维方法审视解剖学内容；坚持以应用解剖学为主线，以临床为依托，阐明器官的位置、形态、结构和毗邻；提供手术操作的解剖学要点，正常与异常结构的辨认及重要结构的保护和挽救，对手术中的难点从解剖学角度给予解释和提供对策；为开展新技术、新术式提供解剖学依据和量化标准。

希望《钟世镇现代临床解剖学全集》（第2版）能为我国临床相关学科的发展有所促进，为青年医师专业能力的提升和新业务的开展有所帮助。

总主编　丁自海　王增涛

2019年夏

序

  《口腔颌面外科临床解剖学》是以钟世镇院士为总主编编著的"现代临床解剖学丛书"的分卷之一。转眼间这一分卷的第三版就要问世了。第一版由张震康教授、邱蔚六院士和皮昕教授担任主编，第二版即《口腔颌面外科临床解剖学》（第1版）由我和张志愿院士担任主编，第三版即《口腔颌面外科临床解剖学》（第2版）我推荐了张志愿院士和俞光岩教授担任主编。我相信由我国杰出的口腔颌面外科专家担任主编的第三版，其内容一定会精彩纷呈。

  第一版编辑出版时，张震康教授曾邀请章魁华教授为之作序，张教授说章魁华教授的序写得精练而深邃。第二版编辑出版时，我邀请张震康教授作序，他强调了解剖学要为临床服务的基本观点。他要求这本专著一定要紧密结合口腔颌面外科的临床实际，让这本书对口腔颌面外科医生确有参考价值、指导价值。他希望有更多的图片资料呈现，他甚至希望文字和图片的比例能达到1∶1，通过更多的生动图片资料，使枯燥的文字描述得更加生动，让读者更加容易理解和记忆。

  人体解剖学开启了现代医学，奠定了外科学发展的基础。外科医生的成长离不开扎实的解剖学基础。没有扎实的临床解剖学功底，就无法成为一名优秀的外科医生。我相信某一专业领域的优秀外科专家也必定是相应领域的优秀局部解剖学专家。

  随着信息化、数字化时代的到来，口腔颌面外科的各个分支领域都有了巨大的进步与发展。一系列新技术、新材料不断涌现，过去许多治疗效果不佳或无法治疗的口腔颌面外科疾病都取得了令人赞叹的疗效，术后并发症也大大减少。但是层出不穷的新技术永远离不开口腔颌面外科医生对口腔颌面部解剖知识的全面掌握。特别是面对复杂的人体结构，我们的知识还常常显得不足，即使具有较高水平的口腔颌面外科专家，不断复习、熟悉、了解手术区域可能遇到的各种局部解剖结构及个体变异，都是非常必要的。而对于口腔颌面外科年青一代的学者或初学者，牢牢掌握头颈口腔颌面部的解剖知识显得尤为重要。在我们的从医生涯中，见过太多对局部解剖结构缺乏深入了解与掌握，而盲目开刀给患者带来的伤害。因此，我认为任何想成为优秀口腔颌面外科医生的人都必须把口腔颌面部解剖学学好。

  即将出版的《口腔颌面外科临床解剖学》（第2版），将更加紧密地结合口腔颌面外科临床的手术技术，深入浅出地向大家介绍相关局部解剖知识及其与手术操作步骤之间的关系。我相信这本专著将成为口腔颌面外科医生的重要临床参考书，更是初学者入门口腔颌面外科的重要参考书。张志愿院士和俞光岩教授是我国著名的口腔颌面外科专家，他们在各自的专业领域里都取得了骄人的成就。他们也是现阶段我国口腔颌面外科领域的主要学术带头人。第三版的编委们也都是我国一流的口腔颌面外科专家，具有丰富的临床经验和扎实的临床解剖学功底。我相信在两位主编的带领下，各位顶级口腔颌面外科专家通力合作，编写的《口腔颌面外科临床解剖学》（第2版），一定会为读者呈现我国口腔颌面外科不断进步发展的新面貌，会展现专家们丰富的临床经验以及对口腔颌面临床解剖的新感悟。感谢主编和编委们为这本专著第三版的出版所付出的努力和心血！更希望它的不断更新再版成为我国口腔颌面外科界的一个传承，一代一代传下去。今后当第四版、第五版……不断呈现在大家面前的时候，我们一定会从中感受到我国口腔颌面外科的发展脉络和传承精神。

衷心祝贺《口腔颌面外科临床解剖学》（第2版）的出版！

王　兴

前　言

　　《口腔颌面外科临床解剖学》（第2版）已经完稿。实际上，这是《口腔颌面外科临床解剖学》的第三版，第一版主编是张震康教授、邱蔚六院士和皮昕教授，第二版主编是王兴教授和张志愿院士。因为改版后的丛书以钟世镇院士命名，故丛书更名为"钟世镇现代临床解剖学全集"，丛书的所有分册作为第1版出现，本版丛书自然也就成为"钟世镇现代临床解剖学全集"（第2版）。受总主编和王兴教授的信任和委托，由我们两位担任本版的主编。我们首先感谢总主编和前版第一主编的信任和委托，感谢前两版主编以及许多老一辈口腔颌面外科和口腔解剖学专家所做出的出色工作，为本书的再版修订奠定了很好的基础。

　　皮昕教授作为本版资深编委，在本版修订期间不幸谢世。我们在此深切缅怀皮昕教授的同时，衷心感谢他为本书各版所做出的重要贡献。

　　临床解剖学是外科学的基础，许多出色的外科专家必然也是该领域出色的临床解剖学专家。对临床解剖学知识的全面掌握和对解剖学特点的深入挖掘，不仅是娴熟外科技术的基础，也是新手术方式的设计源泉，临床解剖学是为临床外科学服务的。正如张震康教授在第一版的前言中所述："立足于口腔颌面解剖和口腔颌面外科手术的结合点，以解剖学的观点，着重论述了在临床工作中如何应用解剖学知识以指导外科手术。为此，本书大部分章节的临床应用内容中，都详细分析介绍了每种手术的手术设计解剖学原理，手术进路中的解剖结构辨认，重要解剖结构的保护和挽救，解剖结构和手术操作技巧。其中不少内容是撰稿者多年来的实践经验总结。这也是本书有别于其他解剖学专著和手术学专著的突出特点。"本书继承了这一原则，并保持了这一特点。

　　本版基本保留了前版的格式和内容，全书分11章，涵盖了与口腔颌面外科手术相关的口腔颌面部各个区域的重要器官和组织，包括了大体、显微及影像解剖学，结合解剖特点系统讲述了120余种手术的操作方法和手术技巧，力求反映出作者的专长和特色。部分内容进行了更新，增加了近些年开展的临床解剖学研究成果和新的手术方式，体现出微创外科、数字外科相关的临床解剖学新进展。希望能对工作在临床一线的口腔颌面外科医师提供更多的参考和帮助，为正在接受培训的住院医师、专科医师和研究生提供一本实用的参考书。

本版保留了前版名誉主编张震康教授的序言和前版两位主编的前言。有幸邀请到名誉主编王兴教授为本版作序，为本书增光添彩，我们表示由衷的感谢。

在保留前版作者的基础上，本版适当增加了年轻专家。这些专家不仅有丰富的临床经验，而且有丰富的写作经验。感谢他们在百忙中抽出时间对本书进行认真修订。

苏家增副教授对全书进行了细致的整理和校对，花费了不少心血。白果医师、高春丽同志协助进行组织工作。大量插图是前两版的图片，插图绘制者魏梓慧、林冠华、朱丽萍、张濒、汤纪宪等同志曾为此付出艰辛的劳动，一并向他们表示衷心的感谢。

书中难免还有疏漏和不足，恳请读者不吝赐教，批评指正，以便再版时修正。

张志愿　俞光岩

序

王兴教授和张志愿教授二位主编邀请我为"钟世镇现代临床解剖学全集"《口腔颌面外科临床解剖学》分卷写一个序，我欣然同意。

本册分卷是总主编钟世镇院士编著的2001出版的"现代临床解剖学"丛书分卷《口腔颌面外科临床解剖学》的修订再版。当时，我作为"现代临床解剖学"《口腔颌面外科临床解剖学》的第一主编，邀请了我的师长章魁华教授写了一个序，他的序写得精练而深邃。

人体解剖学是医学中一门古老的学科，作为一门单独的学科始于中世纪。在某种意义上，往往可以这样认为，现代医学随着人体解剖学的发展而兴起，现代医学始于人体解剖学。在人类进步的历史长河中，那些学者大胆冒死对人体进行解剖，探索人体的奥秘而创立解剖学的意义已经超越了医学范畴。解剖刀和伟大的文艺复兴运动一起划破了欧洲中世纪封建教会的黑暗，迎来了近代科学革命的曙光！

解剖刀演进为柳叶刀而至手术刀，成为治疗疾病的利器，挽救了无数人的生命，催生了外科学，从此外科学一路疾奔创造了医学史上一个又一个奇迹。没有人体解剖学就没有外科学。人体解剖学以及后来发展起来的局部解剖学、应用解剖学、临床解剖学是外科学的基础，是外科学医学专业基础课中的基础。某一领域的外科专家也一定是相应的局部解剖学专家。

十几年前，我有机会被邀请参观钟世镇教授的人体标本陈列馆（原名记不确切）。一踏进门，原以为看到的应是干瘪而令人畏惧的标本，然而映入眼帘的是一件件有色有形的精美作品。无论是染成红色的人体动脉系统或是染成蓝色的静脉系统，还是肝、肾等器官的脉管系统，都犹如彩色珊瑚，似巧手编制的立体网络，即使细小如发丝都清晰可见，分毫未损。真是难能可贵！大自然塑造了自然界最美的活生生的人体外形，而钟世镇教授铸造的标本展现了无与伦比的人体内部解剖结构美、组织网络美。件件标本都是美妙绝伦的艺术品，使参观者个个赞叹不已。因此，当20世纪末钟世镇教授邀请我担任由他总主编的"现代临床解剖学"丛书的《口腔颌面外科临床解剖学》分卷的主编时，我深感荣幸。

人体解剖学之口腔颌面部解剖学，其解剖结构和部位是不变的，似乎专家们怎么写也很难有创新。既然称之为"临床解剖"就应该在临床应用上写深写细，写得有新意。解剖学的临床应用对于外科医生来说就是外科解剖学，就是解剖学在外科手术中的应用，换言之就是手术过程中的解剖学。解剖是不变的，然而手术是千变万化的。临床解剖学从手术学的角度来写就可以写出新意、写出深度。同时，临床解剖学又依据解剖学来写，从手术切开到最后缝合好切口手术结束为止的全过程：为什么要选择这样的切口，解剖学的原理是什么，不这样切开会有什么缺陷。切开后，为什么从这里分离出血少，利用什么解剖结构；在分离和切除组织时，如何辨认正常的组织结构和重要器官而使其不受伤害并得到很好的保护，同时又能分辨出需要清除的病理组织和结构，使手术创伤降到最小。最重要的是，要知道哪里是"红色禁区"，手术刀落刀之处慎之又慎，一旦重要解剖结构受损，应如何挽救和修复。在手术进程中，手术刀所到之处的左、右、前、后、深部是什么解剖结构和组织，表述得清清楚楚才能做到"游刃有余"。这样我们就会把解剖学写活写新。为此，《口腔颌面外科临床解剖学》的体例与人体系统解剖学不同，也不同于局部解剖学，而是按手术进程从切开皮肤起由浅入深的解剖学体例。本次再版进一步发展了这一特色。

本版的二位主编王兴教授和张志愿教授都是我国资深的口腔颌面外科专家，王兴教授更擅长口腔颌面整形手术，而张志愿教授在口腔颌面肿瘤手术上更有特色。几十年来，他们在口腔颌面外科领域里取得了不凡成就，都拥有"卫生部有突出贡献的中青年专家"称号。几十位编著者，大多数是我很熟悉的。他们是我国一流口腔颌面外科专家，并在某一研究方向成绩卓著，拥有几十年口腔颌面外科诊治经验，千百次手术台上的历练，手术技巧可谓炉火纯青。这些专家执笔写出了他们宝贵的经验和教训，贡献了他们的精华和诀窍，传授了刀法和技巧：大到手术原理原则、手术设计思路的阐述，小到如何将一个重要解剖结构分离得毫厘不差。应该说，他们不仅仅是在写作，还是在传授他们的心血。如果仔细阅读，我们仿佛在看一个难得可见的专家在示范手术操作。对广大年轻的口腔颌面外科医师来说，对从事口腔颌面外科手术的医师来说，必能开卷获益。

本书共分11章，依据解剖学阐述了口腔颌面外科领域中百余种手术，几乎包涵了这一学科范畴内所有常见的手术。在国内诸多有关口腔颌面外科解剖的书籍中，《口腔颌面外科临床解剖学》颇有特色。我衷心期盼本书越写越好，成为我国的传世之作。

张震康

2010年6月于北京

前　言

　　"钟世镇临床解剖学全集"之《口腔颌面外科临床解剖学》分卷终于完成了编纂工作。首先我们要感谢钟世镇院士和本版总主编的信任与重托，同时也要感谢上一版《口腔颌面外科临床解剖学》的主编张震康教授、邱蔚六院士、皮昕教授以及许多老一辈口腔颌面外科专家、口腔解剖学专家所做的出色工作，为再版修订打下了良好基础。在这里我们还要感谢在百忙之中参与本书编写的各位编者，他们都是工作在临床一线的专家，同时又肩负多种社会工作，其工作繁忙可想而知。但是他们作为我国口腔颌面外科和口腔颌面解剖学的一代中青年专家，在上一版的基础上，编著好"钟世镇临床解剖学全集"的《口腔颌面外科临床解剖学》分卷责无旁贷。参与编写的22位专家中有20位是口腔颌面外科专家，2位是口腔颌面解剖学专家，他们均具有高级职称。本书的编者队伍集中了我国这一领域的许多著名学者和有突出贡献的专家。

　　张震康教授在上一版的前言中曾经写道："为写好《口腔颌面外科临床解剖学》以奉献读者，我们根据总主编钟世镇院士的要求，立足于口腔颌面解剖和口腔颌面外科手术的结合点，以解剖学的观点，着重论述了在临床工作中如何应用解剖学知识以指导外科手术。为此，本书大部分章节的临床应用内容中，都详细分析介绍了每种手术的手术设计解剖学原理，手术进路中的解剖结构辨认，重要解剖结构的保护和挽救，解剖结构和手术操作技巧。其中不少内容是撰稿者多年来的实践经验总结。这也是本书有别于其他解剖学专著和手术学专著的突出特点。"在此基础上再版编著的"钟世镇临床解剖学全集"的《口腔颌面外科临床解剖学》分卷承袭了上一版的重要原则，并由每一章的编者对原版文字、插图进行了重新修订，补充了最新的临床研究成果，更新并补充了许多新的插图。对原有章节安排也做了些许调整。将原版第四章血管系统、第五章淋巴系统合并为一章，即本版的第三章脉管系统。原第三章骨系统则在本版中调整到第六章骨骼系统。

　　本书是一部以解剖学理论为基础，以临床应用为目的，具有较强实用性的专业参考书。全书共分11章，采取由表层到深层、局部解剖和系统解剖相结合的论述方法，系统讲述了口腔颌面外科临床常用的125种手术的操作方法和手术技巧，其内容几乎包括了口腔颌面外科临床绝大多数典型手术。我们希望这本专著的再版修订能为临床一线的口腔颌面外科医师提供参考和帮助。

修订再版的"钟世镇临床解剖学全集"之《口腔颌面外科临床解剖学》分卷保留了相当一部分原版的插图，在此也对原版插图的绘制者魏梓慧、林冠华、朱丽萍、张濒、汤纪宪等同志一并表示感谢。在本书终稿完成过程中，郑家伟教授、房笑同志协助校对书稿和校验参考文献，付出了心血，在此也一并表示感谢。

　　由于时间仓促，书中难免有疏漏之处，敬请读者们不吝赐教、批评指正，我们将不胜感激并在今后的修订中予以改正。

王兴　张志愿

2010年6月13日

CONTRIBUTORS

《口腔颌面外科临床解剖学》（第2版）

作 者

名誉主编　王 兴

主　　编　张志愿　俞光岩

编　　委（以姓氏笔画为序）

马　莲　北京大学口腔医学院

王　兴　北京大学口腔医学院

皮　昕　武汉大学口腔医学院

朱洪平　北京大学口腔医学院

孙勇刚　北京大学口腔医学院

李自力　北京大学口腔医学院

何三纲　武汉大学口腔医学院

何宏文　中山大学光华口腔医学院

余志杰　北京大学口腔医学院

沈国芳　上海交通大学口腔医学院

张　益　北京大学口腔医学院

张伟杰　上海交通大学口腔医学院

张志勇　上海交通大学口腔医学院

张志愿　上海交通大学口腔医学院

张陈平　上海交通大学口腔医学院

张熙恩　北京大学口腔医学院

张震康　北京大学口腔医学院

陈敏洁　上海交通大学口腔医学院

林　野　北京大学口腔医学院

赵怡芳　武汉大学口腔医学院

俞光岩　北京大学口腔医学院

殷学民　南方医科大学口腔医学院

郭传瑸　北京大学口腔医学院

黄洪章　中山大学光华口腔医学院

傅开元　北京大学口腔医学院

CONTENTS

目　录

黏膜和皮肤

概　述

■ 口腔黏膜及皮肤胚胎学

口腔黏膜和颌面部的皮肤及其附件均起源于外胚层，但软腭黏膜和舌根部的黏膜为前肠之咽部黏膜的一部分，起源于内胚层。

口腔黏膜胚胎学

口腔黏膜的发育与头面部的发育密切相关，后者发育的显著特征是鳃弓（或称咽弓）形成。这些鳃弓于胚胎第4周和第5周时出现，形成胚胎的外观特征（图1-1）。它们最初由间叶组织柱构成，彼此间被深的裂隙隔开，这些裂隙称鳃裂或咽裂（图1-2）。在鳃弓和鳃裂发育的同时，沿着前肠最前端的咽肠外侧出现许多向外突出的

囊，称咽囊（图1-3）。这些咽囊会穿入周围的间叶组织，但并不会与外面的鳃裂相通。

在胚胎发育的最初数周，原口即原始口腔表现为局部上皮性内陷，位于面部的中央，四周由5个突起围绕：一对位于原口尾侧的下颌隆突；一对位于原口外侧的上颌隆突；还有一个位于原口稍前方，即呈圆形隆起的额鼻隆突。前两对隆突均来自第1鳃弓（图1-4）。以后原口向前肠的盲端方向发育，但二者之间由口咽膜隔开。这层纤薄的口咽膜是外胚层与内胚层的连接部位，外胚层形成口腔黏膜，内胚层形成咽部黏膜。早期的原口因为口咽膜的存在显得大而浅，随着原口周围面突的腹向生长而逐渐加深。至第4周口咽膜破裂时，原口作为一个口鼻咽腔，成为前肠的

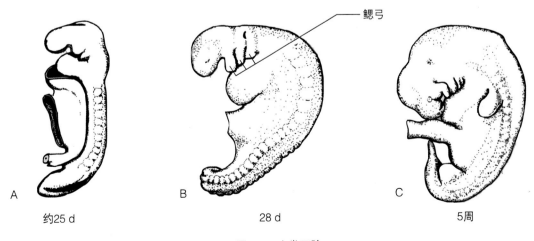

A	B	C
约25 d	28 d	5周

鳃弓

图1-1　人类胚胎

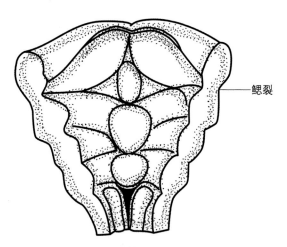

图1-2　鳃弓腹侧部上面观（5周）

鳃裂

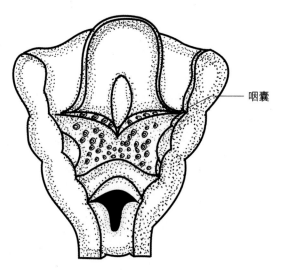

图1-3　鳃弓腹侧部上面观（5个月）

咽囊

入口，使口腔与咽部得以贯通。同时，第4、第5对鳃裂和咽囊的发育，形成一些与鳃弓发育有关的器官，如甲状腺、胸腺等。原口四周的5个隆突以及后来形成的两个鼻隆突参与面部的发育，因此认为原口为面部发育的中心。随着面部的不断发育，原口分隔为口腔、口咽和鼻咽3部分。

鼻突和上颌突向原口内水平延伸时，原口被分割为口腔和鼻腔。从额鼻突发育来的突起形成上唇的中央部分和一个中腭突，而从上颌突发育来的突起形成2个侧腭突，当它们融合时就形成硬腭、软腭。在2个侧腭突与中腭突的结合处，形成切牙孔和鼻腭管。早期的口鼻腔被舌体占据，位于两个侧腭突之间，使侧腭突呈垂直向排列，但当原口扩大，舌体下降时，侧腭突即转为水平向生长（图1-5）。

舌的起源来自4个不同的组织。舌前2/3由奇结节和两个侧舌突形成，它们均来自原口组织；舌后1/3则由前肠发育而来。舌体和舌根之间有一个明显的"V"形界沟，界沟的顶端为舌盲孔，它是甲状腺发育后遗留下的痕迹。因此，除了舌根部的黏膜由内胚层发育而来外，所有的口腔黏膜均由外胚层发育形成。约在第12周，舌黏膜上的丝状乳头、菌状乳头和轮廓乳头开始发育。

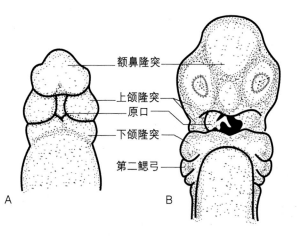

图1-4　人类胚胎
A. 24 d前面观，原口周围有5个隆突；B.稍大的胚胎，口咽膜破裂

额鼻隆突

上颌隆突
原口
下颌隆突
第二鳃弓

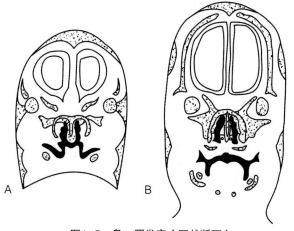

图1-5　鼻、腭发育（冠状断面）
A. 7周；B. 12周

唾液腺也来自口腔黏膜上皮。腮腺和下颌下腺分别于第4周、第6周开始发育，而舌下腺和其他小唾液腺则出现于第8周。

牙的发育始于第6周，由外胚层和位于深面的中胚层共同发育形成。

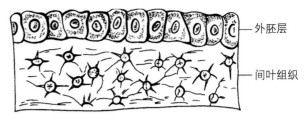

图1-6　皮肤发育（第5周）

皮肤胚胎学

皮肤的来源有2个：源自表面外胚层的部分称为表皮，位于浅层；源自间叶组织的部分称为真皮，位于深层。

1. 表皮　胚胎表面最初覆盖着一层外胚层细胞（图1-6），在发生第2个月初这层细胞开始分裂，于最表面产生一层扁平状细胞，称胎皮或表皮外层（图1-7），而原来的细胞层称为基底层。然后基底层进一步增殖，在胎皮和基底层之间形成第3层（图1-8）。到了第4个月，表皮形成了最终的排列，共有4层（图1-9）。

（1）最底层：称生长层，负责形成新的细胞。此层后来会部分向外突出，部分向内凹陷，形成皮肤表面上的皮纹。

（2）棘细胞层：此层很厚，由含有张力细丝的巨大多边形细胞组成。

（3）颗粒层：由含有微小角质透明颗粒的细胞组成。

（4）角质层：形成坚硬且呈现鳞状的表面，由富含角质素的死亡细胞组成。

胎皮细胞通常于胚胎发育的第2阶段脱落，因此可以在羊水中找到。于发生期的最初3个月，源自神经嵴的细胞会侵入表皮，这些细胞称黑色素细胞（图1-9），能合成黑色素，依靠细胞的树枝状突起运送至表皮的其他细胞，决定人出生后皮肤的颜色。

2. 真皮　源自间叶组织，在发生期的第3和第4个月，真皮（图1-9）会向着表皮层形成许多不规则的乳头状突起，称真皮乳头，通常含有微血管或感觉神经末梢。在颜面部的真皮由第1鳃弓的间叶组织形成，并与三叉神经一起发育，因此

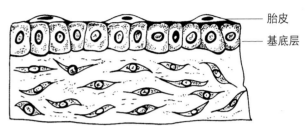

图1-7　皮肤发育（第7周）

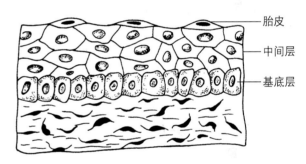

图1-8　皮肤发育（第8周）

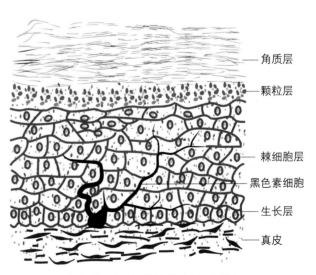

图1-9　皮肤发育模式图（出生时）

颜面部皮肤的感觉由三叉神经的眼神经、上颌神经和下颌神经所支配。真皮中较深的部分称真皮下层，富含脂肪组织。新生儿出生时，皮肤被覆一层皮脂腺分泌物、退化表皮细胞和毛发等共同组成的白色糊状物，称皮脂胎垢，它能保护胎儿的皮肤免受羊水浸渍。

3. 毛发　由实心表皮增殖物穿入真皮而形成，其末端称毛芽，毛芽内陷形成毛乳头（图1-10），中间充满中胚层细胞，可分化成血管和神经末梢。其后，位于毛芽中心的细胞变成纺锤状，并且角质化，形成毛干；位于周围的细胞则呈立方状，形成上皮性毛鞘。

位于毛发周围的间叶细胞形成真皮根鞘。另外，它也形成一小块平滑肌，称竖毛肌，附着在真皮根鞘上（图1-11）。由于毛干基部的上皮细胞不断增殖，将毛发往上推，胎儿于第3个月末，眉毛和上唇便会最先长出毛发，称为胎毛。大约在发生的第20周，胎儿全身被柔软的胎毛包裹着，但在出生后不久，胎毛便会脱落，由毛囊长出的较粗毛发取代。毛囊的上皮组织壁通常会形成一个芽体，侵入周围的中胚层（图1-11），并在将来形成皮脂腺。芽体中心的细胞退化后便会形成脂肪状物质，然后被排至毛囊，再由此到达皮肤表面。

总之，皮肤及其附属结构如毛发、腺体等都源自表面的外胚层，皮肤有颜色的黑色素细胞则由表皮内的神经嵴细胞分化而成。表皮的生长层负责形成新的细胞，细胞逐渐向表层移动，最后于角质层处脱落。至于位于皮肤深层的真皮，则来自中胚层。

■ 皮瓣的微循环

血流

身体上有可能成为皮瓣的部位，在正常情况下均有血管供血，并通过重新分配血流的方式适应不断变化的周围环境。皮瓣的血流方向可以改变，它取决于皮瓣的设计。例如前胸皮肤的同一部位可以成为胸三角皮瓣的一部分、胸肩峰皮瓣的一部分或胸大肌皮瓣的一部分，其成活率相

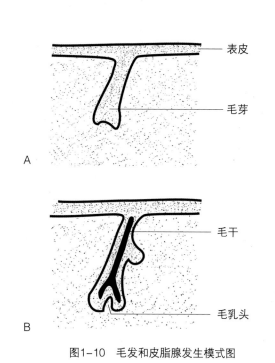

图1-10　毛发和皮脂腺发生模式图
A. 4个月；B. 6个月

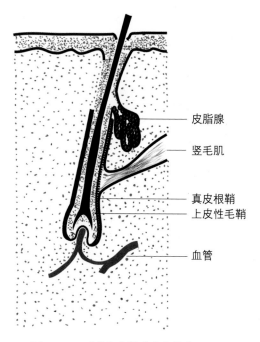

图1-11　毛发和皮脂腺发生模式图（出生时）

近。这些皮瓣的血供来源不一。这种现象也见于前额区域，既可以成为颞部皮瓣的一部分，也可形成一岛状皮瓣等。

毫无疑问，制备皮瓣可明显减少供应到该区域皮肤的血管数量，因而限制了足够血流再分配的可能性。皮瓣制备减少了皮肤的血流，使皮瓣仅靠少数血管供血，这需要皮瓣内固有血管系统具有达到再平衡的基本能力。局部皮瓣的血流可从固有血管构筑得到反映，这种构筑的特性决定了能存活的皮瓣大小。

从微循环水平分析皮瓣制备后的血管构筑、血流分布和血流的暂时性改变，对皮瓣设计的理解非常有用。毛细血管就像血管"树"的叶子，负责细胞的营养。它们只有一层内皮细胞，其大小视部位不同而有所变化，但皮肤和肌肉内毛细血管的直径一般在5~7 μm。

皮肤毛细血管丛可分为4个水平：皮下、真皮下、真皮和表皮下血管网（图1-12）。其中真皮和表皮下血管网构成了最大的血管表面积。在这些血管网中，只有1%~20%的血流用于供应营养，其他80%~99%用以保持压力和调节体温。真

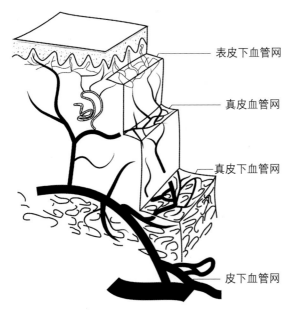

图1-12 皮肤毛细血管丛

（图中标注）表皮下血管网
真皮血管网
真皮下血管网
皮下血管网

皮血管网内含有小动脉和动静脉吻合支，主要起温度调节作用，最高可满足肌体需要的70%；而表皮下血管网主要负责营养输送功能。

肌肉毛细血管沿肌纤维排列，其密度几乎为皮肤毛细血管的7倍。肌肉在休息状态下，这些毛细血管大部分没有灌流，但当做剧烈运动时，血管开放进入循环，肌肉内的血流量可达原来的30倍。

皮瓣的血流变化取决于皮瓣的类型、皮瓣制备后测量血流的时间和被测量的血流成分（总血流、毛细血管血流或动静脉血流）。现有研究资料中用于测量皮瓣血流的动物种类和测量方法很多，其中测量皮瓣血流的定量化方法至少有5种：①超声多普勒；②电磁血流仪；③静脉血的收集；④廓清技术（clearance techniques）；⑤放射活性微球技术（radioactive microsphere technique）。前3种方法可测量血管干的血流，如岛状皮瓣或游离皮瓣的血流；廓清法（氢、氙、锝）基本上用于血浆流的评价；而微球法测定的血流能更精确地反映红细胞的流量。

1. 总血流 在皮瓣制备术后数小时，猪、犬、兔和鼠的皮瓣或肌皮瓣内总血流为每分钟6~10 mL/100 g组织。

2. 营养血流 不同的动物种类，能够保证皮瓣存活的最低毛细血管或营养血流的区别很大。用氢廓清法证明，保证鼠的随意皮瓣存活的最低血流是每分钟4 mL/100 g组织。但用同一方法测定正常皮瓣，其血流量波动在每分钟11~33 mL/100 g组织。使用放射活性微球法，不同的实验室采用同样的鼠动物模型，测定的血流水平波动在每分钟4~5 mL/100 g组织到每分钟20~30 mL/100 g组织。猪的皮瓣血流较稳定，其随意皮瓣的毛细血管血流波动在每分钟0.6~3 mL/100 g组织。当血流少于每分钟1 mL/100 g组织时，猪皮瓣就难以得到足够的血液供应。当血管强烈收缩时，测量人手指能维持最低皮肤生理需要的血流为每分钟0.5~1 mL/100 g组织。

3. 动静脉血流 动静脉交通见于小动脉和终末小静脉，其直径一般大于30 μm。通常用总血流减去营养血流的方法来间接测定动静脉交通情况。皮瓣内无论是动脉皮瓣、肌皮瓣或延迟皮瓣，均存在大量的动静脉交通支。尽管通过这些血管交通支的血液循环允许80%的血流越过毛细血管床，但其对皮瓣的临床意义尚有争议。

一个皮瓣被翻起和被转移到受区，在血管和淋巴管从受区部位长入皮瓣以前，皮瓣的血液供给是通过蒂部血管获得的。因此，在设计皮瓣时必须考虑充足的动脉血供给和充分的静脉血回流。动脉血供给不足可以造成皮瓣缺血性坏死，而静脉血回流不畅同样可以造成皮瓣肿胀直至坏死。

在小儿，皮瓣的血管比成人丰富。在老年人则必须注意皮瓣的比例，以保证皮瓣有足够的血供。在身体的某些部位，由于皮瓣的蒂部包含一支血管束，且血管的方向沿皮瓣的长轴方向走行，因而允许制备一个长而窄的皮瓣。一个窄的蒂部有利于皮瓣的屈曲和转移。皮瓣设计时应当尽可能避免出现锐角，因为锐角处容易发生缺血性坏死。在皮肤的表皮下层，真皮血管网的小血管最后形成毛细血管袢，以保证表皮的营养。真皮血管网存在丰富的吻合现象，但毛细血管袢的吻合并不常见。当皮瓣成锐角时，吻合的血管网即被切断，组织缺血易坏死，因此皮瓣的转角部位应当设计成弧形。由于表皮无血管供应，因此一旦出现坏死常始于表皮。

翻起皮瓣时，应尽可能深达深筋膜层，并用锐分离法从深筋膜表面将脂肪分起，过多的脂肪可以小心地从皮瓣下面修去。真皮和真皮下血管网是带蒂皮瓣血管系统的最主要部分。一个薄的蒂部同含有所有脂肪组织的皮瓣相比，活力差别不大。

血管阻力的变化

皮瓣形成后，血流即发生一定的变化，表现为皮瓣血管床内的血压下降，外周血管阻力增加。但在正常皮瓣中，动脉血压不会发生改变。动物实验证明，皮瓣内血压改变并不会对其血流造成明显影响，但改变血管直径、增加或减少灌流的血管以及改变血液的黏稠度，均可即刻改变血液的流速。到了后期，由于血管的再生以及皮瓣内固有血管与受植床血管之间的再通，血管数量明显增加，皮瓣的血管阻力也随之发生改变，从而影响皮瓣的血流。正常控制阻力血管平滑肌收缩状态的不同机制见图1-13。

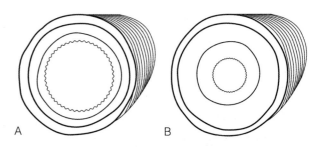

图1-13 控制阻力血管平滑肌收缩状态的机制
A.血管扩张因子（体液：组胺、前列腺素E₂、前列环素、P物质等。神经：β肾上腺素、拟胆碱、感觉神经肽。物理：温度升高。代谢：缺氧、酸中毒、碱中毒、腺苷）；B.血管收缩因子（体液：肾上腺素、血清素、血管紧张素Ⅱ、血管升压素、前列腺素F₂ₐ、血栓素。神经：α肾上腺素、血清素。物理：血黏度、温度下降、肌浆蛋白延伸）

血管直径的变化

在任何时候，肌体都会通过收缩部分外周血管，以调节血管的阻力。这种调节作用的机制有2种：①通过神经系统和激素的中央性调节作用；②通过改变血管附近环境条件的周围性调节作用。被动地调节血管阻力依赖于血管内压力与组织间隙内压力之间的平衡。当有重度水肿时，组织间隙内的压力大于血管内的压力，即可造成功能性血流中止。

主动改变血管直径，可通过调节全身性和局部性的因素加以实现。全身性因素如温度、神经和激素等，均可调节血管的直径大小。皮瓣温度与血流之间的关系密切，当温度下降时，动脉皮瓣的血流随即减少。皮肤血管直径的最重要的全身性因素调节受自主神经的控制，这种自主神经的活性保持着血管的基础张力。交感神经活性下降，可引起明显的血管扩张，尤其可造成动静脉血流的开放，但对毛细血管血流的影响很小。皮瓣制备后交感神经活性的丧失是整个皮瓣血流增加的重要原因。皮肤血液循环除了提供皮肤的代谢所需以外，对温度调节也有很重要的作用，后者又受交感神经的控制。近来发现，逆行感觉神经的活性通过释放神经肽（neuropeptide）如P物质、降钙素相关肽（calcitonin gene related peptide，CGRP）等，影响着微循环。

激素主要通过肾上腺素和去甲肾上腺素作用于皮肤血管的α受体来调节血管的收缩。现已发现，皮瓣中从退行性变神经末梢释放出来的儿茶酚胺增加。激素扩散对局部皮瓣的作用也有争议，Heden等观察到去甲肾上腺素释放达到高峰时血流增加。另外，血清素、血管紧张素Ⅱ和血管加压素有明显的血管收缩作用。

在皮肤的微循环中，代谢产物可起到扩张血管的作用，但代谢产物对肌肉内微循环的调节作用更为明显。与皮肤血管相反，它们没有很多的交感神经支配，肌肉内血流与肌肉的代谢需求密切相关。代谢产物内泌素在组织中也有局部作用。当组织受到刺激如低氧、损伤、温度改变时，它们可由血管内皮细胞和激活的血小板释放。通过释放缓激肽、组胺和血管扩张产物起到扩张血管的作用。前列腺素E_2（PGE_2）和前列环素（PGI_2）具有明显的扩张血管作用。血栓素（TXA_2）和前列腺素F_{2a}（PGF_{2a}）则有收缩血管的作用。内皮细胞对血管调节可起到重要的感受器和促进作用。积聚的血小板、血清素和从内皮细胞释放的血小板激活物，可引起内皮细胞依赖性血管扩张。这可能是完整内皮细胞防止血小板积聚和血栓形成的重要因子。内皮细胞依赖的血

管收缩常见于快速牵拉血管、高血压和缺氧。

皮瓣的延迟：当皮瓣形成时，如果立即转移会影响它的活力，需要延迟。皮瓣延迟后，血管的排列和血管的口径即开始变化。皮瓣延迟后3~5 d血管排列顺着皮瓣长轴的方向逐渐增多，并且受皮瓣蒂部正常神经支配，血流增加。皮瓣内血管增加，管径增粗，逐渐形成以蒂部为基础的与皮瓣纵轴相平行的血液循环系统。一般在延迟后的10~14 d，新生的真皮下血管网即基本完成。这种皮瓣血液循环的增加，为皮瓣的安全转移或皮瓣的断蒂创造了有利的条件。

血黏度的改变

血黏度主要取决于红细胞比容，但在病理状态下，红细胞的变形能力和聚集能力可以影响其渗透能力，即使红细胞比容轻度增加也可导致血流降低。等容血液稀释对组织氧化和皮瓣的存活有益。

肌皮瓣制备后早期测定皮瓣组织内的红细胞比容，比对照组组织内的红细胞比容低，且组织内红细胞比容有一个向皮瓣表面的梯度改变。这种梯度也存在于正常的皮肤内，但没有皮瓣内明显。这种内稀释对血流的好处在于可使红细胞更快地通过皮瓣，但其机制尚不清楚。

血管再生

皮瓣新生血管的出现见于创口的边缘和邻近皮瓣下的受植床部位。皮瓣受植床对血管的生长非常重要，通常在术后4~5 d就可见到皮瓣和受植床之间的血管吻合支。假如皮瓣移植于血管丰富的受植床，则将皮瓣断蒂又保证其存活的最短血管再生时间是4~5 d。而肌皮瓣的最低血管再生时间是10 d。实验证实，使用血管生长因子可以增强皮瓣血管的再生能力。

皮瓣的断蒂时间通常为7~10 d，但不少临床医师将断蒂时间缩短。必须指出，提前断蒂前应对皮瓣受植床的条件做出全面评价或做断蒂试

验，否则宁愿按常规时间予以断蒂。实验也证明，不尽理想的受植床皮瓣内形成足够再生血管的时间比健康受植床要长。在处理这种受植床不尽理想的病例时（如曾经受过放射治疗），可选用血管条件好的修复方法如岛状皮瓣和吻合血管的游离皮瓣。但需注意的是放射治疗后受植区血管吻合的成功率要比正常受植区低些。

代　谢

皮瓣内主要代谢方式为有氧代谢。皮瓣制备后的缺血性损害可以反映在局部代谢的水平上。在灌流良好的皮瓣近心部位，皮瓣内磷、葡萄糖和乳酸代谢没有发生变化，但在灌流较差的皮瓣远心部位，就会出现一个从有氧代谢向无氧代谢的过渡变化。最后由于创口愈合过程中细胞代谢需求的增加，整个代谢活动就会发生改变。

1. 皮瓣制备后的代谢变化过程　最早在皮瓣远心端可探测到的变化是高能磷酸盐水平下降。1 h后肌酐和无机磷积聚，三磷酸腺苷（ATP）被磷酸肌酐缓冲，2 h后这种能量也被消耗掉，ATP水平下降。组织内的迅速缺氧可通过测定组织内氧张力的下降而得知。有氧代谢向无氧代谢转变，乳酸积聚，氢离子增加。乳酸水平在术后5 h达到高峰。皮瓣制备后3 d乳酸水平均见到增高。

2. 皮瓣内代谢趋向无氧代谢的理论解释　最初缺血期血流动力学发生改变，血液直接进入动静脉吻合支以及皮瓣制备后水肿形成，会增加毛细血管膜和细胞之间的距离，影响代谢物质进入毛细血管膜的转移率，导致细胞的相对低氧。这种细胞的相对低氧可进一步促进细胞的无氧代谢。

皮瓣制备后早期水肿形成可通过实验方法测量皮瓣的重量得到证实：实验犬皮瓣制备后每小时重量增加7%，鼠皮瓣在术后48 h增加40%~170%。皮瓣代谢活性的增加一般出现于术后12 h。随意皮瓣制备后1 d葡萄糖和氧消耗增加。代谢活动在术后3 d最活跃，1周内趋缓。人

的皮肤、肌肉和猪的皮瓣、肌皮瓣对氧的消耗相似。但鼠的皮肤在正常情况下或在制备皮瓣后对氧的消耗要高出许多。温度、血流和代谢活性关系密切。温度降低时皮瓣内血流和氧耗也随着下降。皮温可因皮瓣的制备而下降。但皮温下降对代谢活性负面影响与创口愈合早期代谢需求的增加是相矛盾的。

皮瓣移植延迟

皮瓣移植延迟的目的是增加成活皮瓣的长度。方法如下：在皮瓣正式转移前1~2周翻起皮瓣，潜行分离皮肤，切开部分皮瓣边缘，从而中断皮瓣区域的血管连接。正式转移前适当延长皮瓣的长宽比例，此时皮瓣血管的损害没有像一期制备皮瓣时那样严重，因此血管再生可以建立足够的血液循环到皮瓣。

Jonsson曾描述这种延迟现象有一个系列变化：炎症、血流动力学变化、皮瓣受植床循环血管增加，从而暂时性改善了周围组织的血液循环。皮瓣延迟时血流动力学和代谢方面的改变如下：皮瓣制备后首6 h血管痉挛，毛细血管内血流下降；12 h后低氧、血管活性物质积聚和交感神经控制功能丧失等起主要作用，血流灌注增加。第2天，由于血液灌流压力增加，血管内的搏动幅度增加，但血流没有变化。小动脉和毛细血管扩张，循环血管增加但不是血管再生，可以说明血管容积的增加。此后，血流明显增加，并进入高水平的平台期，一直持续到术后第7天。术后2周内血流和组织氧张力恢复到正常水平。

对于皮瓣延迟有几种理论解释，可以归为2类：①延迟可以改善营养血管的血流；②延迟降低了细胞对缺血的耐受性，使细胞在低血流量的情况下可以存活。大量实验研究证明，延迟可以改善血管化。但对这种血管化的改善情况是否因为原先血管的变化或是因为血管再生而引起尚有争议。将阻射性混合物灌注入血管内，可以发现连接邻近血管的闭锁血管有扩张现象。小血管增

生仅见于外科手术创口的界面。

血管扩张和循环血管增加也可以由于血管收缩物质耗尽而引起，后者可因交感神经切断引起，但单纯切断交感神经不能解释延迟现象。血管扩张物质释放和低氧等条件的存在是增加循环血管和血管再生的重要因素。宽蒂皮瓣做皮瓣延迟处理不像窄蒂皮瓣那样有优越性。

■ 皮肤移植到口腔环境后的变化

口腔内皮片移植至今已有100多年的历史，而皮瓣用于口腔黏膜缺损的修复也有几十年的历史。不管造成这种黏膜缺损的原因如何，如肿瘤切除手术、外伤或感染等，临床上常能观察到这样一种现象：皮肤转移到口腔环境后，有些皮肤的色泽会呈现黏膜样改变，表现为色泽红润、质地柔软等。发生这种黏膜样改变的时间从术后数月到数年不等。因此，有些学者曾认为皮肤移植到口腔环境后可以发生黏膜化。为了证明是否真的发生这些黏膜化改变，Dellon等对6例断层皮片移植和7例带蒂皮瓣移植到口腔后的病例做了2个月到15年的组织学观察，结果发现皮肤转移到口腔环境后，皮肤表皮的各层结构依然存在，正角化和黑色素仍然产生；乳头状的真皮结构以及毛囊、汗腺和皮脂腺也继续存在，并仍有一定的功能。在皮瓣与黏膜连接处，可以见到

皮瓣表面正角化突然中断，而口腔黏膜侧则有明显的颗粒层（图1-14）。用PAS染色，黏膜上皮对其呈强染色，可以见到表皮和黏膜之间的明显分界线。该研究提示皮片或皮瓣转移到口腔环境后仍然保持其固有的特性，发生黏膜化改变的证据不足，但断层皮片和带蒂皮瓣之间的区别不明显。Hillerup等指出，25%的患者会出现这种口腔内移植皮肤发红或成点状发红的现象，临床上应怀疑存在念珠菌感染的可能，涂片检查有助于证实这种临床诊断。抗真菌治疗后皮肤的这种变化可转为正常。活检可见移植皮肤下有炎症性改变。

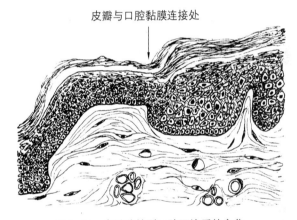

皮瓣与口腔黏膜连接处

图1-14 皮瓣移植到口腔环境后的变化

口腔黏膜

口腔可分为两部分，外侧较小的称口腔前庭，内侧较大的为固有口腔。口腔前庭是一狭长的空隙，其外侧以唇和颊为界，内侧以牙龈和牙为界。上下界即为唇、颊黏膜与牙龈的连接部位。口腔前庭通过口裂与外界相通，当牙咬合时则在两侧第3磨牙远中的间隙与固有口腔相通，牙间也有小的缝隙与其交通。在颊部的内侧面，相

当于上颌第2磨牙的牙冠部位有一小的乳头状突起，为腮腺导管的开口。固有口腔的两侧和前面以牙槽骨、牙和牙龈为界，后部以舌腭皱褶之间的口咽峡与咽部交通。顶部为硬腭和软腭，底部为舌的前份、舌缘和舌腹黏膜向下颌骨内侧面牙龈移行的部分（图1-15）。在舌腹正中有一黏膜皱褶称舌系带，连接舌腹与口底。在舌系带下端

的两侧，各有一小的突起，称舌下乳头，其表面有一下颌下腺导管的开口。从该乳头开始，在口底黏膜处向外向后有一嵴状突起，该嵴由其下面的舌下腺引起因此称舌下皱褶。舌下腺的开口就位于皱褶处（图1-16）。

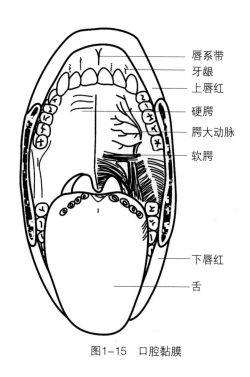

图1-15 口腔黏膜

左侧标注（从上到下）：唇系带、牙龈、上唇红、硬腭、腭大动脉、软腭、下唇红、舌

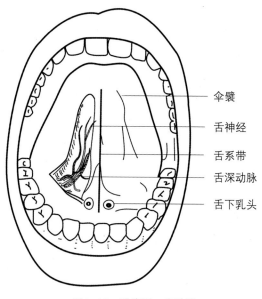

图1-16 舌腹及口底黏膜

右侧标注（从上到下）：伞襞、舌神经、舌系带、舌深动脉、舌下乳头

■ 口腔黏膜的结构

口腔黏膜由复层鳞状上皮和其深面的结缔组织即固有膜组成，被覆于口腔内面，按部位区分包括唇、颊、舌、口底、腭、龈黏膜等。不同部位的口腔黏膜由于功能不一样，其形态也有一定的变化。口腔黏膜在唇缘处与皮肤移行，在口咽峡处与咽部的黏膜相延续。从发育来源讲，口腔黏膜与皮肤同源，来自外胚层，因此其结构和生理特性与皮肤相近。舌根部的黏膜与消化道黏膜同源，来自内胚层。

正常活体口腔黏膜呈玫瑰至粉红色，光滑发亮，但颜色受深层毛细血管网与黏膜表面的距离以及上皮细胞内所含黑色素量的影响。表面由复层鳞状上皮组成，在正常情况下其浅表层不形成角化，这一点与皮肤不一样，但牙龈、硬腭及舌背黏膜除外。口腔黏膜上皮的色素比皮肤色素要浅。黏膜下组织是一层很牢固的纤维层，将黏膜与邻近的组织结构连接起来，并含有大量的小唾液腺。

唇黏膜衬于上下唇的内侧面。唇红黏膜由于深层含有大量血管乳头而呈红色，乳头内含有非常丰富的感觉器官。唇黏膜下组织内含有唇腺，临床上将唇外翻擦干后可见有小滴唾液排出，即为唇腺的导管开口处。唇红为皮肤与黏膜的交界部位，可以明显见到上皮从皮肤的复层角化鳞状上皮移行到口腔黏膜潮湿的复层鳞状上皮。上皮较薄，尤其是结缔组织乳头离表面很近。该部位的上皮内含有一种蛋白质，称角母蛋白，它比角蛋白的透明特性更为明显。因此形成唇红颜色的原因可以解释为：血管化的结缔组织乳头与黏膜表面的距离较近；黏膜上皮菲薄；上皮内含有透明特性更好的角母蛋白，使唇红部位透现出了红细胞的颜色。在近口角的唇红部位和颊黏膜相对于磨牙的部位常见有异位皮脂腺，称Fordyce斑，为正常现象。颊黏膜衬于颊部的内侧面，向前与唇黏膜相延续。上皮为非角化复层鳞状上皮，黏膜下含有脂肪细胞和混合性小唾液腺，结缔组织的纤维束将黏膜与深部的肌肉连接在一起。在相当于上颌第2磨牙牙冠部位两侧的颊黏膜各有一小的乳头，为腮腺导管的开口。

硬腭黏膜较厚，呈浅白色。硬腭前面的黏膜与骨膜结合非常紧密，二者很难被分开，但很容易将二者一起从骨面上分离下来。骨膜通过众多的纤维组织束附着于骨面上，在干性骨标本上所见到的细小骨面凹陷就是其留下的痕迹。这种黏膜的固定结构对咀嚼很有帮助，可使咀嚼时不发生黏膜移动。根据黏膜下组织的特性，硬腭黏膜可以分为几个区域：①中央部分没有黏膜下层，仅有致密的纤维束与深部的骨面附着，称腭中缝。此处黏膜与固有膜结合紧密，因此有黏骨膜之称。②在硬腭后部的两侧，黏膜下含有大量的脂肪和黏液性腭腺，并向软腭部位延伸。③腭皱褶位于硬腭前部，腭中线的两侧，脂肪区的前面。腭皱褶呈嵴状横过硬腭前部，但不越过腭中线，临床上很容易看到和摸到。④在切牙后1 cm左右有一个乳头状突起，称切牙乳头（图1-17）。

软腭黏膜在结构上与颊黏膜相似，为复层鳞状上皮，较硬腭黏膜的颜色更显粉红色，与固有膜内血管化程度高有关。软腭黏膜的黏膜下含肌肉和黏液腺，肌肉平面以上含有混合性腺体，而

鼻腔面的黏膜为呼吸上皮。

舌系肌性器官，表面被覆黏膜，位于口底和咽的腹侧，是咀嚼、吞咽、味觉和言语的重要器官。舌的后上面有一"V"字形界沟，将舌分为两部分：前面的2/3称舌体，位于口底；后面的1/3称舌根，构成了口咽的前壁。

舌背表面的黏膜上皮为角化复层鳞状上皮，表面较粗糙，有大量的细小突起，称舌乳头，共分4种：①丝状乳头数量最多，纤细呈圆锥状，由上皮细胞的角化部分伸长突起所形成，其排列或多或少地与界沟平行，但突起通常向口咽方向倾斜。长度1~3 mm，以舌后份的近中线部分发育最好，舌背表面较粗糙就是由于大量丝状乳头的存在所致。丝状乳头没有味蕾。②菌状乳头在结构上有些像圆锥形的丝状乳头，但其体积较大，更突出，呈圆形突起于舌背表面，直径约2 mm，其游离部分增大，表面光滑覆盖非角化上皮并含有味蕾，基部稍微狭窄。它们的数量较少，不规则散布于舌背，但以近舌缘部位较多。由于体积较大且呈红色，较容易区别出来。③轮廓乳头很明显，通常有8~12个，位于"V"字形界沟的稍前方并与之平行排列，形状像短的圆柱体，体积较菌状乳头大，但不高出舌的表面。每个乳头周围有一浅沟，味蕾沿轮廓乳头的侧壁排列，浆液腺的导管开口于沟内，其主要功能是冲洗这些部位以保证味蕾的正常功能。④叶状乳头位于两侧舌缘的后份，但人类的叶状乳头没有低等动物那样明显，每侧4~11个，可能含有味蕾（图1-18）。舌背上皮下有一层结缔组织称固有膜。固有膜上的纤维从黏膜延伸进入舌肌纤维束内和舌肌纤维束之间，将上皮与其深面的舌肌纤维紧密地连接在一起。

舌腹面被覆的黏膜薄而光滑，没有舌乳头，与口底的黏膜相移行，结缔组织的乳头层短而密。黏膜下层不太清晰，与舌腹表情肌束之间的结缔组织融合在一起。在舌腹面的两侧，各有一个不规则的皱褶，称伞襞，从近舌尖部开始几乎

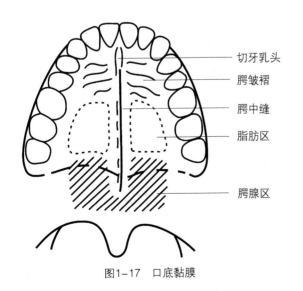

图1-17 口底黏膜

切牙乳头
腭皱褶
腭中缝
脂肪区

腭腺区

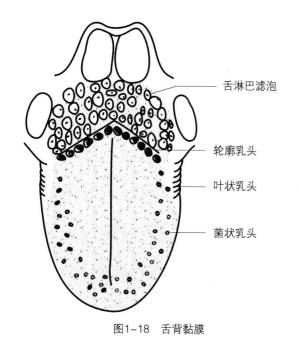

舌淋巴滤泡

轮廓乳头

叶状乳头

菌状乳头

图1-18　舌背黏膜

与舌缘平行向后延伸。在舌系带与伞襞之间，两侧均可见位于黏膜下的舌静脉。舌下腺位于口底，靠近舌腹面，表面覆盖黏膜和纵向排列的一些肌纤维，每侧长约15 mm，由一组管状腺组成。这种腺体属混合性，但以黏液腺为主。

口底黏膜菲薄，与深面的结构连接疏松。结缔组织乳头短小，黏膜下含有脂肪组织和舌下腺。

舌根部表面的黏膜由于其深面有淋巴滤泡的存在而呈不规则的结节状。

牙龈覆盖上下颌骨的牙槽突部分，外侧与口腔前庭黏膜相连，内侧与硬腭和口底黏膜相连。围绕于牙颈部的牙龈组织由3层组成：表面可见的部分为口腔黏膜；中间一层称固有层，与牙槽骨骨膜相连；内侧一层与牙体相连，由鳞状上皮组成，称上皮附着。这种像领圈一样的结构仅见于牙槽骨顶端。

在组织学上，口腔黏膜上皮细胞的形状与其他部位的复层鳞状上皮一样，从邻近结缔组织部位的立方形或低柱状细胞到上皮表面的扁平鳞状细胞不等。大部分口腔黏膜为非角化的鳞状上皮，但牙龈、硬腭、舌背黏膜的上皮为角化鳞状上皮。从结缔组织的固有膜到上皮表面，非角化

上皮可以分4层：基底细胞层、棘细胞层、中间细胞层和表浅层。角化上皮也可以分为4层：深面的两层与非角化上皮一样，分别为基底细胞层、棘细胞层，另两层为颗粒细胞层和角化层。

1. 基底细胞层　呈立方形或低柱状，以单一细胞层附着于上皮与固有膜之间的基底膜上。口腔上皮一直保持着一定的更新速率，以基底细胞分裂最活跃。

2. 棘细胞层　通常呈数层排列，在接近基底细胞层的部位偶见细胞分裂相。基底细胞层和第1层的棘细胞层有时候被称为生长层，分裂形成新的细胞。棘细胞层的细胞形状呈多面形，胞质突起短小，与邻近细胞的突起相遇时，可以见到桥粒将细胞连接在一起。

3. 颗粒细胞层　细胞扁平，通常有3~5层。该层细胞在角化上皮中明显，在非角化上皮中则缺乏或不存在。这些细胞的胞质内含有许多致密、较大（0.5~1.0 μm）的透明角质颗粒。光镜下这些颗粒的HE染色嗜碱性，呈蓝色。透明角质颗粒有助于形成上皮浅层中见到的大量角质纤维。

4. 角化层　位于最外面，与颗粒细胞层之间有明显的界限。颗粒层体积较大，有细胞核；角质细胞非常扁平，没有细胞核，细胞内充满角质丝。角化层不断脱落，并由深层细胞以同样的速度予以补充，保持平衡。

实验证明，从基底细胞层到角化层脱落，口腔黏膜细胞的移动速度即细胞的更新速度为12~13 d，但龈沟上皮的更新速度仅10 d左右。细胞移动的方向通常由基底层垂直向上皮表面移动。根据黏膜上皮的部位与功能要求的不同，复层鳞状上皮的表层可以有角化、不全角化和非角化3种不同特性。当细胞核消失、细胞质由大量角质丝替代时，就形成角化上皮，这种表层只有在颗粒层明显时才出现，牙龈和硬腭表面的黏膜通常为角化黏膜。不全角化上皮的表层细胞内含有染色较深已固缩的细胞核，胞质内含有少许角质

丝。不全角化上皮没有角化层和颗粒层。与非角化上皮一样，这种上皮也由4层组成，通常见于牙龈。非角化上皮没有角质层和颗粒层，表层细胞内仍有细胞核，胞质内没有角质丝。这种上皮也可以分为4层：基底细胞层、棘细胞层、中间细胞层和表浅层。这种结构见于口腔黏膜的大多数部位（图1-19）。

■ 口腔黏膜的主要特征和部位变异

口腔黏膜为复层鳞状上皮，覆盖于固有膜上，后者为一层厚薄不一的结缔组织。另有一层称黏膜下的结缔组织可以存在或不存在。事实上，口腔黏膜因功能需要在不同区域有很大的变异，可以分3种类型：咀嚼、被覆和特殊黏膜。咀嚼黏膜覆盖于直接暴露于咀嚼应力的口腔部位，

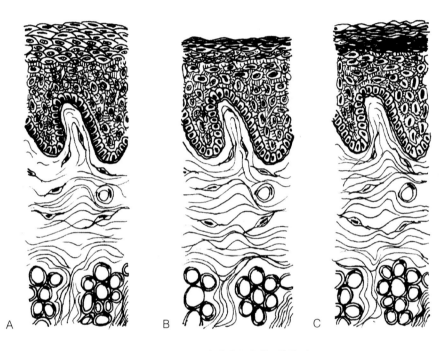

图1-19 口腔黏膜上皮的3种类型
A.非角化；B.不全角化；C.角化

其特征是有一层角化上皮和一层厚的固有膜，后者紧密连接于骨膜上。被覆黏膜则位于较少暴露于咀嚼负荷的区域，其特点是上皮非角化，固有膜薄而有弹性，并有黏膜下层。特殊黏膜与被覆黏膜和咀嚼黏膜不同，覆盖于牙龈和硬腭的黏膜为咀嚼黏膜；覆盖于唇、颊、牙槽、前庭沟、口底、舌腹和软腭的黏膜为被覆黏膜；舌背为特殊的味觉黏膜，具有大量的乳头；唇红黏膜也为特殊黏膜（图1-20）。这3种黏膜上皮因各区域所需要的功能而有所不同。咀嚼黏膜的上皮能适应咀嚼时所受的压力和摩擦；被覆黏膜的上皮能适

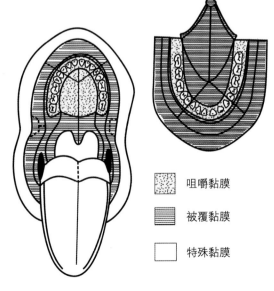

咀嚼黏膜

被覆黏膜

特殊黏膜

图1-20 口腔黏膜的3种类型及分布

应口腔颌面部肌肉活动时的伸展；舌背的味蕾具有味觉功能，能适应咀嚼时舌和腭之间的相互作用，并且也能适应器官的伸展。

人的口腔内，咀嚼黏膜绝大部分是正角化，较少部分为正角化和不全角化混合存在。被覆黏膜基本无角化，特殊黏膜二者兼而有之。口腔黏膜的主要特征和区域变异详见表1-1。

■ 口腔黏膜与皮肤的区别

口腔黏膜表面常有一层润滑的黏液保护层，而皮肤表面常生成角化层，并随部位不同而有所区别。

口腔黏膜对循环血中的激素水平很敏感，且对激素的敏感性自出生后终身保持。而皮肤在成年时实际上不受雄激素或雌激素水平的影响，直到老年后会有一定的变化。口腔黏膜也有增龄性变化，女性尤为明显。这种黏膜对循环血中激素的敏感性，说明黏膜具有激素的受体存在。

口腔黏膜的另一特征是上皮的更新率远大于皮肤表皮的更新率。因为黏膜承受的摩擦力较皮肤大，这种较大的更新率可以保证不断地使非角化或部分角化的上皮细胞得到替换。口腔黏膜总是暴露在咀嚼时产生的各种创伤中。

皮肤具有调节体温、合成和分泌维生素D的功能，而口腔黏膜没有这些功能。

表1-1 口腔黏膜的主要特征和区域变异

部位	上皮		固有层		黏膜下层		黏膜类型
	厚度	角化	乳头	纤维类型	致密度	附着	
唇颊黏膜	厚	非角化	短、不规则	胶原，部分为弹性纤维	致密	与深层肌肉附着牢固	被覆黏膜
唇移行区	薄	角化	长、窄	胶原，部分为弹性纤维	致密		特殊黏膜
牙槽黏膜	薄	非角化	短或无	很多弹性纤维	疏松		被覆黏膜
附着龈	厚	角化和不全角化	长、窄	致密胶原纤维牢固地附着于深面的骨面		没有明显的黏膜下组织	咀嚼黏膜
口底	薄	非角化	短、宽	胶原，部分为弹性纤维	疏松	疏松地附着于深表情肌肉	被覆黏膜
舌腹	薄	非角化	短、多	胶原，部分为弹性纤维		没有明显的黏膜下组织，附着于深面的肌肉	被覆黏膜
舌背前2/3	厚	角化	长	胶原，部分为弹性纤维		没有明显的黏膜下组织，附着于深面的肌肉	特殊黏膜，有味觉
舌背后1/3	厚薄不定	一般非角化	短或无	胶原，部分为弹性纤维		没有明显的黏膜下组织，附着于深面的肌肉	被覆黏膜，有味觉
硬腭	厚	角化	长	两侧的黏膜下胶原纤维致密，但中线部位的黏膜下阙如，固有层与骨膜结合紧密			咀嚼黏膜
软腭	厚	非角化	短	很多弹性纤维	疏松	疏松地附着于深面组织	被覆黏膜

■ 血管和淋巴结构

口腔黏膜的血液供应

1. 唇颊黏膜的血供　主要来自唇动脉、颊动脉，唇动脉位于上下唇缘的黏膜下，临床上很容易扪及其搏动。左右侧动脉有交通支相连。

2. 硬腭黏膜的血供　由腭大动脉供应，此动脉从腭大孔出来后与神经相伴沿硬腭前行，与出自切牙孔的鼻腭动脉交通。静脉伴行动脉行向后回流到翼丛。其他静脉向后行至扁桃体上区，加入咽丛。

3. 软腭黏膜的血供　来自上颌动脉的腭小动脉、面动脉的腭升支和咽升动脉的腭支。大部分的静脉走向外侧穿过咽壁到咽静脉丛和翼丛。

4. 舌黏膜的血供　主要来自颈外动脉的舌动脉，但面动脉的扁桃体支和咽升动脉也供应舌根部。

5. 牙龈的血供　来自分布于相应牙髓血管的牙龈支。上颌牙龈的血供来自上牙槽后动脉和上牙槽前动脉。下颌牙龈的血供来自下牙槽动脉。静脉走向基本与动脉相伴行。

口腔黏膜的淋巴引流

1. 唇颊黏膜淋巴管　唇颊黏膜的淋巴管汇聚于颏下和下颌下淋巴结；两侧牙龈的淋巴管汇聚于下颌下淋巴结，但下颌前部牙龈的淋巴常先汇聚于颏下淋巴结；上颌前部牙龈与硬腭的淋巴管汇聚一起，向后穿过咽上缩肌，进入颈深上淋巴结和咽后淋巴结；软腭的淋巴管行向后外，部分进入咽后淋巴结，部分进入颈深上淋巴结。

2. 舌的淋巴管　舌黏膜内的淋巴管丛与舌肌内的淋巴管丛互相连接。轮廓乳头以前部位的淋巴经舌缘和中央淋巴管汇合，轮廓乳头以后的淋巴汇合形成舌背淋巴管。

（1）舌缘淋巴管：舌尖和舌系带部位的淋巴管在黏膜下向下走行，汇集于散在分布的淋巴结内。①淋巴管穿入下颌舌骨肌的起点，与下颌骨的骨膜接触，其中1~2支淋巴管进入颏下淋巴结，一支下行跨过舌骨进入颈肩胛舌骨淋巴结。有一点应指出：起源于一侧舌淋巴管丛的淋巴管可在舌系带下交叉下行到对侧的淋巴结，位于中线或近中线部位的颏下淋巴结发出的淋巴管也可交叉到对侧的淋巴结。②部分淋巴管穿过下颌舌骨肌的起点进入颌下淋巴结。③部分淋巴管在舌下腺的深面下行，与舌下神经的伴行静脉伴行，进入颈二腹肌淋巴结，一支淋巴管常跨过或从二腹肌中间腱深面穿过汇入颈肩胛舌骨肌淋巴结；有些从舌缘来的淋巴管跨过舌下腺，穿过下颌舌骨肌进入下颌下腺淋巴结；另一些则从舌下腺的深面进入颈二腹肌淋巴结或颈肩胛舌骨肌淋巴结。舌缘后份的淋巴管经咽壁汇入颈二腹肌淋巴结。

（2）中央淋巴管：在舌的表面没有明显的界线可以确定哪些淋巴进入舌缘淋巴管或中央淋巴管。中央淋巴管在颏舌肌之间的中间下行，其中有些转向外侧穿过肌肉，但是大多数沿肌肉的边缘之间穿行，进入左侧或右侧的淋巴结，即从舌的一侧来的淋巴管可以进入对侧淋巴结。它们沿血管走行，进入颈深淋巴结，尤其是颈二腹肌淋巴结和颈肩胛舌骨肌淋巴结。有些则穿过下颌舌骨肌进入下颌下淋巴结。

（3）舌根部淋巴管：这些淋巴管引流轮廓乳头区域及其后面的舌根部，向下后走行，靠近正中部位的淋巴管可引流入双侧淋巴结。它们向外走行加入舌边缘淋巴管，穿行于咽壁，从颈外动脉的浅面或深面穿过，进入颈二腹肌淋巴结和颈肩胛舌骨肌淋巴结或二者之间的淋巴结。另有一支淋巴管下行于舌骨深面，穿过甲状舌骨膜，终止于颈肩胛舌骨肌淋巴结。

3. 口底前部的淋巴管　可直接或通过颏下淋巴结间接进入颈深上淋巴结，口底其他部位的淋巴管则进入下颌下淋巴结和颈深上淋巴结。

■ 神经支配和黏膜感觉

神经支配

1. 唇、颊黏膜的神经支配　主要有下颌神经的分支下牙槽神经出颏孔后的颏神经、下颌神经入下颌孔前分出的颊长神经、上颌神经发出的眶下神经。

2. 硬腭黏骨膜及腭侧牙龈的神经支配　切牙孔前部位，由上颌神经的腭大神经支配；切牙后即前颌骨部位的黏骨膜和牙龈由两支鼻腭神经支配。软腭黏膜基本上由三叉神经之上颌神经的分支支配，但软腭口腔面的黏膜由舌咽神经之纤维交叉支配。上颌神经纤维来自腭中、后（小）神经，它们跨过翼腭神经节，但其神经细胞体位于三叉神经节。岩浅大神经的味觉纤维支配软腭口腔面的味蕾。岩浅大神经中也有少量来自面神经的一般感觉纤维，后者加入腭小神经支配扁桃体隐窝，其细胞体位于膝状神经节。

3. 舌黏膜的感觉神经　①下颌神经来源的舌神经支，分布于舌前部的区域，司一般感觉；②面神经来源的鼓束支，沿舌神经下行，司舌前部的味觉，但不包括轮廓乳头的味觉，该神经起源于中间神经核；③舌咽神经的舌支，分布于舌根部的黏膜和轮廓乳头，司该部位的味觉和一般感觉；④喉上神经发出的小分支，分布于会咽前面的舌根部黏膜。在人舌的后1/3区域，前至"V"字形界沟，可以见到散在的、孤立的神经细胞，属于节后副交感神经元，可能支配该区域的腺体组织和血管的非纹理肌。

4. 牙龈的神经支配　上颌牙龈由三叉神经之上颌神经的上牙槽前神经、上牙槽后神经、腭大神经、鼻腭神经支配，而下颌牙龈则接受下牙槽神经、颊长神经和舌神经的支配。颊长神经通常支配下颌磨牙区牙龈，不支配上颌牙龈（图1-21）。

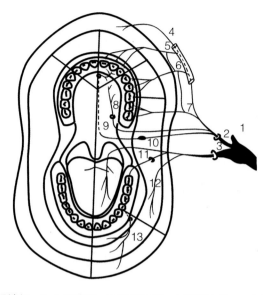

1.眼神经；2.上颌神经；3.下颌神经；4.眶下神经；5.上牙槽前神经；6.上牙槽中神经；7.上牙槽后神经；8.腭大神经；9.鼻腭神经；10.舌神经；11.下牙槽神经；12.颊长神经；13.颏神经。

图1-21　口腔黏膜的神经支配

神经结构

与皮肤不同，口腔黏膜有许多游离神经末梢，位于固有层的乳头层和乳头下层，常可见其延伸进入上皮或终止于不同平面的细胞之间，在这两个部位游离末梢可分支或不分支。在上皮中的纤维通常可聚集成为结缔组织乳头纤维，后者还包括固有层末梢结构和游离末梢（图1-22）。有时可以追溯到神经纤维进入上皮，再折返进入真皮。电镜下观察游离神经末梢通常位于上皮细胞之间，但有时终止于细胞内。尚不能确定这种细胞是表皮细胞还是其他细胞，如施万细胞或梅克尔细胞。

末梢结构可被结缔组织被囊所围绕。它们以首先描述它们的学者命名。一般认为，每一种这样的结构以及游离末梢，对于一种特殊感觉特别灵敏。例如迈斯纳小体（Meissner's corpuscle），也称触觉小体，对于触觉敏感（图1-23）；克劳泽终球（Krause's end bulb）对于寒冷敏感；鲁菲尼小体（Ruffini's corpuscle）对于压觉和温度觉敏

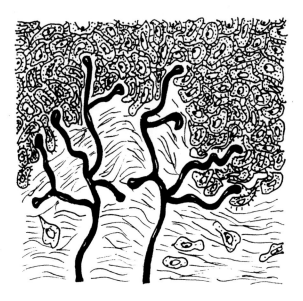

图1-22　游离神经末梢位于生发层和结缔组织乳头内

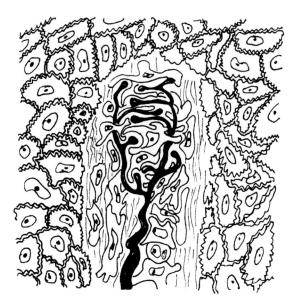

图1-23　迈斯纳小体

感等。这种上皮细胞内的游离神经末梢较常见，而帕奇尼小体（Pacinian corpuscle），也称环层小体，在口腔黏膜内尚未见到。

黏膜感觉

口腔黏膜的感觉很敏感，甚至超过手指指尖的感觉功能。吃过鱼的人通常都有这种体会：即使在不留意的情况下，往往可以精确地感觉到鱼刺并将其吐出。口腔黏膜一般感觉的分布见图1-24~27。口腔黏膜的感觉敏感性见表1-2。

味觉功能是口腔黏膜的一种特殊功能，而味蕾是味觉的特殊感受器。

1. 味蕾的分布　舌体上约有10 000个，软腭约有2 500个，会咽约有900个，咽喉约有600个，口咽部约有250个。其中舌体上的味蕾位于舌背和舌缘，与菌状乳头、轮廓乳头和叶状乳头有关。丝状乳头上没有味蕾。口腔内不同味觉的分布情况见图1-28。

2. 味蕾的结构　味蕾呈酒杯状，由30~60个染色深浅不等的梭形细胞和许多神经纤维所构成，细胞长轴与上皮表面垂直（图1-29）。每一个味蕾都有一个微孔开口于口腔，通过这个微孔，有味道的物质可以接触到味蕾细胞。味蕾的大小相对恒定，长60~80 μm，最大横径

表1-2　口腔黏膜的感觉敏感性

感觉	口腔黏膜的感觉敏感性		
	最强	中度	最弱
痛觉	唇、咽、舌根和牙	舌前部和牙龈	颊黏膜
热感觉	唇	前牙	舌腹和腭
冷感觉	唇、腭后部	舌根和舌腹	舌背和颊沟
触觉	唇、舌尖、腭前部	牙龈	舌根和颊黏膜

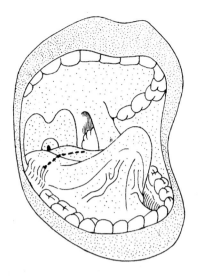

图1-24　口腔黏膜痛觉感受器分布

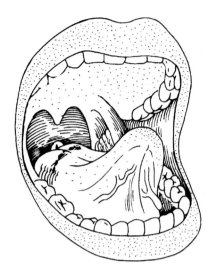

图1-25　口腔黏膜热感受器分布

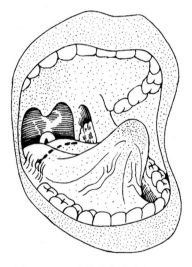

图1-26　口腔黏膜冷感受器分布

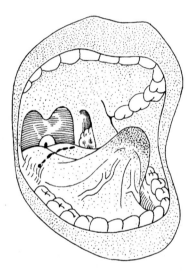

图1-27　口腔黏膜触觉感受器分布

35~45 μm。味蕾细胞在深面连接基底膜，在外面与上皮一样呈游离状，游离端的味孔四周围着少许扁平的上皮细胞。味蕾细胞是一种进化了的上皮细胞，起着味觉感受器的作用。因为它们能将信息传递给神经末梢，故也称神经上皮细胞。光镜下，味蕾有两种细胞：浅染色的厚细胞和深染色的薄细胞。一些学者认为，一种味蕾细胞行使味觉感受细胞的作用，其他细胞则为支持细胞。味蕾细胞不能分裂，其再生来自味蕾周围的细胞或由基底细胞分化而来，因此每一种味觉细胞之

间也不会互相转变。人类舌轮廓乳头中味蕾的数量从出生到老年变化不大，为250~330个。70岁以后味蕾数量或有轻度下降。因此，即使是老年人其味觉减退也不太明显。

　　味蕾的发育早在胚胎早期即开始并成熟。受精后第7周出现味蕾，第14周完成分化。此时舌的发育已完成得很好，第Ⅴ、Ⅶ、Ⅸ对脑神经也已位于黏膜下部位，这对味蕾的发育非常重要，但其机制未明。

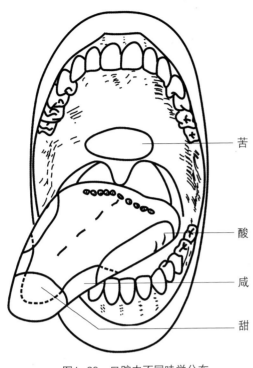

图1-28 口腔内不同味觉分布

苦

酸

咸

甜

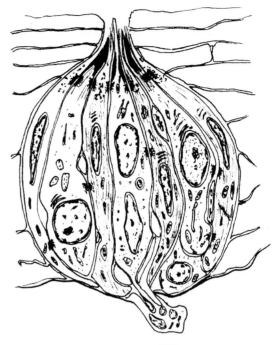

图1-29 味蕾

■ 口腔黏膜的吸收特性

口腔黏膜与皮肤不一样，前者总是处于湿润的状态，即使在口腔上皮的角化区也呈最大限度的水化状态，因此较皮肤具有更大的渗透性；黏膜内也没有毛囊或汗腺，口腔黏膜的大部分区域为非角化上皮。没有角质层的口腔黏膜上皮对物质渗透的抵抗力比剥去角质层的皮肤要强。Squier等指出，口腔黏膜并没有高的渗透性，在渗透性方面，更像皮肤而不像肠管。不管怎样，口腔黏膜为临床给药提供了另一种途径，与经皮肤或肠胃给药相比具有某些优越性。

物质可以通过被动运输、胞吞胞吐作用或主动运输透过细胞膜而进入上皮。尽管像皮肤一样，口腔黏膜上皮细胞能通过吞噬作用吸收物质，并将它们移到邻近细胞，但这不是口腔黏膜经上皮传送的主要方式。

口腔黏膜上皮细胞之间有可能存在物质传输，细胞之间的间隙较大足以允许离子和小分子物质通过。利用该通道，就不必穿过细胞膜，但也可能因细胞之间间隙太窄在传输时发生障碍。已有证据证明，细胞间有足够间隙允许分子移动。Thilander间接证明了这种细胞之间通道的存在，他将加透明质酸酶和不加透明质酸酶的白细胞的细胞酶应用到人的牙龈上，发现细胞之间的间隙增大，可能是由于细胞间物质的巨分子分解引起的。这样就允许了外来物质的穿透，这也可能是牙周病的发病原因之一。Stallard等也同样证明，当口腔环境与牙龈组织的自然屏障用透明质酸酶或胶原酶破坏后，物质的通透性就增加，牙龈液的渗出也同样增加。

物质通过口腔黏膜上皮的主要途径可能与通过皮肤的一样，为简单的扩散作用，遵循菲克定律[①]。根据物质的物理和化学特性，它们可以渗

[①]菲克定律（Fick's law）：质量守恒定律。例如用于间接测心输出量：心输出量（L/min）= O_2吸收（mL/min）/（动脉O_2-混合静脉O_2）（mL/min）

入并穿过细胞。然而，口腔黏膜非角化区分泌的黏蛋白可起到一种有效的屏障作用。黏液的一种物理特性就是不允许不一样的分子进入糖蛋白溶液内。舌下途径给药就是利用非角化上皮的渗透性。但亦有许多研究表明，角化区和非角化区口腔黏膜的渗透性并没有区别。

渗透物质的化学和物理特性是影响其渗入口腔黏膜的一个很重要因素。一般来讲，离子比分子渗透困难，大分子比小分子渗透困难。挥发性物质和气体容易进入口腔黏膜。

一种物质的离子化程度可影响它的渗透率，前者取决于pH的大小。如Kaaber指出，口腔黏膜的渗透性与完全浸透水的皮肤很相似。口腔黏膜不同区域的渗透性有明显的差异。非角化的颊黏膜和角化的腭黏膜均对电解质相对不渗透，但颊黏膜对水的渗透性远大于腭黏膜。口腔黏膜的渗透性接近于皮肤，而不像肠黏膜那样容易吸收物质，可能与前者起源于胚胎的外胚层有关。

颌面部皮肤

■ 皮肤与皮下组织结构

皮　肤

皮肤由表皮和真皮两层组成（图1-30）。表皮位于浅面，较薄；表皮深面的结缔组织为真皮，较厚。表皮层无血管，通过真皮层获得营养。

1. 表皮　表皮细胞分层排列，从基底膜向表面可分为生发层、棘细胞层、颗粒层和角化层，但光镜下各层的界线不甚清楚。

（1）生发层：位于表皮的最深面，大部分细胞为体积较大的干细胞，与基底膜结合紧密。该层细胞不断分裂并向表面移动取代其浅面的细胞层，最表面的细胞则不断脱落，从而保持二者平衡。皮肤的颜色取决于黑色素细胞的合成活性。这些黑色素细胞散布于生发层，细胞突起可延伸进入浅面的细胞层。

（2）棘细胞层：位于生发层的浅面，每当生发层的干细胞分裂后，其中一个子细胞即被推向表面，进入棘细胞层。棘细胞层有数层细胞的厚度，细胞之间通过桥粒相互连接。常规染色可使细胞质浓缩，但细胞构架和桥粒仍然完整。某些细胞自生发层进入棘细胞层后继续分裂，增加了上皮的厚度。该层内常可见到黑色素细胞及其

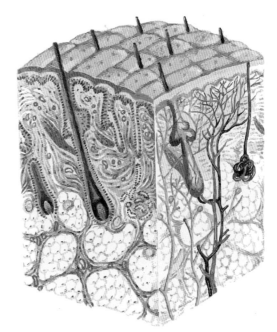

图1-30　皮肤结构

突起。朗格汉斯细胞（Langerhans cell）也较常见，但常规染色不能见到。这些细胞的重要作用为激发免疫反应以抵抗侵入表皮浅层的病原菌和癌变的表皮细胞。

（3）颗粒细胞层：位于棘细胞层的浅面，由棘细胞转变而来。细胞进入这层后多数会停止分裂，而合成了大量蛋白质——透明角蛋白和角蛋白。随着角蛋白的不断发育，细胞变得越来越

扁,细胞膜增厚,通透性降低。细胞核和细胞器分解,细胞死亡,进一步脱水后形成一层互相结合紧密的角蛋白纤维层,外层有透明角蛋白包绕,并像三明治一样夹在磷脂膜之间。

（4）角质层：位于表皮的最外层,由多层死亡的互相紧密连接的扁平细胞组成。上皮含有大量的角蛋白,称角质化。正常情况下,角质层相对较干燥,使其表面不适合微生物生长。皮脂腺和汗腺分泌的脂质覆盖于角质层的表面可起到保护作用。

尽管角质层具有抗水的作用,但并不防水。从组织间液缓慢渗透到皮肤表面的水分可以蒸发到空气中,这个过程称为非湿性出汗。成人每天蒸发掉约500 mL水。细胞从生发层逐渐移动到角质层大约需14 d。角质层暴露于外界的死亡细胞通常也在2周后脱落。

2. 真皮　真皮可分为深、浅两层,浅层为乳头层,深层为网状层。

（1）乳头层：由疏松结缔组织构成,其中含有丰富的终末毛细血管和感觉神经元,支配表面的皮肤。乳头层向表皮隆起形成乳头,扩大了真皮与表皮的接触面,有利于二者的紧密结合和表皮的营养与代谢。来自毛细血管的组织液透过基底膜与表皮内的组织液相交通。毛细血管的扩张与收缩有助于体温的调节。

（2）网状层：由致密交错的胶原纤维和弹性纤维构成。胶原纤维在其浅层集成粗壮的束,并通过分支交织成网,束的走向大致平行于皮肤的表面。相邻的纤维相交成角度以适应各个方向的拉力。胶原纤维束也与乳头层中的纤维束绞合在一起,使两层之间的界限不甚分明。胶原纤维还伸入皮下层与该层的胶原纤维相连。弹性纤维也使皮肤保持一定的张力和弹性,使皮肤能够推动。老年人的皮肤弹性纤维发生退行性变化,致面部皮肤松弛,出现皱纹、眼袋,皮肤呈下垂

状。真皮内含有毛囊、皮脂腺和汗腺。毛发的方向与皮肤表面成一定的角度,而不是垂直的。因此在做毛发移植再造眉毛,于头皮切取带毛发的皮瓣时,切口应与皮肤表面成斜面,使切口与毛发的方向相一致。

皮脂腺的开口位于毛囊上中1/3交界处,皮脂腺一般位于毛囊的浅面。鼻下半部皮肤内皮脂腺的体积比其他处大。汗腺为简单的管状腺,腺体一般团卷在真皮的基部,腺管穿过表皮开口于皮肤表面。额部和鼻部的汗腺较多。此外,网状层和乳头层内还含有呈网状分布的血管、淋巴管和神经纤维。

皮下组织

真皮深面的疏松结缔组织为皮下组织层,也称浅筋膜,将皮肤与包绕其他器官的深筋膜隔开。严格来讲,皮下组织层不属于皮肤组织。皮下组织包括脂肪组织、致密的纤维组织和疏松的蜂窝组织。脂肪组织中穿行着供给皮肤的神经、血管和淋巴管。皮下组织还含有深层的汗腺、毛囊、淋巴管和皮肤性肌肉。

面部皮下组织内含有的脂肪组织和纤维组织的比例在各区域并不相同,有些部位以纤维组织为主,含脂肪较少,甚至不含脂肪组织,例如眼睑、鼻尖、鼻翼、人中、上下唇部、颏部和额部；其余部位以脂肪组织为主,尤其是鼻唇沟部。营养不良和年老时,脂肪组织消失,皮肤形成皱纹,失去弹性。

唇部皮肤与其下的口轮匝肌纤维相粘连,口轮匝肌直接止于真皮层。

真皮和皮下脂肪结合处是不规则的,脂肪球突到真皮的下层,真皮的胶原束则延伸到皮下组织的脂肪层。如果与皮肤面平行做一切口经过真皮和皮下脂肪结合处,就可发现有一个胶原性的网,脂肪组织则伸展到网眼的空隙中。

皮肤的血管和淋巴结构

皮肤血管

表皮层没有血管，所以较浅的刮伤不致引起出血，但若伤及真皮乳头层的毛细血管就可以引起出血。皮肤的血液是由位于真皮下层与脂肪组织结合处的小动脉网供给的，这个血管网称为真皮下血管网。由这个血管网向真皮发出分支形成真皮血管网；从真皮血管网分支到真皮乳头层下，构成乳头层下血管网；从乳头层下血管网的很多小支又分出终末小动脉到真皮的表层，并且到真皮乳头的毛细血管袢。

静脉血回流从真皮乳头层开始，静脉相互联结形成静脉网，最后到达真皮与皮下脂肪结合处以下的另一个静脉网。

流经乳头下血管网的血量，可通过动、静脉短路进行控制。皮肤的血管结构除供给本身的营养外，对体温的调节也起着非常重要的作用。面部皮肤的血管网很丰富而且很细密，尤以耳郭、唇部、鼻下端皮肤为甚。

颌面部皮肤及头皮的动脉血供主要来自颈内、外动脉及其分支，两侧动脉之间具有广泛的交叉吻合，形成很丰富的血管网（图1-31）。真皮层血管呈网状供给对皮瓣广泛潜行分离是一个有利的条件。其供血动脉主要有以下6支。

1. 面动脉　在跨越下颌骨下缘时于咬肌前缘可以扪到，沿途发出分支至下唇和上唇，终末支为内眦动脉。

2. 颞浅动脉　于腮腺上极部位可以扪及，沿途发出面横动脉和额动脉。

3. 上颌动脉分支　眶下动脉、颊动脉和下牙槽动脉出颏孔后的颏动脉。

4. 眼动脉分支　眶上动脉、滑车上动脉、睑动脉、鼻背动脉和泪动脉。

5. 耳后动脉。

6. 枕动脉。

颌面部皮肤和头皮的回流静脉与供血动脉相平行，包括眶上静脉、眼静脉、内眦静脉、面前静脉和颞浅静脉等。

淋巴回流

真皮乳头层下有毛细淋巴管网，收集乳头中的淋巴管液和组织间隙中的淋巴液。在真皮和皮下组织之间，又汇集成淋巴管网，然后形成较大

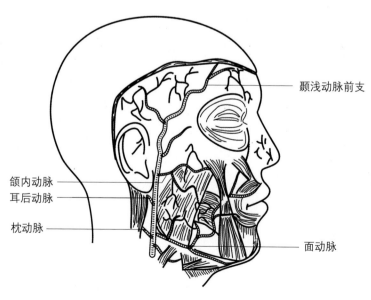

图1-31　颌面部皮肤及头皮的动脉

的淋巴管，与静脉伴行离开皮肤。颌面部皮肤和头皮的淋巴回流可分为7个区域（图1-32）。

1. 头皮淋巴　引流入以下3个区域淋巴结：枕淋巴结、耳后淋巴结和腮腺浅叶淋巴结。

2. 眼睑淋巴　引流分两个部分。眼睑外侧引流入腮腺浅叶淋巴结；眼睑内侧引流入面部淋巴结。

3. 鼻部皮肤淋巴　引流入面部淋巴结。

4. 面部咬肌区和颧部皮肤淋巴　引流入腮腺浅叶淋巴结。

5. 眶下和颊部皮肤淋巴　引流入面部淋巴结。

6. 唇部皮肤淋巴　引流入颏下淋巴结和下颌

下淋巴结。下唇中1/3皮肤淋巴可引流入同侧和对侧淋巴结，而上下唇部其他部位的淋巴则只引流入同侧淋巴结。

7. 耳郭前外侧皮肤淋巴　引流入腮腺浅叶淋巴结，后内侧皮肤淋巴引流入耳后淋巴结。

神经支配和皮肤感觉

头面部皮肤感觉神经分布

前额和头皮的感觉神经来自三叉神经的分支（滑车上神经、眶上神经、颧颞神经和耳颞神经）、枕小神经和枕大神经（图1-33）。

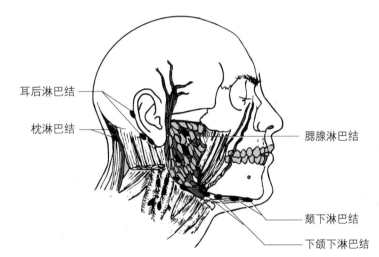

图1-32　颌面部皮肤及头皮的淋巴回流

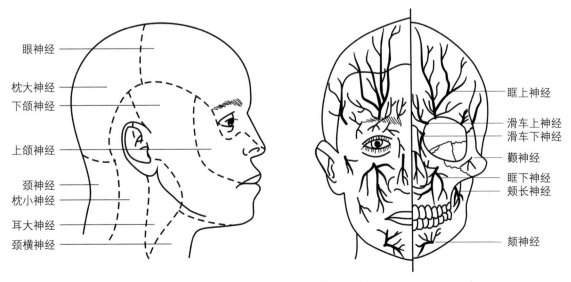

图1-33　颌面部皮肤及头皮的神经支配

面部皮肤的感觉神经分布可以分为以下几个区域。

1. 眶周 三叉神经之眼神经和上颌神经。

2. 鼻 三叉神经之眼神经和上颌神经的终末支分布于鼻的不同区域；滑车上神经和滑车下神经分布于鼻根、鼻梁和鼻上部的外侧皮肤；筛前神经之鼻外侧支分布于鼻背下部和鼻尖皮肤；眶下神经分布于鼻外侧和鼻翼皮肤。

3. 颊 三叉神经之下颌神经和上颌神经的分支，有眶下神经、颧面神经、耳颞神经。另外，耳大神经也有部分交叉分布。

4. 唇 三叉神经之上颌神经和下颌神经的分支，有眶下神经和颏神经。

5. 耳 神经支配来自如下神经。①耳颞神经：支配耳的前上部分包括耳屏、耳轮脚和外耳道的前半部分；②耳大神经：支配耳朵前后面的大部分；③枕小神经：支配耳郭后面的小部分和乳突区皮肤；④第Ⅶ、Ⅸ、Ⅹ脑神经（面神经、舌咽神经和迷走神经）的分支：支配耳郭、对耳轮、耳屏和外耳道的后半部分。

感觉神经末梢

主要有两类：一类为游离神经末梢，司痛觉，见于真皮浅层及其上的表皮；另一类特殊神经纤维终止于皮肤内的感觉器，称神经小体。环层小体（lamellar corpuscle）位于皮下组织，为压力感受器官，在光镜下容易观察到，很像洋葱的横断面。触觉小体（tactile corpuscle）专司精细触觉，位于真皮乳头层。这些结构通常在真皮乳头内呈垂直向排列，可以在光镜下见到，但不像环层小体颗粒那样明显。神经纤维控制皮肤内的血流，调节腺体的分泌，调节真皮和深层表皮内的神经感受器。可能来源于内分泌系统的梅克尔细胞（Merkel cell），是表皮层内的神经细胞复合体，对触觉敏感。这种细胞不能在光镜下见到，但在电镜下可以辨别出来。梅克尔细胞肿瘤起源于这种细胞，有局部浸润性，且可早期转移。诊断需借助活检和电镜检查。

■ 皮肤的机械和吸收特性

皮肤可以起到抵御外界环境的机械和物理影响的屏障作用，对肌体的健康很重要。皮肤具有吸收特性，若长时间浸泡于水中，如游泳、洗澡等，会因角质层吸水而出现轻度肿胀便是证明。在高渗或低渗溶液中，这种渗透梯度会很快达到平衡，以防止进一步吸收。皮肤的这种屏障功能来自角化层。水的吸收受被动扩散控制。但角化层不是一个完全的屏障，许多药物很容易通过皮肤吸收。健康状态时，最好将皮肤当作一种选择性的屏障，因为有害的工业化合物也可经皮肤吸收。物理或化学的损伤均可减弱皮肤的这种屏障作用，并增加受损处皮肤对任何物质的吸收作用。

很多患者对于皮肤对药品和毒性物质的吸收特性缺乏了解。如果皮肤角化层的屏障作用遭到削弱，如严重皮炎或烧伤后的皮肤，应用药物或接触到毒性物质后，血浆的浓度可明显增加。对儿童患者的受损皮肤应用激素，可以出现全身反应。患者如对局部应用的抗生素或其他药物过敏，可对这些药物保持终身敏感。有报道称，患者从局部应用的药物中吸收银后，可出现全身性银沉着和广泛的皮肤褪色。因此，作为医师应时刻牢记不可以盲目将药物局部应用。中毒性表皮坏死溶解症是一种很严重的可致命的皮肤病症，属于过敏性皮肤反应，表现为全身皮肤起疱，随后大面积脱皮。其死亡率与严重烧伤患者相仿。医师应告诫患者自行处理这种病症的危险性。

溶于油或其他脂类介质的药物，可以透过表皮层，但速度较慢，尤其在穿过角质层的数层细胞膜时更是如此，但是一旦进入深层的组织内即可被吸收入血液循环中。因此，一种有效的皮肤施药方法就是将含有药物的黏性药膏贴敷于皮肤上。药膏内所含的药物浓度必须很高，以增加药物扩散的速度。经皮肤施药具有一贴药膏可持续数天有效的优点，避免了需要每天服药的缺点。神经类药物东莨菪碱（scopolamine）可以经皮肤施药，以控制与运动有关的如晕车、晕船所造成的恶心。硝酸甘油（nitroglycerin）也可经皮肤施药以改善心肌内的血液供应，预防心脏病发作。实际上经皮肤施药也是颌面部皮肤美容学的重要组成部分，以求达到增加微循环、改善代谢、滋润皮肤、延缓衰老、青春长驻的目的。

全反式维甲酸（tretinoin）是一种维生素的衍生物，可制成霜剂或胶剂，局部应用于皮肤。该药最初用作止痛剂，但后来发现其具有促进真皮血流、刺激真皮修复的作用，可减缓皱纹的形成，也可使原来形成的皱纹变得细小。但应用效果随个体的不同而有所区别。

太阳光和人造紫外线对皮肤的生理、生物维持性和病理生理特性均有重要影响，而黑色素细胞具有保护皮肤免受紫外线损伤的适应能力。白色人种对紫外线的适应能力最差，他们比深色皮肤人种更容易受到紫外线的灼伤，更易发生DNA和细胞的损伤。正因为如此，几乎所有类型的皮肤癌均可见于浅肤色的人种。皮肤癌的发生率与皮肤的晒黑特性呈负相关，这种晒黑特性是一种能增加黑色素细胞抵抗紫外线损害的能力。表皮浅层的黑色素沉着可以保护深层皮肤免受紫外线的损伤和致癌作用。基底细胞癌、鳞状细胞癌和黑色素瘤，便是分别来源于基底细胞层、鳞状或颗粒细胞层和黑色素细胞。不仅使这些细胞的DNA受到紫外线的损伤，而且其皮肤也受到损伤。色素沉着倾向越高，越能抵御这种致癌作用。临床上可以观察到黑色素细胞对化学、物理和激素造成的损伤或刺激非常敏感。妊娠时期的激素水平提高或临床上应用雌激素均易对黑色素细胞产生刺激。妊娠可以增加皮肤色素沉着，出现妊娠纹，这种现象也见于应用雌激素的妇女。

黑色素细胞还容易受到寒冷或冷冻治疗的损伤。冷冻治疗后色素减少并不少见。手术或外伤后瘢痕的暂时性色素沉着事实上是一种自然现象，外科手术后的创口常可很好地愈合，使瘢痕平整，但色素沉着常在手术后很长时间才能褪去。应告诫患者手术后不要将创口暴露于太阳光，因为这会干扰肌体的正常色素沉着。

头颈部的皮肤手术由于血供非常丰富而具有很多优越性。软组织的外科手术，只要设计合理、技术熟练，创口常愈合良好，切口裂开和感染的发生率很低。当然，皮肤手术切口是直接暴露的，手术要求也高：不仅要求功能恢复良好，而且应有令人满意的美容效果。皮肤创口的缝合通常用非吸收性缝线，于术后一定时间内予以拆除，以减少瘢痕。在有张力情况下可以酌情延迟拆线。表皮的愈合很快，但创口刚愈合时，表皮的结合尚不能承受张力。随着成纤维细胞和胶原纤维的合成，皮肤的承受强度也相应增强。由于瘢痕组织没有再生弹性纤维的能力，因此缺乏弹性和延展性。成纤维细胞和单核细胞是创口愈合的基本细胞，成纤维细胞调节失控时，可以引起瘢痕组织增生和瘢痕疙瘩，这是一种异常的生理过程。光镜下不能观察到这些细胞在愈合过程中的异常。

随着修复外科领域使用皮肤扩张器的日益普及，人们对皮肤机械特性的研究也很有兴趣。详见本章第四节。

■ 皮肤的弹性

皮肤的弹性是由真皮内的弹性纤维形成的。弹性纤维和胶原纤维共同形成纤维束，分布于真皮全层。弹性纤维使皮肤保持张力，手术切开皮肤后创口裂开，取下皮片后又立即发生皮片收缩，就是由这种张力所致。老年时弹性纤维变性，面部皮肤松弛，形成很多皱纹。

■ 皮肤的厚度

不同部位皮肤的厚度，从0.4到3.0 mm不等。眼睑处最薄，生长毛发的部位则较厚，如头皮部和颏部等。用食指和拇指将皮肤和皮下组织捏起一个皱褶，可以估计其厚度。上皮的厚度为0.02~1.40 mm，真皮的厚度为0.4~2.4 mm。在同一肢体，内侧的皮肤较薄，外侧的皮肤较厚，如大腿内侧约为0.95 mm，外侧则约为1.13 mm。同一部位的皮肤厚度随年龄、性别、职业等不同而各有差异。刚出生的婴儿皮肤较薄，到青春期则变厚，以后维持在这个厚度一直到五六十岁，然后又变薄，表现为表皮变薄及真皮乳头层变平。女性皮肤比男性皮肤薄。

由于小儿的皮肤较薄，因此取皮时也要比成人取得薄些，以免将皮肤的全层取下。用取皮机取皮时，所用黏胶的厚度约为0.5 mm。

■ 皮肤的颜色

皮肤的颜色取决于皮肤的血液供应和皮肤内色素的成分及其浓度。血液内有红细胞，内含有颜色的血红蛋白。当与氧结合时，血红蛋白呈鲜红色，使真皮内的血管呈红色，这在浅肤色的人中较明显。血管扩张如炎症时，这种红色更明显。

循环血供暂时性减少时，皮肤就显得相对苍白。人在受惊后面色转白主要是因为皮肤内循环血量突然下降。若循环血供持续下降，造成表浅血管内血液缺氧，血红蛋白的颜色就转为深红色。从表面看，皮肤呈蓝紫色，称发绀。不管何种肤色的人，发绀在薄皮肤区域最为明显，如唇和甲床等。这种情况可见于极度寒冷或有循环、呼吸障碍如心力衰竭或重度哮喘的患者。

表皮内含有数量不等的两种色素，即胡萝卜素和黑色素。胡萝卜素是一种橘黄色的色素，通常累积于表皮细胞内。胡萝卜素含于许多橘黄色的蔬菜内，如胡萝卜和南瓜等。黑色素细胞见于表皮的生发层，其功能是制造和储存黑色素。黑色素是一种黄褐色、褐色或黑色的色素。黑色素细胞释放黑色素到生发层和棘细胞层的细胞内，影响着整个表皮的颜色。黑色素细胞合成黑色素的速度受血液内由脑垂体分泌的黑色素细胞刺激激素（melanocyte stimulating hormone，MSH）水平的影响。人们所见到的不同个体甚至不同种族间肤色的区别，并不反映黑色素细胞数量的多少，而仅仅反映黑色素细胞活性的不同水平，甚至白化病患者黑色素细胞的数量也在正常范围内。

黑色素可以保护表皮细胞免受阳光紫外线的损伤。少量的紫外线照射有助于皮肤合成维生素D，它对小肠维持钙、磷的正常吸收有重要作用。维生素D不足，可以影响骨的代谢和生长。但过多的紫外线照射可以引起轻度至重度皮肤灼伤。反复的紫外线照射可以造成长期的皮肤损伤，将皮肤晒黑。皮肤下结缔组织损伤会使皮肤过早地出现皱纹，而生发层或黑色素细胞内染色体损伤可以引起皮肤癌变。

黑色素可在紫外线进入表皮深层或真皮前将其吸收，以保护皮肤免受损伤。在表皮细胞内黑色素积聚于细胞核的外侧，因此紫外线在损伤到DNA之前就被吸收了。表皮颗粒层的厚薄对皮肤的颜色也有一定的影响。颗粒层越薄，其下的血管越明显，皮肤也越红。黏膜没有颗粒层，更透明，所以比皮肤更红。

皮肤的质地，如厚、薄、软、硬和颜色，与皮片移植供区的选择和远期效果有密切的关系。供皮区与受皮区越近，质地和颜色越相似，远期效果也越好。

■ 皮肤的纹理

真皮网状层内交错排列的胶原纤维使皮肤具有良好的抗拉强度，而弹性纤维则使皮肤在正常运动范围内可以反复伸展和回缩。年龄、激素和紫外线的破坏性损伤可以减少真皮的厚度和可塑性，使之产生皱纹和皮肤下垂等。

皮肤内的弹性纤维和胶原纤维束，是按照一定的方向排列的，这种集中的排列方向称为张力线（Langer's line）（图1-34）。皮肤切口如与张力线平行则裂开较小，愈合时瘢痕较小；如与张力线交叉则不但裂开较大，而且在愈合过程中有持久的张力，形成的瘢痕也较多。因此，皮肤切口应力求与张力线平行。张力线一般与皮肤自然皱纹相符合，例如在鼻唇沟处纤维束纵行排列在沟内，在它们之间仅有少量短纤维形成网状。皮肤除了张力线以外，还有其自然曲线，通常表现为皱纹（图1-35）。面部皱纹是由表情肌反复和习惯性收缩产生的。皱纹是肌肉缩短而皮肤并不相应缩短的结果。皱纹与其下面的肌肉收缩方向呈直角交叉。

张力线与表情皱纹在很多区域是平行的，以下几个部位例外。①眉间：皱眉时皱纹是垂直的，而张力线是水平走向。②下唇：皱纹呈水平方向，而张力线是垂直方向的。③外眦：皱纹呈扇形或放射状散开，但张力线呈斜行走向。屈曲线是选择切口最好的标准。

如果切口方向与其下表情肌方向呈直角相交，并切开表情肌，则裂口也加大。在额部做深切口，额肌切断部分的收缩，可使伤口裂口加大。

颈部切口如在皮肤的天然皱纹内或与皱纹相平行，则只形成轻度瘢痕，因为皱纹上下的皮肤较多且松弛。此外，沿天然皱纹方向切除较多的皮肤，缝合伤口时不会增加很大的张力。

■ 皮肤的增龄性变化

皮肤及其附属器官在形态或功能上的增龄性老化是人们最容易觉察到的老化现象，通常在30岁开始出现，随年龄的增长而逐渐明显。其老化速度具有明显的个体差异，并受内、外环境因素综合作用的影响。

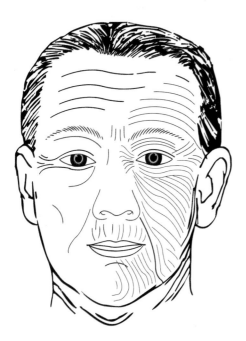

图1-34　颌面部皮肤的张力线

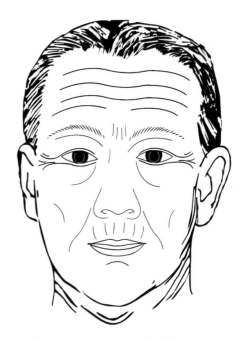

图1-35　颌面部皮肤的皱纹

皮肤老化的组织学变化是表皮棘细胞层有空泡变性，真皮乳头变低；网状纤维消失；弹性纤维的弹性逐渐减弱，甚至断裂成片；胶原纤维更新变慢；细胞间质内透明质酸减少，故真皮的含水量降低；皮下组织中脂肪减少；汗腺和皮脂腺萎缩；出现散在性老年性色素斑。临床表现为皮肤变薄、干燥、松弛、皱褶、弹性降低、光泽减少、色素沉着、肤色不匀等。面部皮肤皱纹是人体衰老、皮肤老化的必然产物。

面部皱纹最容易出现于前额；其次在上、下眼睑和外眦出现鱼尾状皱纹；进一步是面颊中部皮肉下垂，鼻唇沟变深；颈部皮肤松弛，颏下和颈上部出现火鸡脖子样的皮囊或脂肪袋。严重者口周呈现纵行和两侧口角呈放射状的细密皱纹。

临床应用

■ 口内脓肿切开引流

口内脓肿多为牙源性，由病灶牙或牙周组织病变进入邻近组织而引起；腺源性感染引起的脓肿多见于婴幼儿，临床上以上呼吸道感染而引起的腺源性炎症最为多见；损伤性原因如口腔黏膜的咬伤、鱼刺伤、拔牙创伤等，也可引起感染，继而发展为脓肿。脓肿切开引流是口腔颌面部炎症综合治疗中的一个非常重要的外科手段，其目的是建立足够有效的引流，消除因炎症而产生的毒性物质，如脓液、坏死组织等，并防止炎症沿组织间隙扩散而引起严重的后果。外科手术治疗的另一个目的是及早消除病灶，如病灶牙、异物等。对于牙源性脓肿如牙周脓肿、根尖脓肿等，往往是在消除病灶的同时，建立了有效的引流，可谓一举两得。

手术切口设计解剖学原理

口内脓肿切开引流的部位应尽可能设计在脓肿的最低处，以利于脓液的引流通畅。切口的长度一般不超过脓肿的边缘（图1-36）。对于大范围的间隙感染如翼颌间隙感染，口内切口可选择在翼下颌皱襞的外侧，做纵行切口，长约2 cm，切开黏骨膜后，用弯血管钳探入脓腔，放置较长的橡皮引流条（图1-37）。注意纵行切口的位置不能过于偏向外侧，以免损伤颊长神经，也不能偏向内侧，甚至位于翼下颌皱襞的内侧，而误伤邻近位置的舌神经。对于翼颌间隙脓肿，也可采用口外切开引流，详见"口外脓肿切开引流"部分。口外切开引流的一个重要原因是该间隙感染的位置隐蔽，炎症本身常累及咀嚼肌而造成张口受限，而且其肿胀又在一定程度上造成了上呼吸道狭窄，如经口内盲目切开引流，使脓腔压力突然降低，大量脓液经引流口快速涌出，容易误吸入气管而造成患者窒息死亡。

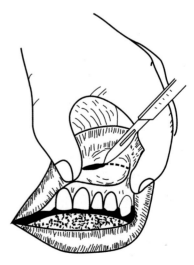

图1-36 上唇基部脓肿切开术

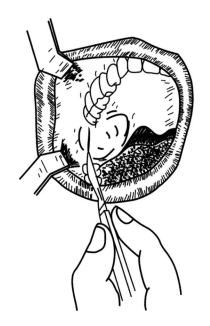

图1-37　翼颌间隙感染口内引流切口位于翼下颌间隙的外侧，长约2 cm

解剖结构和手术操作技巧

切开后常规放置引流皮片，以保证持续的引流效果。操作时应当做到准确、迅速、轻柔。如上唇基部间隙脓肿，距口腔前庭黏膜较近，表现为口腔前庭黏膜处肿胀明显，以牙源性感染为主，多由上颌切牙根尖感染引起，穿透牙槽骨膜扩展至此。切开引流时可于口腔前庭沟处做横切口，用11号尖刀片切透黏骨膜，直达骨面，即见脓液流出。由于该部位没有重要的血管神经结构，所以脓肿切开引流时不用太担心。但因该位置位于"危险三角区"，不可挤压脓肿，也不宜用血管钳做过多的潜行分离，以免炎症扩散至颅内造成严重后果。如脓肿过大，应仔细检查切口位置，避免过于偏向外侧损伤唇动静脉，造成不必要的出血。如眶下间隙脓肿，切口可选择在上唇和颊部前庭沟处，横行切开黏骨膜，长2~3 cm，用弯血管钳探入脓腔，分离时位置不要太高，以避免损伤眶下血管神经束。

■ 口外脓肿切开引流

手术切口设计解剖学原理

切口部位尽可能选择在隐蔽的位置，如发际内、颌下、颏下等部位，避免愈合后留下明显的瘢痕；但对颌面部较小且位置远离上述部位的脓肿，则应根据解剖位置，按与皮肤纹理相一致的原则选择切口部位。否则，引流口与脓腔的距离过大，容易发生引流不畅；且脓液在组织内引流的距离较远，会增加感染扩散的机会。做颌下切口时，应注意勿损伤面神经下颌缘支及颌外动脉、面前静脉等（图1-38）。

除解剖或美观上的要求外，切口部位最好在脓肿的最低处，以利于脓液引流通畅。切口的大小应根据脓肿的部位、大小及深浅而定，原则上切口的两端不要超过脓肿的边缘。

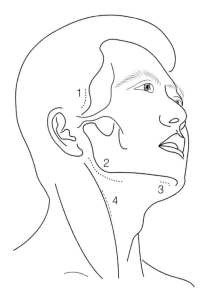

1.颞浅、深间隙；2.咬肌间隙和翼颌间隙；3.颏下间隙；4.咽旁、咽后间隙。

图1-38　颌面部间隙感染口外引流的常用切口部位

解剖结构和手术操作技巧

1. 颌面"危险三角区"处理　颌面部血管的一个明显特点是静脉通常无瓣膜，可直接或间接与颅内海绵窦相通。走行于面部肌肉内的静脉，在肌肉收缩的影响下，可使血流转向逆行，这使两侧口角至鼻根连线三角区内的炎症，易循面前静脉系统向颅内扩散，故此区域被认为是面部的"危险三角区"。颌面"危险三角区"的脓肿切开后，严禁挤压脓肿壁，以防止炎症扩散或加重病情（图1-39）。

2. 手术操作应当做到准确、迅速、轻柔 浅部脓肿可先用11号尖刀片，沿皮纹方向切开脓肿表面皮肤；深部脓肿则应首先找到脓肿波动的部位，在切开皮肤及皮下组织后，用弯头血管钳钝分离脓肿浅面的各层组织，进入脓腔后再扩大创口。下颌下间隙脓肿时，切忌直接切入脓腔，以免损伤面神经的下颌缘支和面动脉、面前静脉等重要结构，造成不必要的面瘫和术中大出血等严重后果。较安全的操作是先用刀切开皮肤及皮下组织，再用血管钳向脓腔方向做钝分离，进入脓

腔后再予以扩大（图1-40）。如脓腔位置不清，可先用穿刺针探明脓腔部位，切开皮肤与皮下组织后用血管钳分离进入脓腔再行切开引流术。如为咬肌间隙脓肿，切口部位可选择在下颌角下1.5~2.0 cm处，做与下颌角平行的弧形切口，长3~5 cm，这样的切口可以避免损伤面神经的下颌缘支，因下颌缘支距离下颌骨下缘一般不超过1 cm；切开皮肤及皮下组织后，钝分离到骨面，并切开骨膜及咬肌附丽，方可进入脓腔。翼颌间隙脓肿口外引流的切口部位与咬肌间隙脓肿的部位一致，但切口宜稍长，可达5~7 cm，以利于显露。逐步分离至下颌骨下缘以后，切断部分翼内肌附丽，切开骨膜，用弯血管钳紧贴下颌骨内侧面进入脓腔。注意应紧贴下颌骨内侧面进入脓腔，否则不但难以进入脓腔，而且如分离位置过深，可能误伤位于下颌骨深面的颈外动脉和颈内动静脉，造成大出血等严重并发症（图1-41）。

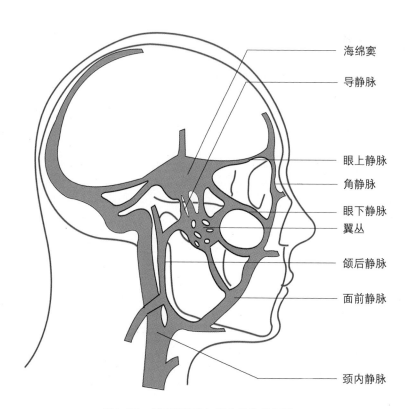

图1-39　颌面部静脉与颅内静脉的交通

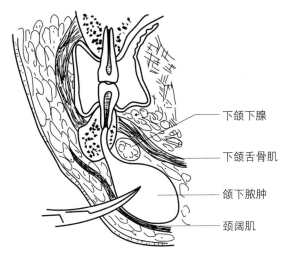

图1-40 颌下间隙感染切开引流

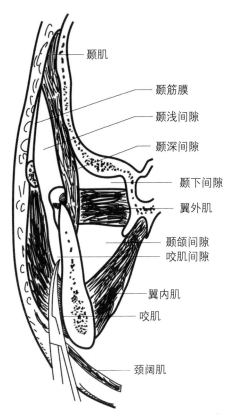

图1-41 颌面部间隙毗邻关系及咬肌间隙感染切开引流

3. 保持引流通畅　脓肿切开排脓后，应放置引流条，以保持充分引流。引流条更换时间，一般应根据局部引流通畅情况与脓液的多少而定。如果脓液排出较多，可每日更换引流条一次，脓液排出减少时，可隔日或更长时间更换一次。对于腐败坏死性蜂窝织炎，引流更换过程中可用1.5%~3%过氧化氢（推荐先用低浓度过氧化氢液）或1∶5 000高锰酸钾溶液冲洗脓腔，以控制厌氧菌的生长。但用上述溶液冲洗前一定要做到引流口足够大，并用血管钳深入至脓腔内撑开，冲洗针头再进入腔内予以冲洗，推荐先小剂量、慢速冲洗，以测试气泡产生的速度，保证冲洗时快速产生的气体能及时经引流口排出。否则气体在组织内的迅速膨胀可引起剧烈疼痛，并促使炎症扩散，甚至发生大面积皮下气肿，加重炎症的程度。

■ 口内手术切口

手术切口设计解剖学原理

口内手术切口的最大优点是位置隐蔽，愈合后不会在患者的面部留下难看的瘢痕，因而广受患者的欢迎。切口设计时应参考各部位的解剖

特点，避免损伤主要的血管神经束，如硬腭部位的腭大血管神经束、下颌体前磨牙区的颏神经、口底部位的下颌下腺导管和舌神经等；同时要避免创口愈合后瘢痕挛缩而引起的张口受限，造成功能障碍。设计时尽量使切口与主要血管神经束的走行方向一致，这是避免使其损伤的重要方法（图1-42）。如腭大孔位于上颌第3磨牙腭侧龈缘至腭中线弓形凹面连线的中点，覆盖其上的黏膜可见小凹陷。如平面观，腭大孔的位置应在腭侧龈缘至腭中线连线的中外1/3交界处。腭大血管神经束自腭大孔出来后，基本沿与龈缘平行的方向向前走行。在行腭裂成形术时，外侧松弛切口应位于距牙龈缘2~5 mm处，不能过于偏向中线位置，否则易损伤腭大血管神经束，且分离的腭黏骨膜瓣可能过于狭窄，在向中线部位拉拢缝合时，会因裂隙过宽而不能完全关闭。

沿前庭沟设计口内切口是正颌外科手术中常用的切口。如Le Fort I型截骨术的黏膜切口，常沿前庭沟设计成自一侧第2前磨牙至另一侧第2前磨牙的前庭沟切口（图1-43）。该切口具有如下特点。

1. 切口位置隐蔽，瘢痕小　愈合后的瘢痕即使有挛缩，因其位于前庭沟，不会造成上唇挛缩畸形或张口受限等功能障碍。

2. 手术野暴露好　手术切开黏膜，垂直深入达骨面时，用骨膜剥离子即可很容易地剥离骨膜，充分暴露上颌骨的前面、内侧面（鼻腔面）和颧牙槽嵴及上颌结节等，完成上颌骨的Le Fort I型截骨术及其分块手术。

3. 眶下血管神经束得到保护　切开黏膜时，让助手用拉钩拉紧上唇及颊部，使前庭沟黏膜保持一定的张力，术者用刀片做与黏膜面垂直的切口，切开黏膜及黏膜下组织，然后将刀片改为与上颌骨外侧面垂直方向，切透骨膜直达骨面。由于该切口离眶下血管神经束有一定的距离，因此不会损伤该血管神经束。眶下血管神经束在翻瓣时可以见到的是刚出眶下孔的部位，随后逐渐浅出，剥离时只要在骨膜下进行，就不会损伤该血管神经束。但在剥离时切忌用力过猛，以免剥离过高而将眶下血管神经损伤。助手用拉钩暴露手术野时，也应随时注意是否将拉钩压在眶下血管神经束上，以免造成该神经的挫伤或挤压伤（图1-44）。

下颌前庭沟的马蹄形切口同样广泛应用于正颌外科手术，如下前牙的根尖下截骨术（又称Hofer截骨术）、下颌体阶梯形截骨术、颏成形术等。该部位切口要注意避免损伤颏血管神经束，如在前磨牙区的切口位置过低，很容易损伤该血

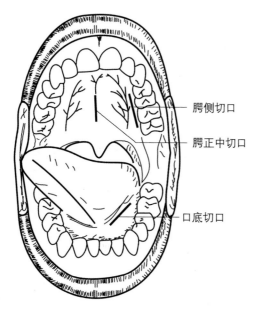

膀侧切口

膀正中切口

口底切口

图1-42　口内切口

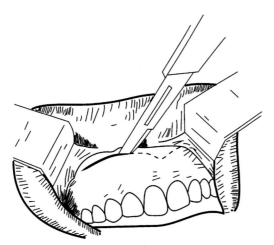

图1-43　上颌前庭沟切口。可用于Le Fort I型截骨术，切口自一侧的第2前磨牙远中至另一侧第2前磨牙的远中

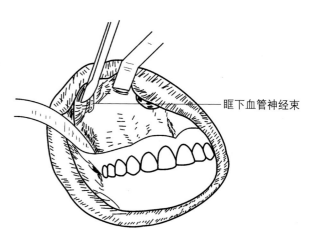

眶下血管神经束

图1-44　Le Fort I型截骨术。暴露上颌窦前壁时注意保护自眶下孔出来的眶下血管神经束，该孔位于眶下缘中点下0.5~1.0 cm

管神经束。避免损伤的方法是将该部位的切口设计在距附着龈与前庭黏膜结合部以下5 mm处，垂直切向骨面，这样就不会直接切伤颏血管神经束，但在骨膜下剥离时仍然应暴露该血管神经束，并加以保护（图1-45）。

口底部位的解剖关系复杂，必须处理得当。切口设计要注意保护舌下腺、下颌下腺导管、舌神经和舌下动脉等。

解剖结构和手术操作技巧

1. 硬腭的黏膜与骨膜结合紧密，不易分离，手术时不必强行分离，一般可作单层黏骨膜处理。切开时用11号尖刀片或15号小圆刀片垂直切透黏骨膜直达骨面，然后用骨膜剥离子将黏骨膜自骨面翻起。婴幼儿硬腭的营养血管不多，因而硬腭表面较光滑，黏骨膜瓣翻起时较成人更为容易。如在翻瓣前用生理盐水或局麻药液作黏骨膜下浸润，手术时不仅容易分离黏骨膜，而且分离时不易出血。

2. 牙龈与硬腭黏膜同属咀嚼黏膜，黏膜与骨膜结合非常紧密，当切口设计涉及牙龈时，如齿槽裂植骨修复、埋伏阻生牙拔除术等，术者可直接用刀片切透牙龈达牙槽骨表面，再用小的骨膜剥离子自游离龈向附着龈方向分离，可轻易地将龈瓣自骨面翻起。

3. 颊部黏膜松弛，如做黏膜移植，最大可取到2 cm×5 cm的游离黏膜，但在做切口设计时应注意避免损伤腮腺导管口，该导管口位于上颌第2磨牙相对处的颊黏膜上。在成人，腮腺导管直径约为2.5 mm，色红白，易于辨认。手术时切勿切断此导管，如切断易形成腮腺导管瘘，给患者带来很大麻烦。一旦手术时切断此导管，应尽可能将断端引入口腔，以使唾液继续流入口内，或做端—端吻合。此外，在颊部设计切口时，应避免在口角附近设计长的纵行切口，以防止创口愈合后发生瘢痕挛缩，造成张口困难。

4. 舌系肌性组织，是咀嚼、吞咽、味觉和言语的重要器官。舌的活动受到影响，如舌系带过短，患者伸舌时舌尖呈"W"形，可影响患者的发音，表现为舌齿音发音不清。因肿瘤等原因须行部分舌体切除手术，或因外伤出现舌部创口较大、有组织缺损需缝合时，应尽量保持舌的纵向长度，不可将舌尖向后折转缝合，以免造成舌体过短，发生功能障碍（图1-46）。

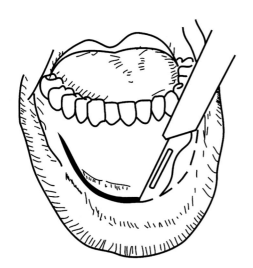
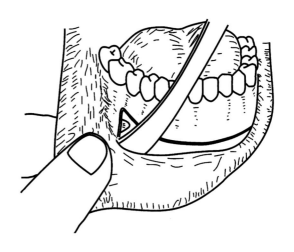

图1-45 下颌前庭沟的马蹄形切口。可用于下前牙根尖下截骨术。切口于前磨牙部位距附着龈与前庭黏膜结合部以下5 mm，可避免切伤颏血管神经束

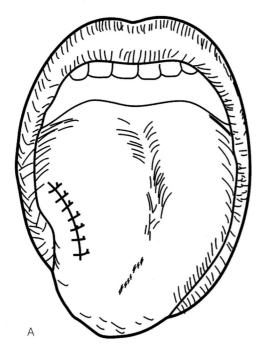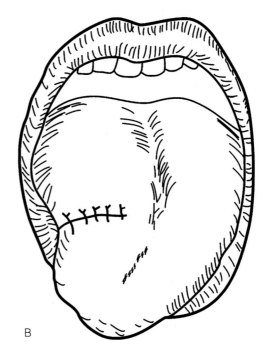

A   B

图1-46 舌体缺损的缝合
A.正确缝合；B.不正确缝合

许多先天性畸形（如腭裂）的整复手术、口内脓肿切开引流、良性肿瘤和早期恶性肿瘤手术切除，均可经口内切口完成（参阅相关章节）。目前正颌外科领域的各类牙颌畸形的截骨矫正手术，借助于不断推出的设计精良的正颌外科器械，使各类截骨手术能经口内切口得以顺利完成，取得了满意的效果。

■ 颌下切口

手术切口设计解剖学原理

颌下切口是行口腔颌面部脓肿切开引流、下颌骨骨折复位、下颌下腺摘除等手术的常用切口，也是颈淋巴清扫手术切口的组成部分。此手术切口在进路过程中最主要的障碍是面神经下颌缘支、面动脉和面前静脉的损伤。面神经下颌缘支很细小，一旦损伤可造成口角歪斜的面瘫症状而毁容。该手术切口的特点如下。

1. 位置隐蔽，术后瘢痕不明显　颌下切口应设计于下颌骨下缘下1.5~2 cm的平面上，呈一横弧形切口，与该部位的皮纹方向基本一致。切口的长度根据手术要求决定。如行下颌下腺摘除手术，7 cm长度已足够；如为颈淋巴清扫术的颌下切口部分，其长度常常自一侧颏下一直向后延伸至同侧乳突下部位（图1-47）。

2. 手术野暴露好　手术切开皮肤、皮下组织、颈阔肌，如行下颌下腺摘除手术，切口可继续深入，切开深筋膜，即可暴露下颌下腺。沿下颌下腺表面向上分离，翻起深筋膜及其浅面的组织，直达下颌骨下缘，在下颌骨下缘与咬肌前缘交界处找出面动脉和面前静脉，如用手指在下颌骨下缘外侧面扪及动脉搏动，再用血管钳钝分离，容易找到该动脉（图1-48）。

分离面动脉时应注意面神经的下颌缘支，该分支多在面动脉的表面越过，呈银白色实性线状，有光泽，不难辨认。有疑问时可用神经刺激仪刺激，有面部表情肌收缩时即可确认。

3. 面神经的下颌缘支得到保护　走行于下颌骨下缘以下的下颌缘支，由于离下颌骨下缘一般不超过1 cm，因此在下颌骨下缘下1.5~2 cm处做横行切口不致损伤此分支。

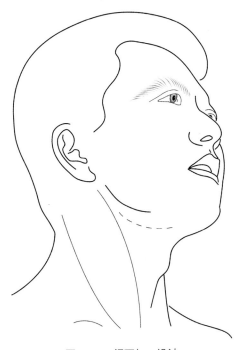

图1-47　颌下切口设计

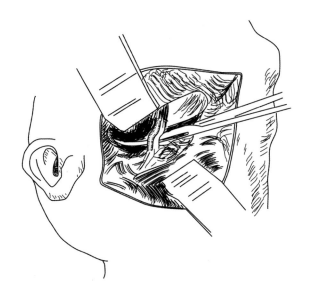

图1-48　颌下切口。于咬肌前缘与下颌骨下缘交界处容易找到面动脉和面前静脉

解剖结构和手术操作技巧

1. 颌下区翻瓣　颌下区皮下是一层疏松结缔组织，血管不多，切开前用亚甲蓝或手术专用画笔画好切口线，然后术者用左手拉紧一侧皮肤，请助手拉紧另一侧皮肤。拉皮肤时如用一块干纱布可以有效地增加阻力，很轻松地绷紧皮肤。用22号大圆刀垂直切开皮肤后，可以改用电刀逐层切开皮下组织和颈阔肌，如遇小的血管可直接用电刀电凝后切断之，对稍大的血管可用血管钳钳夹后电凝之。一般在皮下组织和颈阔肌内没有大的血管，无须结扎止血。请助手用蚊式血管钳或组织钳按一定的间距钳夹一侧的颈阔肌并均衡向上提起，即可见到紧贴颈阔肌下有一层潜在的间隙，用电刀或组织剪等很容易将组织瓣翻起。翻瓣时如掌握好层次，几乎没有出血。如果出血多，表示分离的层次不对，多数情况下是分离层次过深，损伤到深面的血管如颈外静脉等。该静脉通常由2支组成，前支为面后静脉的后根，后支由耳后静脉和枕静脉汇合而成。两支静脉在胸锁乳突肌的前缘，平对下颌角处结合，之后即垂直下降于颈阔肌和深筋膜之间，因此颌下切口翻瓣时应加以小心，如助手将皮瓣提起，术者用左手下压深筋膜及颈外静脉，即可轻易地用电刀或组织剪将颈外静脉自颈阔肌的深面分离出来，根据需要予以保护（常用于游离组织瓣转移修复时的血管吻合），或予以结扎（图1-49）。

2. 面神经下颌缘支的保护　面神经的下颌缘支走行于下颌骨下缘以下通常不超过1 cm的范围内，将颌下切口设计在距下颌骨下缘之下1.5~2 cm处，一般不致损伤此分支。但这种切口在手术后有时仍会出现下唇歪斜的情况，原因可能有：①手术过程中过度牵拉和压迫神经；②手术时将降下唇肌的附着剥离，使肌肉暂时失去作用；③切口虽然正确，但在未切至颈阔肌深面的筋膜层时，急于暴露下颌骨下缘，可能在分离的过程

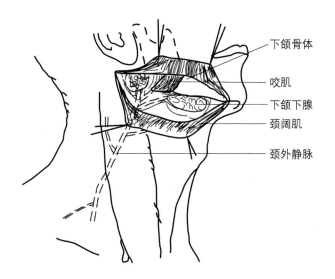

图1-49 颌下区翻瓣。沿颈阔肌深面翻瓣，可以发现颈阔肌与颈外静脉之间有一薄层筋膜

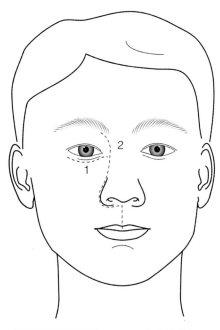

1.沿下睑缘下延长的切口；2.向上延长切口。

图1-50 鼻旁切口用于上颌骨切除手术

中因深度不够而损伤下颌缘支。因为颈部的浅筋膜在颈阔肌深面还有一薄层，面神经的下颌缘支即位于该层之内，盲目在下颌骨下缘平面向深面分离，很容易损伤面神经的下颌缘支。要避免这种损伤，有两个办法：一是翻瓣时沿深筋膜表面或沿下颌下腺的表面向上分离；二是翻瓣时紧贴颈阔肌，达到下颌骨下缘后，术者用左手轻轻推动颌下区的筋膜层，可以发现下颌缘支在筋膜下时隐时现，然后有目的地将翻瓣层次深入到面神经的深面，即可避免误伤。

■ 鼻旁切口

手术切口设计解剖学原理

鼻旁切口是一种手术进路，常用于上颌骨和鼻腔恶性肿瘤的切除手术（图1-50）。如延长切口，还可应用于鼻咽部肿瘤的切除以及鼻腔、鼻窦良性肿瘤的切除手术。在上颌骨切除手术中，常将鼻旁切口与上唇正中切口通过鼻底的水平切口相连，此乃"Weber-Fergusson切口"。该手术切口在进路过程中最主要的障碍是面动脉末端

的内眦动脉及其分支的反复损伤，造成过多的出血。该手术切口的特点如下。

1. 位置隐蔽，术后瘢痕不明显　手术切口设计在鼻旁的皮肤皱褶内，从内眦与鼻根之间开始，向下沿鼻侧方的鼻唇沟上部，继绕鼻翼及鼻底的皱褶。切口长度根据手术的要求决定，如为鼻腔肿瘤切除，切口转向鼻前孔，并切开鼻前庭底部；如为上颌骨切除手术，切口不转向鼻前孔，而沿鼻底皱褶将其与上唇的正中切口相连。该手术切口虽然位于面部的中间位置，但因正好位于鼻旁、鼻底的皮肤皱褶内，只要正确切开和缝合，手术后的瘢痕不太明显，患者较满意。如切口离开皮肤皱褶处，不管是偏向鼻翼、鼻背还是远离它们，均会形成明显的瘢痕，严重影响美容效果。

2. 手术野暴露好　手术切开皮肤、皮下组织，切穿骨膜达骨面。用骨膜剥离子剥离切口两侧的骨膜，可充分暴露患侧的鼻骨、上颌骨额突、泪骨及犁状孔外侧缘，但切勿损伤泪囊。用

小剥离子将犁状孔周围骨面与鼻腔黏膜仔细分开后，如将患侧鼻骨、上颌骨额突以及犁状孔外侧及底部的骨质边缘用咬骨钳咬除，可以扩大手术进路。再沿新骨孔边缘切开鼻腔黏膜，将鼻背和鼻翼向对侧拉开，即可暴露鼻腔的肿瘤。从这个暴露口可以切除鼻腔内、筛窦区、鼻中隔的肿瘤。如肿瘤来源于上颌窦而行上颌骨切除，则应将皮瓣尽量向外侧翻起，充分显露上颌骨的前壁和外侧壁，必要时可于鼻旁切口的上端沿睑缘下向外侧做延长切口，扩大手术进路（图1-51）。如肿瘤已侵犯上颌窦前壁，则应按无瘤原则向外侧翻瓣，而不能将切口直接深入骨面及沿骨膜下剥离。

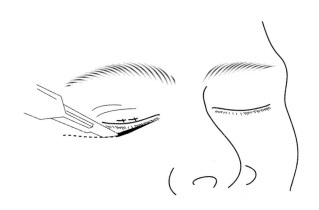

图1-51 睑缝术。于上、下睑缘偏结膜侧做2~3针水平褥式缝合，可以起到保护眼球的作用。如做睑切口，只要将对侧眼睑适度绷紧，对完成睑缘切口很有帮助

3. 将面神经的颧支和颊支损伤降到最低 颧支自颞面干发出，从腮腺前上缘出现，斜向前上行，离开腮腺前缘时常为1~4支，支配额肌、眼轮匝肌和眶下的肌肉。颊支通常有2~6支，自颞面干和颈面干发出，从腮腺前缘出现，行于腮腺导管的上方和下方，各颊支之间常有吻合支。颊支支配颊肌、口轮匝肌、上唇方肌和颧肌之下部。鼻旁切口虽然与上述这些面神经分支的走行方向成直角，但切口位于面神经分支的末梢部位，即使被切断也不会造成明显的面瘫症状。

解剖结构和手术操作技巧

1. 眼球的保护 由于该切口靠近眼球，尤其在需要向睑缘下做水平向延长切口时，为了避免造成眼球意外损伤，应常规做暂时性睑缝术（图1-51）。用5-0尼龙线将上、下睑缘缝合2~3针即可取得满意的效果。当做睑缘下水平切口时，术者可以用左手轻轻上推上睑皮肤，以使下睑皮肤保持一定的张力，便于切开下睑皮肤。手术结束后拆除缝线。

2. 鼻旁切口翻瓣 此区血管丰富，面部表情肌与皮肤直接相连，皮肤与皮下组织的界限不像颌面部其他部位或颈部那样分明。切口刚好经过面动脉的终末支内眦动脉及其伴行静脉，这些血管及其分支可能一再被切断，出血较多，因此翻开皮肤瓣时，请助手向前拉紧皮肤，术者一刀切穿皮肤和骨膜，迅速止血，从而减少总的出血量。另一种减少出血的方法是在切开皮肤后，沿切口区的皮下组织内局部浸润含肾上腺素（1∶100 000）的局部麻醉液或生理盐水。第三种方法是术者用左手捏住一侧的上唇，助手捏住另一侧上唇，尽可能阻断两侧的血供，待切开皮肤后，改用电刀切开皮下组织直达骨面，遇到大的血管时再用蚊式血管钳钳夹后结扎止血。

■ 冠状切口

手术切口设计解剖学原理

冠状切口是一种手术进路，可以有效地暴露额骨及面上中部，常用于颌面创伤治疗、颅面畸形矫治、颅前窝、颅中窝及颞下窝的肿瘤切除和额部除皱等手术。由于其位置隐蔽，术后瘢痕不显露，临床应用广泛。

切口设计一般自一侧耳屏前的皱褶内垂直向上跨过颞部、头顶，至对侧颞部和耳屏前皱褶。在头顶部的切口可做成与发际相平行的曲线，位于发际后4~5 cm（图1-52）。也可根据需要设计

成半冠状切口。此手术进路过程中最主要的难点是在翻瓣过程中对面神经颞支和颧支的损伤，这些神经分支自面神经的颞面干发出，从腮腺的上缘和前上缘向上方和前上方走行。面神经的颞支和颧支相对细小，一旦损伤可以造成皱额和闭眼障碍等部分面瘫而毁容。该手术切口的特点如下。

1. 切口隐蔽，术后瘢痕不显露　手术切口的绝大部分位于发际内，只有切口的下端位于耳屏前，但也设计在耳轮脚、耳屏与面部交界处的皮肤皱褶内，与皮纹方向基本一致。由于发际内切口术后不会显露瘢痕，因此几乎所有患者均能接受。常使患者顾虑的是冠状切口的术前备皮通常要求剃光头发，以便手术前的消毒，达到无菌手术的要求。这个问题在女性青年患者中尤为突出。目前已不再强求剃发，但要求做到术前3日每日洗发一次，再用1：5 000苯扎溴铵浸泡10 min，每天2次，以保持头发和头皮的清洁。手术当天沿切口线两侧分别将头发编织成许多小辫子，防止手术时乱发进入切口内。耳屏前的切口一定要设

计在皮肤的皱褶内，否则可形成明显的瘢痕，影响美容效果。

2. 手术进路暴露好　手术切开头皮的皮肤、皮下组织（浅筋膜）和帽状腱膜，沿帽状腱膜的下层组织分离，在颞部沿颞深筋膜的浅面分离，极易将头皮翻起。如为全冠状切口可充分暴露双侧的颧弓、颧骨、眶外侧缘、整个前额骨和鼻根部，以满足不同手术的要求（图1-53）。

3. 面神经的颞支和颧支得到保护　冠状切口与面神经颞支和颧支相关联的位置是颞部和耳屏前的切口部分。颞部的切口垂直向下直达颞深筋膜。沿耳屏前的切口切开皮肤和皮下组织后，再沿外耳软骨表面分离，由于该处组织疏松，分离非常容易。当显露颧弓根部时，可以将颞筋膜自该颧弓根部上方1 cm处呈45°斜向前上切开至颞上线，继沿其深面翻瓣，使面神经的颞支和颧支被包裹在翻起的组织瓣内而得到保护（图1-53）。翻瓣过程中不做常规面神经暴露，术后应无发生面神经麻痹的风险。

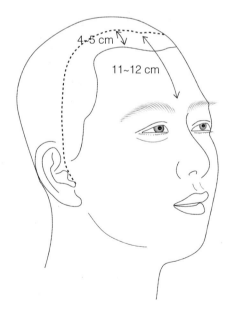

图1-52　冠状切口。自一侧耳屏前的皱褶内垂直向上跨过颞部、头顶至对侧颞部和耳屏前皱褶。在头顶部切口，与发际平行，位于发际后4~5 cm。也可根据需要设计成半冠状

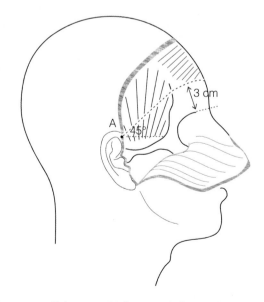

图1-53　冠状切口。暴露范围：双侧颧弓、颧骨、眶外侧缘、整个前额和鼻根部。面神经颞支和颧支的保护：于颧弓根部上方1 cm处颞筋膜定点A，自此点呈45°斜向前上切开至颞上线，继沿颞筋膜深面翻瓣可避免损伤面神经的分支

4. 头皮主要的供养血管得到保护　头皮的血供主要来自颞浅动脉、眶上动脉、滑车上动脉及耳后动脉。冠状切口的耳屏前和颞区部分，刚好与颞浅动静脉平行，术者于设计前可用手指扪及颞浅动脉的搏动，将切口设计在颞浅动脉的后方，可以避免多次切断该颞浅动静脉，又保证了额部皮瓣的血供。冠状切口翻瓣时如需暴露眶上缘和鼻根部，还应保护好眶上动脉和滑车上动脉，必要时可用小的骨凿（5 mm宽的骨凿）凿去眶上孔的边缘骨质以达到游离血管神经束的目的，充分暴露眶内侧和鼻根部的结构（图1-54）。

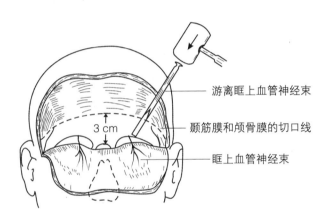

游离眶上血管神经束

颞筋膜和颅骨膜的切口线

3 cm

眶上血管神经束

图1-54　冠状切口。当需要暴露眶上缘和鼻根部时，可用骨凿凿去眶上孔的边缘骨质，以游离眶上血管神经束，充分暴露眶内侧壁和鼻根部的结构

解剖结构和手术操作技巧

1. 减少出血的简便方法　头皮各层的组织结构共分5层，由浅入深为皮肤、皮下组织（浅筋膜）、帽状腱膜（在额部为额肌）、蜂窝结缔组织和骨膜（图1-55）。头皮的神经血管位于致密的浅筋膜内，血管被致密的纤维组织包绕固定，血管腔不易被压闭，因而翻瓣时出血较多。减少术中出血的方法有以下几种。①切开前用亚甲蓝画好切口线，然后用含有肾上腺素（1∶100 000）的生理盐水沿切口线浸润，除肾上腺素本身可使血管收缩外，一定量生理盐水注射后还可以机械性挤压血管壁，迫使血管管径缩小，从而达到减少出血的目的。②切开前沿切口线两侧，采用2号或3号黑色丝线分别行两列间断缝扎，俗称"扎篱笆"，要求每相邻两个缝扎的丝线之间有2~3 mm的交叉重叠，以达到最大程度减少出血的目的。但此方法目前已少用。③切开头皮直达骨膜浅面后，术者可用左手手指沿骨膜上适当分离少许，右手迅速用头皮夹钳夹两侧的头皮，可以很有效地达到止血目的（图1-56）。

2. 头顶部翻瓣　在头皮的五层组织中，皮肤、浅筋膜和帽状腱膜三层连接紧密，不易分开，而帽状腱膜的下层组织疏松，极易分开。手

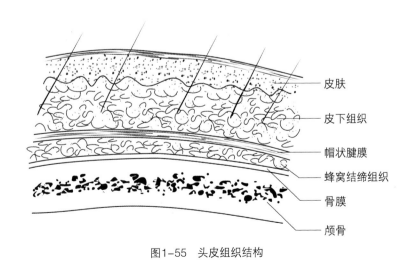

皮肤

皮下组织

帽状腱膜

蜂窝结缔组织

骨膜

颅骨

图1-55　头皮组织结构

术时沿设计的手术切口线，先用手术刀直接将头皮的皮肤、浅筋膜和帽状腱膜一起切开，然后用左手伸入靠近术者一侧头皮的帽状腱膜下疏松组织间隙内，即帽状腱膜的深面、骨膜的浅面，拉开切口并保持一定张力，既可减少出血，又便于用头皮夹迅速钳夹止血。继续用同法分段沿切口的设计线切开、钳夹头皮，可以有效减少出血量。如采用面颈部手术时常规分层切开的方法，不但增加了手术时间，更因止血困难而大大增加了出血量，使手术野不清，影响手术的顺利进行。活跃的出血点用头皮夹钳夹后一般均能达到止血的目的，少数较大血管的出血可用丝线结扎止血。但应尽可能避免使用电凝止血，以免破坏过多的毛囊，增加手术瘢痕区内的毛发缺失，不利于瘢痕的隐蔽。另一个减少毛囊破坏的方法是切开头皮时使刀锋与头发根部的方向平行，这一点在用头发行眉毛再造时更显重要。

3. 耳颞部翻瓣　冠状切口的耳颞部部分，可分为两个区段，发际内切口部分切开时的要点与头顶部的切口基本一致，术者可用左手手指插入已经切开的头顶部切口内，沿帽状腱膜的深面、骨膜的浅面将头皮提起，并保持一定的张力，右手用手术刀切开皮肤、浅筋膜直达颞深筋膜的浅面，这一点与头顶部切口不同，后者的深度至骨膜浅面。注意边切边用头皮夹钳夹止血，可以取得理想的止血效果。颞筋膜覆盖颞肌表面，呈坚韧的纤维板状。颞筋膜多分为3层，即浅层、中层和深层。三层皆位于颞肌的浅面。浅层沿颞上线起自骨膜，其浅面在近颧弓处与帽状腱膜附着，不易分开；其深面与中层之间粘连甚松，较易撕开；中层为一半透明的薄膜；深层起自颞下线，较上述两层发达，向下止于颧弓（图1-57）。在中国人中，约有1/3只有深、浅两层。如遇颞浅动静脉被切断，应予以结扎止血。

发际外的切口包括耳屏前的切口部分，宜分层切开皮肤和皮下组织，然后沿外耳软骨的表面分离，由于该处组织疏松，分离非常容易。该部位翻瓣时应注意保护面神经的颞支和颧支，其方法是在显露颧弓根部时，将颞筋膜自颧弓根部上方1 cm斜向前上约与颧弓平面呈45°的角度切开，再沿其深面翻瓣，使面神经的颞支和颧支被包裹在翻起的组织瓣内而得到保护（图1-57）。

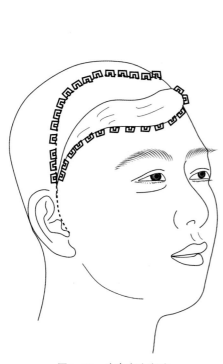

图1-56　头皮夹止血法

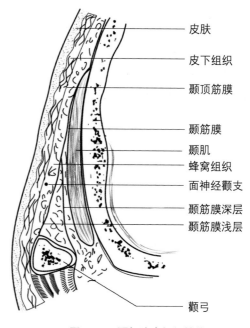

图1-57　颞部头皮组织结构

右侧标注（由上至下）：
皮肤
皮下组织
颞顶筋膜
颞筋膜
颞肌
蜂窝组织
面神经颞支
颞筋膜深层
颞筋膜浅层
颧弓

4. 额部翻瓣 在完成头顶部和耳颞部翻瓣后，继续向前翻瓣即达到额部。翻瓣的层次仍然在骨膜浅面的疏松结缔组织内，即帽状腱膜的深面。但在额部的帽状腱膜由额肌所替代。额肌宽阔而菲薄，其上起自帽状腱膜，肌纤维向前下方，止于眉部皮肤，并和眼轮匝肌相交错。该肌左右各一，在中线的下部，两侧的肌纤维相互毗邻，上部稍微分开。在额肌深面和帽状腱膜的深面，都有疏松的蜂窝结缔组织，因此很容易用手指沿骨膜的浅面进行钝分离。也可以请助手用双手固定患者头部，术者用大的盐水纱布包住患者头皮将头皮直接掀起，操作快速利落，可完成大面积的头皮翻瓣。用盐水纱布包住头皮的目的是增加手指与头皮之间的摩擦力，有利于翻瓣。另一种快速翻瓣的方法是借助于专门设计的头皮钳，钳夹头皮后迅速翻起。在需要暴露鼻根部、眶上缘和眶外侧缘时，一般于近眶上缘上方3 cm处切开骨膜，然后沿骨膜下翻瓣，暴露上述部位（图1-53）。骨膜是一层薄纤维膜，其中含有小血管。骨膜疏松地粘连在骨面上，但在骨缝处粘连较紧。

■ 黏膜移植术

Proper（1964年）首先报道了口腔黏膜游离移植行前庭沟的加深手术。他指出，移植区的收缩可以通过固定邻近的组织和增加移植黏膜的面积得以补偿。口腔内黏膜移植方法后来得到Steinhauser和Mormann等的改良，如应用黏膜网状移植技术等。

黏膜移植分为游离移植和带蒂移植。由于组织来源有限，临床上应用不甚广泛，主要用于唇红和眼结膜缺损的修复。可用皮肤代替者，常用皮肤移植代替之。原因有：①黏膜和黏膜下组织一般都具有很好的移动性，缺损后即使不予缝合或移植，通过创面收缩和创缘四周的上皮向中央区域的再生，也可以愈合。一般来讲，越是黏膜松弛的部位，能自行愈合的面积就越大，愈合

的速度也越快。即使在硬腭、牙槽嵴等部位，虽收缩有限，仍可通过上皮再生而得到愈合；②黏膜移植供区有限，一般可从口腔颊部黏膜、腭黏膜、唇内侧黏膜、舌黏膜、鼻中隔黏膜和阴道壁取材。在颊部最大可取到2 cm×5 cm，阴道壁可取到2.5 cm×7 cm，但取材后供区需要缝合，瘢痕挛缩后局部组织紧张，对供区的功能有一定影响；③黏膜缺损区多可移植刃厚皮片予以修复，手术操作比黏膜移植简单，所能修复的范围远比黏膜移植大。黏膜和皮肤的表层组织虽然都是复层鳞状上皮，但二者有所不同。在黏膜区移植刃厚皮片有以下缺点：①颜色不能和周围黏膜匹配，在暴露的红唇部位更为明显；②无黏液腺、浆液腺分泌，不能替代黏膜的功能；③刃厚皮片移植成活后常形成一块明显比黏膜硬的组织板块，影响活动；④植皮区周围瘢痕常较显著，在活动中容易受到损伤，产生炎症。因此，一般强调在必须修复的黏膜部位，仍以移植黏膜为宜。如眼结膜缺损用游离皮片移植，因皮肤较粗糙及有生长毛发之弊，对角膜有一定的刺激，严重者可造成角膜溃疡；唇红缺损用皮肤移植后的移植区常显浅白色，与周围的唇红形成明显的反差，且质地较硬，不能达到正常唇红色泽和形态的恢复。在这些情况下，应采用黏膜移植。

手术切口设计解剖学原理

从理论上讲，移植的组织和缺损组织的特性最好一致，如腭黏膜为角化上皮，用于牙周和种植体周围的移植比非角化黏膜为好，可以承受刷牙时的机械性摩擦。同样，唇黏膜缺损用颊黏膜修复较好。颊黏膜切取范围可以前至口角，后达翼下颌皱襞，垂直向不宜超过2 cm以防止张口受限。局部注射麻醉药前最好用亚甲蓝画好拟切取黏膜的轮廓，以便正确切取黏膜，注意勿损伤腮腺导管。切开黏膜后，即可沿疏松的黏膜下结缔组织分离，避免切入颊肌。正常情况下，很容易在没有张力下缝合创口。由于黏膜极薄，临床

上往往是全厚切取（图1-58）。取材后供区需要缝合，如切取黏膜较多，瘢痕挛缩后局部组织紧张，对供区的功能有一定影响。切取的黏膜应尽可能修除疏松的结缔组织，使最终用于移植的黏膜仅含上皮和一层薄的固有膜。如带有少量脂肪，必须修剪后方可移植。腭部断层黏膜的切取可用手术刀徒手取之，用于牙周及种植体周围缺损的修复，为牙和种植体提供一种角化的黏膜区；也可以用于前庭沟的加深术。断层黏膜也可取于牙槽嵴的内外侧，足以用于下颌前庭沟的加深术。同皮片一样，切取后游离的黏膜应防止细菌污染和干燥，保持湿润，可用一块湿的纱布包裹直至移植于受区为止。薄的黏膜片有一种向组织面收缩卷曲的倾向，可以将取下的黏膜片平铺于一块湿的纱布上，并使组织面朝向纱布，以防止这种收缩。移植在眼、口内的黏膜，应按包模植皮法处理。

解剖结构和手术操作技巧

1. 黏膜可以分为"干性"黏膜和"湿性"黏膜两种。两者组织结构不同。唇红部的黏膜属于"干性"黏膜，表层为非角化上皮，由较高的鳞状上皮细胞交错排列，血管与乳头状组织相连，黏膜与黏膜下层一般少腺体或无腺体。黏膜色红，表面干燥，略有些皱纹。"湿性"黏膜分布广泛，如口内黏膜、鼻黏膜、阴部黏膜都属此类。除牙龈、硬腭和舌背外，表面虽为复层鳞状上皮，但上皮内不含角质层，其下有一层较高的乳头组织交错排列，黏膜和黏膜下有大量的黏液腺和浆液腺。黏膜呈粉红色，表面光滑，闪亮发光。"干性"黏膜适合修复暴露的唇红，而"湿性"黏膜则适合修复结膜。"干性"黏膜供区有限，一般在小范围唇红黏膜缺损时可用邻近唇红黏膜的带蒂瓣滑行或旋转修复（图1-59）。制备唇黏膜瓣时不要切取过深，以免损伤唇动脉造成不必要的出血，并妨碍手术野的清洁和精确的对位缝合。临床上应尽量避免在唇红部位切取黏膜用于其他部位黏膜缺损的修复，否则会造成供区的继发畸形，严重影响美观。

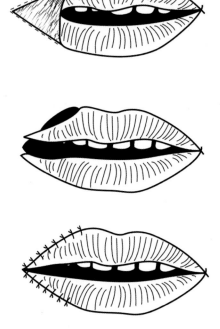

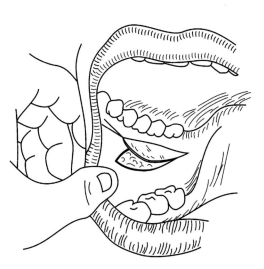

图1-58 颊侧游离黏膜制备。术前黏膜下局部浸润含肾上腺素（1∶100 000）的利多卡因或生理盐水，有助于切取黏膜和减少术中出血

图1-59 唇红黏膜缺损的整复。利用邻近唇红黏膜的带蒂瓣滑行推进修复

"湿性"黏膜供区较多，但部位都较深，徒手切取部分厚度的黏膜有一定的难度。因此，一般都在局部麻醉下用手术刀切取全层黏膜。最常切取的部位是颊部腮腺导管口之下到前庭沟反折部，可取到2 cm×5 cm，下唇内侧可取到15 cm×（6~7）cm；阴道壁虽然可以取到较大的黏膜片，但操作不便，患者也较痛苦。黏膜取下后创面拉拢缝合。取下的黏膜用小剪刀剪去黏膜下组织，修剪成全厚黏膜片或中厚黏膜片待用。其操作和切取小块全厚皮片相同。

2. 受区的处理　黏膜移植后的固定或制动很重要，尤其在愈合早期血管再生时更显重要，可以采用夹板固定、缝合或使用纤维黏合剂等方法。夹板固定用于有牙槽嵴创面时很容易做到，可以用钢丝结扎之或用骨固定螺丝。夹板可以在石膏模型上制备。上颌骨切除后缺损创面的黏膜移植，创缘缝合后可用赝复体加以固定（图1-60）。颊部黏膜移植后，移植片的四周应予以缝合，黏膜片之上加压固定，以移植片四周留长线头加压反包扎较为方便（图1-61），10~14 d后拆线。如果受区是不活动的部位，如前庭沟成形时的骨膜上，单用缝合和纤维黏合剂就足以固定。但若没有夹板保护，皮片暴露很容易受到损伤，影响愈合。

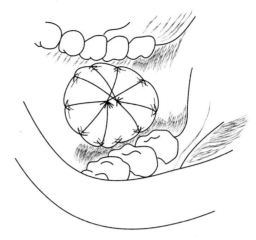

图1-61　颊部黏膜移植后的加压反包扎

皮片移植术

皮片移植的历史可以追溯到100多年以前，Reverdin（1869年）和Thiersch（1874年）先后采用皮片移植技术处理外科创口。Schnitzler和Ewald（1884年）首先将皮片移植到颊部黏膜的缺损区，但因当时没有认识到固定皮片的重要性，没有获得成功。Moskowicz和Esser最早尝试应用皮片移植技术行前庭沟加深手术。Obwegeser则采用断层皮片移植行前庭沟加深术，得到欧洲和美洲口腔颌面外科医师的迅速认同与普遍推广。

手术切口设计解剖学原理

游离皮片移植按皮片厚度可分为3种：表层皮片、中厚皮片及全厚皮片。表层皮片及中厚皮片亦可统称为断层皮片移植。

皮片移植的切口设计应包括受区和供区两部分。对于受区手术切口的设计，原则上应首先考虑在不影响或最少影响受区邻近组织形态和功能的前提下，尽可能采用邻近组织瓣进行修复。对准备采用皮片移植的新鲜创面，如肿瘤切除手术后遗留的创面、外伤性创面等，前者应以肿瘤根治为原则，后者应在尽量保留可能存活组织的前提下彻底清创，清除异物。对于感染或经久不愈的创面一定要在控制感染的前提下，修除污秽的

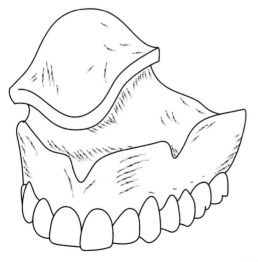

图1-60　上颌骨切除后利用赝复体固定皮片移植。一般将皮片反衬于赝复体的突出部位，然后移植于黏膜缺损区

肉芽组织，然后在健康的肉芽创面上施行植皮。否则，宁愿选择邻近皮瓣或血管化游离组织瓣修复。

断层皮片供区手术切口的设计，关键是所需皮片的种类、供区（应考虑受、供区皮肤颜色、质地和毛发等因素）以及取皮器械的选择等。面颈部植皮应多采用全厚皮片或厚中厚皮片；口腔内植皮一般采用薄中厚皮片；有感染的肉芽创面或骨面，则只能采用表层皮片。供区多选择在股内侧及后外侧、上臂内侧、臀部、腹部、背部和上胸外侧部。断层皮片一般采用取皮机取皮，其上有刻度，操作时根据所需皮片的厚度选择刻

度，并根据所选择取皮刀的操作指南进行操作。实际切取的皮片厚度与操作时所用的力量、刀片与皮肤的角度和是否使用粘胶纸有一定的关系。如用粘胶纸，皮片的厚度为取皮机上的刻度减去粘胶纸厚度的差值。全厚皮片的切口设计，除考虑供区的选择外，还应考虑供区的皮纹及取皮后创面的缝合、瘢痕的形成和隐蔽性以及对供区功能的影响等。多选择在耳后、上臂内侧、锁骨上窝、腹股沟等部位。切取的皮片一般呈梭形，与皮纹平行或接近平行，经皮下潜行分离后可以直接拉拢缝合，形成的瘢痕不太明显（图1-62）。

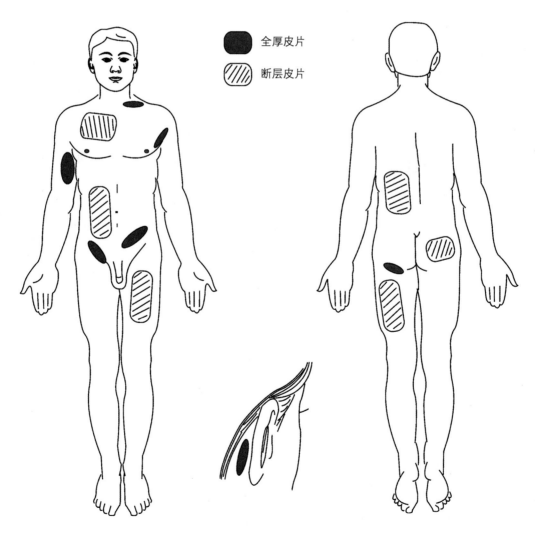

全厚皮片

断层皮片

图1-62　皮片移植的常用供区部位

解剖结构和手术操作技巧

1. 皮片分类　游离皮片按皮片厚度分为3种（图1-63）。

（1）表层皮片：亦称刃厚皮片、薄层皮片或Thiersh皮片。它包括表皮层和一层很薄的真皮最上层的乳突层。厚度在成人为0.20~0.25 mm（精确值为0.203~0.254 mm）。此种皮片移植后生长活性强，抗感染性亦强，能生长在有轻微感染经过适当处理后的肉芽创面上，亦能生长在渗血的骨创面、肌肉、脂肪、肌腱等组织上。表层皮片的供皮区一般不形成增厚的瘢痕，因此，在愈合后还可再次切取皮片。缺点是皮片收缩大，极易挛缩，质地脆弱，不耐受外力摩擦与负重，色素沉着严重，在肌腱、肌肉等部位生长后，易产生挛缩形成功能障碍。

（2）中厚皮片：亦称Blair皮片。它包括表皮层及部分真皮层。厚度在成人为0.35~0.80 mm（0.38~0.76 mm），即相当于皮肤全厚的1/3~3/4，前者亦称薄中厚皮片（0.37~0.50 mm），后者亦称厚中厚皮片（0.62~0.75 mm）。中厚皮片移植后，收缩较表层皮片为小，因皮片内含有弹性纤维，故较柔软且耐受摩擦，色素沉着也轻微，功能恢复与外表均较佳。

（3）全厚皮片：亦称Wolfe-Krause皮片。它包括表皮及真皮的全层，不包括皮下脂肪组织。这种皮片生长成活后柔软而富有弹性，活动度大，能耐受摩擦及负重，收缩小，色泽变化亦小，特别适合于面颈部的清洁创面植皮，但对大范围或有污染的创面不适用。对有放射治疗史的部位应视为禁忌证。

2. 取片方法　取皮的工具有手术刀片、专用取皮刀、滚轴式取皮刀、手工操作鼓式取皮机、气动或电动取皮机等。断层皮片（包括表层皮片和中厚皮片）的切取厚度应严格保持一致，一般采用取皮机取皮，其上有刻度。操作时根据所需皮片的厚度选择刻度，检查刀刃与刀架之间的距离，确保不发生意外。气动或电动取皮机对切取断层皮片效果好，速度快（图1-64）。为了保证所取皮片的厚度均衡，形状规则，取皮前应对取皮机各组件做常规检查。皮片厚度与操作时所用的力量、刀片与皮肤的角度和是否使用粘胶纸有一定的关系。如用粘胶纸，皮片的厚度为取皮机上的刻度减去粘胶纸厚度的值。用取皮机成功取皮的要素有：①取皮前彻底清除供皮区皮肤表面的皮脂残留物，一种简单的方法是将一张手术用单面粘胶纸贴敷于供皮区数分钟，然后再取下，

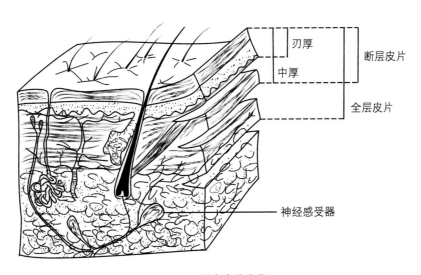

图1-63　游离皮片分类

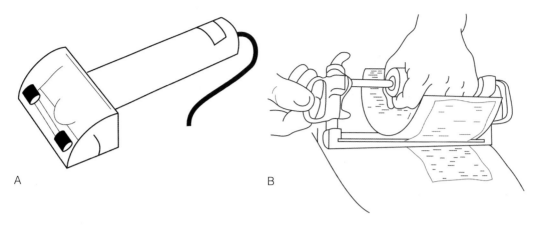

图1-64　断层皮片取皮
A. Padgett电动取皮刀；B.鼓式取皮机取皮

可有效清除表面皮脂；②请助手协助保持供皮区的皮肤有一定的张力；③取皮机的刀刃与皮肤表面平行或根据需要成一定的角度；④取皮机与皮肤之间保持适度的压力；⑤丰富的临床经验和灵活的操作方法。

全厚皮片一般采用手术刀片徒手切取，供区创面直接拉拢缝合；偶尔也有用取皮机切取全厚皮片，其创面再用断层皮片覆盖。为了精确切取所需皮片的大小和形状，也可将透明清洁的X线胶片修剪成缺损创面的样子作为模板，再在供区按样取皮。取皮前皮下注射含肾上腺素的（1∶100 000）局麻液或生理盐水，有助于减少取皮时的出血。切取时先用15号或22号刀片切开皮肤，然后用刀片或尖头剪刀在真皮下血管丛与皮下组织之间分离。灵活结合钝分离和锐分离的方法有助于快速、正确地取下皮肤组织。切取后的全厚皮片，组织面可能带有少许脂肪组织，为确保其成活，需应用组织剪予以修除。方法是将皮片反置于左手的食指上，使组织面朝外，右手用组织剪逐渐修除脂肪组织。20世纪70年代末期日本学者冢田贞夫提出保存真皮下血管网的全厚皮移植方法。为了保存真皮下血管网，被切取的全厚皮片必须带一薄层脂肪组织，故亦有人称本法为带脂肪的全厚皮移植。保存真皮下血管网全

厚皮移植的主要优点是收缩小，较柔软，可移动性也优于全厚皮片，故更适宜于在肌腱或肌肉暴露面上行移植。其缺点是对受区要求更高，成活率相对较低，且在皮肤成活后期，常出现花斑状色素性变化。也可能由于脂肪液化、纤维组织增生，而使移植皮片发硬，故有人主张保留的脂肪不宜太厚，以不超过1~2 mm为好。该方法没有得到普遍应用。

3. 网状皮片移植技术　该技术由Tanner于1964年首先报道。其原理是在皮片上用手术刀或专用机器截许多小孔，使皮片形成一张网状结构，以达到增加皮片面积的目的。根据截孔的比率，皮片的面积可以增加到原来的数倍。临床上最常用的比率为1∶1.5，可使皮片的面积增大50%。网状皮片还有一个优点是对不规则外形受区的贴合性和愈合条件好，它允许创面渗出的血液和渗出物从皮片的小孔中排出，避免了血肿或血清肿的形成。该技术常用于上颌骨肿瘤切除后缺损区的皮片移植，效果颇佳。网状皮片在前庭沟加深术中也可以增加皮片在骨膜上的附着。但网状皮片不适用于面颈、关节等部位的移植，以免留下明显的瘢痕和关节功能障碍。

4. 人工培养上皮的移植　人工培养上皮是一种将一小块皮肤在离体情况下经培养后获得

的膜样上皮组织。上皮的培养最早于1975年由Rheinwald和Green在体外获得成功，并由Gallico等于1984年在临床上应用成功。该项技术为大面积广泛烧伤患者应用自体材料进行移植提供了一种有效的治疗方法。上皮来源可以是自体皮肤，也可以取自母亲没有传染性疾病的足月死亡新生儿的皮肤。一块1 cm²大小的皮肤经适当处理和培养，3周后就可以源源不断地提供自体上皮移植薄片供临床应用。图1-65是异体培养上皮移植后的愈合过程示意图。

在口腔颌面外科领域，经人工培养的口腔黏膜上皮也已成功用于修复前外科，如前庭沟加深术后创面的覆盖。但人工培养上皮薄而脆，且缺乏真皮成分，减弱了其黏附到受区组织的能力，

对远期效果也有一定影响。在组织学上，有些学者观察到人工培养上皮移植后3年在上皮下有新生真皮的形成，另一些学者则发现这种新生真皮是一种不完全的真皮组织。因此有人试图先暂时性使用人造真皮，然后再用传统的皮片和人工培养上皮移植，取得了一些宝贵的经验。

■ 皮瓣移植术

皮瓣（skin flap）是由皮肤的全厚及皮下组织所构成，必须有与肌体皮肤相连的蒂，或行血管吻合，重建血液循环以供皮瓣的血供和营养，才能保证移植皮瓣的成活。前者称为带蒂皮瓣（pedicled skin flap），其蒂部既可是含血供的皮肤皮下组织，也可是单一的血管蒂。后者称为吻合血管的游离皮瓣（revascularized free skin flap），又称血液循环重建或血管化游离皮瓣，该皮瓣需将皮瓣蒂部的血管与供区的血管进行至少一对动—静脉的吻合，建立足够的血液供应，保证皮瓣成活。皮瓣是颌面部皮肤和口腔黏膜组织缺损修复的重要手段。

■ 带蒂皮瓣

带蒂皮瓣移植修复组织缺损手术已有很长的历史，尤其是带蒂皮瓣中的局部皮瓣具有其他皮瓣所没有的优点，如皮瓣的颜色、质地与缺损区皮肤非常接近等。因此，这种局部皮瓣现在乃至将来都会是口腔颌面部组织缺损修复中的第一选择。虽然显微外科技术、皮肤扩张技术已经相当成熟，为口腔颌面部组织缺损的整复乃至整个整复外科领域提供了有效的手段，促成了整复技术的快速发展，并一度将整个整复外科界的注意力从局部皮瓣吸引了过去，但是随着时间的推移和经验的积累，重新评价各种技术的优劣已是人们的必然选择。笔者认为，只有从对缺损修复的难易程度、对患者可能造成继发创伤的程度、医师对各种皮瓣掌握的熟练程度、并从修复后组织瓣

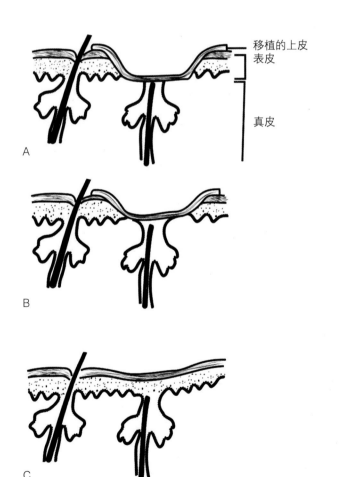

右侧标注：移植的上皮表皮、真皮

图1-65　培养上皮移植后的愈合过程
A.移植上皮；B.细胞增殖出现于创缘和毛囊周围的上皮；
C.愈合后

的质地、色泽等与受区邻近的皮肤是否接近等综合考虑后做出的选择才会是较好的选择。因此，最终决定整复效果的关键是外科医师对各种新、旧技术治疗适应证的正确掌握和他们本身对各种技术的熟练掌握程度。

手术切口设计的解剖学原理

1. 皮肤的机械特性　皮肤是一种可塑性很好的组织，具有理想的机械特性，既有固体材料的弹性，又有液体材料的黏性，因此被认为是一种黏弹性材料。这两种特性在临床上表现为拉伸—松弛特性（stretch relaxation）和爬行现象（creep phenomena）。前者是指当一恒定的外力持续拉紧一种黏弹性材料时，随着时间的推移其应力会下降的特性；后者是指在同样条件下这种材料长度会增加的特性。这两种与时间有关的皮肤特性在临床设计局部皮瓣时非常有用。

皮肤组织的膨胀性、弹性和延展性，常会影响局部皮瓣类型的选择。不同部位皮肤的这些特性差异很大，在头皮和前额部位的皮肤缺少弹性，设计的皮瓣不能像颊部和颈部皮瓣那样拉伸或旋转。因此，在设计皮瓣时必须考虑头颈部不同部位之皮肤的特性。某些头颈部的缺损，甚至中、大型的缺损创面，也可以简单地直接拉拢缝合。一般情况下，皮肤松弛患者的创面相对比较

容易关闭，但关闭创口时必须注意周围组织不能有过大的张力，也不能出现新的继发畸形。缝合创口要尽量设计在比较隐蔽的部位。

2. 皮肤的血供　供应皮肤的血管可以简单地分为3个部分：第1部分为节段性血管，由主动脉发出，如股动脉、肋间动脉等；第2部分为穿支血管，由节段性血管发出，并连接第3部分的皮肤血管系统。因此，皮肤的血供可分为：①肌皮穿支，供应人体皮肤的绝大部分；②直接皮肤血管，供应的皮肤部位有限，这种直接皮肤血管可以设计成轴形皮瓣或动脉皮瓣；③动脉干网状血管，供应的皮肤部位有限，主要位于前壁和足背部位；④肌间隔及肌间隙动脉等。

如上所述，绝大部分皮肤的血供来自肌皮穿支血管，它们与皮肤表面垂直，每支血管供应皮肤的范围有限。如皮瓣分离的平面位于皮下或深筋膜浅面，会将皮肤的许多供养血管切断，使血供只能依赖于蒂部的交通支，因此皮瓣的长宽比例受到一定程度的限制。与此相反，直接皮肤血管的走行与皮肤表面平行，但有这种血供关系的皮肤部位不多。基于皮肤的这些血供关系，可将带蒂皮瓣分为随意皮瓣（random skin flap，或称任意皮瓣）与轴形皮瓣（axial skin flap）（图1-66）。

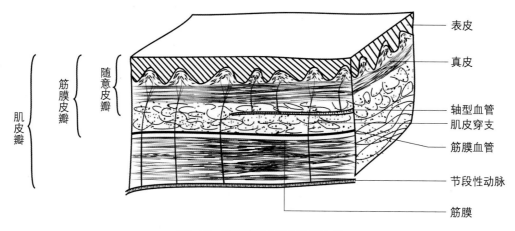

图1-66　随意皮瓣与轴形皮瓣血供

随意皮瓣

随意皮瓣即以随意分布的肌皮动脉穿支为血供而形成的皮瓣。掀起皮瓣时，穿支血管被切断，形成依赖皮瓣蒂无特定血管的皮瓣，因而皮瓣没有知名血管供血（图1-67）。其优点是皮瓣在身体任何部位、任何方向均可形成，但皮瓣切取范围受长宽比例限制，使其应用受到很大限制。在肢体及躯干部位长宽之比以1.5∶1为最安全，最好不超过2∶1；但在面部，由于血液循环丰富，根据实际情况可放宽到（2~3）∶1，个别情况下可达4∶1。

随意皮瓣又可分为局部皮瓣（又称邻近皮瓣，local skin flap或adjacent skin flap）、邻位皮瓣（ortho-position skin flap）、远位皮瓣（distant skin flap）、管形皮瓣（tubed flap）和筋膜皮瓣（fascia skin flap）5种。目前随意皮瓣多用局部皮瓣或邻位皮瓣，远位皮瓣和管形皮瓣实际上已很少应用。

1. 局部皮瓣　利用缺损区周围皮肤及软组织的弹性或可移动性，在一定条件下重新安排局部皮肤的位置，以达到修复组织缺损的目的。因局部皮瓣颜色、厚度、柔软度均与受区相似，且手术操作比较简单，可即时直接转移，手术多可一次完成而不需断蒂，修复效果一般比较理想，因而是一种常用的方法。临床上可分为推进皮瓣、旋转皮瓣、对偶三角皮瓣。

（1）推进皮瓣：又称滑行皮瓣（advancement skin flap或sliding skin flap），是利用缺损创面周围皮肤的弹性和可移动性，在缺损区的一侧或两侧设计的皮瓣，经切开及游离后，向缺损区滑行延伸以封闭创面，临床应用时有多种形式。

1）矩形推进皮瓣：矩形推进皮瓣（rectangle advancement skin flap）即在缺损的一侧沿缺损缘的上下（或左右）做平行辅助切口，剥离皮下组织形成一矩形的单蒂皮瓣，将皮瓣向缺损区滑行推进覆盖创面。此时在皮瓣蒂部两侧常会出现皮肤皱褶，可切除一块三角形的皮肤以消除皮肤皱褶，又可使皮瓣远端在无张力的情况下缝合及愈合。因此又称为单蒂滑行推进皮瓣（图1-68）。单蒂滑行推进皮瓣临床上常应用于一些较小软组织缺损的修复，如面颊部缺损可用邻近的单蒂滑行推进皮瓣进行修复（图1-69）。一般来讲，在皮肤较松弛的部位可以滑行的距离较大，如双侧鼻唇沟、颌下等；在皮肤较紧致的部位滑行的距离则明显受限，如颧部。遇到此种情况可以从两个方向设计两个皮瓣，称之为双侧滑行推进皮瓣（图1-70），以防皮瓣滑行后张力过大。

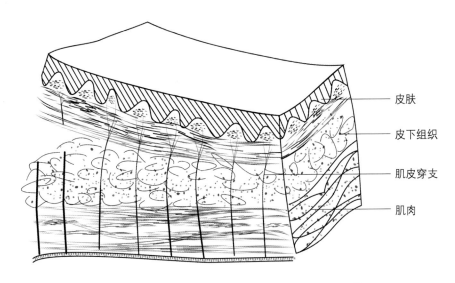

皮肤
皮下组织
肌皮穿支
肌肉

图1-67　随意皮瓣。皮瓣蒂部的肌皮穿支仍保留完整

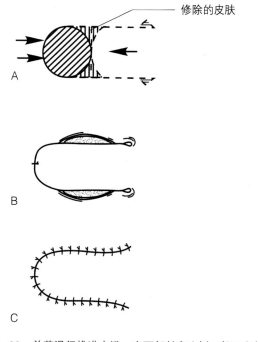

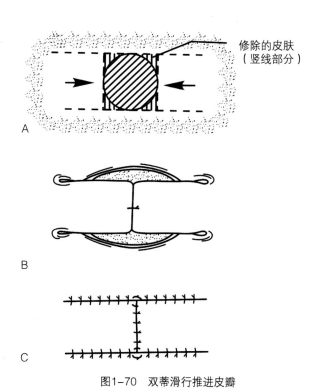

图1-68 单蒂滑行推进皮瓣。在面部长宽比例一般不宜超过 3∶1

图1-70 双蒂滑行推进皮瓣

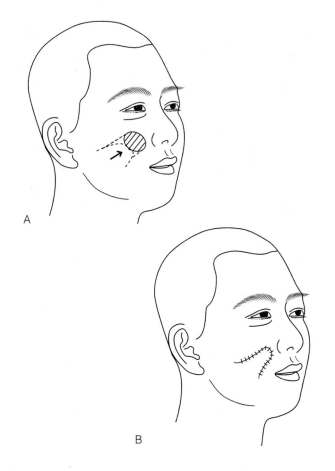

图1-69 单蒂滑行推进皮瓣在面颊部缺损修复中的应用
A.皮瓣设计；B.缝合后

2）三角形推进皮瓣：三角形推进皮瓣（triangle advancement skin flap）即临床上常用的V-Y成形术或Y-V成形术（图1-71）。此类皮瓣适用于错位的组织复位、组织长度的延长，用横轴加长纵轴或纵轴加长横轴均可，以达到组织复位、畸形松解、小缺损覆盖、外形及功能改善或恢复的目的。可应用于眼睑外翻的矫正（图1-72）。

3）双蒂推进皮瓣：双蒂推进皮瓣（bipedicled advancement skin flap）适用于头皮、面颈等部位的梭形缺损创面。方法是在创缘一侧或两侧的正常组织做松弛切口，使蒂的高度尽量接近缺损上缘，将切口与创缘间的皮下组织进行剥离，形成双蒂皮瓣，以减少组织的张力；继发创面最好游离后缝合，若张力较大，则应游离植皮。双蒂推进皮瓣的设计与转移见图1-73。

4）皮下组织蒂皮瓣（subcutis pedicled skin flap）与动脉岛状皮瓣不同，它的皮下组织蒂不包含知名的动、静脉，其优点是不再切除缺损区

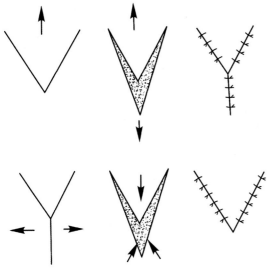

图1-71 V－Y成形术和Y－V成形术

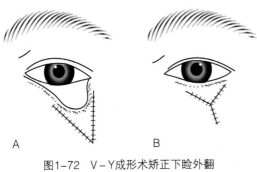

图1-72 V－Y成形术矫正下睑外翻

附近的正常组织以减少张力，皮肤质地近似，可即时转移，转动灵活，缩短疗程，愈合平整。手术时在缺损一侧做一个三角形皮下组织蒂皮瓣，向缺损处推进闭合。亦可在缺损的相对两侧各做一个三角形皮下组织蒂皮瓣，或在不同方向做三个三角形皮下组织蒂皮瓣，共同向缺损处推进闭合，供区可直接缝合，其原理与V－Y手术相同（图1-74）。

（2）旋转推进皮瓣：旋转推进皮瓣（rotation advancement skin flap）是在缺损处的外缘形成一局部皮瓣，按顺时针或逆时针方向旋转一定角度后，转移至缺损部位进行修复。它是头颈部缺损修复中最常用的皮瓣之一，在缺损面积较大，周围皮肤弹性和移动性较小，不能用推进皮瓣修复的病例，采用旋转推进皮瓣常可取得满意的效果，它特别适用于圆形或三角形缺损修复。设计这种皮瓣的目的是将拟修复的原发缺损区和因皮瓣转移后造成的继发缺损区同时予以修复，但能否达到这两个目的又不明显增加局部的张力或引起继发畸形，临床操作时具有很大的经验性。

设计旋转推进皮瓣时，需要术者有一定的临床经验和三维空间想象能力。一般在考虑缺损区的大小和部位的基础上，皮瓣大小的选择和形状的设计更是修复中的关键因素。皮瓣设计的内容

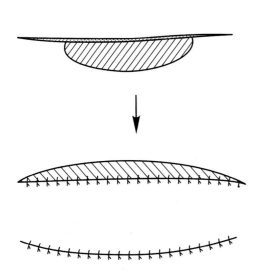

图1-73 双蒂滑行推进皮瓣。切口设计与缺损面平行

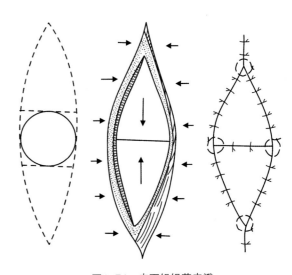

图1-74 皮下组织蒂皮瓣

包括皮瓣部位的选择、皮瓣大小和弧度的设计、皮瓣与缺损区之间的关系、皮瓣蒂部宽度和位置的选择等（图1-75）。此外，局部区域组织的移动性也是一个需要考虑的因素：头皮的弹性小，表面呈曲面形，皮瓣的转移幅度有限；而颊部和颈部皮肤的移动性好，用同样大小的皮瓣可以修复更大的缺损。

皮瓣旋转推进后在蒂部内侧可出现不同程度的皮肤皱褶，此皱褶一般不能同时切除，须待皮瓣愈合良好后再进行小的修整。临床上多应用旋转皮瓣修复头皮缺损（图1-76），以及颊部或下颌部的缺损（图1-77）。

在应用局部旋转皮瓣时，依据缺损的形状、大小及周围皮肤的情况，可有以下几种设计。

1）双叶皮瓣：双叶皮瓣（bilobular skin

flap）即在缺损区或拟切除的肿瘤或瘢痕附近设计两个叶形皮瓣，第1个皮瓣靠近缺损区，其大小与创面大致一样或稍小。第2个皮瓣为第1个皮瓣的1/2~2/3。第1个皮瓣掀起后转移至缺损区，第2个皮瓣转移后形成的创面尽量设法游离周围组织直接缝合。该皮瓣最早于1918年由Esser发明，临床多用于颜面部肿瘤切除后缺损区的修复。设计时应尽可能利用相对松弛的组织作供区皮瓣，并使最后缝合的创口位于隐蔽的自然皱褶或皱纹上，以减少继发畸形的发生（图1-78）。

2）菱形皮瓣：菱形皮瓣（rhombic flap）首先由苏联学者Limberg在1946年提出。其原理是在锁形或棱形缺损的一边设计一个菱形的皮瓣，即沿菱形创面的一个边CD，做一平行线EF，使DE与缺损区DB等长，然后将DCEF形成的菱形皮瓣

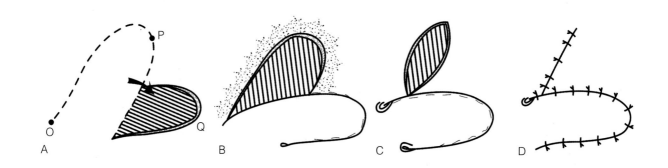

图1-75　旋转推进皮瓣
A.设计旋转皮瓣：点O为旋转点，点Q为旋转点O至缺损处的远点，设OQ长度为皮瓣的旋转长轴，定P点，使OP=OQ；B.皮瓣旋转后的继发缺损区周围组织行潜行分离；C.继发缺损区拉拢缝合，如有"猫耳"形成，一般行二期修整；D.缝合后

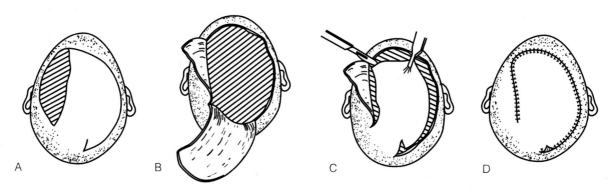

图1-76　旋转推进皮瓣修复头皮秃发区
A.按秃发区设计皮瓣；B.翻瓣；C.修除秃发区头皮；D.缝合后

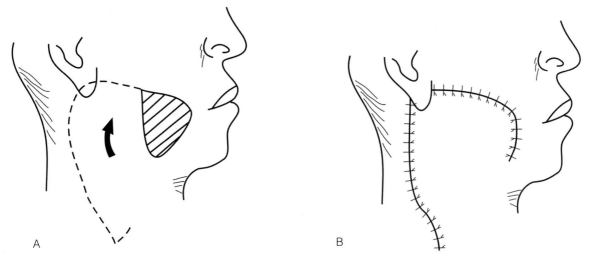

图1-77 旋转推进皮瓣修复颊部缺损
A.皮瓣设计；B.转移缝合后

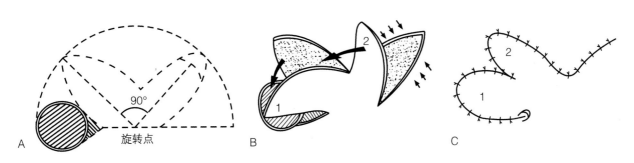

图1-78 双叶皮瓣

A.皮瓣设计：第1个皮瓣与缺损区成45°，大小与缺损面颊一样或稍小，第2个皮瓣与第1个皮瓣成90°，大小为前者的1/2~2/3；B.皮瓣制备后依次旋转；C.缝合后

转移至菱形缺损区ACBD。继发创面经游离后可以缝合。菱形皮瓣的转移方向对修复的设计至关重要，它取决于下列因素：缺损区的大小、缺损区位置及其与面部结构的关系、缺损区周围可供利用的组织、周围皮肤的条件和质量等。一旦菱形皮瓣的方向确定，理论上有四种皮瓣可供选择（图1-79）。临床上应该选择最小或不会引起面部结构如鼻孔、唇、眼睑、眉及耳等畸形的一种皮瓣，同时修复中的张力要小，供区瘢痕不能明显（图1-80）。

（3）对偶三角皮瓣：对偶三角皮瓣（transposition skin flap）又称移位皮瓣、易位皮瓣、交错皮瓣或"Z"形成形术（Z plasty）。对偶三角皮瓣是局部皮瓣中应用最广而且效果良好的一种皮瓣，特别适用于蹼状挛缩畸形的松解，条状、索状瘢痕挛缩畸形及组织错位的修复，鼻腔、耳道的环状狭窄，小口畸形的整复等。对偶三角皮瓣经过易位既延长了轴线长度，起到松解挛缩的作用，还可改变瘢痕方向使之与皮肤吻合，不仅可以消除挛缩，还可使移位的组织恢复原位，达到改善功能与外形的目的。移位皮瓣形成的两个三角皮瓣的角度与延长轴线的长度有一

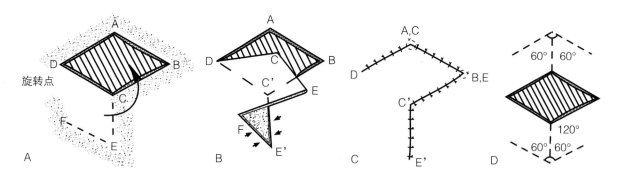

图1-79 菱形皮瓣
A.设计皮瓣DCEF，使DC∥FE，DC=FE，制备皮瓣后潜行分离；B.旋转皮瓣DCEF至菱形创面；C.缝合后；D.菱形皮瓣的四种选择

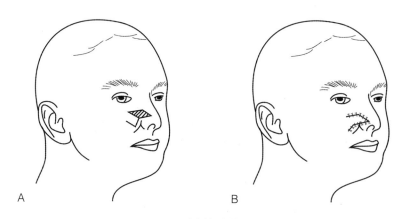

图1-80 右侧鼻旁缺损菱形瓣修复
A.菱形皮瓣设计；B.缝合后

定关系，即30°角仅能延长25%，45°角可延长50%，60°角可延长75%（图1-81）。这只是数学上的计算，60°角实际上仅能延长28%~36%。临床经验也提示，设计对偶三角皮瓣时，皮瓣的长度和宽度最好比需要的稍大些。实际操作时，常在设计、切开皮瓣后用镊子或血管钳夹住两个皮瓣的尖端，试验皮瓣转移后是否实现预期的目标，必要时适当调整切口长度，然后再分层缝合，这是一种行之有效的方法。

对偶三角皮瓣除了对等的两个三角皮瓣易位（互换位置）外，还有多种灵活的应用方法，如不等三角皮瓣与单个三角皮瓣插入、多个连续的"Z"形皮瓣交错、"W"形皮瓣成形术、五瓣成形术、矩形瓣与三角瓣的联合应用等（图1-82）。

2.邻位皮瓣 即在缺损部位的邻近做皮瓣，但与局部皮瓣不同，它与缺损区不相连。如头皮皮瓣修复秃发，颈肩皮瓣或颈胸皮瓣修复颈部及口底、下颌的缺损。邻位皮瓣可分为皮下蒂皮瓣、隧道皮瓣与旋转带蒂皮瓣，后者常需分期手术，故已较少应用。

（1）皮下蒂皮瓣：即所做的皮瓣蒂部位为皮下组织，经过转移用以修复另一部位的缺损，比较典型的例子是应用鼻唇沟处的皮下蒂皮瓣修复鼻翼的缺损（图1-83）。此种鼻唇沟皮瓣的皮下蒂可在上方、下方或外侧、内侧。

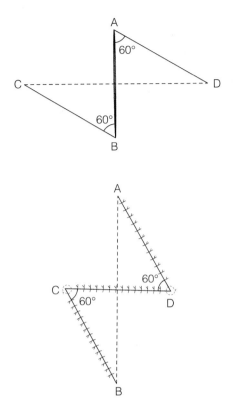

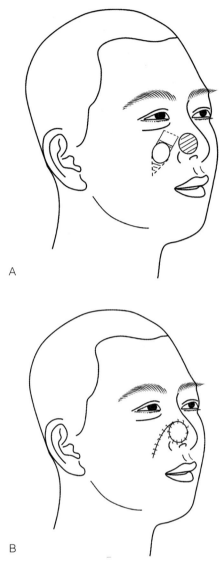

图1-81 "Z"形成形术。设AB为挛缩瘢痕，切除后在其两侧设计两个三角形瓣ABC和BAD，相互交叉移位后，AB线得到延长

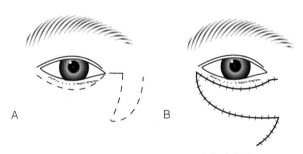

图1-82 不对称对偶三角瓣法修复睑缘外翻
A.皮瓣设计；B.缝合后

图1-83 鼻唇沟皮下蒂皮瓣修复鼻翼缺损
A.皮瓣设计；B.皮瓣转移缝合后

（2）隧道皮瓣：指皮瓣必须通过皮下或深部组织进行转移。与岛状皮瓣不同的是，除含有知名血管外，蒂部的横径与皮瓣的横径相一致，仅仅是在通过隧道的一部分蒂部被去除了表皮。因此，所谓隧道皮瓣，实际上是岛状皮瓣与皮下蒂皮瓣的结合与发展。修复口腔颌面部缺损时，

以额颞部隧道皮瓣应用最多。皮瓣可通过皮下隧道修复面部缺损（图1-84），也可通过颧弓下隧道修复口腔与口咽部缺损（图1-85）。

3. 筋膜皮瓣　筋膜皮瓣（fascia skin flap）包括皮肤、皮下组织和深筋膜。由于深筋膜上、下均有血管网并与皮下血管网交通，故筋膜皮瓣血供丰富，可以不经"延迟"而将长宽比例超过3∶1的皮瓣安全转移。较常用的有颈胸部筋膜皮瓣，侧胸筋膜皮瓣，小腿后侧、内侧或外

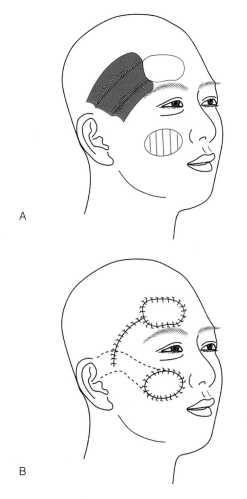

图1-84　额部隧道皮瓣通过皮下修复面颊部缺损
A.皮瓣设计；B.皮瓣转移缝合后

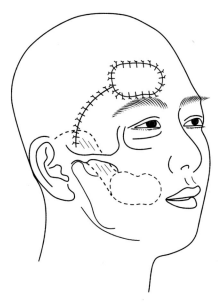

图1-85　额部隧道皮瓣通过颧弓下进入口内修复口腔和口咽部缺损

侧筋膜皮瓣，上臂内侧及前臂皮瓣等。筋膜皮瓣的设计除了同一般皮瓣外，其长宽比例可达（3~4）∶1，旋转角度可达到180°。蒂部可设计在近心端和远心端，但蒂在远心端时其长宽比例宜慎重考虑（有轴形血管者例外）。蒂部在旋转时不要过度扭曲，以免产生张力。

轴形皮瓣

轴形皮瓣（axial flap）又称动脉性皮瓣（arterial flap），是以直接皮肤动脉或深部动脉干为轴心血管形成的皮瓣，即皮瓣内含有知名动脉及伴行的静脉系统，因此其成活率显著优于任意型皮瓣，其应用方式亦更灵活，可以呈半岛状或岛状，移动时不受角度的影响（图1-86，87）。多数情况下可以不经延迟术而及时转移，因而急诊时应用设计更显方便实用，为头、颈、胸、手、足等处的肿瘤外科及创伤外科的即刻修复提供了良好的修复材料。切断皮瓣基部皮肤，可形成仅包含供养血管的岛状皮瓣。皮瓣切取范围不受长宽比例限制，转移方便，应用范围广。

解剖结构和手术操作技巧

1. 注意缺损区或畸形区周围皮肤的质量　决定是否使用局部皮瓣修复的首要考虑因素是缺损区或畸形区周围皮肤组织的质和量。因此，设计皮瓣前首先要搞清楚缺损部位的伤情，包括部位、形状、大小、有无严重挛缩情况、周围的皮肤条件及创基条件等，并针对上述情况选择适当的供皮区，如颈前部有挛缩，瘢痕松解后的缺损区可能要增大数倍，必须予以充分估计，此时可用健侧或健康人相同部位作预测，以减少设计上的误差。

在头皮区域，可供利用的头发区头皮组织量有限，修复时常会遇到头皮量不够的问题。过去的办法是设计多个皮瓣或分期手术，但结果总难令人满意。随着皮肤扩张器的问世，虽然该技术不能增加头发的数量，但可有效地增加头发区

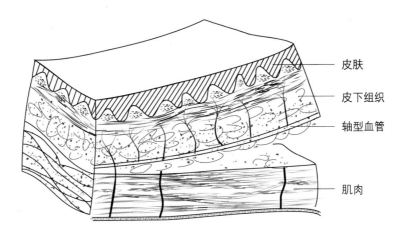

图1-86 轴形皮瓣。轴形血管随皮瓣一起翻起，皮瓣内可能有一些直接皮肤血管和肌皮血管的穿支

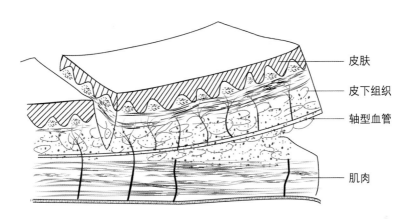

图1-87 岛状皮瓣。轴形血管随皮瓣一起翻起，皮岛仅通过血管蒂相连

头皮的面积，允许设计更大的头皮瓣，避免了多次手术的麻烦，为修复头发区的缺损提供了一个较好的办法。临床上多数采用的皮瓣为旋转推进皮瓣，因为这种皮瓣允许同时关闭原发和继发创口。中、大型头皮缺损可用转位皮瓣，而小、中型缺损采用"S"形成形术或"Z"形成形术也可取得满意的效果。在面部，根据缺损区的大小、形状、深度和部位，可以使用各种类型的局部皮瓣。其中旋转推进皮瓣证明是修复大型颊、颌和颈部缺损的有效皮瓣（图1-88）。而小、中型缺损采用"S"形成形术，菱形皮瓣或转位皮瓣

也可以取得理想的效果。松解挛缩的瘢痕可以用"Z"形成形术和切除瘢痕后用旋转推进皮瓣修复（图1-89）。"Z"形成形术也可有效地矫正错位的口角或内、外眦（图1-90）。转位皮瓣也可以设计成一侧的唇组织转移修复另一侧的唇缺损（图1-91）。此外，增加唇红的面积可以用V－Y成形术。

应该指出，整复头颈部的组织缺损常常同时需要运用数种不同的外科技术，如旋转推进皮瓣与"Z"形成形术的联合应用等。当设计分期手术时，应认识到运用不同设计的皮瓣可以取得相

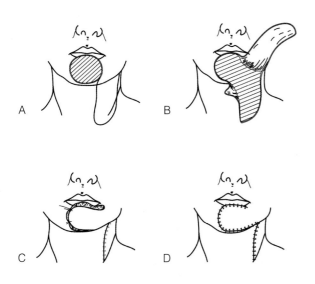

图1-88 旋转推进皮瓣修复大型唇颊部缺损
A.皮瓣设计；B.翻瓣；C.旋转推进皮瓣至唇颊部缺损区；
D.缝合后

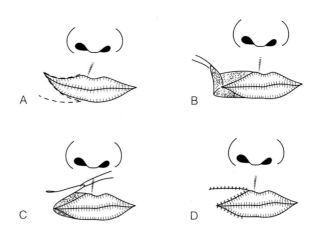

图1-90 口角歪斜矫正术
A.口角向上歪斜，设计皮瓣；B.分离皮瓣；C.交叉移位皮瓣；D.缝合后

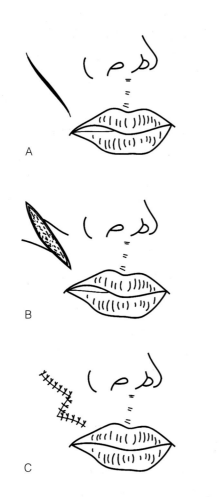

图1-89 口角条索状瘢痕挛缩"Z"形成形矫正
A.条索状瘢痕；B.切除瘢痕，设计"Z"形皮瓣；C.缝合后

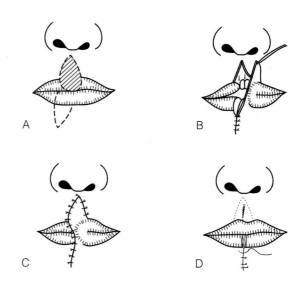

图1-91 上、下唇交叉组织瓣转移术（Abbe法）
A.皮瓣设计；B.皮瓣转移；C.缝合后；D.10~14 d后第2期断蒂缝合

似的满意效果。如全上唇缺损，可用两侧或一侧颊部组织瓣修复；颊部缺损可用旋转推进皮瓣联合"Z"形成形技术修复等。

在某些情况下，缺损的形状决定了皮瓣的设计。但如缺损形状妨碍皮瓣的设计，可以有意识地做些附加切口或切除部分组织以改变缺损区的形状，便于重新设计皮瓣。对较长的直线创口，可用多个"Z"形成术或用"W"形成形术，以免直线缝合后产生的瘢痕挛缩引起继发畸形。对于大的创面，如不能通过邻近皮瓣直接修复，可以考虑用皮肤扩张术或游离皮瓣，或通过邻近皮瓣缩小创面，再用游离皮片修复。

不管采用何种修复方法，均不应造成新的继发畸形。修复的目标应该是既关闭了缺损的创面，又要尽可能取得最好的美容效果。

2.皮瓣形成时应注意皮瓣的血液循环　因为皮瓣形成后在血管尚未从受区长入该皮瓣以前，皮瓣的血液供应只能通过蒂部获得。因此在设计局部皮瓣时，必须充分考虑使皮瓣蒂部有足够的动脉血液供应及充分的静脉回流。根据皮肤组织层次和血管网形成的特点，在真皮乳头层应有血管袢，乳头层下和真皮层内应有血管网，真皮下与皮下脂肪组织之间应有真皮下血管网。在剥离皮瓣时一定要保持为同一层次的平面，特别是蒂部不能太薄，以防损伤血管致皮瓣血运障碍。设计皮瓣时还应使蒂部略宽，并循主要血管的走行方向，以保证血液循环。随意皮瓣的长度与宽度要有一定的比例，在躯干和肢体部位长宽之比以1.5∶1为最安全，一般不宜超过2∶1；在面颈部由于血液循环良好，长宽比例可略增至（2.5~3）∶1，个别情况可达4∶1。超过一定的比例，皮瓣远端即可出现血运障碍或坏死。

3.滋养皮瓣的主要血管　由于滋养皮瓣的主要血管在皮瓣的深层组织中，故在大型皮瓣转移时须将皮瓣自筋膜深面分离，以保护皮下脂肪组织深层中的血管网。如果感到皮瓣太厚，影响修复后的局部功能或外貌，可在皮瓣转移成活3~6个月后，分次将脂肪切除（即去脂术）。但在局部较小的皮瓣形成及转移时，由于真皮内或真皮下均有较丰富的血管网，故仅保留薄薄一层脂肪也足够保证血液供应。在操作过程中，应严格掌握剥离的平面，观察皮瓣颜色的变化，如皮瓣血液循环不良，则转移后皮瓣常呈苍白或暗紫色。皮温下降，稍加压力即变苍白且不易恢复，提示毛细血管充盈不良。遇此情况或对皮瓣血液循环有怀疑时，应将皮瓣缝回原处，不应勉强转移，以免失败。采用"Z"形成形术修复瘢痕挛缩，皮瓣尖端常易坏死，为此，设计时首先应注意：基部要宽，尖端要形成钝圆，皮瓣上特别是皮瓣的蒂部不宜有瘢痕，尤其不应有较深的瘢痕，操作中宜十分仔细，手术止血要完善，以免由于血肿而影响皮瓣的血运。缝合张力不可过大，在缝皮瓣尖角时要采用三角尖的皮下缝合法，以防尖端血运障碍。

4.筋膜皮瓣的分离　由于筋膜皮瓣是从深筋膜和肌肉间的疏松组织掀起，故剥离比较容易，出血较少。分离皮瓣应从远侧开始，做筋膜下锐分离。为保持深筋膜上血管网的完整性，结扎切断穿支血管时，应尽量距深筋膜远一点，但应注意保留肌肉表面透明菲薄的肌膜和肌腱周围的疏松结缔组织，以免植皮不成活或影响皮肤的滑动功能。

5.轴形皮瓣的血供类型　除直接皮肤动脉外，尚有知名血管干分支血管网形成的轴形皮瓣（包括肌间隙、肌间隔穿支血管在皮下形成的血管网）、带血管蒂的有肌皮动脉供养的皮瓣，以及终末支血管形成的神经血管岛状皮瓣等。有关小血管的解剖分述如下。

（1）直接皮肤动脉：由知名的皮动脉供血，如颞浅动脉、耳后动脉、枕动脉、腹壁浅动脉、旋髂浅动脉等。其特点是营养皮肤的动脉在穿出深筋膜后与皮肤表面平行，走行于皮下组织内，并沿途发出小支以供养皮下组织及皮肤（图1-92）。由此种血管形成的皮瓣即所谓轴形皮瓣。腹股沟皮瓣、胸三角皮瓣等均属此类。

（2）肌间隔及肌间隙动脉：皮瓣的血液供应来自肌间隙及肌间隔血管，然后发出分支至皮肤，并与其他皮肤动脉吻合（图1-93）。实际上从皮瓣血供类型的本质来看，它仍属于直接皮肤动脉这一类。这类皮瓣常可分离出较长一段血管蒂，且多有两条静脉伴行。上臂内、外侧皮瓣及

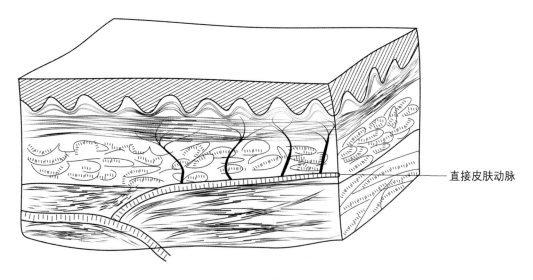

图1-92　直接皮肤动脉

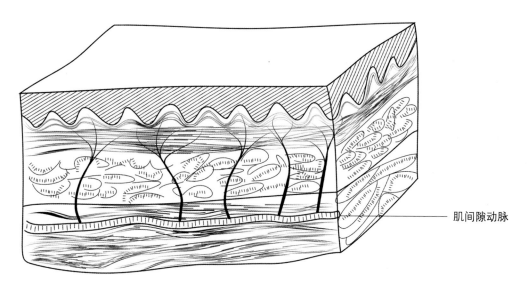

图1-93　肌间隙动脉

小腿内侧皮瓣的血供均属这种类型。

（3）肌皮动脉：皮肤血运来自其下方肌肉的多数穿支。其特点是由肌肉发出的这些穿支垂直穿透深筋膜至皮下组织及皮肤，而肌肉的血运又来自深部单一或节段性的血管束。如果用进入该肌肉的血管束作为蒂部将肌肉连同皮下组织、皮肤一并完整掀起，就可形成一个具有轴形血管的复合皮瓣，且基本上不改变皮肤原有的血运方式，这就是肌皮瓣形成的原理（图1-94）。这种皮瓣在移植时决不能将皮瓣与其深面的肌肉分离，否则不能成活。胸大肌皮瓣、背阔肌皮瓣等均属此种类型。

（4）动脉干网状血管：其特点是由知名动脉干上发出许多穿支直接分布到皮下及真皮层，形成丰富的血管网，供养该区皮肤（图1-95）。只要在剥离皮瓣时将血管主干及其分支完整地保

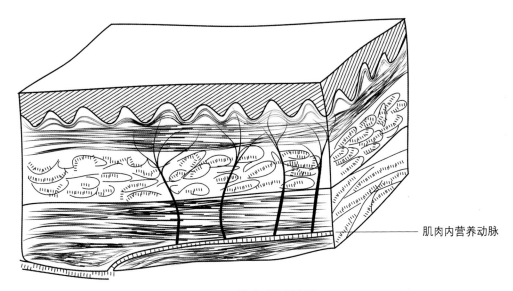

图1-94 肌皮动脉示意图

肌肉内营养动脉

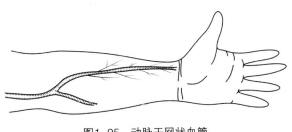

图1-95 动脉干网状血管

留在皮瓣内即可，如前臂皮瓣，将桡（尺）动脉从肌间隙中仔细剥离出来，又不损伤桡（尺）动脉向皮下及皮肤发出的分支小血管，皮瓣即能成活。又如足背皮瓣，在切取时只要将足背动脉及其分支跗内、跗外侧动脉及弓形动脉包含在皮瓣内，血运即可获得充分保证。

■ 游离皮瓣

　　无论是先天性、创伤性或者是肿瘤切除术后引起的各种类型的颌面缺损和畸形，过去由于外科技术条件的不足，对于它们的修复曾受到很大限制，临床上常依赖局部带蒂皮瓣的转移。但带蒂皮瓣中普遍应用的随意皮瓣又会受到长宽比例的限制，超出这个比例范围，皮瓣边缘的血供就会不足，因而导致部分皮瓣坏死；或因手术、放疗等因素使皮瓣区的血供受到影响，给局部皮瓣的设计造成了一定的困难。区域性带蒂肌皮瓣如胸大肌肌皮瓣、斜方肌肌皮瓣等的应用，很大程度地满足了临床上某些颌面部大面积缺损修复的需要，但是不能满足某些特殊组织缺损的修复要求；再者，这种皮瓣也会受到旋转弧长度的限制。因此，20世纪60年代初期人们即开始了游离皮瓣移植的研究，直到1972年才获得临床成功。

　　Daniel及杨东岳（1973年）首先报道用腹股沟皮瓣修复下肢和颌面部缺损；其后足背皮瓣（McCraw，1975年）、胸三角皮瓣（Harii，1974年）、腋下皮瓣（Baudet，1975年）等相继应用于临床。杨果凡（1979年）发明的前臂皮瓣被国外同行称为"中国皮瓣"。至80年代，游离皮瓣已在国内外广泛应用，成功率达到90%。游离皮瓣修复的优点显而易见：皮瓣不受血管蒂长度的限制；当缺损区邻近组织的血管网不够理想而妨碍局部皮瓣设计时，可以从远处制备具有良好血管网的皮瓣；随意皮瓣中常遇到的皮瓣边缘坏死问题得到了很好的解决；某些特殊类型缺损的修复也得到较好的解决，如口腔黏膜、上颌骨或下颌骨缺损的修复等。

手术切口设计解剖学原理

游离皮瓣与轴形皮瓣的血供类型没有差异，可以参阅本节前面所讨论的有关内容。两种皮瓣的区别在于：前者皮瓣制备后需要游离一定长度的血管蒂，血管蒂切断后与受区血管吻合，以重建皮瓣的血液供应，保证皮瓣的成活。显而易见，游离皮瓣的供区可以不在受区附近；只要受区部位能提供一对适当大小的动静脉可供吻合，游离皮瓣移植也不受受区本身及其周围组织条件的限制。

1. 游离皮瓣供区选择　与带蒂皮瓣一样，在选择游离皮瓣时要首先评价缺损部位的伤情，包括部位、形状、大小、有无严重挛缩情况以及周围皮肤组织的条件如颜色、质地、毛发多寡等，并针对上述情况选择适当的游离皮瓣供区，如有严重瘢痕挛缩情况，则应在瘢痕松解后重新评估缺损区的形状和大小等。

口腔颌面部缺损修复常用的游离皮瓣如表1-3所示。供区几乎均为远位皮瓣，其中修复面颈部者应尽可能选择肤色与质地较接近的皮瓣，如腹股沟皮瓣、上臂内侧皮瓣、肩胛皮瓣等；修复口腔黏膜缺损，则以前臂皮瓣或足背皮瓣为常用。前臂皮瓣由于位置表浅，解剖结构恒定，易于切取，血管蒂长，管径较粗，易于吻合，通畅率高，容易成活，非常适用于舌、口底、软腭等口腔黏膜组织缺损的修复；也可以用作面颊部、颏部和额部皮肤缺损的修复。该皮瓣脂肪层薄，皮瓣薄而柔软，有利于造型，而且允许将皮瓣进行一次甚至多次折叠，故可用于同时修复外鼻皮肤、鼻腔黏膜衬里和腭组织的缺损，以及颊部的洞穿性缺损。亚洲人毛发稀少，其前臂皮瓣更适合于颌面部组织缺损的修复。在复合组织大面积缺损时，单用皮瓣修复会遇到组织量不够的问题，此时可能需要肌皮瓣、骨肌皮瓣，甚至数种皮瓣联合修复，详细内容请参阅第2章"临床应用"部分。

游离皮瓣原则上应以皮瓣的主要供血动静脉为轴线，沿其两侧设计皮瓣，一般呈对称性。临床上常以主要供血动静脉在体表的投影为设计皮瓣的长轴线，如前臂桡动脉和尺动脉在体表的投影分别为前臂桡侧皮瓣和前臂尺侧皮瓣的长轴，在肘窝中点下方2.0~2.5 cm处设计点A，其位置近似于桡动脉或尺动脉的起点。以腕横纹与桡动脉搏动处的交点为点B，AB连线构成桡动脉皮瓣

表1-3　常用游离皮瓣移植的供区

皮瓣名称	吻合血管	神经
前臂皮瓣	桡动脉、头静脉或尺动脉、贵要静脉	前臂外侧皮神经或前臂内侧皮神经
足背皮瓣	足背动脉、大隐静脉	足背内侧皮神经
胸三角皮瓣	乳房内侧动脉分支及其伴行静脉；第2、3肋间部位常另有一条单独的静脉注入无名静脉，可供吻合	肋间外侧皮神经
腹股沟皮瓣	旋髂浅、腹壁下动脉及其伴行静脉，常另有一条浅静脉与旋髂浅血管平行	血管束周围没有感觉神经伴行
臂内侧皮瓣	尺侧上副动脉及其伴行静脉	臂内侧皮神经
臂外侧皮瓣	桡侧副动脉及其伴行静脉	前臂后皮神经
小腿外侧皮瓣	腓动脉皮支及其伴行静脉	腓肠外侧皮神经
肩胛或肩胛旁皮瓣	肩胛下动脉或旋肩胛动脉及其伴行静脉	胸背神经皮支

的长轴。腕横纹与尺动脉搏动处的交点为点C，AC连线构成尺动脉皮瓣的长轴。前臂桡侧皮瓣和前臂尺侧皮瓣分别于长轴两边进行设计（图1-96）；足背动脉的体表投影为内、外踝连线中点至第1跖间隙近侧部的连线，于近侧2/3处可触及动脉搏动，足背皮瓣可在该投影线两边进行设计（图1-97）。有时根据需要也可将皮瓣的主要供血动静脉设计在皮瓣的一侧。为安全起见，供血动静脉距皮瓣边缘的距离不应过大，如前臂皮瓣切口的设计可根据需要沿供血动脉长轴允许有一定程度的偏移，以使所包含的动静脉位于皮瓣的一侧，但要求动静脉的方向与皮瓣的长轴方向平行，且动静脉距皮瓣边缘的距离不小于5 mm，以使设计的皮瓣范围内含有主要的供养血管，如制备前臂桡侧皮瓣时包含桡动脉、桡静脉和头静脉。包括头静脉的理由是它的管径较桡静脉粗大，便于吻合，且其属支静脉与桡静脉有广泛的交通，吻合后静脉血可有效回流，能建立起一个完整的动静脉系统。

在保证皮瓣血管系统不受影响的前提下，皮瓣的切口位置应设计在相对隐蔽的部位或将部分切口线设计在皮肤皱纹线上，以减少瘢痕形成。皮瓣的大小应比受皮瓣区创面大0.5~1.0 cm，以避免术后皮瓣收缩造成重要组织器官的移位畸形和功能障碍，如口角歪斜、眼睑闭合困难、张口受限等。另一个应考虑的因素是制备皮瓣后不能或最大限度地减少对供区组织器官造成功能上的影响。如前臂皮瓣的远心端即近腕部的切口宜以第2条腕纹为界，过于接近腕部可能会影响手腕的活动，或容易出现术后局部疼痛等不良后果。皮瓣面积最大可包括整个前臂皮肤，最小可仅切取3~4 cm。皮瓣形状如沿动脉走行设计，可不受限，但皮瓣宽度最好不超过前臂周径的3/4，以利于前臂远端静脉的回流。

2. 受区血管选择　受区血管选择在一定程度上依赖于组织缺损区及其邻近区域内可供吻合的血管条件，原则上受区血管的位置与缺损区的距离越近越好。但有时局部难以找到理想的血管供吻合，如受区曾受到大剂量的放射治疗，血管内腔发生闭塞，则可选择对侧的血管供吻合，血管蒂不够长时可考虑用静脉移植的方法以增加血管

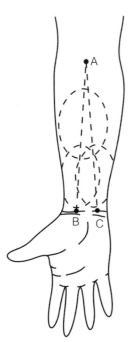

A.肘窝中点下方2.0~2.5 cm；B.腕横纹与桡动脉交点；C.腕横纹与尺动脉交点；AB.桡动脉皮瓣纵轴；AC.尺动脉皮瓣纵轴。

图1-96　前臂皮瓣设计

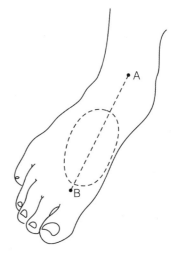

A.内外踝连线中点；B.第1跖间隙近侧部的一点；AB.足背皮瓣纵轴。

图1-97　足背皮瓣设计

蒂的长度。口腔颌面部常用于血管吻合的受区动脉有面动脉、甲状腺上动脉、舌动脉、颞浅动脉和颈横动脉等；静脉有颈外静脉、面前静脉、颞浅静脉、颈内静脉的属支如甲状腺上静脉、面总静脉等，但在患侧行根治性颈淋巴清扫术时，颈内静脉及其属支不能用于吻合。

解剖结构和手术操作技巧

1. 四肢部位驱血带的应用　与头颈部比较，四肢细长，血供单一。在上臂主要为肱动脉，吻合支少，取瓣前自腕部向上至肘窝环扎橡皮驱血带以驱除前臂的血流，然后用末端的驱血带于肘窝以上部位扎紧以暂时性阻断血流，或用血压计上的止血带绑扎在肘窝以上部位予以暂时性阻断血流，最后除去前臂上的橡皮驱血带。用这种方法驱血、阻断血流后，可达到明显减少手术时出血甚至不出血的效果，从而确保手术野清晰，缩短手术时间。一般阻断血流的时间应控制在1 h左右，最长时间以不超过75 min为好，否则因前臂缺血时间过长，其潜在后果是损害上肢的运动神经功能，术后早期出现暂时性的抬腕困难等并发症。采用低压麻醉的患者出现这种并发症的机会可能高于非低压麻醉者。在下肢，用同样的方法也可以达到明显减少手术时出血甚至不出血的效果。

2. 翻瓣技巧因陋就简　皮瓣设计结束，一般从皮瓣的远心端开始向近心端方向分离，即于靠近供养血管末端的一侧开始，常规切开皮肤、皮下组织，并根据皮瓣的类型分离至需要的平面。如为直接皮肤动脉供血的皮瓣（如腹股沟皮瓣、胸三角皮瓣等），由于营养皮肤的动脉在穿出深筋膜后与皮肤表面平行，走行于皮下组织内，并沿途发出分支以供养皮下组织及皮肤，因此分离的平面应在深筋膜的浅面。如为动脉干网状血管供血的皮瓣（如前臂皮瓣、足背皮瓣等），动脉多为体表表浅的动脉主干，发出的许多穿支直接分布到皮下及真皮层，形成丰富的血管网，供养该区皮肤，分离时只要将血管主干及其分支完整

地保留在皮瓣内即可。如前臂皮瓣，将桡（尺）动脉从肌间隙中仔细剥离出，又不损伤桡（尺）动脉向皮下及皮肤发出的分支小血管，皮瓣即能成活。又如足背皮瓣，在切取时只要将足背动脉及其分支跗内、跗外侧动脉及弓形动脉包含在皮瓣内，血供就会获得充分的保证。肌皮动脉供血的皮瓣（如胸大肌皮瓣、背阔肌皮瓣等），皮肤的血运来自其下方肌肉的多数穿支，它们垂直穿透深筋膜至皮下组织及皮肤，而肌肉的血供又来自深部单一或节段性的血管束，这种皮瓣在移植时决不能将皮瓣与其深面的肌肉分离，否则不能成活。因此，这种皮瓣实质上是一种复合组织瓣；而肌间隔及肌间隙动脉供血的皮瓣（如上臂内、外侧皮瓣及小腿内侧皮瓣等），按皮瓣血供的本质属于直接皮肤动脉这一类，因此分离的平面与后者一致，只是在游离血管蒂的时候需向肌间隙或肌间隔追踪。

分离皮瓣时从远心端开始向近心端方向分离的好处是当部分皮瓣被翻起时，常会发现主要供血血管的位置及其走行方向，必要时可以重新设计皮瓣的位置和形状，从而保证皮瓣转移的成功。

以前臂桡侧皮瓣为例，说明翻瓣时的操作技巧：前臂下部的表面仅为皮肤、皮下组织及一薄层筋膜，手术时逐层切开至深筋膜和肌膜间，术者用血管钳或镊子将皮瓣轻轻提起，即可沿肌膜浅面用圆刀片（15号或22号刀片）或细长组织剪做锐分离，很容易将皮瓣翻起。沿途结扎皮下血管和前臂头静脉的远心端，注意勿使皮肤与皮下组织分离，如发现有分离倾向，可用4-0线将皮肤与皮下疏松结缔组织吊缝数针。在分离至肱桡肌肌腱和桡侧腕屈肌肌腱时，可发现两者之间走行的桡动脉及其两条伴行静脉，有一筋膜鞘包裹（图1-98）。在皮瓣远心端部位用弯头蚊式血管钳分离该动静脉后切断之，用1-0线一起结扎，也可分别结扎。剥离时应注意勿损伤桡动脉发出的微细皮支。将皮瓣连同桡动脉及其伴行静脉从深表情肌膜表面向近心端方向剥离，术者左手可

用纱布将皮瓣包裹后轻轻提起，使深筋膜与肌膜之间保持一定的张力，这样对掌握分离的平面很有帮助。由于该层次血管少，即使取瓣后松开驱血带，创面也很少出血。在驱血带下操作，静脉内有少量血液呈蓝色，极易辨认。神经和肌腱都较清楚，应予以保护。

应该指出，在操作过程中应严格掌握剥离的平面，观察皮瓣颜色的变化，如皮瓣血液循环不良，呈苍白或暗紫色，皮温下降，稍加压力即变苍白且不易恢复，提示毛细血管充盈不良。遇此情况或对皮瓣血液循环有怀疑时，应将皮瓣缝回原处，不应勉强移植，以免失败。

3. 血管蒂的游离方式　游离皮瓣血管蒂切取的长度取决于缺损区与受植区血管之间的距离，最好再延长1~2 cm，以保证缝合后的血管蒂没有张力存在，也可避免血管吻合端因修整需要剪短血管而造成血管蒂不够长。当游离皮瓣的供血血管辨认出来以后，游离、延长血管蒂的操作相对比较容易：术者左手持血管钳或镊子轻轻夹持血管束一侧的筋膜，嘱助手用同法夹持另一侧的筋膜，术者右手用弯头的细长组织剪剪开少许筋膜后，沿血管表面插入组织剪，分离后剪开血管表面的筋膜，即可轻松地游离血管蒂。沿途遇到血管分支，可依次予以结扎。远离血管蒂的一侧血管分支断端也可以用电凝止血。当血管蒂达到预期长度后，可以将皮瓣用温热盐水纱布包裹皮瓣待用。血管蒂断蒂一般在受区血管准备好以后进行，应尽量减少皮瓣的缺血时间，以利于皮瓣的成活。

现以前臂桡侧皮瓣血管蒂的游离为例：桡动脉的深面为斜行的拇长屈肌，继续将皮瓣向上剥离，见桡动脉进入肱桡肌的深面，如要延长切取的桡动脉，可切开近心端皮肤，将肱桡肌内缘分离并牵拉向外，根据需要剥离一定长度的桡动脉。沿途切断结扎至邻近肌肉的营养血管（图1-99）。如利用头静脉作吻合血管，应在皮下剥离所需长度之头静脉供血管吻合。但尽量保留贵要静脉在前臂，以保证手背及前臂其他部位的静

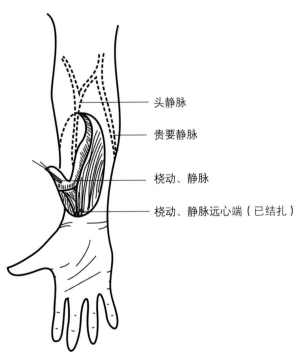

图1-98　分离皮瓣。沿深筋膜和肌腱膜之间锐分离翻起皮瓣，于肱桡肌肌腱和桡侧腕屈肌肌腱之间，找出桡动、静脉并结扎

头静脉
贵要静脉
桡动、静脉
桡动、静脉远心端（已结扎）

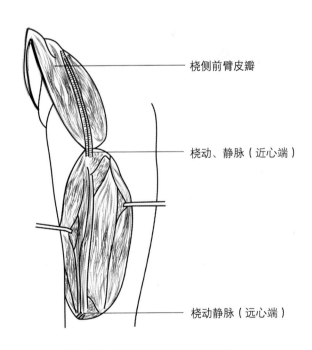

图1-99　前臂桡侧皮瓣血管蒂游离

桡侧前臂皮瓣
桡动、静脉（近心端）
桡动静脉（远心端）

脉回流。若需向上延长静脉蒂的长度，可将前臂头静脉和肘正中静脉一并取下，直至浅、深静脉交通支处，尽量保留肘正中静脉与桡静脉上端的交通支，以利深层静脉回流。

■ 皮肤扩张术

颌面部皮肤颜色、光泽、质地和弹性等，可以间接反映人体的健康状况和精神状态。人们在日常生活中的化妆部位主要集中在颌面部；同时颌面部也是眼、耳、口、鼻等重要器官的集中部位，一旦因各种原因造成皮肤组织缺损，对人体的容貌、功能和心理均会造成巨大的影响。因此，对颌面部皮肤缺损的修复要求特别高，既要考虑修复后的组织与原缺损部位的皮肤在颜色、光泽、质地和弹性方面接近，又不能对颌面部重要器官的功能造成影响，并尽可能重建或恢复原有的功能。通常情况下皮肤缺损可以通过邻近皮瓣或区域带蒂皮瓣转移修复，较好地满足上述要求，但有时候这些方法也满足不了上述要求。颌面部皮肤扩张术就是在这种条件下发展起来并迅速得到普及的一项新技术。该技术由Neumann在1957年首先报道应用。最早应用的扩张器是硅胶实体，扩张皮肤后用于外耳的重建。20世纪70年代早期，Radovan发明了可扩张的硅胶球囊，并于1976年应用于临床。此后该项技术迅速发展并在整复外科领域占有重要的一席。目前临床上应用的皮肤扩张术多应用硅胶等具有良好生物相容性材料制作的皮肤软组织扩张器（skin tissue expander），经手术埋植于皮下或肌肉下层，定期注入生理盐水扩张，使其表面皮肤逐渐伸展，以提供"额外"的皮肤与皮下组织修复缺损，或形成一定的腔隙以适应植入骨、软骨或赝复体的需要。由于皮肤软组织扩张器的埋植手术操作简单，同时能提供"额外"的皮肤组织供整形修复与器官再造的需要，故临床应用较为广泛，如头皮缺损、面颈部组织缺损，以及耳、鼻缺损的修

复等。与游离皮片比较，扩张皮肤的颜色、质地、弹性和厚度等方面与缺损区皮肤非常接近，因此修复后的形态和功能均较理想。

手术切口设计解剖学原理

1. 切口部位选择　切口部位选择是皮肤扩张术的一个重要组成部分，必须结合整个手术设计全面周密考虑，原则上应尽可能选择在隐蔽部位，并与颌面部的皮肤张力线平行，所设计的皮肤切口应是待皮肤扩张术后整复手术切口的一个组成部分，至少不能妨碍整复手术切口的设计，影响皮瓣的血供。如做额正中皮瓣全鼻再造扩张器，宜从额顶部发际内作切口。又如做全耳郭再造，切口宜在耳后颅部发际内；面颊部埋植则宜从耳前颞区做纵行切口，既不影响皮瓣转移，又无明显可见的切口瘢痕，更重要的是不能影响日后转移时蒂部的血供（图1-100）。

2. 皮肤扩张器对手术切口的影响　皮肤扩张器的大小不一、形状各异，有圆形、方形、长方形、曲线形等，临床上应根据不同需要进行选择（图1-101）。通常选择稍大一点的扩张器，使

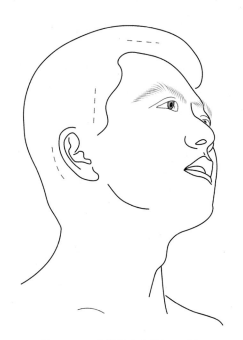

图1-100　皮肤扩张术的切口选择

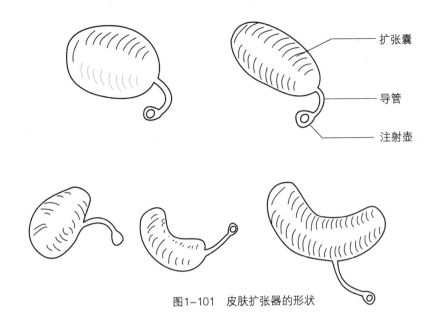

扩张囊

导管

注射壶

图1-101 皮肤扩张器的形状

扩张后的皮肤能大于所需皮肤的10%，以补偿扩张器取出后皮肤的收缩。一般情况下皮肤扩张器的大小对切口的设计可能有一些影响，大扩张器所需的切口要长些，小扩张器的切口则短些，但这种影响不会太大，因为扩张器埋置前通常没有注入液体，呈中空状态，体积均较小。扩张器的形状对切口设计的影响不大，在没有注入液体前各种形状的扩张器均可以压缩成一小团，如对切口设计有影响则主要表现为压缩后扩张器的大小对切口的影响。有方角的扩张器应避免在颌面部应用，因为方角部位的皮肤容易产生压力性坏死。

解剖结构和手术操作技巧

1. 埋置切口与解剖结构　在颌面部埋置皮肤扩张器要注意的解剖结构与选择的切口部位有关。由于扩张器通常埋植在皮下，剥离的平面也应在皮下，一般不会构成对颌面部重要结构的影响。但必要时也可埋置于深筋膜下、帽状腱膜下或肌肉下，这是根据修复要求而选择的。手术操作的关键是掌握好剥离平面，切忌深一刀、浅一刀；因为多数需潜行分离，更要注意神经、血管

的牵拉误伤，并要特别注意彻底止血。扩张器如埋置在耳颞部，分离的部位应紧贴在颞肌筋膜的浅面，过浅容易损伤面神经的额支、颞支和颧支，造成皱额困难、闭眼不全等面神经损伤症状而毁容。实际操作中，面神经的损伤主要来自扩张后皮瓣转移时，因皮肤扩张后面神经的解剖位置可能发生移动，应加倍小心。

2. 扩张器的埋置　扩张器可以埋置在颌面部的任何部位，但最好避免放在神经主干和血管主干附近，以防造成压迫症状。注射壶宜放在易于触摸的部位。如耳颞部放置扩张器，应避免将其放得过于向前向下，以免压迫面神经等。尤其将大的扩张器埋置在颈部时，一定要注意是否对上呼吸道构成压迫，以免影响呼吸甚至发生窒息等严重后果。

3. 皮肤扩张程度的判断　当扩张器埋置并按常规定期注射生理盐水后，就可以看到局部明显膨隆，提示皮肤得到扩张，但容易判断失误。在取出扩张器前一定要先检查一下除去张力后皮肤扩张的程度，方法是将生理盐水抽除后观察扩张的皮肤是否发生明显回缩，扩张的皮肤是否足以用于修复需要。如怀疑扩张的皮肤不够或勉强够

用但可能引起鼻翼、口角或眼角移位时，应延长扩张的时间，以防止发生继发畸形。

4.皮肤扩张整复手术　一般分两期进行。

（1）第一期：埋植扩张器。在缺损外围选择合适的供区，扩张器的基部应与缺损大小近似，皮肤切口一般位于将来二期手术时形成皮瓣的游离缘或原有瘢痕缘，不要设计在皮瓣的蒂部，可能时应与扩张器的方向垂直，以减少切口缝合时的张力。切开皮肤后，在皮下组织层做潜行分离，使之形成一腔隙，其大小宜略大于扩张器的基底。在切口的另一侧或任何与扩张器相距4~6cm的适当位置做一小腔隙，埋植扩张器的注射壶部分（注射阀门），注意导管不要有锐角折叠。术中可注射灭菌生理盐水20 mL，以检查扩张器在操作中有无损坏，然后分层缝合切口。为防止术后血肿，常规放置负压引流管（术后3~4 d拔除），待切口完全愈合后，可每1~2周从注射壶处注入生理盐水20~60 mL。注射量以表面皮肤略呈苍白色、患者无明显疼痛不适为度，最后达到扩张器的容量为止。一般需扩张3~8周。

（2）第二期：皮肤软组织扩张达到要求后，即可择期进行第二次手术。经原切口取出扩张器，先找出导管，剪断放出扩张器中的液体，扩张器即易于取出。将已扩张的皮肤设计形成推进或旋转皮瓣覆盖切除后的缺损区。为防止一次扩张的皮肤面积不敷应用，在切除瘢痕时宜先切除一部分，待皮瓣展平后视皮瓣能否完全覆盖缺损区，再决定瘢痕是否完全切除。若术中发现皮瓣面积不足，还可在皮瓣下再次植入扩张器继续扩张。

■ 颌面皮肤除皱术

皮肤及其附属器官在形态或功能上的增龄性老化是人们最容易觉察的老化现象，通常在30岁开始出现，随年龄增长而逐渐明显。其老化速度具有明显的个体差异，并受内、外环境因素综合作用的影响。

面部皱纹最容易出现于前额；其次是上、下眼睑和眼角处出现鱼尾状皱纹，进一步是面颊中部皮肉下垂，鼻唇沟变深；颈部皮肤松弛，颏下和颈上部出现火鸡脖子样的皮囊和脂肪袋。严重者口周呈现纵行和两侧口角放射形的细密皱纹。这些皱纹可以通过手术的方法加以消除或减少。颌面部皮肤松弛的矫正手术可以分区进行，也可以全面部一次手术完成。其基本手术步骤是将松弛的皮肤充分游离后提紧，将浅筋膜提紧，然后切除多余的皮肤，缝合创口。此种矫治手术称为颌面部皮肤提紧术或皱纹消除术。手术效果与面部的骨架有着密切的关系。如颧骨突出，下颌骨宽大，手术效果较差。

手术切口设计解剖学原理

皮肤提紧术的目的在于消除皱纹，重现面部的青春活力。因此手术切口的设计应位于隐蔽的部位，否则，在颌面部暴露部位留下瘢痕明显影响美观和手术效果。

1.额颞部皮肤提紧术的手术切口线　前额高者，额部切口线沿发际，前额低者切口线设计在发际内5 cm，相当于连接两侧耳轮脚的冠状线部位。两侧颞部的切口都隐藏在发际内，切口自耳轮脚开始向上和稍向后转向中间与发际平行，两侧切口相同，连成一线（图1-102）。此手术在进路过程中最主要的难点是翻瓣中对面神经颞支和颧支的损伤，这些神经分支自面神经的颞面干发出，从腮腺的上缘和前上缘向上方和前上方走行。面神经的颞支和颧支相对细小，一旦损伤可以造成皱额和闭眼障碍等部分面瘫而毁容。该切口的特点是：切口隐蔽，术后瘢痕不显露，手术进路暴露好，面神经的颞支和颧支以及头皮的主要供养血管得到保护。详见"冠状切口"部分。

2.面颈部皮肤提紧术的手术切口线　沿耳轮脚向下延伸紧贴耳前皱襞，绕过耳垂沿耳后向上达皱襞上1/3处呈60°转向乳突部，切口向乳突部延伸6 cm左右（图1-103）。此手术在进路中最主要的难点是翻瓣中对面神经总干及各分支的损伤。面神经总干出茎乳孔后，立即从腮腺后缘进入腮腺，在腮腺内走行1.0~1.5 cm后分为两支，即上方的颞面和下方的颈面。主干分叉点距皮肤表面的垂直距离为1.2~3.3 cm。面神经在腮腺内分成两总支后，又分别分成颞支、颧支、颊支、下颌缘支和颈支。这些神经分支从腮腺的周缘呈放射状向四周走行。各神经分支相对细小，一旦损伤可以造成对应部位的功能障碍，如皱额、闭眼障碍，鼻唇沟变浅或口角歪斜等面瘫而毁容。其切口特点是：切口隐蔽，术后瘢痕不明显，手术进路暴露好，只要分离平面掌握在真皮下血管网平面以下，不会损伤面神经。

解剖结构和手术操作技巧

1. 额颞部潜行分离　在额部，应沿骨膜和帽状腱膜之间的平面进行潜行分离。中间应分离达鼻根部，两侧达眶上缘。眶上神经血管束必须分离出来加以保护。如眉间纵行皱纹过深，可切除部分皱眉肌，额部横行皱纹过深者可在离眶上缘上3 cm处避开眶上血管神经束，分3段各切除一条1 cm宽的额肌（图1-104）。在颞部，应沿颞浅筋膜浅面潜行分离，以免损伤面神经颞支和颧支。皮肤按照预定的范围分离完毕后应仔细止血，然后在颞部相当于发际处将颞浅筋膜向后上方向做折叠缝合提紧，折叠缝合的宽度根据筋膜松弛的程度而定，一般缝合3~4针。然后将额部头皮向上，颞部头皮向后上方提紧，提紧的张力应两侧

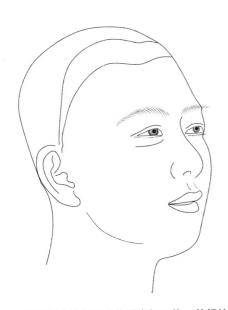

图1-102　额颞部皮肤提紧术的手术切口线。前额较高者，额部切口线沿发际；前额低者切口线设计在发际内5 cm，相当于连接两侧耳轮脚的冠状线部位

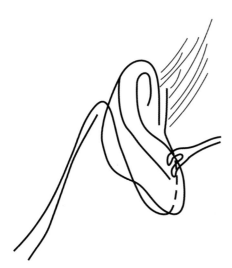

图1-103　面颈部皮肤提紧术的手术切口线。沿耳轮脚向下延伸，紧贴耳前皱褶，绕过耳垂耳后向上达皱褶上1/3处呈60°转向乳突部，切口向乳突部延伸6 cm左右

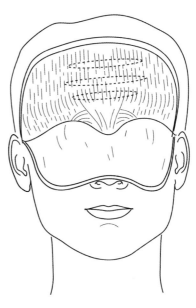

图1-104　额颞部除皱术中切除额肌

对称，注意双侧眉和眼角位置的对称，最后将多余的头皮分段切除，皮内和皮肤分层间断缝合，加压包扎2 d，创口8~10 d拆线，不需要放置引流。

2. 面颈部潜行分离　应沿腮腺咬肌筋膜的浅面和颈浅筋膜浅层进行分离。分离范围：上部不要超过颧骨前方，否则会破坏面部浅层表情肌的附丽；下部可分离达鼻唇沟区；颈部分离的范围包括两侧颌下区，前界达颏下部，下界达颈横线；后部包括整个乳突区。皮肤按预定范围分离完毕后应仔细止血，在耳前及腮腺前部位将面部浅肌筋膜系统（superficial musculoapneurotic system，SMAS）游离范围上至颧弓，下达胸锁乳突肌前缘。然后在耳前部位切除1.5~2.0 cm，再提紧缝合，提紧的方向应与鼻唇沟垂直即向后上方，然后将分离的皮肤也向后上方提紧，提紧的拉力要两侧相等，注意口角的位置（图1-105）。多余的皮肤先从耳垂处裁剪，暴露耳垂，先缝合固定耳后皮瓣顶端的一针，然后将耳前和乳突区的多余皮肤分段切除。耳后区的缝合口是有张力的，应于术后10~12 d拆线。耳前皮瓣处缝合口不应有张力，缝线于手术后3~5 d拆除。术毕可在两侧乳突区发际内戳洞放置负压引流管

或橡皮片达颌下区，加压包扎，48 h去除外敷料和引流条。

■ 创口缝合

创口缝合是使手术切开分离的组织或切除后的剩余组织重新就位，以达到创口一期愈合的目的。除某些口内手术后的骨暴露面以及感染创口外，所有创口特别是软组织创口，均应行初期缝合。颌面部处于暴露部位，要求切口达到良好的愈合，使切口平整成线状而没有增生突起或不规则的异形瘢痕。在缝合操作时，不仅要用细针细线，还要分层精确地对位缝合，不正确的缝合法会在皮下形成张力，增加瘢痕（图1-106）。

手术切口设计解剖学原理

1. 皮纹与张力线　1816年Cloquet发现肌肉收缩时，其表面的皮肤会形成一系列的皱纹。这种皱纹可在全身见到，但在面部更为明显。1861年Langer在尸体上戳许多洞，结果这些洞便形成有一定方向的椭圆形，其长轴连接起来即为有名的张力线（Langer's line）（图1-34）。多年来张力线一直是切口线的标志。1941年，Cox用同样

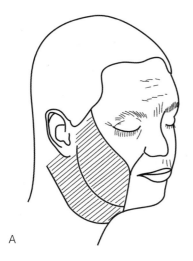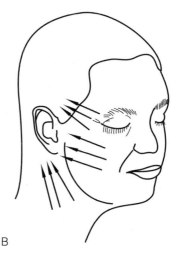

图1-105　面颈部皮肤提紧术

A.潜行分离；B.皮瓣提紧方向

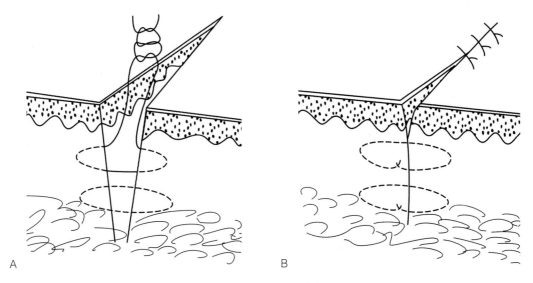

图1-106　分层缝合

的方法研究皮纹，发现皮肤的分裂线（cleavage line）在不同部位或不同形体都有差异。在皮肤上戳洞，是由于皮肤纤维组织张力的原因而改变其方向，与其下部的肌肉无关。1961年Holmstrand等用X线照射法与显微放射照相技术显示，大多数胶原纤维平行于皮肤皱纹线（wrinkle line）（图1-35），但许多部位特别在面部则垂直于张力线。身体有些部位皱纹线与张力线是一致的，而有些部位不一致。Webster在1953年建议切口应按照皱纹线进行。这一意见逐渐为人们所接受。即使有的部位与张力线不一致，切口也应与皱纹线平行。Kraissl（1951年）发现皮肤有纤维束直接与下面的筋膜相连，这些纤维束与肌肉垂直。瘢痕与纤维束平行时，瘢痕犹如正常纤维束一样纤细；如果瘢痕与肌肉平行，则肌肉收缩或松弛时，瘢痕也随着拉紧或放松，这就容易使瘢痕组织损伤，造成出血或炎症，结果使瘢痕组织增加，导致挛缩或限制运动。一般瘢痕的胶原纤维是与瘢痕的长轴平行的，而皮肤中的胶原纤维则与皮肤的皱纹线平行。

面部皱纹线又称表情线，与年龄有关，在笑、皱眉、痛苦与噘嘴时表情特别明显，皮肤真皮层含有弹性纤维，这种纤维的方向与皮纹或皱纹线平行一致。若切口与皮纹垂直，过多的弹性纤维被切断，切口便向两侧裂开，缝合时张力也较大，愈合后会形成较多的瘢痕组织。同时由于与表情线不一致，切口瘢痕也就更加明显。因此，切口应与皱纹线一致，或顺着表情线切口效果较好。如必须横过这种线，则应改变方向，使之呈"S"形或锯齿形。在颌面部做切口时除顺皱纹线外，尚可在区域之间分界线（或轮廓线）内顺此线做切口，或在其他较隐蔽处进行，如颌骨下缘、耳前或发际内，务必使切口处于不明显的部位。

2. 避开重要解剖结构　做颌面部手术切口时，除要照顾到切口与皮纹皱纹线外，还应考虑重要解剖结构（神经、血管、腮腺导管等）的正常行径，并尽量与之平行，以期减少损伤和避免不必要的牺牲。例如，常用的颌下切口，宜在沿下颌下缘1.5 cm左右处（面神经下颌缘支在距下颌骨下缘0.3~1.4 cm处）斜行向上，可避免损伤面神经下颌缘支。

3. 切口部位　原则上应选择在病变区之上或其邻近部位，以期获得良好显露的手术野，但由于面部功能和美观的特殊要求，颌面部手术的切口又常须考虑比较隐蔽的部位，如下颌下缘、耳前、颌后区等。较小的病变或一定要在面部进行切口时，也应尽量与皮纹一致，或选择天然皱褶部位如鼻唇沟等处做切口，以期获得最小、最轻微的瘢痕，避免由于切断皮肤弹性纤维，使其张力增加，而发生过多的瘢痕增生（图1-107）。

4. 切口长短　应视具体情况而定。一般在病变区之上的切口，只要与病变相适应即可显露；离病变区较远的切口则需稍长才能充分显露。切口的长度以恰能充分显露为宜。切口过短，由于大力牵拉组织，损伤反而严重，对创口愈合不利；切口过长，则会牺牲正常组织过多，还可导致直线瘢痕收缩，对患者不利。另外，还要事先考虑到万一因手术需要而延长切口或附加切口的可能性，故在设计切口时，尽可能留有能延长切口的余地。切口必须延长时，可设计成弧形、"S"形或角形。

5. 选择好切口后，对长的皮肤切口可以用亚甲蓝画线标记，以便切割得更为准确。切口两侧还可以亚甲蓝标记数点或用刀背蘸亚甲蓝后与切口线相垂直画数条短线，以便缝合时准确对位。切开时，皮肤要用手绷紧或固定；手术刀要与组织面垂直，准确敏捷，力争整齐地一次切开，并要求从起点至止点在同一深度（图1-108）。如此，缝合后方能达到创缘对合理想、接触严密、张力均匀、愈合良好、瘢痕不明显或仅遗留很细小的线状瘢痕。切忌在皮肤上来回拉锯式切割和斜切，以免造成创缘不齐。一个不整齐的创缘，不仅增加了缝合时正确对位的困难，还可导致两侧组织高低不平，愈合后瘢痕也十分明显。

6. 肿瘤手术时可采用电刀，也可用光刀。使用电刀或光刀时，皮肤层仍宜先用钢刀切开，以减少愈合后形成明显瘢痕的可能。深层组织及黏膜可直接用电刀或光刀切割。使用电刀时，刀尖移动速度宜稍慢，否则达不到止血效果。

7. 面部整复手术一般使用钢刀而不使用电刀切割组织。

解剖结构和手术操作技巧

缝线瘢痕是手术后最忌发生的不满意结果，尤其在颌面部不应该出现。其发生原因主要是缝合张力过大，拆线时间太晚，缝合时大针粗线及缝合的组织过多过紧等。因此，在分层缝合时，表浅的缝合只要使切口的皮肤边缘能自然对合即可，不要缝合结扎得太紧，因为术后伤口稍有肿

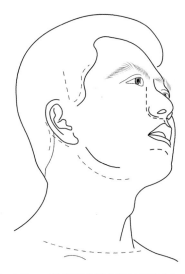

图1-107　口腔颌面部手术的常用手术切口部位

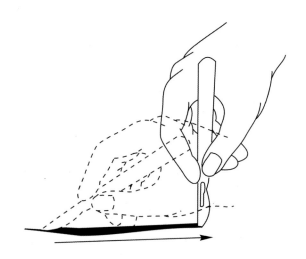

图1-108　切开皮肤的姿势。开始切开皮肤时保持刀刃与皮肤垂直，切入后使刀与皮肤成一角度，待切到止点时再次保持刀刃与皮肤垂直，要求从起点到止点保持在同一深度

胀即可密切对合。如缝合过紧，待组织肿胀后缝线即有可能嵌入组织中而造成损伤，或形成明显的缝线痕迹。

1. 缝合基本要求　缝合皮下组织时，应先由一侧自内向外，再由对侧由外向内缝合，结扎线向下（图1-109）。

（1）缝合时应按组织层次严密而正确地对合，接触良好，勿留死腔或空隙，以免因积血或积液而延迟愈合。

（2）应在无张力或最小张力下缝合，以免创口裂开或愈合后瘢痕过粗。

（3）两侧切缘如果一侧是固定的，另一侧是游离的，除个别情况外，原则上应先缝游离侧，后缝固定侧。这一点在缝合口内黏膜及游离皮片或皮瓣时均应遵循。

（4）面颈部皮肤缝合时，除沿凹陷皱纹的切口可做内卷缝合以使与皱纹一致外，一般要防止创缘内卷及过度外翻，以免导致感染和愈合后瘢痕明显。要达到这个目的应注意以下两点。

1）缝合应包括皮肤全层；皮肤缘较薄时，还应带入部分皮下组织（为避免线头反应，皮下一般可不缝合，或仅做几个定点缝合）。缝合进针时，针尖应与皮肤垂直，方可达到一定的缝合深度。

2）皮肤创缘内卷往往是皮肤切口两侧进针间距大于皮下间距的结果；皮肤创缘过度外翻则是皮肤切口两侧进针间距小于皮下间距的结果。因此，两侧的进针间距应等于或略小于皮下间距，如此皮肤可正确对位缝合（图1-110）。

（5）皮肤缝合进针离创缘距离和缝合间隔密度，应以保持创缘紧密吻合无裂缝为原则。具体要求则应根据各种手术性质及部位而有所不同。例如整复手术，皮肤缝合进针点一般距创缘2~3 mm，每针间距3~5 mm；舌组织缝合，由于组织易撕裂，进针点距创缘可增至4~5 mm；颈部皮肤缝合，缝合间隔密度一般也可增至5 mm。

（6）缝针缝线：细线缝合组织反应较少，在颌面部常用3-0、4-0可吸收缝线如Vicryl或丝线缝合皮下组织，用5-0、6-0尼龙线或丝线缝合皮肤，在创口较大时先从深层间断缝合，既可消灭死腔又可使其张力逐层减少，到皮肤表面时切口已基本合拢，表浅的缝线已基本上没有张力存在。大针粗线缝合时常包含的皮肤与皮下组织较多，术后局部肿胀是不可避免的，有部分组织细胞因缺血而坏死，明显的线痕也就难以避免。

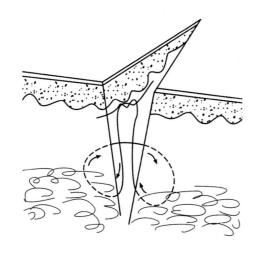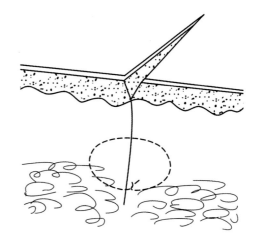

图1-109　皮下组织缝合结扎线向下

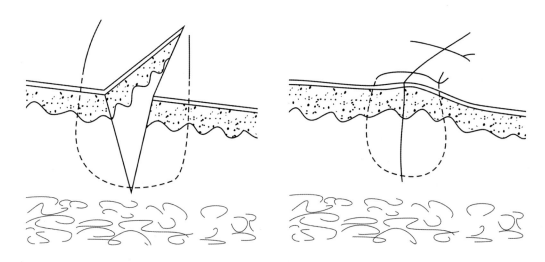

图1-110　两侧的进针间距应等于或略小于皮下间距

（7）缝合时线结的松紧度应适宜。过紧可压迫创缘，影响血运，导致边缘坏死，或因缝线的切割作用而在拆线后遗留明显的缝线压迹，在黏膜甚至可发生撕裂；过松则创缘不能紧密接触或发生错位，可导致创缘渗血及愈合后瘢痕增粗。

（8）缝合皮肤时两侧所包含的组织厚度应相等，缝合进针应与皮肤表面垂直，针尖自一侧创缘垂直刺入并穿出创口，再于对侧创缘相对的位置（厚度相等）刺出表面，适当结扎，以使创缘对位平整或略呈外翻状。如遇创缘一侧不稳定，应先从皮瓣或皮片一侧进针，于受皮区的创缘穿出。在缝合皮瓣尖端时，缝针先自一侧皮肤穿入创缘，再横行穿过皮瓣尖端的真皮下或皮下，然后由对侧创缘相应厚度处穿出皮肤，轻轻拉拢缝扎，以使皮瓣尖部与两侧吻合，皮瓣尖部的血运不致因缝线影响而发生坏死。

（9）口腔黏膜缝合的要求与颌面部缝合的要求一致，且严密关闭创口的要求更显重要，应尽可能分两层缝合。一旦黏膜层发生创口裂开，黏膜下缝合的一层仍起到阻挡涎液进入创口的作用，否则，继发感染在所难免。在缝合舌体时，由于组织较脆，应采用较粗的缝线，缝合的穿刺点应距创缘稍远（5 mm以上），多带些深层组织或做贯穿缝合，均有利于消灭死腔和避免创口裂开的发生。缝合时最好用褥式缝合加间断缝合法。但对小的口内创口，如用碘仿纱条填塞或牙周塞治剂也可有效保护创口，达到二期愈合的目的。

（10）在功能部位，例如口角旁、下睑等，要避免过长的直线缝合，以免愈合后瘢痕直线收缩，致正常解剖移位。这一点应在设计切口时就考虑到。如缝合时才发现切口过长，此时应按对偶三角瓣法做附加切口、"Z"形曲线缝合（图1-111）。

（11）拆线：颌面部的缝线最好在术后4~5 d拆除，然后再用外科创口用的胶布如Steristrip等固定数天，以维持切口的对合，如果超过7 d，则可能遗留缝线瘢痕。

2.缝合基本方法

（1）创口原位缝合法：通常指无组织缺损、整齐、无张力创口的缝合。

1）单纯缝合：分间断缝合和连续缝合两种。在口腔颌面手术中，肌肉、筋膜、皮肤等均以间断缝合为主。①间断缝合法：每缝一针即打成一结，互不相连。一般用正缝法，即结扣在上；若为缝合皮下，为减少线头对组织愈合的干扰，也可采用反缝法，即结扣在下。在颌面部缝合创口时，于真皮下对位缝合可减少表面的张力，因而切口表面对位缝合时可用5-0或6-0的尼龙线或丝线，间距3~4 mm，间断缝合，进针靠近创缘2~3 mm。双圈式缝合，类似一般的"8"字缝合法（图1-112），常用于软腭及舌部缝合

时，比一般的间断缝合更为牢靠，且具有轻度外翻作用。间断缝合的优点是创缘对合较好，万一出现一针断线也不致影响全局，缺点是速度较慢。②连续缝合法：又分单纯连续缝合和连续锁边缝合（图1-113）。在口腔颌面外科手术中适用于皮片移植时的缝合，正颌外科手术的创口缝合，或供组织区如股外侧取阔筋膜时的皮肤缝合。连续缝合的优点是速度较快，节约手术时间。缺点是创口的准确对合性稍差，万一发生断线就会造成整个切口缝线松开。

2）褥式缝合法：亦称外翻缝合。多用于创

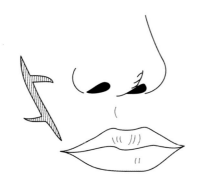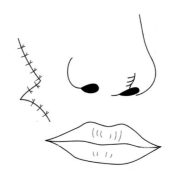

图1-111　直线切口用"Z"形曲线缝合可以避免愈合后瘢痕挛缩

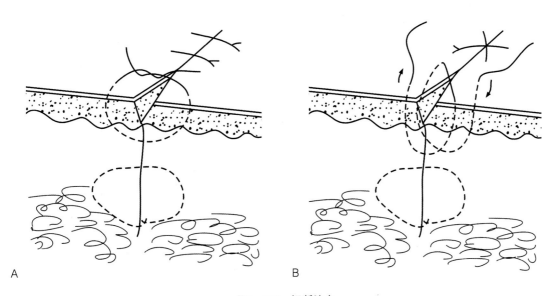

A　　　　　　　　　　　　　　　　　　　B

图1-112　间断缝合

A.缝合皮肤时结扣在上，缝合皮下时结扣在下；B.双圈式缝合

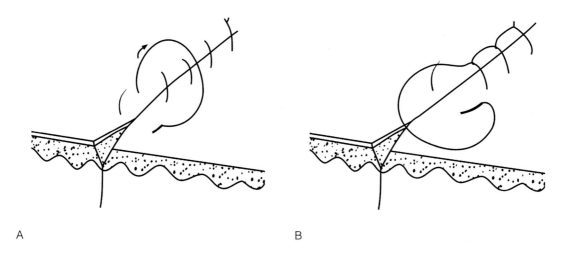

A   B

图1-113　两侧的进针间距应等于或略小于皮下间距
A.单纯连续缝合；B.连续锁边缝合

缘较薄的黏膜、松弛的皮肤以及有内卷现象的创缘。这种缝合法的特点是有更多的创缘组织外翻接触，可保证愈合。口内黏膜缝合时应用较多，如腭裂成形术的切口缝合；整复手术为了某部位的成形要求也常应用，例如唇裂修复术时唇红的对缝，应用此方法可以帮助形成突起更为明显的唇珠。

褥式缝合常用的有水平褥式（横式）与垂直褥式（纵式）缝合法两种。水平褥式缝合法是两个间断缝合联合而成，垂直褥式缝合深浅两层缝线在一个水平上（图1-114）。这两种缝合方法均可使创口边缘外翻，对位良好，多用于创缘容易内卷的伤口上，如腭裂成形术的切口缝合。有时为了减少切口的张力，可用双圈褥式缝合法。在腭裂创缘缝合后再加一针双圈式缝合，以减少缝线的张力（图1-115）。

应注意的是，水平褥式缝合若应用不当，可致创缘缺血，甚至引起边缘坏死。因此，正确的缝合方法应是：一针水平外翻式缝合之进出针点间距不宜过宽（一般不超过3~4 mm）；二针间距宜较大，且在二针外翻缝合之间辅以间断缝合

（图1-116）。

3）皮内缝合法：皮内缝合系指真皮层内的缝合，一般在真皮底层进行，可使创缘更加紧密地对合。亦分间断缝合和连续缝合两种。皮内间断缝合为减少线头反应，常用反缝法，即将针先从一侧真皮深层向其表浅部穿出，再由对侧真皮浅层向深层穿出，然后打结。皮内连续缝合即将缝线自切口延长线上距切口一端约5 mm处刺入皮内，从切口一侧皮内穿出，再顺切口方向，自对侧皮内穿入，这样两侧相互交错，自创口一端缝到另一端，最后将缝线于切口外延长线约5 mm的距离穿出皮肤，拉直缝线，切口即可对拢，这样皮肤表面不用再加缝线，拆线时将缝线一端剪开，即可自另一端抽出（图1-117）。

皮内缝合的优点是缝线不穿过皮肤表层，可期愈合后遗留最小的瘢痕，但要求正确对位，缝合技巧要求很高。因此，可用于整齐、无张力、短切口的手术创口缝合，如髂骨取骨后创口的连续皮内缝合等。

（2）张力创口缝合法：张力主要发生在有组织缺损时，如不经处理常因张力大而导致缝合

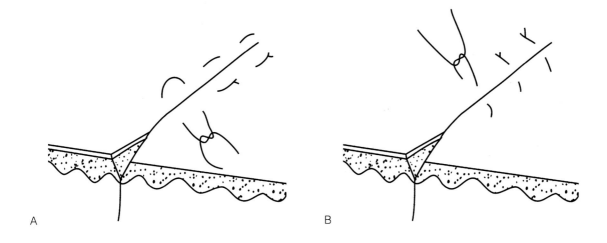

图1-114 褥式缝合
A.水平褥式；B.垂直褥式

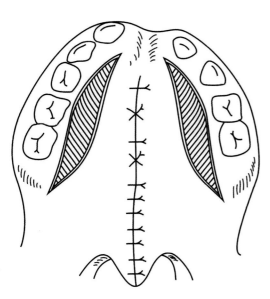

图1-115 双圈式缝合。用于腭裂成形手术的减张

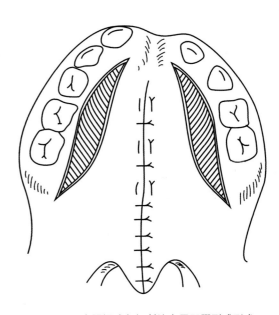

图1-116 水平褥式与间断缝合用于腭裂成形术

困难；如勉强缝合，又常因张力过大而在后期发生创口裂开，造成继发感染愈合不良等。因此，对有张力创口应尽量做到减张缝合，方法如下。

1）潜行分离：适用于张力较小的创口。在切口两侧皮下组织层用锐刀或锐剪做潜行分离，使皮肤与深层组织分开，利用皮肤的弹性延伸可

使创缘相对靠拢，从而可在无张力或少张力的情况下缝合。潜行分离范围的大小一般与创口张力大小成正比。

2）辅助减张法：有组织缺损的创口经潜行分离措施缝合后仍有一定张力时，可采用辅助减张法。例如，在切口两侧加几针减张缝合。这种

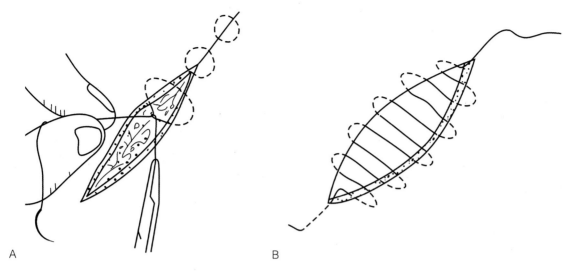

图1-117　皮内缝合法
A.皮内间断缝合；B.皮内连续缝合

方法愈合后瘢痕仍较粗，故一般只限用于非面部的直接关闭。面部的辅助减张法可用Steristrip或蝶形胶布与切口线做垂直交叉粘贴固定（图1-118）。唇裂术后的唇弓固定亦属辅助减张。

3）附加切口：当组织缺损过多时，即使行广泛的潜行分离或用辅助减张法，仍不能达到在无张力或稍有张力的情况下缝合。这时可用附加切口的方法以进一步增加潜行分离的面积，分散和松弛缝合缘的张力，故附加切口有时也称松弛切口，典型例子就是腭裂或腭穿孔手术时应用的

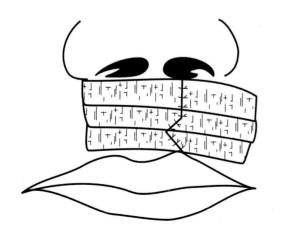

图1-118　唇裂术后减张。用特殊条形胶布辅助减张，或用唇弓辅助减张

松弛切口（请参阅第9章有关内容）。对于皮肤缺损创面的关闭，附加切口往往是通过形成不同的皮瓣转移缝合（请参阅本章的皮瓣部分）。

（3）特定情况下的缝合法

1）组织内死腔缝合法：死腔可形成创面积液或积血，是切口感染的原因之一。因此，缝合时应注意消灭死腔（图1-119）。

2）三角皮瓣尖端缝合法：整复手术中最常出现三角式皮瓣切口的缝合，由于三角皮瓣尖端血液循环较差，如果缝合不当，可造成尖端组织坏死。原则上三角尖端在90°以上者可用直接缝合法；如小于90°则以皮肤—皮下—皮肤环式缝合法为宜（图1-120）。

3）两侧创缘厚薄不均或高低不等的缝合法：两侧创缘厚薄不均多因一侧皮下组织切除较多，或切开时刀锋偏斜所造成；创缘高低不等则多由深层组织缝合时对位有误差所致。这两种情况在皮肤缝合时都应加以矫正。矫正缝合的原则是：薄（低）侧组织要缝合稍多而深些，厚（高）侧组织要稍少而浅些（图1-121），如此可调整皮肤至同一平面上。

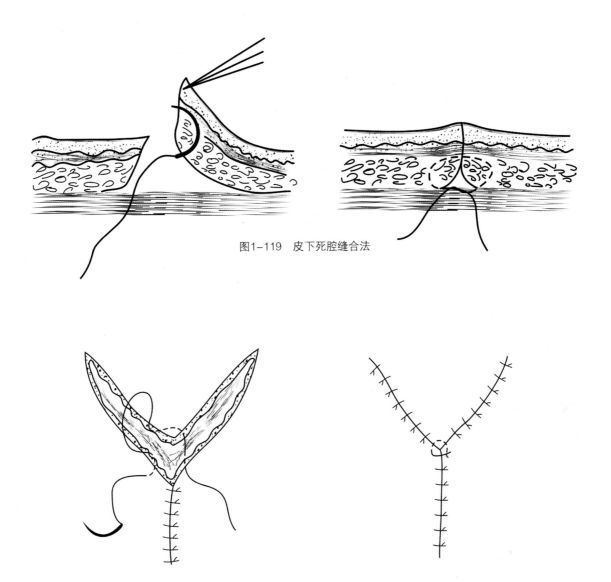

图1-119　皮下死腔缝合法

图1-120　三角形皮瓣尖端缝合法

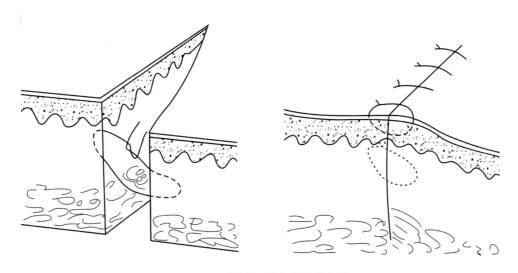

图1-121　双侧创缘高低不等的缝合法

4）两侧创缘长度不等的缝合法：两侧创缘不等多见于半月形创面，一般是外弧径大于内弧径，偶见于较长的切口，由于缝合时对位不准而造成缝合至一侧末端时出现创缘长短不等。两侧创缘长度不等缝合的结果，往往是在缝合一侧的末端形成小的皮肤突起，临床俗称为"猫耳"或"犬耳"。解决的办法之一是在较长一侧切除一小块三角形皮肤，然后缝合（图1-122）。

5）三角形创面缝合法：较小的三角形创面，可以在潜行分离的基础上做"Y"形缝合；较大的三角形创面，有时需做附加切口缝合（图1-123）。

6）椭圆形及菱形创面缝合法：小的椭圆形创面，大多可在切口两侧皮下做潜行分离弧形直接缝合；较大的椭圆形创面，有时可由于增加长轴的长度而形成过长的直线瘢痕，或由于短轴过宽、张力过大而不能进行缝合。此时，往往要采用两侧附加切口以闭合之（图1-124）。对于菱形缺损的创面缝合法，近年来有了更多的研究和发展。通过几何学的精确设计，使附加切口形成的菱形瓣转移，可以获得满意的效果（图1-125）。菱形缺损与椭圆形缺损有近似之处。

由于菱形的边是相等和平行的，因此也有人称之为"直边椭圆形"，根据这一点，对一些较大的椭圆形缺损创面，也可以按菱形缺损设计转移缝合，可能比一般椭圆形创面附加切口缝合的方法效果更好。

7）圆形创面缝合法：较小的圆形创面通过附加切口可变为椭圆形创面及三角形创面进行缝合。此二法均需要切除更多的皮肤。因此，对较大的圆形缺损则以附加切口"Z"形缝合，或以分割的多菱形瓣缝合为佳（图1-126）。这样不但可以避免过多的组织切除，还可以形成曲线缝合。

3. 伤口清创缝合　口腔颌面部损伤患者全身情况良好，或经过急救好转时，应对局部创口进行早期处理，即进行清创术（debridement）。早期外科处理是预防创口感染和促进愈合的基本方法。

一般认为，细菌在进入创口6~12 h，系处于静止或适应环境时期，尚未大量繁殖，而且细菌多停留在损伤组织的表面，易于通过机械冲洗和清创而被消除，此时可按无菌创口处理原则争取做整齐与严密的对位缝合。

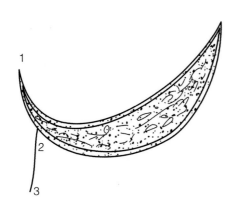
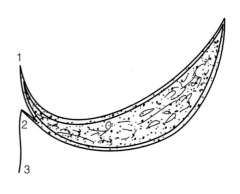

图1-122　两侧创缘长度不等的缝合法

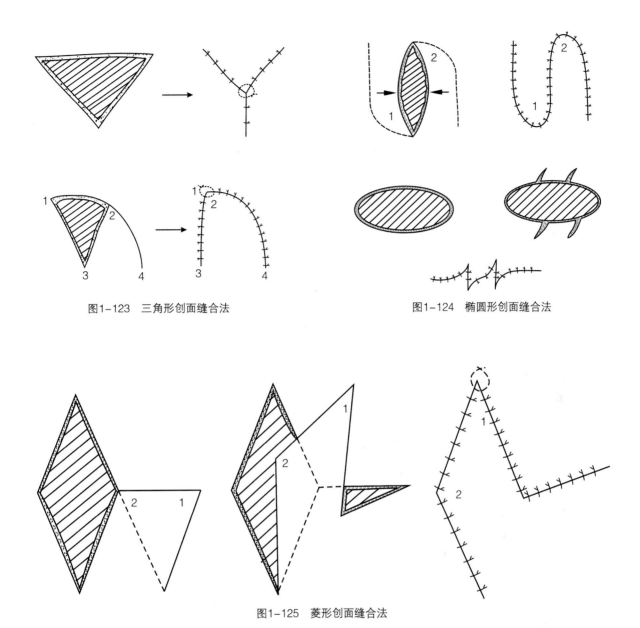

图1-123 三角形创面缝合法

图1-124 椭圆形创面缝合法

图1-125 菱形创面缝合法

伤后数日，创口虽有污染，但颌面部血运丰富，再生愈合能力强，也应力争在清创术后做初期缝合；对估计可能发生感染者，缝合间距可稍加宽，亦可放置引流物。

创口已经发生感染，一般不应立即做初期缝合，而应在感染控制后再考虑缝合。

（1）冲洗创口：软组织损伤处理的第一步就是彻底清洗创口，剪短创口周围的毛发。先用一块消毒的软布保护创口，然后用肥皂水洗净创口周围的皮肤，麻醉下用生理盐水或1.5%~3%过氧化氢溶液冲洗创口，同时用纱布团反复拭洗。通过机械冲洗，尽可能清除创口内的细菌、组织碎片、炸药、泥土、砂粒、煤渣等一切异物。通过冲洗创口，同时可检查组织破坏的范围和程度。

（2）清理创口：冲洗创口以后，再用1%苯扎溴铵溶液消毒创口周围的皮肤，铺放消毒巾，进行清创处理。颌面部由于血运丰富，组织再生

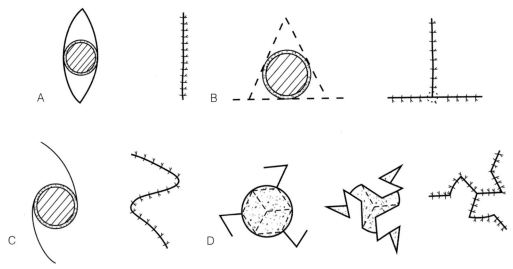

图1-126　圆形创面缝合法

能力强，为了减少组织缺损畸形，原则上应尽可能地保存组织。除坏死组织外，一般仅将破碎的创缘略加修整，不要牺牲过多的组织。新鲜而整齐的切割伤，常可不切除组织。眼睑、耳、鼻、唇、舌等处的撕裂伤，即使大部分游离，也应尽量保留，甚至有时完全离体，在没有坏死、感染的情况下，切除皮下组织以后也应力争缝回原位，仍有可能愈合。

如浅部组织内有金属异物，可用刮匙、刀尖或蚊式血管钳逐个取出，也可用磁铁帮助吸出；深部组织内异物，通过X线检查明确部位后，可在清创时取出。手术时应避免损伤邻近的神经和血管。如弹片位置较深，或位于重要的解剖结构附近，定位不明确，或在手术中可能引起严重合并者，可暂时让其存留，待后期再设法取出。

（3）缝合：缝合前要注意有无与腔窦相通的创口。口腔颌面部的损伤常与口、鼻等腔窦相通，为了预防感染，促进创口早日愈合，应尽早关闭穿通口。暴露的骨面，应设法用邻近的软组织覆盖。对于很表浅的损伤，只作清洗、消毒、包扎即可。面部擦伤，也可任其暴露。点状或小于1 cm的小伤口，清创之后，也可不做缝合而采用外科胶布使创口闭合；较大的伤口，应尽量进行缝合。

口腔颌面部创口的缝合，可用5-0、6-0丝线或尼龙缝线。缝合时要仔细，用小针细线，创缘要对位平整，两针之间的距离一般为3~4 mm，针孔距创缘2~3 mm；在眼睑、鼻、唇、耳等部位，更要仔细地缝合。损伤的组织如有缺损、移位，或由于水肿以及并发感染清创后不能做严密缝合者，应尽可能先使组织恢复正常位置，等后期再做进一步处理。可采取定向拉拢缝合。

方法有两种。①钢丝铝丸缝合法：所用材料有直径0.25~0.50 mm的不锈钢丝或其他金属丝、中央有孔的铝丸或软金属片。缝合时用大弯针穿带不锈钢丝，从一侧创缘外1.0~1.5 cm处穿入皮肤，经过皮下和深层组织，穿入创口对侧组织，再由对侧创缘外1.0~1.5 cm处穿出皮肤，钢丝的两端分别穿上折叠3~4层的碘仿纱布块、小金属片和两个铝丸，先将一侧外端一个铝丸夹扁，固定于钢丝的一端，然后从另一侧抽紧钢丝，使创口边缘靠拢，待组织瓣达到一定位置后，再夹扁这一侧外端的铝丸，这样就可将裂开、移位、外翻的组织瓣固定在适当的位置，使创口的边缘尽可能合拢（图1-127）。如此可保持创口不裂开，并使创口有引流条件。经过抗感染等治疗，创口

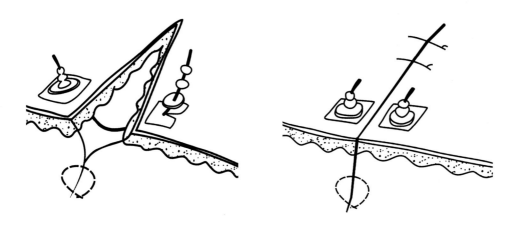

图1-127　钢丝铝丸缝合法

肿胀消退后，还可再从任何一侧抽紧钢丝，将组织瓣进一步拉拢，然后将下面一个铝丸于贴近皮肤的位置夹扁，使组织瓣固定在更好的位置上，如二次拉拢仍不理想，还可再做一次拉拢。如无组织缺损，待创缘能完全对合时，即可做创缘缝合。在有组织缺损的创口，经此法缝合后可有效减少其缺损范围，减少自然愈合所造成的大量瘢痕挛缩，为后期整复治疗创造良好的条件。②纽扣褥式缝合法：用较粗的丝线或细不锈钢丝，按褥式缝合法，穿过创口两侧组织，在穿出两侧组织的线上，都穿上衬衫纽扣，在纽扣与皮肤之间，也穿上碘仿纱布块，以减轻纽扣对皮肤的压迫和预防穿线孔感染。在拉紧缝线或钢丝时，使组织瓣回复至适当的位置，然后将线头打结扎紧（图1-128）。

（4）大面积撕脱伤的处理：头面部如有大面积撕脱伤，并有骨面暴露者，常出血很多，加之受伤时的惊恐和疼痛，故容易发生休克，因此应该首先注意全身情况的处理。

创口清洗后应尽可能设法消灭创面。在伤后6 h内，如撕脱的头皮或面部皮肤尚清洁、完整，而且可以找出知名血管（如面动脉、面前静脉、

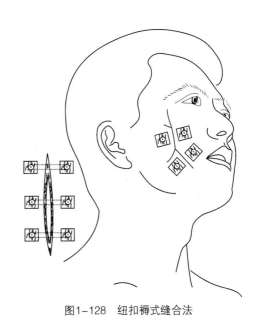

图1-128　纽扣褥式缝合法

颞浅动静脉）断端，可在清创后做血管吻合，皮肤游离再植。如无上述条件，可将撕脱的头皮或皮肤切削成中厚皮片再植。如果撕脱的皮肤已不能利用，此时创面可用生理盐水纱布湿敷；为了预防感染，也可加用抗生素。如果创面已有明显化脓感染，可用1∶5 000呋喃西林溶液作湿敷。当创面已有健康肉芽组织生长时，应立即游离植皮以消灭创面。暴露骨面的处理也是如此，不过

费时较久，因为要等待周围创缘及骨内肉芽组织生长后才能植皮。为了缩短等待时间，可早期在骨面上钻孔或凿除皮质骨，促进肉芽组织生长，争取早日植皮，消灭创面。

（沈国芳）

参考文献

1. 鲁开化. 皮瓣移植术. 见: 汪良能, 高学书. 整形外科学. 北京: 人民卫生出版社, 1991:138−211.

2. 邱蔚六. 口腔颌面部后天畸形或缺损. 见: 张锡泽, 邱蔚六. 口腔颌面外科学. 2版. 北京: 人民卫生出版社, 1988:543−590.

3. 陈日亭. 颌面颈手术解剖. 北京: 人民卫生出版社, 1984:289−307.

4. 郭文光, 王序. 人体解剖彩色图谱. 北京: 人民卫生出版社, 1988:61−66.

5. 曹建光. 口腔颌面部感染的外科治疗. 见: 周树夏. 手术学全集: 口腔颌面外科卷. 北京: 人民军医出版社, 1994:68−87.

6. 吴仁秀, 周健. 口腔颌面部常用游离皮瓣、肌皮瓣应用解剖. 见: 孙弘. 颌面显微外科学. 北京: 人民军医出版社, 1993:45−54.

7. Pabst AM, Kämmerer PW, Krüger M, et al. Vascular architecture in free flaps: Analysis of vessel morphology and morphometry in murine free flaps. Microvasc Res, 2018, S0026−2862(17):30182−30186.

8. Keh SM, Giblett N, Ahsan SF. Through−and−through mattress suturing versus Tie−over dressing in full thickness skin graft reconstruction. Turk Arch Otorhinolaryngol, 2017:119−124.

9. Montgomery RL. Head and neck anatomy with clinical correlations.New York：McGraw Hill, 1981:224−243.

10. Leffell DJ. Split thickness skin grafts. In: Robinson JK, Arndt KA, Leboit PE, et al. Atlas of cutaneous surgery. Philadelphia：W. B. Saunders Company, 1996:149−156.

11. Kerrigan CL, Hjortdal VE.Skin flap physiology and pathophysiology. In：Bardach J. Local flaps and free skin grafts in head and neck reconstruction. St. Louis：MosbyYear book, Inc, 1992:24−41.

12. Martini FH, Timmons MJ. Human Anatomy. 2nd ed. New Jersey: Prentice Hall Inc., 1997:88−108.

13. Sperber GH. Cranio Facial embryology. 4th ed. Oxford: Wright, 1989:3−191.

14. Dellon AL,Tarpley TM, Chretien PB. Histologic evaluation of intraoral skin grafts and pedicle flaps in humans. J Oral Surg, 1976, 34(9):789.

15. Strachan DS. Histology of the oral mucosa and tonsill. In: Avery JK. Oral development and Histology. 2nd ed. New York: Thieme Medical Publisher, Inc., 1994:298−320.

16. Cheney ML, Bilyk JR. Surgical anatomy of the face. In: Cheney ML. Facial surgery, Plastic and reconstructive. Pennsylvania: Williams & Wilkins, 1997:17−51.

17. Stoelinga PJW. Orthognathic surgery: maxilla, Le Fort I, II and III. In：Langdon JD, Patel MF. Operative maxillofacial surgery. London: Chapman & Hall, 1998: 447−461.

18. Peterson LJ. Complex odontogenic infections.In：Peterson LJ, Ellis II I E, Hupp JR, et al. Contemporary oral and maxillofacial surgery. 2nd ed. St. Louis: Mosby Year Book, Inc., 1993:409−451.

19. Bengel W, Veltman G. Differential diagnosis of diseases of the oral mucosa. Chicago: Quintessence Publishing Co., Inc., 1989:21−40.

20. Harris M, Reynolds IR. Fundamentals of orthognathic surgery. London: W. B. Saunders, 1991:88−141.

21. Bork K, Hoede N, Korting GW, et al. Diseases of the oral mucosa and the lips. 2nd ed. Philadelphia: W. B. Saunders Company, 1996:1−6.

22. Vasconez HC. Skin grafts. In：Cohen M. Mastery of plastic and reconstru ctive surgery. Vol I.1st ed.Boston: Little, Brown and Company, 1994:45−55.

23. Branham GH, Thomas JR. Skin grafts. Otolaryngol Clin North Am., 1990, 23(5): 889−897.

24. Tarro JM, Willet JM.The classic forehead lift. In: Willett JM. Facial plastic surgery. Stamford: Appleton & Lange, 1997:159−166.

25. Fisher J, Gingrass MK. Basic principles of skin flaps. In: Georgiade G S, Riefkohl R, Levin LS. Georgiade plastic, maxillofacial and reconstructive surgery. 3rd ed. Baltimore: Williams & Wilkins, 1997:19−28.

26. Swartz WM, Banis JC. Head and neck microsurgery. Baltimore: Williams & Wilkins, 1992:36−82.

27. Strauch B, Yu HL. Atlas of microvascular surgery.New York: Thieme Medical Publisher, Inc, 1993:12−335.

28. Serafin D. Atlas of microsurgical composite tissue transplantation. Philadelphia: W. B. Saunders Company, 1996:33−482.

29. Gogly B, Godeau G, Gilbert S, et al. Morphometric analysis of collagen and elastic fibers in normal skin and gingiva in relation to age. Clin Oral Investig, 1997, 1(3): 147−152.

30. Dulguerov P, Kerner MM, Marchal F, et al. Palatal mucoperiosteal free graft: another reconstruction option for oral defects. ORL J Otorhinolaryngol Relat Spec, 1998, 60(3): 153−158.

31. Schmelzeisen R, Schliephake H. Interdisciplinary microvascular reconst ruction of maxillary,midfacial and skull base defects. J Craniomaxillofac Surg, 1998,26(1): 1−10.

32. Tsai CY, Ueda M, Hata K, et al. Clinical results of cultured epithelial cell grafting in the oral and maxillofacial region. J Craniomaxillofac Surg, 1997, 25(1): 4−8.

2

肌、筋膜和间隙

概　述

头颈部位置显露，血管、神经丰富，腔隙繁多，且结构复杂。头颈部肌群协助行使咀嚼、吞咽、呼吸、语音、表情等多种复杂的生理功能。掌握头颈部肌群的结构和功能，对于完成复杂的头颈部手术，恢复良好的生理功能，具有十分重要的意义。

■ 头颈部肌群、筋膜和间隙的解剖特点

头颈部肌群

头颈部肌群（muscles of head and neck）位置较表浅，可分为头肌和颈肌。

1. 头肌　头肌按其功能分为表情肌和咀嚼肌。表情肌菲薄而细小，起于骨面或肌肉，止于皮肤，运动时牵动面部皮肤，产生面部丰富的表情。围绕孔裂（如眼眶、口裂）的表情肌则呈环形或放射状排列，完成张闭口及睁闭眼运动。面部表情肌皆由面神经支配，单侧面神经麻痹可导致口眼歪斜，双侧面神经麻痹者则表现为面部表情呆板，无皱纹。咀嚼肌较粗大，又称"升颌肌群"，皆止于下颌骨，分布于颞下颌关节周围，受下颌神经运动纤维支配，参与咀嚼运动。其他部位肌肉亦具有一定的特殊性，如舌肌分为舌内肌与舌外肌，舌内肌纤维有纵、横及垂直3种方向，排列错综复杂，功能多样；腭部肌细小，舌

腭部肌对于进食、吞咽及语音功能起十分重要的作用。

2. 颈肌　颈部肌群除颈阔肌之外皆为长形带状肌，胸锁乳突肌将颈部分为颈前区及颈后区。颈部肌群中二腹肌及肩胛舌骨肌为双肌腹结构，中间以肌腱相连。它们又将颈部分为多个三角区，熟悉这些肌的起止点及解剖位置，是开展颈部手术特别是颈清扫术的基础。颈部肌参与头部运动及下颌（张闭口）运动，由舌下神经颈袢及副神经等支配。

头颈部筋膜

人体筋膜大体分为浅筋膜和深筋膜两层，头颈部筋膜（fascia of head and neck）的解剖结构比较复杂。

1. 头面部筋膜　头部主要由前起于额肌后止于枕肌的帽状腱膜所覆盖，腱膜下筋膜层次清楚，容易分离。这是临床上较常见的头皮撕脱伤的解剖学基础。面部筋膜浅层不发达，深筋膜则在颞肌、颊咽筋膜及腮腺咬肌筋膜处较为明显。

2. 颈部筋膜　颈部浅筋膜不发达，包含颈阔肌，该层次是颈部手术中的标志性层次。颈深筋膜由浅至深依次为浅层、中层、颈部脏器筋膜及深层。颈深筋膜浅层呈圆桶状，环绕颈部，形成颈部"封套"结构，它包绕颈部的斜方肌及颈部的胸锁乳突肌，向前覆盖舌骨下肌群并于颈部中

线处形成颈白线，该层筋膜还包绕下颌下腺及腮腺；颈深筋膜中层位于舌骨下肌群的深面，包绕甲状腺；颈部脏器筋膜包括气管及食管，颈血管鞘包裹颈总动脉、颈内静脉及迷走神经；颈深筋膜又称椎前筋膜，覆盖椎前诸肌，颈神经的前支、膈神经、臂丛及颈交感干等都位于筋膜的深面。

3. 头颈部筋膜间隙 头颈部筋膜之间充满疏松结缔组织，成为错综复杂的筋膜间隙，各间隙之间存在着广泛的交通。充分认识筋膜及其间隙，对于了解头颈部气肿、血肿与炎症的弥散途径以及肿瘤的扩散方向皆有重要的意义。此外，头颈部手术质量的高低与手术医师对筋膜间隙的掌握程度密切相关，手术中如能熟练运用这项技术，就能获得清晰的解剖层次，完成较高质量的头颈部手术。

■ 功能性外科和口腔颌面外科

功能性外科在口腔颌面外科领域内受到普遍的重视，近年来发展较快。所谓功能性外科，实际上包括两方面含义，一是保存性功能外科，二是修复性功能外科。

保存性功能外科

保存性功能外科（preservative functional surgery）主要是与根治性外科相对而言，即在不影响治疗效果的前提下尽可能保留一些重要组织，最大限度地保存其生理功能。在头颈部肿瘤的治疗过程中，主要集中在下颌骨的保存及功能性颈清扫术方面。下颌骨在口腔颌面部生理功能中具有非常重要的作用。目前观点：除非下颌骨原发性肿瘤或周围恶性肿瘤已侵犯下颌骨骨膜，原则上都应当保留下颌骨；根治性颈淋巴清扫术在口腔颌面部恶性肿瘤外科治疗中占据十分重要的地位，是口腔颌面部恶性肿瘤根治的有力保证，但往往给患者带来功能障碍，如肩胛综合征等。功能性颈清扫术或肩胛舌骨上颈淋巴清扫术

在保存患者功能方面的作用毋庸置疑，对于这些手术在处理区域转移灶的有效性，经近年临床研究，可以认为除临床证实颈淋巴已转移的病例外，功能性颈清扫术是完全有效的。

修复性功能外科

修复性功能外科（reconstructive functional surgery）即对肿瘤手术所遗留的组织器官缺损予以整复的外科技术，其目的是恢复缺损组织器官的解剖形态结构，同时尽可能地恢复这些组织的感觉及运动功能，后者又称动力性修复，是目前临床的难点，有待进一步深入研究。

1. 舌、腭成形 在舌成形方面，近年多用各种带蒂或游离皮瓣，如前臂皮瓣、胸大肌皮瓣等。对舌、腭成形术，特别是恶性肿瘤切除后即刻整复，目前认为舌缺损1/2以上是舌成形术的适应证。临床资料表明，舌癌切除后整复组与未整复组间生存率不存在统计学差异。在腭成形问题上，软腭成形比硬腭成形意义更大，因为赝复体不能行使腭咽闭合功能，前臂皮瓣游离移植是目前软腭成形中的最佳供体。舌、腭与语音功能恢复有密切关系，近来语音治疗发展迅速，在有些单位已成为独立学科。语音治疗不仅对于唇腭裂患者，而且对于其他任何原因所致口腔缺损发生语音障碍的患者都同样重要。

2. 颌骨成形与重建 下颌骨及其牙列直接参与咀嚼功能，下颌骨又是维持面下1/3形态的重要结构，同时维持舌及其周围肌肉的正常位置，保持呼吸道通畅，协助完成吞咽及语音功能。因此下颌骨缺损的修复受到口腔颌面外科医师的广泛重视，特别是应用显微外科及牙种植技术以后，下颌骨成形的同时恢复咀嚼功能已变成现实。目前，根据下颌骨的不同类型缺损，可选择髂骨或腓骨肌（皮）瓣进行血管化骨移植。由于这两种骨肌（皮）瓣有可靠的血供系统、骨质好及骨量较大，已成为自体骨移植的首选供区，术中同期或术后数月行牙种植术，可望使多数患者恢复咀

嚼功能。

同样，上颌骨的缺损严重影响面中1/3的外形，并可导致咀嚼及语音功能障碍。对于上颌骨缺损的修复，目前有两种具有代表性的方法，一是制作上颌骨及牙列的赝复体，通过假体的支撑来恢复面中1/3外形，同时义齿可进行咀嚼，另外良好的封闭可使口鼻腔分开，进而恢复患者的语音功能，其优点是手术程序简化，并可使肿瘤术后随访更为直观，对于肿瘤术后复发情况进行严密监视，做到早发现、早治疗；外科手术也取得了长足的进步，即于术中进行同期修复术，一种术式是"肌瓣、钛网支架及自体骨松质"一期上颌骨重建术，术后数月（半年）行种植义齿修复；另一方法是以自体骨移植解决上颌骨复杂的成形问题，并获得了较为满意的临床效果。尤其是近年来数字化技术的发展，使得上颌骨精准重建成为现实。

■ 口腔颌面部肿瘤与修复外科

口腔颌面部肿瘤根治性手术后往往遗留相应部位的组织缺损，包括软组织缺损和骨组织缺损，给患者带来功能丧失和面容破坏。以舌癌手术为例，半侧舌体缺损对功能影响较轻，2/3舌体或全舌体缺损，可引起较明显的语音功能障碍，舌根部缺损者影响吞咽功能，如果包括口底前部肌肉缺损，可造成舌后坠而堵塞口咽腔，发生呼吸困难或窒息。另外，颌骨本身或其周围组织肿瘤手术后可造成各种类型的颌骨缺损，直接导致咀嚼功能部分或全部丧失。

外科医师在治疗口腔颌面部肿瘤时，必须考虑如何恢复和改善患者的外形和功能。实际上修复重建外科一直伴随着口腔颌面外科特别是肿瘤外科的发展。20世纪30~40年代，外科治疗肿瘤的并发症及复发率较高，不少口腔颌面部肿瘤以放射治疗为主。随着外科基础科学的不断进步，口腔颌面肿瘤的联合根治术得以普遍开展，但肿瘤根治后所遗留的缺损得不到良好的修复和重建，使一些重要器官暴露，术后并发症多，甚至带来严重后遗症。由于修复外科的发展，特别是70年代末显微外科技术在口腔颌面外科得到日益广泛的应用，大型口腔颌面部缺损即刻整复成为可能，扩大了肿瘤根治术的适应证，使不少较晚期的口腔颌面部恶性肿瘤患者获得新生。除此之外，由于肿瘤外科与修复外科的密切结合，患者术后生活质量亦得到较大程度的恢复，并能够在较短时间内重返工作岗位，参加社会活动。所以说修复外科是提高患者生存质量的关键，是保证根治性外科彻底性的重要保证。口腔颌面部肿瘤外科的根治与修复重建外科的进一步发展，将对提高患者的生存率及生存质量做出巨大贡献。与此同时，口腔颌面肿瘤的综合治疗、功能性修复外科以及术后康复治疗工作的开展，终将推动口腔颌面头颈肿瘤外科治疗更加趋于完善。

口腔颌面部肌肉

头颈部的肌肉组成主要包括头肌和颈肌。头肌又包括表情肌和咀嚼肌；颈肌又包括颈浅肌群，舌骨上、下肌群和颈深肌群。以下依次加以叙述。

■ 表情肌

临床解剖结构和功能

表情肌（facial muscles），又称面肌，是一类菲薄的皮肌，位置浅表，位于面部浅筋膜面，起始点均为颅骨的不同部位，止点均为面部皮肤。表情肌主要分布在头面部的孔裂周围，如眼裂、口裂和鼻孔周围，其功能是由环形肌和辐射肌分别行使开大或闭合上述孔裂。表情肌全部由面神经支配。人类有别于动物的喜怒哀乐等细微的面部表情，是由不同组合的表情肌的协同收缩并牵动皮肤来实现的。以下主要叙述眼部周围肌和口周围肌（图2-1）。

眼部周围肌主要是眼轮匝肌（orbicular oculi muscle）。该肌为圆形环状肌，由眶部、睑部和泪囊部组成。眶部和睑部起于睑内侧韧带，止于皮肤及睑外侧缝。泪囊部起于泪骨和泪囊后壁，连接到睑部肌束。眶部肌束的收缩是紧闭上、下眼睑，睑部肌束作用是闭锁上、下眼睑。泪囊部肌束的作用是牵引眼睑和泪乳头，并扩张泪囊，促使泪液流入泪囊。眼轮匝肌受面神经颞支、颧支支配。

口部肌肉分为上组、下组、颊肌和口轮匝肌4组。

1. 上组肌肉　包括上唇方肌（levator labii superioris muscle）、颧肌（zygomaticus muscle）和笑肌（risorius muscle）。

（1）上唇方肌：近似四角形，有3个起点分别是内眦头、眶下头和颧头。内眦头起于上颌骨额突，止于鼻翼和上唇皮肤。眶下头起于上颌骨眶下孔上方，止于上唇皮肤。颧头起于颧骨，止于鼻唇沟内侧皮肤。上唇方肌的作用是上提上唇，开大鼻孔，该肌受面神经颧支、颊支支配。

（2）颧肌：呈带状，起自颧骨颧颞缝前

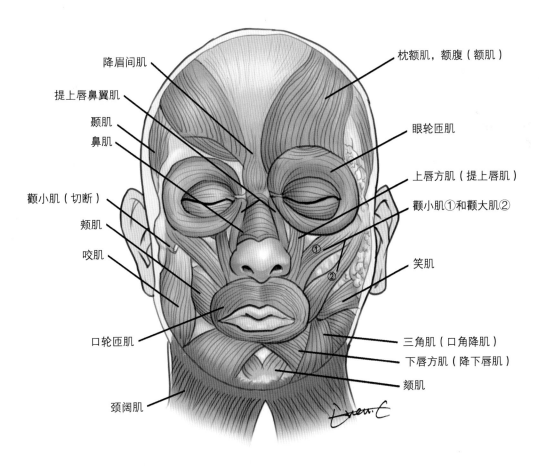

图2-1　表情肌

方，斜向下前方，经咬肌、颊肌及面动脉、面前静脉浅面，止于口角皮肤和黏膜。颧肌的作用是牵引口角向外上方，受面神经颧支支配。

（3）笑肌：呈带状，起自腮腺咬肌筋膜，行向前下，越过咬肌与面动脉、面前静脉，止于口角皮肤和黏膜。该肌的作用是牵引口角向外上方，受面神经颊支支配。

2. 下组肌肉　包括三角肌、下唇方肌和颏肌。

（1）三角肌：又称口角降肌，呈三角形，起于下颌骨外斜线，止于口角皮肤，作用是降口角，受面神经颊支支配。

（2）下唇方肌（depressor anguli oris muscle）：也称降下唇肌，呈方形，起于下颌骨斜线，止于下唇皮肤和黏膜，作用是下降下唇，受面神经颊支支配。

（3）颏肌：呈圆锥状，起自下颌中侧切牙下方，止于颏部皮肤，作用是上提颏部皮肤，受面神经下颌缘支支配。

3. 颊肌　位于深层，起于上颌骨牙槽突的后外侧面，翼突下咽缝，颊肌嵴止于口角皮肤。颊肌的作用是牵引口角向外。该肌受面神经颊支及下颌缘支支配。

4. 口轮匝肌　口轮匝肌（orbicularis oris muscle）呈椭圆形，浅层肌束为固有肌束，中层肌束来自三角肌和尖牙肌的纤维。深层肌束由在口角处交叉或不交叉的至于上、下唇的肌束组成。口轮匝肌的作用是关闭口裂，深部肌束可使唇靠近牙，口唇突出，呈吹口哨样，并可与颊肌共同作用做吸吮动作。此肌受面神经颊支和下颌缘支支配。

5. 枕额肌　枕额肌（occipitofrontalis muscle）覆盖颅盖全部，有两个肌腹，额腹（额肌）位于额部皮下，枕股（枕肌）位于枕部皮下，两股之间以帽状腱肌相连。额肌收缩可使额部皮肤出现额纹。

毗邻关系及临床意义

由于表情肌位于皮肤下、浅筋膜和颅骨之间，其止点又均为皮肤，尤其是表情肌纤维排列方面均与面部的皮纹相交错。因此，临床上在面部不同位置实施手术切口时，应沿着肌纤维的排列方向设计，以避免表情肌的横向断离。另外，在遇外伤或其他原因切断表情肌后，由于表情肌的牵引会导致伤口裂开较大，因而应对表情肌缝合，并尽量准确对位。同时由于表情肌与筋膜关系密切，口腔颌面部因皮肤源性感染、皮脂腺囊肿感染及牙源性感染后，导致间隙感染如眶下间隙感染等需行外科切开排脓时，切口应避免垂直于肌纤维方向。另外，内眦动静脉、眶下神经均在眼轮匝肌的内侧和下缘深面走行，上唇动脉在口轮匝肌上唇部穿行，在设计手术切口及切开皮瓣时，应注意对其保护或加以结扎。

■ 咀嚼肌

咀嚼肌（chewing muscles）包括咬肌（masseter）、颞肌（temporal）、翼内肌（pterygoideus medialis muscle）和翼外肌（pterygoideus lateralis muscle）。

临床解剖结构和功能

咬肌起自颧弓下缘及内面，向后下方止于下颌支外面及下颌角的咬肌粗隆。颞肌起自颞窝，肌束呈扇形向下会聚，通过颧弓的深面止于下颌骨的喙突。翼内肌有两个肌头，浅头起自腭骨及上颌骨，较大的深头起自翼突窝。咬肌、颞肌及翼内肌收缩均使下颌骨上提，上、下颌牙互相咬合。这些提下颌肌群在息止期保持下颌骨上提，所以下颌关节的自然姿势是闭口位。翼外肌有上、下两个肌头，上头起自蝶骨大翼的下面，下头起自蝶骨翼突外侧板，两头共同向后外方，止于下颌髁颈及下颌关节囊。翼外肌一侧收缩使下颌向侧方运动，两侧同时收缩使下颌关节盘连同下颌关节头向前至关节结节的下方，使下颌向前运动。两侧翼外肌交替收缩，使下颌骨向左、右方移动。

毗邻关系及临床意义

咀嚼肌由筋膜包绕，在解剖学上同相邻的颅骨、颌骨及皮肤等结构之间由疏松结缔组织或脂肪组织充填。由于感染等原因常造成这些疏松结缔组织或脂肪组织等薄弱结构的扩散，故使炎症局限在特定的潜在间隙中。因此咀嚼肌在解剖学上与潜在间隙关系密切。咬肌的浅面前份是颊间隙的一部分，即咬肌与颊肌之间的一个狭小筋膜间隙，颊脂垫正好位于其中，此间隙又称为咬颊间隙。来源于上、下颌后牙的根尖感染或牙槽脓肿，颊部皮肤损伤，颊黏膜溃疡，颊部、颌上淋巴结炎，均可导致此间隙感染。如炎症波及此间隙并刺激咬肌，会出现张口受限。咬颊间隙的颊脂垫，在临床上常见于充填邻近小组织缺损。咬肌深面与下颌支外侧骨壁之间为咬肌间隙，是最常见的颌面部间隙感染之一。临床上可有咬肌区肿胀、充血、压痛，伴明显张口受限。由于咬肌肥厚，脓肿难以自行溃破，临床检查可无波动感。炎症如持续较长时间，常会引起下颌支的边缘性骨髓炎，应及时切开排脓。人类的咬肌可因两侧肌束发达程度上的明显差异而致面部不对称。临床因咬肌不对称希望治疗的患者，亦因生活水平和美观要求的提高而逐渐增多。另外，咬肌区往往是海绵状血管畸形的好发区，应结合临床体征，如体位试验等临床检查、穿刺、B型超声检查，同咬肌肥大相鉴别。另外，在行正颌手术如下颌骨矢状劈开术时，应注意避免咬肌断裂等损伤，以防产生瘢痕而影响张口。颞肌的浅面是颞浅间隙，深面是颞深间隙。由于其与颞下间隙、翼下颌间隙、咬肌间隙和颊间隙相通，临床上颞间隙感染往往由上述诸间隙感染扩散而来。另外，耳源性感染或化脓性中耳炎、颞部疼痛及

颞部损伤继发感染，可造成颞间隙感染。临床上主要症状是病变区的凹陷性水肿、压痛、咀嚼痛和不同程度的张口受限。与咬肌间隙感染相似，慢性感染会造成颞骨骨髓炎，甚至感染从骨髓或从进入脑膜的血管内蔓延而导致脑膜炎、脑脓肿。颞肌宽大肌束的丰富组织是口腔颌面外科修复邻近组织缺损时常用的肌瓣。如上颌骨全切除术后，颞肌瓣可填补组织缺损，防止眼球下陷。颞肌筋膜瓣亦是颞下颌关节手术或髁突切除术中的组织衬里材料。临床上行下牙槽神经阻滞麻醉时，行针方向不佳及未达骨面，会刺激翼内肌而造成暂时的张口受限。同时，临床上不明原因的疼痛及张口受限，应考虑翼腭凹原发肿瘤侵犯翼内肌所致，需要及时行CT等辅助检查。在行颞下颌关节手术时，注意避免翼静脉丛及颌内动脉损伤十分重要，因为此处较难止血。另外，翼外肌功能亢进是颞下颌关节紊乱征的早期病变。因支配神经麻痹所致的咀嚼肌瘫痪及破伤风内毒素所致的神经肌肉传导阻断而造成的张口受限和苦笑面容，临床上并非罕见。

■ 颈浅肌群

临床解剖结构和功能

颈浅肌群（superficial neck muscles）是由颈阔肌（platysma muscle）和胸锁乳突肌（sternocleidomastoideus muscle）组成的。颈阔肌是一种薄而宽阔的皮肌，起自胸大肌和三角肌表面的筋膜，向上止于口角，亦属于表情肌的一部分。其作用是拉口角向下，并使颈部皮肤出现皱纹。胸锁乳突肌位于颈阔肌深面，下端有内、外两个起头。内侧头起自胸骨柄，外侧头起自锁骨的内侧端，两头斜向后上方，止于颞骨的乳突及上项线。其作用是：一侧收缩使头向同侧倾斜并向对侧回旋，脸转向对侧。两侧同时收缩使头后仰；如头部固定则可上提胸骨及肋骨而深吸气。

毗邻关系及临床意义

颈阔肌位于颈浅筋膜深面，临床上是头颈部手术翻瓣时的重要解剖层次标志。同时因面神经下颌缘支在下颌骨下缘的颈阔肌深面走向极浅表，手术中翻瓣暴露时应仔细操作，避免损伤。面神经的颈支是颈阔肌的运动神经，出现于腮腺下缘，向前走行分布于该肌。行腮腺手术时，颈阔肌是寻找面神经的标志之一。颈部手术完毕，应注意分层缝合，即需将切断的颈阔肌缝合好，以免愈合后出现较宽的瘢痕。胸锁乳突肌浅面有耳大神经垂直走行。另外，颈皮神经即颈浅神经的C2、C3分支在胸锁乳突肌后缘中点出现，有分支分布于颏下及胸骨上切缘之间的皮肤。颈外静脉走行于该肌的表面。在胸锁乳突肌的深面有包裹颈内静脉、颈内动脉、颈总动脉及迷走神经的筋膜鞘。颈深淋巴结经颈内静脉排列成一条垂直的淋巴链，行根治性颈淋巴清扫术时应予以注意。在胸锁乳突肌前缘下份平环状软骨处，下方是颈外动脉，用拇指压迫对一侧头颈部出血可行暂时止血。另外，颈内动脉起始处是颈动脉窦，有特殊感觉神经末梢，为压力感受器。临床不当的外力作用会致心跳减慢，甚而心搏骤停、血压下降。其后方的颈动脉小球是一种化学感受器，通过血液中二氧化碳浓度的感受可反射性调节呼吸运动。在该两个结构附近操作时，应先将其封闭。胸锁乳突肌是口腔颌面部手术中组织修复的肌瓣，由于其血供具有节段性的特点，临床上应严格掌握蒂的长宽比例，以避免不应有的肌瓣坏死。另外一侧胸锁乳突肌挛缩时，会出现斜颈畸形。先天性斜颈畸形往往是由于胎儿娩出时，此肌受损伤性而发生血肿，血肿机化后形成瘢痕，使两侧肌的长短不一所致（图2-2）。

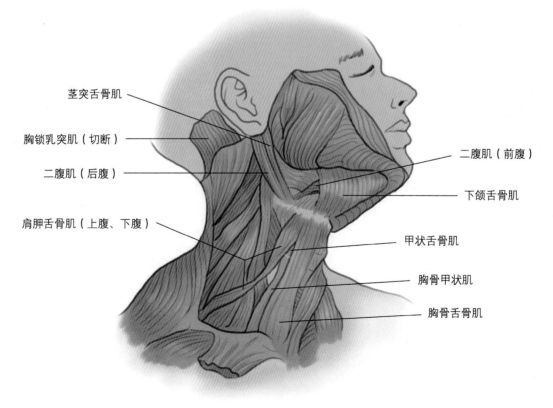

茎突舌骨肌

胸锁乳突肌（切断）

二腹肌（后腹）

肩胛舌骨肌（上腹、下腹）

二腹肌（前腹）

下颌舌骨肌

甲状舌骨肌

胸骨甲状肌

胸骨舌骨肌

图2-2　颈肌

■ 舌骨上、下肌群

临床解剖结构和功能

舌骨上肌群每侧由4块肌肉组成（图2-2）：二腹肌（digastricus muscle）、茎突舌骨肌（stylohyoideus）、下颌舌骨肌（mylohyoideus muscle）、颏舌骨肌（geniohyoideus muscle）。二腹肌有前、后两腹，前腹起自下颌骨内面下方的二腹肌窝，斜向后下方，后腹起自颞骨乳突切迹，两腹会于中间腱，借颈深筋膜形成的滑车系带连于舌骨。二腹肌前腹变异很多，如二腹肌间腹及二腹肌副肌等。茎突舌骨肌起自茎突，居二腹肌后腹之上，并与之伴行，向下止于舌骨。茎突舌骨肌多数经过二腹肌中间腱之后，少数被中间腱穿过。下颌舌骨肌宽而薄，位于二腹肌前腹的上方深面，起自下颌骨内面的下颌舌骨肌线，向内下止于舌骨，并与对侧肌会于中线，组成口底。颏舌骨肌在下颌舌骨肌的上方，起自下颌骨内面的颏棘，分浅深两层止于舌骨。舌骨上肌群的功能是上提舌骨，并可使舌抬高，协助推进食团入咽。舌骨固定时，下颌舌骨肌、颏舌肌和二腹肌前腹均能拉下颌骨向下而做张口的动作，故与升颌肌群作用相对抗。

舌骨下肌群位于颈前部（颈中线的两旁、喉和甲状腺的前方）。胸骨舌骨肌为薄片带状肌，起自胸骨柄的后面，止于舌骨。胸骨甲状肌位于胸骨舌骨肌深面，起自胸骨柄的后面，止于甲状软骨的斜线。甲状舌骨肌起自甲状软骨斜线，止于舌骨。肩胛舌骨肌位于胸骨舌骨肌的外侧，为细长带状肌，分为上腹和下腹，上腹起自中间腱，近乎垂直上行，止于舌骨；下腹起自肩胛骨的上缘，前行至胸锁乳突肌下部的深面，止于中间腱。中间腱借筋膜系带连于胸骨柄、锁骨和第1肋骨。舌骨下肌群的作用是下降舌骨，其中胸骨甲状肌可拉喉向下。如舌骨固定，甲状舌骨肌可拉喉向上。

毗邻关系及临床意义

舌骨上肌群的二腹肌和下颌骨下缘构成下颌下三角的周界，而下颌舌骨肌、舌骨舌肌、茎突舌肌和二腹肌后腹组成了该三角的顶部，并与皮肤、浅筋膜、颈阔肌、深筋膜浅层组成的下颌下三角的底一起构成下颌下三角。其中主要结构是下颌下腺及周围的神经、血管、脂肪和淋巴结，临床上下颌下三角清扫术就是上述结构的清除手术。下颌下腺的深面靠近二腹肌后腹、茎突舌肌、下颌舌骨肌和舌骨舌肌。腺体内下方有舌下神经呈弓状弯向下方，行于舌骨舌肌浅面进入舌体，并有静脉与之伴行。舌下神经是舌的运动神经。在舌下神经以上，舌骨大角稍上方，有发自颈外动脉的舌动脉及其伴行静脉，呈弓状弯向上前方走行，并潜入舌骨舌肌深面。临床上舌动脉插管介入性化疗对舌癌也是一种有效的非手术治疗手段。舌神经在腺体深面的上方行经舌骨舌肌浅面入舌，管理舌前2/3的一般感觉和味觉。舌神经连接副交感节，即颌下神经节。近年来的研究发现舌下神经和舌神经之间有交通，远颅端纤维至舌前份呈丛状结构成为混合神经。因此，在舌根癌手术切除后舌剩余肌采用舌下神经-舌神经转位移植，使剩余肌动力性重建研究取得了一定的成功。另外，舌骨肌肌群可以用作肌瓣修复口底等组织的缺损，临床上在行颈淋巴清扫术时，二腹肌常常是一个重要的解剖标志。颈淋巴清扫手术层次在二腹肌上操作是正确的和安全的。对于曾行手术的患者，由于瘢痕形成解剖层次不清，再次手术时，必须注意临床解剖标志的确定，否则因二腹肌后腹下与颈鞘相邻，极易误伤血管造成严重并发症。再者，下颌舌骨肌和二腹肌前腹由三叉神经支配，二腹肌后腹、茎突舌骨肌由面神经支配，因而上述神经病理性改变可造成相应肌肉麻痹。舌骨下肌群的胸骨舌骨肌、胸骨甲状肌、肩胛舌骨肌受颈袢、第1~3颈神经支配，甲状舌骨肌受第1、2颈神经通过舌下神经支配。该肌群的毗邻结构有甲状腺、甲状旁腺、气管颈段、颈总动脉、颈内静脉、喉上神经、喉返神经、迷走神经。

颈深肌群

临床解剖结构和功能

1. 颈深肌群、颈浅肌群　颈深肌群（deep neck muscles）由内、外侧两群组成，外侧群包括前斜角肌（scalenus anterior muscle）、中斜角肌（scalenus medius muscle）及后斜角肌（scalenus posterior muscle）。前斜角肌起于第3~6颈椎横突前结节，止于第1肋斜角肌结节。中斜角肌起于第3~7颈椎横突后结节，止于第1肋中份上面。后斜角肌起于第5、6颈椎横突后结节，止于第2肋中份。斜角肌作用是上提第1、2肋，助深吸气，如肋骨固定，两侧同时收缩，可使颈前屈，一侧收缩可使颈侧屈。颈深肌内侧群位于颈部脊柱的前方，有头长肌、颈长肌，合称椎前肌，其作用是屈头和屈颈。

2. 头夹肌（splenius capitis muscle）　起自项韧带的下部及第3胸椎棘突，斜向上外，止于上项线和乳突后缘，该肌收缩可使头向外下侧运动。

3. 肩胛提肌（levator scapulae muscle）　起自上位4个颈椎横突，止于肩胛骨。该肌收缩有上提肩胛的作用。

4. 斜方肌（trapezius muscle）　上外侧部分纤维起自枕骨上项线内1/3部和枕外隆凸、项韧带、第7颈椎棘突、胸椎棘突及其棘上韧带，止于锁骨外1/3部，中部纤维平行向外止于肩峰和肩胛冈上缘，下部纤维斜向上外，止于肩胛冈下缘。斜方肌收缩作用为上举上肢，受副神经支配。

毗邻关系及临床意义

前斜角肌是颈根部的重要标志。颈根部毗邻的结构有膈神经、迷走神经、交感干、交感神经节、锁骨下动静脉、胸导管、右淋巴导管、胸膜顶和肺尖、臂丛。膈神经位于前斜角肌前面的椎前筋膜内，由外上斜向内下或垂直下降于颈总动脉外侧，走行于胸膜顶前内侧、锁骨下动静脉之间，在迷走神经外侧进入胸腔。颈部手术中应防止误伤，否则会致膈肌一侧麻痹，并随腹压而隆起，将同侧肺下叶压陷1/3。迷走神经位于膈神经内侧，于锁骨下动静脉之间下降入胸腔。这两侧神经在颈淋巴清扫术中均应暴露清晰。前斜角肌后方有锁骨下动脉和臂丛的一部分，其前方有锁骨下静脉及其分支。前斜角肌内后方有胸膜顶、肺尖、胸导管和右淋巴导管，是临床颈淋巴清扫术彻底的解剖标志。因有上述与胸膜腔的关系及与左侧胸导管的毗邻，临床上在此区手术应避免造成气胸及损伤胸导管而致乳糜漏。前中角肌之间有锁骨下动脉和臂丛穿过，因前斜角肌肥厚或痉挛，可压迫锁骨下动脉和臂丛，引起前斜角肌综合征。同时因斜角肌是由第2~7颈神经前支支配，手术时应注意不要损伤。臂丛位于前、中斜角肌之间的部分是臂丛的根和主干，参与臂丛的下干，经过胸膜顶和锁骨下动脉的后方，臂丛出现于前斜角肌外侧缘以后，行经颈后三角下份，在锁骨和锁骨下动脉的后上方进入腋窝。颈根部手术时，常在前、中斜角肌之间相对环状软骨平面行臂丛阻滞麻醉，应注意不要误刺肺尖或锁骨下血管。

在颈部手术时应注意辨认头夹肌和肩胛提肌，一旦误伤会导致头部侧向及提肩胛作用丧失。在行颈淋巴清扫术时，斜方肌位于手术区的后缘，在手术中如牺牲副神经，则该肌将瘫痪，并可出现塌肩。

头颈部筋膜

筋膜介于多种组织之间，并将多种组织连接在一起。神经血管多沿筋膜的层次走行或分布，因而筋膜是手术操作的重要解剖标志。面颈部筋膜系统极为复杂，潜在间隙多，神经血管丰富，因而熟悉筋膜解剖层次有助于手术野清晰，出血少，组织损伤小，达到精确手术操作的目的。

■ 面部筋膜

解剖特点

面部的浅筋膜不发达，该解剖层次主要为浅肌腱膜系统（superficial muscular aponeurotic system，SMAS）。该系统位于皮下脂肪层深方，腮腺咬肌筋膜的表面，向上越过颧弓延伸为颞顶筋膜，向前与眼轮匝肌、口轮匝肌及上唇提肌纤维连接，向下移行为颈阔肌的封套层。面部深筋膜只在两处较为明显，即腮腺咬肌筋膜和颊咽筋膜。腮腺咬肌筋膜覆盖在腮腺和咬肌表面，厚而致密，向上附着于颧弓，前缘与颊咽筋膜汇合，后方固定于乳突和外耳道软骨，向下与颈深筋膜浅层相延续。腮腺深面的筋膜增厚移行成为茎突下颌韧带，将腮腺与下颌下腺分隔开。颊咽筋膜为覆盖在颊肌和咽肌外面的筋膜，在翼突钩与下颌体内侧之间明显增厚形成坚韧的腱状带，为翼下颌韧带或颊咽缝，其前方为颊肌，后方为咽上缩肌，外方为颊脂垫。

颞区的浅筋膜为颞顶筋膜，是面部浅肌腱膜系统向上方的延续。颞顶筋膜位于皮肤、皮下组织的深面，向上、向前在颞上线部位分别与帽状腱膜、额肌相连接。颞顶筋膜与其深方的颞肌筋膜之间有一层疏松脂肪结缔组织。颞肌筋膜覆盖于颞肌表面，并随颞肌穿过颧弓深面而附着于下颌骨喙突。

临床要点

面神经各个分支走行于腮腺实质内，出腮腺后，颞、颊、下颌缘支被腮腺咬肌筋膜所覆盖，分布到面部表情肌。腮腺导管位于上下颊支中间，向前穿过颊肌，开口于上颌第2磨牙尖颊近中相对的颊黏膜。在腮腺咬肌区域手术，沿颈阔肌深方SMAS平面进行翻瓣，既可有效地避免损伤面神经的多个分支，又利于辨认和寻找各个重要组织结构。SMAS平面也是面部拉皱术常用的解剖层次。面神经颞支出腮腺后亦位于SMAS平面以下，跨过颧弓走行于颞顶筋膜深方的脂肪结缔组织后支配额肌。临床上可从耳屏下0.5 cm到眉弓上2 cm画一直线来判断颞支的走行路线。在颞区翻瓣，为保护面神经颞支，在颧弓根部前上方45°线的位置上切开颞顶筋膜至颞肌筋膜，沿后者平面分离至颧弓深方后向前分离至颧弓，这样可有效地保护面神经颞支。

颞顶筋膜较为厚实致密，临床上可作为颞颌关节强直假关节成形术的衬垫，或用作颅颌根治术中硬脑膜修补的材料。也可通过颞浅动脉供血建立带蒂或游离颞顶筋膜瓣，用于头皮、耳郭、鼻等多处组织缺损的修复。

■ 颈部筋膜

解剖特点

颈部的浅筋膜（superficial cervical fascia）欠发达，一般以其包裹的颈阔肌表示其解剖层次。深筋膜除包被颈部肌肉以外，还覆盖重要的脏器血管，一般可分为浅层、中层、颈脏筋膜和椎前筋膜。

1. 浅层　位于颈阔肌深面，包绕整个颈部。此层筋膜向前在正中线与对侧会合，向后附着于颈椎的棘突，向上附于下颌骨下缘、乳突及枕骨上项线，与腮腺咬肌筋膜相连绕，向下附着于锁骨及胸骨板。此层筋膜分别包绕了斜方肌、胸锁乳突肌及下颌下腺。

2. 中层　位于浅层的深面，向上附于舌骨，向下附于颈静脉切迹后缘，包绕舌骨下肌群，即肩胛舌骨肌、胸骨舌骨肌、胸骨甲状肌和甲状舌骨肌，构成各肌的肌纤维鞘。

3. 脏筋膜　包裹颈部喉、气管、食管、淋巴结、颈总动脉、颈内静脉及迷走神经，分为脏层和壁层，脏层贴附于脏器的表面，而壁层位居颈深筋膜中层的深面，与舌骨下肌纤维鞘相邻。壁层向外包绕颈内静脉、颈总动脉和迷走神经三结构而构成颈动脉鞘。颈脏筋膜的前部与颈深筋膜中层之间的间隙为气管前间隙。

4. 前筋膜　位于食管、咽部的后面，覆盖颈椎和颈长肌、头长肌、前中后斜角肌等椎前肌的前面，向外遮盖颈外侧三角之底部，臂丛、颈丛根部、膈神经及交感干均位于该筋膜的深面。椎前筋膜向上直达颅底，向下与胸内筋膜相连续。椎前筋膜与颈脏筋膜之间的间隙称为咽后间隙。

临床要点

在面颈部手术中，颈阔肌是非常重要的解剖标志。沿该层次翻开组织瓣，即可暴露颈深筋膜浅层以及颈外静脉、胸锁乳突肌、耳大神经、下颌下腺等重要脏器结构。沿此层向上剥离至SMAS，可暴露腮腺咬肌筋膜，以便寻找面神经分支以及导管。此举也能够保护颈阔肌至皮肤的血管穿支免受损伤，从而保证翻起皮瓣的血供，这对颈部遭受大剂量放疗后手术尤为重要。但在恶性肿瘤患者颈部淋巴结转移与周围组织粘连的情况下，其表面的颈阔肌应予以切除。在颈部外伤手术创口缝合时，应注意颈阔肌层次的对合，以减少皮肤的张力，减轻瘢痕的产生。

颈部重要的脏器结构，如胸锁乳突肌、颈总动脉、颈内静脉、神经、淋巴结，均被各自的筋膜组织所包裹，因此对于一些需行选择性颈淋巴清扫的病例，在未发现颈部淋巴结出现明显转移的情况下，可以保留颈内静脉、胸锁乳突肌副神经等重要结构，在保证肿瘤根治效果的同时，注重肿瘤患者术后功能的恢复，以提高其生存质量。

颈鞘是由颈脏筋膜包绕颈部大血管形成的重要结构，其内部除颈总动脉、颈内静脉以外，还有迷走神经。颈部手术如颈动脉体瘤、迷走神经鞘瘤以及颈淋巴清扫涉及这一部位时，应仔细辨认颈鞘筋膜，并按层次精确切开，避免损伤其内部结构而造成不必要的出血和并发症。

椎前筋膜是颈部手术重要的解剖标志。颈部的头夹肌、肩胛提肌、前中后斜角肌、颈丛根部及部分分支、膈神经、臂丛等，均由该层筋膜所覆盖。颈淋巴清扫术通常以椎前筋膜作为底面的界限，沿此层清除大块组织，不但剥离方便快捷，组织结构清晰，出血少，而且保持该筋膜的完整，可有效地避免伤及其深面的神经、肌肉。在腭裂手术咽后壁瓣制取时，也应切开至椎前筋膜，以使咽缩肌和黏膜不致分离而不影响黏膜瓣的血液供应，从而保证手术质量。

口腔颌面部间隙

口腔颌面部间隙较多，熟悉这些筋膜间、筋膜与肌肉间以及肌肉与骨膜间存在的潜在间隙及其交通，对了解口腔颌面部的脓肿、血肿、气肿形成及扩展方向，具有一定的指导意义。

■ 眶下间隙

眶下间隙的部位、内容及其交通

眶下间隙位于眶下缘上颌骨前壁尖牙窝的浅面与尖牙肌及其周围的上颌表情肌肌筋膜之间。间隙内有距眶下缘中点下方0.8 cm处的眶下孔，孔内有眶下神经血管束的终末支穿出。该间隙向后通颊间隙，内侧有面动脉的终末支鼻外动脉、面前静脉及内眦动、静脉通过。

临床要点

1. 上颌前牙、前磨牙、鼻侧、上唇部化脓性炎症，可侵及眶下间隙，形成以尖牙凹为中心的眶下间隙感染，可同时伴有下睑水肿。

2. 间隙内的面前静脉、内眦静脉经眼静脉与海绵窦相通，炎症可循此蔓延形成颅内感染。

3. 眶下间隙感染脓肿与口腔前庭沟黏膜较近，故切开引流可选于上唇、颊部前庭沟处，横行切开黏骨膜，分离至脓腔。

4. 上颌窦柯氏手术可沿此间隙暴露上颌窦前壁，注意勿损伤眶下神经血管束。

5. 上颌窦内的囊肿或良性肿瘤可呈膨胀性生长，使此壁内侧骨壁压迫性吸收，触摸时有扪及乒乓球感；恶性肿瘤可破坏其前壁，而侵及并扩展至整个眶下间隙。

■ 颊间隙

颊间隙的部位、内容及其交通

颊间隙位于颊肌所在的皮肤与黏膜之间，间隙内有颊脂垫、面神经颊支、下颌神经的颊长神经、颌外动静脉。腮腺导管在咬肌前缘，垂直穿过颊肌进入口内，并可有颊淋巴结和颌上淋巴结。颊间隙交通较广泛，向后上通颞间隙、颞下间隙；向前通眶下间隙；向后外通咬肌间隙；向后内通翼颌间隙。

临床要点

1. 颊间隙感染主要来自上、下牙根尖感染及下颌智齿冠周炎，或为皮下及黏膜下较局限的脓肿，当波及颊脂垫时，脓肿可迅速扩散至整个间隙甚至相邻的间隙。

2. 颊黏膜下脓肿可在口内直接切开，而颊间隙广泛脓肿需做颌下切口，分离中应注意面神经，腮腺导管及颌外动、静脉的部位与走向。操作要点：切口设计在距下颌骨下缘1.5 cm的平行线上，切至皮下组织后，以并拢的血管钳向脓肿最低点方向捅入，进入脓腔（有突破感）后用力撑开血管钳，然后保持撑开状态，并拔出血管钳。注意在进入脓肿前及拔出的过程中，不可随意开闭血管钳。

3. 颊间隙盲孔伤，有时可经颊间隙至翼颌间隙进入咽旁间隙，形成颈部气肿。

4. 颊黏膜癌未穿过颊肌，常可保留颊部皮肤，一旦穿破颊肌，则应切除全颊部组织，形成洞穿缺损。

■ 咬肌间隙

咬肌间隙的部位、内容及交通

咬肌间隙位于咬肌与下颌升支外侧骨膜之间，向内与翼颌间隙相通，向前通颊间隙，向上内与颞、颞下间隙相通。

临床要点

1. 咬肌间隙感染主要来自下颌智齿冠周炎，脓肿形成后不易扪及波动，但张口受限极明显。长期积脓，易形成下颌骨升支边缘性骨髓炎。

2. 咬肌间隙脓肿切开引流常采用口外切开，术中注意保护面神经下颌缘支及面动脉。

3. 肌间隙内的海绵状血管瘤往往侵及咬肌，在患者下颌放松时肿块松软可压缩，而在牙关咬紧时变得坚硬而突出。

■ 翼颌间隙

翼颌间隙的部位、内容及交通

翼颌间隙位于下颌升支内侧与翼内肌之间。舌神经、下牙槽神经经翼外肌深面进入间隙内，舌神经居下牙槽神经前内方1 cm处呈弓形进入颌下区。下牙槽动脉于翼外肌下缘，紧贴下颌升支内侧，在间隙内与前方下牙槽神经及其伴行静脉一同进入下颌孔。此间隙向上通颞下、颞间隙，向前通颊间隙，向外绕过下颌支前缘与咬肌间隙相通，向前下与舌下、下颌下间隙相通，向后与咽旁间隙相通，经颅底血管神经周围孔隙可通入颅内。

临床要点

1. 颌智齿冠周炎、下后磨牙炎症感染，易扩散至翼颌间隙形成间隙感染。脓肿形成时，无明显波动，常需穿刺方可确定。

2. 常采用口外下颌后下切口，切开后要保证引流通畅，否则感染易扩散至周围间隙，甚至逆行进入颅内，引起严重并发症。

3. 做下牙槽神经阻滞麻醉时，因神经与血管关系密切，易误入血管，应回抽无血后方可注射。

■ 舌下间隙

舌下间隙的部位、内容与交通

舌下间隙位于舌、口底黏膜与下颌舌骨肌、舌骨舌肌之间。颏舌肌和颏舌骨肌将间隙平分为左、右两部分，在舌下肉阜处相通。间隙主要由舌下腺、下颌下腺深部所占据。下颌下腺导管由下颌舌骨肌与舌骨舌肌之间进入舌下间隙，此处舌神经先从导管的上方至其外侧，继绕过导管的下方至其内侧，沿颏舌肌外侧进入舌体。舌下神经则于导管下方进入，在舌骨舌肌浅面分支分布于舌外各肌，在其前缘进入舌内。下颌下腺导管

则移行于颏舌肌与舌下腺之间，并集合沿途舌下腺分支导管，开口于舌下肉阜。舌深动脉在舌骨舌肌前缘经舌神经内侧穿过舌下间隙，在舌系带黏膜下进入舌体。舌动脉的主要分支为舌下动脉，在舌骨舌肌前缘处起始，在间隙黏膜下走行于颏舌肌与舌下腺之间，分支供应舌下腺等组织。舌下动脉可阙如，由颏下动脉的穿支所代替，这种变异为舌下动脉起源于面动脉。舌下间隙向后下通颌下间隙，经后上通翼颌间隙，向后内通咽旁间隙。

临床要点

1. 舌下间隙感染较少见，感染可来自下颌牙或舌下腺、下颌下腺导管炎症。脓肿形成时做舌下皱襞外侧平行切口，要注意导管、神经及血管，防止损伤。

2. 下颌下腺导管开口于口底舌下肉阜，导管长而迂曲，异物进入易形成导管结石。取石时，可沿导管长轴切开黏膜及导管上壁，取除结石后将导管原位缝合，或将切开的导管壁与口底黏膜缝合。如下颌下腺反复发炎，则应做下颌下腺摘除术，并注意尽量向前追踪其导管一并切除，防止遗留残余结石。

3. 下腺导管堵塞后易形成舌下腺囊肿，囊肿可将整个间隙充满，甚至进入下颌下间隙。

4. 舌下腺摘除时，可打开舌下间隙，暴露舌下腺，手术中要特别注意保护其内侧的舌神经、下颌下腺导管及走行于其间的血管。

■ 颞间隙

颞间隙的部位、内容及其交通

颞间隙位于颞肌所在的颞深筋膜与颞凹之间，间隙内的颞肌将该间隙分为颞浅、颞深间隙。颞间隙可与颞下间隙、翼下颌间隙、咬肌间隙和颊间隙相通。

临床要点

1. 间隙感染来自于周围间隙感染及牙源性感染。颞浅间隙脓肿明显，颞深间隙感染则较隐蔽。

2. 颧弓骨折时，可沿颞浅间隙分离至颧弓，矫正骨折，此时需紧贴颞深筋膜表面操作，以免损伤颞浅筋膜内的面神经颞支而导致额纹消失。

3. 颞深间隙与颅脑仅隔一薄层颞骨鳞部，颞深间隙感染可穿过骨板，引起脑膜炎、脑脓肿。故对该间隙感染应引起重视，一旦形成脓肿应早期切开引流。

■ 颞下间隙

颞下间隙的部位、内容及其交通

颞下间隙位于颌骨深部，翼颌间隙的上方，蝶骨大翼的颞下面和颞下嵴的下方，以上颌结节、上颌颧突后面及蝶骨翼外板、茎突、茎突诸肌以及下颌支上份为周界。间隙内有翼静脉丛、颌内动脉及其分支和上、下颌神经穿越其中。颞下间隙与颞间隙、翼颌间隙、颊间隙、翼腭间隙及咽旁间隙交通，且经眶下裂通眶内，借卵圆孔、棘孔通颅腔，由翼丛进入海绵窦。

临床要点

1. 下间隙感染很少发生，感染往往由邻近间隙扩展而来。

2. 下牙槽后神经阻滞麻醉，易进入此间隙而损伤翼丛，形成间隙内血肿。

3. 上颌窦恶性肿瘤后外壁破坏，易进入此间隙而引起张口受限或感觉异常等症状。

■ 咽旁间隙

咽旁间隙的部位、内容及其交通

咽旁间隙位于翼内肌和腮腺深叶与咽侧壁咽上缩肌之间，茎突及茎突诸肌将其分为前、后两部，前部称咽旁前间隙，后部称咽旁后间隙。咽旁后间隙内有颈内动、静脉及第Ⅸ~Ⅻ对脑神经和颈深上淋巴结，咽旁间隙与翼颌、颞下、舌下、下颌下、咽后诸间隙相通，向上可通颅内，向下可连通颈部间隙。

临床要点

1. 扁桃体仅隔咽上缩肌与咽旁前间隙相邻，扁桃体周围脓肿可穿破咽上缩肌而进入咽旁前间隙。

2. 腮腺深叶肿瘤越过茎突下颌韧带后进入咽旁间隙，表现为咽旁肿胀。

3. 淋巴清扫术进入此间隙内，要注意保护颈内动脉及第Ⅸ~Ⅻ对脑神经。

■ 颈部间隙

颈部间隙的部位、内容及交通

颈部间隙位于颈部各层筋膜之间。下颌下三角区颈深筋膜浅层在下颌下腺处分为浅、深两层包绕腺体，间隙内有下颌下淋巴结及在下颌下腺上面穿行的面动脉和面前静脉；颈深筋膜浅层与颏下皮肤之间形成颏下间隙，间隙内主要有颏下淋巴结。颈深筋膜不同层次之间，与颈脏器筋膜之间均形成间隙，如咽后间隙、气管前间隙、食管后间隙及椎前间隙等。

临床要点

1. 颈部间隙位于颈深筋膜、脏器筋膜及椎前筋膜之间，上通颅底，下达胸腔纵隔。因此，感染一旦进入颈部间隙，上行易达颅底，下行则可经气管前间隙进纵隔，造成严重的颈胸间隙联合感染，应予高度重视。

2. 下及颏下间隙感染多因下颌牙源性病灶引起，亦可起源于化脓性淋巴结炎。颌下间隙感染偶可因化脓性下颌下腺炎所致。两间隙切开引流时，需注意切口位置应平行下颌骨下缘1.5~2.0 cm

处，避免伤及面神经下颌缘支，刀片切入深度不宜过深，以血管钳钝分离的方式进入脓腔。

3. 气管切开时，注意避免过分分离，特别是气管前间隙，因为气体可进入颈部间隙，形成广泛间隙气肿及皮下气肿，甚至经过气管前间隙进入胸腔而形成纵隔气肿。

4. 颈部手术时，了解各筋膜间隙的内容及毗邻关系，保持筋膜层次，有利于解剖结构的辨认与保护。术野层次清晰，出血少，对于完成颈淋巴清扫术等较复杂的颈部手术有较大的帮助。

临床应用

■ 颞肌瓣成形术

手术设计解剖原理

颞肌为扇形咀嚼肌，位于双侧颞部皮下，被颞深筋膜包绕，上方附着于颞骨之颞窝，向下穿过颧弓深面，附着于下颌骨喙突及下颌支前缘。颞肌的血供主要依靠来自颌内动脉的颞深动脉前支和后支，前支位于喙突前1.0 cm，颧弓下2.4 cm，后支位于喙突后1.7 cm，颧弓下1.1 cm，每支平均长约2 cm，并于深面进入颞肌。此外，来自颞浅动脉的颞中支供应颞肌表面的筋膜，并有少量血管供应颞肌。临床上应用颞肌筋膜瓣主要作为上颌骨等口腔内组织缺损的一种修复方法，皆需从颧弓深面穿入口内。因此，颞浅动脉的颞中支往往被切断，其血供主要来自颌内动脉的颞深动脉前支和后支。

手术进路中解剖结构辨认

1. 切口设计　由颞上线向后转向耳上，止于耳屏前，切口呈"问号"状（图2-3）。

2. 层次及结构辨认　切开皮肤即进入颞浅筋膜层，该层组织较疏松，有颞浅动静脉穿过，前下方有面神经颞支走行其间。深部的颞肌表面有致密的颞筋膜覆盖，并借助于筋膜附着于颞上线。沿颞上线切至骨面，翻颞肌筋膜瓣向前下，可见颞深间隙仅为少量脂肪结缔组织，无重要结构。

解剖结构的保护和挽救

在颞肌筋膜瓣制备的过程中，应注意保护其浅面的面神经颞支，并对颞浅动脉的顶支行切断结扎，以减少出血。面神经颞支自面神经面颞干发出后，经颞下颌关节前方斜向前上，分布于额肌、眼轮匝肌等。面神经颞支于颧弓上方走行于颞浅筋膜之中，术中翻瓣应注意紧贴颞肌筋膜，将颞浅筋膜及皮瓣一同翻起，翻至颧弓时应紧贴骨面，以免损伤面神经颞支。此项技术在做冠状切口翻瓣过程中同样适用。如此操作一般不会损伤面神经。

解剖结构和手术操作技巧

颞肌的血供来源已如前述，其内的血运分布更有特点。颞肌由其中肌腱膜分为浅、深两层。浅层较宽大且表面颞筋膜较致密，可直接用作口腔内修复。其间血管亦分为浅深两层，相对独立，这是将颞肌矢状一剖为二的解剖基础。同时，由于颞深动脉分为前、后两支，又可将颞肌分为前后两块。但在解剖过程中要注意位置不宜过低，应高于颧弓上1 cm，否则有可能损伤血管主干而导致修复失败。在将颞肌瓣穿过颧弓下隧道前，需先作钝分离，因其间充满疏松结缔组织，并富含血管，包括颞深动脉，术者可用手指操作，以保护血管。充分分离后，全颞肌瓣即可轻易穿过，进入口腔。

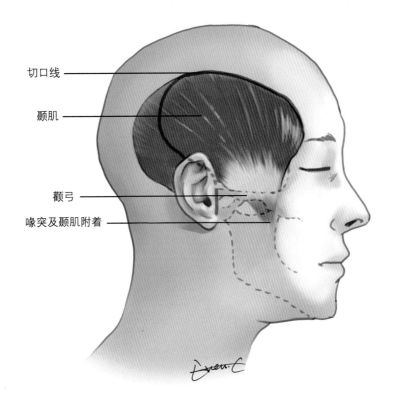

切口线

颞肌

颧弓

喙突及颞肌附着

图2-3　颞肌筋膜瓣

■ 舌骨下肌群（带状肌）皮瓣成形术

手术设计解剖原理

舌骨下肌群位于颈部，舌骨与胸骨之间，皆为细长扁薄的带状肌，故称舌骨下肌群皮瓣为带状肌皮瓣。舌骨下肌群分为浅、深两层。浅层有胸骨舌骨肌和肩胛舌骨肌，深层有胸骨甲状肌和甲状舌骨肌。带状肌皮瓣可不包括深层肌肉。甲状腺上动脉在进入甲状腺之前，沿路发出分支供应舌骨下肌群，并经肌—皮穿支供应表面的皮肤，其回流则主要通过甲状腺上静脉进入颈内静脉。若同时行颈淋巴清扫术，则应选择保留颈内静脉的术式。

手术进路中解剖结构的辨认

1. 切口设计　因颈白线血管吻合支较少，舌骨下肌群一般设计于颈中线的一侧，且因肌皮穿支欠丰富，所以皮瓣的宽度不宜过宽，应设计为4~5 cm，其上缘平舌骨水平，下缘可达胸骨上凹，常用长度5~7 cm（图2-4），可修复口腔内的一般缺损，对于半侧舌体缺损尤为适合。

2. 层次及结构辨认　在皮瓣制备过程中应注意解剖层次。舌骨下肌群皮瓣包含皮肤、颈浅筋膜（部分颈阔肌）、颈深筋膜浅层及中层。甲状腺上动脉自颈外动脉分出以后，穿入颈深筋膜中层，并发出分支供应上述各肌。胸骨甲状肌与甲状腺表面紧贴，几无间隙，在肌皮瓣制备过程中如取全层带状肌，则需仔细解剖甲状腺表面筋膜；如取浅层带状肌则应自胸骨甲状肌表面翻起，将该肌保留，以覆盖保护甲状腺。

重要解剖结构的保护和挽救

在舌骨下肌群皮瓣成形术中应注意保护颈鞘、甲状腺上动静脉及喉上神经。颈鞘位于带状

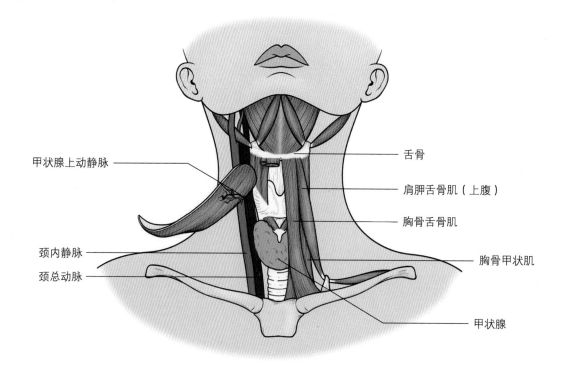

甲状腺上动静脉

舌骨

肩胛舌骨肌（上腹）

胸骨舌骨肌

颈内静脉

胸骨甲状肌

颈总动脉

甲状腺

图2-4　舌骨下肌群皮瓣

肌两侧，其中颈总动脉居内，颈内静脉居外，迷走神经居其后。颈鞘的辨认与保护十分重要，否则有可能引起致命的大出血，一般有经验的口腔颌面外科医师都能做到正确鉴别和有效保护，在此不再赘述。甲状腺上动脉为颈外动脉的第1个分支，约平舌骨大角处分出，其主干先向上升，然后折返向下，在进入甲状腺之前沿路分支供应带状肌，所以它是该肌皮瓣成功的关键。一般仔细游离不难保护。当肌皮瓣沿甲状腺外缘表面翻起时，要注意进入腺体上缘的甲状腺上动脉终末支，可紧贴甲状腺将其结扎切断，肌皮瓣即得以游离。喉上神经由迷走神经发出，斜向前下位于甲状腺上动脉深面进入喉室，主司会厌及喉黏膜的感觉，手术过程中应注意保护，即于游离血管蒂（甲状腺上动脉）时不带过多的血管周围组织，尤其应保护深面组织，以确保喉上神经完好无损。万一发生甲状腺上动脉或喉上神经损伤断裂，则应即刻行显微外科吻合术。

解剖结构和手术操作技巧

舌骨下肌群皮瓣的血供主要来源于甲状腺上动脉的肌支及肌皮穿支，要保证皮瓣的血供，则应注意如下几点操作技巧：①肌皮瓣应包含的肌为胸骨舌骨肌和肩胛舌骨肌上腹，下方可将胸锁乳突肌、胸骨头或其表面筋膜一同切取；②在肌皮瓣的制备过程中，应将侧缘的肌与皮下缝合数针，以防止皮肤与肌肉脱离，特别是肩胛舌骨肌上腹的下份更易分离；③肌皮瓣于带状肌外侧缘由下而上翻起，紧贴甲状腺表面，以保证肌皮瓣内血供不受损伤；④肌皮瓣内应包含颈前静及奇静脉，有利于肌皮瓣内部的静脉回流；⑤肌皮瓣上方的带部包含甲状腺上动静脉及舌下神经（颈）袢，有学者认为舌下神经（颈）袢可以一定程度地恢复肌皮瓣的运动功能，为"动力性"修复。

■ 胸锁乳突肌皮瓣成形术

手术设计解剖原理

胸锁乳突肌为节段性供血，其血供自上而下依次来自枕动脉、耳后动脉、甲状腺上动脉和颈横动脉。临床上多设计蒂在上的肌皮瓣，其上方枕动脉和耳后动脉的供血尤其重要。

枕动脉分为2支供应胸锁乳突肌，上支平第2颈椎处进入肌肉，下支起自枕动脉的起始部进入胸锁乳突肌的上、中1/3交界处；耳后动脉的分支在胸锁乳突肌前缘供应该处的肌肉及皮肤，起到辅助供血的作用。胸锁乳突肌的中份由甲状腺上动脉的分支供应，下份则由颈横动脉分支供应。术中设计蒂在上的胸锁乳突肌皮瓣，实际上仅仅保留了其上1/3的血供来源，即保留了枕动脉的上、下支及耳后动脉，其中下份则由肌肉及筋膜内丰富的网状交通支供应，但有一定比例的下份供血不足情况出现。因此，该肌皮瓣设计时一般不宜过低，而且上部血供的保护尤为重要。

手术进路中解剖结构辨认

1. 切口设计　胸锁乳突肌皮瓣如与颈淋巴清扫术（功能性）同期进行，则与颈清扫切口相协调，皮瓣（皮肤部分）大小、形状及位置应根据缺损的情况而定，但不宜过宽或过低，一般以不超过5 cm×7 cm为宜，其下缘不可低于锁骨上缘。皮瓣尽可能设计为与胸锁乳突长轴相一致的梭形，以便供区拉拢缝合（图2-5）。

2. 层次及结构辨认　胸锁乳突肌位于颈深筋膜中层，其表面由颈阔肌覆盖，并有颈外静脉自上而下越过；上后份深面为脊副神经及周围结缔组织，中份深面为颈动脉鞘，前下份覆盖深面的部分带状肌外下缘。

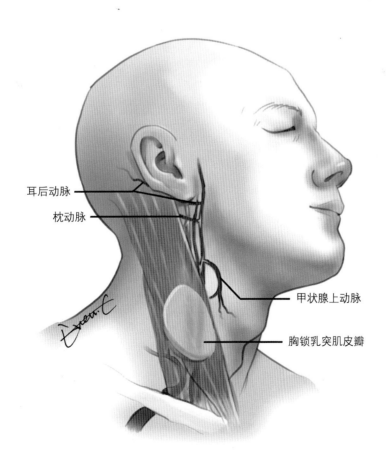

图2-5　胸锁乳突肌皮瓣

重要解剖结构的保护和挽救

胸锁乳突肌浅面几无重要结构，但其深面有颈动静脉、迷走神经和副神经等，术中应妥善保护。迷走神经与颈动静脉一起被包裹在颈鞘内，一般不易破坏，副神经自颈内静脉孔出颅后向下后方向走行，有一分支穿入胸锁乳突肌上部之深面，支配该肌的运动。此外有枕动脉的胸锁乳突肌支相伴行，副神经主干继续下行，穿过颈外侧三角，进入斜方肌，副神经沿路由颈第2~4神经加入形成神经丛，实际上胸锁乳突肌及斜方肌的运动是由副神经及颈神经共同支配的。对于副神经的保护有不同看法，传统观点认为其周围有较丰富的淋巴组织，颈清扫时应一并切除；目前的趋势是重视对副神经的保留，以减轻术后肩功能障碍。如果术中误伤了副神经，原则上应行神经吻合术。

解剖结构和手术操作技巧

胸锁乳突肌皮瓣的血供主要来自上方的枕动脉分支及肌筋膜内的网状吻合支，因此手术中需特别注意保护肌肉及其周围筋膜组织的完好无损。在其表面翻瓣时，应紧贴颈阔肌深面，保留颈外静脉于肌肉蒂上；解剖胸锁乳突肌深面时，应紧贴颈鞘表面；尤其应注意保护胸锁乳突肌上方深面的枕动脉分支。在下颌骨下缘以上不作过分解剖，此处浅面的皮肤不可翻瓣，以保证胸锁乳突肌上方的供血。另外，胸锁乳突肌皮瓣中，皮肤与肌肉之间极易分离，因此在肌皮瓣制备过程中，需注意对肌皮穿支的保护，应保证大于皮瓣面积的皮下组织与肌肉的附着，并用数针缝线将皮肤与肌膜相固定，以免术中剥脱。皮瓣修复缺损区就位时，需检查蒂部不应受压，不应有张力。

■ 颈阔肌皮瓣成形术

手术设计解剖原理

颈阔肌皮瓣为一薄型肌皮瓣。蒂在上的颈阔肌皮瓣主要由面动脉及颏下动脉营养颈阔肌的分支供血，但供血范围较局限，皮瓣较小，临床上多用于颊黏膜缺损的修复。该肌皮瓣蒂部平下颌骨下缘，常以咬肌前缘为中心；宽度约4 cm，便于创面拉拢缝合；长度不超过颈中1/3以下，以确保肌皮瓣末端的血液循环。

手术进路中解剖结构辨认

1. 切口设计　颈阔肌皮瓣可设计为蒂在上的"U"形，蒂部以面动脉与下颌下缘交界处（咬肌前缘）为中心，肌皮瓣宽约4 cm，长6~7 cm，上起下颌骨下缘，下至颈中部（图2-6）。

2. 层次及结构辨认　颈阔肌皮瓣包括皮肤、皮下组织及颈阔肌，解剖结构较简单。颈阔肌纤维走行方向为由前上斜向后下，就一侧颈部而言，其前下区及后上区颈阔肌阙如，如果肌皮瓣的设计考虑到与颈阔肌的走行方向一致，则更能有效地保护血液循环。

重要解剖结构的保护和挽救

颈阔肌皮瓣的下端多位于胸锁乳突肌的中段表面，由于胸锁乳突肌后缘中点处有颈丛神经感觉支穿出，其中包括上行的耳大神经，以及与耳大神经伴行的颈外静脉，这些结构皆位于颈深筋膜的浅层与中层之间，术中只要掌握层次，一般均可避免损伤。颈阔肌皮瓣的蒂部（上端）位于下颌骨下缘，此处有面动脉及面前静脉通过，并且面神经下颌缘支由后向前跨越血管束，术中注意紧贴颈阔肌深面翻起肌皮瓣，多能清楚地看到这些结构，一些肥胖患者可能不易清晰辨别，此时可选用钝分离的手法，以避免损伤血管神经。

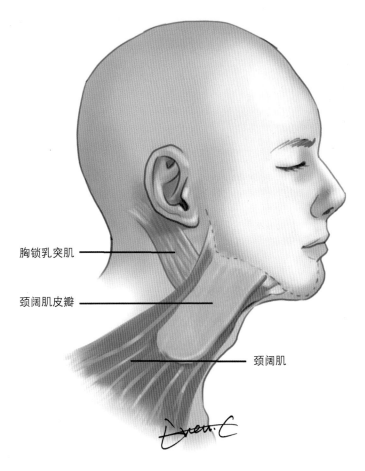

胸锁乳突肌

颈阔肌皮瓣

颈阔肌

图2-6　颈阔肌皮瓣

解剖结构和手术操作技巧

颈阔肌皮瓣解剖结构较简单，手术不复杂，术中操作技巧有以下几点：首先，应合理设计皮瓣，不应过长、过宽，一般不低于颈中1/3下界，同时注意皮瓣长轴略向后下，以保持与颈阔肌方向一致，最大限度地保留侧支循环血管网。其次，在处理蒂部皮肤时应特别当心，因为如果去除皮肤过深可能影响整个肌皮瓣的血供甚至导致皮瓣坏死；相反，如果去除皮肤过浅则可能引起蒂部皮肤附件炎症，影响伤口愈合。可以在术中不作蒂部处理，待手术2周后行二期断蒂术。

■ 胸大肌（肋骨）皮瓣成形术

手术设计解剖原理

胸大肌为扇形阔肌，位于胸廓的前上部。起点范围大，可分为锁骨部、胸肋部和腹（肋）部3个部分。锁骨部肌块厚实，起自锁骨内部，肌纤维斜向下外方；胸肋部起自胸骨外侧第1~6肋软骨，肌纤维大多平行向外。腹（肋）部起自腹直肌鞘前层和第5~7肋骨远端，肌纤维斜向上外。部分向外聚合形成腱膜止于肱骨大结节嵴。止点的腱膜卷折形成前、后两层，分别来自锁骨、胸肋上部和胸肋下部腹（肋）部的肌纤维。

胸大肌的血液供应有3个主要来源，即胸肩峰动脉的胸肌支及三角肌支，腋动脉的胸肌支，胸廓内动脉的前肋间动脉和穿支。此外，胸最上动脉和胸外侧动脉的分支亦供应胸大肌。上述血管在胸大肌各部之间及肌肉内部，都有广泛的吻合。同一知名动脉多有两根静脉与之相伴行，单独或几支合干后汇入腋静脉或头静脉。

胸大肌皮瓣常利用的血管为胸肩峰动脉。该动脉发自腋动脉第2段，为一短干，经胸小肌上缘穿过锁胸筋膜发出锁骨支、肩峰支、三角肌支及胸肌支，其中三角肌支的一分支供血锁骨部，胸肌支供应胸腹部。临床多以胸肌支的走向来设计胸大肌皮瓣。另外，亦可以利用胸肩峰动脉的三角肌支设计锁骨部的肌皮瓣。

手术进路中解剖结构辨认

1. 切口设计　从肩峰到剑突画一直线，再从锁骨中点上画一直线与其垂直相交，此乃胸肌支走向的体表投影（图2-7）。以此线为中心轴，

根据受区的需要，画出切取肌皮瓣的范围，注意内界可达胸骨缘，外界达腋前线，上界为腋皱纹平面，下界不过剑突平面。

胸大肌皮瓣的制作，传统上可先于锁骨下1 cm做横切口，切开皮肤和筋膜，将胸大肌的锁骨部暂时切断，拉向两侧，可见从臂丛发出的胸前神经，循其向深方即可见胸肩峰动脉及其伴随静脉，然后循其分支切取肌皮瓣。

2. 层次及结构辨认　目前临床上多采取在肌皮瓣切取的过程中暴露胸肩峰动脉分支的方法，即皮岛设计画线完成以后，切开皮肤、皮下组织，暴露皮岛周围的胸大肌肌束，自皮岛内侧切断胸大肌肌束及其在肋骨上的附着，至第5肋骨时由于此处已无肌附着，因而可以用手指在胸大肌内层筋膜与胸小肌之间分离，这时用手指即可摸到胸肩峰动脉血管神经束的存在，掀起胸大肌，在其内侧筋膜内可见动脉的搏动和深红色伴随静脉的存在。

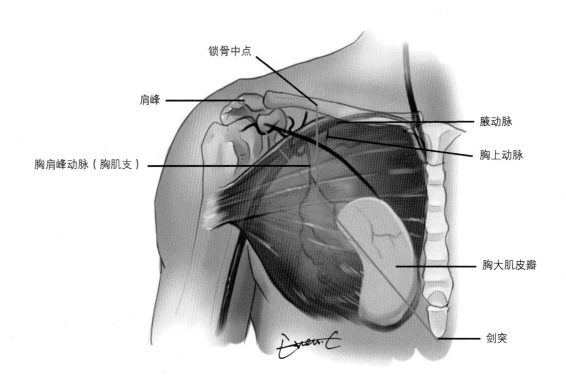

图2-7　胸大肌皮瓣

重要解剖结构的保护和挽救

在胸大肌皮瓣的制作过程中，应注意对胸肌支及肌肉穿支的保护。皮岛上方的肌肉蒂，应以血管蒂为纵轴，宽度不少于2 cm；维持肌肉蒂足够的长度，在胸肌支总干发出肌肉穿支之前的部位断蒂，可以保证皮瓣血供系统的完整性。在断肌肉蒂时，注意慎勿伤及胸大肌内侧筋膜内的血管蒂，可以将其分离出来加以保护，或者在确认无损伤可能的情况下逐步断除肌束。同时，沿胸肌支向上分离时应理清整个胸肩峰动脉血管束的走向，严防错误地切断或结扎。若误伤血管蒂，可以用显微外科技术进行修补或行血管吻合术。

胸大肌与肋间肌之间有明确的筋膜界限，且两者的纤维走向有着明显差别，故而按照其解剖层次进行解剖，不至于损伤深方的胸膜。但在制备带肋骨的肌皮瓣时，除注意保持骨膜与肌附着的完整性，防止骨肌脱离以外，还应注意保护胸膜。断除肋骨后将其提起，用手指在肋骨膜与壁层胸膜间进行钝分离。肋骨残端应锉钝，以免术后继发气胸。若损伤胸膜，术毕宜将肺扩张后再缝合胸膜，胸腔内若有较多积血、积气，宜做闭式引流。

解剖结构和手术操作技巧

胸大肌皮瓣在制备过程中需注意皮肤和肌肉、肌肉和血管走向的关系，血管走向是皮瓣设计的关键。在皮岛、切开线设计完成以后，在皮岛周围沿胸大肌表面翻开组织，可清楚地显露胸大肌肌纤维的走向，有助于对胸大肌整个附着范围，腹直肌、前锯肌解剖部位的判断，亦有利于肌肉蒂宽度、长度的设计。肌肉切开多选择皮岛的内侧，此处肌肉较薄，附着少，很容易向上暴露胸肩峰动脉的胸肌支。在明确血管蒂的走行方向之后，即可在血管蒂的两旁循肌纤维方向切开制备皮岛上方的肌肉蒂。传统手术时多切开胸大肌锁骨部分，以便暴露胸肩峰动脉及其伴行静

脉。近年来临床上常常保留锁骨部的皮肤，不切开肌肉，在离断血管蒂上方的肌肉之后，即于胸大肌深方分离，解剖胸肩峰动脉及其伴随静脉，结扎其他分支至锁骨附丽，然后从锁骨下方制作隧道，将胸大肌皮瓣通过隧道转移至颌面部受区，这样可达到美观、保存胸大肌部分功能的良好效果。

■ 背阔肌皮瓣成形术

手术设计解剖原理

背阔肌是人体最大的阔肌，位于胸背部和腋部，为三角形。腱膜起自下6个胸椎和全部腰椎、骶椎的棘突、棘上韧带，髂嵴后外缘以及第8~10肋骨前份，肌纤维斜向外上，止于肱骨结节间沟。

背阔肌为多源性血供，主要营养血管为肩胛下动脉分出的终末支——胸背动脉，并通过肌肉穿支经筋膜供应覆盖在背阔肌表面的皮肤。肩胛下动脉自腋动脉分出后不久即变为两个分支：旋肩胛动脉和胸背动脉。前者穿过三边孔绕肩胛骨侧缘走行；后者则越过大圆肌，进入背阔肌前缘深面，分为两支，外侧支位于肌前缘后2 cm下行，内侧支循肌肉内上缘走行。胸背动脉外径为1.5~4.0 mm，通常有一条胸背静脉与其伴行。肌肉的运动神经来源于臂丛后束发出的胸背神经，与营养血管一起进入肌肉，支配背阔肌。

背阔肌皮瓣的设计，可根据临床修复的需要选择合适的部位、肌肉量、血管蒂的长度。原则上背阔肌表面任何区域上皮瓣均可成活，但在胸背动脉内、外侧分支的走行路径上有着较丰富的肌肉穿支，故而通常皮岛均以其分支作为长轴设计。亦可以同时制取单蒂双瓣（图2-8）。

手术进路中解剖结构辨认

术中可通过两种方法来寻找胸背动静脉，制取肌皮瓣。一种方法是在腋皱襞下缘做横切口至腋中线，暴露背阔肌前缘和上缘，并将肌前缘适

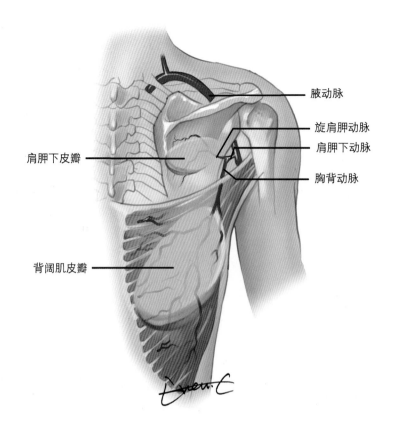

图2-8 背阔肌皮瓣

当牵开，于其深面可见相伴行胸背血管神经束，然后沿该血管束以下制取肌皮瓣。第二种方法是根据临床需要设计好皮岛以后，沿皮岛周围切开直至背阔肌筋膜，翻瓣后显露背阔肌肌纤维方向，切断肌束附着后，按需要宽度在背阔肌与肋间肌及后锯肌之间向上分离，至适当位置后即可看到胸背动脉的外侧或内侧分支，继续解剖至其主干即可。

重要解剖结构的保护和挽救

背阔肌肌皮瓣的制备与其他肌皮瓣一样，应注意肌肉穿支的保护。如穿支损伤严重，皮岛血供不足，可导致皮瓣部分或全部坏死。在取瓣时可将皮岛与下表情肌肉缝合固定数针以防皮岛与下表情肌肉分离；应保持肌肉蒂适当的长度至胸背动脉的分支主干，以保证整个肌皮瓣的血供。

切断上方的肌肉蒂时，应严密注意下方筋膜中的血管蒂。此时亦可先将其游离后再断肌蒂。如果出现血管破裂或切断，可用显微外科技术进行修补或吻合。将血管蒂向根部游离时亦要注意解剖层次清晰，明确整个分支系统的走向，以防误扎、切断胸背动脉主干。

解剖结构和手术操作技巧

切取背阔肌皮瓣时，肌肉部分应与表面皮岛的边缘形状大小一致，也就是说，有多大的皮岛，就应带相应宽度的肌肉，以保护更多的肌肉皮肤穿支血管。有时受区边缘较中心区为浅，可以将皮肤设计超出背阔肌边缘2~3 cm，但要注意肌肉部分不宜过小。

在背阔肌肌皮瓣皮岛设计画线完成以后，可沿切口线切开，暴露背阔肌肌纤维方向，然后于背阔肌前缘或上缘分离寻找胸背动脉及其分支，或者直接沿皮岛下方按修复要求切断肌束。在背阔肌与其周围肌肉、肋骨之间有明显的筋膜层次，亦可通过辨别不同肌纤维走向来判断解剖层次。然后沿肌纤维方向向上分离解剖，肌肉翻起后可见胸背血管束的分支，切开至其主干部位后即可逐步切断其表面的肌束，或是先将血管蒂游离后再切断其表面的肌束。血管束可继续向胸背血管起点方向解剖以满足需要，可游离至肩胛下动脉，结扎旋肩胛动脉或是保留形成背阔肌皮瓣和肩胛皮瓣的单蒂双瓣系统，以适合大面积多种组织的组合移植。在切取肋骨肌皮瓣时，根据肌肉的附着部位可在第8、9肋部位取骨，一般情况下都要一周切取部分后锯肌。由于肌肉和肋骨间的血供关系非常薄弱，要注意防止肌肉与肋骨分离。

■ 股薄肌皮瓣成形术

手术设计解剖原理

股薄肌是股内侧肌瓣中位置最浅、扁薄的长带状肌，上端借宽腱起于耻骨下支前面的闭孔前缘，下端腱索位于缝匠肌后侧，止于胫骨粗隆内侧。该肌的主要营养血管来自股深动脉，起点位于腹股沟中点9（6~12）cm处，营养动脉与两条伴行静脉向内下走行，通过长收肌深层进入股薄肌上中1/3交界处的外侧面。动脉外径为1.5~2.0 mm，长5~10 cm。支配股薄肌的神经来源于闭孔神经的前支，经长收肌深层，至股薄肌上1/3处，于营养血管蒂的附近入肌。股薄肌位置较表浅，主要血管神经行经恒定。在肌皮瓣设计时，可将患者供区下肢适当外展、外旋，于耻骨结节与胫骨内侧髁之间做一直线，股薄肌前缘恰在此线之后，切开皮肤、皮下组织及深筋膜达股薄肌前缘，即可找到进出该肌的营养动脉和静脉，然后根据受区需要设计皮瓣的大小。

手术进路中解剖结构辨认

切开皮肤及皮下组织后，可见大隐静脉的2~3条皮下静脉分支，可解剖至大隐静脉处切断，结扎留线备用。在大隐静脉的后面，打开深筋膜即可见肌纤维呈纵向的股薄肌。仔细辨认长收肌和股薄肌之间的肌间隔并切开之，股薄肌皮瓣的血管蒂即可在长收肌深方出现，可循血管蒂分支切断股薄肌的肌束。在近股薄肌入肌处的血管束内分离找到闭孔神经，并沿其向上追踪，注意保护该神经至其他肌肉的分支。

重要解剖结构的保护和挽救

制取股薄肌皮瓣过程中，当沿切口线切开皮肤、皮下组织后，应注意辨认大隐静脉及其分支，作为重要的解剖结构，防止误伤出血。在切开长收肌与股薄肌之间的肌间隔和寻找血管蒂的过程中，必须使解剖层次清晰，术野无出血，注意防止血管蒂到股薄肌的数个分支遭受损伤。为使血管蒂有足够的长度，常循血管蒂向股深动脉解剖，这时需充分游离，掀起股薄肌外侧的长收肌或者横行切断该肌，仔细辨认血管及其分支走向，以防误扎，切断血管蒂。如血管蒂误伤，可同时进行修补或吻合，或者直接转移至受区，长度不够时可行静脉移植。在解剖游离闭孔神经时，要注意切断的部位，防止伤及其长收肌、缝匠肌的分支，以免引起不必要的功能障碍。

解剖结构和手术操作技巧

股薄肌皮瓣皮肤切取的位置应设计在肌肉的表面，为更加精确地定位，可以在内侧髁处切开皮肤，暴露股薄肌肌腱。牵拉后可见上端股薄肌表面皮肤绷紧。亦可以暴露股薄肌前缘及血管蒂后，根据需要切取皮瓣。注意保护肌肉和皮肤间的联系，勿使分离，可将肌筋膜与皮缘暂时缝合，以免损伤肌肉皮肤穿支。在股薄肌前缘发现血管蒂后，即可掀起肌皮瓣整块组织，显露血管蒂，循其向股深动静脉分离，结扎细小分支，在靠近股深动静脉处予以切断。若血管外径小，可切除一段股深动脉一起移植。闭孔神经在进入股薄肌后都有分支支配不同的部位，在动力性修复面神经瘫痪时，可根据其行经进行分束，以满足面部肌肉功能的重建。

■ 股前外侧皮瓣成形术

手术设计解剖原理

股前外侧皮瓣最早由我国的宋业光于1984年介绍，其后国内外学者对该皮瓣做了详细的解剖学和临床应用研究，成为常用的游离皮瓣供区之一。1993年日本的Koshima首次介绍了该皮瓣在头颈肿瘤术后缺损修复中的应用。近年来，股前外侧皮瓣在头颈外科领域的应用已有较多的报道，并逐步显示出其超越其他皮瓣供区的独特优点，成为目前头颈缺损修复常用的皮瓣供区之一。

旋股外侧动脉（lateral circumflex femoral artery）是股前外侧皮瓣的主要供血动脉，大多数起于股深动脉，少数直接起于股动脉，其自腹股沟韧带下6~9 cm处发出后，在股直肌深面走向外侧，分为升支、横支和降支。升支走行于缝匠肌和股外侧肌之间，分布于髂骨的外层皮质骨，横支分布于阔筋膜张肌，降支向下走行于股直肌和股外侧肌之间的肌间隙内，其终末支分布于膝关节附近的股外侧肌。股前外侧皮瓣的血供通常来自旋股外侧动脉的降支或横支的穿支血管。

手术进路中解剖结构辨认

1. 切口设计　以髂前上棘与髌骨外侧连线即为股直肌与股外侧肌的肌间隔，连线中点即为旋股外侧动脉降支的第三穿支穿出皮肤区域，并以此设计皮岛。

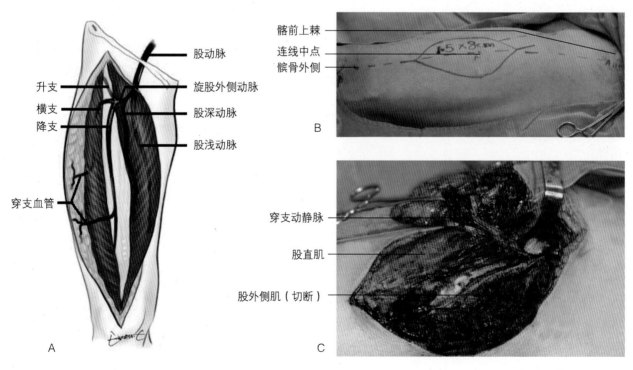

图2-9　股前外侧皮瓣

A.股前外侧皮瓣解剖；B.股前外侧皮瓣设计；C.股前外侧皮瓣制备术

2. 层次及结构辨识　于股直肌侧切开皮肤、皮下组织至阔筋膜表面，切开阔筋膜，向股外侧肌侧钝分离，显露肌间隔，寻找并保护穿支。沿皮岛穿支进行逆行解剖，一般而言起源于降支，但仍有部分起源于横支等其他分支，需要进行彻底显露，确认穿支的起源。打开肌间隔，寻找、解剖旋股外侧动脉降支的近心端。沿穿支向血管蒂近心端解剖分离，显露血管蒂至降支自旋股动脉发出点。以穿支点为中心，重新设计皮岛，将皮瓣及血管蒂完全游离，完成股前外侧皮瓣制备。

重要解剖结构的保护和挽救

股前外侧皮瓣皮肤穿支血管的解剖变异较大，这也是该皮瓣临床应用过程中需要关注的操作技术，手术医师要熟练掌握，沉着应对。术前应进行双侧大腿B超或血管造影，确定穿支点位置，排除穿支阙如的可能性，血管造影则能更加清晰地反映出穿支与旋股外侧动脉降支及其分支关系，有利于术前明确血管蒂长度和皮岛位置等修复重建要点。据Kimata报道，有5.4%的患者大腿前外侧皮肤既无肌皮穿支，也无隔皮穿支，对于这部分患者无法制备"股前外侧"皮瓣，但可以沿血管走向采用邻近的游离组织瓣，如大腿前内侧皮瓣。

解剖结构和手术操作技巧

股前外侧皮瓣制备的关键在于穿支的寻找，一般来讲，旋股外侧动脉降支的第2穿支点较为恒定，位于以髂前上棘与髌骨外侧连线中点周围3 cm的范围内。皮瓣可以同时携带股外侧肌、股直肌、阔筋膜等形成复合组织瓣；皮瓣的面积很大，可以由单一的皮肤穿支血管供应长25 cm、宽18 cm的皮瓣；在东方人，该皮瓣通常较薄，质地优良，即使皮瓣较厚，也可以通过切除深筋膜和部分皮下脂肪的方法达到皮瓣的减薄，即所谓的薄型皮瓣；可以根据需要，制备成感觉皮瓣，术后恢复皮瓣的感觉功能；供区的影响较小，

对于宽度8 cm以下的皮瓣，供区可以直接拉拢缝合，所遗留的瘢痕相对较为隐蔽。

■ 腹直肌皮瓣成形术

手术设计解剖原理

腹直肌位于腹壁正中线两侧，中间由腹白线分隔，前后由腹直肌鞘包裹，上端附着于剑突及第5~7肋软骨，下端附着于耻骨联合及耻骨嵴以下的耻骨体前面。腹直肌的前面，借腱划与腹直肌鞘前壁紧密联结，腱划一般横贯全腹直肌。

腹直肌皮瓣的血液供应主要来源于腹壁上、下动脉。腹壁上动脉为胸廓内动脉的直接延续，经胸肋三角下达腹直肌，在腹直肌后穿入肌质内。腹壁下动脉起自髂外动脉的前壁，起点位于腹股沟韧带上下，发出后斜向上内侧进入腹直肌，腹壁上下动脉一般在脐平面上下形成吻合。腹直肌的神经支配为第7胸神经至第1腰神经，由肌后外侧进入呈节段性支配。

手术进路中解剖结构辨认

1. 切口设计　根据受区组织缺损大小，以腹直肌为中心，画出切取肌皮瓣的切口范围，上界不超过剑突，下界抵耻骨联合，内侧不过中线，外侧可在腹直肌肌缘处2~3 cm（图2-10）。皮瓣范围确定后，再于腹股沟韧带中点上做纵形切口直至与皮瓣切口线相连。

2. 层次及解剖结构辨认　于腹股沟韧带中点做纵行切口，切开皮肤、皮下组织，暴露腹外斜肌腱膜及腹股沟韧带，在切口内可暂时切断腹股沟韧带（缝合皮肤之前注意修复），显露髂外动、静脉，在腹股沟韧带平面上下寻找发自股动脉或髂外动脉上的腹壁下动脉，可见该动脉位于腹膜和腹横筋膜之间走向内上方。沿血管束钝分离直至腹直肌鞘后壁，至半环线下缘进入腹直肌为止。

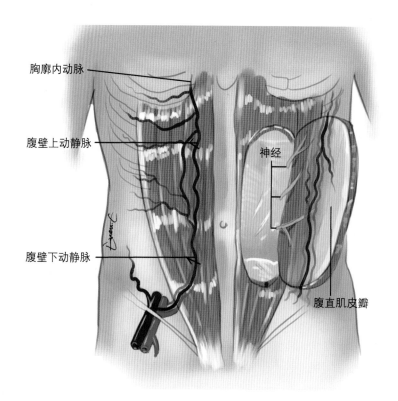

胸廓内动脉

腹壁上动静脉

神经

腹壁下动静脉

腹直肌皮瓣

重要解剖结构的保护和挽救

如需切断腹股沟韧带，注意应在其中1/3内切断。男性患者内1/3有精索通过，应妥善保护。腹壁下动脉一般有两根伴行静脉，从股动脉或髂外动脉发出后走行于腹膜与腹横筋膜之间，注意解剖层次，钝分离时动作要轻柔，防止误扎、误断血管蒂，同时在半环线下分离时慎勿损伤腹膜及腹腔器官。如腹膜损伤破裂，应及时严密缝合。

解剖结构和手术操作技巧

按设计于腹股沟韧带中点上方的切口线切开皮肤、皮下组织，切断腹股沟韧带，暴露股动静脉（或髂外动静脉）、上腹壁下动静脉的发出端，然后顺血管束向内侧切开腹外、内斜肌腹横肌及筋膜，一直解剖分离至腹直肌后壁血管蒂进入腹直肌端。妥善保护好血管束，钝分离腹直肌深面。然后按画线切开皮瓣下内外侧皮肤及腹直肌鞘，切断该肌下端纤维，内侧切开腹白线，外

侧切开腹直肌肌鞘前壁外缘，然后在上端切开皮肤、腹直肌鞘和腹直肌上端纤维，这时带血管蒂的腹直肌瓣即完全游离。当切开皮肤、腹直肌鞘膜及游离肌肉时，注意边切开边将皮肤、鞘膜及肌肉暂时用缝线缝合固定，以免皮肤与肌肉部分分离而损伤肌皮穿支，影响皮肤的血液供应。

■ 腓骨肌（皮）瓣成形术

手术设计解剖原理

腓骨位于小腿外侧，上端与胫骨构成上胫腓关节，下端参与踝关节的组成。腓骨呈直线形，横断面上段呈四边形，下段呈三边形，含有皮质骨和松质骨。成年人腓骨长度为30~35 cm，通过骨间膜与胫骨连接，是小腿前外及后间隙的肌肉附着骨。腓骨的血供来自腓动脉。90%的腓动脉起始于胫后动脉，1%由胫后动脉分出，1%由胫前动脉分出，还有8%完全替代胫后动脉。腓动

脉自胫后向外下走行，外径2.6~4.2 mm，伴行静脉有两条，外径3.5~4.5 mm，血管束与腓骨平行下行，走行于胫后肌与蹈长屈肌之间，发出滋养动脉于腓骨中1/3处入骨，为其骨髓供血。另有众多节段性血管分支围绕腓骨提供丰富的骨膜血管网。腓动脉同时供应周围肌肉，特别是比目鱼肌和蹈长屈肌，并经其筋膜中隔或肌束间发出穿支供应腓骨外侧皮肤，这就是腓骨肌皮瓣赖以存活的生理基础。因此，腓骨肌（皮）瓣的制取就是以腓动静脉系统为血管蒂，截腓骨中部的骨段和部分附着肌肉，以满足临床上软、硬复合组织修复的需求。

腓骨瓣通常能提供25 cm长的骨段，上部由于腓总神经、胫骨韧带联合的限制，下端由于需保留下1/4（8~10 cm）以保持踝关节的稳定性，而使取骨不能随心所欲。若切取较小的骨段，最好以滋养动脉入骨点或其稍下为中心点切取，以便保证血供，延长血管蒂。

手术进路中解剖结构辨认

1. 切口设计　目前切取腓骨瓣通常采用小腿外侧进路，这样可使患者下肢在臀部和膝关节处屈曲，小腿尽可能直立。于小腿外侧标示出腓骨头、腓骨体、外踝和腓总神经位置，腓骨瓣的切口即沿此线或是比目鱼肌与腓骨长肌形成的线轮廓进行（图2-11A）。

腓骨骨皮质厚，质地坚硬，具有良好的血运，可行种植牵引或常规种植术（图2-11B~F）。

2. 层次及结构辨认　切开皮肤、皮下组织至深筋膜，仔细辨认筋膜下肌纤维的方向，与腓骨长轴平行呈直上直下的肌纤维为腓骨长肌，而呈自前上斜向后下的肌纤维为比目鱼肌。二者之间即为筋膜间隔，其中自上而下有数根穿支血管向外走行，应加以保护，以便以此为中心设计皮岛。顺筋膜间向深层分离即可显露腓骨。然后沿腓骨表面向前切断腓骨长短肌、趾长伸肌、蹈长伸肌的附着，向后断除比目鱼肌的附着，并保留

0.5 cm的肌袖于腓骨上。这时，向后分离即见蹈长屈肌的纤维束，于其上端可解剖辨认出胫前动脉、胫后动脉、腓动脉，向前分离可见胫前血管束及乳白色骨间膜。此后的步骤应视所需截断腓骨，逐步剪开骨间膜，切断部分长屈肌和胫后肌肌束，游离保护腓动脉血管蒂，至骨瓣切取完成。

重要解剖结构的保护和挽救

术前应进行双侧小腿血管造影，排除腓动脉硬化闭塞、变异（腓动脉替代胫后动脉）的可能性，以免引起腓骨肌瓣的切取失败或造成小腿足端血液循环障碍。在腓骨肌皮瓣的切取过程中，应十分熟悉小腿部骨、肌肉的解剖位置和神经血管的走行方向。小腿外侧皮肤切口上端位置较高时，可事先标出腓总神经的位置并加以保护，或将切口上部向后弯曲，在分离腓骨长肌、蹈长伸肌时，应注意辨别保护腓浅、腓深神经；在游离腓动脉血管蒂的过程中，胫神经通常十分靠近，且平行走行于血管蒂内侧，手术中应仔细辨别并加以保护。如出现损伤或误断，应及时进行显微外科修复。筋膜间隔内的血管穿支对皮岛的成活至关重要，应仔细分离，避免损伤。在整个取瓣过程中，应十分重视腓动脉、胫后动脉、胫前动脉部位及其走向的辨别，以保证小腿及足端血液循环的完整性，血管蒂至其他肌肉的分支应细心结扎，防止损伤出血。腓静脉血管壁通常十分薄弱，应谨慎分离，避免动作粗暴造成撕拉破裂。如果破裂出血，可根据情况进行修补。

解剖结构和手术操作技巧

切取腓骨肌（皮）瓣时患者通常取仰卧位，大腿上放置驱血带，下肢屈曲，小腿直立并适当固定。沿事先标记好的切口线切开，如准备同时切取皮瓣，可于线轮廓前1~2 cm切取。显露筋膜间隔以及血管穿支，辨认、选择理想的穿支并以之为中心设计皮岛的位置、大小、形状，而后

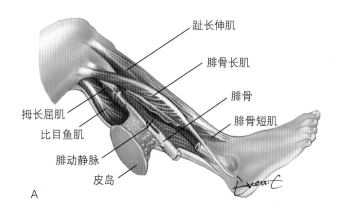

趾长伸肌

腓骨长肌

腓骨

腓骨短肌

拇长屈肌

比目鱼肌

腓动静脉

皮岛

A

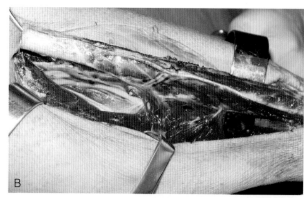

B

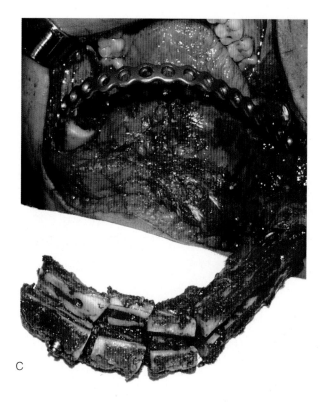

C

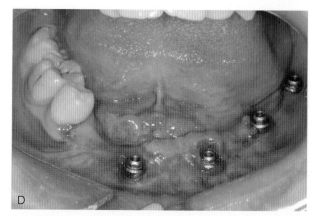

D

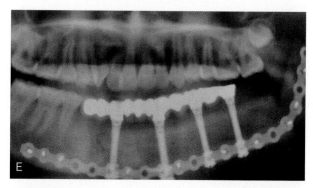

E

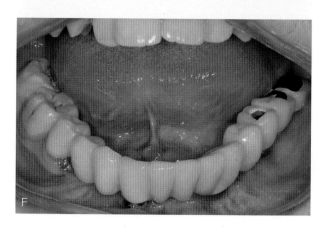

F

图2-11　腓骨肌（皮）瓣移植

A.腓骨肌（皮）瓣；B.腓骨肌瓣制备术；C.腓骨截开成形，血供良好；D.口内义齿基台；E. X线片显示牵引间隙新骨形成；F.义齿就位

于穿支前缘切开肌筋膜并向深部分离找到腓骨，向前分离切断腓骨长肌、趾长伸肌、跗长伸肌的附着，向后分离切断比目鱼肌附着并保留0.5 cm左右的肌袖。规划好所取腓骨的长度和部位后，在截骨点切开骨膜，剥离，深面妥善保护后即将腓骨锯断。用持骨钳将骨段向后拉开，剪开牵拉的致密骨间膜，轻轻分离胫后肌肉纤维，即可清楚地显示腓动脉血管蒂。自远中开始自上解剖分离血管蒂，保留1 cm的跗长屈肌和胫后肌肌袖与血管蒂和腓骨相连，结扎至其他肌肉的血管分支直至胫后血管。在腓骨上段，伴行静脉、交通静脉与腓动脉之间的关系比较复杂，交通静脉位于伴行静脉和（或）胫后静脉之间，在动脉前方横过，可作适当分离，以将腓动脉解剖至其起点，至此组织瓣已完全游离于血管蒂上，除去驱血带，将组织瓣恢复原位，使其充分灌流，待受区血管准备好后即可断蒂行游离移植。

■ 髂骨肌（皮）瓣成形术

手术设计解剖原理

髂骨是全身最大的扁骨，髂嵴前起髂前上棘后止于髂后上棘，此处骨质较厚，骨量较大，加上其血供恒定，来自内侧的旋髂深动脉（DCIA），血管蒂长度适中，是临床上十分理想的单侧下颌骨缺损修复材料。由于髂骨有足够的骨量和良好的血运，髂骨肌（皮）瓣使得下颌骨缺损的修复不再是单纯的形态恢复，而且为种植义齿修复、咀嚼功能重建打下了良好的基础。

DCIA于腹股沟韧带上下约1 cm范围内自髂外动脉或股动脉分出，男性多起于股动脉，女性多起于髂外动脉。DCIA沿腹股沟韧带后侧斜向外上，经由腹横筋膜与髂筋膜合成的鞘中，行至髂前上棘内侧约2 cm处分为升支和终末支。升支分出后上行，沿路发出分支供应腹内斜肌、腹外斜肌上份及其表面的皮肤；终末支经腹横肌深面紧贴髂骨内侧上行，一路分支供应腹横肌，并经髂嵴内侧骨孔进入髂骨。DCIA是髂骨血供来源的主要动脉，其回流静脉是与DCIA相伴行的旋髂深静脉（DCIV）。

手术进路中解剖结构辨认

1. 切口设计　沿髂嵴切开皮肤至骨嵴表面，此切口长度根据取骨范围而定，再经髂前上棘切至腹股沟韧带中点（图2-12A）；亦可做改良"S"形切口。

髂骨骨量丰富，血供好，是常规种植修复的选择（图2-12B~D）。

2. 层次及结构辨认　在髂骨肌（皮）瓣切口范围内的层次，由浅入深分别为皮肤、皮下组织、腹外斜肌腱膜、腹内斜肌、腹横肌及其深面的腹膜外脂肪和腹膜壁层。腹外斜肌下部分为较致密的肌腱膜，隐约可见其纤维方向斜向前下，上部分逐渐移行为肌肉；腹内斜肌纤维方向斜向前上，与腹外斜肌之间紧密而无脂肪组织间隔；腹横肌纤维为水平向，与腹内斜肌之间有少量结缔组织分隔，其中于髂前上棘内侧附近有DCIA升支穿行，并紧贴腹内斜肌深面向内上方走行，沿途分支进入该肌；腹横肌深面有较明显的脂肪隔，DCIA的终末支走行于其间，沿腹横肌附着线深面贴髂骨内侧面上行。

重要解剖结构的保护和挽救

髂骨肌（皮）瓣解剖较复杂，术者应掌握有关解剖知识，特别重视对其周围重要结构的保护。

1. 旋髂深动静脉蒂部的处理　DCIA与DCIV于腹股沟韧带附近发自髂外动（静）脉或股动（静）脉，此处位于腹股沟韧带中点，而腹股沟韧带的内1/3有精索（男性）或子宫圆韧带（女性）通过，因此手术中切口设计由外向内不能超过腹股沟韧带的中点，操作过程中应尽量不切断腹股沟韧带。另外，在游离DCIA及DCIV时，应紧贴血管，以免损伤周围组织，尤其在处理血管

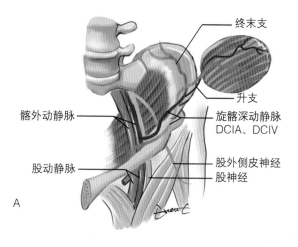
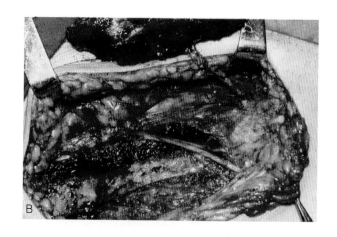
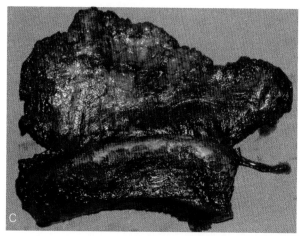
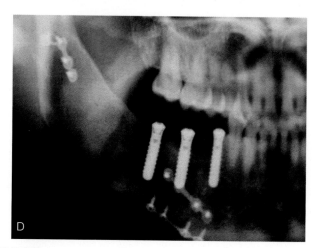

图2-12　髂骨移植

A.髂骨肌（皮）瓣；B.髂骨肌瓣制备术；C.髂骨—腹内斜肌复合瓣；D. X线片显示髂骨—种植体生长情况

蒂根部时，要注意保护髂外动静脉或股动静脉，此处静脉位于动脉内侧，血管蒂中的DCIV跨过髂外（股）动脉表面而进入髂外（股）静脉，在结扎切断蒂部血管时，应保留分叉处0.5 cm左右，予以双重结扎，以免滑脱而引起大出血。

2. 前上棘附近的处理　DCIA在髂前上棘内侧约2cm处分出升支并移行为终末支，其升支紧贴腹内斜肌深面上行，此处应注意不可把升支误认为DCIA的终末支而将腹横肌下方的DCIA终末支结扎，因髂骨的血供来源主要为DCIA终末支。另外，在髂前上棘前下方1~2 cm范围内有股外侧皮神经通过，一旦损伤可引起相应区麻木或感觉异常，如果术中发现该神经被误切，应行神经吻合术。

3. 供区创面关闭时的注意事项　在髂骨肌（皮）瓣制备过程中，将髂嵴内侧附着的部分腹壁肌肉连同骨瓣一并切取，术后容易发生腹壁薄弱甚至腹壁疝等并发症。为防止该并发症的出现，供区创面的关闭十分重要。术者需将腹壁各层肌肉逐层缝合，将腹横肌残端缝合于髂骨内侧的髂肌上，将腹内斜肌残端及腹外斜肌腱膜缝合于髂骨外侧诸肌上，并将皮下及皮肤逐层缝合，只要术中认真对待，术后的腹疝并发症一般皆可避免。

解剖结构和手术操作技巧

髂骨肌（皮）瓣成功的关键在于血管蒂的寻找，临床上可采用两种方法寻找血管蒂。其一是

"顺行法"，即先解剖血管蒂根部。此法目标明确，可借助术者对股动脉搏动的触诊，于腹股沟韧带的中点上方逐层深入，接近血管时，仔细进行钝分离，以免误伤血管蒂。充分暴露后，可沿血管蒂向外上分离解剖。其二是"逆行法"，即先由髂嵴内侧2~3 cm处逐层切开腹外肌、腹内肌及腹横肌，发现腹膜外脂肪层后即可寻找紧贴腹横肌深面的DCIA终末支，由此继续向其起始端解剖，最终解剖血管蒂。这两种方法在临床上都较实用，术者可根据自己的习惯选择。还需强调的一点是，在髂骨肌（皮）瓣制备过程中，要保留其内侧的肌肉附着，即"肌袖"。一般而言，腹外斜肌可不保留，腹内斜肌在皮瓣的血供方面较重要，而髂骨的血供是来自DCIA终末支的直接穿支及腹横肌的肌骨穿支。因此，术中应保留髂骨内侧腹横肌至少2 cm作为肌袖。

（张陈平）

参考文献

1. 于彦铮. 局部解剖学. 上海: 上海医科大学出版社, 1993.

2. 皮昕. 口腔解剖生理学. 北京: 人民卫生出版社, 1994.

3. 张陈平, 张志愿, 邱蔚六. 口腔颌面部缺损的修复重建——1973例临床分析. 中国修复重建外科杂志, 2005.

4. 侯春林, 顾玉东. 皮瓣外科学. 上海: 上海科学技术出版社, 2006.

5. 季彤, 张陈平. 下颌骨节段性缺损541例临床回顾性研究. 中华口腔医学杂志, 2006(12):705-708

6. Cordeiro PG. Frontiers in free flap reconstruction in the head and neck. J Surg Oncol, 2008 Jun, 15; 97(8):669-673.

7. Bozec A, Poissonnet G, Chamorey E. Free-flap head and neck reconstruction and quality of life: a 2-year prospective study. Laryngoscope, 2008; 118(5):874-880.

8. Bianchi B, Ferri A, Ferrari S. Free and locoregional flap associations in the reconstruction of extensive head and neck defects. Int J Oral Maxillofac Surg, 2008 Aug; 37(8):723-729.

9. 朱家恺. 显微外科学. 北京: 人民卫生出版社, 2008.

10. Thorwarth M, Eulzer C, Bader R. Free flap transfer in cranio-maxillofacial surgery: a review of the current data. Oral Maxillofac Surg, 2008 Sep; 12(3):113-124.

11. Wei FC, Mardini S. Flaps and Reconstructive Surgery. Saunders，2009.

12. Yu P, Chang DW, Miller MJ. Analysis of 49 cases of flap compromise in 1310 free flaps for head and neck reconstruction. Head Neck, 2009 Jan; 31(1):45-51.

13. Vaughan ED. Functional outcomes of free tissue transfer in head and neck cancer reconstruction. Oral Oncol, 2009 Apr-May; 45(4-5):421-430.

14. 张陈平, Nabil Samman. 下颌骨重建的基础与临床. 上海: 上海科技教育出版社, 2009.

15. Neligan PC, Wei FC. Microsurgical Reconstruction of the Head and Neck. Quality Medical Publishing, 2010.

16. Standring S. 格氏解剖学（41版）——临床实践的解剖学基础. 丁自海, 刘树伟主译. 济南: 山东科学技术出版社, 2017.

3

脉管系统

概 述

■口腔颌面颈部血管正常解剖特点

口腔颌面颈部的血液供应来自颈外动脉及锁骨下动脉。颈内、外动脉和锁骨下动脉之间存在吻合，同时左、右两侧动脉之间也有吻合。因此，面颈部的血运十分丰富，外伤及手术均可引起较大量的出血；但另一方面，血运充足能促进伤口愈合和提高抗感染能力。面动脉在面部肌肉的浅面或深面迂曲走行，有利于面部的表情肌运动。颅内、外动脉之间有着广泛交通，在进行介入栓塞治疗时，应首先做脑血管造影，排除病变与颅内血管相通后，再注射栓塞剂，以免引起脑栓塞等严重并发症。面颈部的知名血管供应呈区域性分布，临床上可以较粗大的知名血管制作各种岛状皮瓣，例如鼻唇沟皮瓣、颏下岛状瓣等，用于组织缺损的修复。面颈部的静脉血液主要通过颈内静脉回流，各静脉之间以及颅内、外静脉之间均有广泛交通。颈内静脉为颅内乙状窦的直接向下延续，颅内静脉窦栓塞可蔓延至此而发生继发感染。结扎一侧颈内静脉不会引起脑部的血液回流障碍，故口腔颌面部肿瘤根除术时常将其切除，有时可切取一段静脉作为血管移植材料，例如用于肠系膜上静脉与下腔静脉搭桥术。右侧颈内静脉较粗，而且与头臂静脉几乎呈一直线通上腔静脉，因此颈内静脉穿刺和插管术宜选用右侧颈内静脉。

■口腔颌面颈部血管异常解剖特点

颈总动脉分叉高度存在个体差异，高位分叉者可达舌骨大角高度，低位者则在甲状软骨上缘水平以下。临床上在进行颈深部手术时应注意这一解剖变异，小心勿伤及颈总动脉。舌下动脉在少数人可能阙如，而由颏下动脉的穿支代替；另一种变异为舌下动脉起源于面动脉，这有一定的临床意义。当使用锐器或牙科砂片不慎损伤口底黏膜时，在舌下腺摘除术或口底手术时可损伤舌下动脉而导致较为严重的出血。此动脉如为变异的舌下动脉，则即使结扎舌动脉也达不到有效的止血。临床上在进行舌动脉插管化疗时须注意，有时舌动脉与甲状腺上动脉共干，而且此甲-舌动脉干又在颈总动脉分叉部发出，药物可误入颈内动脉而导致颅内并发症。此外，由于两动脉共干或起始部位紧邻，亦可使药液经甲状腺上动脉分支进入喉内，引起喉水肿和呼吸道梗阻。面动脉末端有时分为上、下唇动脉而无内眦动脉，此时阙如的部分由眼动脉或眶下动脉代替。

面颈部静脉变异较少，有时颈外静脉不是注入锁骨下静脉，而是汇入颈内静脉。颈外静脉常被用作游离组织瓣静脉吻合的血管，遇到上述情况时，如颈内静脉近心端已被结扎，颈外静脉即不能用于血管吻合。假如临床上仍采用颈外静脉为受区血管，就应作改良，将颈内静脉结扎部位移至颈外静脉汇入处上方。颈部浅层、深层静脉有时会发生不明原因的局限性梭形膨大，称为先天性颈静脉扩张症（congenital jugular phlebectasia）。笔者所在科室曾遇到4例此类患者，临床易误认为血管瘤或其他肿瘤，需注意鉴别。颈外静脉末端的管腔内有一对瓣膜，但是功能不完全，不能阻止血液回流。少数人的颈外静脉垂直注入锁骨下静脉，在插管时应予注意，随时调整插管的角度。

颈总动脉可发生粥样硬化斑块，多见于颈动脉分叉处，累及颈总动脉、颈内动脉及颈外动脉。由于颈外动脉在起始部的分支较多，故颈外动脉的病变段一般较短；而颈内动脉起始部缺少分支，可以使较长的一段颈内动脉内形成血栓而闭塞。口腔颌面部的动脉、静脉和毛细血管可发生异常增生或形成肿瘤。静脉畸形、毛细血管畸形在临床上十分常见，治疗也较困难；动静脉畸形（瘘）可为先天性，也可由外伤引起，治疗以手术为主。

口腔颌面颈部血管解剖特点与感染

口腔颌面部血运丰富，使组织的抗感染力和愈合力增强，故口腔颌面部感染一般很少播散至全身，这是对机体十分有利的一面。但是，面部静脉内瓣膜发育不良，少而薄弱，同时关闭不全，不能阻挡血液逆流。当面部发生感染（疖、痈等）时，尤其是鼻根部与口角连线三角区内的感染，易在面静脉内形成血栓。由于颌面部的静脉借助交通支与颅内静脉相交通，因而炎症产生的水肿阻塞正常的静脉血回流，或遭受不恰当的处理后（如挤压），可逆流至眼上静脉，经眶上裂通向颅内蝶鞍两侧的海绵窦，将面部炎症播散至颅内，引起海绵窦化脓性血栓性静脉炎。因此，在处理面部"危险三角区"感染时，应特别慎重。过去一般解剖均称面静脉无瓣膜，但自从石桥恒雄报道面静脉73.5%有瓣膜以来，国内亦相继有所发现。其出现率为25.3%~86.2%，其中以一处瓣者最多（43%）。面静脉瓣呈袋状，袋口向心开放，多数位于口角平面以下，在口角平面以上有瓣膜者仅占5.7%，瓣膜主要位于面深静脉汇入面静脉处附近。

口腔颌面颈部血管解剖特点与肿瘤

颈深淋巴结数目众多，一般为15~30个，均沿颈内静脉排列，且与颈内静脉关系密切。口腔颌面部恶性肿瘤发生颈淋巴转移时，为求手术彻底，一般需将颈内静脉一并切除（根治性颈淋巴清扫术）。由于颅内、外静脉存在广泛交通，因而切除一侧颈内静脉不会影响脑的血液回流。口腔颌面部血液供应主要来自颈外动脉和锁骨下动脉，其主要分支管径较粗，解剖标志明确，临床上常选择颈外动脉、颞浅动脉、舌动脉等进行插管化疗，以提高肿瘤的局部控制率，降低化疗药物的全身毒性。与身体其他部位组织一样，口腔颌面部血管也可发生良、恶性肿瘤。良性肿瘤以血管瘤多见，恶性肿瘤以血管内皮瘤或血管肉瘤居多。常见的血管病变如下。

伴内皮增殖的病变

1. 真性血管瘤（草莓痣）。

2. 脓性肉芽肿。

3. 肿瘤：血管肉瘤、血管外皮细胞瘤。

不伴内皮增殖的病变（脉管畸形）

1. 微静脉畸形　中线型微静脉畸形、微静脉畸形。

2. 淋巴管畸形　微囊型、大囊型（囊性水瘤）。

3. 静脉畸形　海绵状血管瘤。

4. 动-静脉畸形　①先天性；②后天性，原因如外伤骨折、穿通伤、自发性、医源性（如手术）。

5. 混合畸形　静脉-淋巴管畸形、静脉-微静脉畸形。

伴血管瘤病变的综合征

1. Sturge-Weber综合征（PWS）。

2. Klippel-Jrenaunay综合征（PWS）。

3. Kasabach-Merritts综合征　真性血管瘤，静脉畸形。

4. Maffucci综合征（Ollier瘤）。

■ 口腔颌面颈部血管解剖特点与外伤

口腔颌面颈部动脉通过广泛的吻合使血液供应十分充足，伤后出血较多，易形成血肿；组织水肿反应快而重，如口底、舌根或颌下等部位损伤，可因水肿、血肿而影响呼吸道通畅，甚至引起窒息。由于动脉的吻合支丰富，当损伤引起大出血时，虽压迫或结扎伤侧主供动脉，仍不能达到完全止血。但是另一方面，由于血供丰富，组织抗感染能力和再生修复能力较强，创口易于愈合，因此初期清创缝合的期限比其他部位损伤长，即使伤后24 h、48 h甚至更久的伤口，只要未出现明显的化脓感染，清创后仍可进行初期缝合。

枪伤、刺伤、切伤、爆炸伤或车祸，均可造成颈动脉或合并颈静脉损伤。常见的损伤类型为侧壁伤、撕裂伤或断裂，也可发生动静脉瘘。颈外动脉或颈内静脉损伤可做结扎术，如果颈内动脉挫伤缺损，可做颈内、外动脉交叉吻合术。颈动脉横断伤且伴有严重神经障碍体征者，即使手术修复动脉裂口，也会因脑组织缺血时间过长而致神经功能不能恢复。因此，只有对未引起严重神经功能障碍的颈动脉损伤病例做动脉修复术才能取得效果。颈动脉吻合或移植术时，可采用内外支架转流。对于面颈部血管损伤而引起的出血，可视具体情况，采用钳夹、结扎止血（如小动、静脉出血）、阻断止血（知名或较粗血管出血）、压迫止血（创面渗血）、药物止血、热凝止血、低温及降压止血等。止血应求彻底、可靠，防止再次出血。颈部浅静脉无动脉伴行，其组合和位置变异较多。颈部浅静脉穿深筋膜处，其管壁与筋膜紧密粘连。当静脉切断或损伤时，由于筋膜的牵拉，静脉管壁不易塌陷闭合，有发生空气栓塞的危险，临床上应予以注意。

■ 淋巴系统与口腔颌面外科疾病

在口腔颌面外科疾病中，与淋巴系统关系最密切的当属感染性疾病与肿瘤性疾病两大类，一些自身免疫性疾病或免疫缺陷性疾病也与淋巴系统功能有关。

涉及口腔颌面外科淋巴系统的疾病可概括分为两大类：①发生于淋巴组织本身的疾病，如淋巴结炎、恶性淋巴瘤、淋巴上皮病等；②淋巴组织反应性疾病，如牙源性感染、恶性肿瘤淋巴道转移以及结节病、猫抓病等。

为了能正确诊断和处理与淋巴系统有关的口腔颌面外科疾病，必须首先了解淋巴系统的有关基础知识，同时也应熟悉头颈部的有关解剖结构，最后方能结合临床正确诊断和处理有关疾病，特别是手术中对解剖结构的辨认，以及在发生意外时的处理。

口腔颌面颈部动脉

动脉一般由内膜、中膜和外膜3层构成，中膜最厚，主要为弹性纤维和平滑肌。颈总动脉属于大动脉。大动脉的中膜含有大量弹性组织，又称弹性动脉。大动脉具有以下结构特点：①内膜较其他动脉的内膜厚，由内皮、内皮下层和内弹力膜组成。②中膜是由弹性组织所形成的窗膜，每个大动脉有许多层窗膜环绕管壁，膜间隔内夹有一层平滑肌和少许结缔组织。中膜内还含有一种特殊的基质，在某些病理情况下，基质可形成软骨，甚至钙化成骨质，使动脉壁失去弹性和收缩力，即动脉硬化。③外膜相对较薄，主要成分为纵行排列的胶原纤维。中膜与外膜之间并无明显界限，外膜中含有滋养血管和神经。除颈动脉以外，颌面部所有知名动脉均属中动脉，口径大于0.2 mm。中动脉的解剖特点是中膜内有大量平滑肌，故又称肌性动脉。小动脉的口径一般不超过200 μm，管壁有完整的平滑肌层、少量的弹性纤维和胶原纤维，受交感神经和激素控制而收缩或舒张，是调节微循环灌注量的"总开关"。口

腔颌面外科医师必须熟悉颈动脉的解剖走行和毗邻关系，以便手术时寻找、保护或切断；手术中还可以知名动脉为标志，识别组织层次和周围组织关系。

颈动脉系统临床解剖

颈总动脉

颈总动脉（common carotid artery）位于颈动脉鞘的内侧（图3-1）。两侧颈总动脉的起始方式不同，右侧绝大多数（98.5%）起于头臂动脉干，偶见（1.5%）起于主动脉弓；左侧多数（89.7%）起于主动脉弓凸面的最高处，分为

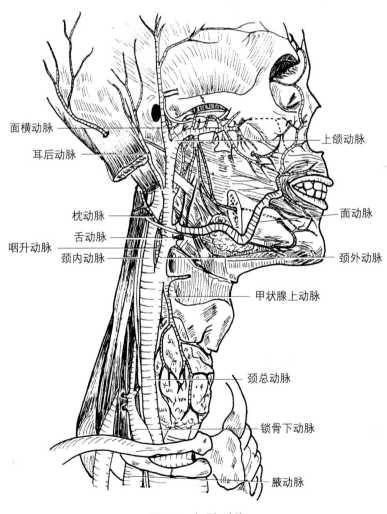

面横动脉
耳后动脉
上颌动脉
枕动脉
舌动脉
面动脉
咽升动脉
颈内动脉
颈外动脉
甲状腺上动脉
颈总动脉
锁骨下动脉
腋动脉

图3-1 头颈部动脉

胸、颈两段，少数起于头臂干（10%）或与左锁骨下共干起于主动脉弓（0.5%）。两侧颈总动脉的颈段行程相同，包绕在颈动脉鞘内，于气管、喉的外侧，胸锁乳突肌前缘深面上行，进入颈动脉三角。约有50%在甲状软骨上缘处分为颈内和颈外动脉，另有50%分叉或高或低，最高者达舌骨大角，最低者达环状软骨平面。位置的高低与患者的卧位及头颈伸仰的程度有关。极少数人的颈内、外动脉直接发自锁骨下动脉，而无颈总动脉。右侧颈总动脉的长度为9.54 cm，左侧的长度为12.5 cm。颈总动脉和颈内动脉的颅外段，一般没有肉眼可辨的分支。颈总动脉在颈动脉三角内的一段行程表浅，仅有皮肤、浅筋膜及颈阔肌覆盖，临床上可在此处测脉搏或进行颈动脉穿刺造影等。当头颈部发生危急大出血时，可将颈总动脉压向第6颈椎横突，以达到临时紧急止血的目的。第6颈椎横突的前结节又称颈动脉结节。将一侧颈总动脉或颈内动脉结扎后，有1/2~1/3的患者出现大脑血液循环障碍，发生脑软化或偏瘫，故除非在不得已的情况下，一般不结扎颈总动脉或颈内动脉。颈总动脉被包于颈动脉鞘内，在鞘内有颈内静脉和迷走神经伴行，颈总动脉在内侧，颈内静脉居外侧，迷走神经居动静脉之间的后方。颈动脉鞘由结缔组织形成，颈内静脉和迷走神经之间还隔有薄层结缔组织。

颈总动脉与周围组织的关系（图3-2）

1. 浅层毗邻　在相当于环状软骨平面有肩胛舌骨肌越过，在肩胛舌骨肌以上部分由胸锁乳突肌前缘掩盖；在肩胛舌骨肌上方，横过甲状腺上动脉的胸锁乳突肌支，稍往上又有甲状腺上静脉横过，并掩以颈内静脉之前缘。由于此段颈总动脉位置较浅，因此结扎颈总动脉的手术常在此段进行。在肩胛舌骨肌平面以下，颈总动脉的浅面除掩以胸锁乳突肌外，还有胸骨舌骨肌和胸骨甲状肌。在锁骨上缘以上，胸锁乳突肌的深面有颈前静脉越过。颈总动脉前面还有舌下神经袢从其

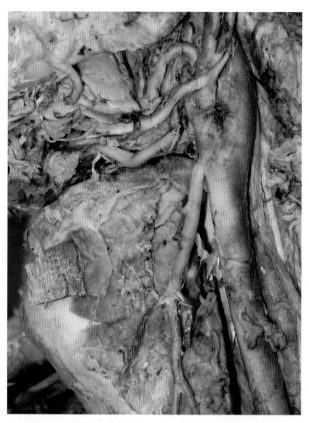

图3-2　颈总动脉分叉：颈内动脉、颈外动脉起始部

表面下降，并有甲状腺静脉横过。

2. 内侧毗邻　下段邻气管、食管及与之相邻的喉返神经，上段邻喉及咽。在颈总动脉与气管之间有甲状腺叶。

3. 后部毗邻　为颈椎横突及颈长肌、头长肌、前斜角肌之起端，颈交感干位于其后，迷走神经居其后外。

4. 颈动脉体和颈动脉窦　在颈总动脉分叉处有两个重要的司感觉的结构，即颈动脉体和颈动脉窦。其解剖结构和生理作用各不相同。

（1）颈动脉体：颈动脉体（carotid body）为棕红色椭圆形小体，高5~7 mm，宽2~4 cm。在81%的标本中，于颈总动脉分叉部的后上壁内，可触摸到呈结节状的扁平小体，由结缔组织紧密连于颈总动脉分叉处的后壁或其附近。颈动脉体含有丰富的毛细血管网和感觉神经末梢。毛细血管来自附近动脉干发出的小动脉分支，感觉

神经末梢为窦神经的分支。颈动脉体是一个化学感受器，对血液中氧和二氧化碳含量的变化极为敏感。当血液中PO_2降低、PCO_2升高时，化学感受器受到刺激，冲动经窦神经传至中枢，反射性引起心率加快、血压升高和呼吸加快加深。颈动脉体可发生肿瘤，称为颈动脉体瘤（副神经节瘤）。手术前多需经颈动脉造影检查才能确诊。手术中常发现肿瘤包绕在颈总动脉或颈内动脉上，有时需切除受累动脉才能完全切除肿瘤。

（2）颈动脉窦：颈动脉窦（carotid sinus）是颈内动脉起始处（71%）的梭形膨大，9%位于颈内、外动脉分叉处，4%在颈总动脉末段，1%在颈外动脉起始处。此处动脉壁变薄，壁内肌肉少而弹性组织增加，其内含丰富的感觉神经末梢。来自舌咽神经的窦神经，将血压的冲动传至延髓的血管舒缩中心。颈动脉窦为压力感受器，受刺激时可反射性引起心率变慢，血压下降，甚至晕厥等，称为颈动脉窦综合征。全身的压力感受器并不只限于颈动脉窦，右锁骨下动脉和主动脉弓也有类似功能。因此，切除一侧或两侧颈动脉窦神经，对血压并无影响。手术中如果暴露和刺激了颈动脉窦，可导致心率减慢和血压下降。因此，应在颈内动脉和颈外动脉之间，或于颈内动脉外膜内，注射1%普鲁卡因1~2 mL阻断神经冲动的传导。在某些情况下，例如动脉硬化、肿瘤压迫或术后瘢痕挛缩等，颈动脉窦可变得相当敏感。触诊、加压包扎甚至转头动作等因素也可刺激颈动脉窦而发生颈动脉窦综合征。注射普鲁卡因或去除加压包扎后，常能自行恢复，也可采用切除颈动脉窦神经的方法进行治疗。

颈内动脉

颈内动脉（internal carotid artery）为供应脑、眶内结构及鼻、额部的主要动脉。自颈总动脉发出后，沿咽侧壁上行达颅底，经颞骨岩部的颈动脉管入颅，在蝶骨体外侧进入海绵窦，水平前行至前床突内侧至海绵窦顶弯向后行，于前、后床突连线之上，在视交叉外侧分为大脑前、中动脉。颈内动脉可分为颈、颅两段。颈内动脉颈段无任何分支，行程稍弯曲，可随颈部活动而伸展，颈内动脉可随年龄的增长而弯曲增加。老年人的颈内、外脉的正常位置关系常发生改变，颈内动脉和颈外动脉的关系沿途不一，通常颈内动脉开始位置较浅，在颈动脉三角内，颈内动脉位于颈外脉的后外侧。离开颈动脉三角时，颈内动脉于颈外动脉深面上行，在二腹肌后腹上方，颈内、外动脉之间隔以茎突、茎突舌肌、茎突咽肌和舌咽神经等。在颈上部，弯曲的颈内动脉可凸向咽侧壁，亦可紧贴腭扁桃体后方。颈内动脉后部为头长肌及颈交感干，后外侧为舌咽神经、迷走神经、副神经和舌下神经，再往后外为颈内静脉，迷走神经之喉上神经则经其深面。颈内动脉内侧为咽缩肌、咽升动脉及腭帆提肌。在成人，从下颌小舌之内侧缘向内后1.5 cm处，即遇颈动脉孔的开口处。从口咽部看，颈内动脉离翼突下端的后方约3 cm，因此用咬骨钳咬除翼突不会损伤颈内动脉。颈内动脉位于咽后壁和咽侧壁交界后外部，离扁桃体的距离约1.5 cm。自甲状软骨上缘向上至下颌颈后缘间的连线，即颈内动脉的表面投影。颈内动脉颅内段分支多，且与颅外动脉有广泛吻合，其主要分支有眼动脉、大脑前动脉、大脑中动脉和后交通动脉。

颈外动脉

颈外动脉（external carotid artery）约有50%起于甲状软骨上缘水平（相当于第3、4颈椎间）。向上潜行于二腹肌后腹和茎突舌骨肌深面，越过茎突舌肌和茎突咽肌浅面（此二肌将颈外动脉和颈内动脉隔开），几乎与下颌支后缘平行进入腮腺深部。个别情况下，颈外动脉从二腹肌后腹和茎突舌骨肌之间穿出浅面而入腮腺深部。颈外动脉进入腮腺深部的平面一般高于乳突至下颌角之间的连线，至下颌髁突颈水平分为上颌动脉、颞浅动脉两个终支。颈外动脉在颈动脉三角时，内侧为咽侧壁，隔以喉上神经的喉内、外支。在一较高的平面，其内侧为迷走神经咽支、茎突咽肌、舌咽神经及茎突或茎突舌骨韧带（图3-3）。

颈外动脉沿途发出9个分支，在前面者为甲状腺上动脉、舌动脉和面动脉；发自后面者为胸锁乳突肌动脉、枕动脉及耳后动脉；发自内侧者为咽升动脉，其终末支为颞浅动脉和上颌动脉。儿童的颈外动脉较颈内动脉略细小，但在成人两者几近相等。

1.甲状腺上动脉　甲状腺上动脉（superior thyroid artery）多数起自颈外动脉起始部前面（53.1%），少数起于颈总动脉分叉处（32.8%）或颈总动脉（14.1%）。其起始点的高度，多数在甲状软骨上缘与舌骨大角之间（82.5%），部

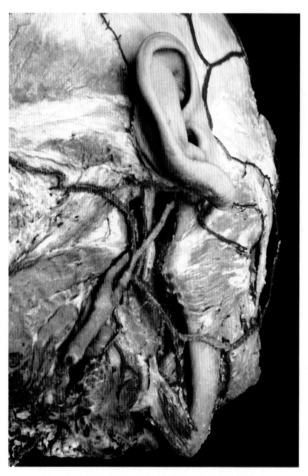

图3-3　颈总动脉、颈内动脉及颈外动脉的分支

分平下颌角（14.5%），少数在甲状软骨后缘中点（3%）。甲状腺上动脉的外径平均为2.2 mm，长度为3 cm。有时甲状腺上动脉与舌动脉共干发出，形成甲-舌动脉干，动脉起始后，呈弓形弯曲行向前下，沿甲状软骨继续下行，达甲状腺侧叶上端，在此通常分为前支和后支，前支与对侧同名动脉相吻合，后支则与甲状腺下动脉吻合。

甲状腺上动脉的主要分支有喉上动脉、胸锁乳突肌支、环甲支和腺支。甲状腺上动脉的弓形部分，在手术中为显露颈外动脉的重要标志。动脉上段浅面由颈阔肌、颈浅筋膜和皮肤覆盖，下段则由舌骨下肌群被覆，两侧动脉发出二级分支进入甲状腺实质，供应腺体。此外尚有腺外支分布于喉黏膜和喉肌。

临床上常将导管经甲状腺上动脉的起点插入颈外动脉，进行化学药物动脉灌注，治疗口腔颌面部恶性肿瘤。有时为减少颌面部手术时的出血（例如行舌切除术），也可在甲状腺上动脉与舌动脉之间结扎颈外动脉。甲状腺上动脉与喉上神经的关系密切，甲状腺手术并发喉上神经损伤并非少见，发生率为0.4%~1%。施术时应注意两者之间的关系，有意识地仔细分离，可减少此种并发症。当喉上神经外支入环甲肌点平甲状腺上极上方时，神经距动脉7 mm。入肌点若平上极下方，则神经距动脉11 mm。因此，结扎甲状腺上动脉的位置，越靠近腺体安全系数越大。结扎部位过高，可能牵涉到喉上神经外支，施术时应慎重分离紧靠血管内后方的喉上神经外支。甲状腺肿大时，血管被推向上内，使其靠近神经，故紧贴腺体表面结扎血管非常重要。

2.舌动脉（lingual artery）　为供应舌及口底的动脉主干，约平舌骨大角处起于颈外动脉前内侧壁。动脉起始后先行向上内侧，然后弯向下前，形成一个短袢，在舌骨舌肌的后缘，动脉转入该肌深面，先水平前行，然后垂直向上，经颏舌肌与舌下纵肌间，最后在舌下面迂曲向前达舌尖。

舌动脉尚未进入舌骨舌肌深面时，其浅面有舌下神经。当其进入舌骨舌肌深面时，与舌下神经以肌肉相隔，舌动脉以舌骨舌肌为界分为3段。第1段从舌动脉起点至舌骨舌肌后缘，位于颈动脉三角内。此段呈弓形，舌下神经由动脉浅面越过。手术中为减少出血，可在舌骨大角水平结扎舌动脉，但须注意舌动脉与舌下神经的关系，慎勿伤及。第2段为舌动脉在舌骨舌肌深面的一段，水平行于舌骨上方，位置较深，深面邻接咽中缩肌。第3段为舌动脉的终末段，称为舌深动脉。

舌动脉发至舌的分支有舌背动脉、舌深动脉和舌下动脉。舌背动脉是舌动脉在舌骨舌肌深面时发出的2~3个小支，上行至舌咽部，分布于舌黏膜、腭扁桃体、软腭及会厌等处，并与对侧同名动脉吻合。舌下动脉是舌动脉在舌骨舌肌前缘处从肌深面穿出的两个终末支之一，位于口底，行于舌下腺内侧，沿途发支至舌下腺、舌肌、下颌舌骨肌、口底黏膜（包括舌系带）、牙龈等处，在口底前份黏膜下与对侧同名动脉吻合。此动脉还穿过下颌舌骨肌与面动脉发出的颏下动脉的肌支相吻合。舌深动脉是舌动脉在舌骨舌肌前缘发出的另一终末支，上行至舌的下面后，再向前方至舌尖与对侧同名动脉吻合。舌深动脉沿途发支向上行，与舌下神经和舌神经的终末支伴行，分布于舌、口部的肌和黏膜。

两侧舌动脉分支之间的交通，多位于黏膜下层内，数量不多，而且细小。结扎一侧舌动脉进行该侧舌的手术时，实际上很少出血。但在舌尖处则出血较多，这是因为该处有舌深动脉的最大吻合支。当手术切口仅限于舌的一部分时，可在口底侧方切开黏膜，找出舌深动脉，在其从舌骨舌肌前缘露出处加以结扎。在舌体侧部手术时，舌动脉可被切断。此动脉位于肌层内，为了显露，多将舌体前拉，血管断端退缩至肌内，出血点不清，不易钳夹。此时可将止血钳尽量伸入肌内钳夹，并将该处肌肉连同血管一并缝合结扎。

舌下动脉有时阙如，代之以颏下动脉穿支，

这种变异为舌下动脉起源于面动脉，有一定的临床意义。在牙科操作不慎损伤口底黏膜时，可累及舌下动脉而导致较为严重的出血。此动脉假若是变异的舌下动脉，则结扎舌动脉无助于止血。临床上常进行舌动脉插管化疗，治疗舌部肿瘤。应该注意的是，有时舌动脉与甲状腺上动脉共干，而且又在颈总动脉分叉部发出，药物可误入颈内动脉，导致颅内损伤。此外，由于两动脉共干或起始部紧邻，药液可经甲状腺上动脉分支进入喉内，引起喉水肿而导致呼吸道阻塞。

3. 面动脉　面动脉（facial artery）在颈动脉三角内，舌骨大角的稍上方（41%~49%）平下颌角高度。面动脉单独（86%）或与舌动脉共干（14%）于二腹肌后腹下缘，起于颈外动脉的前壁。面动脉起始部外径约2.8 mm。面动脉初在颈阔肌与咽上、中缩肌之间，行向前内上方，经二腹肌后腹、茎突舌骨肌和舌下神经深面，至颌下三角。继而弯转向前下方，进入下颌下腺鞘内，或经下颌下腺后上方的面动脉沟（86.8%），或穿经下颌下腺实质后出下颌下腺鞘，在咬肌附着处前缘勾绕下颌骨下缘转至面部，移行于面动脉的面段。在下颌骨下缘处，面动脉位于面静脉的前方（78%）、深面（13%）、浅面（8%）或后方（1%）。面动、静脉浅面仅覆以皮肤、颈阔肌及由后向前走行的面神经下颌缘支（78%）。所以，面动脉在下颌骨下缘处位置表浅，是临床上触摸面动脉搏动，压迫或结扎面动脉的适宜部位。面动脉到达面部后，渐与面静脉分开，在颈阔肌、笑肌、颧肌的深面与颊肌、尖牙肌的浅面之间迂曲行向前内上方，经口角外侧、鼻外侧至内眦部，与眼动脉分支——鼻背动脉吻合。

由外眦向下作一垂线，再自鼻翼下缘外侧与口角分别向外侧画上、下两条水平线与上一垂线相交，此两条水平线将面动脉分为三段：口角水平线以下为第1段，此段中部的外径为2.0~2.4 mm（49%），多数经口角水平线的中1/3段（42%~70%）行向内上。在上、下两水平间的一段为第2段，此段中部外径为1.5~1.9 mm（46%）。面动脉继续向上，有69%~71%经鼻翼下缘外侧的水平线的内1/3段，延续为面动脉第3段，此段中部外径为1.0~1.4 mm（51%）。

面动脉的终止部位变化较大，最高可达内眦，最低仅至下唇。其中以终止于鼻翼下缘外侧水平线以上者最多（77%），止于鼻窦底与口角水平线间者次之（15%），止于口角水平线以下者最少（8%）。通常将止于口角水平线以下的面动脉称为较弱的面动脉。此时口角以上区域的血液供应常由对侧的上唇动脉，或同侧的眶下动脉、面横动脉、颊动脉、鼻背动脉等血管增粗来补偿。约有5%的面动脉进入面部后，分为大小相近的前、后两支。前支的走行部位如正常的面动脉，而后支则与面静脉伴行，此后支称为副面动脉。副面动脉向上分支至咬肌和颊部后，终止于眶下部。

面动脉在面部弯曲的行程为其特点，以适应唇颊部的活动。其分支包括面部及颈部两组，有下唇动脉、上唇动脉、内眦动脉、颏下动脉、腭升动脉、扁桃体动脉和鼻外侧动脉（图3-4）。

（1）下唇动脉：于口角附近发出，迂曲前行，经三角肌深面，穿口轮匝肌，在该肌与唇黏膜之间行向中线，与对侧同名动脉吻合。此外还与下牙槽动脉分支颏动脉相吻合。

（2）上唇动脉：较下唇动脉大，弯曲亦较明显，于口角附近发出后进入上唇，穿口轮匝肌，沿唇黏膜下前行至中线，与对侧同名动脉相吻合，并发小支至鼻中隔前、下部及鼻翼下缘。上、下唇动脉离黏膜面较近，离皮肤表面较远，仅位于黏膜与口轮匝肌纤维之间，双指扪诊可扪出其搏动。两侧上、下唇动脉在唇红缘深面的黏膜下组织内行向中线，互相吻合成围绕口裂的动脉环，分支供应上、下唇，此动脉环在唇缺损修复手术中十分重要。如遇出血，可以用拇指、食指夹住口唇进行暂时止血。唇裂修复术时，可在口角附近缝扎上唇动脉各一针，以减少术中出血。

上、下唇动脉可能有两条，位居下面的一条离唇缘和黏膜都较远，而上面者位置不变。当切开唇部时，通常可见2~4个小血管出血点，其位置在红唇和白唇交界处的肌层内，但主要位于红唇部。这些小血管对唇部组织瓣的血运极为重要，当上唇瓣转向下唇或下唇瓣转向上唇时，组织瓣蒂很窄，但如包括这些小血管在内，坏死的危险性极小。换言之，在制作唇组织瓣时，蒂部必须包括红唇和2 mm左右的白唇。上、下唇动脉如有两支，远离唇缘的一支称为副上唇动脉（出现率6%）和副下唇动脉（出现率17%）。

（3）内眦动脉：又称角动脉（angular artery），为面动脉的终支。当面动脉经过上唇方肌的眶下头深面，进入上唇方肌内眦头时，即改名为内眦动脉。该动脉沿鼻外侧向上行至内眦部，与眶内动脉分出的直径相似的鼻背动脉相吻合，改称为滑车上动脉。以额部转移皮瓣修复鼻背缺损时，如果皮瓣以此处为蒂，即包括滑车上动脉。制作鼻唇沟皮瓣时出血较多，系损伤上述血管之故。

面动脉末段有时只有上、下唇动脉而无内眦动脉，此时阙如的部分由眼动脉或眶下动脉替代。

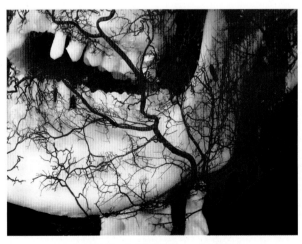

a.上唇动脉；b.下唇动脉；c.面动脉。

图3-4　面动脉的走行（动脉铸型）

（4）颏下动脉：为面动脉在颏部较大的分支，在接近下颌骨下缘处起于面动脉，于下颌舌骨肌浅面前行至颏部，抵下颌联合处附近时，变更方向往上，越过下颌骨下缘，分布于下唇皮肤和肌肉，与舌下动脉、下唇动脉及颏动脉均有吻合，有时则替代舌下动脉。

（5）腭升动脉：起自面动脉的起始部，为腭肌的主要滋养动脉。动脉上升于茎突舌肌与茎突咽肌之间，然后循咽侧壁上升至颞骨岩部，在此处随腭帆提肌至腭部。

（6）扁桃体动脉：沿咽侧壁上升，经翼内肌和茎突舌肌之间，然后向内穿咽上缩肌入腭扁桃体。

（7）鼻外侧动脉：由面动脉终末支——内眦动脉发出，至鼻翼与鼻中隔，并与上唇动脉鼻翼支、鼻中隔支、眼动脉的鼻背动脉和上颌动脉的眶下动脉等相吻合。

4. 胸锁乳突肌动脉　胸锁乳突肌动脉（sternocleidomastoid muscle artery）在面动脉起点之高度，起自颈外动脉后壁，约在胸锁乳突肌上、中1/3交界处进入肌内。胸锁乳突肌的上部血供主要来自枕动脉分支，中部血供主要为甲状腺上动脉的分支和由颈外动脉直接发出的小分支（即胸锁乳突肌动脉），下部血供主要来自甲状颈干和颈横动脉的小分支。肌肉内动脉吻合成网，互相交通。因此，无论利用胸锁乳突肌上端或下端为蒂，均可制成带蒂胸锁乳突肌（皮）瓣。

5. 枕动脉　枕动脉（occipital artery）约在面动脉起始部高度自颈外动脉后外侧壁发出，沿二腹肌后腹下缘行向后上，越过颈内动脉和颈内静脉背面，迷走神经和副神经浅面，经过乳突、二腹肌、胸锁乳突肌、头夹肌和头最长肌深面，横行于乳突内侧的枕动脉沟内，最后在胸锁乳突肌与斜方肌附丽点之间穿出筋膜至皮下，供应邻近肌肉。枕动脉的末端与枕大神经伴行，其主要分支有胸锁乳突肌支、降支和耳支。

（1）胸锁乳突肌支：往往有上、下两支。上支在枕动脉越过副神经时分出，行向后下，越过颈内静脉，伴随副神经进入胸锁乳突肌上部。下支起自枕动脉起始部或直接发自颈外动脉，向后越过舌下神经和颈内静脉浅面至胸锁乳突肌，与甲状腺上动脉的胸锁乳突肌支吻合。

（2）降支：当枕动脉经过头上斜肌表面时发出，向下分为深、浅两支。浅支与颈横动脉浅支吻合，深支与椎动脉分支相吻合。临床上结扎颈外动脉后，此处的吻合即成为侧支循环的通路。

（3）耳支：至耳郭后面，与耳后动脉吻合。

6. 耳后动脉　耳后动脉（posterior auricular artery）在下颌后窝内，二腹肌后腹和茎突舌骨肌上缘，起自颈外动脉后壁。其行程起初较深，往上后介于乳突与腮腺后内侧面之间。经面神经总干浅面上升，至外耳道软骨与乳突之间，最后到达耳后区，分支供应邻近皮肤、肌肉和腮腺，并与颞浅及枕动脉分支吻合。少数耳后动脉起于枕动脉。

耳后动脉与面神经干关系密切，粗细也大致相同。在寻找面神经主干时，如耳后动脉破裂出血，可予以仔细结扎。耳后动脉经腮腺深面，至耳郭软骨与乳突之间，分为耳支和枕支。

（1）耳支：发出后上升，经耳后肌深面，分布于耳郭外侧面。

（2）枕支：系耳后动脉的终末支，行向后上，经胸锁乳突肌附丽点表面，分布于耳郭后上方的头皮。分离耳后头皮的深层组织修复耳郭时，可见发自耳后动脉的小分支，在皮下组织内向后分布。枕支的末支与枕动脉的小分支吻合。

耳后动脉在耳郭上部的头皮内与颞浅动脉后支的分支吻合，已被血管造影所证实。以颞浅动脉为蒂的耳后皮瓣修复面前侧部或鼻部缺损，皮瓣血运就是依靠耳后动脉与颞浅动脉的吻合。

7. 咽升动脉　咽升动脉（ascending pharyngeal artery）是从颈外动脉发出的最小一支动脉，起自颈外动脉起始部的内侧壁，沿咽侧壁垂直上升达颅底，分支供应咽侧壁及软腭。咽升动脉之内侧为咽缩肌，咽升动脉起点和颈总动脉分叉平面，与耳屏中心点的垂直距离分别为5.8 cm和7.3 cm。

8. 上颌动脉　上颌动脉（maxillary artery）位于面侧深区，系颈外动脉终支之一。在下颌骨髁状突颈部后方与颞浅动脉呈89°（30°~135°）角分出，经下颌髁突颈与蝶下颌韧带之间水平向前，至翼外肌后缘进入颞下窝，然后向外上呈弧形绕经翼外肌下头浅面，至上颌骨后方，再经翼外肌两头之间，穿翼突上颌裂进入翼腭窝。翼突上颌缝的高度为15.7（12~18）mm，上颌动脉翼腭段下壁至翼突上颌缝下端距离平均为20 mm，动脉的翼腭窝段在发出分支前的外径为2.4 mm。

上颌动脉的起点定位法有两点定位法和多点定位法。两点定位法有两种：其一是从上颌动脉起点至下颌角的距离，为37（28~51）mm；其二是从耳屏间切迹至口角的连线，90%的上颌动脉起点在此连线上，距耳屏间切迹的距离为16 mm。多点定位法即上颌动脉在髁突后方0~10 mm，距颞浅动脉跨过颧弓上缘处的距离为22~44 mm，距下颌角水平面的垂直距离为47~57 mm，距皮肤的深度为10~24 mm。

上颌动脉与翼外肌及下颌神经的关系，89%的上颌动脉行于肌肉浅面，9.6%位于肌肉深面，动脉绝大多数经过下颌神经分支的深面。

上颌动脉依其与骨和肌的毗邻关系可分为3段，即下颌段、翼肌段和翼腭段。主要分支有脑膜中动脉、下牙槽动脉、咬肌动脉、颞深动脉、上牙槽后动脉、眶下动脉、蝶腭动脉和腭降动脉。

（1）下颌段：系位于下颌骨内侧面的一段，水平方向经下颌髁突颈的内侧，向前内行于耳颞神经下方，横过下牙槽神经，至翼外肌下缘。临床上进行下颌髁突切除手术，必须注意保护该段动脉。下颌段的主要分支有耳深动脉、鼓室前动脉、脑膜中动脉和下牙槽动脉，前两者常共干起始。

1）脑膜中动脉：为最大的脑膜动脉，发自

上颌动脉第1段的占97%，起自第2段的占3%。其发出部位距上颌动脉起点7~8 mm，口径平均为1.6 mm。动脉经蝶下颌韧带与翼外肌之间行向前上，穿棘孔入颅腔。因耳颞神经根的数目不同，与动脉的关系有3种类型，即神经根夹持动脉，神经位于动脉之前和之后，以前者最多见。

2）脑膜（中）副动脉：大多数在脑膜中动脉入棘孔前发出，少数直接起自上颌动脉。它仅分布于邻近的肌肉和骨组织，较大时可经卵圆孔入颅，分支供应三叉神经节及附近的硬脑膜。脑膜副动脉的出现率为85%，多数仅有一条，一侧有两条者甚少。大部分不经卵圆孔入颅，而是以主干进入"翼棘孔"（翼棘韧带与颅底围成的孔），少数以其分支入翼棘孔或不经该孔入颅腔。脑膜中动脉入颅后向前外走行，分为前、后两支。前支较粗大，先稍向前上，随即弯向后上经翼点或其附近入颅顶部，分布于该处的硬脑膜及骨。由于脑膜中动脉前支在翼点处位于骨沟或骨管内，而翼点又是颅骨的薄弱部分，故开颅寻找脑膜中动脉时，常从翼点进入。头部外伤骨折可发生脑膜中动脉破裂，形成硬膜外血肿。

3）下牙槽动脉：为下颌的主要动脉，起自上颌动脉第1段者占94%，其余可起自上颌动脉第2段或脑膜中动脉（偶见）。该动脉的发出部位距上颌动脉起点10~20 mm，口径平均为1.0 mm。下牙槽动脉起始后紧贴下颌支内面，于下牙槽神经后方下行，经下颌孔进入下颌管。伴行静脉一般有两条，在进入下颌孔前分出下颌舌骨肌动脉，伴同名神经在下颌骨深面行向前下，至下颌舌骨肌。下牙槽动脉进入下颌孔后，经下颌管分出切牙支、牙动脉、牙槽支或穿支，供应下颌牙和下颌骨。经颏孔穿出至颏部形成颏动脉，供应颏部及下唇，并与颏下动脉及下唇动脉相吻合。

（2）翼肌段：为最长的一段，上颌动脉自第1段斜向前上方，经颞肌与翼外肌下头之间，或经翼外肌深面，再经翼外肌两头之间，移行于第3段。从第2段发出的分支主要分布于咀嚼肌，有咬肌动脉、翼肌动脉、颞深前和颞深后动脉以及颊动脉。颊动脉多起自第2段，也可起自第1段或第3段，与颊神经伴行，经翼外肌浅面下行至颊肌，发出部位距上颌动脉起点约36 mm，口径为0.7 mm。

（3）翼腭段：为上颌动脉的末段，从翼外肌两头之间经翼突上颌裂进入翼腭窝，至蝶腭神经节的外侧，分出两个终支，即腭降动脉和蝶腭动脉。上颌动脉的主要分支有上牙槽后动脉、眶下动脉和终支。

1）上牙槽后动脉：上颌动脉进入翼腭窝前发出，沿上颌骨体后面下行，紧贴骨膜，多为1支，占87%；与眶下动脉共干者占43%，口径为1.5 mm。部分分支经牙槽孔入牙槽管至上颌前磨牙及磨牙区，以及上颌窦黏膜；另一些分支沿着骨面继续向前下行，分布于牙龈、牙槽骨骨膜、颊肌和颊黏膜。

2）眶下动脉：常与上牙槽后动脉共干发出，穿过眶下裂进入眶腔，伴随眶下神经，经眶下管出眶下孔，在上唇方肌深面供应颊的前部及上唇根部，并与上唇动脉及内眦动脉相吻合。眶下动脉在眶下管内分出上牙槽中动脉和上牙槽前动脉，与同名神经伴行，经上颌窦前外侧壁到达上颌牙，互相吻合成网，供应上颌切牙及尖牙区，以及上颌窦黏膜。

3）蝶腭动脉：是上颌动脉的终支，经翼腭窝上部，穿过蝶腭孔至鼻腔，分为两支。鼻后外侧支在鼻腔外侧壁上分支供应鼻腔外侧壁及鼻旁窦，鼻中隔后动脉沿鼻中隔斜向前下行，至切牙管与腭大动脉的鼻腭支相吻合。蝶腭动脉是鼻部的主要血供来源，严重鼻出血在保守治疗无效时，采用结扎动脉干及蝶腭动脉可获得理想效果。

4）腭降动脉：自翼腭管下降，伴随腭神经，经翼腭管出腭大孔至硬腭，移行为腭大动脉。腭大动脉前行，末端经切牙管与蝶腭动脉的鼻腭动脉吻合。腭降动脉在翼腭管内分出数小支，经腭小管下降，分布于软腭及腭扁桃体。腭

降动脉是腭裂手术中两侧腭黏骨膜瓣的主供血管，手术中切勿伤及，以免导致腭瓣坏死、穿孔等并发症。

上颌动脉为颌面部的主要动脉，位置深，分支多，吻合丰富，除脑膜中动脉进入颅内外，大部分分支供应上下颌骨、牙、腭、咀嚼肌及鼻腔等。施行上颌骨扩大切除术时，可在翼外肌上、下两头之间结扎上颌动脉，以减少手术失血。

9. 颞浅动脉　颞浅动脉（superficial temporal artery）为颈外动脉的另一终支，在腮腺深面，平下颌髁突颈的后方起始，与颈外动脉间呈向外开放的角度，左侧为158°，右侧平均为168°。垂直上行与耳颞神经及颞浅静脉伴行，在颞下颌关节与外耳道之间，于腮腺上缘浅出至皮下，此时位于耳颞神经与颞浅静脉的前方。继续上行，越过颧弓根部浅面，在眶上缘平面以上（65%）分为额、顶两个终支。额支向前与眼动脉的分支——额动脉交通，顶支向后与耳后动脉及枕动脉吻合。颞浅动脉在面部分支有腮腺支、咬肌动脉、面横动脉、颞中动脉、颧眶动脉、耳前动脉和耳上动脉等。

（1）腮腺支：有数小支，分布于腮腺。

（2）咬肌动脉：有1~3支，以1支者最多（75.9%），外径0.8 mm。咬肌动脉主要起于面横动脉，也可起自颈外动脉（60.4%）、颈外动脉分叉处（27.5%）、颞浅动脉（11%）及上颌动脉（1.1%）。咬肌动脉自咬肌后缘进入该肌后，行于咬肌浅、深层纤维之间。

（3）面横动脉：有1~3支，1支者占95%，外径1.7 mm。此动脉在腮腺内起自颞浅动脉（62.8%）、颈外动脉分叉处（29.5%）、上颌动脉（4.8%）及颈外动脉（2.9%）。面横动脉起始后紧贴咬肌浅面，向前穿经腮腺实质逐渐浅出，行于颧弓与腮腺导管之间（92.4%），或在面神经颧支、颊支深面（41%），或在此两支浅面（39%），或与之平行（20%）前行，横过面侧部，沿途发出数条分支至腮腺、咬肌及邻近皮

肤，并与面动脉、颊动脉、咬肌动脉和眶下动脉的分支相吻合。

（4）颞中动脉：外径为1.2 mm，平颧弓高度（58%），或于颧弓稍下方（30%）或上方（5%），自颞浅动脉发出（93%），穿颞筋膜入颞肌，行于颞鳞外面的颞中动脉沟内，与上颌动脉的分支——颞深动脉吻合。

（5）颧眶动脉：1~2支，外径1.0 mm，在颧弓平面或其稍上方，起于颞浅动脉或其额支，沿颧弓上缘，经颞筋膜的浅面前行，至眶外侧，分布于眼轮匝肌，并与泪腺动脉分支吻合。

（6）耳前动脉和耳上动脉：耳前动脉数目较多，可分别起自颞浅动脉、颞中动脉、面横动脉和颧眶动脉。当颞浅动脉分叉点较低时，也可发自颞浅动脉顶支。耳前动脉一般从耳郭前中、上部进入耳郭。耳上动脉的出现率为8%，外径为0.8 mm。除起于颞浅动脉外（62.5%），还可起自颞浅动脉顶支，或与颞中动脉共干发出。

（7）额支：也称前支，为颞浅动脉的前终支，斜向前上，迂曲走行于额部皮下组织内，供应额部软组织。其分支向前与眶上动脉及额动脉吻合，并越过中线与对侧动脉吻合。

（8）顶支：也称后支，较额支粗大，是颞浅动脉的后终支，在颞区皮下组织内行向后上，与对侧同名动脉、耳后动脉及枕动脉吻合，分支供应颅顶部软组织。

颞浅动脉起始部的外径为2.6 mm，耳屏颧弓高度处的外径为2.2 mm。由于颞浅动脉位置表浅、恒定，浅面仅覆以皮肤和筋膜，于此可触及动脉搏动。行颈外动脉结扎术时，常以颞浅动脉有无搏动作为鉴别结扎是否正确的重要参考。动脉的深面为颞肌及颞骨鳞部，基底坚硬，固定较好，临床上不仅可用以测量脉搏，当颞区头皮外伤或手术大出血时，还可压迫此处颞浅动脉以止血。由于颌面部结构为颈外动脉各分支供应，在治疗口腔颌面部恶性肿瘤时，可经颞浅动脉进行逆行插管，作动脉灌注化疗。颞浅动脉还常被用作颅内、外动脉吻合的供血动脉，治疗区域性脑梗死。

锁骨下动脉

锁骨下动脉（subclavian artery）为较粗大的动脉干，两侧起始部位不同。左侧锁骨下动脉（99.8%）直接起于主动脉弓，右侧（98%）于胸锁关节后方起自头臂干，因此左侧锁骨下动脉长于右侧。动脉起始后，沿两侧肺尖的前内侧面，斜越过胸膜顶前面，经胸廓上口至顶部，呈弓状弯向外下，经斜角肌间隙、第1肋至其外侧缘，移行为腋动脉。锁骨下动脉常以前斜角肌为界分为3段，主要分支有椎动脉、胸廓内动脉、甲状腺下动脉、颈升动脉、颈浅动脉、肩胛上动脉、颈横动脉、颈深动脉和最上肋间动脉等9支。这些分支的若干支组成甲状颈干和肋颈干。肋颈干的组成较为恒定，而甲状颈干则变异很大。

1. 椎动脉　椎动脉（vertebral artery）偶见直接起自主动脉弓，按其行程可分为4段。自锁骨下动脉发出至进入第6颈椎横突孔以前部分称为颈段，穿经上位5~6个颈椎横突孔部分为椎骨部，位于枕下三角的部分为枕段，进入颅腔后称为颅内段。

椎动脉因穿行于各颈椎横突孔内，一般手术都不予显露。如受损伤，其危险性很大，不易钳夹和结扎。在战时椎动脉受伤的伤员可出现严重后果，如发生继发性出血，可因抢救不及时而致死。当颈椎有病变时，骨质增生明显，或椎体退行性变，总长度明显改变时，可压迫椎动脉或使之迂曲，导致血管腔狭窄，引起椎-基底动脉系统缺血。

2.甲状颈干　甲状颈干（thyrocervical trunk）较短，组成变化最多，参加组成的分支中主要有甲状腺下动脉、颈升动脉、肩胛上动脉、颈横动脉和颈浅动脉。

（1）甲状腺下动脉：多数（94.3%）起于甲状颈干，少数起自锁骨下动脉（3.2%）、椎动脉（1.2%）、胸廓内动脉（0.4%）或阙如（0.8%）。动脉沿斜角肌内缘上行，约在环状软骨平面，急转向内，横过椎动脉和颈长肌前方、颈总动脉、颈内静脉、迷走神经和颈交感干后方，至甲状腺。

（2）颈升动脉：由甲状腺下动脉急转向内侧时发出，较小。行经前斜角肌与头长肌之间，于膈神经内侧和颈动脉鞘后方上行，发出分支供养颈深部肌，并通过椎间孔至椎管内结构。此动脉位置较深，手术时不易损伤。

（3）肩胛上动脉：多数（58.2%）发自甲状颈干，也可直接发自锁骨下动脉或与颈横动脉共干起于锁骨下动脉。动脉发出后，向外下方经前斜角肌和膈神经表面、颈内静脉和胸锁乳突肌后方，至肩胛锁骨三角，经臂丛和锁骨下动脉前方到达肩胛部。穿过臂丛者占37.3%，经臂丛后方者占2.0%。

（4）颈横动脉和颈浅动脉：颈横动脉外径较粗，直径2.1 mm，从动脉起始点到斜方肌前缘长达6.5 cm，是常利用的斜方肌肌皮瓣或颈肩部皮瓣的血管蒂。颈横动脉多数（71.7%）经过臂丛前方，但也有少数穿过臂丛或经过其后方。利用颈横动脉作为血管蒂时，如动脉穿经臂丛深部，无法分离，可利用颈浅动脉作为血管蒂。

颈浅动脉多数（67.2%）以颈横动脉的升支形式出现，故又称为颈横动脉浅支。进行皮瓣转移时，可将颈横动脉与颈浅动脉一起作为血管蒂加以利用，颈浅动脉起始部外径平均为1.2 mm。

3. 胸廓内动脉和肋颈干　胸廓内动脉和肋颈干（internal thoracic artery and costocervical trunk）由锁骨下动脉的第1段或第2段发出后，向下越过胸膜顶，分布于胸部。

■ 毗邻关系及临床意义

头颈部的动脉吻合

头颈部的血液供应十分丰富，且有广泛的吻合。两侧动脉之间，一侧颈内、颈外动脉之间，以及颈内、外动脉与锁骨下动脉之间，均有许多吻合，形成了具有广泛联系的动脉网。具体吻合如下。

1. 颈外动脉分支间的吻合　左右上、下唇动脉在黏膜下形成围绕口裂的动脉环，两侧颞浅动脉分支在颅顶吻合成网。此外，一侧颏下动脉与舌下动脉及颏动脉间也有丰富的吻合（图3-5，6）。

2. 颈内、外动脉间的吻合　颈内、外动脉在眼、鼻、额等部位均有吻合，如内眦动脉与眼动脉分支间在眼内眦部的吻合，筛动脉（眼动脉的分支）与蝶腭动脉在鼻腔的吻合，以及颞浅动脉

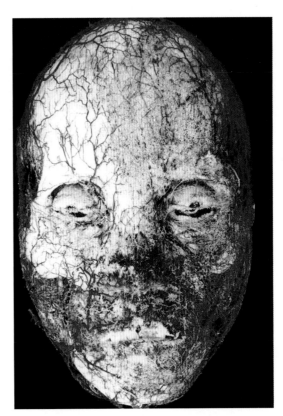

图3-5　面部浅层血管丰富，呈网状分布

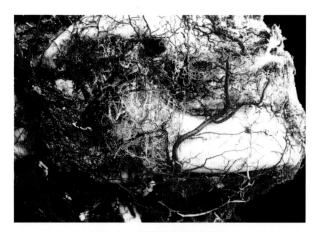

图3-6　面颊部动静脉血管网

额支与眶上动脉之间的吻合。

3. 颈内、外动脉与锁骨下动脉间的吻合　如在脑基底部借脑动脉环使颈内动脉系与椎-基底动脉系相交通；甲状腺上、下动脉在甲状腺周围或实质内互相吻合；在颈部，枕动脉降支与颈深动脉及颈横动脉之间均有吻合。

面、颈部皮瓣的动脉供应

面、颈部的知名血管管径较粗，可用以制作多种带蒂或游离组织瓣，修复邻近或远位组织缺损。以面动脉为蒂，可制作带蒂鼻唇瓣、皮下蒂滑行岛状瓣、面动脉岛状瓣。颈阔肌肌皮瓣上部粗大的血供来源为颏下动脉，下部粗大的血供来源是颈横动脉浅支。以唇动脉为蒂，可形成Abbe瓣、Estlander瓣、Gillies扇形瓣和Karapandzic瓣。以枕动脉为蒂的组织瓣有上蒂型斜方肌肌皮瓣和胸锁乳突肌瓣（上部）。以颞浅动脉为蒂，可制成外蒂型额瓣、头皮瓣和耳后皮瓣。以颞浅动脉和耳后动脉为蒂，可制作耳前岛状瓣、耳后带蒂皮瓣（以对侧颞浅动脉为蒂）以及耳后头皮瓣。额瓣的血液供应主要来自滑车上动脉和眶上动脉。以锁骨上动脉分支为蒂，可形成局部轴形瓣。以颈横动脉为蒂，可制作外侧斜方肌肌皮瓣、颈背及颈肩胛瓣、带血管神经的颈后三角游离皮瓣。

颌面颈部动脉损伤出血的防治

1. 颈动脉损伤　颈动脉粗大，管壁厚韧，且有搏动，手术时意外损伤的危险性较小，多可用钝分离法剥离血管与肿瘤的黏着。但遇恶性肿瘤侵蚀则易剥破，应提高警惕。

靠近颈部大动脉的异物，如枪弹和弹片等，原则上应及早摘除。这类异物术前虽经X线检查，但常不能确定异物与血管壁的确切关系，也不易确定血管壁是否已有损伤以及损伤的程度，所以手术时应高度警惕。手术切口要足够大，暴露应清楚。暴露后应首先仔细将血管壁和异物分离开，不要急于拉出异物。如果见到异物，在不明确异物和血管关系的情况下，因弹片带刺角，强行向外拉可导致致命性大出血。手术时如遇到困难，并有可能损伤大血管时，应先将该处大血管的上、下端找出，并用细胶管缠绕，以便在血管破裂出血时立即勒闭血管，否则大出血时手术野瞬间充满血液，视野不清，若盲目钳夹易损伤动脉、静脉或神经。盲目使用止血钳损伤的血管壁，可在术后破裂，增加导致致命性大出血的危险。如在下颌支后方的深面有颈内动脉出血，需锯断和掀起下颌支，才能充分暴露手术野和在明视下止血。

颈部大动脉损伤常引起猛烈出血，在短时间内可导致患者死亡。如果伤口狭窄（刺伤或弹伤），血液不能向外流出，则可引起很大的血肿，不但压迫气管使呼吸困难，往往还可形成搏动性血肿（假性动脉瘤）；如果同时损及颈部大静脉，则往往可在颈总动脉和颈内静脉间形成动静脉瘘。

在颈部大动脉的损伤中，以颈总动脉损伤最为常见。其紧急处理方法是：在锁骨上方将颈总动脉直接压向颈椎横突，手术处理须在胸锁乳突肌内缘进行切开暴露。对40岁以上的患者，结扎颈总动脉或颈内动脉易引起同侧大脑半球严重血液循环障碍（约40%病例），发生偏瘫或死亡；对年轻患者，因颅内两侧颈内动脉间经动脉环灌注尚充分，结扎颈总动脉或颈内动脉后多不发生严重后果。原则上，在颈总动脉或颈内动脉损伤时，应尽力施行动脉修补，对端吻合或行血管移植手术。只有在不得已的情况下，才结扎颈总动脉或颈内动脉。

锁骨下动脉损伤时，如果加以结扎，引起上肢坏死的可能性虽然不大（约10%病例），但仍应以急诊施行修补、对端吻合或血管移植手术为原则。显露锁骨下动脉常需切断锁骨和前斜角肌。

在颈部除颈总动脉、颈内动脉和锁骨下动脉3条主要动脉外，其他动脉如颈外动脉等损伤时，均可在其损伤处的上下予以结扎，而不致发生严重后果。破损的管壁应加以切除，以避免发生继发感染和术后再出血的危险。

2. 颈动脉继发性出血　颈部手术后常遇到颈动脉出血，出血原因是手术损伤或结扎了颈动脉，术后伤口感染，血管破裂。另一个原因是术前曾做过放射治疗，术后伤口感染或形成瘘管。此外异物存留伤口引流不畅也是战伤时发生继发性出血的原因。

术前进行过放射治疗的患者，如预计术后有出血的可能，术中应转移肌瓣覆盖动脉浅面，如

斜方肌、提肩胛肌或斜角肌肌瓣。对放疗患者施行颈淋巴清除术，其皮肤切口应力求避免位于颈动脉表面，以防止术后伤口裂开颈动脉暴露。术后应保持负压引流通畅，消灭死腔。如果伤口感染化脓，则应及早打开伤口，建立通畅的引流。

如果颈部大血管周围存有异物，一时无条件取出并有感染者，应建立充分引流。颈部深筋膜的层次较多，筋膜常阻碍分泌物流出，因此应将异物浅面的每层筋膜都剪开。

继发性出血常有先兆，如患者伤口反复小量出血，伤口疼痛或疼痛加重时，应提高警惕，尤其是引流不畅的伤口。对有发生继发性出血可能的伤员，应派专人护理。一旦发生大出血，应立即用大纱布团紧紧压在颈动脉部位。在压住颈动脉的情况下将患者送至手术室，先做气管切开术，再寻找出血部位。寻找的方法是将压在颈动脉部位的大纱布团，由上而下，一点一点卷动，仔细寻找出血点，然后根据具体情况进行止血处理。必要时应补充血容量和输血。颈外动脉各分支出血，可采用指压止血，其方法已在有关章节中讲述。颈外动脉结扎术及血管重建术方法，详见本章的"临床应用"部分。

口腔颌面颈部静脉系统

口腔及面颈部的静脉分支多而细小，常常彼此吻合成网。多数静脉与同名动脉伴行，其静脉血液主要通过颈内、外静脉回流至心脏，一般可分为浅静脉与深静脉两大系统（图3-7）。多数静脉可安全结扎，但结扎个别静脉时宜慎重。

■ 静脉系统临床解剖

口腔颌面部静脉系统

1. 浅静脉系统

（1）面静脉：面静脉（facial vein，曾称面

前静脉）是面部的主要静脉（图3-8），在内眦处（85.4%）由滑车上静脉和眶上静脉汇合而成，并与眼静脉相吻合。在面部下行时与动脉伴行，二者均位于面部表情肌深面。在面部，静脉位于动脉后方。在颌下部，动脉居下颌骨内侧，面静脉则越过下颌骨浅面向外下行。面静脉在颈部仅位于颈阔肌和颈深筋膜浅层深面，至颈上部下颌角下方与面后静脉前支汇合成面总静脉，也可直接注入颈外静脉、颈内静脉、颈前静脉与面后静脉（图3-9）。

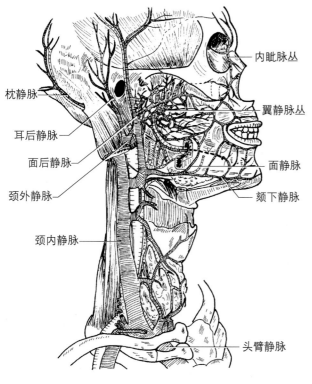

图3-7　头颈部静脉（右侧）

左侧标注（从上到下）：
枕静脉
耳后静脉
面后静脉
颈外静脉
颈内静脉

右侧标注（从上到下）：
内眦脉丛
翼静脉丛
面静脉
颏下静脉
头臂静脉

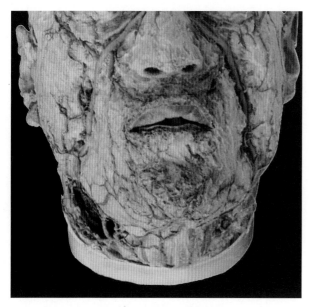

图3-8　面静脉及其交通

面静脉沿途收集鼻外侧静脉、面深静脉、上唇静脉与颏下静脉，在内眦处借内眦静脉与眼上静脉相交通。面静脉在鼻翼、口角及下颌骨下缘处的外径分别为1.7 mm、2.4 mm和2.9 mm。由

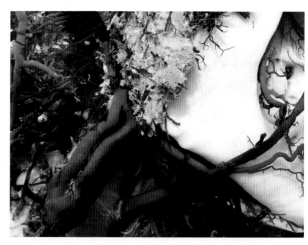

图3-9　颈外静脉与颈内静脉的组成（血管铸型）

于面静脉的解剖恒定，位置表浅，故常用作游离组织瓣的受区吻合静脉，临床上多选用下颌角下缘至口角的一段静脉。面静脉内瓣膜少而薄弱，在口角平面以上有瓣膜者仅占5.7%，主要位于面深静脉汇入面静脉处附近。因而面部"危险三角区"的感染，特别是上唇与鼻部感染，若处理不当，可借眼静脉、眶下静脉、面深静脉和翼丛向颅内播散，引起海绵窦化脓性血栓性静脉炎等严重并发症，临床上需特别重视。

（2）颞浅静脉：颞浅静脉（superficial temporal vein）由起始于头皮内的静脉网组成的额支及顶支汇合而成。额支和顶支的出现率分别为86%和98%，它们在汇合成颞浅静脉干处的管径较颞浅动脉粗。颞浅静脉与动脉伴行，经颞浅筋膜及耳郭前方，于颧弓根部浅面进入腮腺，沿途接纳来自腮腺、颞下颌关节及耳郭的小静脉，最后与上颌静脉在腮腺内合成面后静脉。颞浅静脉与眶上静脉、枕静脉及耳后静脉等相交通，在制作额部岛状瓣时慎勿伤及，以免皮瓣回流静脉受阻而发生坏死。

2. 深静脉系统

（1）翼丛：颌面部的静脉由深、浅两个静脉丛构成，深丛借交通支与浅丛相连，向深面经颅底的孔裂与海绵窦相通。面部的深静脉丛为翼

丛（pterygoid plexus），它是致密的静脉丛，位于翼外肌两侧，一部分伸展至翼内肌内侧，大部分包绕上颌动脉。翼丛的属支有脑膜中静脉、下牙槽静脉、颞深静脉、翼肌及咬肌静脉等，主要回流静脉为上颌静脉。在行上牙槽神经阻滞麻醉时，如注射针头刺入角度不当，可刺破此静脉丛而形成血肿。翼丛与口腔颌面部各解剖区有广泛交通，可经卵圆孔静脉网及破裂孔导血管通向颅内海绵窦。口腔颌面部感染可经翼丛逆行播散至颅内。翼丛在行颞下部和翼腭窝部位手术时易显露和损伤，出血不易钳夹、结扎，宜采用压迫填塞止血。

（2）上颌静脉：上颌静脉（maxillary vein）起自颞下窝内的翼丛，粗而短，向后下方走行，与上颌动脉第1段伴行，经髁状突与蝶下颌韧带之间，在升支后缘附近注入面后静脉。

（3）面后静脉：面后静脉（posterior facial vein）为颞浅静脉的延续，由颞浅静脉和上颌静脉在髁突部水平的腮腺内汇合而成，自腮腺的前内侧面穿入腮腺，贴近外耳门前方，下行于颈外动脉浅面及面部各分支的深面间。出腮腺下极，通常分为前后两支（70.6%），前支行向前下，在二腹肌后腹下方与面静脉汇合成面总静脉；后支与耳后静脉合成颈外静脉。但约有28.6%的面后静脉不分支，而是直接注入面总静脉或颈外静脉。面后静脉在行程中还接受面横静脉及来自耳郭和腮腺的小静脉支。

由于面后静脉出腮腺下极后，面神经下颌缘支越过其浅面，因此腮腺手术中常以面后静脉作为寻找下颌缘神经的标志。

（4）面总静脉：面总静脉（common facial vein）是颈内静脉较粗的属支，由面静脉和面后静脉前支在下颌角后下方汇合而成，向后下方越过舌下神经及颈内、外动脉浅面，于舌骨大角外侧注入颈内静脉。面总静脉于颈动脉三角内，仅被颈阔肌和深筋膜覆盖，有时接受舌静脉或舌下静脉、甲状腺上静脉及咽深静脉等属支，或注入

颈外静脉。面总静脉粗而短，无静脉瓣。在行颈外动脉结扎时，常需牵开或结扎切断此静脉方能显露颈外动脉。

颈部静脉系统

颈部的主要静脉有颈外静脉、颈内静脉、颈前静脉和椎静脉，在颈下部有颈横静脉、肩胛上静脉和锁骨下静脉。颈部静脉的大小和相互之间的联系常有变化，皮静脉、颈外静脉和颈前静脉的大小和行经变化特别多。

1. 浅静脉系统（图3-10）

（1）颈外静脉：颈外静脉（external jugular vein）为颈部较大的表浅静脉，一般由耳后静脉与面后静脉后支在下颌角附近汇合而成，但变异颇多。颈外静脉在胸锁乳突肌浅面向后下斜行，至该肌后缘距锁骨约2.5 cm处穿深筋膜汇入锁骨下静脉或颈内静脉，沿途接纳颈横静脉、肩胛上静脉及颈前静脉，并有颈皮神经横过。在颈上部

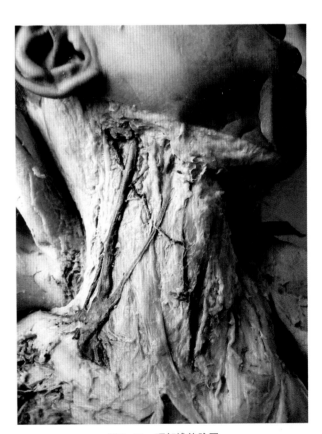

图3-10　颈部浅静脉网

与耳大神经伴行，神经位于其后方。

颈外静脉末端的管腔内有一对瓣膜，但其功能不全，不能完全阻止血液回流。当上腔静脉回流受阻或右心衰竭时，颈静脉怒张或做肝静脉回流试验，就是通过颈外静脉的高度充血显示出来的。

颈外静脉的管径较粗（0.6 cm），位居表浅，操作容易，临床上已开展颈外静脉穿刺术，用于长期静脉营养或中心静脉压测定。穿刺或切开部位可选择在锁骨上方6 cm处的胸锁乳突肌浅面至肌后缘的一段，穿刺方向为沿胸锁乳突肌后缘斜向前下。

颈外静脉临床上常用作游离组织瓣静脉吻合的血管。Nishihara等的研究表明，在49条汇入锁骨下静脉的颈外静脉中，均存在数量不等的瓣膜，左侧1~3个，右侧1~4个，以锁骨下静脉交汇处和静脉中段最多，瓣膜多为二尖形和半月形。为此，在进行血管吻合手术时，如在吻合区遇到瓣膜，可切除一段2倍于内径长度的血管，以防止在瓣膜处吻合血管形成血栓。

（2）颈前静脉：颈前静脉（anterior jugular vein）是颈外静脉的属支，位于颈前正中线两侧，由颏和下颌等处的静脉汇合而成。有时仅有一条位于前正中线附近，称为颈正中静脉。沿中线下行至胸骨上方再分为两支，分别注入左、右颈外或颈内静脉。颈前静脉在颈根部附近，穿入胸骨上筋膜间隙，两条静脉下部有横行的交通支，称为颈静脉弓，在行气管切开术时易致损伤。颈前静脉下端行向外侧，经胸锁乳突肌深面，汇入颈外静脉。静脉内无瓣膜，有时可考虑用作受区吻合静脉。

2.深静脉系统

（1）颈内静脉：颈内静脉（internal jugular vein）为颈部最大的静脉，是颅内乙状窦直接向下的延续，故颅内静脉窦血栓可蔓延至此而继发感染。颈内静脉起端膨大，称为颈静脉上球，右侧较左侧大，位于颈静脉窝内。颈内静脉末端也

较膨大，称为颈静脉下球，位于胸锁乳突肌两头所形成的锁骨上小窝的后方。在颈静脉下球上方有一对瓣膜，颈静脉上球发生肿胀可累及邻近脑神经和中耳。

颈内静脉在动脉鞘内居于外侧，下行至胸锁关节深面，与锁骨下静脉汇合形成头臂静脉，该汇合点称为颈静脉角。

颈内静脉周围的解剖关系比较复杂，手术时应仔细解剖，以免损伤周围重要的血管、神经。颈内静脉周围有颈深淋巴结群与之紧密相连，邻近的知名血管、神经在前方有舌下神经降支，后方有副神经，内侧有颈总动脉和颈内动脉。在颈总动脉与颈内静脉之间的后方还有迷走神经、颈丛；后下方有膈神经、甲状颈干及锁骨下动脉；左侧有胸导管；右侧有淋巴导管；颈内静脉壁薄，并与颈深筋膜结合紧密，使静脉呈扩张状态。手术时勿使其受损破裂，以免受胸腔负压影响，吸入空气导致空气栓子形成。

颈内静脉与颈淋巴结关系密切，在施行口腔颌面部恶性肿瘤根治术时，往往需切除一侧或双侧颈内静脉，这时颅内静脉血的回流主要通过颅内、外静脉交通来代偿。颈内静脉可作为血管移植材料，进行血管旁路移植术。临床上还可通过颈内静脉穿刺和插管通至上腔静脉，作为测定中心静脉压和输入高价营养的途径之一。颈内静脉穿刺和插管术宜选在右侧施行，部位多取胸锁乳突肌前缘中点或稍上方，将肌前缘推向后施行。也可在胸锁乳突肌后缘中、下1/3交界处，或在该肌两头之间的三角形间隙内进行。

（2）锁骨下静脉：锁骨下静脉（subclavian vein）为腋静脉向上的延续，起于第1肋的外侧缘，至胸锁关节后方与颈内静脉汇合形成头臂静脉，汇合处称为静脉角。左侧静脉角接纳胸导管，右侧接纳右淋巴导管。锁骨下静脉还接纳颈外静脉、肩胛上静脉，有时颈前静脉也注入锁骨下静脉。

锁骨下静脉始末两端都有瓣膜，静脉与周围

结构密切相连，其管壁与颈部筋膜融合，因而位置固定。当吸气和臂上举时，可使锁骨下静脉管腔加大。手术时损伤该静脉后止血困难，还可发生空气栓子，上提锁骨可使静脉伤口扩大。锁骨下静脉距皮肤较近，管径大（外径1.2 cm），变异小，位置恒定，邻近无重要结构，临床上常选作穿刺插管的静脉。穿刺插管时，首先考虑在右侧进行，深度以能抵达上腔静脉为度。皮肤至锁骨下静脉前面的垂直距离为2.2 cm，可作为参考。穿刺时角度为35°~40°，针头紧贴胸廓与胸廓前面平行向后内方，稍向颅侧，正对胸锁关节刺入，紧贴锁骨后面推进。

■毗邻关系及临床意义

颅内、外静脉的交通

颅内静脉血主要经颈内静脉回流，但在颅内、外静脉之间存在着广泛的交通。一旦颈内静脉回流阻断，这些交通支可起到引导颅内静脉血回流的作用。其主要交通支如下。

1. 导血管 是通过颅内小孔的短静脉，连接颅内静脉窦及颅外静脉，如顶导血管、乳突导血管、破裂孔导血管等，分别连接上矢状窦、乙状窦、海绵窦与颞浅静脉、枕静脉、翼丛及咽丛等处的交通。

2. 板障静脉 穿行于颅顶骨的板障之中，连接颅内静脉窦与颅外静脉，变异较大，一般可根据其位置分为额、颞、枕板障静脉。

3. 脑神经及血管周围的静脉网 位于脑神经和血管穿过颅底骨孔处，如舌下神经管、颈动脉管内的静脉网，枕骨大孔周围的静脉网等。

4. 椎静脉 由颈深部肌肉内的小静脉及椎管内的椎内静脉丛小支合成，进入寰椎横突孔，随椎动脉穿过颈椎横突孔，在颈根部合成单支，出第3颈椎横突孔向下，由锁骨下静脉注入头臂静脉。椎静脉上端借枕骨髁导血管、舌下神经管静

脉网与乙状窦相接，是双侧颈内静脉切除后主要的颅内静脉血回流通道。

5. 枕静脉 起于枕部头皮内，穿过斜方肌的枕骨附丽，到达枕下三角，再经此处静脉丛，最后注入椎静脉。有时也注入颈内、外静脉。枕静脉借乳突导血管通乙状窦，借顶导血管通上矢状窦，并接纳枕板障静脉的血液。

6. 眼静脉 位于眼眶内，经眶上裂与海绵窦相通，由眶下裂注入翼丛，在内眦处与内眦静脉相通。

颅内静脉窦多数贴近颅骨内板，颅面外科手术进入颅腔时，应确定静脉窦的具体部位，以避免损伤。

静脉出血的止血

1. 寻找出血点 面颈部的静脉十分丰富，手术中会切断很多静脉，手术时要求视野清楚，对出血点给予结扎，避免对视线达不到的部位做盲目剪切。出血点经纱布压迫一会儿再移去，就容易找到。如一时难以找到，则可以采用卷敷寻找法，即一面压住纱布团，一面将其一边向纱布团中心部卷起，先露出小部分创面，寻找有无出血点，如果没有，再卷起一部分。这样一面卷，一面寻找，必能查到出血点，并能看清血管的破裂情况。这种卷敷寻找法也适用于动脉出血的止血。

2. 填塞止血 低位颈内静脉破裂应予结扎，近颅底部位的出血，暴露不清时应做填塞。有时虽已暴露清楚，但破裂处位于颅底，无法进行结扎，不得不做填塞。颈内静脉通过颅内静脉孔处呈扩张状，称颈内静脉球。球与骨孔壁粘连，球部不能缩小闭塞，因此有时不能结扎而只能填塞。

为了防止术后移去填塞的纱布或碘仿纱条时扩张的静脉球口再度出血，手术中需先以明胶海绵填塞于颈内静脉出颅口，再填塞碘仿纱条。术后5~7 d逐步抽出碘仿纱条，同时配合应用止血药物。

颈静脉的空气栓子

颈静脉外伤或在手术中不慎破裂，空气可进入颈内静脉和颈外静脉，也可进入小静脉。在颈淋巴清扫术时，颈外静脉比其他静脉有更大的可能发生致死性空气栓子。因为颈外静脉有一定负压，可将空气吸入。颈内静脉有一定正压，破裂时血液向外涌出，空气不易进入；但随呼吸运动的改变，胸腔内负压产生时，颈内静脉内压改变，此时空气也易进入。空气进入静脉时，常伴有吸吮声，患者有恐惧、呼吸急促、脉搏快而不规则，以及胸痛等症状。如果大量空气进入心脏，心脏搏动停止，患者立即死亡。

大静脉损伤的紧急处理措施是暂用手指或绷带加以压迫。手术处理时应将患者的头、颈、躯干上部降低，同时给予加压呼吸。一般应在静脉伤处的上下予以结扎，不致发生严重后果。在颈内静脉损伤时，应施行静脉修补，以对端吻合或血管移植手术为主。必要时，可做静脉结扎术。在发生严重空气栓塞时，应立即施行右心室穿刺，吸出空气，有时能挽救患者的生命。

口腔颌面颈部淋巴系统临床解剖

本节主要叙述正常解剖结构以及部分解剖结构变异。

■ 淋巴结

头颈淋巴结的解剖位置划分，随基础研究及临床研究的区别而稍有不同。解剖学家对头颈淋巴结有两种划分法：一是将头颈部淋巴结分为枕、耳后、耳前、腮腺、面、面深及舌共7个部位；另一种是将头颈部淋巴结分为咽后、下颌下、颏下、颈前及颈深等6个部位（图3-11）。临床学家则将头颈部淋巴结分为环形链与垂直链两大部分：环形链包括枕、耳后、耳前、腮腺、面、下颌下、颏下、颈浅及颈前共9组淋巴结；垂直链包括咽后和颈深淋巴结，后者沿脊副神经排列的淋巴结又称为副链，锁骨上淋巴结亦称为横链（图3-12）。

从理论上说，在正常情况下淋巴结是不能触及的；然而在临床上即使触及有肿大的淋巴结也并不意味着一定就是病理状态，因为在很多患病的情况下均可导致淋巴结肿大，而当原发病痊愈后，肿大的淋巴结却并不完全消退。因此临床上如需判断肿大淋巴结的性质，必须参考患者的主诉、病史，淋巴结的质地、周界、大小和数目等，来共同评价是否为病理性淋巴结肿大，以协助疾病的诊断。

临床上检查头颈部淋巴结时必须按一定的顺序按区进行，以防遗漏。以下将按临床检查顺序，对各区淋巴结进行叙述。

枕淋巴结

枕淋巴结按部位不同分为浅、深两群。枕浅淋巴结位于枕部皮下，于胸锁乳突肌止点与斜方肌起始交界处之浅面，1~3个不等，收纳头皮淋巴管引流，向下注入脊副淋巴结及枕深淋巴结。枕深淋巴结位于头夹肌的深面，沿枕动脉排列，通常为1~2个，除收纳枕浅淋巴结输出管的引流外，还收纳来自枕部肌肉及骨膜的淋巴引流，注入脊副淋巴结。

耳后淋巴结

耳后淋巴结亦称乳突淋巴结，位于胸锁乳突肌乳突附着的浅面，有1~3个，收纳头皮、颞部、耳郭及外耳道的淋巴引流，注入颈深淋巴结及脊副淋巴结。

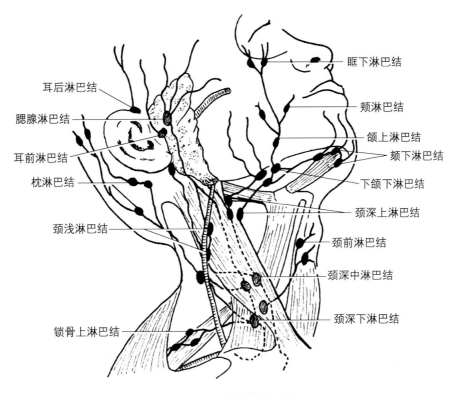

图3-11　头颈部淋巴结位置

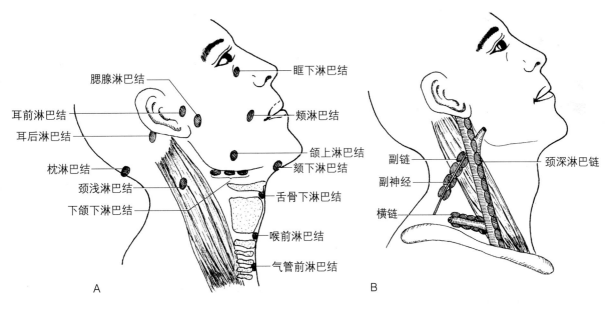

图3-12　头颈部淋巴结分组
A.环行链；B.垂直链

耳前淋巴结

耳前淋巴结亦称腮腺浅淋巴结。位于耳前皮下，腮腺咬肌筋膜浅面，可多达4个，通常为1~2个。收纳颞、额及睑外侧、耳郭前上部等处的淋巴引流，注入腮腺深淋巴结或颈深淋巴结上群。

腮腺淋巴结

腮腺淋巴结主要指腮腺实质内的淋巴结，亦称腮腺深淋巴结。位于腮腺小叶之间，淋巴结数变异较大，1~10个不等。收纳耳前、睑外侧、颊部、外耳道、鼓室、颞区皮肤等处的淋巴引流，注入颈深淋巴结上群。

除腮腺深淋巴结外，尚有在腮腺下极，沿面后静脉分布的淋巴结称为耳下淋巴结或腮腺下极淋巴结，此淋巴结有时被归入腮腺浅淋巴结类。耳下淋巴结，除收纳外耳、鼓室、面颊部淋巴引流外，还收纳来自腮腺、鼻咽及腭后部的淋巴引流。腮腺下极淋巴结常可成为腮腺及鼻咽恶性肿瘤的首发转移病灶，故有哨兵（或前哨）淋巴结之称。

Mckean等专门对腮腺内外淋巴结的分布做过研究，发现淋巴结主要分布在腮腺浅叶，数目变异较大，为2~22个；深叶的淋巴结较少（1~4个）甚或阙如，多在面后静脉的深面。

面淋巴结

面淋巴结位于面部皮下、表情肌浅面，1~4个不等。面部淋巴结出现的概率较小，一般很难触及，王云祥引证的资料（忽那，1968年）指出，其显现率仅约26%。

面淋巴结按部位不同又可分为：①眶下淋巴结，亦称鼻唇淋巴结，位于眶下孔附近；②颊淋巴结，位于颊肌表面，口角之后；③颌上淋巴结，位于咬肌前缘，面动脉附近；④颧淋巴结，位于眼外眦下方，颧部表面。颧淋巴结只有极少数书籍上有此记载，临床上也十分罕见肿大的颧淋巴结。

面淋巴结收纳眼睑、结膜、鼻、颊等部位的淋巴引流，注入下颌下淋巴结、腮腺及颈深淋巴结上群。

面深淋巴结

面深淋巴结位于面侧深区，下颌支内侧，沿颌内动脉排列，临床上不可能触及。面深淋巴结收纳颞下区、面深区，腭、咽等区域淋巴引流，注入颈深淋巴结上群。

舌淋巴结

很少有解剖学著作专门论述舌淋巴结，仅仅对舌的淋巴管讨论较多。经典的《格氏解剖学》曾叙述"舌淋巴结甚小，有2~3个不等，介于左、右颏舌肌与舌骨舌肌之间"。1938年Rouviere将舌淋巴结分为舌中群及舌侧群两组。舌中群淋巴结位于中央集合淋巴管旁，沿舌中隔流向舌底；而舌侧群淋巴结位于颏舌肌的侧方表面。Katayoma（1943年）对胎儿及婴儿的解剖证实，舌淋巴结的出现率为15%，其中舌侧群淋巴结的出现率为30%。

舌淋巴结收纳舌及口底的淋巴引流，注入颈深上群淋巴结。

舌淋巴结由于位于舌深层，特别是舌中群淋巴结，很难被触及，加之患癌症时常与舌一起被整块切除，很少能注意到舌淋巴结是否有转移，因而常常被临床医师所忽视。

咽后淋巴结

咽后淋巴结位于咽后壁黏膜下，咽缩肌与椎前筋膜之间的咽后间隙内。其上、下界尚有不同看法：有记载称上达颅底，下至胸骨之间，均有咽后淋巴结存在，但多数学者认为仅限于鼻咽部水平有咽后淋巴结。

咽后淋巴结根据其分布位置可分为咽后外侧淋巴结与咽后内侧淋巴结两组。前者最多见，淋巴结多为1~2个；后者出现率较低，一般只有1个淋巴结。

咽后淋巴结主要收纳鼻腔、鼻咽、口咽的淋巴引流，注入颈深淋巴结上群或脊副淋巴结。

由于解剖位置较深，临床上咽后淋巴结一般无法触及，只有行CT或MRI检查，或在手术时方可被探查证实。

下颌下淋巴结

下颌下淋巴结长期以来被称为颌下淋巴结。下颌下淋巴结位于下颌下三角区内，与下颌下腺、面（颌外）动脉、面前静脉关系密切。通常为2个淋巴结以上，多者可达10个。

按下颌下腺与面动脉、面前静脉血管束的关系，可将下颌下淋巴结分为3型或3组：下颌下前淋巴结（前组）、下颌下中淋巴结（中组）、下颌下后淋巴结（后组）。前淋巴结位于下颌下三角前角，面动脉之上前方；中淋巴结位于面动脉、面前静脉血管束之前后或其上；后淋巴结则位于下颌下三角后，下颌下腺之后上方。关于淋巴结的数目，刘牧之曾进行过统计分析，结果是：二结型4%，三结型34%，四结型24%，五结型17%，六结型12%，七结型4%，八结型5%。显然，以3~5个淋巴结者为最多，约占75%。

一般认为下颌下腺被膜内（囊内）或实质内没有淋巴结，但也有认为腺被膜内有淋巴结的研究报道。金碧磊等曾对100例死婴的下颌下腺进行切片检查，发现9%（8例9侧）在下颌下腺被膜内有淋巴结存在。临床工作中从未见有癌肿转移至下颌下腺内的报道，据此，金碧磊认为腺内淋巴结可能只收纳腺体本身的淋巴引流。总之，对这一问题还有深入研究的必要。

下颌下淋巴结几乎可收纳所有口腔颌面部组织和器官的淋巴回流。由于位置比较表浅，恰在颈阔肌之下，因此不仅肿大的淋巴结出现率高，而且易被患者本人及医师所察觉。

下颌下淋巴结的输出管直接通向颈深淋巴结上群，有时亦注入颈浅淋巴结与肩胛舌骨肌淋巴结。

颏下淋巴结

颏下淋巴结位于颏下三角内，恰在颈阔肌之下，临床易于触知。淋巴结数可为1~8个，平均5个。从解剖学角度亦可将颏下淋巴结分为前、后2群：前群靠近三角尖的颏部，后群靠近三角底的舌骨部。解剖学家研究指出，前者出现的概率为50%，后者出现的概率为2/3。

颏下淋巴结主要收纳下唇、颏部、口及舌前份的淋巴引流，注入下颌下淋巴结及颈深淋巴结上群。

颈前淋巴结

颈前淋巴结位于颈前中线及两侧，颈阔肌、颈浅筋膜之下。颈前淋巴结分浅、深2组：颈前浅淋巴结在胸骨舌骨肌表面，沿颈前或正中排列，淋巴结数不多，一般1~2个；颈前深淋巴结则在胸骨舌骨肌深面，颈部器官之浅面或外侧。颈前深淋巴结又按器官的不同而命名如下。

1. 喉前淋巴结　位于喉的浅面。按位置上下又分为2组：上群，又称舌骨下淋巴结或甲舌淋巴结；下群，又称环甲淋巴结。喉前淋巴结以下群出现率较高。淋巴结数一般为1个，多可至3个。喉前淋巴结上群收纳喉的淋巴引流，汇入下群；下群除收纳上群输出管外，还收纳声门以下及甲状腺的淋巴引流。喉前淋巴结的输出管注入气管前及气管旁淋巴结。有的著作将喉前淋巴结上群单独列出，直称舌骨下淋巴结；喉前淋巴结下群，则直称喉前淋巴结。喉前淋巴结肿大有时为喉癌转移的第一表征。

2. 甲状腺淋巴结　位于甲状腺峡部浅面。多为1个，有时阙如。收纳甲状腺的淋巴管；注入气管前、气管旁或颈深淋巴结。多数解剖学著作没有关于甲状腺淋巴结的单独描述，可能是将其归并在喉前淋巴结中。

3. 气管前淋巴结　位于甲状腺峡部至胸骨颈静脉切迹之间的气管前外侧面，包裹于气管前的脂肪结缔组织中。气管前淋巴结可有1~6个。收纳喉前淋巴结及甲状腺的淋巴引流；向外侧可注入气管旁或颈深淋巴结群，向下则注入前纵隔淋巴结。

4. 气管旁淋巴结　位于气管旁，气管与食管之间，故有时又称气管食管沟淋巴结。此淋巴结常沿喉返神经排列，淋巴结数可为1~7个。气管旁淋巴结除收纳气管前淋巴结的淋巴输出外，还收纳甲状腺、甲状旁腺、喉下部，以及颈部气管、食管的淋巴引流；注入颈深淋巴结下群，有时可直接注入颈淋巴干。

颈浅淋巴结

颈浅淋巴结亦称颈外侧浅淋巴结。位于颈阔肌之下，沿颈外静脉排列分布。其上部与腮腺下极（耳下）淋巴结相延续，下部则位于胸锁乳突肌浅面。淋巴结数1~5个。收纳枕、乳突及耳下淋巴结的输出管，注入颈深淋巴结。

颈深淋巴结

颈深淋巴结亦称颈外侧深淋巴结或称垂直链淋巴结。颈深淋巴结包括颈内侧群及颈外侧群：颈内侧群亦称颈内静脉淋巴结；颈外侧群包括沿脊副神经排列的脊副淋巴结（副链）和沿颈横动脉排列的颈横淋巴结（横链）（图3-13）。

顾名思义，颈内静脉淋巴结群系沿颈内静脉排列分布，可按较恒定的解剖结构将其分为上、下2群或上、中、下3群。两群分类法的解剖标志是肩胛舌骨肌与颈内静脉交汇处，在此交点之上为上群，在此交点以下为下群。三群分类法的下群解剖界定与两群分类法的下群界定相同，不同的是在颈动脉分支处再将上群分成上、中2群，在颈动脉分支处以上称为上群，而在颈动脉分支处

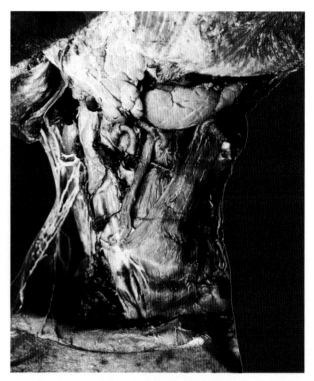

图3-13　颈深部淋巴结群

以下到肩胛舌骨肌与颈内静脉交会处则界定为中群。

在研究工作或著作中，解剖学家多采用两群分类法，而临床医学家则多偏爱三群分类法。本章亦将按三群分类法介绍（图3-14）。

1. 颈深淋巴结上群　淋巴结数较多，通常在10个左右，主要集中在二腹肌下、面总静脉及颈内静脉近颅端。这些淋巴结也被称为颈静脉二腹肌淋巴结或角淋巴结（角系指二腹肌后腹、面总静脉与颈内静脉所构成的三角）。头颈部淋巴引流大多可经各级淋巴结的输出管注入颈深淋巴结上群，颈深淋巴结上群还直接收纳鼻腔、鼻咽、舌根、咽、喉的淋巴引流。颈深淋巴结上群的淋巴输出管可注入颈深淋巴结中群，有时也可直接注入颈淋巴干。

2. 颈深淋巴结中群　在肩胛舌骨肌与颈内静脉交会处或其稍上方常有一恒定的淋巴结，称为颈静脉肩胛舌骨肌淋巴结。此淋巴结主要收纳舌尖部的淋巴管引流，成为一个特征性淋巴结。颈

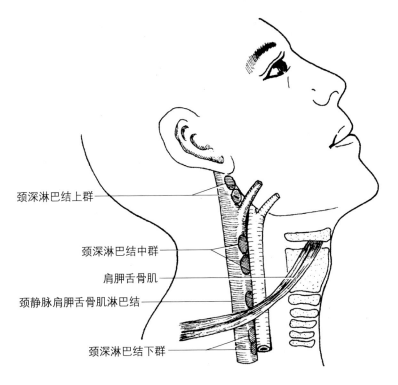

颈深淋巴结上群

颈深淋巴结中群

肩胛舌骨肌

颈静脉肩胛舌骨肌淋巴结

颈深淋巴结下群

图3-14 颈深淋巴结三群分类法

深淋巴结中群的淋巴结数一般比上群少。颈深淋巴结中群除收纳颈深淋巴结上群的输出管外，还直接收纳来自咽、喉、甲状腺及颈部气管、食管的淋巴引流；注入颈深淋巴结下群，有时也可直接注入颈淋巴干。

3. 颈深淋巴结下群　大部分由胸锁乳突肌所覆盖，临床上触诊常感困难。通常有2~7个。主要收纳淋巴结中群、脊副淋巴结、颈横淋巴结、颈浅淋巴结、颈前淋巴结输出的淋巴引流，也收纳胸壁及乳房上部的淋巴引流，输出淋巴管最终注入左胸导管与右淋巴导管。

颈深淋巴结除上、中、下3群外，向外侧还有2条所谓外侧群或横链，即脊副淋巴结和颈横淋巴结。

1. 脊副淋巴结　位于沿脊副神经排列的枕三角区内。淋巴结数可多达13个，一般为4~7个。收纳枕突、乳突淋巴结的输出管，并直接收纳枕、颈、肩部的淋巴引流，输出管注入颈横淋巴结及颈深淋巴结下群。

2. 颈横淋巴结　位于沿颈横动静脉走行的锁骨上三角区内，亦称为锁骨上淋巴结。淋巴结数可多达8个，一般为1~4个。收纳脊副淋巴结及锁骨下淋巴结的输出管和胸上部的淋巴引流，注入颈深淋巴结下群或直入左胸导管或右淋巴导管。

位于锁骨上三角前方，前斜角肌前浅面的淋巴结，称为前斜角肌淋巴结；在左侧的前斜角肌淋巴结亦称Virchow结，该淋巴结肿大常常是胃癌或食管下段癌转移的征象之一。

颈淋巴结的临床分区

临床上可以将颈淋巴结分为6个区域，国外文献常将区域称为"平面（level）"。"平面"之称始于20世纪50年代后期，1991年美国头颈外科和肿瘤外科学术委员会及美国头颈外科学会教育委员会制订的颈淋巴清扫术标准化分类报告中也采用了"平面"一词。国内长期以来均采用

"区"或"组"的概念。从中文理解，有的区域可理解为平面，例如下颌下淋巴结群、颏下淋巴结群；但有的区域例如颈前淋巴结群，与其说是"平面"，不如说是"切面"或"垂直面"。因此，从中文角度，本书仍建议以"区"或"组"命名最恰当。

1. Ⅰ区（平面Ⅰ）　包括颏下淋巴结组与下颌下淋巴结组，相当于颏下三角及下颌下三角区。

2. Ⅱ区（平面Ⅱ）　颈深淋巴结上群及颈浅淋巴结上部分，相当于颈动脉三角区之上部至颅底部分，也包括胸锁乳突肌后缘以内的脊副淋巴结。

3. Ⅲ区（平面Ⅲ）　颈深淋巴结中群，相当于颈动脉三角之下份。

4. Ⅳ区（平面Ⅳ）　颈深淋巴结下群。

5. Ⅴ区（平面Ⅴ）　颈后三角淋巴结群，包括脊副淋巴结出胸锁乳突肌后缘以下的淋巴结和颈横淋巴结。

6. Ⅵ区（平面Ⅵ）　即颈部中央组，包括颈前淋巴结群和咽后淋巴结群。

■ 淋巴管

淋巴管存在于皮肤、黏膜及各种有血液循环的组织之中。淋巴管一般分浅、深两类：浅淋巴管多为皮肤及黏膜的淋巴管；深淋巴管多位于深部，如肌肉、骨及各类器官中。组织内的毛细淋巴管汇集成集合淋巴管，一般均以集合淋巴管的形式再注入淋巴管。

由于淋巴管内存在有瓣膜，因此淋巴的引流方向都是单一、向心性的，注入的淋巴结一般也是恒定的；只有在解剖变异或淋巴管通道梗阻的情况下才可能产生改道，甚或逆流。

从临床角度看，淋巴结远比淋巴管更为重要。如前所述，淋巴结好比车站，淋巴管则好比道路，从哪里来，到哪里去，临床医师对此必须有清楚的概念。有关淋巴管细微的解剖结构概念，应是解剖学专著的任务。本章仅就与临床关系密切的有关口腔颌面颈部淋巴管解剖结构和流向进行简略讨论，而不是对淋巴管进行全面系统的论述。

口腔颌面颈部淋巴管的分布特点

1. 头颈部淋巴管分为浅、深两大部分。浅淋巴管包括头皮、外耳、面部皮肤、唇部皮肤及黏膜、颏部皮肤、颊部皮肤和黏膜，以及颈部皮肤等部分的淋巴管；深淋巴管则指分布于头颈部各器官——眼球、泪器、鼻腔及鼻旁窦、舌、龈、腭、咽、喉、唾液腺、扁桃体、甲状腺等的淋巴管。

2. 头颈面部浅淋巴管淋巴流向的一般规律为：由上到下，由前向后，由内向外（图3-15）。深淋巴管流向则不太恒定，一般视不同器官的特点而有所不同，例如颈部皮肤的淋巴流向（图3-16）、舌的淋巴流向（图3-17）、喉的淋巴流向（图3-18）及甲状腺的淋巴流向（图3-19），其引流方向没有恒定的规律，同一器官的不同部位，其淋巴引流方向也不同。

3. 头面部各部位间淋巴管的吻合十分丰富，表现在皮肤与皮肤，皮肤与黏膜之间（如外鼻皮肤与鼻腔黏膜，唇部皮肤与唇黏膜）。一般来说，在中线有连接的部位或位于中线的器官，两侧之间的淋巴管常有丰富的吻合，例如颈前区皮肤的淋巴管，两侧常在中线吻合，然后越过中线走向对侧。舌的毛细淋巴管网也与对侧毛细淋巴管网广泛吻合，从而引流至对侧。下唇两侧的毛细淋巴管网也相互连续，上唇集合淋巴管则很少越过正中线。王云祥引证在100例解剖研究中，仅见到3例上唇集合淋巴管是越过中线的。李春芳的研究指出，两侧上唇毛细淋巴管网也在中线处有吻合。

在中线没有连接关系的成对器官之间，一般很少有淋巴管吻合。器官之间距离越远，越难吻合，例如眼、耳、声带及唾液腺等。

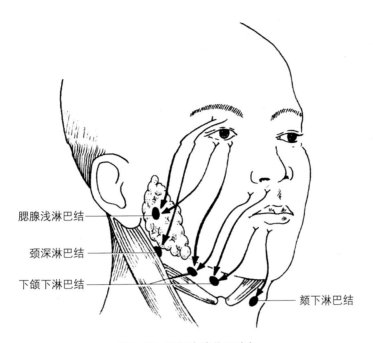

腮腺浅淋巴结

颈深淋巴结

下颌下淋巴结

颏下淋巴结

图3-15 面部皮肤淋巴引流

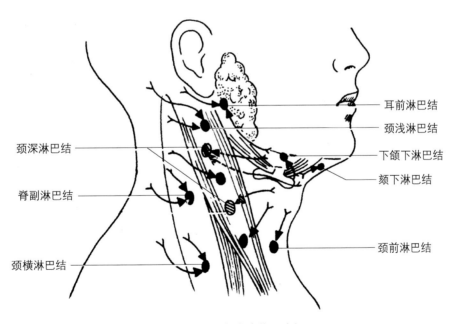

颈深淋巴结

脊副淋巴结

颈横淋巴结

耳前淋巴结

颈浅淋巴结

下颌下淋巴结

颏下淋巴结

颈前淋巴结

图3-16 颈部皮肤淋巴引流

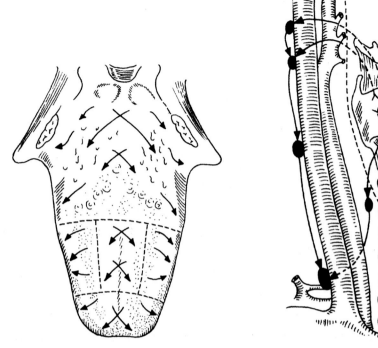

图3-17　舌的淋巴引流

图3-18　喉部淋巴引流

二腹肌下淋巴结

颈深淋巴结上群

颈深淋巴结中群

喉前淋巴结

气管旁淋巴结

颈深淋巴结下群

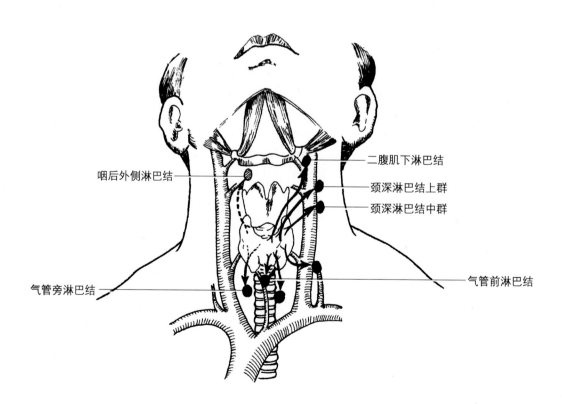

咽后外侧淋巴结

气管旁淋巴结

二腹肌下淋巴结

颈深淋巴结上群

颈深淋巴结中群

气管前淋巴结

图3-19　甲状腺的淋巴引流

淋巴的"逆流"和"改道"

淋巴管注入的淋巴结一般取决于恒定的解剖部位,例如下唇外侧的淋巴管,总是伴随面动脉、面前静脉注入下颌下前、中淋巴结。但如下颌下淋巴结已被手术摘除,或因其他原因而致此通路阻塞,淋巴液可沿交通支注入上唇或颊部淋巴管,最终流向上唇或颊部淋巴管注入的腮腺浅淋巴结。这一现象称为"逆流",也可称为"改道"。

淋巴结的"跳跃"引流现象

临床上恶性肿瘤患者淋巴结肿大超出正常规律时,有人称之为"跳跃"转移。例如舌癌,特别是当原发灶位于舌尖部位时,临床上可仅出现颈中部转移病灶而无颈上部的淋巴结肿大。对这种现象有两种解释:一种解释是,由于舌癌,特别是舌尖部癌,在解剖上,其淋巴引流可以直接通向颈静脉肩胛舌骨肌淋巴结(图3-20),并不一定通过颈深淋巴结上群;这种"跳跃"有其解剖基础,因而并非真正的跳跃,而是一种假象。另一种解释则认为是由于正常淋巴道阻塞所引起的,这种情况的"跳跃"才是真正的"跳跃",实际上应属于"改道"或称"逆流"现象。

下颌骨舌侧骨膜淋巴管与癌转移的关系

多年来,学界内曾强调口腔癌患者须行颌颈联合根治术,其理论根据之一就是肿瘤可通过下颌骨骨膜转移。同样也有学者认为,下唇、口底淋巴管在进入颈深淋巴结之前,要通过下颌骨骨膜。之后又有研究指出,下颌骨骨膜并不存在淋巴管(Feind and Cole,1968年)。也有研究(程俊杰等,1994年)指出,舌侧缘淋巴引流与下颌骨舌侧骨膜淋巴管并无直接关系,从而认为下颌舌侧骨膜淋巴管不是舌癌向下颌下或颈部淋巴结转移的通道。这些研究结果,为目前提倡的功能性外科——部分或全部保留下颌骨,提供了有力的解剖学依据。

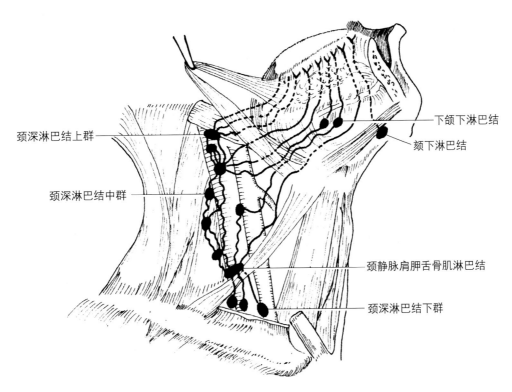

图3-20 舌淋巴引流直接至颈静脉肩胛舌骨肌淋巴结

■ 胸导管与右淋巴导管

胸导管（thoracic duct）与右淋巴导管（right lymphatic duct）在胚胎时期是全身最粗大的两条淋巴管。由于在成人右淋巴导管系退化后的胸导管，其临床意义远不如左胸导管，故本节将主要讨论胸导管。

胸导管

胸导管长30~40 cm，起始于腹腔后第1腰椎前方的乳糜池（cisterna chyli），向上经主动脉裂孔进入胸腔，在胸主动脉与奇静脉之间沿脊柱上行，至近第5胸椎处转向左上方，在食管左侧，经胸廓上口到达左侧颈根部，在颈根部形成弓形下降，最终汇入颈部静脉。

胸导管收纳横膈以下、左胸部、左上肢及左侧头颈部的淋巴，即全身约3/4的淋巴。由于胸导管内有经肠乳糜管乳化过的脂肪和游离脂肪小滴，故液体常呈乳糜状，一旦损伤成瘘则被称为乳糜瘘。颈部胸导管通常位于肩锁三角深部，在颈长肌、前斜角肌和胸膜顶形成的斜角肌椎骨三角内，呈弓形，高出锁骨的水平差异较大，为0.5~5 cm，相对第5~7颈椎平面。据Greenfild研究观察，66.7%的颈部胸导管浅面前方为颈动脉鞘包裹的颈总动脉、颈内静脉及迷走神经，其深面后部则为星状神经节、椎动脉、椎静脉、甲状腺下动脉、膈神经及前斜角肌（图3-21），但也有33.3%的胸导管可位于颈内静脉的浅面。

颈部胸导管多为单干型（66%~89.3%），其次为双干型（6.7%~30%），三干型与四干型发生的概率很少。颈段胸导管的直径多为0.1~0.5 cm，细可至0.05 cm，粗可逾0.5 cm。

胸导管壁上也有瓣膜，据统计其出现率为88%。可为单瓣，也可成对，数目则各学者统计差异很大，为1~19个不等，但多为1~3个。一般认为胸导管注入静脉角处有一对瓣膜，这对瓣膜可

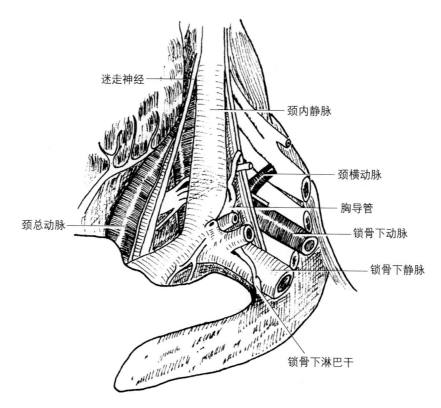

图3-21　胸导管在颈部的位置及其毗邻结构

防止静脉血逆流。此外，还有学者认为，胸导管本身具有自发的、节律性收缩能力，即使胸导管与周围组织分离，其张力仍不消失。越是壁厚的胸导管，其收缩能力越强。由于这一特点，即使那些少数没有瓣膜的胸导管，也能推动淋巴向心性流动而不至于逆流。

右淋巴导管

右淋巴导管是退化后的胸导管，故为一短淋巴管，长仅约1.5 cm，位于右锁骨上窝，与胸导管相类似的解剖位置。右淋巴导管收纳右颈淋巴干、右锁骨下干和右支气管纵隔干的淋巴引流；

收集头颈右侧部、右上肢及右胸部，即相当于全身1/4的淋巴。右淋巴导管与胸导管相似，同样最终汇入右静脉角，或右锁骨下静脉，或右颈内静脉。

在人体，右淋巴导管可以阙如，有学者认为右淋巴导管的出现率仅为20%左右。在阙如的情况下，则由各淋巴干分别直接汇入静脉。

应当注意的是，临床上可能出现右位型胸导管，即左侧胸导管退化，右侧存留的变异现象。右位型胸导管的出现率，根据报道为0.7%~4.6%。

临床应用

■ 颈外动脉造影术

颈外动脉造影术（angiography of the external carotid artery）在口腔颌面外科领域主要用于：①面颈部血管畸形以及血管源性肿瘤（如动静脉畸形、颈动脉瘤、颈动脉体瘤等）的诊断；②了解口腔颌面部晚期恶性肿瘤与颈动脉的关系；③了解大脑侧支循环状况。

颈外动脉造影方法有切开法、经皮直接穿刺法、导管法3种。切开法早已被淘汰。经皮直接穿刺法于20世纪80年代以前是国内最常用的一种方法，其最大优点是简单，不需要特殊设备条件。但是，由于需做造影检查的口腔颌面部疾病大多要求颈外动脉系统显影，以明确病变的血供、范围，而直接穿刺法难以达到直接穿入颈外动脉（邹兆菊报道1/12，张志愿报道2/23，说明仅个别病例能直接穿入颈外动脉）。大部分病例只能做颈总动脉造影，以致颅内、外血管混淆，不仅导致图像紊乱，造影剂也被稀释，从而对比度不够理想，有时会造成诊断困难。而导管法最大的优点是能将导管选择性或超选择性插到欲要检查的

颈内、颈外及其某些分支动脉内，排除了其他动脉显影的干扰，能清晰地显示出病变部位、分流范围及其血供，更有效地制订治疗计划。

手术设计解剖原理

1.经皮穿刺颈动脉造影术

（1）手术体位：在直接穿刺术中，患者的体位、头位放置十分重要。患者仰卧位，头位一定要保持在正中位置，后仰过伸，以充分显露颈动脉三角，观察到颈动脉搏动最明显点。

（2）穿刺点选择：颈动脉邻近有颈内静脉、椎动脉、迷走神经、气管、食管及其周围结缔组织。要正确刺入颈动脉，首先是穿刺针尖必须对准颈动脉前壁。根据解剖，在胸锁关节上方3~4 cm，相当于第6颈椎横突平面，胸锁乳突肌内侧缘交界处，颈动脉较表浅，搏动最明显，较易刺入。

（3）刺入颈动脉：当预定好穿刺点后快速刺入，拔出针芯后，如有鲜红色血液喷出，表示已刺入动脉内；如为暗红色血液溢出，表示刺入静脉内，应重新穿刺。

（4）埋针：当穿刺针头刺入动脉后，要将穿刺针向前推进，埋入动脉内，固定后做造影。根据解剖特点，颈动脉方向略为斜至外上后方，而椎动脉居于颈动脉内侧深面，几乎呈直线方向进颅。因此，在埋针操作时，如果埋针推进方向斜向有阻力，而只能呈直向推进埋入，表明穿刺针可能进入椎动脉。此时可先推少量造影剂以鉴别。

2.经股动脉插管颈动脉造影术

（1）部位选择和切口设计

1）导管插入部位远离头颈部，患者仰卧于X线机的机床上，头颈部可以相对自由地移动，较为舒适。

2）股动脉解剖位置较表浅，在腹股沟韧带中点下2 cm处股动脉搏动最明显，导管易于插入。手术损伤小，仅在穿刺点皮肤做2 mm左右小切口，经此穿刺股动脉插入导管。

（2）导管插入

1）导管选择：选择性颈内或颈外动脉造影，成人用6~6.5F（1F=0.33 mm）导管，高龄者及超选择性分支造影用4~5F导管。多数学者认为，细导管可避免损伤血管内膜，从而减少血管痉挛、血栓形成的并发症。在导管形态方面，国外文献介绍导管端的形态繁多，总的来说分为单弯曲和双弯曲两型。其目的是希望通过导管端不同形状来适应主动脉弓的变化，临床上多数学者采用双弯曲导管。

2）导管插入：根据主动脉弓3条血管开口的解剖关系，正确把握体外的操作方法。通常左锁骨下动脉、左颈总动脉及头臂干均从主动脉弓发出（图3-22）。头臂干开口部在主动脉弓的右前方；左锁骨下动脉开口部在主动脉弓的左后方；左颈总动脉开口居中；右颈总动脉从头臂干发出。当行右颈外动脉插管时，先将导管插到主动脉至升主动脉远端，然后再将导管后退，并逆时针方向旋转至头臂干口（在没有明显主动脉弓扭曲者相当于胸骨右缘）向前推进，则顺利进入右

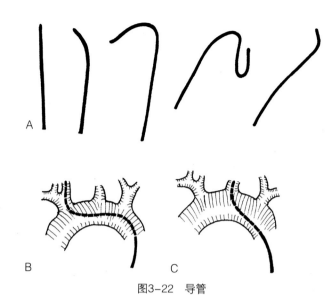

图3-22　导管
A.常用选择性导管的头端形状；B.导管进入右颈动脉；C.导管进入左颈动脉

颈总动脉（相当于第4颈椎平面），再将导管尖端转向前内方后，上升至第3颈椎水平即可进入右颈外动脉及其分支。如导管到达下颌支、髁突颈部，再将导管尖端转向前内方，导管就会被强大的血流推入上颌动脉。左颈总动脉插管时，由于它自主动脉弓发出与远侧端呈锐角，其插入难度较右侧大。当导管插入升主动脉后逆时针方向旋转，使其尖端指向内上方，并慢慢退出经头臂干开口部，再退左移1 cm左右至左颈总动脉开口部，导管尖端就能随血流转入左颈总动脉，再上升至颈外动脉。

手术进路中解剖结构的辨认和并发症防治

1.经皮穿刺颈动脉造影　首先要辨明颈动脉搏动最明显处，确定穿刺点的确切部位，尤其是局部注射一定量的麻醉药后，将会影响动脉搏动或使搏动趋势弥散，因此必须在注射麻醉药前做好定位标记。穿刺后，拔出针芯，如有鲜红血液喷出，说明针头已进入动脉内；如为紫红色血液溢出，则提示针头误入颈内静脉。

（1）局部血肿：穿刺时产生较小血肿，压迫止血后方可继续穿刺。如血肿较大，应停止穿

刺，压迫止血后回病室观察。局部敷冰袋，吸氧，取半坐位，密切观察患者情况。如有呼吸困难症状或伤口继续出血，应取出血块止血，必要时行气管切开术。如处理不当，血肿可沿纵隔扩展，引起心搏骤停。

（2）空气、微粒异物注入：造影剂中混有空气、微粒异物等注入颈动脉内，可导致脑栓塞、血栓形成，引起偏瘫、失语、意识不清等。可采用脱水药、抗凝药、高压氧、星状神经节封闭等方法治疗。

（3）脑血管痉挛：常因穿刺次数过多或药物刺激所致，造影剂未进入颈内动脉的颈内段时，易误诊为颈动脉阻塞。出现脑血管痉挛时，应立即停止造影，给予扩血管药物，并严密观察病情变化，及时给予相应治疗。

（4）刺激反应：造影剂刺激脑组织可引起癫痫、暂时性黑矇、失语、精神症状等，可给予对症处理。

（5）过敏反应：造影剂引起全身过敏反应时，应中止造影，并针对各种过敏症状实施抢救措施。

2. 经股动脉插管颈动脉造影　首先要在电视荧屏下辨明颈内、外动脉，区别二者有4点：①颈动脉分叉部位于甲状腺上缘的平面（相当于第3、4颈椎间）。颈内动脉从颈总动脉分出后，并不居于颈外动脉内侧，而是居于颈外动脉外侧。但是在分叉后颈内动脉即逐渐斜向上后，而居于颈外动脉内深面。②颈内动脉在颅外无任何分支显影。③颈内动脉进入颈动脉孔后，在颞骨岩部颈动脉管内向前行，然后再转向上进入颅中窝。在血管造影时可以看出其弯曲的情况。④颈外动脉有多条分支。

（1）造影剂引起的并发症：①过敏反应；②中毒反应，由造影剂过量引起，主要表现为心动过缓、血压下降和神经毒性反应；③血栓形成，文献报道发生率在1%以下，发生原因为造影剂浓度过高，穿刺损伤血管内膜，以及碘剂促使血中红细胞皱缩和凝集等。

防治方法：①造影前常规做碘过敏试验；②操作过程中动作要轻柔；③避免对一根血管反复多次穿刺、注药，严格掌握造影剂浓度和剂量。二次重复注药时间不应少于10 s，一般成人总量以不超过180 mL（约3.5 mL/kg），每次最大用量为60 mL。

（2）局部并发症：①局部血肿。多因造影后局部止血不当，少数由于使用抗凝剂所致，后者可发生于造影后2~3 d。②足背动脉或桡动脉搏动减弱或消失。由于穿刺或插管动作粗暴引起动脉痉挛，多为暂时性，在造影2~3 d后可自行恢复。因与早期动脉血栓形成难以区分，因此术后应常规给予抗凝药物，并密切观察肢体血液循环状况。一旦发生供血不全，即应对症处理。③局部假性动脉瘤，发生率为1‰，系局部血肿机化形成纤维素包膜而致，需行手术切除。④引导钢丝或导管打结或断入血管内。术前仔细检查造影用具，可避免此种并发症。如发生打结，可从另一侧股动脉送入钢丝，在透视下解结。⑤损伤股神经、正中神经等。多因操作粗暴或造影剂渗漏刺激所致，可给予营养神经药物促其恢复。

（3）神经系统并发症：①癫痫。发生率为2‰，与造影剂浓度、注射压力和微栓子有关，常为癫痫大发作，发生后应立即停止造影，给予抗癫痫药物。②动脉瘤破裂。发生率2‰，与注射压力过大有关，应立即组织抢救。③暂时性运动、感觉障碍。发生率为11‰，如一过性黑矇、肢体无力、麻木及中脑综合征等。发生原因为凝血块脱落导致脑栓塞、造影剂毒性反应等。处理方法为立即拔出导管，吸氧，给予脱水药和抗凝药物。

（4）其他并发症：心血管功能障碍、颈项抽搐、喉痉挛等，可视情况对症处理。

重要解剖结构的保护和挽救

因颈动脉造影术无须做切口和暴露，因而对重要解剖结构造成的损伤轻微。根据我们的经验，在行颈动脉穿刺时，患者的头位一定要保持在正中位置，后仰，以充分显露颈部。局部麻醉剂不宜注射太多，以免影响观察动脉搏动。穿刺部位一定要准确，穿刺成功后向前进针时不可强力推进，以免针头刺破血管壁。对于体型瘦而颈项长的患者，以采取双指法穿刺为妥，即将中指、小指分别置于动脉内、外两侧，同时下压将滑动的动脉夹于二指中，压住后再行刺入。对于体胖而颈项短的患者，宜用单指法穿刺，以食指在穿刺点上方触得搏动，横行压住后快速刺入。在进行经股动脉插管选择性颈动脉造影时，导管在血管内推进，同时旋转操作要轻柔，以减少动脉内膜损伤和粥样硬化斑块脱落的机会。旋转导管方向时应在推进与回抽的动作中进行，这样有利于力的传递，使导管尖端旋转的方向和幅度与手指处的用力一致，尖端顺利指向所需方向，容易深入所选择的动脉内。寻找动脉开口时，导管的推进和回抽幅度要小，并反复进行。颈外动脉插管时，患者颈部应过伸，头偏向同侧，这样使颈外动脉与颈总动脉在同一直线上，可增加插管成功的机会。将导管内充满含有肝素液的造影剂，可使导管显影更清晰，更有利于插管。

解剖结构和手术操作技巧

1. 经皮穿刺颈动脉造影术　患者取仰卧位，头过伸，常规消毒颈部皮肤。术者用左手食指、中指于甲状软骨平面，胸锁乳突肌内侧，摸清颈动脉并压迫固定之。在胸锁关节上方3~4 cm，胸锁乳突肌内缘处，作为预定穿刺点。先以1%普鲁卡因作局部麻醉，再用12号针在穿刺点刺一皮肤小孔，将动脉穿刺针经此孔插入皮下软组织并探索颈动脉，将针尖压在颈动脉上。此时左手手指将感到动脉搏动消失或明显减弱，将穿刺针稍用力下压，即可刺入颈动脉内。插入针芯，沿颈动脉走向将针推入2~3 cm并固定之。待摄片准备就绪后，将60%泛影葡胺或其他造影剂10 mL在2 s

内推入，当注到最后3 mL时立即拍片，6 s内拍片2~3张。摄片应显示动脉期、微血管期和静脉期，必要时可加摄斜位片。在洗片过程中，应将针芯插入针内，防止针管被血凝块堵塞，以备再次注射造影剂。造影结束后拔针，用手指压迫颈动脉穿刺处止血。

2. 经股动脉插管选择性颈动脉造影　患者仰卧，两下肢分开，在腹股沟韧带下2~3 cm股动脉搏动明显处，用尖刀切1~2 mm长的切口，与皮纹平行。用蚊式血管钳行皮下潜行分离，以利导管送入。用动脉穿刺针呈45°角穿刺股动脉，穿入后拔出针芯，见鲜血喷出，立即将针管顺动脉走向逆行插入1~2 cm，以防滑脱。通过穿刺针逆行插入引导钢丝，在无阻力和患者无痛的情况下向前推进。若遇阻力或患者诉痛，应调整针头位置或退出钢丝，重新送入。引导钢丝插入约20 cm后，拔出穿刺针，造影者用左手环指、中指压迫动脉壁，防止出血，用拇指、食指固定钢丝，由助手经钢丝引入扩张导管。当扩张导管触及动脉壁时，应顺钢丝方向持续略为用力将导管抵在动脉壁上，待动脉壁上的穿刺口自行松开（此时有明显的落空感），导管即很容易、无阻力地进入动脉腔。退出扩张导管，更换造影导管，同法经钢丝导入动脉腔。一边送入导管，一边由助手退出钢丝。在电视透视下将导管逆行至降主动脉，继续上行。

（1）左颈动脉插管：将导管插入左锁骨下动脉后，缓慢向下，边拖拉边逆时针方向旋转导管，使导管弹入左颈总动脉开口。也可将导管先插入左头臂动脉开口，然后再缓慢向下，边拖拉边顺时针方向旋转导管，使导管滑入左颈总动脉。把导管向上推进，根据需要选择性插入颈内或颈外动脉。

（2）右颈动脉插管：按上法将导管插入头臂干后，把导管头部向头侧推入，越过右胸锁关节上缘，常提示导管进入右颈总动脉。取60%泛影葡胺或碘他拉葡胺，剂量为每次10~12 mL，徒手加压推注或用自动注射器推注。造影过程中，应每隔5~10 min开启连接在导管末端的三路开关，用肝素盐水灌注导管，以防血栓形成。为减少并发症的发生，从插管算起，整个造影时间最好不要超过2 h，造影剂用量不超过200 mL。造影完毕，拔出导管时，让股动脉穿刺口喷血，以清除导管头部可能形成的血块。压迫动脉穿刺口10~15 min。卧床至少12 h，观察下肢血液循环状况。肌内注射抗生素2~3 d，静脉滴注低分子右旋糖酐500 mL，每日1次，共3 d；并口服肠溶阿司匹林0.6 g，每日3次，连续3 d。

3. 数字减影血管造影术　数字减影血管造影术（digital subtraction angiography，DSA）是CT问世之后，影像学诊断领域的一大进展，其原理是应用数字计算机程序形成血管图像。它首先把组织图像转变为数字信号并输入电脑内储存，然后将造影剂注入血流获取第2次组织图像，并转变为数字信号输入电脑内。两者数字相减，清除相同结构的图像，即得到一个充满造影剂的新的血管图像。由于进行了减影，血液内造影剂的浓度为2%~4%时即可显影，而常规动脉造影所需造影剂浓度为40%~50%。DSA检查时，可以静脉或动脉插管注药。在口腔颌面外科，DSA主要适用于血管系统本身病变的定位和定性诊断，以及判断肿瘤与颈动脉的关系、大脑侧支循环状况等。其优点是方法简单，造影时间短（35 min），安全性及可靠性大。缺点是费用昂贵；对小血管显示不清；动静脉同时显影，致血管重叠，不能精确提供血管畸形、肿瘤的供血及回流血管；患者稍有活动易造成伪影，使造影失败。在进行DSA检查时，仍需注意造影剂的过敏反应和毒性反应。心功能低下、心排血量减少的患者，应选用动脉注药途径。动脉DSA对小血管显影优于静脉DSA检查，故有可能取代静脉DSA。

■ 颈外静脉逆行造影术

手术设计解剖原理

全身的静脉一般具有严格的抗逆流结构，因此，过去认为静脉不能用于逆行性造影检查。颈部静脉回流速度快，在颈内静脉注入造影剂常不能使血管瘤组织显影，因此往往需要直接穿刺瘤体。瘤体内造影的缺点是不能显示瘤腔全貌，也不能完全显示血管瘤的回流情况。颈部浅静脉的瓣膜发育不完善，封闭不全。从理论上讲，颈外静脉逆行造影术是可行的。赵来友等对头颈部浅静脉的抗力结构、大小、造影时的分流量以及静脉回流的方向进行了研究，取得以下结果：50例标本的颈外静脉均由耳后静脉与颌后静脉合成，面静脉直接或间接注入颈外静脉者占42%。颈外静脉完整的抗逆流结构（双瓣）均位于其中下1/3，面颈部抗逆流结构的抗力大小顺序为面静脉、颈外静脉、颌后静脉和耳后静脉。发生逆流时各静脉的分流量以耳后静脉和颞浅静脉为大。这些结果表明，颈外静脉逆行造影是可行的，静脉逆行造影相当于阻断了血管瘤的回流静脉，此时造影剂只能从其他静脉回流。因此静脉造影不仅能起到确诊作用，而且对确定血管瘤的范围及回流静脉具有重要意义。颈外静脉造影最适于耳后区、耳前区、颞区及颞下窝血管性病变的诊断，这些部位的静脉均与颈外静脉相通，最大抗力均小于颈外静脉〔（1.15±0.32）kg/cm^2〕。颈外静脉灌注时，最早出现灌注液外溢的是耳后静脉，其后依次为颞浅静脉、面静脉。溢出量最多的是耳后静脉，最少的是面静脉。

手术进路中解剖结构的辨认

颈外静脉逆行造影术是一种直接造影方法，无须切开和显露，造影时需正确辨认颈外静脉及其走行。经皮肤直接穿刺静脉，回抽有紫红色血液回流，即说明已进入颈外静脉。否则，需调整穿刺方向和深度。

重要解剖结构的保护和挽救

颈外静脉逆行造影术操作简单，对组织损伤小，安全性大。但术中如穿刺方向和深度掌握不妥，或患者头部固定不牢，穿刺时突然移动，可误入深部颈动脉，如回抽有鲜血喷出，应迅速拔出针头，压迫穿刺点数分钟后，再做适当调整，重新穿刺颈外静脉。

解剖结构和手术操作技巧

造影时患者取仰卧头低位，使颈外静脉怒张，既便于穿刺又有助于逆流。做耳前区、颞区、耳后区造影时压闭颌后静脉前支，将在很大程度上帮助造影成功。因为颌后静脉前支为顺行性分流，其分流量非常大。另外，注射造影剂时速度应比一般静脉造影快，因为只有使静脉内压力迅速升高，超过造影静脉的最大抗力，才能使之逆流，达到造影的目的，并减少顺行性分流。

近年来，由于磁共振血管成像（MRA）技术的出现，静脉逆行性造影术在临床上已很少应用。逆行性造影对静脉瓣造成的损伤是否会产生长期不良影响，尚待研究确定。

■ 颈外动脉结扎术

颈外动脉结扎术（ligation of the external carotid artery）是临床上控制颌面部大出血常用的方法之一，可为暂时性结扎，也可为永久性结扎；可以是手术中为减少出血而进行的选择性结扎，也可以是在抢救颌面部外伤、大出血时的紧急手术。

手术设计解剖原理及结扎术后血流动力学变化

1.解剖原理

（1）手术体位：为了充分暴露颈动脉，应使患者仰卧，肩垫高，头转向对侧，并弯向后，使结扎的血管变浅，颈总动脉分叉部位的位置可相对向下移，充分暴露颈外动脉，便于分离、结扎。

（2）切口设计：可以有3种切口设计（图3-23），但通常采用在胸锁乳突肌前缘做长约5 cm的斜行切口。该切口设计方向与颈部大血管走行方向近乎一致，在手术操作中便于将覆盖于颈部大血管表面及周围的胸锁乳突肌等组织向两边拉开，便于平行于颈动脉走行方向打开颈鞘及暴露、分离、结扎颈外动脉。

（3）暴露颈外动脉：在颈鞘内，颈动脉居内前，颈内静脉居外后。由颈内静脉之后方暴露颈动脉，或由其前方暴露，各有其不同的优、缺点。由后方暴露的优点是此处颈内静脉前面有分支，尤其是面总静脉，而后面无分支，因此于后方暴露可避免遇到静脉的分支。但一般多采用从前方暴露的方法，其理由是颈内静脉居动脉之外后，容易向外后牵开，暴露颈动脉。其方法是从前面打开颈动脉鞘，将颈内静脉连同其外后方的结缔组织和胸锁乳突肌一同拉向后方，不必将颈内静脉从它周围的结缔组织中完全分开，与此同时可向深层分离，以便于暴露颈动脉。

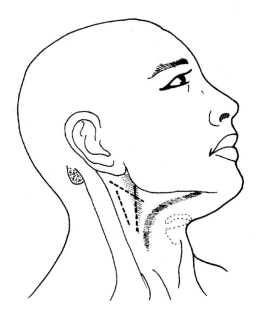

图3-23 手术切口设计

2. 动脉结扎后血流动力学变化 颌面部的血供比身体其他任何部位都要丰富，因为它具有很多吻合支。在胚胎发育时，颈内动脉起源于主动脉背侧，颈外动脉则起于腹侧，两根动脉之间由第2鳃弓动脉联结；成人后第2鳃弓动脉就是脑膜中动脉，形成了颅内、外动脉的正常吻合交通。此外，颈外动脉还经枕动脉和椎动脉吻合交通；经甲状腺上动脉和锁骨下动脉吻合交通；两侧颈外动脉各分支之间也有吻合交通。根据血流动力学，血液流动就像流动的水，总是朝阻力最低的方向流动，有的学者把此现象称为"蓄水池效应（sump effect）"。在正常状态下，两侧动脉压是平衡的。因此，这些正常吻合交通处于相对静止和封闭状态，不起作用。但当一侧颈外动脉被结扎，其动脉压力急剧下降时，原来平衡状态就被破坏，非结扎侧的动脉压力高于结扎侧的动脉压。血流动力学的改变会促使这些正常吻合支开放、扩张，最终血液反流入结扎区（图3-24）。

日本学者岸干二曾在1975年采用微血管铸型法研究了家兔一侧颈外动脉结扎后吻合血管开放、扩张的血管立体构象，从而提供了一侧颈外动脉结扎后仍然维持着丰富血供的客观依据——侧支循环的建立。张志愿等曾通过血管X线造影

法、透明标本制作法和甲基丙烯酸甲酯微血管铸型法，以及扫描电镜法，进行家兔动脉实验，从定性分析和定量分析进一步论证和揭示了这一客观现象。观察到在非结扎侧颈外动脉内灌注造影剂、墨汁、塑料物质时，结扎侧的颈外动脉及其分支（枕动脉—耳郭前动脉，颞浅动脉—耳郭后动脉、面横动脉、上颌动脉、面动脉）均能充盈，与非结扎侧比较无明显差异。在透明标本中可以清晰见到，结扎侧眼眶周围的血管较非结扎侧反而数量增多，管径增粗，这是同侧颈内动脉分支眼动脉末梢支与颈外动脉分支上颌、面动脉末梢支之间的吻合、交通，而非结扎侧没有这些交通支。在鼻背部、口唇周围近中线两侧的血管显影清晰，也有扩张现象。这是两侧颈外动脉各分支之间吻合、交通的标志。扫描电镜定性分析结果表明，结扎组血管构筑图像规则，动、静脉伴行，近中线两侧100~300 μm微动脉数量明显增多。定量分析表明，结扎组近中线两侧动脉口径为207 μm，每1 mm^2 "十字中心"血管截面积为0.56 mm^2，较栓塞组均有非常显著的差异（$P<0.01$）。这些变化充分证实了结扎颈外动脉后血流动力学变化的解剖学基础，从根本上说明了颈外动脉结扎术临床止血疗效较差的原因。

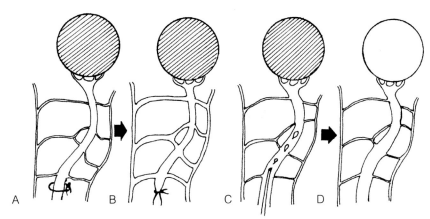

图3-24 颈外动脉结扎、栓塞术后血流动力学变化示意图
A.结扎前；B.结扎后，形成侧循环；C.注入栓塞剂；D.栓塞后无侧支

手术进路中解剖结构辨认

1. 颈外动脉结扎术的主要危险是把颈内动脉误认为颈外动脉而结扎，这样会使患者发生脑缺血、偏瘫，甚至造成死亡。所以鉴别颈内、外动脉是手术关键，不可疏忽大意。为了避免这种误扎的危险，可依据以下方法区分颈内动脉和颈外动脉。

（1）颈外动脉有分支，颈内动脉无分支。

（2）颈外动脉比颈内动脉稍细，颈内动脉和颈外动脉刚从颈总动脉分出后，颈外动脉居颈内动脉前内，颈内动脉居颈外动脉外后，而不像它们命名的那样，颈外动脉在外，颈内动脉在内。这两个动脉的命名是按照它们的分布部位而定，不是根据它们的相互部位而定的。

（3）结扎颈外动脉时，请助手触摸有搏动的颞浅动脉，结扎了颈外动脉之后，颞浅动脉的搏动即应消失或大大减弱。

2. 结扎颈外动脉前还必须确定是动脉而不是静脉，动脉壁呈白红色，而静脉呈暗蓝色。

3. 结扎点应选择在甲状腺上动脉与舌动脉之间，其原因有二：一是为防止甲状腺上动脉血液倒流入被结扎的颈动脉上段，二是防止血栓进入颈总动脉，再由颈内动脉上行至脑。

重要解剖结构的保护和挽救

手术中除小心分离并严加保护颈动脉，防止其破裂大出血外，还应注意保护舌下神经和迷走神经。舌下神经约在颈总动脉分叉处上方1 cm处越过颈内动脉和颈外动脉的浅面，相当于面动脉与舌动脉之间。手术野清晰时，可以发现这条神经，如果手术野不清楚，则舌下神经常随结缔组织被拉向上方而不易被发现。手术时不应损伤此神经。在成人，此处之迷走神经直径约1.5 mm，位于颈内动脉和颈内静脉之间的深面。若无特殊情况，结扎颈外动脉的手术不会暴露迷走神经，但结扎时应检查结扎线是否套在迷走神经上。手

术中如意外剥破颈动脉壁，可有大量鲜血喷涌而出。在此种紧急情况下，可用橡皮条暂时阻断颈总动脉，然后以7-0无损伤尼龙线迅速缝合动脉破裂口数针，切勿钳夹破裂口。如术中发现神经损伤，应立即进行神经端端吻合术。

解剖结构和手术操作技巧

1. 切开颈阔肌后发现颈外静脉，此静脉从前上斜向后下，与胸锁乳突肌前缘相交叉。剪断结扎颈外静脉，沿胸锁乳突肌前缘切开颈深筋膜，将胸锁乳突肌连同其深面包绕该肌的深筋膜一同向后分离，并向后拉开，即可暴露颈动脉鞘。此时所发现的颈动脉鞘呈结缔组织状，一面分离，一面向深层摸扪，即可摸出颈部大动脉的搏动。在鞘内颈动脉居内前，颈内静脉居外后。由颈内静脉之后方暴露颈动脉，或由其前方暴露，但一般多采用从前方暴露的方法（图3-25）。

2. 如何打开颈动脉鞘并向深层暴露颈动脉，要看手术者的技巧。最好是以刀切开或挑开，这样可保证手术野清晰，但需有较高的技巧。最差的办法是用钝分离，因为这样做可以使结缔组织形成组织束，导致手术野不清晰，可能与血管神经相混淆。比较稳妥的方法是手术者和助手分别用两把无齿镊将结缔组织镊起，然后用剪刀剪开，每次镊起的组织不宜过多。镊起再剪开可使结缔组织离开血管壁，因此不易损伤血管。镊起再剪也可避免损伤神经，因为镊起后更容易发现神经。在相当于颈总动脉分叉处之浅面，有面总静脉由前上向后下斜行越过动脉而汇入颈内静脉，需钳夹、剪断、结扎。在显露颈外动脉前，宜于动脉鞘内注射少量1%普鲁卡因，以防止颈动脉窦反射。

3. 颈总动脉分叉及颈外动脉暴露后，即可分开颈外动脉周围的结缔组织，在甲状腺上动脉与舌动脉之间穿7-0粗线，结扎颈外动脉（图3-26）。

4. 结扎颈外动脉后，分层缝合伤口。手术时将两侧颈外动脉同时做暂时性结扎，也可取得良好的效果。它可使手术中出血减少，暴露清楚，术后组织立即获得正常的血液供给，有利于伤口愈合，对于手术时所形成的皮瓣更为有利。对术前已做放射治疗，血运已受影响的患者，也可考虑采用。其方法是暴露出颈外动脉后，在甲状腺上动脉和舌动脉之间穿一橡皮带，拉紧橡皮带阻断血流，用血管钳夹住橡皮带，再用丝线结扎橡皮带，以防松脱（图3-27）。当两条动脉都被暂时结扎后，伤口处盖以敷料，并用钳夹固定，然后进行肿瘤切除。

■ 颈外动脉栓塞术

经导管动脉栓塞术（transcatheter arterial embolization，TCAE）是指选择性将导管插入预定的动脉内，然后通过导管注入人工栓子以阻塞动脉、阻断病变区的血供，从而达到栓塞病变的目的。根据导管插入动脉的不同部位，可分为选择性和超选择性两种。选择性（selective）是指导管插入"二级动脉主干"，如颈外动脉；超选择性（super-selective）是指导管插入"三级分支动脉"，如上颌、面及舌动脉等。

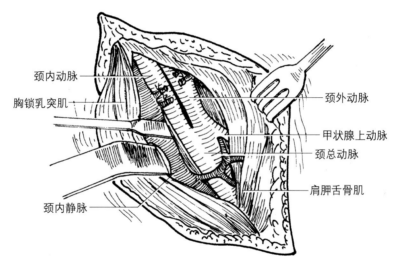

图3-25 暴露颈外动脉

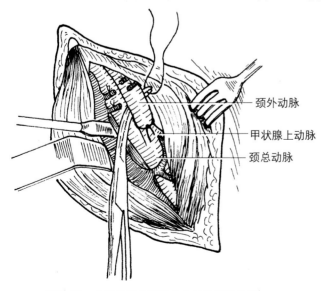

图3-26 在甲状腺上动脉上方结扎颈外动脉

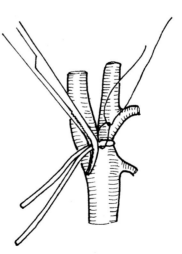

图3-27 颈动脉暂时阻断法

手术设计解剖原理及栓塞术后血流动力学变化与疗效评价

1. 解剖原理　进行TCAE，首先要将导管正确地插入欲栓塞的动脉内。临床上可采用间接插入和直接插入两种方法。

（1）直接插入法：经手术暴露颈外动脉或在某些易暴露的颈外动脉分支，如舌动脉、面动脉前壁上直接插管。

1）手术体位：切口设计及显露颈外动脉的方法同颈外动脉结扎术。

2）插入导管：临床上应用较多的是颈外动脉终末支之一的上颌动脉栓塞术，主要阻断上颌骨血供，治疗上颌部位因肿瘤（蔓状动脉瘤、骨肉瘤）或外伤而致的大出血，或减少术中失血量。上颌动脉起始部位相当于下颌骨髁状突颈部，体表标志在耳屏前缘，因此插管前应首先测量患者下颌角至耳屏之间距，通常插管穿刺点相应于下颌角平面，导管插入动脉内的深度可参照测量所获得的间距长度。

（2）间接插入法：将导管从股动脉、腋动脉、肱动脉逆行插入，一直插到颈外动脉或其某些分支动脉内。①部位选择和切口设计：临床上通常选用经股动脉插管颈外动脉栓塞术，其最大的优点是：导管插入部位远离头颈部，患者仰卧于X线机的机床上，头颈部可以相对自由地移动（直接插入法患者头颈部必须处在相对固定位置，处于强迫体位），患者较舒适；股动脉解剖位置较表浅，在腹股沟韧带中点下2 cm处搏动最明显，导管易于插入，损伤少，仅在穿刺点皮肤做2 mm左右小切口，经此穿刺股动脉插入导管。②导管插入：颈外动脉栓塞术成功的关键是将导管正确插入颈外动脉或其分支，即导管自股动脉插入后经髂动脉，腹、胸主动脉，主动脉弓，颈总动脉，直至颈外动脉。根据血流动力学，导管插入后自股动脉至主动脉弓，导管走行方向是逆向于血流，被称为逆行，导管前进是靠外加力量

插入，是被动走向；而导管插至主动弓再进入颈总动脉及其分支导管，走行方向是顺向于血流，被称为顺行，导管尖端能被强大的血流主动推入。比如，左颈总动脉及右头臂干均从主动脉弓发出，头臂干开口部位在主动脉弓的右前方，左锁骨下动脉开口部在主动脉弓的右后方，左颈总动脉开口居中，右颈总动脉从头臂干发出。只要操作者熟悉它们在主动脉弓上发出的开口部位及其相互关系，在电视荧屏透视下指导伸出导管尖端引导钢丝的头部接近于某根颈动脉的开口附近，就会被强大的动脉血流主动推入。例如，当行右颈外动脉插管时，只要先将导管插到主动脉至升主动脉远端，然后再将导管后退并逆时针方向旋转至头臂干口向前推进，即可顺行进入右颈总动脉。再将导管尖端转向前内后上方至第3颈椎水平，即可进入右颈外动脉及其分支。当导管到达下颌支、髁状突颈部时，再将导管尖端转向前内方，导管尖端就会被强大的血流推入上颌动脉。左颈总动脉插管，由于它从主动脉弓发出，与远侧端呈锐角，插入难度较右侧大。当导管插入升主动脉后逆时针方向旋转使其尖端指向内上方，并慢慢退出，经头臂干开口部，再退左移1 cm左右至左颈总动脉开口部，导管尖端就能随血流转入左颈总动脉，再上升至颈外动脉。

2. 动脉栓塞后的血流动力学变化　在正常状态下，两侧颈动脉压是平衡的，许多正常吻合交通处于相对静止和封闭状态，是不起作用的。当一侧颈外动脉被完全性栓塞后，与对侧动脉间的压力仍保持着相对平衡状态，不存在压力差。因此，对侧的血液不可能通过正常或异常的吻合血管进入被栓区，也就是说，不会建立有效的侧支循环（图3-24）。然而，如果仅仅是一侧动脉主干被栓塞，相当于颈外动脉结扎的效应，即与对侧动脉间还会有一定的压力差。只要有压力差存在，非栓塞侧的血液就会倒流，还会建立一定数量的侧支循环，影响栓塞疗效。只有严格按照栓塞术的操作原则，由内到外，即先栓塞病灶内

部微动脉和动脉主干，才能有效地栓塞病变区的血供，减少术中出血。已知正常的小动脉管径为0.3~1.0 mm，微动脉在0.3 mm以下。为达栓塞目的，我们将明胶海绵制备成粗细不同的颗粒状栓子，先采用细微粒栓子栓塞达到微动脉栓塞，然后用粗栓子达到小动脉栓塞，二者配制合理，是提高栓塞疗效的重要因素。

3. 疗效评价

（1）急症止血：1967年Baum和Nusbaum提出，血管造影导管不仅可用于诊断出血部位，而且还可选择性灌注血管收缩剂，经导管直接滴入出血部位或立即施行动脉栓塞处理，起到即刻止血的效果。许多资料表明，对于外伤性出血和肿瘤等出血性病变的止血率可为90%以上，尤其是发生在口腔颌面部的蔓状血管瘤、颌骨中心性血管瘤，因意外外伤或感染后破裂可导致严重出血，甚至危及生命。这些均是应用栓塞技术最好的适应证。张志愿曾采用栓塞术抢救成功4例，其中有一例为20岁女性，1984年10月发现右眶下区膨隆，增长快，有搏动，右上牙龈曾2次出血，多达500 mL左右，1986年经外院转来上海。入院后经股动脉插管造影见颈外动脉主干、上颌动脉及其分支血管扩张迂曲，上颌骨内、眶下区广泛肿瘤显影，且早期出现静脉显影像，面前静脉扩张，诊断为右上颌骨中心性蔓状动脉瘤。当时因恐怕栓塞剂会直接经瘘进入扩张的静脉途径反流，导致肺部栓塞，故造影后未进一步做栓塞术。造影返回病房后，当晚12时，患者口腔内突发性出血，呈喷射状，鲜红色，量约1 000 mL。当即在局部麻醉下紧急暴露颈外动脉，直接插管法注入明胶海绵栓子总量3 g，栓塞后达到立即止血效果。眶下区搏动消失，局部疼痛难忍。10 d后行上颌骨全切除，术中暴露上颌动脉，见无搏动，增粗，呈紫红色，质变硬。检查手术后大体标本，上颌动脉主干、翼腭凹段及肿瘤内充满血凝块。病理诊断：上颌骨中心性蔓状血管瘤，组织内血管有广泛性血栓形成。手术失血量仅为

350 mL，输血600 mL。

（2）术前辅助性动脉栓塞：应用最广泛的是对蔓状血管瘤、颌骨中心性血管瘤等先天性动静脉血管畸形病变的手术前栓塞。由于这些病变具有极为丰富的血供，术中常会发生难以控制甚至危及生命的大出血。又因出血多、手术视野不清，可导致手术困难。传统的、经典的控制失血方法是结扎颈外动脉或其营养动脉。但大量临床实践已证明，其结果是反而促使建立非正规的侧支循环，病变发展更快。这是因为根据血流动力学，结扎侧动脉压力突然下降，它与对侧及周围动脉间会产生一定的压力差，从而导致血液反流，形成侧支循环。然而，当一侧动脉或营养动脉被完全性栓塞后，其动脉压力仍保持着相对平衡状态，不存在压力差。因此，对侧或周围的血液就不可能通过侧支循环反流至被栓区，可有效减少病变区的血流量。自1986年以来，张志愿等对26例口腔颌面部动静脉畸形做了计划性处理，即先行选择性或超选择性颈动脉造影，再辅助动脉栓塞术，后行病灶根治术，对切除后缺损立即行修复术，获得令人满意的疗效。其中23例已获随访结果，最长6年10个月，平均4年3个月。复发仅2例，占8.4%。术中失血量最少40 mL，最多1 000 mL，平均失血量298 mL，平均输血量400 mL。应该指出的是，在口腔颌面部血管畸形方面，根据文献报道及我们的经验，栓塞术仅适用于蔓状血管瘤、动静脉瘘和上颌骨中心性血管瘤。国内有学者曾用于海绵状血管瘤病例，疗效欠佳，这是符合血管解剖学、血流动力学理论的。通过动脉导管灌注栓塞剂只能栓塞动脉系统，栓塞不了静脉系统，故不适合用于海绵状血管瘤、毛细血管瘤的治疗。

（3）上颌骨恶性肿瘤：对于某些诸如上颌骨骨肉瘤一类血供极为丰富的恶性肿瘤，术中失血一般较多，且因出血多而影响手术视野及无瘤操作，还会造成肿瘤标本不完整或导致肿瘤残留。因此，张志愿曾设计两组，即结扎上颌动脉

后的上颌骨切除术组和栓塞术后的上颌骨切除术组，总共20例。比较两组的手术情况和失血量，其结果是前组平均失血量579 mL，输血量780 mL；后组平均出血量216 mL，输血400 mL，而且手术野清楚，可以完整切除肿瘤，提高手术成功率。

近年来，国内外均有研究认为，恶性肿瘤手术输血会降低机体的免疫功能，输血量越多越易导致肿瘤复发及远处转移，影响生存率。尤其是近年来由于艾滋病的流行，输血更成为艾滋病传播的一条重要途径。

此外，在目前血源较为紧张的状况下，应该力争少输血，甚至不输血。因此，对于口腔颌面部血供十分丰富的肿瘤手术来说，寻找安全的控制失血量的方法也是一项十分有意义的工作。

（4）"永久性"栓疗：对于严重的颌面部血管畸形，常因病灶范围无明显界限而难以手术治疗。有的学者采用动脉栓塞技术，选用不吸收性材料进行治疗。如Labour曾报道1例右上颌骨中心性血管瘤，先用直径为0.5 mm和1 mm的硅胶球各100粒注入右上颌动脉，8 d后用直径相同的硅胶球80粒注入左上颌动脉。栓塞后2个月X线检查显示血管瘤体积明显缩小，软组织肿瘤几乎全部消失。国内陈国华1990年报道对6例颌面部血管畸形行永久性栓塞，显效3例，有效2例，无效1例。尽管国内外都有成功报道，但到目前为止，由于永久性栓塞材料本身的限制和病变血供的多源性，"永久性"栓疗的远期疗效尚难以完全肯定，需要进一步进行基础研究和临床实践。

（5）栓疗结合化疗：对于所有部位不适合手术切除或晚期口腔颌面部恶性肿瘤的治疗，均可采用栓疗结合化疗的方法。1978年，日本学者Kato首先采用微囊动脉化学栓塞疗法，即将某些抗癌药物用一定的包料包裹制成微囊（microcapsule），采用动脉栓塞技术阻断肿瘤区的血供，以达治疗目的。其作用机制是：①栓塞肿瘤区血管，可造成肿瘤缺血性坏死；②微囊中的抗癌药物延缓释放，对癌细胞可产生持续效应。Okamoto用顺铂（CDDP）微囊治疗头颈部癌瘤14例，其疗效为特效2例，显效9例，有效4例，无效1例。在国内，杨杰等曾应用顺铂乙基纤维素微球（直径为216~414 μm）栓塞犬的颌面部动脉的实验研究，结论是国产乙基纤维素微球经济，使用安全可靠，具有永久性，可试用于临床。王大章等曾首次采用磷-32玻璃微球（P-32GMS），经颈外动脉分支灌注治疗口腔鳞状细胞癌10例，其中舌癌9例，颊癌1例，均为T3、T4。P-32GMS的剂量为每例6 000~10 000cGy。舌癌者经舌动脉插管，颊癌者经面动脉插管，染色定位后，行P-32GMS一次性灌注。结果癌瘤完全消失8例，缩小50%以上者2例，无一例出现白细胞降低以及其他不良反应。P-32GMS作用机制亦主要是经局部灌注，使放射性微球浓集于肿瘤区组织，对癌瘤产生根治性辐照作用。但靶器官正常组织能良好地耐受且无全身放射反应，而达到治疗恶性肿瘤之目的。

陈国华1990年报道9例口腔黏膜恶性黑色素瘤病例，术前采用颈外动脉插管栓塞性化疗。化疗栓塞剂由5-Fu 100 mg与明胶海绵栓子和70%泛影葡胺剂混合而成。通过动脉导管，把化疗栓塞剂注入血供动脉。一般5 d后化疗效应明显，其中8例肿瘤缩小1/2~2/3，仅1例无效。其中1例随访2年未见肿瘤复发及转移。栓塞性化学治疗恶性肿瘤的理论基础是：①动脉栓塞化疗用药物直接注入肿瘤的供血动脉，短期内瘤组织中药物浓度达到高峰；同时明胶海绵吸附化疗药物形成血栓，滞留瘤区内时间延长，可增强药物对肿瘤的杀伤作用。②恶性肿瘤的供血动脉及瘤体自身循环被栓塞后，瘤组织可缺血坏死。瘤体周界形成水肿区，静脉及淋巴管受压萎缩。瘤体迅速缩小，这不仅可提高手术切除率，同时可减少术中出血及肿瘤扩散机会。

手术进路中解剖结构辨认及并发症防治

1. 解剖结构的辨认

（1）直接插入法：即暴露颈外动脉直接插入导管。按切口设计切开皮肤、颈阔肌后，可发现颈外静脉。此静脉是从前上斜向下后，与胸锁乳突肌前缘相交。将颈外静脉结扎，沿胸锁乳突肌前缘切开颈深筋膜，将胸锁乳突肌连同其深面包绕该肌的深筋膜一同向后分离，并向后拉开，即可暴露出颈动脉鞘。颈动脉鞘呈结缔组织状，一面分离，一面向深层摸扪，即可摸出颈部大动脉搏动。打开颈动脉鞘，在相当于颈总动脉分叉处之浅面，有面总静脉由前上向后下斜行，越过动脉汇入颈内静脉，需夹住、剪断、结扎。辨认出颈动脉居内前，颈内静脉居外后。暴露颈总动脉分叉，辨认分离出颈外动脉，辨别方法同前述。

（2）间接插入法：即经股动脉、腋动脉、肱动脉插入导管。临床上通常经股动脉插入。一般选择右腹股沟韧带下2~3 cm股动脉搏动最明显处为穿刺点。穿刺后拔出针芯，有鲜血喷出，说明针头已进入股动脉内；如回抽为暗红色血液，则提示针头误入股静脉，必须拔出重新穿刺。

2. 并发症防治

颈外动脉系统栓塞最危险的并发症是栓子意外流入颈内动脉引起严重的脑栓塞甚至死亡。Lasjaunias回顾880例头颈部栓塞资料后发现，意外原因：①导管内注射栓塞剂时压力太大，流速太快，或者已经反复多次栓塞，已将大部分供养血管和邻近组织血供堵住，后注射的栓塞剂就容易从颈外动脉反流入颈内动脉。②一些永久性栓塞剂如液态硅橡胶、组织黏堵剂，极易黏附残留在导管内。在拔管时，导管退出颈外动脉后，黏附物脱落随血流入颈内动脉，造成误栓。这一点是临床上最难发现和预防的。正因为如此，这些栓塞剂在头颈部的应用受到极大限制。③导管误入颈内动脉或接近颈动脉分叉部位，以致栓子易入颈内动脉。④潜在的解剖异常，颅内外有交通支存在。

预防措施：①在电视荧屏上反复证实导管位置正确无误。②超选择到颈外动脉分支，导管尽可能接近病变区，如有栓子反流就会反入其他颈外动脉分支，不会反流入颈内动脉。③采用流量控制低压注射技术，在电视透视下缓慢注入混有造影剂的栓子，观察其流速和流向，一旦流速变慢或停滞应立即停止注射，以防反流。此时切不可用高压注射，避免血管末端侧支通道开放，造成意外栓塞。④在栓塞前要详细了解靶血管的血流动力学情况及其血管解剖图像，排除有颅内、外交通支。⑤栓塞后要卧床8~24 h，以防栓子流动到脑血管内。

重要解剖结构的保护和挽救

1. 直接插入法

首先要辨认清楚颈内、外动脉。必须正确无误地充分暴露颈外动脉，在保护好颈内动脉的条件下，行颈外动脉插管。其次要保护好居颈动脉外后的颈内静脉。此外，还应注意保护舌下神经和迷走神经。手术中如意外剥破颈内静脉，可以将其结扎。剥破颈总或颈内动脉壁，可有大量鲜血喷涌而出，在此紧急情况下，可用橡皮条暂时阻断颈总动脉，然后以7-0无损伤尼龙线迅速缝合动脉破裂口数针，切勿用钳子钳夹破裂口。如术中发现神经损伤，应立即进行神经端端吻合术。

2. 间接插入法

首先是在电视荧屏上正确辨认出颈外动脉或其分支动脉，避免导管误入颈内动脉或椎动脉而发生误栓，导致脑血管栓塞后死亡的严重并发症。在电视荧屏上辨认颈内动脉的依据同前述。在行栓塞术前，必须先做造影，发现并证实导管误入颈内动脉时，应将导管退至颈总动脉，再将导管尖端转向前内方后，上升至第3颈椎水平，使其进入颈外动脉。

解剖结构和手术操作技巧

1. 导管插入

其插入途径有直接法和间接法

两种。

（1）直接插管法：对于仅仅做颈外动脉及其分支栓塞者，一般可采用局部浸润麻醉。以甲状腺上缘的平面作为切口之中点，沿胸锁乳突肌前缘切开皮肤及颈阔肌，切口长度不小于5 cm。切开颈阔肌后可发现颈外静脉，将其分离结扎。沿胸锁乳突肌前缘切开颈深筋膜，将胸锁乳突肌连同深面包绕该肌的深筋膜一同向后分离，并向后拉开。一面分离，一面向深层摸扪，即可摸出颈部大动脉的搏动。在搏动部位上方，手术者和助手分别用两把无齿镊或蚊式血管钳将颈动脉鞘膜结缔组织镊起，然后用剪刀剪开，每次镊起的组织不必过多。镊起再剪开可使结缔组织离开血管壁，因此不易损伤血管。镊起再剪也可避免损伤神经，因为镊起更容易发现神经。在相当于颈总动脉分叉处之浅面，有面总静脉由前上向后下斜行，越过动脉而汇入颈内静脉，需夹住、剪断、结扎之。

暴露了颈总动脉分叉处和颈外动脉以后，即可分开颈外动脉周围的结缔组织。在甲状腺上动脉与舌动脉之间分离出颈外动脉后，在该处套两根7-0线，用近心端结扎线结扎血管，并作牵引用。用远端的结扎线向上牵拉，卡住血管，以使颈外动脉逆行的血液暂时不能通过。在两线之间将动脉壁斜行剪一小口，然后将导管插入动脉腔内。一旦插入即将远心端牵拉线放松，颈外动脉逆流血液即进入导管内，并经导管口溢出（证实导管已插入动脉腔内），再做进一步插入。插入的导管外径应为1.5~2.0 mm，导管端部应圆钝，以利导管的顺利插入。插入的深度根据颈外动脉分支解剖平面不同而定，例如行上颌动脉栓塞时，导管插入深度应达髁状突颈部相当于耳屏前水平面，因为上颌动脉起自该部位，因此导管插入的长度可参照导管插入口到耳屏前相应部位的间距长度。导管插入深度适宜后，用远心端牵拉线结扎动脉以及固定导管，以防栓塞操作时导管滑脱。然后从导管内注入1%伊文思蓝溶液1~

2 mL，同时观察组织暂时染色之范围，最后确定插管深度是否适宜。如上颌动脉分布区出现蓝色，动脉插管即告完成。除上述方法外，还可采用Seldinger动脉前壁直接插入法。

在临床应用中，诸如面动脉、舌动脉栓塞术中的动脉插管方法，均同上述。

（2）间接插管法：股动脉具有位置较表浅，易于经皮插入，而且损伤小，患者手术体位较舒适等优点，故目前临床最为常用。操作方法通常采用经典的Seldinger法，一般选择右腹股沟韧带下2 cm、股动脉搏动最明显处作为穿刺点。局部浸润麻醉，在穿刺点皮肤做小切口，经此穿刺股动脉，一旦见血液从针孔内呈喷射状涌出即为穿刺成功。从针孔内插入金属引导丝，拔出穿刺针后，将导管套在导丝上，沿导丝插入股动脉。在电视荧光屏的监视下将导管向前推进。

1）右颈外动脉插管：当导管插到主动脉弓、升主动脉远端后，将导管后退，并逆时针方向旋转至无名动脉口（相当于胸骨右缘），向前推进可顺利进入右颈总动脉（相当于第4颈椎平面），再将导管尖端转向前外方后，再上升至第3颈椎水平即可进入右颈外动脉；如将导管升至下颌髁状突颈部时将导管尖端转向前内方，导管尖端就会被强大的血流推入上颌动脉。

2）左颈外动脉插管：由于它自主动脉弓发出与远侧端呈锐角，其插入难度较右侧大。当导管插入升主动脉后，逆时针方向旋转，使其尖端指向内上方，并慢慢退出，经过头臂干开口部，再向左移1 cm左右至左颈总动脉开口部，导管尖端就能随血流弹入左颈总动脉，再上升至颈外动脉。用2 mL造影剂做试验性注射，从荧光屏上证实导管已插入所选择的血管后先做造影，造影毕立即洗片；根据造影片图像分析，确定病变范围及其主要供养动脉后，制订栓塞方案。

2. 注入栓子方法　将栓子置入容器内，加入生理盐水（间接法需加入适量造影剂），充分混合成悬糊状；用10 mL注射器抽吸，排出空气后即可注入。如为间接插入法，为了防止栓子反流入颈内动脉和控制栓子量，在注入时，必须在电视荧屏的严密监视下，采用流量控制，低压注射栓塞材料。一旦发现血管被阻图像，病变区的动脉搏动有所消失时，提示动脉可能被栓，此时可做栓塞后的动脉造影加以证实。被栓后的动脉应不显影，如尚有显影，可再次注入栓子，最终达到栓塞为止。如采用直接插入法，注入栓子后颞浅动脉或病变区搏动消失，插入的导管内无血液反流现象时，提示注入的栓子量已足够。

■ 颈动脉重建术

头颈部恶性肿瘤侵犯颈总或颈内动脉，需行手术治疗时，如将肿瘤从颈动脉壁上剥离下来，通常不能获得切缘阴性，而且剥除外膜后，残留肿瘤更容易侵犯颈动脉；动脉壁由于缺乏外膜支持，容易破裂而发生大出血。如果切除肿瘤及受累的颈动脉，则可提高局部区域控制率，为患者提供缓解或治愈的机会。但单纯颈动脉结扎、切除的危险性极大，文献报道死亡率为0~33%，神经系统并发症发生率为0~50%。虽然已有多种预测大脑侧支循环的方法可供利用，但迄今仍无一种方法的预测结果完全可靠。因此，为了确保手术安全，降低手术并发症和死亡率，在条件具备的情况下，即使大脑侧支循环良好，也应力争进行颈动脉重建术。

颈动脉是头颈部的主要动脉干，是保持大脑活力的生命线。颈总动脉由主动脉弓（左侧）或无名动脉（右侧）发出后，沿气管和喉外侧上升，行至甲状软骨上缘平面，分为颈内动脉和颈外动脉。颈外动脉发出若干分支，分布于颈部、面部、硬脑膜及颅骨。

颈内动脉直径约0.5 cm，于颈部平舌骨大角处，自颈总动脉分出后，上行达颅底，入颈动脉管（岩骨段）。在管内动脉由垂直方向转为水平方向，于破裂孔出管而入颅腔。入颅后，动脉沿蝶鞍外侧的颈动脉沟通过海绵窦（海绵窦段）。在窦内，动脉平蝶鞍底由后向前行，在前行中渐偏向外侧，抵前床突下方后又弯向上，于前床突尖端的内侧出海绵窦而向后，入蛛网膜下隙，形成一个向前的凸曲。弯曲的上部向后抵后床突上后方，又转向上外侧而达脑的底面，末端分为大脑前动脉和大脑中动脉两个终支。

颈内动脉每分钟通过350 mL血液，两条颈内动脉供应大脑全部血液的85%，两条椎动脉供应15%。估计1 400 g脑组织每分钟需血740 mL，两侧颈动脉每分钟供应360 mL，基底动脉供应380 mL。临床上阻断颈动脉后，20%的患者在手术中出现脑缺血症状。手术后48 h内，60%的患者出现轻度偏瘫，20%的患者于晚期出现，持续时间更长。一旦因血流减少而致脑动脉梗死，则脑水肿、脑移位和颅内压升高可随之而来，可发生继发性恶性循环，最终导致患者死亡。

颈动脉重建术可迅速恢复大脑血流，防止脑缺血的发生。用核素测定的正常大脑血流量为每分钟50 mL/100 g，当减少到每分钟25~30 mL/100 g时，就会出现神经错乱，甚至意识丧失。对于颈动脉阻断手术的患者，脑电图检查显示，引起神经细胞功能损害的临界血流量为每分钟18 mL/100 g。单纯切除颈动脉后，尽管患者的大脑侧支循环良好，结扎端血栓形成，上行，或手术后长期低血压，可致术后脑缺血和中风。Meleca等报道20例行选择性颈动脉切除术的病例，12例单纯结扎切除者，7例出现神经并发症（58%），8例以股浅动脉或大隐静脉行重建术，仅1例出现神经并发症，差别具有显著意义（$P<0.05$）。因此，颈动脉切除重建术是保证肿瘤彻底切除，改善局部控制和降低手术风险的重要措施，已越来越被临床医师所重视。

手术设计解剖原理

根据颈动脉受累的程度和位置，颈动脉重建术可分为颈段颈动脉重建术和颅内、外颈动脉旁路移植重建术。颈动脉重建术不是一个独立的手术，而是肿瘤根治手术的一部分。其原理是利用人造血管、自体静脉或异体血管重建受累切除的颈总动脉或颈内动脉，恢复同侧大脑的血液供应。如颈段颈动脉受累，可在切除肿瘤及受累颈动脉后，将移植血管与血管断端行端端吻合，术中应建立内分流术或外分流术以减少脑缺血时间，也可利用锁骨下动脉行近心端端侧吻合，远心端行端端吻合，以减少颈动脉阻断时间。

文献报道的颈动脉重建材料有自体大隐静脉、股浅动脉和人造血管等，应用同种异体血管重建颈动脉尚未见报道。Athinson等认为大隐静脉抗感染能力强，在低血流时畅通率也高，应作为首选材料。Karam等报道2例颈动脉分叉受累病例，切除肿瘤及受累颈动脉后，颈内动脉与颈总动脉之间以大隐静脉桥接，术中以Javid管行分流术，术后未出现任何并发症。2例患者接受术后放疗（1例尚接受化疗），随访期未见局部复发或远处转移。Biller等对26例患者行28次颈动脉重建术（其中1例为双侧颈动脉切除），其中25例选用大隐静脉，3例选用人造血管。15例为颈内动脉-锁骨下动脉，12例为颈内动脉-颈总动脉，1例为颈内动脉-腋动脉缺损重建。术后增强CT、多普勒检查显示，25例移植血管通畅，3例阻塞，其中1例发生脑血管意外，1例于术后10 d并发涎瘘，导致伤口感染，颈动脉吻合口破裂。神经并发症发生率为7%，死亡率为15%。

Lore等报道10例颈动脉重建术患者，年龄44~80岁，7例用自体大隐静脉，3例用Teflon人造血管移植。其中9例移植血管吻合于颈总动脉和颈内动脉之间，1例吻合于锁骨下动脉与颈总动脉之间。术后血管总通畅率为55%，3例人造血管全部通畅，而大隐静脉仅3/7永久通畅，术中无死亡，术后死亡率为20%，脑血管并发症率为20%，7例患者生存9个月至4.25年。Jacobs等应用股浅动脉重建颈动脉11例，股浅动脉缺损处以Gore Tex人造血管修复。术后14个月对1例患者行血管造影，显示移植血管通畅。研究者认为，大隐静脉及人造血管不耐感染，不主张用于感染或放疗区的动脉重建。而股浅动脉具有一定机械强度，抗感染力强，口径合适，是颈动脉重建的可靠材料。其缺点是附加一次血管吻合手术，血管栓塞的机会增加。

手术进路中解剖结构辨认

熟悉颈动脉三角的解剖，对于保证手术顺利进行十分重要。在进行颈动脉重建术时，需要辨认以下结构。

1. 颈动脉鞘及其内容 颈动脉鞘是颈部的重要结构，其内含有颈总动脉和颈内静脉，颈总动脉在甲状软骨上缘水平，分为颈内动脉和颈外动脉，其鉴别已在前述。颈内静脉位于颈内动脉和颈总动脉的外侧，壁薄，管径较动脉粗。

2. 舌下神经及其降支 舌下神经呈弓形跨过颈内、外动脉和浅面组织，于舌骨大角上方，经二腹肌后腹深面进入颌下三角。舌下神经发出降支，在颈鞘前面下行，与之疏松结合，且与第3颈神经分支组成舌下神经袢，由袢发出分支，布于舌骨下肌群。

3. 喉上神经 起自迷走神经结状神经节，向前下行于颈内动脉深面，分为内、外两支，术中慎勿伤及。

并发症及其防治

颈动脉重建术后早期或晚期，可发生中风、动脉暴露、感染或破裂大出血等严重并发症。这类患者多经大剂量放疗，放疗后产生的颈部瘢痕和纤维化，可导致移植血管闭塞。手术如涉入咽部，咽皮肤瘘的发生率很高，因而不是血管重建的理想指征。

1. 脑缺血 是较常见的严重并发症，轻者偏瘫，重者持续昏迷而死亡。研究表明，如大脑CBF减少至每分钟10~15 mL/100 g，即发生不可逆性中风。为防止脑缺血的发生，除术前准确判断脑侧支循环外，采用控制性高血压麻醉是一种可行而有效的方法。重建血管时，应尽量减少血流阻断时间，可先吻合近心端而自远心端输血，或放置分流管后再行吻合，也可在两侧颈动脉间以大隐静脉搭桥后，再切除患侧颈总动脉。手术后要严密监护患者，收缩压要维持在13 kPa（98 mmHg）以上，并及时补充血容量。

2. 血栓形成　多数发生在术后1~2个月，主要原因是局部感染、吻合口过窄或吻合技术欠佳。为了防止血栓形成，切取大隐静脉时应小心勿伤及静脉壁，保留静脉瓣膜，吻合血管时不要损伤血管内膜，并全身或局部应用肝素。一旦确定血栓形成，应立即手术探查，吸出血栓或重做移植。

3. 脑血栓或栓塞　一般发生于术中或术后48 h，也可发生于术后数周。主要原因是阻断一侧颈动脉后脑血流减少或减慢，以及脑血管痉挛而导致脑血栓形成。另外，吻合口血栓也可沿动脉干延伸至颅内栓塞Willis环，出现昏迷、偏瘫。为防止其发生，术中可使用低剂量肝素，术后继续用10余天。手术中切断或封闭颈上神经节，可防止脑血管痉挛的发生。

4. 颈动脉吻合口破裂　由于局部感染，特别是咽瘘形成，可致颈动脉或吻合口破裂，出现致命性大出血，一般发生于术后1周左右。术前放疗或继发感染，手术涉及上消化道，手术中颈部缺损未予以修复者较易发生。当手术中颈动脉区被口咽分泌物污染时，应避免尝试颈动脉重建，更不宜采用人造血管。重建血管须用各种肌皮瓣加以覆盖保护，在移植静脉外套用人造血管等，是防止颈动脉破裂的有效措施。

重要解剖结构的保护和挽救

在进行颈动脉重建手术时，应时刻牢记保护大脑，尽量减少其缺血时间。术前须详细询问病史，特别注意有无卒中、一过性脑缺血和颈部血管杂音。在毫无准备的情况下突然结扎、切除颈总或颈内动脉，同侧大脑半球失去主要血供，如Willis环交通不畅，患侧大脑即发生缺血、坏死，可引起严重的神经并发症甚至死亡。因此，术前及术中如何精确预测大脑侧支循环代偿状况，成为决定手术成功的关键。

1. 脑动脉的侧支循环　人的脑重量仅占体重的2%，但脑的耗氧量却占全身总耗氧量的20%，脑血流量约占心脏搏出量的1/6。脑血流中断或减少可导致神经细胞缺氧坏死，造成严重的神经精神障碍。脑的供养动脉来自颈内动脉和椎动脉两个系统，并有丰富的侧支循环。

（1）颅外吻合

1）颈内动脉与颅外动脉的吻合：主要位于眼、耳和鼻区，其中较重要的为眼和鼻区的吻合。眼动脉的鼻背动脉与面动脉的鼻外动脉在鼻背和内眦处相吻合，眼动脉的泪腺支和睑支与颞浅动脉的颧眶动脉在眼的外侧相吻合，眼动脉的鼻背动脉、筛动脉与颌骨动脉的眶下动脉、蝶腭动脉在上颌及鼻腔内吻合。

2）颈部颅外动脉吻合：一侧颈外动脉各分支间，两侧颈外动脉相应分支间（特别是面动脉、上颌动脉、甲状腺上动脉）均存在广泛的吻合。当一侧颈总动脉闭塞时，血液可经吻合支由健侧流入患侧颈外动脉，再由颈外流入颈内动脉。

3）其他：颈外动脉和椎动脉之间主要通过枕动脉相交通，锁骨下动脉和椎动脉分支、颈外动脉与锁骨下动脉间均有吻合。充足的侧支血管有助于减轻因颅外动脉病变所产生的神经损害。

（2）颅内吻合

1）Willis环：为位于颅底面、蝶鞍之上，围绕视交叉、灰结节及乳头体形成的一个动脉环，又称脑底或大脑动脉环。它由成对的大脑前动脉、颈内动脉、大脑后动脉、后交通动脉和单一的前交通动脉共同组成的多边形环。动脉环变异很多，正常构形仅见于50%的人。这些变异多数与组成动脉环的数量无关，而与组成动脉环的相对大小有关。动脉环变异以前部为主，主要是前交通动脉。发育不良者以环的后部多见，主要是后交通动脉。

Willis环为两侧大脑血管之间和颈内动脉系统与椎-基底动脉系统之间提供了侧支循环的通路。正常时两侧动脉环的血液互不混合，血液的流向取决于血管的通畅情况和血流的压力梯度。当颈部一条或多条动脉发生狭窄或闭塞后，动脉环的效能好坏是决定神经功能丧失程度的一个因素，Willis环异常时脑梗死的发生率升高。大脑动脉环是调节大脑血液循环的潜在性代偿装置，由于动脉环的类型不一，其潜在的代偿能力也有差异。例如在原始型动脉环，后交通动脉主要形成大脑后动脉，即该侧半球的血液供应主要来自颈内动脉系统。如突然结扎颈内动脉，因为发自基底动脉的大脑后动脉交通前段的代偿能力很小，故可引起半球颞叶下面和枕叶缺血，出现严重的视觉损害。在后交通动脉阙如或发育不良时，则起不到调节大脑动脉环前、后部血流的作用，因而可引起一系列脑血管并发症。

Lindegaard等（1986年）采用脉冲式，经颅超声多普勒，对21例血管造影正常侧半球的颈内动脉进行了检测，大脑中动脉MCA的流速范围为38~82 cm/s，平均54 cm/s；颈内动脉（CA）流速为32~68 cm/s，平均44 cm/s；基底动脉（BA）流速为34~66 cm/s，平均48 cm/s；大脑前动脉（ACA）流速为30~74 cm/s，平均46 cm/s。Wechsler等对正常人群中62条MCA和40条ACA进行测定，MCA最大流速为（105 ± 16）cm/s，ACA最大流速为（85 ± 17）cm/s，左右MCA平均最大流速比例为0.99 ± 0.14。正常的脑动脉多普勒声谱信号具有平滑和微风样的特点。

2）各软脑膜动脉的吻合：在大脑半球和小脑表面的软膜内存在着丰富的侧支吻合，大脑前、中、后动脉在大脑表面分支、再分支，形成一个弥漫的软脑膜动脉网。

2. 监测大脑侧支循环的方法　文献报道用于监测大脑侧支循环的方法有多种，且随着科学

技术的发展而不断改进。这些方法各有优点与不足，迄今尚无一种理想的、完全可靠的预测方法。临床上应结合实际情况，尽可能多种方法并用，根据几种检查结果综合判断。常用的监测方法如下。

（1）Matas试验：由Matas于1941年提出。清醒状态下用手指在颈部压迫颈总动脉于颈椎横突上，阻断血流10~15 min，观察患者的神志变化。如无脑缺血症状，提示脑侧支循环状况良好，可安全进行手术。如阻断血流不足10 min，患者即出现脑缺血症状，可逐步延长阻断时间，从每日3次、每次压迫5 min开始，逐渐增加压迫时间，直至可耐受10~20 min的压迫时间，以促进侧支循环的形成。但此法不能提供定量资料，而且通常是压迫颈总动脉，不是压迫颈内动脉，仅通过手指压迫亦难以完全压闭颈动脉。Brackett（1953年）发现，即使将压迫时间增至30 min，仍有少数患者发生意外。另外，该法还能诱发卒中或死亡，故需辅以其他检查方法。

（2）选择性动脉血管造影：于局麻镇静下，经股动脉插管行选择性血管造影或DSA检查，除了解大脑的4条供血动脉和Willis环的循环状况外，还可判断颈动脉受累的程度，为制订手术方案提供依据。观察Willis环循环状况的方法是交叉充盈（cross-filling），即先压迫阻断患侧颈总动脉，经对侧颈总动脉注入造影剂，观察患侧大脑动脉内造影剂的充盈情况。如交叉充盈良好，表明Willis环交通支循环良好，患侧颈动脉可安全切除；如造影显示病变规则且局限于颈动脉分叉处，颈动脉外形正常，提示肿瘤可以切除，无须行颈动脉重建；如造影见瘤体已越出移位的颈内、外动脉边界，提示瘤体已将颈动脉包绕，术前应作颈动脉重建准备；如造影示颈内、外动脉管腔不规则，提示肿瘤为恶性，应做颈部根治术，并做好颈动脉重建准备。虽然此方法比较安全可靠，但为有创检查，有5.3%~7.1%的患者出现造影剂外渗、局部血肿、暂时性偏瘫、失明或

灶性抽搐。目前多用于颈部血管有杂音，或怀疑颈部血管因先前手术、肿瘤或放疗导致解剖移位的患者检查。

（3）颈动脉残压或回压：测定手术中阻断颈总动脉和颈外动脉后，穿刺颈动脉远端，用压力传感器测定颈动脉回流压力（back pressure）。McCoy和Barsocchini认为，阻断颈动脉后血压下降不足20%，提示颈总动脉可安全结扎。Moore等的研究显示，于局部麻醉下不能耐受颈动脉阻断试验的患者，其颈动脉残压（stump pressure）小于3.325 kPa（25 mmHg）。Hays等发现，颈内动脉残压大于6.65 kPa（50 mmHg）的患者，均能耐受颈动脉阻断试验30 min以上。当对大脑侧支循环产生疑问时，可于术中测定颈动脉残压，残压在7.32~7.98 kPa（55~60 mmHg）时，提示患者可耐受颈动脉结扎，不致发生严重的神经并发症，但术中及术后必须维持正常血压及血容量。维持脑组织存活的血压临界值为6.65 kPa（50 mmHg），颈动脉残压低于此值时，必须行颈动脉重建术。

颈动脉残压测定曾被一时推崇，但也不是一种十分可靠的预测方法。Kelly等报道的病例中，虽然颈动脉残压大于6.65 kPa（50 mmHg），但仍有6%的患者出现脑缺血症状。Meleca等报道的20例患者中，1例颈动脉残压大于8.25 kPa（62 mmHg）者，结扎颈动脉后，术中发生卒中。另有3例患者在结扎后期出现神经并发症。

（4）脑电图（ECG）检查：将电极置于两侧大脑中动脉分布区的头皮上，手术中钳夹颈动脉后，观察脑电图（ECG）有无变化，可更准确地预测大脑侧支循环状况。本法可作为术中连续监测之用，是目前临床上常用的方法之一。Atkinson等于术中记录躯体感觉诱发皮质电位，方法是将银电极放于患者双侧腕部，刺激正中感觉神经，同时在头皮上放置记录电极，记录皮质电位。钳夹颈动脉前2 min记录一次，钳夹后每隔90 s记录一次，持续10 min。如皮层电位减弱或消失，提示

脑缺血，不能行颈动脉切除术。此法的缺点是不能预测大脑对颈动脉永久结扎后的耐受力。

（5）气压式眼球体积描记仪（OPG）：眼动脉系颈内动脉在颅内的第1条分支，其压力变化与颈内动脉压变化相一致。当同侧颈内动脉畅通时，两条动脉压力的变化成正比。如阻断同侧颈内动脉，大脑血供主要依靠对侧颈内动脉，少量来自同侧颈外动脉和基底动脉系统。眼动脉压力变化可反映大脑侧支循环充分与否。

OPG的可靠性基于以下设想：手指压迫点远中的颈动脉压力能真正反映颈内动脉残压，而不受颈外动脉回压的影响。阻断同侧颈总动脉后，来自对侧交叉循环的临界压力值为6.65~7.98 kPa（50~60 mmHg）。低于此值，结扎颈动脉易出现神经并发症。Gee等和Martinez等报道的病例中，术前OPG示眼压在6.65 kPa（50 mmHg）者，切除颈动脉后均未发生神经并发症，术中颈内动脉残压与OPG的测定值十分相近。但此法并非直接测量颈内动脉压，易受大脑中动脉和眼动脉病变的影响。如眼动脉存在病变，CBF正常，但OPG值可能低于正常。如大脑中动脉远端有病变，OPG值正常，但CBF低于正常。由于肿瘤质硬，无法完全压闭颈动脉，故不能精确反映大脑侧支循环状况。患有颈动脉栓塞病变的患者，当收缩压瞬间升高时，可出现一过性红视或黑视。另外，操作时需将仪器压力头放置于巩膜上，操作不便，还可引起结膜下出血。

（6）暂时性气囊导管阻断试验（BTO）：系改良的Matas试验。于局部麻醉下将双腔Swan Ganz气囊导管经股动脉插入颈内动脉，气囊充气膨胀，直至将颈动脉完全闭塞。操作时向血管内持续注入肝素盐水，以防血栓形成。试验持续15~20 min，观察患者的神志反应。如出现神经系统症状，立即放气拔管，终止试验；如患者能耐受阻断试验15 min，提示可结扎颈动脉而不致出现严重后果。但这种方法不能预测永久性结扎颈动脉后大脑对缺血的耐受性。在试验期间无症状

发生的患者中，仍有5%~20%在结扎颈内动脉后发生脑梗死。其原因之一是颈内动脉结扎处形成血栓，以后播散至脑内，发生脑栓塞。另一种可能是，在试验期间，局部血流降至维持脑功能的阈值。如永久性阻断颈动脉后发生低血压，局部血流降低至阈值以下，遂出现脑梗死。

（7）氙电子计算机断层脑血流图（XeCT-CBF）检查：是评价脑血流状况的方法之一。在进行BTO试验期间，让患者吸入含一定浓度氙的空气，直至其呼气末潮气中氙浓度与动脉血中氙浓度相等，然后立即进行稳态XeCT扫描，根据大脑影像中氙的放射活性计算相应血流量，可反映大脑组织中血流的储备能力。如阻断颈内动脉后，CBF为每分钟25~30 mL/100 g，患者可能不会立即出现神经系统症状。但如术中或术后患者血压或血容量降低，结扎颈动脉后CBF可能降至临界值以下，而导致卒中。故行BTO试验后，如XeCT示CBF降低或患者不能耐受BTO试验，不应单纯行颈动脉结扎或切除术，而应行颈动脉重建术。XeCT检查的缺点是设备昂贵，示踪剂半衰期短，不宜普及应用。

（8）经颅彩色多普勒超声检查（TCD）：TCD是测定大脑侧支循环状态的较新方法。Takeuchi等在Matas试验（60 s）期间，应用TCD测定大脑中动脉的相对血流量（%），对侧颈总、颈内动脉和双侧椎动脉的血流增量，观察同侧颈动脉分叉处的血流动力学改变以及Ritcher吻合支（枕动脉与椎动脉之间的吻合支）的血流状态，发现同侧颈外动脉血流量的50%由同侧椎动脉经Ritcher吻合支提供，大脑中动脉的相对血流量与颈内动脉残压密切相关。研究者认为，TCD可反映大脑的血流状况。在Matas试验期间，如血流从颈内动脉流向颈外动脉，表明大脑尚有足够的血供，可直接进行颈动脉结扎或切除。反之，如血流由颈外动脉流向颈内动脉，说明颈内动脉残压过低，应考虑行颈动脉重建。这种检查方法较Matas试验在显示大脑局部灌流方面更为敏感和

可靠，但仍有不足之处。

虽然用于监测大脑侧支循环的方法有多种，但没有一种方法的预测结果完全可靠。主要原因是这些方法不能预测颈内动脉结扎后，因长期缺血而致的脑组织损伤程度。能够耐受暂时性颈内动脉阻断，并不能确保长期阻断此动脉的安全。为了提高预测的准确性，一些学者建议联合应用几种检测方法，以确保手术安全。Atkinson等对12例累及颈内动脉或颈动脉分叉的头颈鳞癌患者施行选择性颈动脉切除术，术中记录躯体感觉诱发皮层电位，并测量颈动脉残压。研究者认为，当颈动脉残压小于6.65 kPa（50 mmHg），诱发电位下降50%以上时，对局部条件合适（例如颈部做过放疗，手术未涉及咽部）的病例，应进行颈动脉重建术。De Vries等报道8例侵犯颈内动脉的颅底肿瘤患者，经术前详细检查和评价，行计划性颈内动脉切除术。术中进行BTO试验，测定颈动脉残压并作XeCT CBF检查。耐受BTO试验10~15 min，颈动脉残压在6.65 kPa（50 mmHg）以上，XeCT CBF无明显改变者，可安全施行颈内动脉切除术，术后无一例发生神经并发症。Nayak等在进行BTO试验时，给患者静脉注射740 MBq ^{99m}Tc-HMPAO（六甲基丙二胺肟），行脑SPECT检查。研究者认为，能耐受BTO检查，SPECT扫描正常者，可考虑行颈动脉切除术，较少发生神经并发症。不能耐受BTO试验，或BTO试验（20 min）后SPECT示同侧大脑半球灌流量减少者，为颈动脉切除的高危患者。如考虑切除颈动脉，必须做好分流或颈动脉重建准备。阻断颈动脉后做TCD检查，其预测准确性可达95%。用气囊导管暂时阻断颈动脉后，临床或EEG检查的特异性为75%~90%。如采用SPECT、动脉残压测定或XeCT扫描等检查，其准确率可增加至98%。

虽然上述检查可在术中使用，但最好在术前完成，以使术者心中有数，制订详细的手术方案，尤其是确定术中如何处理颈内动脉，以便及早做好准备，确保手术安全、成功。

解剖结构和手术操作技巧

1. 颈段颈动脉重建术　以自体大隐静脉为例，手术时先分离肿瘤，游离近、中段与肿瘤无粘连的颈动脉，准备重建颈动脉。近心端吻合处可选择颈总动脉、锁骨下动脉或腋动脉，远心端则位于颈内动脉。如肿瘤向上累及颈内动脉位置较高，可附加耳后切口行乳突根治术，去除中耳和内耳结构，面神经改道前移，显露颞骨段颈内动脉进行吻合。大隐静脉管径较粗，可保证血流通畅；分支较少，切取方便；管壁有一定厚度，可耐受动脉血流的长期冲击，不致逐渐发生膨胀扩张或形成动脉瘤。切取大隐静脉时，在大腿两侧选一段与颈内动脉直径相似的静脉，长度应比实际动脉缺损大1~2 cm，以防静脉移植后张力过大。取下大隐静脉后，立即用1：1 000肝素液灌注备用。

为保证肿瘤彻底切除，需整块切除肿瘤、受累颈动脉、邻近副神经、舌下神经和面神经分支、颈交感链和颈深部肌肉等。阻断切除颈动脉前，全身应用肝素62.5~125 U/kg。吻合血管时，如大脑侧支循环良好，近心端可做端侧吻合，远心端则做端端吻合。如大脑侧支循环不良，需采用Javid分流管或14号血管导管建立分流，以前者应用较多（管径大，不易闭塞，易抽出）。在近心端吻合完成前，将分流管抽出，完成血管吻合。静脉瓣应向远心端开放（倒置），以与血流方向一致。为减少颈动脉阻断时间，端侧吻合近心端时，可不阻断颈动脉血流，仅在吻合远心端时阻断血流。颈总动脉断端以无创血管线连续缝合，暴露之颈动脉应当用各种皮瓣覆盖保护，修复颈部皮肤缺损，防止术后感染及颈动脉破裂。

可能时，术中应尽量避免进入上消化-呼吸道，因为伤口感染和瘘管形成可导致血管重建失败，尤其在使用人造血管时。移植血管应置于斜方肌前缘后方，以避开肿瘤易复发区。如血管吻合超过1 h，肝素用量应达250~300 U/kg，术后一般不使用抗凝药物。

2. 颅内、外颈动脉旁路移植重建术　当切除颈动脉位置过高、接近颅底时，在技术上无法进行颈段颈动脉重建术，此时可考虑施行颈内动脉颈—岩段旁路移植术。取颞部进颅切口，在颞骨鳞部和颧弓上后份打洞，显露颞窝底部，识别棘孔和卵圆孔，在腰部置引流管排放脑脊液，以利于牵开颞叶。在卵圆孔后方、棘孔内侧打开中颅窝底，显露颈内动脉水平段（岩段）。在切除颈部肿瘤时，游离颈动脉近心端，备好移植血管。在阻断颈动脉前给患者静脉滴注戊巴比妥，以抑制脑电兴奋，同时静脉滴注肝素5 000 U，用小血管钳钳夹岩段水平段的近、远中段，切断动脉，结扎远心端，用8-0单丝尼龙线将大隐静脉远心端与岩段水平段的近心端作端端或端侧吻合。静脉近心端经耳前皮下隧道进入颈部（也可经下颌骨、颞肌和颧骨深面的隧道入颈），与颈内动脉远心端吻合。放松血管钳，当移植静脉出现搏动后，将骨瓣复位，常规缝合伤口。

3. 内、外分流术的应用　巨大肿瘤尤其是包绕颈内动脉的肿瘤，手术时出血多，必须长时间阻断颈内动脉血流。为此，必须暂时性应用分流术维持大脑血液供应。

（1）内分流术

1）将肿瘤与颈总动脉分离，充分显露颈总动脉以利插管，静脉注射肝素（125 U/kg），防止血栓形成。

2）阻断血流，切开颈总动脉壁，将14~16号塑料管向颈内动脉方向插入。放松绕过颈内动脉的橡皮带，当塑料管内有逆流血液充填时，排放气泡。将导管的近心端由颈总动脉向近心端送入，越过控制血流的橡皮管，向深部插入。拉紧上、下方的橡皮带，在血流通畅的情况下，顺利将肿瘤摘除。

3）肿瘤摘除后拔除动脉内的塑料管，此时必须注意防止因气泡或血凝块而致的脑栓塞。导管拔除后，阻断血流，用生理盐水由动脉切开处冲洗动脉管腔，去除血凝块，切口用无创缝合线连续缝合。缝合完毕，留两针缝线暂不打结，放松颈内动脉控制带，使气泡与逆流的血液一并流出，然后结扎缝线。放开颈总动脉阻断带，血流再通。静脉注射鱼精蛋白1.5 mg/kg体重，以中和肝素。

（2）外分流术：方法基本同内分流术。所不同的是，在颈总动脉切口后，还需要在瘤体上缘、血流控制带下方做颈内动脉切口。导管经两切口分别向近心端及远心端插入，越过血流阻断带，然后拉紧。插管时需注意，应将导管的一端先插入颈内动脉，待逆流血液充满导管排出气泡以后，再将其另一端插入颈总动脉。应用外分流术，以自体大隐静脉重建颈内动脉的方法见图3-28；应用内分流术，以人造血管重建颈内动脉的方法见图3-29；应用颈外动脉重建颈内动脉的方法见图3-30。

将颈总动脉、颈内动脉、颈外动脉和肿瘤完全游离，绕以塑料带。根据动脉缺损长度，准备一条同种异体动脉或自体静脉套在内分流塑料

管上。静脉注射肝素（125 U/kg），使全身肝素化。将肿瘤连同部分颈总、颈内动脉切除，迅速将塑料管插入颈总和颈内动脉之间，整个过程大约需30 s。当第2个吻合口即将缝合完毕时，经吻合口将塑料管取出，完成吻合。由于颈内动脉直径一般在5 mm左右，常采用同等口径人造血管进行移植，典型病例见图3-31。

4. 自体大隐静脉旁路移植术　分离颈总动脉、颈内动脉和颈外动脉，绕以塑料带。分离肿瘤，自对侧股部切取一段大隐静脉，口径相仿，长度相近或略长。大隐静脉取下后，两端钳夹，腔内注入肝素溶液（2 500 U/100 mL生理盐水）使管腔扩张。倒置大隐静脉，使瓣膜开向远心端。在颈总动脉内注入肝素1 250 U，用小号心耳钳（Satinsky）部分阻断颈总动脉（图3-32）。将大隐静脉一端剪成斜面，与颈总动脉做端侧吻合，以5-0尼龙线连续外翻缝合。缝合完毕，去除心耳钳，用微血管夹夹住移植的大隐静脉。切断结扎颈外动脉，颈内动脉用小号心耳钳阻断后切断。采用上述缝合法，将大隐静脉另一端与颈

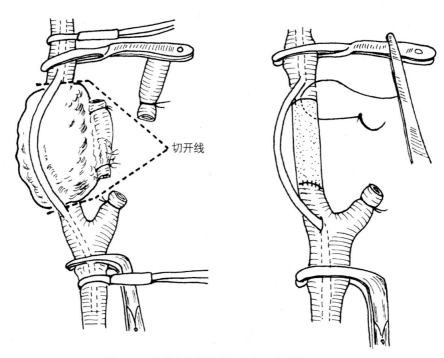

图3-28　应用大隐静脉重建颈内动脉（外分流术）

内动脉断端作端端吻合。在缝合最后1~2针前，暂时放松大隐静脉上的阻断夹，将凝血块和空气冲出。缝完第2个吻合口，在吻合口的远端切断颈总动脉，将肿瘤连同包绕的颈总、颈内和颈外动脉一并切除，颈总动脉残端结扎加缝扎。

本法无须行分流术，其最大优点是能缩短脑部缺血时间，因为在颈总动脉和大隐静脉端侧吻合时，仅部分阻断颈总动脉血流。在第2个吻合即颈内动脉和大隐静脉端端吻合时，才完全阻断颈内动脉血流。行端端吻合时，颈内动脉血流完全阻断时间为15（12~22）min。

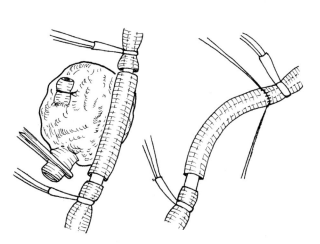

图3-29 应用人造血管重建颈内动脉（内分流术）

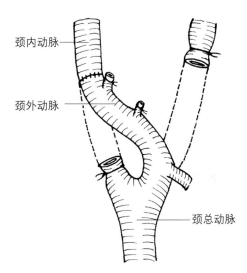

图3-30 应用颈外动脉重建颈内动脉

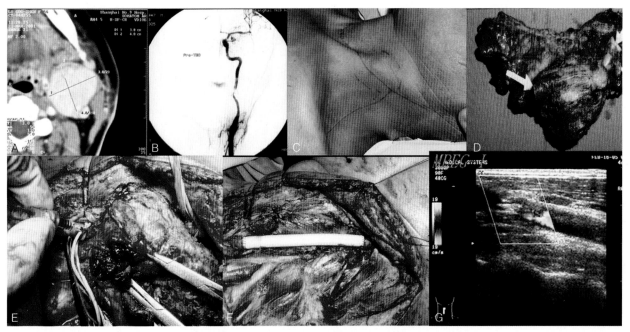

图3-31 颈动脉体瘤切除及颈动脉重建术

A. CT显示巨大颈动脉体瘤；B. DSA造影及TBO试验显示阳性；C.切口设计；D.肿瘤标本显示切除的颈动脉；E.残端动脉压测定；F.人工血管移植；G.术后彩色多普勒测定血流通畅

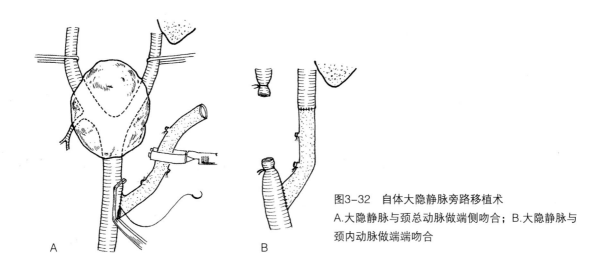

图3-32　自体大隐静脉旁路移植术
A.大隐静脉与颈总动脉做端侧吻合；B.大隐静脉与颈内动脉做端端吻合

■颈内静脉重建术

在经典的颈淋巴清扫术中，颈内静脉需与邻近的淋巴组织一并切除。头颈部癌，尤其是原发于中线结构的癌，常发生双侧颈淋巴结转移，施行双侧根治性颈淋巴清扫术，切除头颈部的静脉主干——颈内静脉，可因颅内静脉及面静脉淤滞而引起一系列并发症，如面部肿胀、伤口愈合延迟、颅内压升高、脑水肿甚至死亡。因此，如何妥善解决静脉回流，成为口腔颌面外科医师关注的重要问题之一。20世纪40年代以前，由于双侧根治性颈淋巴清扫术的并发症多，死亡率高，双侧颈部转移癌通常被视为不治之症。40年代以后证实，颈内静脉切除后有足够的侧支循环使静脉回流，其中最主要者为椎静脉丛。大量实践表明，双侧颈部转移癌能够采用同期或分期双侧根治性颈清扫术予以有效的治疗。但是由于组织的适应性和侧支循环容量不尽相同，手术后主要淋巴管闭合，淋巴液淤积而致面、颈部水肿加重，使侧支循环容量大为减少。双侧同期手术，切除双侧颈内静脉后，死亡率及并发症发生率均较高，手术死亡率为7.5%~15.5%。Bazack等报道51例患者，死亡率为10%，有生命危险的并发症发生率为11%，面部明显肿胀者占62%。

为了解决双侧颈内静脉切除后的静脉回流问题，除采取一般对症处理、颈内外静脉吻合术外，近年来还开展了一些有关颈内静脉重建的实验和临床研究。Ores Kovic等切除11只犬的双侧颈内静脉后，用5 cm长的自体股静脉行一侧颈内静脉重建，在未用抗凝剂的情况下，8只犬手术成功，术后1个月和2个月仍有7只犬的重建静脉血流正常。Friedman用Teflon人造血管行兔颈静脉重建，实验结果也表明有效，但必须在手术前后连续使用抗凝剂或抗血小板药物，否则易致管腔阻塞。

手术设计解剖原理

1. 颅内、外静脉的交通　颈内静脉为头颈部静脉血液回流的主要通道，续于颅腔内的硬脑膜静脉窦。结扎一侧颈内静脉，一般不会引起脑部的血液回流障碍，导致死亡者更是罕见。Hess回顾文献发现4例因结扎一侧颈内静脉而死亡的病例，主要原因是两侧颈内静脉的粗细不一致，结扎侧过粗，而保留侧过细。颈内静脉阻断后可出现颅内压升高、水肿和发绀。

头颈部的静脉有丰富的交通吻合，静脉压较低容易发生血液倒流。颅内外的静脉有通畅的交通，主要是通过导血管、板障静脉、颅底两侧的大静脉丛、眼静脉以及神经和动脉孔的静脉。在颅内，很多静脉窦通过的交通途径见图3-33。

2. 在颈淋巴清扫术中，由于颈内外静脉已被切除，因此翼丛、咽丛、甲状腺上静脉和中静脉、颈横静脉、面后和面总静脉等，都与颈静脉失去了通路。但由于静脉的吻合十分丰富，颈上部的血液仍可向下回流。当颈静脉被结扎切除后，椎静脉丛即显得尤为重要。Boston指出，椎静脉丛横断面的总和可能大于两侧颈内静脉横断面的总和，也许椎静脉丛足以引流出全颅腔的血液。双侧颈内静脉切除后，颅脑的血液可通过的回流途径见图3-34。

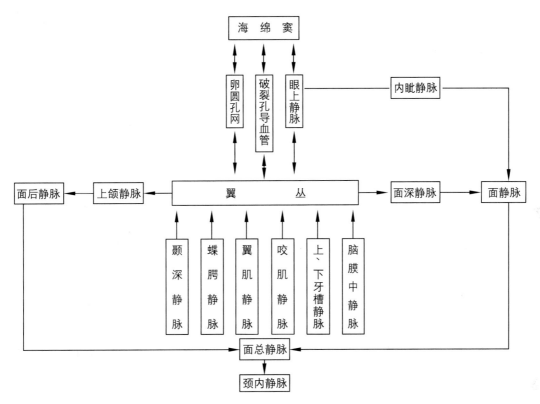

图3-33 颅内静脉窦交通途径

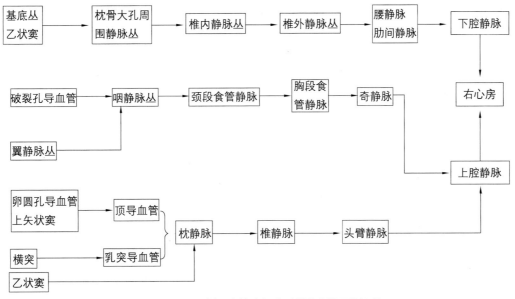

图3-34 双侧颈内静脉切除后颅脑血液回流途径

颅内静脉血一般可通过上述途径分流，但也有解剖异常者，一时无法完全代偿，往往需要采取各种降低颅内压的措施来达到逐渐代偿，以避免脑部并发症的发生。颈内静脉重建术即是其中的有效方法之一，其原理是利用自体大隐静脉或异体血管，重建颈内静脉的完整性。

3. 疗效评价　颈内静脉重建术在临床上开展尚不够普遍，因而经验十分有限。叶茂昌等进行颈静脉人造血管旁路移植的实验研究，认为采用PTFE人造血管行颅内回流静脉重建是可行的。这是因为颈内静脉口径较粗，负压回流量较大，流速亦快，在对侧结扎后尤为明显，不会出现管壁萎陷或血液不能运行于其全长的现象，故不易形成血栓。颈内静脉双侧结扎后颅内压明显升高，而以人造血管旁路移植后可使其恢复到基础指标。Leafstedt等在3例双侧根治性颈淋巴清扫术患者中，应用螺旋状自体大隐静脉移植物进行颈内静脉重建，均获成功，术后无静脉压增高症状，静脉造影显示移植物管腔通畅。Citrin等用此法的6例患者也均获成功，术后无死亡者，无并发症，术后14 d内开始放疗，移植血管长期保持通畅。Comerota等用螺旋状大隐静脉移植物重建颈内静脉5例，4例成功，重建手术需时30~60 min，效果显著，成功率高，可保持管腔长期通畅，患者可安全耐受放疗而不致移植物损伤或狭窄。Teflon人造血管可作为颈内静脉重建的次选材料。

手术进路中解剖结构辨认

颈内静脉重建术与颈动脉重建术一样，不是一个独立的手术，而是肿瘤根治手术的一部分。在进行颈内静脉重建术时，术者除需掌握血管吻合技术外，还需熟悉颈动脉三角的解剖（参见颈动脉重建术），尤其是颈内静脉的位置、走行、属支及其与邻近结构的关系。

颈内静脉上端通过颈静脉孔起始于乙状窦，在胸锁乳突肌深面，颈动脉鞘内，向下前方向走行于胸锁关节深面，与锁骨下静脉合并，形成头臂静脉。

颈内静脉在颈部接纳一系列静脉，自上而下依次有面总静脉，舌静脉，咽静脉，甲状腺上、中静脉及胸锁乳突肌静脉，有时还有枕静脉。在肿瘤根治术中，这些静脉属支和颈内静脉可一并切除。

手术中需要识别的另一个结构是迷走神经。迷走神经出颈静脉孔进入颈鞘，沿颈内动、静脉之间及颈总动脉与颈内静脉之间的后方下行达颈根部。神经呈实性条索状，色白，易于识别。

颈内静脉重建术的主要并发症是移植血管栓塞，如血栓脱落后进入血液循环，可引起重要脏器栓塞，危及患者生命。在进行颈内静脉重建前，可于术中测量颈内静脉残端压，如平均残端压大于4.0 kPa（30 mmHg），重建静脉易保持通畅。小于4.0 kPa（30 mmHg）提示在两次手术期间可能已建立了良好的侧支循环，静脉回流良好，移植血管内易形成血栓。一般左侧颈内静脉的平均压力低于右侧，左侧颈内静脉重建后发生血栓的机会可能大于右侧。在已行颈内静脉重建的患者，可采用B超、多普勒、静脉造影、CT强化扫描或MRA，确定管腔是否通畅。

如移植血管在术后近期发生血栓，应行探查手术，视情况重新吻合血管。如晚期形成血栓，就如同临床上进行的压迫训练，为最终导致颈深部静脉第2通道的建立争取必要的时间。

重要解剖结构的保护和挽救

颈内静脉周围的解剖关系比较复杂，手术时应仔细解剖，以免损伤周围重要的血管、神经。颈内静脉周围有颈深淋巴结群与其紧密相连，其前方有舌下神经降支，后方有副神经，内侧有颈总动脉和颈内动脉。在颈总动脉与颈内静脉之间的后方还有迷走神经、颈丛神经，后下方有膈神经、甲状颈干及锁骨下动脉，在左侧尚有胸导管，右侧有淋巴导管。颈内静脉壁薄，并与颈深筋膜结合紧密，使静脉呈扩张状态，破裂后易受胸腔负压影响，吸入空气导致空气栓子形成。为了保护重要解剖结构免遭损伤，手术操作时止血必须充分，以使手术野始终保持清晰。分离深度不宜超过椎前筋膜（颈深筋膜深层）。无论进行钝分离还是锐分离，都要按部就班，不可急功近利，盲目操作。

解剖结构和手术操作技巧

颈内静脉重建需用一直径相似的血管，临床上多采用自体大隐静脉制备成螺旋状静脉移植物，在病变较轻侧施行颈内静脉重建。一般所需大隐静脉的长度约为静脉缺损段的3倍。

切取从腹股沟直至膝的大隐静脉，用肝素生理盐水冲洗，并将之纵行剖开，借助于一根与颈内静脉上端直径相似的橡皮导管，在其上缠绕。利用导管的增粗端，将静脉条缠卷成两端分别与颈内静脉上、下端直径相似的螺旋状静脉移植物，用6-0聚丙烯线连续缝合静脉条边缘，即可供移植。

切除颈内静脉后，将制备的螺旋状大隐静脉移植物一端与颈内静脉相应残端缝合后，抽出橡皮导管，再将另一端与颈内静脉另一残端缝合。

■ 口腔颌面部血管的CT、MRI影像学诊断

断面成像技术的发展为口腔颌面颈部血管系统解剖及病变显示，提供了良好的基础和前景。CT一经出现，即确定了其在颈部检查中的重要地位。它可以确定颈部肿块的性质，了解肿块的形态、大小、浸润情况以及与血管的关系，还可发现临床检查无法测知的病变，对颈部及臂丛外伤的诊断亦很有帮助。MRI是新一代断面成像技术，较CT具有更好的软组织对比度，且能多维成像。随着MRI技术的不断发展与完善，MRI越来越广泛地应用于口腔颌面颈部血管系统病变的检查。颈部有大量软组织，如肌肉、筋膜、软骨、

淋巴组织及血管等，CT平扫多呈中等密度，多数情况下CT平扫显示不清，因而颈部血管系统行CT检查时，常使用静脉内注射造影剂做增强检查。颈部MRI检查必须配以合适的线圈，完整的颈部检查须同时行横断面、矢状面及冠状面检查，但为了节省时间，一般常根据需要选择其中的两个甚至一个平面检查。在颈部MRI检查中最常用的成像平面为横断面，它可以显示整个颈部包括颌面及臂丛的解剖；最常用的脉冲程序是自选回波（SE）程序。颈部血管系统检查一般不用造影剂。颈部的主要血管位于颈动脉鞘，颈动脉鞘内的血管有颈总动脉、颈内动脉和颈内静脉。右侧颈总动脉发自头臂干，左侧直接起自主动脉弓，两侧颈总动脉均经过胸锁关节后方，沿气管、食管和喉的外侧上行，至甲状软骨上缘处分为颈内动脉和颈外动脉。之后，颈外动脉离开颈动脉鞘，而颈内动脉继续在颈动脉鞘内垂直上行直达颅底，进入颅动脉管。在颈总动脉分叉处有两个重要结构，即颈动脉窦和颈总动脉小球，前者是颈总动脉末端和颈内动脉和起始处的膨大部分，为压力感受器；后者在颈内、外动脉分叉处的后方，为化学感受器。颈内静脉在颈静脉处续于乙状窦，于颈内动脉和颈总动脉外侧下行，在胸锁关节后方与锁骨下静脉汇合成头臂静脉。CT平扫，颈总动脉、颈内动脉和颈内静脉呈圆形或类圆形、边界光整的中等密度影，注入造影剂后，动脉和静脉均呈明显强化，颈总动脉、颈内动脉和颈内静脉的位置关系在不同断面上可有变化，在颈上部静脉位于动脉的后外侧，在颈中部位于外侧，而在颈下部则位于前外侧。MRI图像，由于快速流动的血液产生流空效应，颈总、颈内动脉及颈内静脉正常情况是在T1和T2加权图像上均呈低信号。横断面可清楚显示血管断面，矢状面有时可显示整条颈动脉鞘内的动脉和静脉，而冠状面则只能断断续续显示，偶尔在冠状面上可显示位于舌骨水平的颈总动脉分叉。常规MRI的

SE序列扫描常受伪影影响，如颈内静脉头侧端及颈总动脉近心端血管内均可出现高信号，血管内的涡流也可出现异常信号，勿误为病变。口腔颌面部的血管系统有着与颈部相同的CT、MRI表现。

■ 口腔颌面部淋巴系统的影像学诊断

淋巴系统的影像诊断技术包括淋巴造影术、计算机X线断层摄片（CT）、磁共振成像（MRI）、超声显像及核素显像等多种方法，其核心是以淋巴管特别是以淋巴结的影像学变化，来诊断淋巴系统疾病。

颈淋巴造影术

淋巴造影术（lymphography）可显示淋巴管和淋巴结的情况，故有时亦称淋巴系统造影术（lymphangio-adenography）。

淋巴造影术系将对比造影剂直接注入淋巴管或注入有关区域的皮下（或黏膜下），然后进行X线摄片以观察淋巴管及淋巴结解剖图像变化的一种诊断方法。

淋巴造影术在临床上的应用始于1952年，Kinmonth最先报道直接淋巴管穿刺注射造影剂获得成功；20世纪60年代初期相继有颈淋巴造影的文献报道（Wallace，Jackson等）。1962年Averette首次报道应用叶绿素加碘化油经淋巴管注射行颈淋巴造影术，不但能得到X线影像学变化的资料，还能在颈淋巴清扫术中清晰地看到被绿染的淋巴管及淋巴结。在国内，20世纪60年代初期笔者所在科室也进行过直接穿刺淋巴管颈淋巴造影术，80年代，陈重光、赵福运等又相继报道了他们的临床经验。

颈淋巴管直接穿刺造影术的部位多选择在乳突区及颌部。于上述部位皮下先注射亚甲蓝（可加入等量局麻药）0.5~1.0 mL，3~5 min后于注射点下方切开皮肤即可见被蓝染的淋巴管。选择最粗的淋巴管，将其下端压迫后，可立见淋巴管充盈增粗，此时有利于直接穿刺。由于淋巴管十分纤细，故最好在手术显微镜下，应用显微外科器械及极细的注射针头穿刺，以保证成功。

常用的造影剂为用于血管造影的水溶液碘剂，如泛影葡胺（meglumine diatrizoate，Urografin），或用乙碘油（ethiodized oil，lipidol）或碘苯酯（iophendylate myodil）。水剂排泄较快，油剂则在淋巴组织内的停留时间较长。

在注射造影剂时，应恰当地掌握压力和速度，最好应用自动注射器以保持注射压力和速度的恒定。一般注射速度以0.1~0.2 mL/min为宜，注入量3~4 mL，根据情况也可适量增加。

正常人在注射造影剂后拍片，即可见已显影的淋巴管，距注射点愈近显示愈多。随着时间的推移，造影剂逐渐进入淋巴结及下一站的淋巴管及淋巴结。一般在注入24 h后，淋巴管的显影逐渐消退；而淋巴结的显影在48 h最清晰，并可维持数天、数月甚至长达1年之久。如采用病灶区黏膜皮下注射造影剂，其到达淋巴结的时间则较迟，约48 h后方可使各组淋巴结显像。

正常人颈部淋巴管的管径为0.25~1.00 mm，在较粗的淋巴管，有时还可见其中瓣膜的影像。淋巴结多呈卵圆形或纺锤形，边缘光滑，中心可呈微粒或细网状。

临床上，淋巴造影主要用于诊断原发性淋巴系统恶性肿瘤及淋巴结转移癌。在恶性淋巴瘤，淋巴结数目增加，体积变大，边缘可仍较光滑，但中心可出现花边状或泡沫状结构破坏，甚至出现充盈缺损区。转移癌的淋巴管可以有中断、扭曲及扩张、移位等表现，淋巴结则出现虫蚀状边缘和充盈缺损，严重的转移灶淋巴结甚至无任何充盈可见。

目前，颈淋巴管造影对小的淋巴结转移灶的诊断仍有困难，加上淋巴管直接注射要求较高，稍不注意就会导致造影失败，而且这是一种侵袭性的诊断方法，因此一直未能被推广应用。局部黏膜下注射叶绿素的方法，由于术野中的淋巴组织绿染显著，对淋巴清扫，特别是治疗性颈淋巴清扫术应有一定的辅助价值。

除碘过敏患者外，施行颈淋巴造影术一般是很安全的。

淋巴系统病变的CT诊断

自20世纪70年代CT问世以来，对淋巴系统肿瘤性病变又多了一项十分有益的诊断工具和技术。1981年，Mancuso首次报道并肯定了CT在头颈部肿瘤颈淋巴结转移诊断中的价值，之后，其他研究也得出了相似的结果。大多数学者认为，CT诊断颈淋巴结转移比临床检查有更多的优点和更高的准确性。

CT诊断的颈淋巴结解剖学分组，除本章所介绍者之外，不少放射诊断学家喜欢采用Rouriere的分类，即将头颈淋巴结分为枕、乳突、腮腺、下颌下、颏下、面、舌（下）、咽后、颈前和颈外侧等10个区域或淋巴结群，其中舌（下）、咽后淋巴结临床一般无法触知，而CT诊断却能对其很好地显示，为其优势之一（图3-35）。

根据Mancuso的研究，正常头颈淋巴结为圆形或梭形，密度均匀，CT值为10~20 Hu，比血管低，与周围肌肉组织密度相近。正常情况下，淋巴结周边不存在增强现象，而是由清晰的脂肪组织相衬托，偶可见有偏心性脂肪化生（低密度透亮影）存在。正常颈淋巴结的最大直径不大于10 mm，咽后淋巴结不大于8 mm。

根据多数学者的研究，诊断淋巴结转移（阳性淋巴结）的标准大致可归纳为：①颈内静脉二腹肌下淋巴结和下颌下淋巴结最大横径（MaD）>15 mm，或其最小横径（MiD）>11 mm，颈部其他组淋巴结的MaD或MiD>10 mm；②在符合标准①的前提下，淋巴结呈球形；③在原发肿瘤的区域性引流区内出现3个以上MaD为8~15 mm或MiD为8~10 mm的淋巴结；④淋巴结中心坏死，边缘呈薄壁环状增强。

汪卫东、邱蔚六、罗济程等（1995年）根据上述标准，对39例50侧头颈部恶性肿瘤的颈淋巴结转移情况进行了临床、CT、病理对照研究。结果指出：应用CT诊断头颈部恶性肿瘤的颈淋巴结转移符合（准确）率为90.0%，显著高于临床触诊

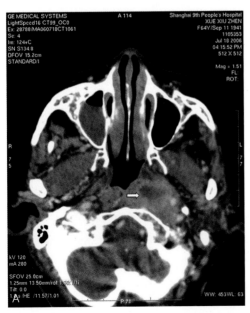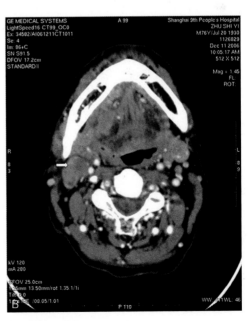

图3-35　CT片示咽后淋巴结淋巴引流
A.箭头所指为正常咽后淋巴结；B.箭头所指为转移病灶

的66.6%（*P*<0.005）。CT诊断的敏感性和特异性分别为86.67%和95.0%，也比临床触诊的66.63%和70.0%明显为高。CT诊断的假阳性率和假阴性率分别为3.7%和17.39%，明显低于临床触诊的24.0%和44.0%。这一结论与Mancuso的结论基本一致。

临床上，头颈部恶性肿瘤未能触及阳性淋巴结者，通常称为N0病例。这些病例如术后检查发现淋巴结内已有肿瘤转移，则称这种转移为隐匿性转移（occult metastasis）。上述研究者的经验指出，CT在一定程度上可以提示隐匿性转移。对22例26侧N0病例的CT诊断结果显示：诊断符合率（准确率）为84.62%（22/26），不符合率（误诊率）为15.38%（4/26），假阴性率为18.75%（3/16）。

应当指出的是，就目前水平，CT尚无法分辨淋巴结内的细微结构，如生发中心及被膜下淋巴窦等，因而对于淋巴结微小转移灶（microscopic metastasis）的诊断尚无能为力。此外，淋巴结转移的影像有时还需与淋巴结内的脂肪化生和坏死性结核性淋巴结炎相鉴别，前者的脂肪化生大多位于淋巴结周边，呈偏心性而非中心性；后者淋巴结边缘呈极厚的增强，厚薄不均，而且不是薄壁环状增强。

CT应用于恶性淋巴瘤的诊断也已有很长的历史，特别对诊断深部淋巴结，包括纵隔、腹膜后淋巴结有无侵犯具有重要价值。以前常用经足背淋巴造影以诊断腹膜后淋巴结有无侵犯，目前已被CT诊断所取代。纵隔与腹膜后淋巴结有无被侵犯对头颈部恶性淋巴瘤的临床分期有着十分重要的意义。

淋巴系统病变的MRI诊断

众所周知，与CT比较，MRI在软组织图像显示方面有其更大的优越性。为此，应用MRI对淋巴系统病变诊断的研究也在20世纪80年代末、90年代初掀起。顾云峰、邱蔚六、罗济程等（1996

年）也进行了这方面的研究。在1994—1995年对62例67侧头颈部恶性肿瘤颈淋巴结转移的临床、MRI、病理研究中，与临床触诊比较，其诊断符合率（准确率）为89.6%（60/67），假阳性率8.0%（2/25），假阴性率11.9%（5/42）。MRI的敏感性、特异性分别为85.7%及94.9%，比临床触诊的67.9%及68.7%也明显要高。这一结果与研究者后来的CT诊断的结果非常接近。

与CT一样，MRI诊断淋巴结病变的性质也须从淋巴结大小、形态、边缘和结构变化来加以判断。不同的是MRI还须参考信号特征——T1、T2加权图像的表现。根据以上研究者的研究结果发现：所有阳性淋巴结的MaD，91.0%在12 mm以上，其形态以圆形或类圆形最多见。正常（阴性）淋巴结在T1加权像中为均匀略低信号；在T2加权像中为等信号。如淋巴结内有肿瘤转移（阳性），则T1加权像可变为等信号；T2加权像则表现为高信号。如淋巴结中心出现癌性坏死缺血，则T_1加权像信号更低，T2加权像则信号更高。淋巴结中心坏死也是诊断肿瘤转移的特征性影像。

当转移性颈淋巴结侵犯颈动脉时，MRI可以在不用增强剂的情况下显示转移淋巴结与血管及其周围组织的关系。

从诊断的准确性、敏感性来看，MRI与CT几乎没有太大差别，但MRI属于无侵袭性检查方法，且一般无须应用增强剂。遗憾的是，MRI对微小转移灶，MaD<6 mm的淋巴结，通常无法确定诊断。

淋巴系统病变的超声诊断

为数不多的文献曾提到应用超声对颈淋巴结转移性癌的研究报道。根据回声图像判断颈淋巴结转移的特征性并不很强，仅供参考。但对颈动脉是否被转移淋巴结侵犯，由于B超不受层面的影响，可以从各个不同角度综合观察颈淋巴结与颈动脉的关系，因而其准确性比CT为高。有报道（Maremonti，1997年）用回波彩色多普勒

（ECD）诊断颈淋巴结转移，其阳性准确率高达95.6%，假阴性率为13.3%。

淋巴系统病变的放射性核素诊断

应用单光子发射计算机断层仪（SPECT）技术，皮下注射淋巴显像剂^{99m}Tc-大分子右旋糖酐（^{99m}Tc-DX），可以观察淋巴系统的影像。正常情况下可显示完整的淋巴管，淋巴结呈圆形或卵圆形，边缘清晰，两侧基本对称。病变情况下则可见淋巴管扩张，回流受阻，淋巴结增大，结内放射性分布不均匀，或稀疏缺损，或完全不显影，边缘也不规整。显示颈淋巴结时也采用乳突区皮下为注射点。^{99m}Tc-DX多用于诊断恶性淋巴瘤，其优点是应用方便，但不能完全鉴别良、恶性，对下颌下、咽环及纵隔等部位淋巴结的显示不满意，是其缺点。

有报道用^{99m}Tc-甲氧基异丁基异腈（^{99m}Tc-MIBI）作为显像剂，经SPECT显像，可较好地显示纵隔淋巴结。可用于恶性淋巴瘤及转移性淋巴结的诊断，但其结果仅靠局部放射性核素的浓聚程度而定，比较粗糙。

■ 淋巴道化学疗法

淋巴道化学疗法简称淋巴化疗（lymphochemotherapy），是近年来的化疗应用方式之一。它的基本原理是利用淋巴系统具有吞噬大分子物质和微粒的生物学特性，将化疗药物与大分子或微粒结合，通过载体将药物运输到淋巴管中，停留在淋巴结内，从而起到对转移性肿瘤的杀灭作用。在动物实验中曾运用过多种载体，包括水-油乳剂、明胶海绵、右旋糖酐、脂质体及活性炭等，并初步证实淋巴化疗的可能性和疗效。在临床上，目前用得较多的是胃癌患者，将结合载体的化疗药物于术前行原发癌灶周围注射，使其引流到区域性淋巴结。这种疗法还被称为"药物性淋巴结清扫（medicinal lymphonode dissection）"。头颈部肿瘤中曾有用硅粒-博莱霉素治疗会厌癌的报道，术后证实36个阳性淋巴结中有11个出现退变坏死。

从理论上说，淋巴化疗具有更明确的目的性，可以提高局部的药物浓度，减少进入血流的化学药物，从而可望增加疗效，减轻副作用和毒性反应。但淋巴化疗还有不少问题需要进一步研究，特别是需要进一步从临床证实和肯定其疗效。

■ 面颈部淋巴结摘（切）除术

面颈部淋巴结摘（切）除术多用于淋巴系统疾病的诊断，摘取一个淋巴结送病理检查，少数情况下可以是治疗性的（也可以是诊断治疗一期完成），这种情况多为单个的淋巴结肿大。

面颈部淋巴结摘（切）除术施行部位最多的是下颌下、颈深上或颈后三角淋巴结。腮腺区淋巴结肿大也是常见部位，但其处理多与腮腺切除术有关，将在第5章中叙述。此处只重点讨论下颌下、颈深上及颈后三角淋巴结摘除术。

手术设计解剖原理

1. 切口设计　切口设计的原则是：①按皮纹（图3-36）方向进行，以减小术后切口瘢痕；②避开重要的解剖结构，如神经、血管；③要有足够的暴露野，以利手术操作。下颌下切口通常应在下颌下缘1.5~2.0 cm处，顺皮纹（大多与下颌下缘平行）切开。颈深上及颈后三角淋巴结摘（切）除时，切口除沿皮纹外，一般应通过欲摘除之淋巴结顶部。颈深上淋巴结摘（切）除时，在个别情况下也可采用沿胸锁乳突肌前缘的斜行切口，以利于暴露术区。

2. 保护好神经血管　下颌下淋巴结摘（切）除时，要保护好面神经下颌缘支；颈深上淋巴结摘（切）除时，要保护好迷走神经、舌下神经以及副神经；颈后三角淋巴结摘（切）除时，应保

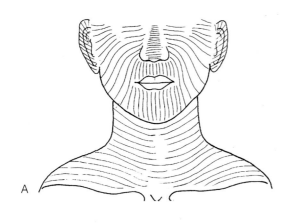

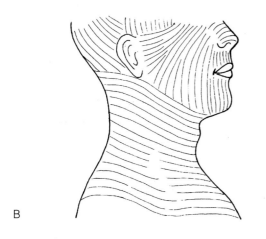

图3-36　面颈部皮纹
A.正面；B.侧面

护好副神经、膈神经及臂丛神经；颈深上淋巴结摘（切）除时，须特别注意保护颈部大血管，特别是颈内动脉和颈内静脉。

3. 摘除或切除的概念　摘除术指手术沿淋巴结包膜（外）进行解剖，适用于活动的良性淋巴结。切除指手术在淋巴结外正常组织内进行断离，适用于有粘连固定的，疑为恶性病变的淋巴结。

手术进路中解剖结构辨认

1.颈阔肌　皮肤、皮下组织切开后便暴露出颈阔肌。扩大切口显露深部淋巴结之前，必须切断颈阔肌，然后再在颈阔肌深面，沿颈浅筋膜浅层表面、颈阔肌深部平面向切口两侧分离。在女

性，颈阔肌甚薄，必须仔细辨认。

2. 神经　下颌下淋巴结摘（切）除时，应注意识别面神经下颌缘支。淋巴结均位于面神经下颌缘支之深面，多数在其稍下方，此处的面神经下颌缘支大多与下颌下缘平齐。

颈深上淋巴结摘（切）除时，要注意识别淋巴结附近的重要神经，它们是迷走神经、副神经、舌下神经。在此处，上述神经多在颈深上淋巴结群的深面、前面及后面，这三条神经都比较粗大，只要留心不难辨认。牵胸锁乳突肌前缘向后，即可暴露颈内静脉、颈动脉分支及颈外动脉。颈深上淋巴结多在颈内静脉平面稍上偏后侧。在解剖淋巴结深面、后面时，要注意副神经；解剖深面、前面时，应注意迷走神经和舌下神经。

颈后三角淋巴结摘（切）除时，要注意识别副神经、膈神经及臂丛神经。颈后三角淋巴结包括锁骨上淋巴结（横链）与脊副淋巴结（副链）两组。锁骨上淋巴结位于锁骨上三角的脂肪结缔组织中，在斜角肌的浅面。这组淋巴结有时亦被称为斜角肌淋巴结，它们常常是消化道癌肿（胃、胰、肠等）转移的标志性淋巴结，特别是在左侧锁骨上区。膈神经及臂丛神经位于淋巴结的深面，膈神经在前斜角肌浅面斜向下内，臂丛神经则自上向下外方，经前中斜角肌交界之沟中进入上肢。摘（切）除锁骨上淋巴结时一般无须暴露此二神经。脊副淋巴结一般沿副神经前后几乎同一平面排列，摘除脊副淋巴结时极易损伤副神经。副神经穿过胸锁乳突肌后缘斜向下外后方，至斜方肌前缘约上2/3与下1/3交界处入肌，神经干较粗，通常直径为2~3 mm，因此只要小心亦不难辨认。在此区可能遇到方向、平面相同，但神经直径较小的颈丛神经肩胛支，它们属于感觉神经。如有疑问采用直流电刺激器即可判别。

3. 血管　下颌下淋巴结摘（切）除时，面动、静脉是一个重要标志，淋巴结通常位于该血管束的前后，偶尔在其上。面动脉在咬肌前缘，

跨过下颌下缘，自下颌下腺深面向上进入面部，用手即可触知搏动，不难鉴别。面静脉则与面动脉伴行。

颈深上淋巴结摘（切）除时，由于基本是在颈动脉三角内操作，故要识别和注意的主要是颈动脉及其分支部。牵拉胸锁乳突肌向后即可暴露该血管。颈内静脉在颈血管鞘内与颈动脉伴行，其与淋巴结的关系前已讲述。

颈后三角横链淋巴结摘（切）除时，应注意识别颈横动、静脉。横链之所以得名，正是由于淋巴结沿颈横血管上、下及其浅面排列。由于动脉有搏动且管径亦较粗，一般亦不难识别。应当注意的是如向锁骨下方向深入，则会遇见与颈横动脉方向大体一致、由内向外的肩胛横血管，也应有所认识。

重要解剖结构的保护和挽救

1. 保护神经　保护面神经下颌缘支有2种方法：①显露面神经下颌缘支，在明视下避开下颌缘支摘除淋巴结；②在离下颌下缘1 cm以下，沿淋巴结外膜分离淋巴结，多可避免损伤下颌缘支。

副神经必须保护，最好的方法是显露副神经，特别对有粘连的淋巴结进行切除手术时更应做到此点。临床上行此区淋巴结摘（切）除术误伤副神经的病例并非罕见。

手术操作时沿淋巴结外膜及周围组织分离，在分离淋巴结深面底部时不过分盲目深入，则损伤迷走神经、舌下神经、副神经上段、膈神经及臂丛神经的可能性不大。

2. 保护血管　一般在做淋巴结摘除术时，很少损伤血管。应注意的是在颈深上淋巴结摘（切）除时，由于回流至颈内静脉的细小分支很多，应细心辨认，逐一结扎，特别应注意面总静脉的处理，以免导致不必要的出血。

术中若意外切断上述几条主要神经，应争取立即在手术显微镜下，应用显微外科技术正确进

行神经端端吻合术，一般用外膜缝合即可，大多神经功能可在1年之内恢复。严重的是切断或钳夹后术者尚不知晓，其神经功能一般均无法得到恢复。对这类病例，由于瘢痕形成，后期补救手术也很难施行，即使行神经移植，效果也很差。

最易发生的血管损伤是颈内静脉破裂。一般情况下应力争修补，用无损伤缝针、线缝合破裂口，不到万不得已，不要行结扎术。

解剖结构和手术操作技巧

一般的淋巴结肿大，包括单个的、良性淋巴结（慢性淋巴结炎、窦组织细胞增生性淋巴结肿大等）以及早期恶性淋巴瘤的淋巴结摘除术，手术比较容易。可以沿包膜外进行解剖，以采用钝分离为主。困难的是淋巴结结核及某些转移癌，或晚期已有融合的恶性淋巴瘤摘（切）除术。因为这些病例病变都已破坏淋巴结皮质，突出外膜，浸润周围组织，故单纯用钝解剖极难完成手术，而且还容易使病变的淋巴结破裂，有导致污染或癌细胞种植在创面的危险。对于这些病例往往需采用锐分离，或在正常组织内行钝分离，即"切除术"。为了避免误伤正常组织，切口设计应比摘除术更大，以使手术野暴露得更加充分，手术方能顺利进行。

■ 口腔颌面部肿瘤的淋巴道转移

肿瘤淋巴道转移的途径和机制

Willis的病理学曾经典地指出，癌细胞的播散途径为：①组织间隙；②淋巴管；③血流；④浆膜腔；⑤中枢神经系统；⑥管道。按顺序，肿瘤扩展的方式首先是组织间隙，其次才是淋巴管和血管。

癌瘤淋巴道扩散的方式是肿瘤细胞侵入淋巴管，即癌细胞沿淋巴管生长的过程，这个过程被称为"渗透（permeation）"。"渗透"的观点虽为众多外科医师所接受，然而病理学家则表示出

不同意见，病理学家认为"渗透"固然是一种转移，但淋巴道转移的最基本方式仍然为癌栓播散。

癌细胞沿淋巴管进入淋巴结，并在淋巴结内增殖。与感染不同的是癌细胞一般不会被淋巴结局限或消灭，而是作为一个中转站，流向下一级淋巴管和下一站淋巴结。因此一般均认为淋巴结对于癌细胞的播散并无屏障作用。当淋巴结或淋巴管被阻塞后，癌细胞或癌栓则可以改道或逆流。

淋巴管内的癌栓除进入淋巴结外，还可以通过吻合支直接进入静脉，这也是肿瘤血液循环转移的第2条途径，或称"第2个入口"。在头颈部，这种情况最常见于甲状腺癌。了解这一点，有助于了解为什么在淋巴结转移灶清除时，必须全部清除淋巴结、淋巴管以及与其伴行的静脉等而形成的大块切除或整体切除（bloc resection）的概念。

近年来，由于基础研究的进展，对肿瘤转移（包括各种转移形式）的生物学行为增添了更多新的认识。

基因 $p53$ 与 $nm23$ 被认为是与肿瘤转移有关的因素，前者是公认的抗癌基因，后者则系肿瘤转移抑制基因。龙彦等的近期研究指出，$p53$ 蛋白（$p53$ 基因的产物，失抑癌功能的突变型 $p53$ 蛋白）与口腔鳞癌淋巴结转移有密切关系（$P<0.05$）：$p53$ 蛋白表达阳性者，淋巴结转移率只有10.5%（2/17）。卢勇等应用Northern斑点杂交法研究颊癌中 $nm23-H_1$ 及 H_2 mRNA与淋巴结的转移，二者关系显著（$P<0.05$）：颊癌患者有淋巴结转移组，$nm23-H_1$ mRNA呈现低表达（81.8%，9/11）；而颊癌无淋巴结转移组，$nm23-H_1$ mRNA呈现高表达（78.9%，15/19）。$nm23-H_2$ mRNA的表达在淋巴结转移中则无显著性差别（$P>0.05$）。同样，龚莉等采用定量逆转聚合酶链反应（Q-RT-PCR）技术检测 $nm23$ mRNA在颊癌淋巴结转移中的表达指出：颊癌 $nm23$ mRNA低表达组的11例中，7例发生了淋巴结转移，占63.6%；颊癌 $nm23$ mRNA高表达组的19例中，仅4例有淋巴结转移，占21.1%。两组比较也说明，$nm23$ mRNA的低表达与淋巴结转移的关系十分密切（$P<0.02$）。

除 $p53$ 与 $nm23$ 被认为与肿瘤转移有关外，近年来细胞黏附分子也是关于肿瘤转移机制研究的热点之一。细胞黏附分子为介导细胞与细胞、细胞与基质之间相互作用的一类生物大分子。生物黏附分子有5类，即整合素、免疫球蛋白超基因家族、选择素、钙黏附素和CD44。其中E-钙黏附素与CD44受到更多的重视。研究资料表明，E-钙黏附素及其相关蛋白Catenin为抑制肿瘤转移的分子，它们的表达与肿瘤预后之间有显著关系。在高度恶性肿瘤及有淋巴结转移的肿瘤中，E-钙黏附素表达减少意味着肿瘤转移。CD44s在某些肿瘤中可以抑制肿瘤的转移；而CD44v能促使局部生长的肿瘤出现淋巴道扩散。

20世纪80年代中期，有的学者已注意到原发灶肿瘤的厚度（浸润深度）与淋巴结转移有密切关系。Spiro及Mohit-Tabatabi用目微测计对舌部及口底癌的厚度检测结果说明：厚度在2 mm以上时，淋巴结转移率达40%；超过3.6 mm竟上升到60%；而厚度在1.5 mm以下时，淋巴结转移率不到2%。国内研究几乎也得到了相似的结论。例如，刘少臣等对舌癌的研究也发现：浸润厚度≤2 mm时，淋巴结转移为0；而厚度>2 mm时，转移率即递增，>5 mm时，颈淋巴结转移率达62.7%。

自1986年Srivestava首先提出血管密度和肿瘤转移相关性之后，引起了临床及病理学家的普遍重视。研究指出，肿瘤的新生血管是一个主动的增殖过程；肿瘤的分化是以新生血管的形成为基础的，肿瘤需要血管的形成为其提供营养。肿瘤的生长过程也可根据血管的形成分为两期。①血管形成前期：肿瘤营养来源受限，以局部浸润为主，营养由周边组织提供，致生长缓慢，很少发生转移。②血管形成期：肿瘤本身已具有血管形成的能力，此期营养丰富，肿瘤细胞生长活跃，体积迅速增大，并出现转移倾向。为此，肿瘤新生血管的密度也就成为研究肿瘤淋巴结转移的重要领域。

新生血管易导致肿瘤转移的基础是：新生的毛细血管没有完整的基底膜，在内皮细胞生长时还会释放出组织蛋白胺，使组织的结构更加松散，这些都为肿瘤的扩散和转移创造了条件。当血管密度达到一定程度时，肿瘤即会发生转移。不少统计学分析表明，血管密度和淋巴结的转移呈显著的正相关。Penfold建议头颈部鳞癌应以140条/平方毫米新生血管为发生转移的阈值。李龙江等对颊黏膜鳞癌的研究则指出，400倍视野内血管密度超过45条/平方毫米时，100%的患者发生转移，包括淋巴结以及远处转移。随血管密度值的增加，淋巴结及远处转移的概率也均增加：血管密度在15条/平方毫米时，仅14.29%的患者出现转移；血管密度增加到16~30条/平方毫米时，转移率也上升到50%；血管密度为31~45条/平方毫米时，转移率可高达71.43%。李龙江的研究还指出，正常人颊部组织的血管密度为9.67 ± 3.39条/平方毫米；患颊癌但无转移者，其血管密度约为正常值的1.2倍；有淋巴结转移时上升为2.25倍；出现远处转移时，则可高达3.55倍。

如上所述，似可将血管密度看作判断肿瘤有无淋巴结转移的指标，并可以此指导临床治疗方案的选择。

从组织病理学角度研究新生血管的重要性还认为，它对淋巴结转移的提示远远超过其他指标，诸如肿瘤大小、生长速度、临床分期表达等，甚至认为分化程度也是通过新生血管这一环节和淋巴结转移发生联系的。然而在临床上不能不考虑众多临床因素与淋巴结转移的关系，诸如临床分期、肿瘤部位、肿瘤病理类型等，都会影响到淋巴结转移的程度、特定途径及不同的转移率等。血管密度虽可作为参考指标之一，毕竟受到取材的限制，因为临床上的病理活检不能按单纯的科研要求进行取材。

口腔颌面部肿瘤淋巴结转移的一般规律

口腔颌面部肿瘤的淋巴结转移除取决于前述各种因素外，还涉及病理类型、病理分化程度、原发灶部位及临床分期等多种因素。

1. 病理类型及分化程度　根据我科（上海第二医科大学附属第九人民医院口腔颌面外科，1973年）的统计资料：口腔恶性黑色素瘤及未分化癌的转移率最高，分别达80.9%与75%；而肉瘤（包括软组织与骨组织）的转移率最低，仅9.5%（表3-1）。

在腺源性上皮癌中，其淋巴结转移更受到病理类型的制约。据林国础、邱蔚六、张锡泽等（1981年）的资料分析，以未分化腺癌为最高，高分化黏液表皮样癌最低（表3-2）。

病理分化程度与淋巴结转移也有一定关系。一般的规律是分化越差，转移率越高；分化越好，转移率越低。例如，刘少臣等对舌鳞癌的淋巴结转移病理因素评价中指出，病理分级1级（高分化）淋巴结转移率为15.8%（3/19）；2级（中分化）的淋巴结转移率为66.7%（6/9）；3级（低分化）的淋巴结转移率为100%（2/2）。虽因病例数少不能显示其统计学意义，但趋势十分明显。

表3-1　419例口腔颌面恶性肿瘤的颈淋巴结转移率

	鳞癌	腺源性上皮癌	肉瘤	恶性黑色素瘤	未分化癌	其他	总计
病例数（例）	221	117	42	21	12	6	419
转移例数（例）	95	41	4	17	9	3	210
转移率（%）	42.9	35.0	9.5	80.9	75.0	50.0	50.1

表3-2　腺源性上皮癌的淋巴结转移率

病理类型	病例数（例）	淋巴结转移率（%）
未分化腺癌	11	88.9
鳞癌	7	71.0
乳头状囊腺癌	18	70.0
腺癌	68	54.0
低分化黏液表皮样癌	11	44.4
恶性混合癌	73	38.0
腺样囊性癌	66	34.0
腺泡细胞癌	16	33.0
高分化黏液表皮样癌	151	13.0

2. 原发灶部位　原发灶解剖部位不同，其区域性淋巴结转移部位也有不同；在同一病理类型的前提下，其转移率也有差异。这里主要讨论口腔颌面部原发部位癌瘤的区域性淋巴结转移部位和转移率。

（1）唇癌：下唇癌位于两侧者，主要转移至同侧颏下淋巴结及下颌下淋巴结；位于中线部位的下唇癌，可向两侧颏下及下颌下淋巴结转移。下唇中部皮肤及黏膜的毛细淋巴管网相互沟通，没有明确的分界线。上唇癌除向同侧颏下或下颌下淋巴结转移外，还可向耳前及腮腺淋巴结转移。上唇的集合淋巴管虽然大部分病例无吻合，但毛细淋巴血管网却存在吻合，因此位于中线的上唇癌也可向两侧淋巴结转移（图3-37）。在后期，唇癌还可通过上述部位淋巴结转移到更下一站——颈深淋巴结上群。

在我科诊治的唇癌病例中，主要转移至下颌下淋巴结及颏下淋巴结。

唇癌在白色人种最多见，在我国则较少见，其淋巴结转移率各学者报道差异较大：Martin报道为8%，Taylor Nathanson报道为9%，Figi报道为2.91%，Richards报道仅1%发生颈部转移。笔者所在科室20世纪70年代统计颈淋巴结转移率竟高达37.5%（其中上唇38.1%，下唇33.3%），可能与病期较晚有关。

（2）颊黏膜癌：颊黏膜癌的淋巴结转移部位主要是下颌下淋巴结，其次是颈深淋巴结。据国内文献统计，约90%转移至下颌下淋巴结；转移至颈深淋巴结上群者约为30%；转移至颈深中、下各淋巴结者约占4%。此外，颊黏膜癌还可转移至颏下、颈后三角，甚至颈浅、腺淋巴结，但多为晚期，系个别病例。

颊黏膜癌的淋巴结转移率为48%~50%，笔者所在科室资料（宋伯铮、邱蔚六、刘世勋等，1991年）转移率为39.9%。

（3）牙龈癌：下颌牙龈癌的淋巴结转移主要是下颌下淋巴结及颈深淋巴结上群；位于中线或近中线者可向颏下淋巴结及对侧淋巴结转移。上牙龈癌亦主要转移至下颌下淋巴结或颏下淋巴结，然后转移至颈深淋巴结。笔者所在科室20世纪70年代的统计资料中，下牙龈癌约60%转移到下颌下淋巴结；30%左右转移到颈深淋巴结上群；仅约8%转移到颏下淋巴结。上牙龈癌则以转移到颈深淋巴结群最多，占47%左右（其中颈深上、中、下群的转移概率分别约为21%、14%及10%）。下颌下淋巴结转移率居第2位，约为30%。颏下及颈后三角转移只分别占5%左右。

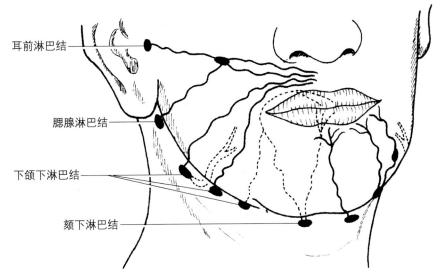

耳前淋巴结

腮腺淋巴结

下颌下淋巴结

颏下淋巴结

图3-37 唇癌的淋巴结转移

上牙龈癌的淋巴结转移率较下牙龈癌明显为高。据笔者科室20世纪70年代的资料显示，前者可达90%以上，后者仅约35%。该组资料中下牙龈癌多为选择性颈淋巴清扫术，而上牙龈癌则多采用治疗性颈淋巴清扫术，可能是造成这样巨大差别的原因。

（4）腭癌：硬腭癌的淋巴结转移部位与上牙龈癌相似，从下颌下淋巴结到颈深淋巴结上群，也可与上颌窦癌的淋巴结转移途径相同。软腭癌可以通过下颌下淋巴结转移至颈深淋巴结上群，也可直接或通过咽后淋巴结转移至颈深淋巴结上群。

笔者科室20世纪70年代的资料表明，硬腭癌转移至颈深淋巴结上、中、下群的概率分别为40%、20%和6.6%，下颌下淋巴结转移概率为33.3%。软腭癌转移到颈深淋巴结上群的机会最多，可达78%，下颌下淋巴结仅占10%左右。

腭癌的淋巴结转移率很高，一般均在40%以上。笔者科室20世纪70年代统计资料显示，硬腭癌转移率达73.3%，软腭癌为61.5%。晚期腭癌常发生双侧颈部转移，在我们行双侧颈淋巴清扫术

病例中，48%原发灶在腭部。与上牙龈癌一样，在我们的资料中，大多数腭癌也是行治疗性颈淋巴清扫术。

（5）舌癌：舌癌的淋巴结转移部位与原发灶部位关系密切，也与特定的解剖条件相关。舌体前1/3主要转移至颏下淋巴结和颈静脉肩胛舌骨肌淋巴结，后者是解剖因素所决定的特定淋巴通道（图3-20）。舌体中1/3主要通过舌侧缘淋巴管转移至下颌下淋巴结，或直接转移到颈深淋巴结上群的二腹肌下淋巴结。舌体背部癌则往往通过中央淋巴管向双侧下颌下或颈深淋巴结群转移，这也是由舌淋巴管在中线处吻合特别丰富所致。和软腭部一样，舌根癌属口咽癌范畴，其淋巴结转移多直接汇入颈深淋巴结上群，可通过咽后淋巴结，也可不通过咽后淋巴结，也可以转移向下颌下淋巴结。

据国内外资料分析，舌癌的颈淋巴结转移以颈深淋巴结上群为最多见，可高达70%以上，其次为下颌下淋巴结，所谓"跳跃式"转移的肩胛舌骨肌淋巴结临床并不多见。随病期发展，颈深淋巴结中、下群，甚至颈后三角等均可波及。

舌癌的淋巴结转移率国内统计多在40%以内（表3-3），国外统计则一般在60%左右，最高可达80%。舌根部的颈淋巴转移率一般比舌体癌更高，笔者科室20世纪70年代资料中舌体癌颈淋巴转移率34.2%，而舌根癌为53.8%。

（6）口底癌：口底癌的淋巴结转移部位与舌体癌大致相似。口底淋巴管一侧与舌淋巴管丛相通，另一侧与牙龈淋巴管丛相连。前口底多先转移至颏下淋巴结、下颌下淋巴结，后（侧）口底则转移至下颌下淋巴结，或直接通向颈深淋巴结上群。

据笔者科室20世纪70年代资料，口底癌转移至颈深淋巴结上群与下颌下淋巴结的概率各为31%，其次为颈深中群淋巴结（18.9%）及下颌下淋巴结（12.5%）。

（7）中心性颌骨癌：中心性下颌骨癌较为常见。中心性上颌骨癌主要指上颌窦癌；源于上颌骨连接处或骨缝内的中心性上颌骨癌极为罕见。中心性下颌骨癌的区域性淋巴结转移以下颌下淋巴结最常见，偶可见于颈深淋巴结上群。上颌窦癌的淋巴结转移可通过下颌下淋巴结至颈深淋巴结上群，也可以通过咽后淋巴结至颈深淋巴结上群。

中心性下颌骨癌的颈淋巴转移率在40%左右；上颌窦癌的颈淋巴结转移一般较晚，其转移率为15%~27%。

3. 临床分期 一般的规律是病期越早，淋巴结转移率越低；反之，病期越晚，淋巴结转移率越高。笔者科室20世纪90年代初期一组舌癌病例中，早期（T1，T2）病例颈淋巴结转移率为28.3%（17/60），晚期（T3，T4）病例颈淋巴结转移率达45.6%（68/151），二者差别显著。刘少臣等的资料也说明，舌癌各T分类病例的颈淋巴转移率：T1为0，T2为14.3%，T3为47.1%，T4为100%。统计学处理差异显著。

口腔颌面肿瘤的非规律性淋巴结转移

非规律性淋巴结转移是指"逆行"转移、"跳跃"转移以及原发灶不明的淋巴结转移。

1. "逆行"转移 由于淋巴管阻塞（癌栓或手术等原因），常可引起"逆行"或"改道"。口腔颌面部肿瘤的"逆行"或"改道"有3种情况：非正常引流区对侧颈淋巴结转移，非正常引流区的腮腺淋巴结转移，以及颈浅淋巴结转移。

非正常引流区的对侧颈淋巴结转移常见于复发性病例，由于同侧已施行过颈淋巴清扫术，特别是在原发灶有复发的情况下，会促使癌栓改道而形成对侧淋巴结转移。

非正常引流区的腮腺淋巴结转移也常见于复发病例。腮腺淋巴结收纳的解剖部位，可以Storm区表示。Storm区是1977年由Storm等提出的一个腮腺淋巴结转移的解剖学区域性概念。Storm区的界定是：前界沿面动脉向上前走行，经内眦部至鼻根中点，再沿中线至颅顶部；后界自颅顶部开始斜向外下方至耳轮顶稍前方，沿耳轮向下至耳垂至胸锁乳突肌前缘，止于下颌角及下颌下缘处

表3-3 舌癌的颈淋巴转移率

研究者	病例数（例）	淋巴结转移率（%）
李振权等（1980年）	241	32.1
马东白等（1982年）	213	35.2
屠规益等（1985年）	112	29.4
*赵福运等（1986年）	118	28.8
*刘世勋、邱蔚六等（1990年）	260	38.1

*.含舌根癌

（图3-38）。在此区内的任何癌症均可能转移至腮腺浅淋巴结或颈深淋巴结。超过此区的癌症病灶（或原发灶不明）引起的腮腺淋巴结转移，均应视为非正常引流区的腮腺淋巴结转移。应当说Storm区更适合于皮肤和外眼部癌症的引流范围，因为在此区之外的上唇和颊部的癌症也可转移至腮腺淋巴结。文献报道也有不同比例数量的腮腺淋巴结转移来自Storm区之外的原发病灶。

颈浅淋巴结由于解剖的关系很少直接收纳口腔颌面部，特别是口腔癌的淋巴引流，故临床上一旦出现颈浅淋巴结转移，常被看作是"逆流"或"改道"，应属口腔癌的晚期。

2. "跳跃"转移或称"跨越"转移 在前述"淋巴管"部分已提到"跳跃"转移的概念。但临床上也确有非正常解剖因素引起的"跳跃"转移现象（实际上是一种"改道"转移现象）。我科一组260例舌癌中有99例发生颈部淋巴结转移，其中7例属"跳跃"转移，占转移病例的7.1%。Byers（1997年）回顾性研究了227例舌体癌患者，发现竟有43例（15.9%）出现"跳跃"现象，其中包括Ⅲ区及Ⅳ区的跳跃转移。这么高的"跳跃"转移率应引起临床医师的高度注意：除一方

面应继续探索"跳跃"的真正机制外，另一方面应进一步研究颈淋巴结清扫术式的选择。

3. 原发灶不明的淋巴结转移 原发灶不明的淋巴结转移最常发生于颈淋巴结，偶见于腮腺淋巴结，其他面部淋巴结极罕见。Wingar曾回顾多篇国外文献，原发灶不明的颈部淋巴结转移病例约占全部颈淋巴结转移病例的5.5%。刘家琛回顾文献发现，在1 074例原发灶不明的颈淋巴结转移患者中，有797例（74%）始终找不到原发灶。在找到原发灶的病例中，原发灶位于锁骨上的占63%，位于锁骨下的为37%。位于锁骨上的原发灶部位以鼻咽最多（277%），以后依次为舌根（16%）、喉（11.7%）、下咽（11%）、扁桃体（8.8%）、腮腺（4.4%），以及甲状腺、唇、口底（各为3%）等。位于锁骨下的原发病灶部位则以肺居首位（51.9%），以后为胃肠道原发癌，包括胃、食管、结肠（各占6.2%）和胰腺（5%）等。在我国，有关原发灶不明颈淋巴结转移大数量病例报道尚不多，临床最常见的隐匿原发灶是鼻咽癌，其次为甲状腺癌。来自锁骨下的原发病灶则以肺癌、胃癌为多见。

原发灶不明的颈淋巴结转移部位来自锁骨以

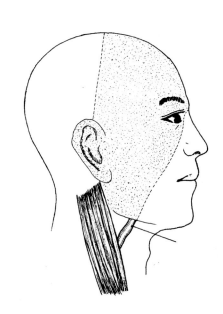
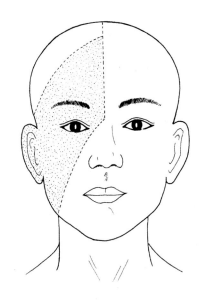

图3-38　Storm区示意

上者以颈深淋巴结转移最多见。口腔颌面外科医师除熟悉本专业范围内的淋巴结转移途径和部位外，还应对鼻咽癌、喉癌以及甲状腺癌等的转移途径和部位有所了解。

鼻咽的淋巴引流如图3-39所示，并可归纳如下。

偶尔，鼻咽癌也可转移到颏下、下颌下及腮腺区淋巴结。鼻咽癌淋巴结转移率可高达80%，单侧转移与双侧转移均可发生，以单侧转移稍多。据闵华庆的资料，颈深淋巴结上前组的淋巴结转移占53.45%，颈深淋巴结上后组占31.36%；颈深淋巴结中、下群占15.76%；颈后三角区18.48%，锁骨上组淋巴结占14.71%；其他包括颏下、下颌下、腮腺下极等淋巴结转移仅占0.18%。

喉癌的淋巴结转移部位根据原发部位而有所不同：声门上癌主要转移至同侧颈深淋巴结中、上群，声门癌主要转移至气管旁和喉前淋巴结，声门下癌多转移至颈深淋巴结下群。

声门上癌淋巴管密布，通常分化程度较差，故易发生淋巴结转移，转移率为33.3%~62.0%。声门癌如未扩展至声门区外，淋巴结转移率甚低，不到5%。声门下癌的淋巴结转移率为13%~20%。

甲状腺癌发生颈部淋巴结转移概率最高的是乳头状甲状腺腺癌，出现颈淋巴结转移而临床检查不能发现原发灶的称为隐匿性甲状腺癌或甲状腺微癌。笔者曾见到原发灶只有2 mm大小的甲状腺癌，手术后标本中经过极细心地观察方才找到。有文献报道甲状腺微癌须经连续病理切片才能发现。甲状腺乳头状腺癌的淋巴结转移率可高达90%，一般均在80%以上。

甲状腺乳头状腺癌淋巴结转移的好发部位为颈深淋巴结中、下群，但亦可转移到颈深淋巴结上群及下颌下淋巴结，晚期可经过气管前淋巴结转移至上纵隔淋巴结。

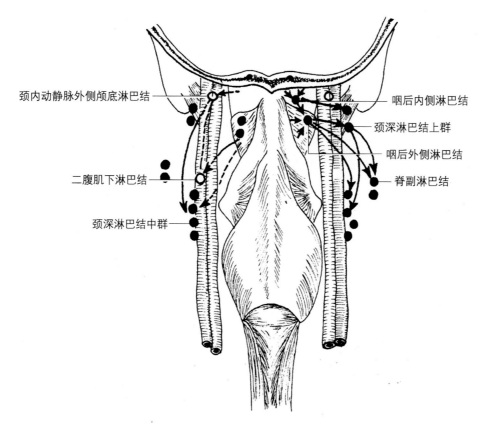

图3-39 鼻咽部淋巴引流

肿瘤淋巴结转移与预后

1. 淋巴结转移与预后 有淋巴结转移（阳性）或无淋巴结转移（阴性）对预后的影响很大。一般规律是：淋巴结阳性者其生存率比淋巴结阴性者要下降50%左右，而且淋巴结转移的区域越多，生存率越低；转移部位距原发灶越远，其生存率也越低。笔者科室20世纪70年代的资料证实，淋巴结阳性者3年生存率为41.4%；淋巴结阴性者3年生存率为83.6%。仅1个区淋巴结阳性者3年生存率为43.1%；4个区淋巴结阳性者3年生存率只有20.0%。颏下淋巴结阳性者3年生存率为50.0%；颈深下群及颈后三角淋巴结阳性者3年生存率各为20.0%。宋伯铮等报道颊黏膜癌淋巴结阴性者5年生存率68.3%，淋巴结阳性者5年生存率下降为43.09%。如再以舌癌为例，也基本符合上述规律（表3-4）。

2. 淋巴结免疫功能状态与预后 淋巴结有转移可以使口腔颌面部癌症患者生存率下降，然而淋巴系统的免疫功能状态也能明显影响患者的预后。近年来绝大多数学者都注意到淋巴结内淋巴细胞、浆细胞状态（反应淋巴系统免疫功能状态的标志性细胞）对生存率有显著的影响。颈淋巴结内的免疫反应主要表现在：①淋巴结反应类型；②淋巴结内窦组织细胞反应；③癌周组织的淋巴细胞、浆细胞反应。淋巴结反应类型一般按Tsakraklides的标准分为4型，即淋巴细胞增生（为主）型、生发中心增生（为主）型、无反应型及枯（衰）竭型，前二型可视为免疫功能增强型，后二型则为免疫功能减退型。杨连甲等（1980年）及王瑛等（1989年）均分别报道过他们的研究结果，发现淋巴细胞增生型、生发中心增生型患者预后最好，5年生存率最高；对比之下无反应型及枯竭型则预后差，5年生存率最低（表3-5，6）。我们的研究同样证实，免疫增强型预后较好（5年、10年生存率分别为75.6%与61.1%），而免疫减退型预后甚差（5年、10年生存率分别为18.2%与33.3%）。

淋巴结内窦组织细胞反应（SH反应），可根据淋巴窦的扩张程度、组织细胞（SH细胞）的数量多寡，将其分为4级（度）：0级淋巴窦间隙狭窄，仅有少量SH细胞；3级的淋巴窦扩张最明显，并出现呈片的SH细胞。王瑛等（1989年）的

表3-4　舌癌淋巴结转移与5年生存率（%）

学者	颈淋巴结阴性	颈淋巴结阳性
屠规益等（1985）	78.5	48.4
赵福运等（1985）	81.4	29.5
刘世勋，邱蔚六等（1990）	77.7	41.1

表3-5　淋巴结免疫反应类型与生存率（杨连甲等，1980）

类型	病例数	生存例数			5年生存率（%）
		3年	5年	10年	
淋巴细胞增生型	18	16	14	7	77.8
生发中心增生型	5	4	3	1	60.0
无反应型	11	3	2	1	18.2
枯竭型	5	0	0	0	0

研究结果显示：0级5年生存率为33.3%；1~3级的生存率分别为58.24%、85.02%和100%，差别显著（$P<0.025$）。

癌周组织淋巴细胞与浆细胞反应（RLP）系按细胞浸润强度分为"+""++""+++"3级。王瑛等的研究指出，"+"5年生存率为62.63%，"++"5年存生存率为82.10%，"+++"5年生存率为85.22%，说明随浸润度的增加，预后也更好（$P<0.025$）。杨连甲等（1980年）将RLP分为4级，并证实随细胞浸润程度增加其5年生存率也逐渐递增（表3-7）。

■ 颈淋巴清扫术

手术设计解剖原理

1. 手术术式　颈淋巴清扫术根据清扫解剖区域的不同而有不同的临床术式，这些术式在1991年美国头颈外科和肿瘤外科学术委员会及美国头颈外科学会教育委员会联合制订的"标准分类系统"中，称为"选择性颈淋巴清扫术"（selective neck dissection）。由于该名称与以前曾用以代替"预防性颈淋巴清扫术"名称的"选择性颈淋巴清扫术（selective neck dissection）"在含义上及中文文字上均有重叠与混淆，笔者认为从解剖学概念出发，称"区域性颈淋巴清扫术（regional neck dissection）"也许更恰当。

从解剖学出发，颈淋巴清扫术可以分为以下3类，8种术式。

（1）根治性颈淋巴清扫术（radical neck dissection，RND）：即常用的Crile标准术式。

（2）功能性根治性颈淋巴清扫术（functional radical neck dissection，FRND）：亦称改良根治性颈淋巴清扫术（modified radical neck dissection，MRND）。按Crile术式，但保留了1个以上的非淋巴组织结构，如副神经、胸锁乳突肌、颈内静脉等。

（3）区域性颈淋巴清扫术（regional neck dissection，ReND）：亦称选择性颈淋巴清扫术（selective neck dissection，SND）。按清扫术的解剖区域不同又分为以下5种术式。

1）肩胛舌骨上颈淋巴清扫术（supraomohyoid neck dissection，SOND）：指清除肩胛舌骨

表3-6　淋巴结免疫反应类型与5年生存率（王瑛等，1989年）

类型	病例数	5年生存率（%）
淋巴细胞增生型	7	100.0
生发中心增生型	80	81.0
无反应型	31	44.0
枯竭型	2	0

表3-7　淋巴细胞、浆细胞浸润与5年生存率（杨连甲等，1980年）

细胞浸润度（级）	病例数	生存例数			5年生存率（%）
		3年	5年	10年	
0	5	0	0	0	0
I	5	3	2	0	40.0
II	11	9	9	4	81.8
III	9	9	8	5	88.9

肌平面以上，包括颏下，下颌下三角，颈深上、中群淋巴结及其周围组织。

2）后外侧颈淋巴清扫术（posterolateral neck dissection，PLND）：指清除枕淋巴结，耳后淋巴结，颈深淋巴结上、中、下群和颈后三角淋巴结及其周围组织。

3）外侧颈淋巴清扫术（lateral neck dissection，LND）：指清除颈深淋巴结上、中、下群及其周围组织。

4）前间隙颈淋巴清扫术（anterior compartment neck dissection，ACND）：指清除颈前正中，自舌骨至胸骨切迹间的气管及环状软骨前、气管旁和甲状腺周围的淋巴结及其组织。

5）扩大根治性颈淋巴清扫术（extended radical neck dissection，ERND）：指清除属于根治性颈清扫术以外1个以上的淋巴结群和（或）其他组织。

为了讨论和叙述方便，以下将以RND作为基本术式对有关问题进行阐述。不同的术式可以此举一反三。

2. 切口、皮瓣设计与血供

（1）颈淋巴清扫术切口要求

1）颈淋巴清扫术是颈部的一个大手术，几乎要暴露一侧或双侧颈前及颈侧部组织。因此，首先要求切口能达到充分地暴露，以有利于手术的进行。

2）颈淋巴清扫术的切口一般都很长，或有数切口彼此相交。手术结束后，颈部的重要组织特别是颈动脉均处于皮肤及菲薄的颈阔肌之下。这就要求切口尽量不与颈动脉重叠，并有利于初期愈合，避免皮瓣因血液循环障碍或感染而发生坏死，引起颈动脉暴露，甚至破裂出血，或发生巨大口咽瘘等严重并发症。此点对经过术前大剂量放疗者更为重要。根据美国、英国、法国的资料统计，大剂量术前放疗后，颈淋巴清扫术的创口并发症发生率为60%~70%。为避免这些并发症，切口的设计就更为重要。

3）由于颈淋巴清扫术的切口比较长，甚至比较多，因此还要求这些切口能尽量达到愈合后无明显畸形，并应避免瘢痕挛缩而导致的功能障碍。

（2）颈部皮肤的血管解剖：Hetter指出，自1905年Crile开始行颈淋巴清扫术以来，直到1967年以前，在文献上均未查到颈部皮肤血管的研究资料，其中包括大体解剖和局部解剖。1967年Kambic及Sirca首次用红汞硫酸盐（red mercuire sulphide）明胶注入7例胎儿尸体的升主动脉后发现：颈部皮肤血管的供应比面部少；颈部皮肤动脉的分支是垂直走向的；上颈部由面部血管降支供应，下颈部由锁骨上区的动脉升支供应。在此基础上，1975年Freeland又重复了上述试验。他在5例17~19周胎儿及4例成人尸体用硅橡胶微细血管注射术证实：在斜方肌前，颈上部由面动脉降支及枕动脉降支供血；颈下部则由颈横动脉及锁骨上动脉分支供血（图3-40）；静脉则全部为自上而下回流。这些血管均在颈阔肌内，并在浅面形成血管网与其他血管互相吻合。因此，虽然在手术时面动脉、枕动脉、颈横动脉甚至颈外动脉均被结扎，但其浅部的网状吻合仍然存在，故不能忽略此点在设计上的重要性。

（3）"T"形或"Y"形切口：这是最早的

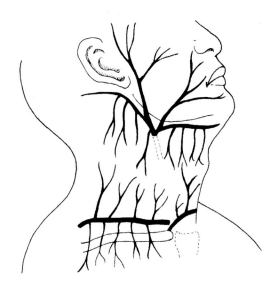

图3-40　颈部皮肤的血供

颈淋巴清扫术切口，Crile自1905年开始应用（图3-41）。这种切口的缺点是：锁骨上区暴露较差；垂直切口及三皮瓣交界处常适在颈动脉浅面。Martin于1951年在"T"形、"Y"形切口的基础上提出了双"Y"形切口（图3-42），其优点是暴露比"T"形、"Y"形切口好，缺点是皮瓣增多为4块，由一个三角交界增加为两个三角交界，上三角交界与垂直切口也常适在颈动脉浅面，皮瓣易在两三角交界及前、后二皮瓣边缘发生坏死，后皮瓣边缘比前皮瓣边缘更易坏死，这显然与切口直接阻断了主要血供来源有关。如果在上三角交界或垂直切口上部发生坏死，则颈动脉十分容易暴露，并有导致破裂的危险。

1955年Slaughter在双"Y"形切口基础上提出了改进的类"工"字形切口，但仍然不能从根本上解决双"Y"形切口存在的问题。

（4）颈前长皮瓣切口：此为Schobinger于1957年首先提出。它的水平切口起自乳突尖，稍向下呈曲线沿下颌下缘至颏中点，需要时还可向对侧延长。垂直切口自下颌角后一指开始与水平切口呈直角相交，向下沿斜方肌前缘，再向下弯曲跨过锁骨中线至胸部2~3 cm为止（图3-43）。这样就在颈部构成了一个巨大的蒂在前（中线）的长皮瓣。

1964年Yoel对Schobinger的切口稍加改良，将水平切口与垂直切口在乳突尖下直接连成弧形，并将胸部切口再延长1~2 cm至锁骨前部及中1/3交界处之下3~5 cm处（图3-44），以利颈下前部的解剖。

1966年Conley在上述基础上又做过改良，但并无超过前者的显著优点。

颈前长皮瓣切口的优点有：①手术野暴露良好；②切口交界在颈动脉之后，能使整块皮瓣覆盖着颈动脉；③由于切口移向颈后及胸部，美观效果也较好；④巨大的皮瓣游离后向上旋转，还可整复面部缺损等。其主要缺点是由于水平切口较高，阻断了面动脉降支的血供。在蒂部尚可借对侧颈部交通支供血，而在皮瓣的上尖端则常发

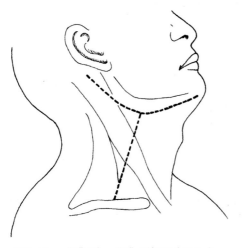

图3-41　"T"形、"Y"形切口（Crile）

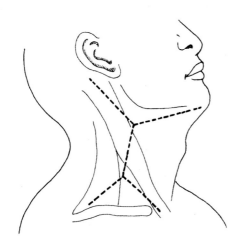

图3-42　双"Y"形切口（Martin）

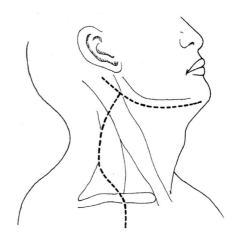

图3-43　颈前长皮瓣切口之一（Schobinger）

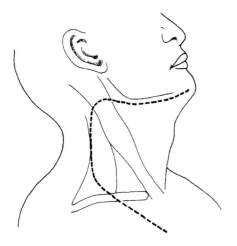

图3-44　颈前长皮瓣切口之二（Yoel）

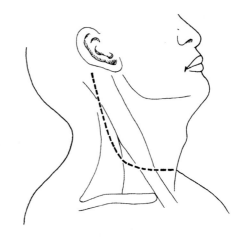

图3-45　单一弧形（手杖式）切口（Lahey, Ecket, Byars）

生坏死。Conley等建议，在设计垂直切口时不要过分偏向后侧，尖端不要太长，这样可减少上尖端坏死的发生率。我们在临床上也有以上经验，但颈前长皮瓣的优点仍然是主要的，即使尖端坏死，但因切口距血管较远，一般不致发生颈动脉暴露，还可避免发生咽瘘。

颈前长皮瓣切口，在国内也有称为类矩形切口者，在一些细小的地方虽也稍有不同和改进，但仍属此类型。

（5）单一弧形切口：单一弧形切口亦称手杖（hockey stick）式切口，为Lahey在1949年首先应用于甲状腺癌，以延长的甲状腺切口来进行部分颈淋巴清扫术。其后于1952年Ecket及Byars等进行改良，应用于颈淋巴清扫术。其水平切口起自对侧颈部，在锁骨上3~4cm、胸锁乳突肌前缘或带状肌边缘平环状软骨水平开始，平行向术侧延伸至胸锁乳突肌后缘，然后弯曲向上直达乳突尖（图3-45）。如行同期双侧颈淋巴清扫术，则两侧切口相连成一"U"字形。这个切口的优点是：①只有单一的切口，没有皮瓣相交形成的角，故无皮瓣尖端坏死问题；②愈合后瘢痕不显著；③皮瓣血供良好，符合颈部血供解剖，颈侧由大皮瓣覆盖，不致发生颈动脉暴露或口咽瘘等并发症；④皮瓣游离后还可以向上滑行整复面颊

部缺损。这个切口主要缺点是暴露（特别是颏下区）较差，难以同时进行下颌骨的根治性切除。虽然Rush有22例都通过这个切口行口腔癌联合根治术，我们的体会是手术进行得较为困难，只在腮腺癌联合根治术时，才是可行的。

（6）颈部平行切口：这是Macfee在1960年首先提出报道的。它的上平行切口起自乳突后、下各2.5 cm交界处，向前经下颌角下2.5 cm，大致与下颌下缘平行向前，终止于对侧舌骨水平。下平行切口在锁骨上3.5 cm，平行锁骨，前至胸锁乳突肌中点之前少许，后至斜方肌前缘之后2.5 cm左右（图3-46）。Stell报道在放疗后应用这种切口效果较好。

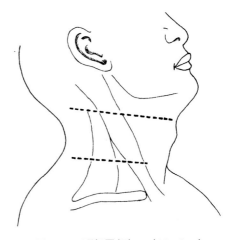

图3-46　颈部平行切口（Macfee）

颈部平行切口的主要优点是美观效果甚佳，也适用于放疗后患者。然而暴露不良是其最大的缺点，使手术操作较困难而费时，手术也不易扩大。

（7）围裙式切口：为Latyshevsky等于1960年首次提出。其切口由一半长圆形切口和一个短的垂直切口组成：自乳突后1 cm开始，沿斜方肌前缘向下至锁骨上2 cm处弯曲向前，与锁骨平行，至近颈中线处再弯曲向上，直至下颌骨中点下1 cm处为止，这就构成了一个蒂在上的半圆形围裙式皮瓣。在此皮瓣下沿中点再通过锁骨做一约4 cm的垂直切口，以暴露锁骨上区（图3-47）。如行双侧同期颈清扫术，则围裙式皮瓣的下缘切口沿锁骨上2 cm，直至对侧乳突后1 cm处。上述切口起自乳突后1 cm，主要是为了增加头皮的血供。这个切口主要用于口腔癌根治术。

围裙式皮瓣的主要优点是能妥善保护颈动脉；避免发生口咽瘘。主要缺点是，由于下行静脉回流受阻，常常于皮瓣的末端发生明显水肿。如果皮瓣做得太长，由于切断了锁骨上升支血管，末端也可能发生血液循环障碍，甚或坏死。为了解决上述问题，Freeland建议在做围裙式皮瓣时可适当缩短其长度。Latyshevsky并提出应将颈浅筋膜保留在皮瓣上，以增加静脉回流。临床上我们还发现，这个切口在颈前正中部太长，由于颏部屈伸运动较多，易致瘢痕挛缩而影响抬头运动。笔者认为Edgerton等的颈淋巴清扫术切口（图3-48）可以说是围裙式切口的一种改进，对上述缺点可有一定程度的克服。

（8）矩形切口：李树玲于1965年提出颈淋巴清扫术的矩形切口。其设计是：颈上横切口，从颏中线沿下颌骨下缘2 cm平行后延达斜方肌前缘；锁骨上横切口，从胸骨中线沿锁骨上2 cm平行后延达斜方肌前缘。连接上二切口的后端，沿斜方肌做垂直切口即形成一个矩形瓣，其长宽比例约为1:1。需要时上横切口后端交角处还可向乳突区延长（图3-49）。

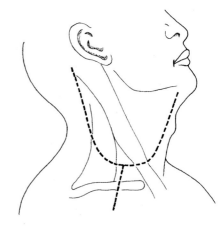

图3-47　围裙式切口之一（Latyshevsky）

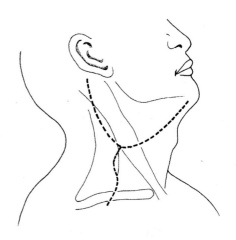

图3-48　围裙式切口之二（Edgerton）

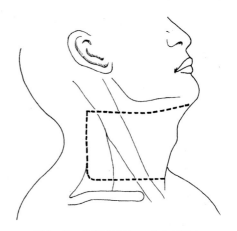

图3-49　矩形切口之一（李树玲）

这个皮瓣的优点是：①简化为一个皮瓣两个角，纵切口在斜方肌处，即使皮瓣边缘坏死，亦不致暴露颈动脉；②暴露野良好；③较美观。

我们也承认上述优点，但在短颈患者，如按上述规定设计，常使皮瓣的长宽比例大于1：1。由于这个皮瓣的上、下二横行切口切断了上、下行动脉，皮瓣主要靠基底部自对侧供血，故也可发生皮瓣垂直切口末端部分坏死。虽无颈动脉暴露的危险，但常拖延痊愈时日，且可造成瘢痕挛缩。因此，邱蔚六对此进行了改良：上横行切口自颏中点开始，沿下颌下缘0.5~1.0 cm，绕下颌角至乳突；下横行切口自斜方肌与锁骨交界处开始，斜向下跨过锁骨，直达胸骨头；垂直切口自下颌角后1 cm与上横切口呈直角，沿斜方肌前缘向下，与下横行切口之起点相交（图3-50）。这样形成的矩形瓣由于加大了皮瓣蒂部的宽度，无论长、短颈患者，皮瓣的比例均不会超过1：1，从而减少了皮瓣垂直切口部坏死的机会，并使暴露更加良好。矩形切口的主要缺点是：如需同时行气管切开，将影响皮瓣的血运，并可能与创口相交通。其次在长颈病例由于垂直切口较长，有时可发生瘢痕增粗甚至挛缩。

（9）"H"形切口："H"形切口是1967年Kambic及Sirca根据颈部血管解剖研究后提出的（图3-51），皮瓣的血供应当是最好的，暴露也良好。但是正中切口太长，可以部分阻断对侧的侧支循环，而且易在颈中部发生瘢痕挛缩；如做喉切除术，则前正中切口正好位于咽部缝合

线上，容易发生瘘；须行气管切开病例，也可使气管与创口交通，易致感染。有鉴于此，Hetter推荐应用1/2（半）"H"形切口或3/4 "H"形切口。1/2 "H"形切口的垂直切口是自乳突向下，终于胸锁乳突肌后缘，并再跨过锁骨向胸部弯曲2~4 cm，使切口略呈"S"形；平行切口自对侧颈部3 cm，相当于环状软骨水平，平行跨中线与垂直切口相交。1967年Freund提出的切口也属于1/2 "H"形切口，所不同的是垂直切口系沿斜方肌下缘向后。1969年Ogura的切口也与1/2 "H"形切口类似（图3-52）。如为3/4 "H"形切口，则平行切口自颈中线开始，在环状软骨水平向上做附加切口至颏中点（图3-53）。

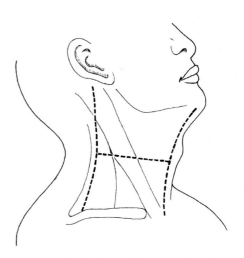

图3-51 "H"形切口（Kambic，Sirca）

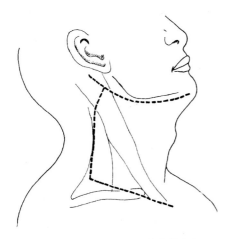

图3-50 矩形切口之二（邱蔚六）

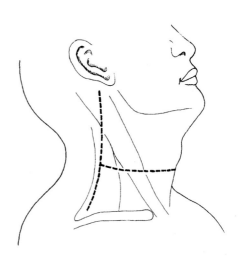

图3-52 1/2 "H"形切口（Hetter，Ogura，Freund）

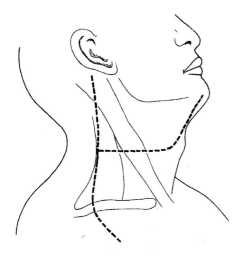

图3-53　3/4"H"形切口（Hetter）

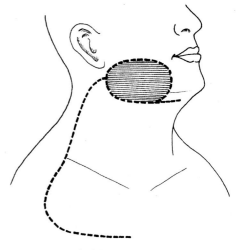

图3-54　颈胸联合切口（邱蔚六，Smith）

1/2"H"形切口的优点是：设计符合解剖，血供良好；对颈动脉有良好的保护；美观效果佳。缺点是颏下区暴露较差，难以进行口腔癌的联合根治术。3/4"H"形切口除有1/2"H"形血供佳、保护颈动脉好等优点外，还可行联合根治术，特别适用于经过大剂量术前放疗的患者。Tucker等对33例扁桃体、舌根等部癌肿（均经过5 500 cGy的^{60}Co放疗）采用3/4"H"形切口行联合根治术，术后无一例皮瓣坏死或感染，也无瘘管形成，仅1例发生骨坏死，1例延迟愈合，总的创口并发症发生率仅为6.06%（2/33），说明效果优良。

（10）颈胸联合切口：颈胸联合切口主要应用于联合根治术面颊部有缺损时，将颈胸大皮瓣向上方旋转以整复面颊缺损。颈胸联合切口主要由邱蔚六将Schobinger的颈前长皮瓣及Bakamjian的肩胸三角皮瓣切口结合改良而来（图3-54），胸部皮瓣的血供主要靠胸廓内动脉穿支。我们在20世纪60年代后期应用于临床感到暴露良好；可以立即整复面颊缺损；对颈动脉保护也很好；皮瓣上旋后胸部缺损区植皮，美观效果也佳；皮瓣比例一般均不超过1∶1，血供亦良好。1974年Smith等也报道用这种方法累计6例，仅1例皮瓣上部坏死5 cm左右。

（11）各种切口的临床应用：根据前述颈部血管解剖研究，颈阔肌在维持皮瓣血供方面有重要的作用。因此，临床上无论采用何种切口，在操作中均应尽量保存颈阔肌的完整性，除非被肿瘤浸润，一般不宜轻易牺牲。

关于各类切口的适应证，除首先应考虑前述三点要求外，一般可根据原发肿瘤部位及治疗方案而定，大致可以归纳如下。

1）经过多年临床实践，一般均认为"T"形、"Y"形切口缺点较多，目前已基本被其他切口所取代。

2）单纯性颈淋巴清扫术未经过放疗者，以采用颈前长皮瓣切口、矩形切口为好；如美观要求更高些，还可采用单一弧形切口，或1/2"H"形切口，或颈部平行切口。

3）单纯性颈淋巴清扫术，患者已经过放疗者，以采用1/2或3/4"H"形切口最好，也可应用围裙式切口或颈部平行切口。

4）口腔或口咽癌联合根治术，未经放疗者，一般可采用颈前长皮瓣切口及3/4"H"形切口，矩形切口也可应用；已经过放疗者，以3/4"H"形切口最好，围裙式切口也可应用。

5）喉癌、甲状腺癌联合根治术，以1/2"H"形切口为主，还可应用单一弧形切口。

6）腮腺部位癌肿的联合根治术，可用颈前长皮瓣切口；美观要求高者，也可用单一弧形切口。

此外，在临床选用切口时，还应考虑术者个人习惯，以及不同的临床经验等因素，不能强求一致。

手术进路中解剖结构辨认

1. 肌肉的辨认　按颈淋巴清扫术的层次，由浅入深进行叙述。

（1）颈阔肌：颈阔肌位于皮下，血供丰富，是一块薄而阔的肌肉。它起自胸大肌并三角肌浅面之筋膜；肌纤维经过锁骨斜向上内，在下颌联合之下与对侧肌纤维相交；向上附着于下颌骨外侧斜线之下外及面部皮下，与表情肌相连。

（2）胸锁乳突肌：为一粗壮厚实的颈部肌肉。起端有两头：胸骨头及锁骨头，前者起自胸骨柄前，为圆腱；后者起自锁骨浅面内1/3份，为肌性。两头合并向上，斜至耳下后，附着于颞乳突外面及上项线之外份（图3-55，56）。

（3）斜方肌：位于颈后项部，呈三角形的阔扁形肌。起于枕外隆凸，上项线1/3内份、项韧带、第7颈椎及胸椎脊突等处。肌纤维分别向外侧附着于锁骨后缘1/3外份、肩峰内侧缘及肩胛冈后缘之上唇及内端之三角滑面。斜方肌颈部前缘为颈淋巴清扫术之后界标志。

（4）舌骨下肌群

1）肩胛舌骨肌：从肩胛至舌骨，由上下二腹、中间腱连接而成。下腹起于肩胛骨上缘近上切迹处，稍斜向上内，历胸锁乳突肌深面，并在该肌下成腱，借颈深筋膜体系连于锁骨及第1肋骨。出胸锁乳突肌前缘后，在颈血管鞘浅面，直斜向上，称为上腹，最后止于舌骨体下缘。

2）带状肌：由浅入深，由胸舌骨肌、胸骨甲状肌和甲状舌骨肌组成。胸舌骨肌位于浅面，薄而窄，起于锁骨之胸端后侧、胸锁关节囊及胸骨柄上份，向上附着于舌骨体下缘。胸骨甲状肌及与其连续的甲状舌骨肌在胸骨舌骨肌深面，自

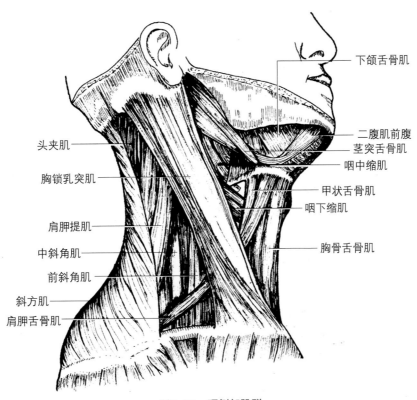

图3-55　颈侧部肌群

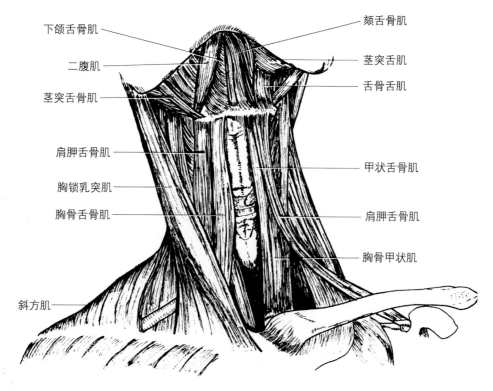

下颌舌骨肌
二腹肌
茎突舌骨肌
肩胛舌骨肌
胸锁乳突肌
胸骨舌骨肌
斜方肌

颏舌骨肌
茎突舌肌
舌骨舌肌
甲状舌骨肌
肩胛舌骨肌
胸骨甲状肌

图3-56　颈前部肌群

胸骨柄起始向上，分别附着于甲状软骨及舌骨大角下缘。由于该三肌均位于颈前，且纤维方向垂直一致，临床上常将其统称带状肌（stripe muscle）。带状肌的表面有肩胛舌骨肌上腹经过，其外侧缘可作为颈淋巴清扫术的内界标志。

（5）舌骨上肌群：由浅入深依次为茎舌骨肌、二腹肌、颏舌骨肌与下颌舌骨肌。

1）茎舌骨肌：起于颞骨茎突之后外侧面，贯二腹肌腱后，止于舌骨大角。

2）二腹肌：由前后两腹构成，中为肌腱。前腹起于下颌下缘内侧，延向下后；后腹起于颞乳突内侧之沟，向前下方延行；前后腹相交成腱，借筋膜体系止于舌骨大角。

3）颏舌骨肌：起于下颌颏部内侧之颏上棘，向下后附着于舌骨体前方。

4）下颌舌骨肌：位二腹肌前腹之深面，起于下颌内侧颌舌线之全长，向下附着于舌骨体，中线与对侧同名肌纤维吻合。此肌只有在下颌下三角清扫术完成之后方暴露于手术野。

（6）斜角肌：为脊柱侧之肌群。位于胸锁乳突肌及肩胛舌骨肌深面，由前向后依次为前斜角肌、中斜角肌与后斜角肌。各斜角肌分别起于颈椎横突之结节前后，止于第1、2肋骨。前斜角肌浅面有膈神经经过，前中斜角肌交界的深面有臂丛神经斜向下外方。

（7）肩胛提肌：与斜角肌处于同一平面，在斜角肌之后外上方，起于第4颈椎横突，向下止于肩胛骨之脊柱缘。

（8）头夹肌：在肩胛提肌之后外侧并处于同一平面。该肌起于项韧带、第7颈椎，以及第3、4胸椎诸棘突，斜向上外，附着于颞乳突及枕骨上项线下之侧面。

2. 神经的辨认

（1）面神经：在颈淋巴清扫术中须辨认的是面神经下颌缘支。该支从面神经颈面干分出后，约在下颌角或其下1 cm处经过，向前向上，在咬肌前缘与面动静脉汇合（绝大多数历经血管之上），约平齐下颌骨下缘，在颈阔肌之下的浅筋膜内进入面部肌肉。面神经颈支主要支配颈阔肌，由于它对面部功能一般影响不大，故多不予保留。

（2）颈丛神经：分浅、深两类。浅颈丛多为感觉神经；深颈丛则感觉运动兼有之。颈淋巴清扫术须识别的浅颈丛主要是耳大神经；深颈丛着重要辨认的是第2~5颈丛神经根及其分出的膈神经、肩胛提肌支、胸锁乳突肌支和斜方肌支。颈丛神经的分布及起源见表3-8及图3-57，58。

耳大神经为感觉神经，适在颈阔肌之下，绕胸锁乳突肌上1/3段后缘，经该肌表面向上进入耳

郭、乳突部之皮肤（后支）及腮腺（前支），其前方常为颈外静脉，一般不难识别（图3-59）。

膈神经的解剖位置与前斜角肌有关，前面已多次提及。胸锁乳突肌支、肩胛提肌支、斜方肌支，均与功能性颈淋巴结清扫术有关，如欲保留或防止损伤，只要时刻注意颈神经节的位置，从颈神经节开始追踪，不难辨认及完整保留。

（3）臂丛神经：臂丛神经由第5、6、7、8颈神经发出，其临床辨认要点前面已多次提及，不再赘述。

（4）迷走神经：迷走神经为脑神经，自颈静脉孔出颅，在颈部向下延行于颈血管鞘内颈内（总）动脉与颈内静脉之间，直至颈根入胸腔。迷走神经有不少分支，其中重要的是喉上与喉返神经。

1）喉上神经：循咽侧下行于颈内动脉之后，至颈动脉分支部，向前在甲状腺上动、静脉之下穿舌甲膜进入喉内（喉内支），再分布于会厌、舌根、喉前庭之黏膜（上支）及披裂黏膜（下支）等处。喉上神经主要是感觉神经。

2）喉返神经：左、右两侧的发出处不完全一致。右侧自迷走神经过锁骨下动脉处发出，斜向上至气管沟，经颈总动脉之后上行；左侧则自迷走神经过主动脉弓之前处发出，绕主动脉弓之下上行于气管侧。喉返神经在颈根部与甲状腺下动脉交会，经该血管之上或之下，沿气管食管沟向上，穿环甲膜进入喉内，分布和支配喉内诸肌的运动。

施行前间隙或扩大根治性颈淋巴清扫术时，必须仔细识别喉返神经，而其他术式的颈淋巴清扫术，喉返神经一般是不显露的。

（5）交感神经：属自主神经系统。上自中枢，下至骶部，均有交感神经支。在颈部的交感神经有上、中、下3节，彼此借交感干而互连。颈交感神经与颈丛神经有交通支。颈上节最大，位于第2、3颈椎水平，在颈血管鞘之深面；颈中节最小，位于第6颈椎水平，甲状腺下动脉附近处；

表3-8 颈丛神经的分布及其起源

名称	颈神经起源
颈浅丛	
枕小神经	C_2
耳大神经	C_2、C_3
颈皮神经	C_2、C_3
锁骨上神经	C_3、C_4
深颈丛	
1. 内侧支	
（1）交通支（通向）	
舌下神经	C_1、C_2
迷走神经	C_1、C_2
交感神经	C_1、C_2、C_3、C_4
（2）肌支	
头外直肌支	C_1、C_2
头前直肌支	C_1、C_2
头长肌支	C_1、C_2、C_3
膈神经	C_3、C_4、C_5
2. 外侧支	
（1）副神经交通支	C_2、C_3
（2）肌支	
胸锁乳突肌支	C_2
斜方肌支	C_3、C_4
肩胛提肌支	C_3、C_4
中斜角肌支	C_3、C_4

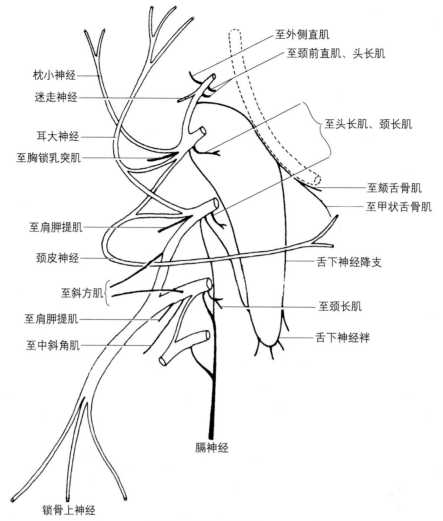

枕小神经
迷走神经
耳大神经
至胸锁乳突肌
至肩胛提肌
颈皮神经
至斜方肌
至肩胛提肌
至中斜角肌
锁骨上神经

至外侧直肌
至颈前直肌、头长肌
至头长肌、颈长肌
至颏舌骨肌
至甲状舌骨肌
舌下神经降支
至颈长肌
舌下神经袢
膈神经

图3-57 颈丛神经分布

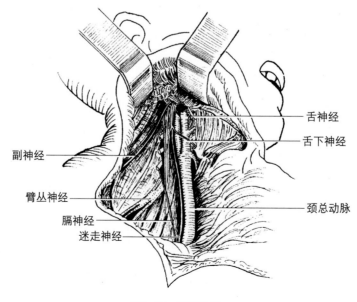

副神经
臂丛神经
膈神经
迷走神经

舌神经
舌下神经
颈总动脉

图3-58 颈部神经

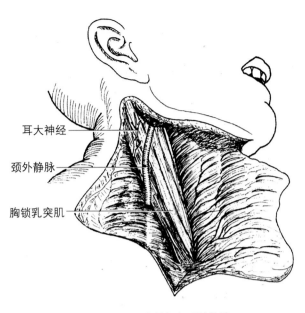

耳大神经

颈外静脉

胸锁乳突肌

图3-59 耳大神经与颈外静脉

颈下节则位于第7颈椎与第1肋骨颈之间水平。将颈血管鞘牵开后即可显露颈交感神经干。

（6）副神经：为运动神经。由脑部及脊髓部神经共同组成，故有时亦称脊副神经。副神经亦从颈静脉孔出颅，多数在颈内静脉之后外方，向下经茎舌骨肌、二腹肌深面进入胸锁乳突肌上份，继出该肌后缘，经颈后三角上后份，约在斜方肌前缘上2/3与下1/3交界处进入斜方肌。副神经除发出胸锁乳突肌支外，还与第2、3、4颈神经有吻合支。

（7）舌下神经：为舌的运动神经。出颈静脉孔，在颈内动脉之后，并向前逐渐转向颈内静脉之前，再下前行，在二腹肌深面进入下颌下三角，沿下颌舌骨肌浅面，最终进入舌肌内。

舌下神经在经过枕动脉处时发出一分支，称舌下神经降支，此支下循颈血管鞘浅面下降，与颈神经第1、2、3分支吻合构成舌下神经袢，并发出分支至肩胛舌骨肌上腹以及带状诸肌。

（8）舌神经：为舌的感觉神经，是三叉神经下颌支的一个分支。起于下颌神经后干，在翼外肌之下收纳面神经的鼓索支，循下颌支与翼内肌之间下降，在第3磨牙舌侧黏膜下，下颌下腺及

其导管之上进入舌黏膜。颈淋巴清扫术清扫下颌下三角时，将下颌舌骨肌牵拉向前，即可显露舌神经。

3. 血管的辨认

（1）血管：颈淋巴清扫术中需要识别的重要血管主要有颈外、颈内静脉，颈总及颈内外动脉，以及甲状颈干的有关血管分支。

1）颈外静脉：由面后静脉与耳后静脉合成。在腮腺下极平下颌角水平起，向下斜过胸锁乳突肌至肩锁三角，穿深筋膜而终于锁骨下静脉，有时也向前汇入颈内静脉。颈外静脉适在颈阔肌之下，与耳大神经伴行，翻开颈部皮瓣时即可显露。

颈外静脉亦收纳由枕部向下，经头夹肌与斜方肌之间向下斜行汇入颈外静脉的颈外后静脉，它可与副神经交叉。在斜方肌前缘如见颈外后静脉，即应注意副神经可能将显露。

颈外静脉还收纳颈前静脉。颈前静脉起自舌骨水平，下行于带状肌侧缘水平，在颈淋巴清扫术解剖前界时应予注意。

2）颈内静脉：在颈静脉孔续横窦而起。出颅后下行颈侧，与颈内、颈总动脉及迷走神经伴行，在颈血管鞘中延行至颈根部，在胸骨后汇入锁骨下静脉并汇合成无名静脉。颈内静脉沿途从上到下依次收纳咽升静脉、舌升静脉、舌静脉、面总静脉、甲状腺上静脉、甲状腺中静脉等属支。在解剖时需注意这些分支，必要时应分别予以结扎切断。

3）颈动脉：颈总动脉是颈部的主要动脉。左颈总动脉起于主动脉弓；右颈总动脉起于无名动脉。在颈血管鞘内与迷走神经、颈内静脉伴行，在胸锁乳突之下及前缘向上外走行，至甲状软骨上缘后呈分支状，并由此分为颈内、外动脉：前者在深面、后面，向上穿过颅底入颈内动脉管后进入颅内；后者在浅面、前面，向上进入上颈及面部并分出各分支。颈内动脉在颅外没有分支。颈外动脉由下向上、向前分出甲状腺上动

脉（有时可从分支部之下的颈总动脉发出）、舌动脉、面（颌外）动脉，向后分出枕动脉（偶可起自颈总动脉）、耳后动脉及颞浅动脉各支。颈内外动脉的鉴别要点除解剖位置外，更重要的是前者没有分支，后者有分支。

4）甲状颈干：在颈根部锁骨上三角可见甲状颈干的分支。甲状颈干起自锁骨下动脉第1段前面，干短，在颈根部分出3支。①甲状腺下动脉：循颈长肌之前转向内，经颈动脉鞘及交感神经干之深面，分布到甲状腺内。在进入甲状腺之前与喉返神经交会，在其上或其下经过。在甲状腺腺叶切除时，此处应予暴露。②肩胛横动脉：向下历过前斜角肌及膈神经、臂丛神经之浅面，循锁骨后到达肩胛上缘。颈后三角解剖较偏下时，有时可见此血管。③颈横动脉：稍高于肩胛横动脉，亦在前斜角肌、膈神经、臂丛神经浅面，穿行于脂肪结缔组织中，经颈后三角直抵斜方肌，在斜方肌前缘处又可分为升、降两支，升支名为颈浅动脉，降支名为肩胛后动脉。在颈淋巴清扫术中清扫颈后三角时，颈横动脉及其分支必须予以识别。

4. 淋巴管的辨认　颈部的淋巴管一般很难识别，由于系整块组织清除，故淋巴管多包含在组织之中一并切除。临床上应注意识别的主要是左胸导管及右淋巴导管。它们在颈部的解剖已在"胸导管与右淋巴导管"部分中描述过。由于颈淋巴清扫术没有显露胸导管或淋巴导管的必要，因此在手术中遇见的绝大多数为它们的分支，或根本见不到明显的淋巴管。在解剖颈根部，特别是清扫锁骨上三角，颈内静脉深部后外侧时，有时可看见透明晶莹的胸导管或淋巴管分支，如破裂则有乳白色液体渗出，此时更应仔细辨认。

重要结构的保护和挽救

本部分将按颈淋巴清扫术手术过程分别叙述应保护（存）的组织和发生意外（包括并发症）时的全身和局部处理（挽救）。

1. 颈阔肌　在切口及皮瓣设计中已提到，颈部皮肤的血供主要来自颈阔肌，因此如非肿瘤侵及，应尽量全部或部分（仅切除有疑问部分的颈阔肌）保存颈阔肌，不要轻易去除。

2. 颈外静脉　两种情况下须保留：①同期双侧根治性颈淋巴清扫术时，可以保留一侧或双侧颈外静脉，以利头面部静脉回流，尽管对保留它的价值仍有不同看法；②颈淋巴根治术同时行血管吻合游离组织移植时，颈外静脉通常留作组织瓣静脉回流吻合之用。但如颈浅淋巴结已有肿瘤转移，则颈外静脉不应保留。

3. 耳大神经　一般不予保留。如同时行腮腺肿瘤手术，需行神经移植时，耳大神经可作为移植供体而取用。

4. 胸锁乳突肌　在施行功能性根治性淋巴清扫术时，胸锁乳突肌应予保留。

5. 颈内静脉　在施行功能性根治性颈淋巴清扫术（N0病例）时，颈内静脉应予保留；施行治疗性颈淋巴根治性清扫术时，颈内静脉不应保留。

颈内静脉下端分离时，如用暴力或操作不当可引起静脉破裂。除引起大出血外，严重的并发症是导致空气进入颈内静脉而引起空气栓塞，如处理不当可致患者因脑、心栓塞而当场死亡。如证实已引起气栓（出现血压下降、发绀、循环障碍等症状），应立即将患者置于头低位，并将身体向左侧倾转，使空气局限于右心室，然后做右心室穿刺，抽出空气。其他则应对症治疗以渡过气栓吸收关。

6. 颈血管鞘及胸膜顶　在结扎颈内静脉时要打开颈血管鞘，此时应注意：①在锁骨水平以上稍高处，最好在2 cm左右打开，切记不要向下分离；②麻醉应适当加深，如向下分离过深，加上麻醉过浅，引起患者呛咳时，很容易并发张力性纵隔气肿，并进而导致气胸。此外在清除锁骨上三角的脂肪结缔组织时，应切勿过度向锁骨下方深入，以避免损伤胸膜顶，导致气胸。如术中或术后确认有气胸存在，应行胸腔闭式引流术。

7. 左胸导管及右淋巴导管 此二淋巴导管在锁骨上的位置变异较大，高者可达5 cm，一般情况下多在2 cm以内。通常，对没有颈深下群淋巴结及锁骨上淋巴结转移的病例，结扎和切断颈内静脉及清扫锁骨上淋巴结的水平宜在锁骨平面以上2 cm处，多数情况下不会损伤此二淋巴导管。观察是否有左胸导管及右淋巴导管损伤的重要指标是锁骨上窝有无淋巴液蓄积。通常有两种方法可资鉴定：①一定的时间内（15~30 min），可见锁骨上窝创口内有较多的乳白色或灰黄色淋巴液；②将锁骨上窝积液吸干后，置患者于头低仰卧位，请麻醉师行正压呼吸，此时可见淋巴液自破口溢出，必要时还可借助手术显微镜或放大镜观察。如手术中未发现有乳糜瘘，手术后第2天开始，创口引流液量增多且呈乳白色或灰黄色时，应诊断为乳糜瘘（左）或淋巴瘘（右）。一般情况下，乳糜瘘比淋巴瘘更为严重，不但淋巴液量多，机体损耗大，且持续时间也较长。乳糜瘘比淋巴瘘发生的机会更多，二者之比约为3：1。

术中发现胸导管或淋巴导管有破裂，最好的办法是立即用无损伤缝针行环绕缝扎，注意缝针不要直接通过导管的分支，以免造成新的破口。如缝扎还不能全部阻塞瘘口，有时也可转移邻近一块肌肉加压缝扎。需要注意的是缝扎线一定要用不可吸收缝线。

术后发现乳糜瘘，每日最大淋巴液损失量可高达500 mL。锁骨上区的皮瓣也可因乳糜浸润而使皮色发红、发紫。由于蛋白、电解质等的丧失，可引起患者全身状况恶化，因此应予及时处理。处理的方法为：①创口停止负压引流，改用烟卷引流，并行锁骨上加压包扎；②控制感染；③卧床休息，以减少淋巴液流动；④停止口内进食或鼻饲，改用静脉高营养，后期可进低脂饮食；⑤锁骨上区注入硬化剂如四环素粉，以协助封闭瘘口。如以上方法处理仍不见进步，应果断地再次手术，找出瘘口予以缝扎。

个别严重的乳糜瘘可引起乳糜胸，即乳糜通过颈部筋膜间隙进入胸腔内。此时患者可出现气急、呼吸困难、胸部叩诊有浊音。胸部X线检查可以证实。一旦确诊为乳糜胸，应会同胸外科医师处理，可行胸腔抽液及闭式引流。

颈部再次手术不能控制，以及经闭式引流仍不见好转的乳糜胸，应请胸外科医师协助施行胸腔内胸导管结扎术。

颈淋巴清扫术并发乳糜瘘的发生率，国内外文献报道均为1%~2%，患者预后一般良好。

8. 膈神经及臂丛神经 颈淋巴清扫术有时可误伤膈神经。臂丛神经因部位较深，一般不会损伤。膈神经如不幸损伤，应立即行断端再吻合术。如术中未发觉，术后可出现膈肌运动能力下降，并常导致肺炎，故重在预防和术中及时处理。

9. 副神经 施行根治性颈淋巴清扫术时，副神经一般不予保留；施行功能性颈淋巴清扫术时，副神经应予保留。副神经在两个地方容易受到损伤：①斜方肌入肌处；②颅底出颅处。斜方肌处的损伤，多数是由于施术者解剖层次不清，加之该区血管丰富，常易在忙乱止血中误切、误扎。出颅处的损伤也多半由于术者解剖概念掌握不牢，在分离结扎颈内静脉上端时误切、误扎。预防的最好方法是：明确解剖层次，明视保护。

副神经牺牲后可引起患者发生肩（胛）综合征（shoulder syndrome, shoulder arm syndrome）——由于斜方肌瘫痪而引起的一系列功能障碍，包括垂肩、肩周疼痛、上肢外展及上举功能受限等，影响到患者治疗后的生存质量。故近年来副神经一旦被牺牲，手术医师都很注重对副神经功能的重建。重建的方法有：①神经移植，将移植的神经与副神经的近端和远端分别吻合；②保留C_3、C_4到斜方肌的颈丛分支，或应用颈丛的肩胛提肌支与副神经吻合（吴煜农、邱蔚六，1998年）。

10. 颈动脉 颈动脉粗大，一般不会损伤，只有在肿瘤侵犯动脉壁的情况下才有可能于术中剥离时发生大出血。颈外动脉被侵者可以连同肿瘤一并切除。如颈内动脉或颈总动脉被侵，则应考虑动脉重建术。

在此需要提一下的是颈动脉窦反射。颈动脉窦是血液循环自主控制的受体，它可以通过迷走神经纤维反射引起心动过缓，血压下降，脉率可降至60次/分以下，最低可至25次/分；血压甚至可骤降至1.96 kPa（20 mmHg）。这个反应也被称为血管迷走神经反射。文献报道在颈淋巴清扫术中其发生率可高达10.5%（Babin等，1980年），但我们在临床上并未见如此高的发生率。可能由于我们在分离颈动脉分支部时常规应用普鲁卡因或利多卡因行颈动脉窦封闭阻断的结果，尽管Babin并不认为利多卡因可以起到阻断的作用。

11. 迷走神经　受损的部位多在颈根与出颅端。其原因大多为分离结扎切断颈内静脉，特别在颅端有肿大的转移淋巴结时，因误扎、误切所致。只要仔细按操作规程在明视下进行，大都可以避免。迷走神经下分支喉返神经的损伤，多见于甲状腺癌联合根治术，由于未明视暴露即行结扎甲状腺下动脉或切除甲状腺叶所致。喉上神经损伤则多为在处理甲状腺上动脉时解剖平面过深所致。迷走神经损伤后如在术中发现，应立即行吻合术。

12. 颈交感神经　一般情况下，颈淋巴清扫术是不会损伤颈交感神经的。最容易发生交感神经损伤是颈淋巴清扫术采用由后向前整块切除术时（多见于甲状腺癌及喉癌联合根治术）。在上述情况下，由于将颈动脉及迷走神经均向前、内侧翻起，交感神经将完全暴露在手术野中。如不慎向深部分离，可引起交感神经损伤，而且这种损伤往往又是不易被察觉的。颈交感神经损伤后，可见患者在同侧面部出现上睑下垂、瞳孔缩小以及面部潮红等典型的霍纳综合征（Horner's syndrome），但一般对生活质量影响不大。

13. 舌下神经及舌神经　除肿瘤浸润外，此二神经一般均应保存。误伤多发生在对此二神经的解剖部位了解不够详尽。舌下神经误断后，若不即时于术中吻合，将导致患侧舌萎缩，在一定程度上会影响患者的咀嚼和言语功能。

舌下神经降支只有在计划应用舌下神经转移吻合面神经主干时予以保留（将降支末端与面神经干吻合，或与切断的舌神经近舌断端再吻合）。此外，欲行舌骨下肌皮瓣舌再造时，保留舌下神经降支，有可能保留再造舌的运动功能。

14. 脑组织　颈淋巴清扫术对脑组织的影响，一是血供缺乏或不足，主要原因为颈内动脉供血阙如；二是因血液回流障碍而导致的继发性脑水肿，颅内压上升。主要影响回流的血管是颈内静脉。关于脑组织的血供问题已在前文中有所描述，本段主要讨论的是因颈内静脉阻断而引起的脑组织损伤及其保护。

单侧颈淋巴根治性清扫术，或一侧根治性、一侧功能性颈淋巴清扫术的病例，由于尚有一侧颈内静脉可以代偿，一般对脑组织是没有任何影响的。从文献报道来看，一侧颈内静脉被切除后基本是安全的。虽然Hess曾从文献中找到4例结扎一侧颈内静脉导致死亡的病例，但那是由于血管畸形，二侧颈内静脉粗细不均所致。近年来几乎未再见到单侧颈内静脉切除后引起死亡的病例报道。相比之下，双侧颈内静脉被切除后的死亡率则急剧上升。据报道，同期双侧根治性颈淋巴清扫术的死亡率可高达14%；分期双侧根治性颈淋巴清扫术的死亡率也有1.7%。

口腔颌面部癌症可有10%~15%发生双侧颈淋巴结转移，而双侧颈淋巴清扫术是治疗这些患者的必须手段。笔者科室总结（刘世勋、张锡泽、邱蔚六等，1982年）指出：接受双侧颈淋巴根治性清扫术的病例，其5年生存率仍可达30%。因此，如何在同期双侧根治性颈淋巴清扫术中保护好脑组织，安全度过围手术期，是一个十分重要的课题。如前所述，双侧同期颈淋巴根治性清扫术死亡率高的原因在于双侧颈内静脉切除后造成的脑压升高而致脑组织损伤。为此，探索本手术使脑压降低的措施则是安全度过围手术期的关键。有文献提出了一些解决办法，如保留一侧颈外静脉、颈内静脉颅残端颈外静脉吻合术、颈内静脉重建术，以及McQuarrie在20世纪70年代提出的以控制入水量及激素治疗等为主的处理方案等。我们从20世纪60年代初期即开展了这方面的研究工作，并摸索出一套双侧同期根治性颈淋巴清扫术保护脑组织的方法，可简单概括如下：①手术时采用低温（29~32℃）麻醉。体温每下降1℃，脑脊液压可下降5.5%。②常规在术中及术后3 d行蛛网膜下隙插管持续监测颅内压。颅内压过高时，可随时抽取脑脊液。③术时及术后均略抬高头位15°~30°，肩部略垫枕，以利于静脉回流。④术中先结扎一侧颈内静脉，观察30~60 min，如颅内压不超过245 kPa（250 cm H$_2$O），可结扎另一侧；如脑压超过245 kPa，可对后结扎一侧进行逐步缩小管腔的方法进行训练。⑤应用其他降颅内压措施，包括：第2侧颈内静脉结扎前，静脉注射地塞米松10 mg，以后每6 h重复注射1次，维持到术后2~3 d；甘露醇、山梨醇和高渗葡萄糖等也可应用；控制补液量及补液速度，每日总量一般不超过2 000 mL，保持进出入量平衡。⑥采取以上措施后脑压仍高并超过343 kPa（350 cm H$_2$O）时，可酌情按245 kPa的标准少量多次抽取脑脊液。笔者科室采用的这一方案能较好地保护脑组织，沿用至今，无一例因脑损伤而死亡者。

解剖结构和手术操作技巧

颈淋巴清扫术有各种术式。对不同部位的癌，不同的医师有自己不同的经验和术式。本部分将按口腔颌面部肿瘤常用的术式，即从下到上的方法，根据笔者的经验来讨论手术操作技巧。

1. 切口设计应多取矩形、改良矩形或1/2及3/4 "H" 形切口，避免切口及切口交界在颈动脉上面；同时皮瓣切口交叉点应呈90°角，避免呈锐角；已做过手术或活检的切口瘢痕，应包括在切口内一并切除；对经过大剂量放疗或美观要求高的患者，可采用颈部平行切口或单一弧形切口。

2. 施行治疗性颈淋巴清扫术时，已被肿瘤侵犯的颈阔肌不应保留；非治疗性颈淋巴清扫术应保留颈阔肌。根据病情在颈阔肌下或颈阔肌上翻开皮瓣：前至中线，后达斜方肌前缘，上至下颌下缘，下方以显露锁骨为界。翻瓣的平面应保持在颈阔肌与颈深筋膜浅层之间。助手应将皮瓣提起，术者应用手指将颈阔肌深面的组织压下，此时可见清晰的组织间隙，沿此间隙解剖，用电刀或手术剪行锐分离，几乎可以没有出血。千万不要解剖到颈深筋膜浅层之下，特别在锁骨上区，该区血管密集，极易损伤出血。同时切勿损伤在胸锁乳突肌浅面走行的颈外静脉与耳大神经。

3. 分离胸锁乳突肌下端之前，应将锁骨上神经血管分别结扎切断。在胸锁乳突肌前缘切开筋膜，提起肌肉下端，用手指自肌肉下的间隙，由前向后钝分离，如此可避免损伤位于其下的颈内静脉。将胸锁乳突肌的胸骨头及锁骨头分别切断，缝扎。

4. 分离胸锁乳突肌向上少许，可见其下的肩胛舌骨肌。在锁骨上追踪该肌下腹，直至与斜方肌交界处，予以切断缝扎，再沿切断的肩胛舌骨肌下缘一直分离至上腹带状肌边缘交界处，其上缘万勿切开与大块组织分离，以便术后作为颈深淋巴结中下群的分界界标。

5. 切开颈动脉鞘，分离颈内静脉时勿用暴力，应层次清楚地解剖，最好用锐分离，以防颈内静脉壁撕裂，产生气栓。如不慎破裂，应立即用手指压迫破裂口，防止空气进入，再继续分离结扎。如已发生气栓，应按前述颈内静脉保护法进行处理。

6. 颈内静脉下端结扎部位，除转移灶已至锁骨上、气管旁等情况外，宜在锁骨上2 cm处结扎。结扎前应充分游离颈内静脉段2~3 cm，并将颈总动脉与迷走神经确认后分开，以免误扎。应用7-0、4-0、1-0线分别三重结扎切断之（近心端第3次结扎时可用缝扎），然后切断，以防出血及回缩。

7. 分离结扎颈内静脉时，麻醉应适当加深，防止患者强力呛咳，以免顺颈动脉鞘产生张力性纵隔气肿或气胸。

8. 结扎颈内静脉过程中，应注意避免损伤颈内静脉外侧深面前斜角肌前缘经过的胸导管（左）及淋巴管（右），若有破裂，应妥善结扎。

9. 沿锁骨上椎前筋膜平面，由颈动脉向后解剖分离锁骨上三角脂肪结缔组织，注意勿过分向下剥离，以免损伤胸膜顶，发生气胸。锁骨上三角内脂肪结缔组织应以钝分离为主，可以用手指作整块分离。其界限应至斜方肌前缘，深部应在椎前筋膜平面以上，以免损伤其深面的膈神经与臂丛。要结扎、切断颈横动、静脉及回流至锁骨下静脉的颈外静脉（有时颈外静脉汇入颈内静脉）。切断颈横血管之前一定要看清膈神经，以防误伤。

10. 沿斜方肌前缘，椎前筋膜浅面向上，切勿遗忘结扎切断颈横动脉在斜方肌前缘分出的颈浅动脉及肩胛后动脉，如若遗忘很可能会导致术后出血。沿斜方肌前缘向上即可见副神经，在其上下有时可见颈外后静脉，应予以结扎。副神经如欲保留者，则可沿该神经剥离至穿出胸锁乳突肌后缘处，并套线以作为标志。

11. 自胸骨舌骨肌外侧缘切开颈深筋膜浅层，沿肩胛舌骨肌向上剥离，注意勿损伤带状肌群，同时推颈内静脉向上，并切断自后深面穿出的颈丛分支，须注意勿伤及膈神经自颈丛神经分出处。

12. 将肩胛舌骨肌在舌骨附着处切断，然后向上解剖颈动脉三角。在解剖至颈动脉窦附近时，应用1%利多卡因在血管外膜下行颈动脉窦封闭，以免颈动脉窦反射综合征的发生。万一发生该综合征，可用阿托品静脉注射，或用升压药维持血压。

13. 分离颈总动脉周围组织时，勿过度向前、后牵拉移位，以防损伤其后侧之交感神经。同时应在甲状腺上动脉水平面进行解剖，否则有损伤甲状腺上动脉平面以下的喉上神经之可能。

14. 继沿胸锁乳突肌向上剥离至乳突，自后向前切断胸锁乳突肌的止点，在其浅面及前后平下颌下缘水平切除腮腺下极，并予缝扎，以免形成涎瘘。如无下颌下淋巴结转移，要保护面神经下颌缘支，同时还要注意结扎穿行于腮腺下极中的颈外静脉上端——面后静脉。在胸锁乳突肌切断后的深面，应沿头夹肌及肩胛提肌平面切开清除脂肪结缔组织，直至颈内静脉后缘。

15. 前侧应沿舌骨上缘及对侧二腹肌前腹边缘向上解剖，以清扫颏下三角淋巴结与脂肪结缔组织，以免遗漏。

16. 将游离的颏下区整块组织向后翻，越过患侧二腹肌前腹进入下颌下三角予以清扫。此时应注意保护舌神经：将下颌舌骨肌后缘向前牵引即可显露舌神经及通向下颌下腺的颌下节，在舌神经之下有下颌下腺导管通过。切断通向下颌下节的舌神经分支。

17. 如二腹肌下淋巴结已见肿大，则需在舌骨处将二腹肌后腹与茎舌骨肌的附着切断并翻向上后，使其深部能充分显露，便于清扫，但应注意保护在二腹肌与茎突舌骨肌之下的舌下神经。下颌下腺导管应于近口底处结扎切断之。

18. 颈内静脉颅端结扎须在高位施行：应将整块组织向上牵拉，在二腹肌后腹深面小心分离，显露颈内静脉，此时须仔细结扎其颅外分支，特别是咽升、舌升静脉，以防出血，并应注意保护前方的迷走神经、舌下神经，以及后方的副神经（不保留者例外），勿使损伤。颅端也应三重结扎后予以切断，取下整块组织。

19. 整个标本取下后，创面应彻底止血，冲洗，用抗癌药湿敷，分层缝合，并行负压引流，一般上下各安放一根横向引流管。

20. 功能性颈淋巴清扫术仅适用于N0病例。根据情况可保留副神经、颈内静脉和胸锁乳突肌。

（1）副神经保留法：在解剖时先分出进斜方肌端和出颅端，俟整个颈大块标本游离后，将副神经各分支切断，把副神经从胸锁乳突肌中分离出来。

（2）颈内静脉保留：操作要点是如下。①解剖应紧贴颈内静脉鞘进行；②须妥善辨认、分离和结扎各汇入颈内静脉的分支。

（3）胸锁乳突肌的保留：有两种方法。①在锁骨上约3 cm处横断，将上下段分别翻起，俟大块标本取下后，再将二断端缝合。②将胸锁乳突肌整块游离，不切断，操作时将肌向前后牵引即可。此两种方法各有优、缺点：第一种方法操作较方便，但肌的完整性被破坏，术后在离断处可形成死腔及积液；第二种方法虽可保存肌的完整性，但手术操作不甚方便。

21. 双侧颈淋巴根治性清扫术保留一侧或双侧颈外静脉时，一般多无困难，但应注意其下端汇入静脉的部位：如颈外静脉注入锁骨下静脉，当无任何难处；但如注入颈内静脉，则颈内静脉下端的结扎、切断必须在颈外静脉汇入口之上，如此保留的颈外静脉方可畅通无阻。颈外静脉用作组织瓣移植时的回流吻合静脉，也有两种保留办法：①全部游离保存，缺点是对颈淋巴清扫术有干扰，操作不慎时甚至可以将其撕断；②游离后切断保存，优点是有利于颈淋巴清扫术操作，缺点是保留的颈外静脉内，由于存在死腔，可能有血栓形成而影响静脉回流的通畅。

22. 副神经重建　方法有3种。①神经移植：供体视缺损长短而分别选用耳大神经或腓肠神经。②保留C₃、C₄的斜方肌支：颈淋巴清扫术在沿斜方肌显露副神经之前，应先暴露C₃、C₄根部，从C₃、C₄根部的分支追踪到进入斜方肌的分支后，再施行沿斜方肌前缘解剖向上的手术步骤，如此方能完整保留C₃、C₄进入斜方肌的分支。③肩胛提肌支与副神经吻合：其操作基本步骤同②。沿C₃、C₄根部向肩胛提肌分离，便可发现该分支，在其进入肩胛提肌处切断，并使之移

位与副神经斜方肌端吻合，即可完成手术。

23. 施行双侧颈淋巴根治性清扫术时，为了保护脑组织，可以行颅端颈内静脉及颈外静脉吻合术，以及颈内静脉重建术。这两种手术的前提都是颅端要有足够的长度以供吻合。但在多数情况下，由于口腔颌面部癌瘤的转移灶位置均较高，接近颅底，导致手术很难施行。颈内静脉重建的移植供体可以选择自体静脉（颈外或大隐静脉），也可以应用聚四氟乙烯类的人工血管材料。

〔附〕颈淋巴清扫术后淋巴结的分离及计数

为了积累经验和进行科学研究，对颈淋巴清扫术后标本淋巴结的分离和计数是十分重要的。这一工作应由临床医师而不是病理科医师来完成，这是基于：①临床医师对解剖部位最熟悉；②淋巴结的分离应在标本用甲醛溶液固定以前，否则由于标本收缩很难定位和分离出小的淋巴结。

为了定位，临床医师在手术中即应确定术后不易确定的两个标志：①颏下三角与下颌下三角的分界处，应以长线结扎分开标志；②肩胛舌骨肌不应与大块标本分离，因其为颈深中、下群淋巴结分界的标志。若与大体标本分离，则应在甲状腺中静脉汇入颈内静脉处做一标记结扎线，以此也可作为中、下群颈深淋巴结的分界线。

颈深下群的淋巴结应在颈内静脉周围，除此以外均应属颈后三角淋巴结群。

应常规将颈淋巴结分装在7个瓶中：颏下、下颌下、颈深上、颈深中、颈深下、颈后三角及颈浅（含腮腺下极）淋巴结。寻找淋巴结应有耐心，特别是那些在脂肪结缔组织中的小淋巴结。为协助发现小的淋巴结，有学者甚至主张应在白炽灯下透照。应牢记：大的淋巴结不一定都有转移，小的淋巴结不一定都没有转移。

如果条件允许，病理科应对每个淋巴结都行连续切片检查。如做不到这一点，切片的层厚应越薄越好，这样得出的结论可能是最准确的。

（殷学民　张志愿）

参考文献

1. 邱蔚六. 口腔颌面外科学理论与实践. 北京: 人民卫生出版社, 1998.

2. 张志愿, 邱蔚六, 林国础, 等. 颈外动脉结扎术和栓塞术后血液动力学变化的研究. 中华口腔医学杂志, 1993, 28(2):117.

3. 张志愿, 邱蔚六, 孙大熙, 等. 颈动脉造影在口腔颌面外科的应用. 中华口腔科杂志, 1985, 20(6):331.

4. 张志愿, 邱蔚六, 胡兆良, 等. 股动脉插管选择性颈动脉造影在口腔颌面外科的应用. 实用口腔医学杂志, 1990, 6(3):160.

5. 张志愿, 邱蔚六, 孙坚, 等. 股动脉插管选择性颈外动脉造影术及其栓塞技术的实验研究. 口腔医学纵横, 1991, 7(4):211.

6. 张志愿, 邱蔚六, 张锡泽, 等. 颈总或颈内动脉结扎术在颌面部肿瘤治疗中的应用. 上海第二医科大学学报, 1986, 1:48.

7. 张志愿, 邱蔚六, 林国础, 等. 栓塞术对上颌骨切除控制失血量的效用. 华西口腔医学杂志, 1991, 10(4):266.

8. 张志愿, 邱蔚六, 林国础, 等. 颌面部血管畸形术前辅助性动脉栓塞疗效的评价. 华西口腔医学杂志, 1990, 9(4):266.

9. 郑家伟, 邱蔚六, 张志愿. 头颈部肿瘤累及颈动脉的外科治疗. 口腔颌面外科杂志, 1998, 2:112.

10. 叶茂昌, 罗永祥, 杨晏芳, 等. 颈静脉人造血管搭桥的实验研究. 中华口腔医学杂志, 1991, 26(2):103.

11. 陈国华. 应用颈外动脉栓塞术治疗颌面部肿瘤. 实用口腔医学杂志, 1990, 6(4):299.

12. 杨杰, 马绪臣, 邹兆菊, 等. 颌面部动脉乙基纤维素微球栓塞的实验研究. 中华口腔医学杂志, 1992, 27(1):23.

13. 王云祥. 实用淋巴系统解剖学. 北京: 人民卫生出版社, 1984.

14. 刘牧之. 人体淋巴系统解剖图谱. 北京: 科学出版社, 1982:1-42.

15. 李春芳, 皮昕. 胎儿及新生儿唇淋巴管的外科解剖研究. 现代口腔医学杂志, 1994, 4:193-194.

16. 金碧磊, 杨绿君, 张允红. 下颌下腺内淋巴结的初步观察. 中华口腔科杂志, 1986, 21:215-216.

17. 邱蔚六. 口腔肿瘤. 见: 李树玲. 头颈肿瘤学. 天津: 天津科学技术出版社, 1993:487-524.

18. 李龙江, 温玉明, 毛祖彝, 等. 颊黏膜鳞癌血管生成与转移关系的临床研究. 华西口腔医学杂志, 1996, 14:25-27.

19. 王瑛, 吴奇光, 郑麟蕃. 口腔鳞状细胞癌周围淋巴细胞、浆细胞反应及区域淋巴结反应状态与预后的关系. 现代口腔医学杂志, 1989, 3:65-67.

20. 汪卫东, 邱蔚六, 罗济程, 等. CT对头颈部恶性肿瘤颈淋巴结转移的诊断价值——临床、CT、病理对照研究. 中国医学影像学杂志, 1995, 3:106-109.

21. 顾云峰, 邱蔚六, 罗济程, 等. 头颈部恶性肿瘤颈部淋巴结转移的磁共振成像诊断. 中华口腔医学杂志, 1996, 31:137-139.

22. Babin RW, Panje WR. The incidence of vassovagal reflex activity during radical neck dissection. Laryngoscope, 1980, 90:1321-1323.

23. Crumley RL, Smith JD. Postoperative chylous fistula prevantion and manageent. Laryngoscope, 1976, 86: 804-813.

24. Gray H. Anatomy of the human body. Thirtieth American edition. (edited by clemente CD). Philadelphia: Lea and Febiger, 1985, 452-501, 867-886.

25. Pack GT, Ariel IM. 头颈部肿瘤的治疗. 李宝实主译. 上海: 上海科学技术出版社, 1965.

26. Rollen A, Salazar CI, Mayorga F, et al. Severe cervical chyle fistula after radical neck dissection. Int J Oral Maxillofac Surg, 1996, 25:363-365.

27. Robbins KT, Medina JE, Wolfe GT. Standardizing neck dissection terminology-Official report of the Academy's Committee for head and neck surgery and oncology. Arch Otolaryngol. Head and Neck Surg, 1991, 117:601-605.

28. Perrott DH, Schmidt B, Dowd CF, et al. Treatment of a high-flow arteriovenous malformation by direct puncture and coil embolization. J Oral Maxillofac Surg, 1994, 52(10):1083.

29. Nayak HK, Donald PJ, Stevens D. Internal carotid artery resection for invasion of malignant tumors. Arch Otolaryngol, 1995, 121(9):1029.

30. Jacobs JR, Arden RL, Marks SC, et al. Carotid artery reconstruction using superficial femoral arterial grafts. Laryngoscope, 1994, 104(6):689.

31. Katsuno S, Ishiyama T, Sakaguchi M, et al. Carotid resection and reconstruction for advanced cervical cancer. Laryngoscope, 1997, 107(5):661.

4

神经系统

概　述

神经系统分为中枢神经系统和周围神经系统。中枢神经系统包括脑和脊髓，周围神经系统由脑神经、脊神经、自主神经和神经节组成。神经系统是机体内起主导作用的调节机构。人体对内、外环境的各种刺激，通过感受器和神经体液的作用，保持机体各器官、系统功能活动的协调和统一，并与外界环境维持相对平衡。

神经系统活动的主要特点是具有高度的整合功能，即通过无数神经细胞和神经胶质细胞的活动，协调组织一定功能的形式，调节机体各种功能活动。尽管神经系统的整合活动极为复杂，但反射是它的基本调节方式，这是早已被确认了的。

近年来由于免疫学、生物化学、分子生物学、组织工程、基因工程等学科发展的突飞猛进，对神经组织和神经系统的形态和功能等方面开展了大量的多学科和跨学科的深入研究，21世纪可能是神经科学飞速发展的年代。只有完整揭开神经活动之谜，才有可能从整体上完全了解人类特有的高级生命活动。

口腔颌面部的神经与临床关系密切者主要有三叉神经、面神经，以及舌下神经、舌咽神经、迷走神经、副神经、颈丛和颈交感神经干等，它们在结构组成和功能解剖方面有以下特点。

■ 口腔颌面部神经的解剖特点

脑桥小脑角解剖和脑神经行径特征

口腔颌面部是人体裸露的部分，上连头颅，下接颈部，其各项运动及感觉功能均受脑神经的支配。在12对脑神经中，有6对其功能发生在口腔颌面部，分别是三叉神经、面神经、舌咽神经、迷走神经、副神经和舌下神经。

上述脑神经自脑桥发出后走行于脑桥小脑角（cerebellopontine angle，CPA）内，其体表位置位于乙状窦区域，去除部分颅骨后可见乙状窦和横窦位于硬脑膜层内。切开硬脑膜，可见CPA是位于脑桥小脑裂隙的外宽内窄的三角锥形潜在区域，底面为硬脑膜，锥尖为颅脑中线，并与对侧CPA相通，后斜面是大脑颞叶底，前斜面是延髓，以小脑幕与CPA间隔，下斜面是小脑的岩面。由浅入深可见面神经及前庭蜗神经束、三叉神经、展神经、滑车神经、低位脑神经（舌咽神经、迷走神经、副神经、舌下神经），分布于纵横交错的蛛网膜之间。三叉神经较为粗大，起于脑桥前外上方，前根作为单支位于三叉神经主干的前方，两支很快合二为一。小脑上动脉祥恰好位于此段神经的前方，三叉神经继续向前走行，穿过岩部尖，进入Meckel腔。展神经起源于桥延沟的内侧，沿斜坡上方表面走行，通过Dorello管出颅后窝，进入海绵窦后部，经过颅中窝到达眶内。面神经及前庭蜗神经与其间的中间神经起源于桥延沟、展神经的外侧，它们向后下、向外走行到内耳道，小脑前下动脉形成的动脉袢沿其前方走行一段距离、偶尔动脉袢也可穿行于面神经及前庭蜗神经之间，面神经及前庭蜗神经穿过内耳道，前庭蜗神经支配内耳的听觉与前庭器官；面神经穿越岩部，经茎乳孔出颅。舌咽神经、迷走神经和副神经神经根丝起源于桥延交界区下方的延髓前外侧沟，然后转向后外走向颈静脉孔，副神经的脊髓根向上通过枕骨大孔，在颈静脉孔水平与颅支汇合，舌咽神经、迷走神经和副神经经颈静脉孔出颅。舌下神经接近椎动脉与小脑后下动脉的交汇区，从舌下神经管出颅。

脑神经颅底出孔后，大多在骨孔或骨神经管中走行。口腔颌面部由14块面骨及部分颅骨共同构成，其特点为多骨腔、多骨孔及多间隙，这一解剖特征与躯干其他部分截然不同，因此，一旦发生颅面外伤或肿瘤，极易压迫神经，而造成神经功能丧失。

脑神经纤维特征

脑神经的纤维成分虽与脊神经有相似之处，但也不尽相同，它除了脊神经具有的躯体传入、躯体传出、内脏传入、内脏传出4种功能外，又有：①特殊躯体传入纤维——分布于外胚层形成的特殊外感受器，包括视听器和平衡器官；②特殊内脏传出纤维——支配由鳃弓衍生的咀嚼肌、表情肌、咽喉肌等；③特殊内脏传入纤维——传导来自味蕾的冲动。

■ 口腔颌面部神经的功能特点

口腔颌面部具有咀嚼、吞咽、言语、表情、感觉等多项功能，其各项功能的行使均在中枢神经的支配下进行。按神经功能的特征主要分为感觉功能与运动功能两大类。

感觉功能

感觉是客观世界的主观反映，是通过感受器将体内、外环境变化的各种不同刺激转化为神经冲动，通过传入神经纤维，经三叉神经脊束，终于脊束核，而产生各种感觉。

1. 味觉

（1）味觉的产生由特殊内脏传入纤维传入，止于脑干孤束核。具有味觉功能的神经主要有：①面神经鼓索支，传导舌前2/3味觉感受器所接受的刺激；②舌咽神经舌支，传导舌后1/3味觉感受器所接受的刺激；③迷走神经的特殊内脏传入神经元的周围突，分布于会厌及腭的味蕾，接受该处的味觉刺激。

（2）接受味觉的感觉器是味蕾，主要分布于舌背后部轮廓乳头周围的槽内壁上、舌后两侧叶状乳头皱褶形成的裂壁上皮内、舌尖表面两侧及舌背前2/3的菌状乳头上，其后者味觉最为敏感。此外，在软腭、腭咽弓等处的黏膜上皮内也有味蕾，但味蕾分布的数量有差异。

（3）味觉是人体内的一种特殊感觉，其冲动产生后能刺激唾液分泌和促进食欲，有助于口腔的咀嚼、吞咽等功能。同时味觉的产生能避免不良食物对人体的损害，以及防止异物的摄入，对人体起保护作用。

（4）味觉的基本性质为酸、甜、咸、苦。凡味觉感受器，均能感受到这4种原发性味觉，而其他如辣味和涩味等，都是这4种基本味觉适当混合的结果。同时，口腔内尚有大量的触觉、压觉、温度觉、嗅觉感受器。这些感觉综合而形成多种的复合感觉。

2. 触、压觉

（1）口腔内的触压觉：为口腔功能的实施提供了多种信息。如咀嚼力的大小、速度，唾液分泌的量和张口的大小程度等。

（2）触、压觉感受器：在口腔组织内主要有下列4种。①Meissner触觉小体：分布在舌尖和唇部。对黏膜表面微弱的机械刺激和低频率的振动很敏感，为特殊敏感的触觉感受器。②Meckel环层小体：主要分布在口腔黏膜和唇部黏膜。当受刺激产生冲动时，可传递一个部分适应的强信号和一个慢适应的持续弱信号。③牙周本体感受器：分布在牙周膜内。能感受牙体受力的强度、方向及其他与口腔物理状态有关的感觉。④游离神经末梢：由失去髓鞘和神经膜的树突构成，口腔内大多组织中有此感受器。

（3）口腔各部分黏膜的感受器对触、压觉的敏感度不一，以舌尖、唇部和硬腭前部最为敏感，颊黏膜、牙龈、舌背最为迟钝。老年人由于黏膜上皮的角化程度高，触、压觉感受器的敏感也随之下降。牙周膜中具有很丰富的触、压觉感受器，即使牙冠受力很小，也能察觉出受力的强度和方向，在死髓牙上，也有此反应。

3. 温度觉 口腔黏膜对温度较敏感，其感受器分布在黏膜内。一般认为鲁菲尼小体（Ruffini's corpuscle）主管温觉，克劳斯终球（Krause's end bulb）主管冷觉。当感受器接受冲动后，通过三叉神经半月神经节、三叉神经脊束核、对侧丘脑外侧核三级神经元，最后投射到中央后回下部。研究发现，口腔黏膜对冷、热刺激的耐受力，在不同部位有一定差异：口唇皮肤的耐受温度为55~66℃，黏膜为60~65℃；皮肤开始感觉烫痛的温度为43℃，开始感觉寒冷的温度为18℃。由此可见，口腔黏膜对温度的耐受力大于皮肤，这主要是因为：①口腔黏膜的痛觉阈值高于皮肤；②唾液能稀释和缓冲冷、热对黏膜的刺激，口腔干燥症患者对温度的耐受力相应降低；③口腔黏膜经常接触不同温度的食物，提高了对温度的耐受力。

4. 痛觉 各种物理或化学因素作用于机体，均可引起机体产生痛觉反应。痛觉的感受器是游离神经末梢，当感受器接受冲动后，经三叉神经半月神经节、三叉神经脊束核、对侧丘脑外侧核三级神经元，最后投射到中央后回下部。痛觉感受器一般不产生适应，在刺激连续作用下可持续发生反应，直到刺激终止。口腔组织痛觉感受阈高于皮肤，在舌尖、硬腭、牙龈、口唇等处均分布有痛点。在颊黏膜于第2磨牙相对部位存在着无痛点区。前牙的牙髓及牙周膜的痛觉阈低于后牙。总之，口腔组织的痛觉阈因人而异，也可随刺激时人的精神状态或下列因素而存在差异：①情绪高度紧张或注意力被吸引时，阈值上升；②通过第二信号系统的暗示，阈值可上升或下降；③口腔黏膜角化程度大者，阈值上升；④口腔内存在炎症时，阈值明显降低。

运动功能

口腔运动功能的进行，是由牙、颌骨、唇、颊、舌、腭、咽等诸组织器，在中枢神经系统的支配下，通过相关肌肉的收缩和下颌运动来实现的。因此，研究口腔颌面部神经在上述各项功能中的特点，是口腔颌面部重要基础内容之一。

1. 下颌运动功能 下颌运动是通过神经系统的兴奋作用于相关肌肉而产生的，它执行和完成口颌系统的3种基本功能，即开合运动、前后运动和侧方运动。当兴奋发生在有意识的情况下，可引起下颌的自主运动，如切咬食物等；如冲动发生在无意识的情况下，可引起非自主性的下颌运动，如吞咽唾液等。在任何时候，运动神经细胞都可由某些因素所影响，而产生兴奋或抑制。如下颌做开合运动时，降颌肌群的神经细胞兴奋，提颌肌群的神经细胞则被抑制，反之亦然。

位于牙周韧带、下颌肌肉与关节韧带等的神经末梢结构，称为本体感受器。通过刺激这些感受器所产生的冲动传到三叉神经感觉核，或者由本体感受器传到三叉神经中脑核，再分别通过：①来自三叉神经感觉核的冲动传至丘脑，止于大脑，在有意识的情况下进行下颌位置的自动改变；②来自三叉神经中脑核的冲动直接传到三叉神经运动核，再经三叉神经运动纤维传递至咀嚼肌，引起下颌的非自主运动；③或者为上述二者的结合。另外，冲动亦可来自大脑皮质，经皮质脑干束至三叉神经运动核，再由三叉神经运动纤维传递至咀嚼肌，以完成所需的下颌各项运动。

2. 咀嚼功能　口腔是人体消化系统的起始部分，咀嚼是消化作用的重要环节。咀嚼运动为复杂的神经反射活动，通过反射中枢的整合作用而协调发挥作用。主要表现在以下几个方面：①食物摄入刺激分布于唇、舌、牙龈、牙周膜、颊和腭等处的感受器，通过反射，引起咀嚼肌的活动，出现一系列协调的咀嚼运动，对食物进行机械性加工。②咀嚼使食物与牙、口腔发生摩擦，引起唾液分泌增加及胃肠道蠕动加快，唾液充分湿润粉碎后的食物便于吞咽。同时，唾液混合后的食物，可溶出食物中的有味物质，增强味觉。③在咀嚼过程中，由于咀嚼肌的功能性收缩和下颌运动，对牙、颌、面等软硬组织以功能性刺激，促进血液、淋巴的循环，增强代谢，促进了颌面部的正常生长发育。

3. 吞咽功能　吞咽是一系列连续的反射运动所组成的运动过程。由口、咽、喉、颌、面及颈各有关的肌肉，在神经系统反射调节下共济作用而完成的。吞咽活动的机制为：咀嚼后的食物直接刺激口腔黏膜诸多感受器，通过神经反射咀嚼运动暂停，舌肌收缩，使食团向后下移动。当食团接触咽的前壁时，又形成另一些反射活动，使咽部各通道移至贲门；食管蠕动又作为一个感受因子，使贲门括约肌反射性松弛，食物进入胃内。从这一系列过程来看，吞咽活动具有高度规律性和高度共济作用，但都受中枢神经系统的反射控制。

吞咽反射的传入神经来自软腭的三叉神经和舌咽神经，咽后壁的舌咽神经，会厌和食管的迷走神经等处的神经传入纤维。

吞咽的基本中枢位于延脑内，支配舌、喉、咽部肌肉活动的传出神经亦为三叉神经、舌咽神经、迷走神经等脑神经，支配食管的传出神经为迷走神经。

4. 言语功能　言语是人类独有的一种特殊功能。言语的发生除了依靠喉部的一对声带外，还有赖于肺部气流的振动而发出音波，并通过喉腔、口腔和鼻腔以及胸腔的共鸣作用，声音才得以扩大和产生。言语由两个成分组成，即元音和辅音。元音为乐音，即声带所发出之音，不受阻挡，仅随口、咽腔形状及大小变化而有所变化；辅音为噪音。气流出声门后，在咽腔或口腔的某些部分受阻挡而发出的爆发音或摩擦音，其音短促而间断。

言语的兴奋来自大脑皮质，受言语运动中枢支配，属高级神经第二信号系统活动范围。言语运动中枢一般位于左侧大脑半球额下回的后部，相当于Brodmann 44区和45区的一部分；也有的人言语运动中枢位于右侧大脑半球的相应部位。此外，尚有与言语有关的听觉性言语中枢和视觉性言语中枢等。与言语功能有关的脑神经有5对，主要与三叉神经、面神经、迷走神经、副神经、舌下神经等传出纤维有关。参与言语功能的各部位神经支配如下。①声带：由迷走神经的喉返神经支配。②口咽腔：由迷走神经的咽支支配。③口腔后部：由副神经支配软腭升降。④口腔中前部：由舌下神经支配舌背升降和舌尖的运动。⑤口腔前庭：由面神经支配上下唇的运动。⑥咀嚼肌：由三叉神经支配下颌运动。

5. 表情功能　面部表情是由于表情肌的不同紧张度而呈现面容的结果。表情肌是口腔颌面部特有的一组肌群，其分布与功能特点为：①位于面部浅筋膜内；②多为薄层肌束，收缩力较弱；③大多起于骨、止于皮肤，收缩时可使面部皮肤形成不同的皱纹和凹陷，以表达喜、怒、哀、乐等表情。同时也部分参与咀嚼与言语功能。

6. 面部表情肌主要位于自然裂孔的周围　呈环形排列者，其功能是缩小裂孔；呈放射状排列者，收缩时开大裂孔。面部表情肌系由第2鳃弓的中胚层衍化而来，故均受面神经支配。其成分为特殊内脏传出纤维，中枢位于面神经核。

■ 神经组织

神经组织（nerve tissue）主要由神经元（神经细胞，neuron）和神经胶质细胞（neuroglial cell）组成，两种细胞的形态和功能虽有差别，但它们是密切相关的统一体，以特有的构筑形式组成复杂的中枢和周围神经系统。中枢神经系统包括脑和脊髓，周围神经系统则由脑神经、脊神经、自主神经和神经节组成。神经系统在人体内构成复杂的网络，协调机体各部的活动，使机体成为一个完整的统一体。

神经元

神经元是一种特殊类型的细胞，在形态上与其他组织的细胞很不相同，但每个神经元都有胞体和突起两个部分。

1. 胞体　胞体部分包括细胞核及其周围的细胞质，又称为核周体（perikaryon），胞体是神经细胞代谢营养中心，其体积大小差异甚大并与代谢强度有关。

2．树突　神经元有一个或多个树突（dendrite），其起始部分较粗，随着反复分支逐渐变细形成树枝状，故称树突。它的分支上常有多种形状大突起，称为树突棘。由于神经元大树突及其分支一般较多，而且通常还有许多树突棘，这样就扩大了与其他神经元的接触面积。树突有接受刺激，将冲动传入胞体的功能。

3. 轴突　每个神经元只有一个轴突（axon）。起始部呈圆锥形称轴丘（axon hillock）。轴突细而长，直径较均一，常有侧支。轴突的末端分支较多，称轴突终末。轴突的作用主要是传导由胞体发生的兴奋冲动，并将冲动传递到另外神经元上，或传递到细胞和腺细胞的效应器上。

神经胶质细胞

神经胶质细胞是神经组织内除神经元外的另一大类细胞，分布在神经元胞体和突起之间或神经纤维束内，其数量远比神经元多。它具有突起，但无树突与轴突之分，不能传导冲动，对神经元有支持、隔离、营养和保护功能。

1. 星形胶质细胞（astrocyte）　是神经胶质细胞中体积最大、数目最多的一种。其胞体有许多突起，对神经元起支持、隔离、营养作用。星形胶质细胞还能摄取神经元释放的神经递质，并参与神经递质的代谢，使神经元网络能够平稳地发挥作用。

2. 少突胶质细胞（oligodendrocyte）　突起比星形胶质细胞的小且少，但现代用特异性的免疫组织化学染色显示，其突起并不少，而且分支极多。少突胶质细胞是中枢神经系统的髓鞘形成细胞，形成髓鞘是它的主要功能。新的研究还证明，少突胶质细胞有抑制神经元突起生长的作用，但这种抑制作用与其表面膜蛋白有关。

3. 小胶质细胞（microglial cell）　胞体小，突起少，分支不多，突起上有小棘，表面粗糙。小胶质细胞有吞噬能力，中枢神经系统损伤时出现的吞噬细胞，大部分起源于小胶质细胞。

4. 室管膜细胞（ependymal cell）　排列于脑室和脊髓中央管内的表面，为一层柱状上皮样细胞，细胞表面有许多微绒毛，而细胞基底面有一长的突起，伸向脑或脊髓深面，对神经系统有一定的支持和屏障作用。

5. 施万细胞　施万细胞（Schwann cell）又称神经膜细胞，1839年由Theodor Schwann首先描述。施万细胞是周围神经系统主要的胶质细胞，研究证实，施万细胞包裹所有的周围神经纤维。周围有髓神经纤维的髓鞘是由施万细胞质膜形成的。近年来已发现施万细胞能合成和分泌神经生长因子和细胞外基质，对神经元突起的生长和神经再生有促进作用。

6. 被囊细胞神经节内的节细胞　胞体常被一层小的扁平细胞包裹，这层细胞称被囊细胞，有营养和保护神经元的作用。

神经纤维

神经纤维（nerve fiber）由神经元的长突起和包在其外面的神经胶质细胞组成。它们在中枢神经系统内构成各种上行、下行或联系各脑区的传导束和联合纤维，在周围神经系统则构成分布于各器官和组织的脑神经、脊神经和自主神经。根据神经纤维有无髓鞘，将神经纤维分为有髓神经纤维和无髓神经纤维两大类。

1. 有髓神经纤维　少突胶质细胞沿神经元的长突起排列，参与形成中枢神经系统纤维的髓鞘；神经嵴细胞分化形成的施万细胞沿进出中枢的神经元长突起排列，参与形成周围神经系统神经纤维的髓鞘。

有髓神经纤维（myelinated nerve fiber）数量较多，脑神经和脊神经的神经纤维多为有髓神经纤维。镜下神经纤维的中心为神经元的轴突，外裹髓鞘和神经膜。髓鞘和神经膜呈节段性，一节一节地包裹轴突，两节之间的狭窄部分称神经纤维节，又称郎飞结。郎飞结缺乏髓鞘，轴膜裸露，具有轴膜内外离子交换和神经冲动传导的功能。由于髓鞘有绝缘作用，故离子不能通过节间段，所以有髓神经纤维冲动的传导，是从一个神经纤维节传到另一个神经纤维节，呈跳跃式的传导，节间段愈长，传导速度愈快。因此，有髓神经纤维传导冲动的速度较无髓神经纤维快。

2. 无髓神经纤维　在周围神经纤维中有一类直径较细，轴突仅被施万细胞包裹，但不反复包绕或包裹不完全的无髓神经纤维（unmyelinated nerve fiber），它只有神经膜而无髓鞘。中枢神经系统的无髓神经纤维不陷入胶质细胞，故无神经膜，往往与有髓神经纤维混合在一起。

周围神经系统的组织结构

周围神经由集合成束的神经纤维组成，外面有结缔组织包裹，构成完整的神经。

1. 神经（nerve）　是由许多神经纤维及周围的结缔组织、血管和淋巴管等形成的。每条神经纤维周围的结缔组织称为神经内膜（endoneurium）。若干神经纤维集合成束，包绕在神经束周围的结缔组织称为神经束膜（perineurium）。许多神经束聚合成一根神经，其外围的结缔组织称为神经外膜（epineurium）。

2. 神经节（nerve ganglion）　是由神经元胞体聚集而成的细胞团，外面包有致密结缔组织的被膜，属于周围神经系统。神经节可分以下两类。

（1）脑脊神经节（cerebrospinal ganglion）：大多由感觉神经元的胞体所组成。节内神经细胞大多是假单极神经元，每一神经节细胞外层是成纤维细胞，与神经内膜的结缔组织相连，内层是直接包在节细胞表面的扁平细胞，形成被裹，故称被裹细胞（capsule cell）。此细胞属于神经胶质细胞，相当于神经纤维的施万细胞，来源于神经嵴外胚层。

（2）自主神经节（vegetative ganglion）：主要由运动神经元的胞体所组成。其结构大致与脑脊神经节相似，神经节表面也包有结缔组织细胞被膜，其中的节细胞不聚集成群，呈均匀分散存在。这些细胞大多由多极神经元胞体组成，节内神经元分布较均匀，胞体较小。

3. 神经末梢（nerve ending）　是指周围神经纤维轴突的终末部分。它分布于全身各组织和器官，把内外界的刺激传递给神经元，或者把神经元的冲动传到其他组织。神经末梢的形态结构多样化，生理功能也各不相同，可分为以下两大类。

（1）感觉神经末梢（sensory nerve ending）：又称感受器，由感觉神经元周围突的终末与其他组织所形成。感觉神经末梢将接受的刺激转化为电信号或神经冲动，通过传入纤维传至中枢。通常一种感觉神经末梢只能感受某种专一的刺激。按感受器的存在部位和刺激来源，大致可分为外感受器、内感受器和本体感受器三大类。依照感觉神经末梢的形态结构，可将其分为以下几种。

1）游离神经末梢（free nerve ending）：结构较简单，其神经元周围突在近末梢处失去髓鞘，裸露的细小纤维主要分布在皮肤的表皮，亦见于黏膜上皮、筋膜、韧带、骨膜、肌腱及结缔组织等处。主要感受痛、冷、热和轻触的刺激。

2）触觉小体（tactile corpuscle）：椭圆形，内有数层横向排列大扁平细胞，其外包有结缔组织被裹，有髓神经纤维进入被裹后失去髓鞘，许多细支缠绕在扁平细胞之间。触觉小体通常位于真皮乳头内，如口唇、舌尖、睑结膜及四肢等部位。

3）环层小体（lamellar corpuscle）：卵圆形，中央有一条无结构的圆柱体，外包有数十层同心圆排列的被裹细胞。神经纤维进入被裹后失去髓鞘，穿入无结构的圆柱体。环层小体主要分布于皮肤的皮下层、骨膜、肠系膜、韧带、关节囊等处。

4）肌梭（muscle spindle）：肌梭是骨骼肌的感受器，位于骨骼肌内，呈长梭形，外包结缔组织被裹，内有几条较小的骨骼肌纤维，称梭内肌纤维。神经纤维进入被裹后失去髓鞘，缠绕在梭内肌纤维表面，能感受肌纤维伸展和收缩时的牵张变化，是一种本体感受器。

（2）运动神经末梢（motor nerve ending）：又称效应器。是传出神经元轴突终末与肌细胞、腺细胞等形成的结构，可促使肌肉收缩和腺体分泌。常见的运动神经末梢有两种。

1）运动终板：运动终板是传出神经元的轴突终末，分成爪状细支，终止于骨肌纤维的表面，形成椭圆形板状隆起，称为运动终板。运动终板的神经冲动传递是通过介质的释放而实现的。当运动神经的冲动传到末梢时，即引起轴突终端内的突触小泡释放乙酰胆碱而作用于肌膜，使肌膜对离子的通透性增高，发生去极化，进而触发肌纤维内收缩蛋白质的相互作用，引起肌纤维的收缩。

2）内脏运动神经末梢：内脏运动神经末梢是自主神经节后纤维的终末，为无髓神经纤维，其末端分支呈串珠状膨突，内含突触小泡，与平滑肌纤维或腺细胞表面接触，小泡的递质释放时引起平滑肌纤维收缩或腺细胞分泌。

■ 神经的胚胎发育

神经系统起源于外胚层分化来的神经管和神经嵴，神经管发育为中枢神经系统，神经嵴参与周围神经系统的形成。周围神经系统在胚胎发育过程中与人体各组织器官和部位建立密切联系，使来自周围的各类信息传入中枢神经系统，整合分析后，再经冲动传出，使周围结构发生适宜的功能活动。在这种相互联系的过程中，中枢和周围神经两系统得到了更充分的发育和完善。口腔颌面部主要受脑神经支配，它与中枢神经系统有较密切的联络，但与周围神经系统的联系更为密切。

中枢神经系统的发生

1. 神经管的形成　神经系统形成的最初过程早在胚胎出现2周后（约18 d）便已发生。覆盖在脊索上方的外胚层增厚，形成神经板。人胚第4周时，神经管的头端发育较快并膨大，演变成脑，其余部分较细长，发育成脊髓。

神经管壁最初是一层较厚的神经上皮，以后上皮不断增生、迁移，使神经管壁由内向外分化为3层：神经上皮、套层和边缘层。

2. 脊髓的发生　人胚胎第1个月末，由于神经上皮不断增生、迁移和分化，神经管两侧壁的背、腹侧细胞不断增生而变厚，其腹侧基板部分形成脊髓的灰质前柱和侧柱，其内的成神经细胞分化成躯体传出神经元和内脏传出神经元。背侧的翼板部分形成脊髓的灰质后柱，其内的成神经细胞分化成束细胞等中间神经元。神经管顶侧壁和腹侧壁的顶板部分形成后正中隔，底板形成前正中裂。

3. 脑的发生　人胚胎第5周末，3个脑泡已明显形成。神经管的头端向两侧膨大发育成端脑，最终演变成大脑半球；前脑尾端形成间脑，以后分化成丘脑和神经垂体等。菱脑分化为后脑和末脑。后脑分化成脑桥和小脑，末脑分化成延髓。中脑扩展，稍突出于小脑原基上方，以后端脑两半球在间脑两侧向后、向上和向前三个方向扩展，其间充质形成大脑镰（falx cerebri）。最后端脑两半球的尾端扩展到与发育中的小脑贴近，两者之间的间充质密度变大，形成小脑幕（tentorium cerebelli）。

周围神经系统的发生

1. 神经节的发生　神经节来源于神经嵴。神经嵴从中脑伸展至脊髓末端，分化形成脑、脊神经节和自主神经节的神经细胞、卫星细胞和神经膜细胞（施万细胞）。此外，黑色素细胞、嗜铬细胞等也是由神经嵴的细胞分化形成。

2. 周围神经的发生　脑、脊神经节细胞的周围突形成感觉神经纤维，其终端形成神经末梢；脑干和脊髓前柱运动神经元的轴突形成躯体运动神经纤维，其末梢分布于骨骼肌形成运动终板。脑干及脊髓侧柱的内脏运动神经元发出的轴突形成内脏运动神经纤维，终止于自主神经节，自主神经节的神经细胞发出轴突形成节后运动神经纤维，其末梢分布于内脏和血管壁上的平滑肌、心肌和腺细胞。

三叉神经

三叉神经（trigeminal nerve）系脑神经中最大的一对，为颅前部、口腔颌面部、眼眶及鼻腔等处之感觉神经及咀嚼肌的运动及感觉神经。在颅内，三叉神经感觉根（大部）和运动根（小部）与脑桥臂相连。感觉根在颞骨岩部尖端前面的三叉神经压迹处，扩展成扁平的半月神经节（ganglion semilunare）（图4-1），内含感觉神经细胞的胞体。半月神经节细胞的周围突聚成3条神经干，分别为眼神经（ophthalmic nerve）、上颌神经（maxillary nerve）和下颌神经（mandibular nerve）。运动根较细，由脑桥三叉神经运动核发出，紧贴于半月神经节的下方，进入下颌神经，支配咀嚼肌。因此，眼神经和上颌神经为感觉神经，而下颌神经则为混合神经。3条神经干的分布以眼裂和口裂为界，彼此分界较明确（图4-2）。

■ 临床解剖

眼神经

眼神经为三叉神经三条神经干中最小的一支，属感觉神经，起于半月神经节的前内侧，向前穿过海绵窦的外侧壁，然后穿硬脑膜，经眶上裂入眶，分布于泪腺、眼球、眼睑、前额皮肤及部分鼻腔黏膜。

上颌神经

上颌神经为感觉神经，起于半月神经节前缘的中部，经海绵窦外侧壁的下部，穿圆孔入翼腭窝之上部，继经眶下裂（称眶下神经），向前经眶下沟、眶下管，出眶下孔达面部。根据上颌神经的行程，可将其分为4段及若干分支。

1. 颅中窝段　上颌神经起始端发出脑膜中神经，与脑膜中动脉的前支伴行，分布于硬脑膜。

2. 翼腭窝段　上颌神经在翼腭窝内发出的分支有颧神经、蝶腭神经和上牙槽后神经。

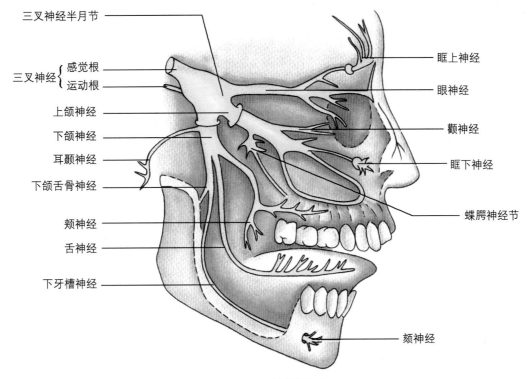

三叉神经半月节

三叉神经 { 感觉根 / 运动根 }

上颌神经

下颌神经

耳颞神经

下颌舌骨神经

颊神经

舌神经

下牙槽神经

眶上神经

眼神经

颧神经

眶下神经

蝶腭神经节

颏神经

图4-1 三叉神经的分布

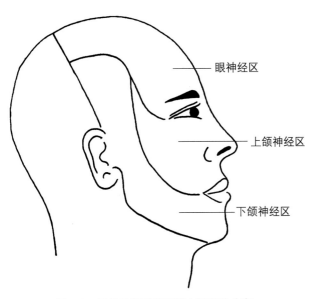

眼神经区

上颌神经区

下颌神经区

图4-2 三叉神经感觉纤维在面部的分布

（1）颧神经（zygomatic nerve）：自上颌神经的上方发出，经眶下裂入眶，沿眶外侧壁向前，并分为颧面支和颧颞支，分布于颧、颞部的皮肤。

（2）蝶腭神经（sphenopalatine nerve）：自上颌神经干起始后，向下穿经蝶腭神经节，与节后纤维共同组成下列分支。①鼻后支：经蝶腭孔入鼻腔，分支至鼻甲和鼻中隔黏膜，其中鼻腭神经沿鼻中隔的黏膜深面行向前下，经切牙管出切牙孔，分布于鼻中隔、$^3\underline{}^3$的腭侧牙龈及黏骨膜，且发出分支与上牙槽前神经交通，共同分布于上颌中切牙。②腭神经：分为前、中、后3支，均下行于翼腭管内。腭前神经最粗大，出腭大孔后向前分布与$^{8-3}\underline{}^{8-3}$腭侧牙龈及黏骨膜，并在$^3\underline{}^3$的腭侧与鼻腭神经有吻合。腭中、后神经出腭小孔后，分布于软腭及腭扁桃体。

（3）上牙槽后神经（posterior superior alveolar nerve）：在上颌神经进入眶下裂之前发出，一般为2~3支，有同名血管伴随下行至上颌骨后面，分出上牙龈支至上颌磨牙颊侧的牙龈及黏膜，然后进入上颌结节处的牙槽孔，经上颌窦后壁之牙槽管下行，分布于$^{87}\underline{}^{78}$及$^6\underline{}^6$腭侧根，远中颊根及其牙周膜、牙槽骨、颊侧牙龈黏骨膜与上颌窦黏膜，并在$^6\llcorner^6$的近中颊根与上牙槽中神经吻合。

3. 眶内段　上颌神经进入眶下裂后称眶下神经，其主要分支如下。

（1）上牙槽中神经（middle superior alveolar nerve）：在眶下管的后段起自眶下神经，在上颌窦前外壁经牙槽管下行，分为许多终末细支，分别分布于$^{54}\llcorner^{45}$及$^6\llcorner^6$的近中颊根及其牙周膜、牙槽骨、颊侧牙龈、黏骨膜与上颌窦黏膜，并与上牙槽前、后神经吻合，组成上牙槽神经丛。约有40%的人可有上牙槽中神经阙如，其神经纤维并入上牙槽前、后神经。

（2）上牙槽前神经（anterior superior alveolar nerve）：在眶下管的前段起自眶下神经，在上颌窦前外壁经牙槽管下行，分布于$^{321}\llcorner^{321}$及其牙周膜、牙槽骨、唇侧牙龈、黏骨膜与上颌窦黏膜。

上述解剖中，上牙槽前、中、后神经分布均较明确，但亦有人认为，上牙槽各神经到达分布之前，先在牙槽骨基突部互相交织成上牙槽神经丛，再由该丛发出3组分支。①上牙支：经相应各牙的根尖孔进入髓腔。②牙间支：从固有牙槽骨和牙槽嵴穿出，分布于相邻两牙的牙周膜和相应的牙间乳头及唇颊侧牙龈。③根间支：经固有牙槽骨穿出，分布于相邻两牙根的牙周膜。

4. 面段　眶下神经出眶下孔后，其主要分支如下。

（1）睑下支：一般为2支。出眶下孔后上行，经眼轮匝肌深面浅出，分布于下睑的皮肤。

（2）鼻外支：出眶下孔后向侧经上唇方肌下侧，分布于鼻外侧区后部的皮肤。

（3）鼻内支：出眶下孔后向下内绕过鼻孔外侧缘上升，分布于鼻前庭的皮肤。

（4）上唇支：有3~4支。向下行，分布于上唇及周围颊部的皮肤和黏膜。

下颌神经

下颌神经为混合性神经，系三叉神经中最大的分支，由大、小两根组成。大的感觉根发自半月神经节前缘之外侧，小的运动根行于半月神经节的下方，两根共穿卵圆孔出颅，当其进入颞下窝时，两根合并，当下行于翼外肌与腭帆张肌之间时，又分为前后二干，在其分干之前，发出棘孔神经和翼内肌神经，分布于硬脑膜和翼内肌。

1. 下颌神经前干　较细，在翼外肌深面走行，大多为运动神经，分布于颞肌、咬肌和翼外肌。感觉神经为颊神经。

（1）颞深神经（deep temporal nerve）：一般有前、后两支，即颞深前神经和颞深后神经，均经翼外肌的上缘，绕过蝶骨大翼的颞下嵴，分布于颞肌深面。

（2）咬肌神经（masseteric nerve）：常与颞深后神经共干，两者分开后，咬肌神经向外，经翼外肌上缘，与咬肌动脉伴行，在颞下颌关节与颞肌之间跨越下颌乙状切迹，至咬肌深面分布于该肌。

（3）翼外肌神经（lateral pterygoid nerve）：走行于翼外肌深面，分布于该肌上下头。

（4）颊神经（buccal nerve）：亦称颊长神经，经翼外肌两头之间穿出，在冠突内侧沿下颌支前缘向前下方走行，经过颞肌和咬肌前缘，穿过颊脂垫，分布于$_{8-5}\top_{5-8}$的颊侧牙龈及颊部的黏膜和皮肤。

2. 下颌神经后干　较粗，主要分支有耳颞神经、舌神经和下牙槽神经。前两者为感觉神经，后者为混合性神经。

（1）耳颞神经（auriculotemporal nerve）：自后干分出后，向后先以两根包绕脑膜中动脉，在该动脉的后侧又合成一干，位于翼外肌和腭帆张肌之间，继经蝶下颌韧带，绕下颌髁状突颈之内侧至其后方进入腮腺，在此分为几乎相等的上、下两支。

上支自耳颞神经干分出后，几乎成直角弯曲向上，经腮腺上缘穿出，然后越过颧弓浅面进入颞区，并分出下述分支。①关节支：分布于颞下颌关节。②耳前支与外耳道支：分别分布于耳郭前上部及外耳道区域。③腮腺支：分布于腮腺。④颞浅支：为上支的终末支，该支上行越过颧弓浅面，经耳郭的前方，在颞浅动、静脉之间上行，分布于颞区皮肤。

下支一般有2支，向前外侧，在下颌支后侧咬肌后缘处，与面神经交通。

（2）舌神经（lingual nerve）：自下颌神经后干分出后，位于下牙槽神经的前内侧，经翼外肌深面至其下缘，于翼内肌与下颌支之间，至下颌舌骨线的后部则转向前，越过下颌第3磨牙的远中至其舌侧下方，继而向前下经舌骨舌肌与下颌舌骨肌之间，居下颌下腺及其导管之上。当舌神经经过舌骨舌肌前缘附近时，即与下颌下腺导管发生紧密的、螺旋形的交叉关系，即舌神经先从导管的上方至其外侧，然后绕过导管的下方至其内侧，沿颏舌肌外侧与舌深动脉伴行至舌尖。

（3）下牙槽神经（inferior alveolar nerve）：为下颌神经中分支最大者，与舌神经同经翼外肌深面下行，继经翼内肌与下颌支之间入下颌神经沟，沿下颌神经沟下行，伴随下牙槽血管经下颌孔入下颌管，沿途分支在下颌骨牙槽突基底部吻合成下牙槽神经丛，由该丛分出下牙支、牙间支及根间支，分布于$_{8-1}\top_{1-8}$及其牙周膜和牙槽骨。其分支出颏孔称颏神经。颏神经分为3支，其中2支分布于$_{4-1}\top_{1-4}$的唇颊侧牙龈及下唇黏膜和皮肤；另一支分布于颏部的皮肤，并在中线与对侧同名神经吻合。

■ 毗邻关系及临床意义

半月神经节

半月神经节为脑神经节中最大者。位于颞骨岩部近尖端的三叉神经压迹上，该节呈新月形，其凸缘朝向前外，上邻大脑颞叶，内与海绵窦的后部和颈内动脉相连，下方为三叉神经运动根及岩浅大神经，并通过破裂孔与鼻咽腔顶部相邻。由于三叉神经起始于半月神经节，以及半月神经节周围诸多的重要解剖结构，该部位与临床关系密切。如颈内动脉瘤、蝶鞍后横断性骨折等，可伤及半月神经节及其根。来自鼻咽腔顶部、垂体和蝶窦的肿瘤，也可侵及半月神经节，引起深部剧烈疼痛。

圆孔与卵圆孔

三叉神经在半月神经节凸缘处发出3大分支，其中上颌神经自前缘中部分出，水平向前，经海绵窦外侧壁，穿圆孔出颅。下颌神经自前缘下部分出，由大的感觉根和小的运动根组成，两根共穿卵圆孔出颅。因此，临床上可经圆孔对上颌神经，或经卵圆孔对下颌神经或半月神经节进行阻滞麻醉或封闭，也可从颞区进颅，分离颅中窝硬脑膜后，以卵圆孔或圆孔为标志，显露半月神经节，行选择性三叉神经根切断术。另外，三叉神经痛射频温控热凝治疗时，穿刺针也是通过卵圆孔入颅，以达到热凝神经的目的。所以，圆孔和卵圆孔在三叉神经解剖和临床应用方面具有重要意义。

上、下颌神经阻滞麻醉

三叉神经有三大分支，支配颌面部感觉的主要为上颌神经和下颌神经。两神经出颅后，经窦腔、穿骨孔，最后支配颌面部软、硬组织的感觉及部分运动。

1. 上颌神经阻滞麻醉 ①圆孔注射法：又称翼腭窝注射法。该法是将麻醉药注射在翼腭窝内麻醉出圆孔的上颌神经，适用于上颌骨及上颌窦炎症或良性肿瘤手术，或上颌神经痛封闭术。②颧下注射法：以眶外下缘垂直线与颧弓下缘相交处，相当于颧骨突起之下方、冠突之前的凹陷处为刺入点，进入皮肤后针尖向上、内、后刺入，通过上颌结节骨面弧度向内直达翼腭窝。麻醉区域为同侧上颌及同侧鼻、下睑、上唇和软硬腭。③翼腭管注射法：翼腭管孔大多位于第3磨牙腭侧，管孔的直径为3~4 mm，其长度平均为31 mm。按腭大孔注射法刺入孔口，再将注射器移至同侧，与牙槽弓平行，保持与上颌牙面成45°，缓慢推进3 cm，注射针即达翼腭窝。麻醉区域同颧下注射法。

2. 下颌神经阻滞麻醉　下颌神经自卵圆孔出颅，该孔位于颞下窝上壁之后份，在翼突根部之后。本法适用于下颌骨骨髓炎、良性肿瘤、损伤等手术。

以颧弓下缘、乙状切迹中点作为刺入点，用21号长注射针与皮肤垂直进针，深度达4 cm即可触及颧骨翼突外板，因卵圆孔位于翼下窝上壁之后内份，在翼突根部之后。此时，将针退至皮下，使针尖向后、上、内方向偏斜150°，再进针约5 cm，针尖即达卵圆孔附近。麻醉区域为同侧下颌骨、下颌牙、舌、口底、下颌骨周围组织、颊部组织以及升颌肌群。

3. 舌神经阻滞麻醉　舌神经自下颌神经分出后，在下牙槽神经的前内侧，于翼内肌与下颌支之间下行，越过下颌第3磨牙远中至其舌侧下方，此处，舌神经位置表浅，表面仅覆以黏膜，单纯的舌神经阻滞麻醉即可在此注射。麻醉区域为同侧下颌舌侧牙龈、黏骨膜、口底黏膜及舌前2/3部分。

4. 颊神经阻滞麻醉　颊神经由下颌神经分出后行向前外，在冠突内侧沿下颌支前缘向前下，其刺入点是在翼下颌韧带中点外侧3~5 mm处，进针深度为黏膜下达肌层即可；另一方法，可以下颌牙面的水平线与下颌支前缘交界处的颊黏膜，相当于腮腺导管口下、后10 mm处注射标志，进针至黏膜下即可。麻醉区域为同侧下颌磨牙颊侧牙龈、骨膜、颊黏膜、肌肉和皮肤。

面神经

面神经（facial nerve）属于混合性神经，其中大部分为运动纤维，构成面神经的固有部分；小部分为感觉神经与副交感神经，合成中间神经。①运动纤维：为面神经的主要部分，起于脑桥的面神经核，主要支配面部表情肌、颈阔肌、镫骨肌、二腹肌后腹和茎突舌骨肌。②味觉纤维：其感觉神经元的胞体位于面神经管内的膝状神经节内，该节内神经元之周围突分布于舌前2/3的味蕾，其中枢突止于延脑的孤束核。③副交感纤维：发自脑桥上涎核，由上涎核发出节前纤维。一部分经鼓索至颌下神经节交换，节后纤维分别至下颌下腺及舌下腺；一部分经岩浅大神经至蝶腭神经节，节后纤维分别至泪腺、腭及鼻腔黏膜的腺体。

■ 临床解剖

面神经自桥延沟的外侧部出脑后入内耳门，穿内耳道底入面神经管，在面神经管内先向前外，继呈直角转向后外，构成面神经外膝，在此有膝状神经节，在下行出茎乳孔，向前穿过腮腺，呈扇形分布于面部表情肌。由此，以茎乳孔为界，可将面神经分为颅内段和颅外段。

面神经颅内段

面神经颅内段的分支由面神经管内分出，主要有岩浅大神经、镫骨肌神经和鼓索。

1. 岩浅大神经（great superficial petrosal nerve）　起自膝状神经节，向前穿面神经管裂孔入颅中窝，经颞骨岩部前面的岩浅大神经沟，经三叉神经节的深侧入破裂孔，与来自颈内动脉交感神经丛之岩深神经合并为翼管神经，穿翼管至蝶腭神经节交换神经元，节后纤维分布于泪腺、鼻和腭黏膜的腺体。

2. 镫骨肌神经　当面神经在面神经管内，沿鼓室后壁下降，经过锥隆起后侧时，发出镫骨肌分支（stapedius nerve），分布于镫骨肌。

3. 鼓索（chorda tympani）　面神经在茎乳孔上方约6 mm处，自面神经干发出，经鼓索小管，向前上方走行，于鼓膜内侧面后缘处进入鼓室，再行经锤骨与镫骨之间，穿岩骨裂至颞下窝并入舌神经。鼓索含有两种纤维：味觉纤维分布于舌前2/3的味蕾；副交感纤维在颌下神经节内交换神经元，节后纤维分布于下颌下腺及舌下腺，支配腺体的分泌。

面神经颅外段

面神经颅外段从茎乳孔穿出时，适位于茎突与乳突之间的间隙内，位于乳突前缘相当于乳突尖上方1 cm处，距皮肤表面的深度为2~3 cm，继而向前、外并略向下，经外耳道软骨与二腹肌后腹之间，在腮腺覆盖下，经过茎突根部的浅面，进入腮腺峡部。面神经通常在此分为颞面干和颈面干（图4-3）。国人面神经主干分叉类型有5种，其中以二叉型最多见，其次为三叉型、四叉型、干线型或五叉型（图4-4）。

颞面干较粗，自面神经干分出后向上前方走行；颈面干较细，沿下颌支后缘向下走行，由两干共发出9~12条神经，形成5组分支，即颞支、颧支、颊支、下颌缘支和颈支，各分支间在腮腺内外均有吻合，各分支的临床解剖如下。

1. 颞支（temporal branches）　多为2支，由颞面干分出，经下颌骨髁突的浅面或前缘，出腮腺上缘，向上越过颧弓后段的浅面斜向上前，分布于额肌、眼轮匝肌、耳前肌和耳上肌。若该支损伤，同侧额纹消失。

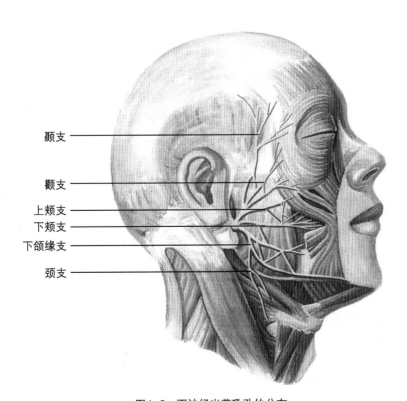

颞支
颧支
上颊支
下颊支
下颌缘支
颈支

图4-3　面神经出茎乳孔的分布

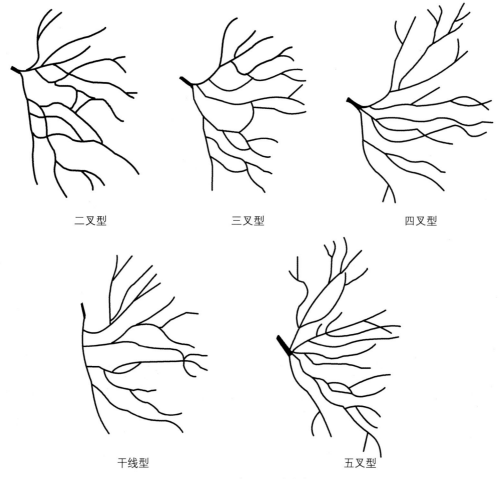

二叉型　　　　　三叉型　　　　　四叉型

干线型　　　　　五叉型

图4-4　面神经主干分支类型

2. 颧支（zygomatic branches）　多为2~3支，由颞面干分出后，向前上方走行，经腮腺上缘和前缘穿出。其上部分支越过颧骨，分布于上、下睑之眼轮匝肌，其下部分支循颧弓下方及面横动脉之下平行向前，在颧肌及上唇方肌之深面分布于该二肌。颧支主要支配眼睑闭合，对保护眼球起重要作用。在该区手术时，应避免损伤颧支。

3. 颊支（buccal branches）　多为3~5支，由颈面干分出，或由颞面、颈面二干分出后，以水平方向前进，穿过腮腺前缘后，分布于颧肌、笑肌、鼻肌、颊肌、口轮匝肌及上、下唇方肌等。颊支位于咬肌筋膜的浅面，根据其与腮腺导管的关系，分为上颊支和下颊支。上颊支一般较

粗，位置较恒定，其体表投影约位于耳屏间切迹与鼻翼下缘连线上，平行于腮腺导管之上方。下颊支平行于腮腺导管之下方，位于口角平面或稍上方向前走行。由于颊支与腮腺导管的解剖关系密切，因而在行腮腺等手术时，可以腮腺导管作为解剖颊支的标志。但应注意上、下颊支间在腮腺导管上、下方以及深、浅面均存在网状吻合。上、下颊支分布于颧肌、笑肌、上唇方肌、尖牙肌、切牙肌、口轮匝肌、鼻肌等。颊支一旦损伤，可出现鼻唇沟变浅。

4. 下颌缘支（marginal mandibular branches）　多为1~3支，较细，穿经腮腺途径较长，位置变异较大，自颈面干分出，一般从腮腺前下端穿出，经下颌角，恒定走行于颈阔肌深面与颈深筋膜浅层

之间，约在下颌下缘平面，自后向前依次越过下颌角、面前静脉和面动脉的浅面；若为多支，则可分别走行于该动脉的浅面和深面，继而转向前上方，越过下颌骨体，经笑肌及三角肌的深面，分布于下唇方肌、三角肌及颏肌。根据下颌缘支的行径，临床上采用下颌下切口时，多选择平行于下颌下缘以下2 cm，并应切开颈深筋膜浅层，将下颌缘支连同该层筋膜一并掀起，以达保护下颌缘支的目的，避免损伤导致口角歪斜。

5. 颈支（cervical branch or branches） 多为1~2支，自颈面干分出后，从腮腺下端穿出，颈支在颈阔肌深面、下颌角与胸锁乳突肌之间，行向前下，至颌下三角，分布于颈阔肌。

■ 毗邻关系及临床意义

参阅第5章第二节。

舌下神经

■ 临床解剖

舌下神经（hypoglossal nerve）系舌的运动神经，起自延脑舌下神经核，在其内向腹外侧行于锥体和橄榄体之间的沟内，穿软脑膜，经锥动脉后侧，向外侧行，穿舌下神经管出颅，在二腹肌后腹的深面下行，进入颈动脉三角，弓行向前，越过颈内、外动脉的浅面，从二腹肌后腹深面进入下颌下三角。在此舌下神经位于下颌下腺的深面，其上方有舌下神经伴行静脉与下颌下腺导管，再经舌骨肌与下颌舌骨肌之间进入舌下间隙。在入该间隙前，舌下神经在舌骨舌肌浅面发出分支，支配舌骨舌肌、颏舌骨肌等舌外诸肌。行至舌骨舌肌前缘、颏舌肌外侧，其末梢支深入舌内肌群（图4-5）。

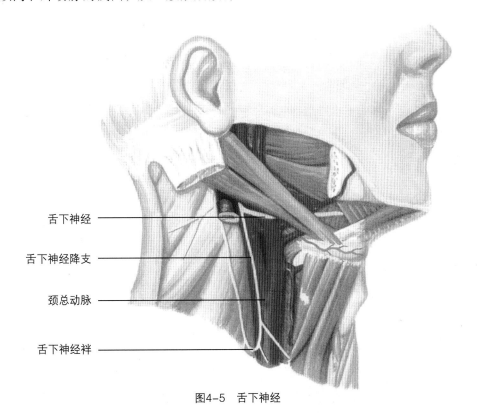

舌下神经

舌下神经降支

颈总动脉

舌下神经袢

图4-5 舌下神经

舌下神经在经过第1、2颈椎水平处，接收第1、2颈神经的交通支，随之下行，至颈外动脉外侧时，来自颈神经的纤维从舌下神经分出，称为舌下神经降支，沿颈鞘前面下行，再与第2、3颈神经分支组成的降支结合，构成舌下神经袢，由该袢发出分支支配舌骨下肌群。

■ 毗邻关系及临床意义

舌下神经为躯体运动性脑神经之一，支配全部舌肌。该神经可因中枢或周围性的损伤，而引起麻痹。

中枢性损伤

1. 核上性损伤　如内囊型偏瘫患者，常因损伤了锥体束至延脑舌下神经核的上运动神经元纤维。因为一侧的上运动神经元纤维交叉至对侧舌下神经核，所以发生对侧舌肌瘫痪，但不发生舌肌萎缩及舌纤维震颤。

2. 核性损伤　指病变（如急性脊髓灰质炎、延髓空洞症等）直接累及舌下神经核，临床表现为同侧舌肌萎缩及舌纤维震颤，并常伴有其他脑神经（第Ⅸ、Ⅹ对脑神经）损伤的症状。

3. 核下性损伤　由于延髓的病变而同时损伤舌下神经根及锥体束，而发生交叉瘫痪，即一侧舌下神经损伤导致对侧舌肌瘫痪。

周围性损伤

1. 舌下神经经舌下神经管出颅，临床上如发生颅脑外伤，特别是经舌下神经管的颅底发生骨折、颈椎上段脱位，或者是椎动脉瘤等直接损伤或压迫舌下神经，可引起损伤侧舌下神经麻痹，表现为同侧舌肌瘫痪及萎缩症状，舌运动时向患侧偏斜。若双侧舌下神经发生麻痹，常伴有言语、吞咽及舌运动障碍。

2. 在下颌角平面，舌下神经于颈内静脉深面呈弓状向前走行，经过颈外动脉浅面时发出舌下神经降支，沿颈动脉前侧表面下降。临床上行颈淋巴清扫术结扎和分离颈内静脉上端，特别在需高位结扎时，应在颈深筋膜深层浅面将颈内静脉连同颈鞘一起向上分离，此时，特别要注意保护颈内静脉深层的舌下神经免受损伤。

3. 舌神经、舌下神经及下颌下腺导管，三者均位于下颌下腺深面、舌骨舌肌浅面，自后向前经下颌舌骨肌的深面进入舌下区。在舌骨舌肌浅面，自上而下依此排列为舌神经、下颌下腺导管及舌下神经。舌下神经自二腹肌后腹深面进入颌下三角后，位于二腹肌中间腱的上方，手术分离下颌下腺下缘时，应沿二腹肌平面解剖下颌下腺鞘膜，若下颌下腺炎症粘连深层结构时，应以组织钳钳起下颌下腺下份向上提，并紧贴腺体分离，以避免其深面的舌下神经损伤。

舌咽神经

■ 临床解剖

舌咽神经（glossopharyngeal nerve）为混合性神经，含有3种纤维。①运动纤维：为延脑内疑核上部细胞的轴突，主要分布于茎突咽肌。②感觉纤维：该神经元的胞体大部分位于岩神经节内，周围突分布于舌后1/3的黏膜、软腭、腭扁桃体、咽部、颈动脉窦及颈动脉体等处，中枢突入延脑，止于孤束核。③副交感纤维：为延脑内下涎核细胞的轴突，即支配腮腺分泌的节前纤维，在耳神经节交换神经元后，节后纤维分布于腮腺。

舌咽神经起源于该神经的上、下神经节，经颈静脉出颅，下行于颈内动、静脉之间，内侧有迷走神经。继而向前内侧弯行绕至内动脉浅面，经茎突及起自茎突各肌的内侧，绕过茎突咽肌的后缘，经颈内、外动脉之间，越过茎突咽肌后缘中部，分为咽支及舌支（图4-6）。舌咽神经的主要分支如下。

颈动脉支

颈动脉支（carotid branch）即窦神经，为颈动脉窦及颈动脉体的传入神经，常为两支，于颈静脉孔下方发出，沿颈内动脉前侧下行，途中与迷走神经的分支及颈上神经节的分支相结合，至颈动脉窦和颈动脉体的感受器，颈动脉窦感受的压力刺激和颈动脉体感受的化学刺激传入中枢，反射性调节心搏、血压和呼吸。

鼓室支

鼓室支（tympanic branch）自岩神经节分出，经鼓室小管下口进入鼓室，加入鼓室神经丛。其感觉纤维分布于中耳等处黏膜，副交感纤维为岩浅小神经。再经鼓室小管上口出鼓室，穿卵圆孔出颅至耳神经节，交换神经元后，节后纤维分布于腮腺，可支配腮腺的分泌。

咽支

咽支（pharyngeal branch）常为3~4条细支，自茎突咽肌后缘处发出，与迷走神经、交感干的咽支在咽缩肌表面共同组成咽丛，由丛发出分支，分布于咽部肌肉及黏膜。

舌支

舌支（lingual branch）为舌咽神经的终末支，走行于舌神经的上方，经舌骨舌肌深面达舌根部，分布于舌后1/3区域，其一般感觉纤维分布于舌背黏膜；味觉纤维分布于轮廓乳头的味蕾。

■ 毗邻关系及临床意义

颈动脉窦与颈动脉体

1. 颈动脉窦（carotid sinus） 为颈内动脉起始处颈总动脉分叉处的膨大部分，窦壁内含有压力感受器，受舌咽神经颈动脉支支配，当其受到压力刺激时，可反射性引起心率减慢、末梢血管

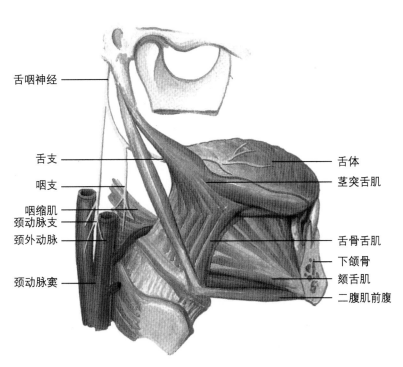

图4-6 舌咽神经

舌咽神经
舌支
咽支
咽缩肌
颈动脉支
颈外动脉
颈动脉窦
舌体
茎突舌肌
舌骨舌肌
下颌骨
颏舌肌
二腹肌前腹

扩张、血压骤减，临床上在颈总动脉分叉处及其附近手术时，应先用1%或2%利多卡因1~2 mL做局部封闭，手术操作亦应注意勿用血管钳或手指横压颈动脉窦区，以免发生颈动脉窦综合征。

2. 颈动脉体（carotid body） 位于颈总动脉分叉处的后壁或其附近，系一带棕色的椭圆形扁平小体，体内含有丰富的毛细血管网和感觉神经末梢（即化学感受器），对血液中氧及二氧化碳的含量变化极为敏感，当血液中二氧化碳浓度升高时，可通过舌咽神经颈动脉支反射性调节呼吸运动，使之加深、加快。

舌咽神经损伤

舌咽神经在其中枢或外周都可受到损伤，因为舌咽神经与迷走神经、副神经及舌下神经在延脑起始部位及颅外行程中相邻，临床解剖上关系密切，所以当舌咽神经受损时，可同时累及其他神经，伴有邻近神经受损的症状。

1. 中枢性损伤 在延脑内部的病变，伤及舌咽神经核时，主要表现为舌咽神经支配区的感觉丧失和茎突咽肌麻痹，一般无疼痛表现。

2. 外周性损伤 外周性损伤主要为鼻腔部肿瘤、扁桃体肿瘤、咽鼓管肿瘤或淋巴结肿大等，压迫或损害舌咽神经，可发生继发的持续性疼痛，也可促发剧烈的阵痛，或在做吞咽动作时，促发较长时间的剧烈疼痛。若伴有迷走神经等脑神经的损伤，可发生食物误吸入气管，或声音嘶哑等。

原发性舌咽神经痛临床上常与三叉神经痛混淆，其鉴别诊断确定疼痛诱发区尤其重要，三叉神经痛诱发区一般位于三叉神经分布区内，范围明确；舌咽神经痛诱发区主要限于扁桃体窝和咽腔区域，临床上可在该区域施行表面喷雾麻醉予以鉴别。

迷走神经

■ 临床解剖

迷走神经（vagus nerve）为脑神经中行程最长、分布最广的混合性神经，含有运动、感觉、副交感三种纤维。迷走神经起自延脑橄榄体，与副神经同位于脑膜鞘内，然后穿颈静脉孔出颅。在孔内，迷走神经位于舌咽神经后侧，两者之间以纤维组织分隔。迷走神经干在颈静脉孔内有一小珠状膨大，称颈静脉神经节；出孔后，又有一卵圆形膨大，称结状神经节。迷走神经出颅后进入颈鞘，沿颈内动、静脉之间及颈总动脉与颈内静脉之间的深面下行达颈根部（图4-7），经胸廓上口进入胸腔，沿食管两侧穿食管裂孔到达腹腔。按迷走神经的行程，可将其分为颈、胸、腹3段，本节仅介绍与口腔颌面颈有关的颈段分支。

咽 支

咽支（pharyngeal branches）有2~3支，自结状神经节发出，为咽的主要运动神经。咽支沿颈内、外动脉之间下行，在咽缩肌表面与舌咽神经咽支及交感干咽支组成咽丛，由该丛发出分支分布于咽缩肌、腭帆提肌、腭垂肌、腭舌肌及咽腭肌等。此外，亦有感觉纤维至咽的黏膜。

喉上神经

喉上神经（superior laryngeal nerve）含有感觉与运动两种纤维，起于结状神经节，斜向下内侧，初起位于颈内、外动脉的后侧，继而至其内侧分为内、外支。

内侧支较粗大，为喉黏膜的感觉神经，与喉上动脉伴行，经甲状软骨上缘与舌骨大角之间，

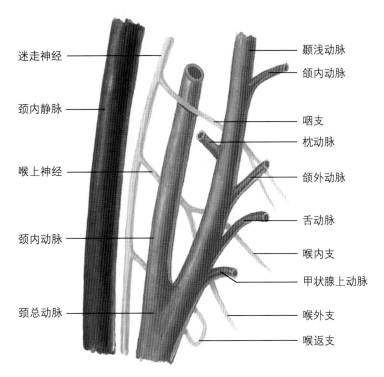

图4-7 迷走神经

图中标注（左侧自上而下）：迷走神经、颈内静脉、喉上神经、颈内动脉、颈总动脉

图中标注（右侧自上而下）：颞浅动脉、颌内动脉、咽支、枕动脉、颌外动脉、舌动脉、喉内支、甲状腺上动脉、喉外支、喉返支

甲状舌骨肌的深面，穿甲状舌骨膜入喉，分为数个小支，分布于会厌、梨状隐窝及喉、咽腔等处的黏膜。

外侧支较细，为运动神经，与甲状腺上动脉伴行，在咽下缩肌的表面，沿甲状软骨后缘下降，止于环甲肌。

喉返神经

喉返神经（recurrent laryngeal nerve）含感觉和运动两种纤维，左、右喉返神经起始部位不一，右侧喉返神经于颈根部，在右锁骨下动脉的前侧，自右迷走神经发出，并环绕右锁骨下动脉，斜向上行；左侧喉返神经是当左迷走神经越过主动脉弓前面时，自左迷走神经干发出，经动脉韧带的外侧，绕过主动脉弓的凹侧上升。然后左、右喉返神经均在颈总动脉后内侧，经气管与食管之间的沟内上行，于咽下缩肌下缘处进入喉内，分布于喉内肌及声门裂以下的黏膜。

■ 毗邻关系及临床意义

颈鞘与迷走神经的关系

颈鞘或称颈动脉鞘，呈管状。该鞘上方附着于颅底颈静脉孔和颈动脉管外口周缘的颅骨外膜；下方止于锁骨胸骨端和胸锁关节的深面。鞘内有纵行的纤维隔，分隔鞘内诸内容。在鞘内，颈内静脉居外侧，颈内动脉或颈总动脉位于内侧，而迷走神经则走行于动、静脉之间的深面。在行根治性颈淋巴清扫术时，操作上应注意以下两点。①在清扫锁骨上三角结扎颈内静脉近心端时，首先于胸锁关节平面、胸锁乳突肌的胸骨头与锁骨头之间的深面，用血管钳沿上下方向层层打开颈鞘，完全显露颈内静脉2~3 cm，此时，静脉壁表面不应有颈鞘附丽，然后，紧贴血管壁，用直角钳从深面引出7-0号、4-0号丝线，验明未伤及深面迷走神经后予以结扎。②沿颈内静脉深面与椎前筋膜之间，将锁骨上及颈后三角游离的组织向上翻起。此时，用手指于颈深筋膜平面、颈总动脉浅面向上推，使其分离，尽可能避免用手术刀或血管钳分离，以保证颈内静脉及颈总动脉之间深面的迷走神经不被损伤。

甲状腺上动脉与喉上神经的关系

甲状腺上动脉在颈动脉三角内，平舌骨大角稍下方，发自颈外动脉起始部的前内侧壁，呈弓形弯向前下，沿甲状软骨外侧下行，达甲状腺侧叶上端，分支进入甲状腺。在甲状腺上动脉整个行程中，与喉上神经的关系密切，为了说明两者之间的位置关系，临床上将舌骨大角至环状软骨中点作一连线，并将此连线分成上、中、下3段记录其临床解剖的相互关系。

1. 上段　甲状腺上动脉与喉上神经外侧支紧密伴行，神经多居动脉的内侧。

2. 中段　此段整个动脉与神经紧密伴行，神经多居动脉内侧。

3. 下段　进入此段后动脉与神经分离，动脉向外下入甲状腺上极，神经向内前下方斜行入环甲肌。

从上述解剖关系来看，喉上神经外侧支入环甲肌点平甲状腺上极上方时，神经距动脉平均7 mm；入肌点若平上极下方，则神经与动脉相距11 mm。因此，在该区域手术或结扎甲状腺上动脉，越靠近腺体，其安全系数越大；结扎部位越高，损伤神经的可能性越大。这就要求术者慎重分离紧靠动脉内后方的喉上神经外侧支，尽可能紧贴腺体表面结扎动脉，以免伤及神经。

甲状腺下动脉与喉返神经的关系

甲状腺下动脉大多数自甲状颈干发出，沿前斜角肌内侧缘上升，至环状软骨水平时，急转向内横过颈长肌和椎动脉的前方，颈总动脉、颈内静脉、迷走神经和交感神经干的后方，至甲状腺后缘中点附近转向下行，约至甲状腺下极处分为数支，分别至甲状腺、食管和气管等处。根据甲状腺下动脉的毗邻关系及其变异，有的学者将其分为安全型和危险型两大类型和数个分型。

在安全型中，最多见的是甲状腺下动脉阙如，该区域有较粗大的甲状腺上动脉代偿，因此，喉返神经与动脉间无交叉性毗邻关系，结扎动脉时，亦不涉及神经。另一种情况是神经位于动脉后方，术中分离、结扎均较容易，稍加注意，不会伤及神经。

在危险型中，多见神经穿过动脉的主支或其分支之间，或者是神经在喉外即分支并夹持动脉。上述情况在甲状腺侧叶向前牵引时，神经亦同时向前移位，常常是喉返神经伤及的重要原因之一。

在甲状腺切除术中，为避免损伤喉返神经，首先应熟悉甲状腺下动脉与喉返神经之间的解剖关系及其可能出现的变异，如采用不暴露喉返神经的操作方法，更应对喉返神经可能出现的途径予以掌握，操作中应仔细，钳夹或缝扎均不宜过深。

副神经

■ 临床解剖

副神经（accessory nerve）为运动神经，由颈静脉孔出颅，分为内、外2支。内侧支加入迷走神经咽支，随之分布于部分软腭肌；外侧支即统称副神经，经二腹肌后腹及茎突舌骨肌深面，绕颈内静脉前外侧，经枕动脉前侧，向后下方斜行，于胸锁乳突肌前缘上1/4与下3/4交界处或乳突尖下方约3.5 cm处，穿入胸锁乳突肌上部，分支分布于该肌。神经干再由胸锁乳突肌后缘上、中1/3交界，相当于甲状软骨上缘稍上方处穿出，继续斜向后下方，经过颈后三角，于此处跨过肩胛提肌的表面，继而越过肩胛舌骨肌、斜方肌三角中部，至斜方肌前缘中、下1/3交界处（距锁骨上缘约5 cm）进入该肌深侧，并与第3、4颈神经的分支共同形成神经丛，分布于斜方肌（图4-8）。

■ 毗邻关系及临床意义

副神经系第XI对脑神经，虽然中枢起源处有延髓根和脊髓根两部分，但支配胸锁乳突肌和斜方肌运动的神经，全部来自脊髓根。副神经自胸锁乳突肌后缘中点穿出后，经颈深筋膜浅层的深面斜向后下，穿过颈后三角上部的蜂窝组织，进入斜方肌前缘中、下1/3交界处深面，或斜方肌前缘与锁骨上缘的夹角上方2横指处。

副神经在颈后三角处位置较表浅，紧贴颈深筋膜浅层的深面走行，临床上行颈淋巴结活检术时，常摘取颈淋巴结中群，术中常可见其中紧密与副神经接触的数个淋巴结，又称为副神经淋巴结。多数副神经淋巴结位于副神经的深面，故手术时应先显露神经，然后再紧贴淋巴结包膜剥离，摘取淋巴结，这样可避免神经损伤。

功能性颈淋巴清扫术的内容之一是保留副神经，施术者应对副神经在颈部的解剖非常熟悉。由于副神经自胸锁乳突肌后缘上、中1/3处穿出该肌，并斜向后下方，于斜方肌前缘中、下1/3处进入该肌深面，因此，手术行至该区域时，应用血管钳或组织剪仔细分离出副神经，并加以保护，勿用电刀切割，以免电流刺激副神经后，引起肩胛提肌等的强烈收缩而误伤神经、血管等重要组织。若操作不慎伤及副神经，则将导致斜方肌及肩胛提肌等萎缩及功能丧失，以肩部及上肢的运动受限为主。另外，在副神经下方约1横指处，有

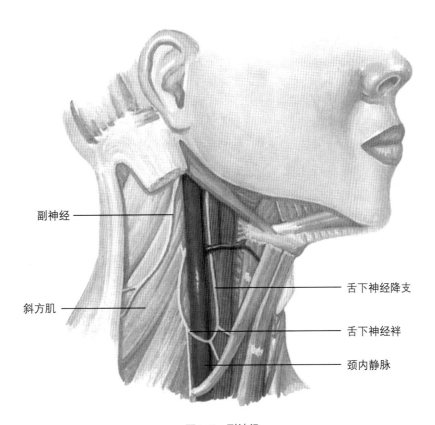

图4-8 副神经

副神经

斜方肌

舌下神经降支

舌下神经袢

颈内静脉

与副神经并行的第3、4脊神经前支进入斜方肌深面，须认真加以识别。可因受损部位不一而引起不同的功能障碍，如损伤在发出胸锁乳突肌支以前的部位，胸锁乳突肌瘫痪，可造成头向对侧转动及向同侧侧屈困难，同时斜方肌麻痹，产生同侧肩胛下垂。若副神经在肩胛舌骨肌、斜方肌三角内损伤，则只有斜方肌瘫痪，可导致耸肩困难。

颈丛和颈交感神经干

■ 临床解剖

颈神经丛

颈神经丛（cervical plexus）由第1~4颈神经前支组成，4支间相互连接形成3个神经襻。颈丛位于肩胛提肌与中斜角肌前面，椎前筋膜深面，神经表面由胸锁乳突肌遮盖。颈神经丛有浅、深两组分支。

1. 浅组分支　颈神经丛浅支即颈丛皮神经，各分支在胸锁乳突肌后缘中点处穿颈深筋膜浅出，呈放射状走行，主要各支分述如下（图4-9）。

（1）枕小神经（small occipital nerve）：发自第2、3颈神经，或来自两者之间的神经襻，沿胸锁乳突肌后缘上升，至头部附近，穿出深筋膜，继续上升，分布于耳郭后面，支配耳郭后上部、乳突部及枕部外侧区域的皮肤。

（2）耳大神经（great auricular nerve）：为颈丛皮支中最大的分支。起于第2、3颈神经，绕胸锁乳突肌后缘，向前上方斜越胸锁乳突肌表面，经颈外静脉后方，与其平行，向腮腺下极方向走行，并分为前、后两支。前支分布于腮腺区皮肤，后支则支配耳郭后面及乳突区皮肤。

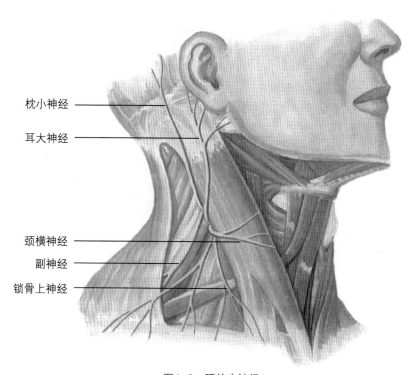

枕小神经
耳大神经
颈横神经
副神经
锁骨上神经

图4-9　颈丛皮神经

（3）颈皮神经（cutaneous cervical nerve）：由第2、3颈神经前支组成。约在胸锁乳突肌的后缘中点，自该肌深面绕后缘穿出，横行于其浅面，交叉于颈外静脉深面，走行至该肌的前缘，分为升、降两支。升支上行布于颈上部皮肤，另有分支与面神经的颈支连接成袢，称为颈浅袢；降支下行支配颈前外侧部皮肤。

（4）锁骨上神经（supraclavicular nerve）：起于第3、4颈神经，分前、中、后3组分支。在起始部，常与至斜方肌的肌支先结合，后又分开。在胸锁乳突肌后缘中点处，自该肌深侧，向后下方穿出。走行于颈阔肌及颈深筋膜的深面，行向前、外、下方，至锁骨附近穿出颈阔肌及深筋膜，分布于颈下部、胸上部及肩部皮肤。

2. 深组分支　深组分支位置较深，多为短支，主要支配颈深部肌肉，主要有膈神经（图4-10）。

膈神经（phrenic nerve）为混合性神经，主要起于第4颈神经前支，也常接受第3、5颈神经的前支。

在颈部，膈神经自前斜角肌上部外侧缘，沿

肌的前面，椎前筋膜深面，行向内下方，至该肌的内侧缘，然后，经锁骨下动、静脉之间进入前纵隔。

颈交感干

颈交感干（cervical sympathetic trunk）由颈上、中、下交感神经节与节间支相连而成（图4-11），节间支一般为1支，但也有2~3支者，颈交感干神经节位于椎前筋膜的深侧，节前、节后纤维分别与所有颈神经连接。颈交感干上自颅底，下于第7颈椎横突前方续为胸交感干。

1. 颈上神经节　为3个颈神经节中最大的神经节，多呈棱形或长扁平形。该神经节位于第2、3颈椎横突的前方，颈鞘深面。神经节上端的后侧有静脉丛及下神经，前侧被覆以椎前筋膜，筋膜浅面有颈内动脉、颈内静脉、迷走神经、舌咽神经及副神经。由颈上神经节的上端发出颈内动脉神经，分支包绕颈内动脉，组成颈内动脉神经丛。随后进入颅内，并由该神经丛发出分支，分布于瞳孔开大肌、眼睑的米勒肌、血管和腺体等。神经节下端发出颈外动脉神经，分支围绕颈

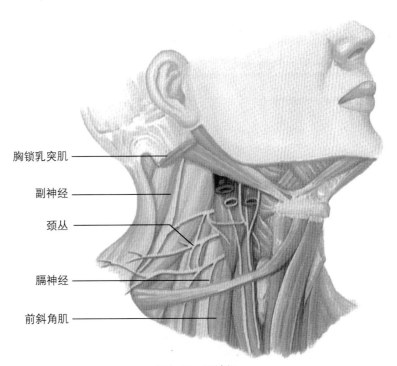

胸锁乳突肌 ——

副神经 ——

颈丛 ——

膈神经 ——

前斜角肌 ——

图4-10　膈神经

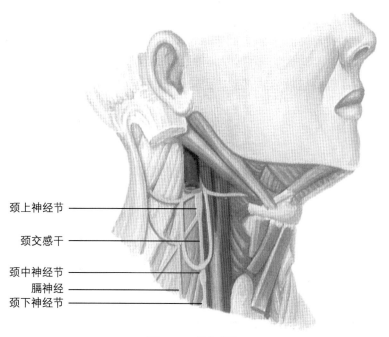

颈上神经节 ———
颈交感干 ———
颈中神经节 ———
膈神经 ———
颈下神经节 ———

图4-11 颈交感干

外动脉形成颈外动脉神经丛。由该丛发出分支与颈外动脉分支伴行，主要支配面部血管、汗腺及3对大唾液腺。

2. 颈中神经节　为颈交感干中最小的神经节，形态不定，有20%~25%不能清楚辨认，也可能为该区域的几个小神经节所替代。颈中神经节的位置通常在甲状腺下动脉的前侧或稍上方，有时可能接近颈下神经节，两神经节之间的节间支以双支或多支为主，它们均自颈中神经节下部发出，分别包绕锁骨下动脉和椎动脉，形成锁骨下襟和椎动脉神经节。

3. 颈下神经节　位置较恒定，通常位于第7颈椎和第1肋骨颈之间，在椎动脉起点及其伴行静脉之后，第8颈神经的前面。该神经节形态不规则，体积较颈中神经节大，可视为第7、8颈神经合并而成。有75%~80%的人，颈下神经节与第1胸神经节合并而成星状神经节。颈下神经节发出多个分支，参与形成椎动脉丛、锁骨下丛。

■ 毗邻关系及临床意义

颈丛皮神经

颈丛皮神经主要指颈神经丛的浅组分支，包括枕小神经、耳大神经、颈皮神经和锁骨上神经。颈丛各皮神经都在胸锁乳突肌后缘中点穿深筋膜浅出，呈放射状走行于颈浅筋膜内。颈丛皮神经除分布于颈部皮肤外，向上可达枕部、耳郭及腮腺区的皮肤等。因此，临床上在行颈部区域局部麻醉手术时，可选择胸锁乳突肌后缘中点，施行颈部阻滞麻醉，同时可麻醉颈丛皮神经各支。

颈丛皮神经的最大分支为耳大神经，横径为2.7 mm，供材长度可达6 cm，在周围神经外科应用方面，可作为神经移植的供体。耳大神经在胸锁乳突肌后缘中点自颈丛分出后，斜越该肌表面，于颈外静脉后方，伴其上行。临床上可在颈外静脉中点上后方、颈阔肌深面切取该神经，若将耳大神经作为带血管蒂的神经移植体时，应适当游离枕动脉至神经干的营养动脉，并在血管周围带上适量的结缔组织袖，向上转移修复面神经。

膈神经

膈神经为颈丛最重要的一个分支，在前斜角肌外侧缘，自颈丛分出后，沿内下方下降于该肌的浅面。其表面有椎前筋膜覆盖。在颈根部，膈神经被胸锁乳突肌及颈内静脉遮盖，并有肩胛舌骨肌的中间腱、颈横动脉及肩胛上动脉横过其浅面。左膈神经内侧还有胸导管颈段的胸导管弓经过。膈神经的前内侧与迷走神经和颈交感相邻，但后两者均位于椎前筋膜的浅面。在颈根部手术时，这是辨认膈神经的一个重要标志。在颈淋巴清扫术结扎颈内静脉下端后，于颈内静脉切断平面的深面清扫锁骨上三角，通常可用裹纱布的食指将锁骨上结缔组织向上推，其底由外向内依此可见臂丛、前斜角肌及膈神经，且表面有椎前筋膜覆盖。用此法清扫锁骨上三角可避免膈神经及椎前筋膜深层等重要组织的损伤。

颈交感干

颈交感干位于头长肌和颈长肌的浅面，位于颈鞘外侧、椎前筋膜的深面，垂直于颈椎横突的前方，迷走神经走行于交感干的稍外侧。颈部手术时只要保持椎前筋膜的完好，一般不会伤及颈交感干。若颈交感干不慎受伤或颈丛麻醉受阻，可出现颈交感神经麻痹综合征即霍纳（Horner）综合征，临床主要症状为：①伤侧瞳孔缩小；②眼睑微下垂，睑裂狭窄；③眼球稍内陷；④面部皮肤汗腺分泌减少。

临床应用

■ 三叉神经撕脱术

三叉神经撕脱术（avulsion of trigeminal nerve）是采用外科治疗三叉神经痛的一种方法。根据罹患神经的定位，临床上主要采用三叉神经周围支撕脱术和三叉神经感觉根切断术，后者须开颅手术，由神经外科进行，不在此介绍。

三叉神经周围支撕脱术是通过手术暴露经过定位确定的罹患神经，将该神经撕脱一段，以中断痛觉的传导。该方法术后有神经分布区麻木的不良反应。但能为患者解除剧痛之苦，且麻木范围可逐渐减小，患者大多愿意接受。在三叉神经痛治疗方法选择上，由于此术破坏了神经功能，应首先考虑药物治疗和保守治疗，或采用射频温控热凝术，在上述方法无效的情况下，方可考虑采用外科手术及破坏神经的治疗方法。下面将分别介绍眶上神经撕脱术（avulsion of supraorbital nerve）、眶下神经撕脱术（avulsion of infraorbital nerve）和下牙槽神经撕脱术（avulsion of inferior alveolar nerve）。

眶上神经撕脱术

1. 手术设计解剖原理 眶上神经是三叉神经第1支（眼神经）的末梢支，该支经眶上裂入眶后，在外直肌的上侧，滑车神经外下方，向前行经上睑提肌及骨膜之间，主要分布于额顶部的皮肤。在眉弓内、中1/3交界处，用手指触到切迹即为眶上神经出骨部。眶上神经撕脱术通常采用眉弓上缘切口，本切口的切口部位隐蔽，术后瘢痕不明显，而且手术切口距眶上神经出孔部较近，能在直视下行神经撕脱，可以提高手术的成功率。

2. 手术进路中解剖结构的辨认 眉弓上缘切开皮肤、皮下及颞肌，在骨膜表面自切迹前方向切迹部解剖，术中可用手指触摸的方法来辨认切迹部，并在该部可见白色的眶上神经穿出骨膜。

在其内侧可见另一条斜向上前的滑车上神经。由于该解剖区暴露范围无须太大，涉及其他组织少，术中较易辨认上述两支神经。

3. 重要解剖结构的保护和挽救　眶上神经位于眶上切迹处，自骨膜深层穿出，手术进路较简便，手术区毗邻的重要组织为眼球与眶内容物，术中只要不解剖眶壁下方组织，眼球及眶内容物就能得到完好的保护。

4. 解剖结构和手术操作技巧　眶上切迹位于眉弓内、中1/3交界处，眶上神经自该切迹处穿出，支配额顶部皮肤的感觉。术中操作应注意：①手术切口应位于眉弓上缘，但不能超越眉弓，避免术后瘢痕；②显露眶上神经和滑车上神经并充分游离后，用蚊式血管钳分别将两神经于贴近骨面端夹紧并轻轻向外拉动，逐步缠绕血管钳将神经自眶内向外拖出，使神经在较高部位拉断撕脱，另将远端神经在软组织中分离切断；③在眶上切迹附近凿取一小块骨填入骨性管道中，将软组织中的神经残端移位缝扎到侧方位置，以避免神经再生时相互连接，减少术后复发。

眶下神经撕脱术

1. 手术设计解剖原理　眶下神经是三叉神经第2支（上颌神经）的末梢支，该支经眶下裂入眶后在眶下管内走行，途中分出上牙槽前、中神经后与眶下血管同出眶下孔，分布于眶下区、鼻侧及上唇之皮肤与黏膜。手术设计方面有两种进路方法。①在眶下缘下约1 cm处设计切口，直接分离到骨面即可显露眶下孔。此法手术进路短，可在直视下操作，神经易撕脱彻底。其不利之处是术后瘢痕较明显。②经口内上颌尖牙至第2前磨牙的唇颊沟设计切口，从骨膜下向上剥离至眶下孔。此法切口隐蔽，但手术视野较差，特别是远端软组织中的神经切断可能不彻底。

上述两方法应根据患者的情况、医院的设备条件及术者的经验选择应用。

2. 手术进路中解剖结构辨认

（1）面部切口：在眶下缘下方0.5 cm，约内、中1/3交界处，可触及切迹部位，为眶下孔的位置。手术在眶下缘以下约1 cm处设计长约2 cm的弧形切口，切开皮肤、皮下组织后，见与切口走向近似分布的眼轮匝肌，在其下缘做钝分离，切开深层的骨膜直达骨面，即显露出椭圆形之眶下孔。眶下神经与伴行的眶下血管共出此孔，应予仔细辨认，尽可能避免伴行血管的损伤。

（2）面部切口高位撕脱：切口设计方法同上，在显露眶下孔与眶下神经后，自骨面继续向上剥离越过眶下缘，并在眶下缘内侧掀起骨膜，辨认眶下管后方眶下沟内之神经血管束。

（3）口内切口：在口内上颌尖牙至第2前磨牙的唇颊沟区，设计长达4 cm的切口，深度直达骨膜，自骨面向上剥离至眶下孔，可见眶下神经血管束出孔并行至翻起的软组织中。此时，应仔细剥离、显露眶下孔四周骨面，辨认出孔的神经与血管，并将孔外的神经游离一段，以便于撕脱。

3. 重要解剖结构的保护和挽救　眶下神经出眶下孔后即穿入周围软组织中，其出孔后行程短，眶下孔位置固定，手术解剖较容易，一般在眶下孔行神经撕脱术不易伤及周围重要组织。但在行眶下神经高位撕脱分离眶内侧骨膜时，应仔细辨认，沿眶下沟的走向进行剥离，用拉钩插入骨膜深面，将眶组织及眼球轻轻拉起予以保护，此时操作应轻巧、利索，保证眶内容物不受伤及。

4. 解剖结构和手术操作技巧　眶下孔位于眶下缘中点下方约0.5 cm处，其体表投影为自鼻尖至眼外角连线的中点。眶下孔向后、上、外方通入眶下管、眶下裂、眶下神经、血管在内通过。术中操作应注意以下几点：①手术切口应达骨膜深面，在骨面上掀起组织瓣，可减少创面出血。②显露眶下孔后要仔细辨认神经与血管，用血管钳夹住眶下神经各分支的近心端后，向孔外慢慢扭转血管钳，使神经干从眶下管内逐渐拉出，直至撕脱；各分支远心端亦应从皮下撕脱一段。③行眶下神经高位撕脱时，为避免神经血管束在撕脱前断裂，先用骨凿将眶下管上方的骨组织凿去，此时眶下孔、眶下管及眶下沟即可连在一起，三叉神经上颌支的眶内段完全暴露。但在凿骨时要做好支点，以防骨凿滑脱伤及眼球等重要组织。

下牙槽神经撕脱术

1. 手术设计解剖原理　下牙槽神经为三叉神经第3支（下颌神经）中的最大分支。该支经翼外肌深面下行于翼内肌与下颌骨升支内侧之间，进入下颌神经沟，经下颌孔入下颌管，分布于下颌同侧中切牙至第3磨牙及其牙周膜和牙槽骨。其分支出颏孔即称颏神经，分布于唇颊侧牙龈、黏膜和颏部皮肤。手术设计方面有两种进路方法：①在下颌骨升支后下缘1.5 cm处做长达5 cm的弧形切口，进入后逐层解剖达下颌骨升支外侧面，并选择下颌角适当区域钻孔开窗，显露下牙槽神经；②在口内沿下颌支前缘内侧做长约3 cm的纵切口，沿下颌支内侧骨面分离，即可解剖下颌神经及下牙槽神经。

上述两种手术进路方法均能较好地行下牙槽神经撕脱，但后者进路手术暴露较差，易出血；前者则手术创伤大。术者可根据条件合理选择。

2. 手术进路中解剖结构辨认

（1）口外切口（下颌角部开窗法）：于下颌支后缘绕下颌角及下颌骨下缘1.5 cm设计切口，逐层切开皮肤、皮下组织、颈阔肌，在相当于咬肌前缘的下颌切迹处，显露、结扎和切断面动脉和面前静脉。沿下颌骨下缘切断咬肌附丽与骨膜，向上剥离显露下颌支骨外板。在相当于磨牙后区下颌骨体或在下颌角上方约1.5 cm处钻孔开窗，去除颊侧骨板及部分松质骨，显露下颌管，仔细辨认下颌管内的下牙槽神经和血管。

（2）口内切口（翼下颌间隙入路法）：于磨牙后区、下颌支前缘内侧设计长约3 cm的纵切口，切开黏膜、黏膜下组织及肌层直达骨面，沿下颌支内侧骨面向后分离，显示下颌小舌（锐薄小骨片的突起），在其后上方即可辨认出入下颌神经沟前成索状的下牙槽神经束，必要时可同时解剖其附近的舌神经和颊长神经。

3. 重要解剖结构的保护和挽救

（1）下牙槽神经穿翼外肌深面即下行于翼下颌间隙内，该间隙位于翼内肌与下颌支之间。舌神经于翼外肌前缘穿出后进入翼下颌间隙，并于下牙槽神经的内侧呈弓形下行，故在行下牙槽神经撕脱术时，应熟悉此解剖关系，若有必要同时行舌神经撕脱术时，可在翼内肌前缘解剖该神经。

（2）下颌缘支为面神经的重要分支之一，该支从腮腺后缘或下端穿出，位于颈阔肌与颈深筋膜浅层之间，绕过下颌角后下缘，沿下颌下缘平面前行。采用口外进路时，应在下颌角后下缘及颈阔肌与颈深筋膜浅层之间仔细解剖该神经，或直接从颈深筋膜浅层深面掀起组织瓣，避免该支损伤。一旦发生该支损伤，应即刻行面神经下颌缘支吻合术。

4. 解剖结构和手术操作技巧　下颌孔位于下颌支内侧中央稍偏后上方，该孔呈漏斗形，开口朝后上方。其体表投影在下颌磨牙的殆平面上。下颌孔前方有锐薄的小骨片，称下颌小舌；孔之后上方为下颌神经沟，下牙槽神经、血管通过此沟进入下颌孔及下颌管。下牙槽神经撕脱术多采用口内进路法，术中操作应注意：①在下颌支前缘内侧纵行切开黏膜后，用剥离器直接插入下颌支内侧骨面，显示下颌小舌；②沿下颌小舌上方向后剥离，可找到索状的神经束；③仔细游离神经束后，用两把血管钳分别夹住神经束的两端后剪断，上端结扎，下端轻轻牵拉扭转，尽可能拉出下颌管内的一段神经；④必要时可同时撕脱其附近的舌神经和颊长神经；⑤若从口外进路，在相当于咬肌前缘的下颌切迹处，显露、结扎与切断面动脉与面前静脉。同时要注意避免损伤面神经下颌缘支，通常可在下颌角后下缘（咬肌后缘）0.5~1.0 cm 区域内，颈阔肌与颈深筋膜浅层之间，解剖出面神经下颌缘支。

射频温控热凝术

20世纪70年代初科学家发明了差动射频加热装置，将以往的电凝治疗改进为射频热凝治疗，从而使射频温控热凝术（radiofrequency thermocoagulation，RFT）得以广泛地开展，并成为原发性三叉神经痛主要的治疗手段之一。该方法的治疗原理是利用有一定阻抗的神经组织，在高频电流作用下，神经组织内离子发生振动，与周围质点发生摩擦，组织内产生热，形成组织内一定范围蛋白质凝固的破坏灶，从而达到治疗的目的。电极针本身不产生热。通过电极针的热敏电阻可测量到针尖处的组织温度，这样就能利用不同神经纤维对温度耐受的差异性，有选择地破坏半月神经节内传导痛觉纤维，而保留对热抵抗力较大的传导触压觉纤维。

该方法治疗三叉神经痛，包括外周神经热凝及中枢神经热凝两种，前者包括眶下神经、颏神经热凝术，后者主要为三叉神经节热凝。临床上以后者的应用最为广泛。无论是外周神经还是中枢神经，其热凝治疗的关键均是穿刺正确与否，因此熟悉解剖及其邻近结构，是治疗成功的基础。

眶下神经射频温控热凝术

1. 手术设计解剖原理　眶下神经作为三叉神经上颌支的终末支，出眶下孔而分布于眶下皮肤、下睑、鼻、上唇、上颌前牙及该牙的唇侧牙槽骨、骨膜、牙龈和黏膜组织。眶下孔位于上颌骨的前面，是眶下管的外口，其内口在眶底面与眶下沟相接，眶下神经即通过此管及眶下孔而达表面。眶下孔多呈半月形，少数为圆形或卵圆形，个别呈裂隙状，其孔口开向前、下内方，周围呈残凹状，即尖牙窝，一般从皮肤表面可摸

到，此孔距眶下缘0.5~1.0 cm，距鼻中线约3 cm。眶下管的轴向呈多向性，多由眶下孔走向上、后外方，与鼻中线呈40°~45°角，其长度约1 cm。

2. 手术进路中解剖结构辨认　依据上述解剖结构，在穿刺前先定点，穿刺点位于眶下缘中点下方，在距鼻翼外侧约1 cm处皮肤进针，穿刺针与皮肤呈45°角，斜向上、后、外方进针约1.5 cm，可直接刺入眶下孔。有时针触及骨面而不能进孔，则可退出稍许，改变方向，重新寻找眶下孔，直至感觉阻力消失。通常穿刺针进入孔内有一定突破感，表明针已进入孔内。

3. 重要解剖结构的保护和挽救

（1）眶下管后方与眶内相交通，穿刺针进针过深时可直接进入眶内，尤其是穿刺针入孔，进针深度超过1 cm即可损伤眶内组织，从而产生较严重的并发症如眼肌麻痹等，更严重者可导致球后组织损伤，视力下降，甚至失明。因此，穿刺眶下孔时一旦发现阻力消失，应立即停止进针，充分估计进针深度，必要时可退出少许。

（2）眶下孔位于眶下缘下方，当穿刺针与皮肤间角度过小时，穿刺针可直接越过眶下缘而刺入眶内，造成眶内容物损伤。穿刺针不易一次成功进入眶下孔，应耐心寻找，同时必须把握好针的角度与方向，一旦感觉阻力消失，应仔细辨认穿刺针是入孔还是穿过眶下缘，如果在眶下缘皮肤下触及穿刺针，应立即退出穿刺针至皮下重新穿刺。

（3）鉴于眶下神经出眶下孔时与眶下动、静脉伴行，因而穿刺入孔时可能伴有动、静脉损伤，造成局部血肿。一旦产生血肿，应立即压迫数分钟，同时做适当的术后处理。

4. 解剖结构和手术操作技巧　由于眶下孔的解剖定位较明显，并且在眶下缘处可扪及明显的眶下孔凹陷，加之眶下孔周围均为骨壁，因而穿刺眶下孔一般无多大困难。术中只要按解剖标志及穿刺方向，同时按住眶下缘骨面，穿刺入孔即能成功。

颏神经射频温控热凝术

1. **手术设计解剖原理** 颏神经出颏孔后分布于下唇皮肤、黏膜、牙龈、牙周膜及骨膜，成人的颏孔位于下颌第1、2前磨牙根尖部之间的下方，相当于下颌骨上、下缘之间的中点，约位于下颌骨下缘上1 cm处。此孔一般呈椭圆形或圆形，开口方向为向后、上、外方，距颏部正中联合约2.5 cm，体表投影相当于咬肌前缘和颏正中线之间的中点。

2. **手术进路中解剖结构辨认** 按上述解剖结构，颏孔穿刺点位置应为下颌第2前磨牙根尖部稍后方，下颌骨下缘上1 cm处。从皮肤进针，经皮肤、皮下组织及颊肌后，可直接抵达下颌骨骨面，针尖再向前、下、内方寻找颏孔，一旦感到阻力消失，即表示进入颏孔。

3. **重要解剖结构的保护和挽救** 颏孔位于下颌骨体部，其周围并无知名的血管，因而一般穿刺颏孔无严重并发症。最常见的并发症为局部组织水肿或血肿，这是由于反复多次穿刺寻找颏孔所致。

4. **解剖结构和手术操作技巧** 颏孔直径较小，一般在0.3~0.5 cm，尤其射频温控热凝治疗所用穿刺针本身较一般注射针粗，给穿刺带来一定的难度。操作中应耐心、仔细辨认颏孔的位置，按上述解剖特征，耐心、细心操作，穿刺定能成功。

半月神经节射频温控热凝术

半月神经节的射频温控热凝治疗远比外周神经应用广泛，临床工作中，射频温控热凝术已成为治疗三叉神经痛的主要方法之一，其热凝部位主要是半月神经节，而治疗成功的关键是卵圆孔准确穿刺和定位。

1. **手术设计解剖原理** 卵圆孔位于颅底颅中窝的蝶骨大翼后部，大多数在蝶骨翼突外板后缘的后侧或后内侧，少数在其后外侧。卵圆孔的

长径最小为4 mm，最大为13 mm，6~8 mm者占80%左右，大小稍有差异。卵圆孔短径平均为3.2 mm，最大可为7.5 mm，3~4 mm者占86%。卵圆孔与翼突外后缘根部延长线一致，占48.4%，以此可作为侧位X线片定位时的参考。卵圆孔外口向前外者占94.2%，向后内者约5.8%，后者穿刺不易成功。此外，卵圆孔与棘孔合二为一者占1.9%，此种情况穿刺易误伤脑膜中动脉而导致颅内出血。卵圆孔前端有视神经孔圆孔、眶上裂，后外侧有棘孔，内侧有咽鼓管及破裂孔，上述卵圆孔周围诸多裂隙及孔均有重要血管及神经通过，视神经及眼动脉经视神经孔分别出入眶。动眼神经、滑车神经、展神经、眼神经压迹上方有海绵窦、岩上窦及颈内动脉海绵窦内段。头颅标本测量显示卵圆孔位置在相当于两侧颞下颌关节结节连线与眶下缘中点（在正视时瞳孔垂线上）向后垂线之交点，此点即为穿刺卵圆孔的进针方向（图4-12）。

通常穿刺卵圆孔有侧入路和前入路法，前者由于无法抵达三叉神经节，故目前卵圆孔穿刺都采用后法。穿刺进针后经卵圆孔可直达半月神经节，穿刺过程中，穿刺的定点、穿刺的方向是穿刺成功的基础。前入路法穿刺点位于口角旁

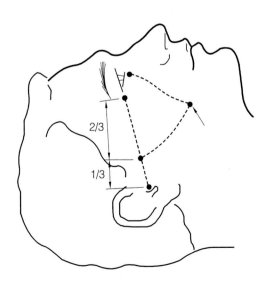

图4-12 穿刺点（箭头所示）

2.5~3.0 cm皮肤处，该点与眶下缘中点及同侧耳屏前2.5 cm处三点连线为穿刺进针方向。

2. 手术进路中解剖结构辨认 采用前入路法穿刺卵圆孔，首先从上述穿刺点进针，经颊间隙后，从下颌冠突的前缘内侧、上颌结节外侧之间进入颞下间隙。在此间隙中与穿刺关系最密切的为翼丛，应注意保护。从颞下间隙可直达颅底，但往往不一定能直接入卵圆孔而首先触及颅底蝶骨翼突外板，此时再调整进针方向，针尖方向应向后、上、内方，从正面看，针尖方向应正对同侧正视的瞳孔及眶下缘中点，从侧面看针尖方向正对同侧的颧弓中点（即耳屏前2.5 cm处），此时进针深度为6~7 cm。如进针方向出现偏差，则根据不同方向将进入颅底之其他孔隙。穿刺方向靠前，穿刺针可进入视神经孔、眶上裂；靠后则可进入棘孔；靠内侧可进入破裂孔；靠外侧可进入颞下颌关节腔内。若穿刺方向正确，可凭手感沿骨面继续试探，如突然有刺空感，患者同时有下颌部放射痛，说明穿刺针已进入卵圆孔。此时应进一步定位及确定进针深度。定位方式主要有：①头颅侧位X线检查，从X线片见穿刺针与翼突外板后缘相一致，表示进孔；②有脑脊液溢出，证实穿刺针已突破硬脑膜入颅；③方波刺激试验，刺激后面部反应三叉神经分布区域疼痛，表示穿刺正确，该试验可作为判断定位是否准确的主要标志。近年来有学者采用CT定位方式，客观地显示穿刺针与卵圆孔的关系（图4-13），弥补了上述三种传统定位方式的缺陷，并能进一步测算进针深度，以免进针过深。进针深度一般在刺入卵圆孔后1 cm左右，最多不宜超过2 cm。在定位及进针深度完全正确的情况下即可开始热凝治疗。

3. 重要解剖结构的保护和挽救 根据文献报道，在卵圆孔穿刺过程中并发症的发生率约为17%，因而穿刺过程中如能保护好重要的解剖结构，可大大减少射频温控热凝术术后并发症。

（1）在穿刺进路过程中，当穿刺针途经下颌冠突内侧及上颌结节外侧时，针体紧邻口内颊黏膜，应注意穿刺针不要刺破口内黏膜，因经口腔再入颞下间隙内，可将感染带入深部间隙甚至波及颅内。术中应用手指紧贴口内黏膜掌握进针方向，避免穿刺针进入口腔。如一旦进入口腔内，应立即更换穿刺针，术后加强抗感染治疗。

（2）穿刺针进入颞下间隙时，根据解剖结构，此处最易刺破翼静脉丛，造成局部血肿，因此穿刺时应尽量靠近下颌冠突处进针，速度要相对较快，不可在颞下间隙内反复穿刺，一旦血肿形成应立即局部压迫止血，待肿胀停止后方可进一步穿刺。如由于翼静脉丛血肿形成而造成穿刺困难，必要时应停止进一步穿刺，待血肿消退吸收后再考虑重新穿刺治疗。

（3）若穿刺方向错误，穿刺针将进入颅底其他孔隙中。①穿刺针方向偏前，进入视神经孔，损伤视神经、眼动脉，造成失明或出血，或者穿刺针进入眶上裂损伤动眼神经、滑车神经、展神经，造成眼球运动障碍，产生复视等症状（图4-14）。②穿刺方向偏后，可进入棘孔损伤脑膜中动脉造成颅内血肿，尤其应注意约有1.9%的人棘孔与卵圆孔是融合的，对此类患者行卵圆

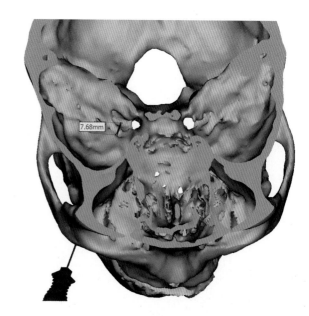

图4-13 CT示穿刺针进入卵圆孔

孔穿刺应慎重，一般应视为禁忌，以免颅内血肿形成。③穿刺针方向偏内侧可进入破裂孔（图4-15），该孔为颈内动脉入颅之途径，刺破该动脉可引起大出血而导致生命危险。由于破裂孔与卵圆孔紧邻，且内外侧方向定位困难，故对穿刺针方向一定要有良好的把握，最好在进针后采用CT定位，明确穿刺针的部位，以避免产生严重并发症。在定位不可靠情况下，应绝对禁止盲目行热凝治疗。④穿刺针方向偏外侧，可进入颞下颌

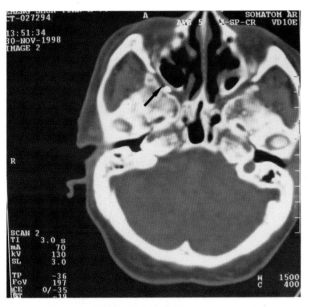

图4-14 穿刺针进入视神经孔（箭头所示）

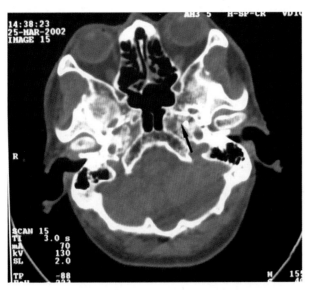

图4-15 穿刺针进入破裂孔（箭头所示）

关节腔，甚至进针过深可穿破外耳道软骨，从而导致深部感染。⑤穿刺针入卵圆孔后进针过深，可刺破海绵窦、岩上窦及颈内动脉海绵窦内段。因此，一旦进入卵圆孔，进针深度以1 cm左右为宜，最多不得超过2 cm。穿刺中采用CT定位，通过分层扫描，根据扫描层次（以2 mm一层为宜）计算进针深度，能准确掌握进针深度。如以破坏第2、3支为目的，应对第1支加以保护，以免术后产生角膜麻痹，一旦形成角膜溃疡，易造成患者视力下降。因而穿刺过程中应严格掌握进针深度。⑥穿刺针已确认进入卵圆孔但并未完全到达需破坏部位时，应反复调整穿刺针的方向及部位，并多次进行刺激试验，明确所刺激的部位与患者原有的疼痛部位相一致，方可开始热凝治疗，否则易造成术后治疗不完全，疼痛未完全缓解，而需重复治疗。

综上所述，对卵圆孔的穿刺应严格掌握进针方向及深度，避免出现错误。术者一定要熟悉解剖，正确掌握穿刺技术及技巧。通过不断摸索，上述的重要解剖结构能得到很好的保护和挽救。

4.解剖结构和手术操作技巧

（1）熟悉颅底诸多孔隙与卵圆孔之间的关系，初学者应对照颅标本反复辨认颅中窝结构，并在此基础上用尸体标本进行多次演练，如有新鲜头颅标本则效果更佳。

（2）在上述基础上进行卵圆孔穿刺，穿刺前应明确标记穿刺点（即口角外2.5~3.0 cm皮肤处），该点与眶下缘中点及耳屏前2.5 cm之点连线为穿刺方向，连线亦应明确标志，以便穿刺过程中反复对照（图4-16）。

（3）穿刺开始即应严格掌握进针方向（向上、向后、向内），缓慢进针，在进入下颌冠突内侧及上颌结节外侧时，应用手指保护口内颊黏膜，以免穿透口腔。一旦进入颞下间隙内，应立即通过，避免反复穿刺，否则易刺破翼静脉丛造成血肿，增加穿刺难度。

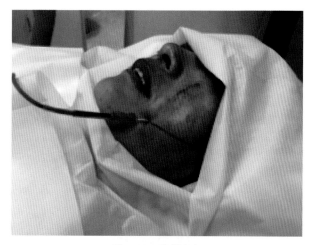

图4-16 穿刺方向

（4）当穿刺针抵达颅底骨板时，不应急于反复穿刺卵圆孔，应首先检查进针方向是否正确，与所标记之连线方向是否一致，如相一致方可进一步探寻卵圆孔。如一时难以进入卵圆孔，应耐心细致地分析原因，尤其是进针方向是否有误。如有CT定位，则可先行CT扫描以明确卵圆孔与穿刺针之间的距离及方位，随后改变穿刺针方向，一般均能顺利进入卵圆孔。

（5）进入卵圆孔的标志有：进针方向、深度、术者手感（刺空感）、患者感觉（疼痛）、咬肌一过性痉挛、空针回吸有脑脊液等。同时可进行定位（侧位X线片、颅底片、刺激试验等，有条件者采用CT扫描则定位更准确）。定位明确穿刺针入孔，进一步调整位置，以便所需热凝部位与患者疼痛的部位相一致，最后行热凝治疗。

■ 微血管减压术

早在1934年Dandy就在行颅内三叉神经根切断术时发现了血管对三叉神经根的压迫作用，并认为其在病理学上起重要作用，自此以后桥小脑角段的血管神经压迫学说得到了多数学者的证实和公认，目前文献报道71%~93%的三叉神经痛患者存在该区域的血管压迫。基于血管压迫理论，Gardner首先于1959年将开放性微血管减压术（microvascular decompression，MVD）用于治疗三叉神经痛，由于直视的缘故，其手术成功率仅为50%~60%。重要的里程碑是Jannetta在1967年正式命名和推广了MVD，并且加入显微镜的应用，其手术成功率提高至85%~90%。

微血管减压术既针对病因、保存神经生理功能，又有较好的手术疗效，是目前国际上治疗三叉神经痛的首选方法，但通常由神经外科或耳鼻喉科医师来完成。故有必要在口腔颌面外科开展微血管减压术以进一步完善该学科的治疗手段。

手术设计解剖原理

1. 手术体位可采用坐位、侧俯卧位、侧卧位或仰卧位，仰卧位时应使头部最大限度地转向对侧。

2. 皮肤切口位于乙状窦区域，可采用"C"形、"S"形或横行切开，其切开范围从枕外隆凸上中线旁至乳突切迹内侧5 mm，切口可根据手术需要适当向远端或近端延长。其重要解剖标志包括乳突沟、乳突尖、枕外隆凸以及颧弓根部与枕外隆凸的连线，此线下方即为开颅部位。

3. 剥离枕肌后骨瓣开颅，切开硬脑膜，可显露小脑外侧，释放脑脊液，小脑松弛塌陷即可进入桥小脑间隙（图4-17）。

4. 此解剖区域可见到小脑延髓侧池和小脑脑桥池，这些脑池分别位于小脑与延髓、小脑与脑桥之间，而且相互交通。有3条重要动脉：小脑后下动脉、小脑前下动脉、小脑上动脉甚或椎动脉。静脉分为浅静脉、深静脉、小脑静脉和桥静脉，分别是小脑前静脉、桥小脑裂静脉、小脑中脚静脉、延髓和中脑静脉及岩部的桥静脉（岩静脉）。与本手术关系最密切的为桥静脉，该静脉分为岩上静脉和岩下静脉，引流小脑和脑干的大部分血液（图4-18）。此区域还包含面神经及前庭蜗神经束、三叉神经、展神经、舌咽神经、迷走神经和副神经。

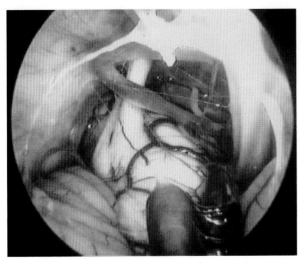

图4-17 桥小脑间隙

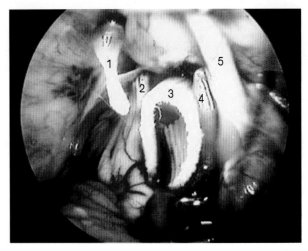

1.电凝处理后的岩静脉；2.三叉神经；3.隔绝物；4.责任血管；5.面听神经。

图4-18 桥小脑间隙内容物

手术进路中解剖结构辨认

乳突后、乙状窦后进路，由浅入深、由上至下可分为4层。

第一层：打开硬脑膜，轻度下压小脑组织后，首先可见网状的蛛网膜及其包绕的岩静脉，岩静脉走行各不相同，可有网状分支。

第二层：距硬脑膜2.5~3.0 cm，可见面-前庭蜗神经复合束由桥延沟发出，进入内耳道，面神经位于上内侧，神经束周围常见小脑前下动脉平行或交叉。

第三层：距硬脑膜3.5~4.0 cm，面-前庭蜗神经复合束的上内方区域可见三叉神经根及其深面较细小的展神经，两者间隔0.5 cm，三叉神经运动根较细小，紧贴感觉根的内下方，与神经相关的血管通常是小脑上动脉。

第四层：面-前庭蜗神经复合束的下内方可见低位脑神经由延髓发出行至颈静脉孔，由上而下为舌咽神经、迷走神经和副神经的脊髓根，各自成束，相关的血管通常是小脑后下动脉。

由于空间限制，位于椎尖的滑车神经和动眼神经，以及位于下方的舌下神经无法显示。

重要解剖结构的保护和挽救

1. 乙状窦后进路，打开颅骨后应注意辨认乙状窦和横窦，切开脑膜时应避开，否则易造成静脉窦出血，影响以后手术的进行。此外术中暴露乳突气房，应用骨蜡及时填塞。

2. 切开脑膜进入脑桥小脑角间隙，引流脑脊液，应注意尽量减轻对小脑的压迫防止术后小脑血肿或水肿发生。

3. 在大量脑脊液吸出后，小脑自然下降，使桥小脑间隙进一步扩大，去除蛛网膜即可显露岩静脉、面神经、前庭蜗神经，有时能直接显露三叉神经、展神经和周围血管。去除蛛网膜时应注意吸引器的深度和力量，避免吸破岩静脉。

4. 首先处理岩静脉，通常用双极电凝将岩静脉凝固后剪断。如术中发生岩静脉出血，可用明胶海绵压迫止血，10~20 min后即可止血，在止血过程中应充分保护好其邻近的面神经和前庭蜗神经，由于明胶海绵的置入使桥小脑间隙变窄对下一步手术造成困难，术中应尽量避免。

5. 岩静脉处理完毕后，即可清晰显露内侧的三叉神经、展神经和周围血管，包括小脑后下动脉、小脑前下动脉、小脑上动脉甚或椎动脉。仔细辨认上述结构后，用显微外科器械分离三叉神经和压迫血管，并置入间隔材料。分离过程中动作应轻巧，减少对神经和血管的牵拉，以避免术后的麻木和动脉损伤，特别是后者，一旦造成动脉性出血，止血相当困难，可能会危及生命。

解剖结构和手术操作技巧

1. 骨瓣开颅时，应保护乙状窦和横窦，特别是用高速气动钻开颅时应注意掌握颅骨板的厚度，以免损伤小脑组织。

2. 进入脑桥小脑角间隙，要识别各种走行的岩静脉，通常岩静脉为单支入岩上窦，也有2~3支或更多支汇成主干入窦。对影响手术视野的岩静脉应电凝后剪断。但须注意，如岩静脉为脑干回流血管应保留，如岩静脉压迫三叉神经则应分离后隔开。

3. 处理岩静脉后，应根据三叉神经和面前庭蜗神经的解剖走向仔细辨认，通常面前庭蜗神经位于三叉神经外下方，三叉神经位置更深，同时可见细小的三叉神经运动根，由此可确定三叉神经和面前庭蜗神经的位置。

4. 明确三叉神经位置后，进一步仔细寻找压迫三叉神经的责任血管，特别是三叉神经根内侧面的血管，有时十分容易遗漏，造成术后疼痛缓解不全或复发。

5. 找到责任血管后，应去除神经和血管周围的蛛网膜，将神经和血管轻轻分离，分离时应尽量减少对神经、血管的牵拉。根据分离的程度，放入大小合适的间隔材料，过小易脱落；过大则可造成对神经的再压迫，二者均会引起疼痛复发。

■ 眶下神经减压术

三叉神经痛颅内段血管压迫学说虽已被多数学者接受，但仍有15%的患者未见颅内段的压迫性病变。早在1925年，Sicard等提出三叉神经周围支沿途结构对于神经的压迫是造成三叉神经痛的原因，即三叉神经痛的颅外段压迫学说：所有颅外骨管（孔）的绝对狭窄或神经伴行血管扩张导致的骨管相对狭窄均有可能引起三叉神经痛，特别是排除颅内段压迫病因的单分支疼痛。上颌神经在眶下行于眶下管/沟复合体（infraorbital canal/groove complex），其全程皆为骨性管道的占57%，且眶下孔的孔径明显小于眶下管的管径。眶下管的骨壁不光滑或骨管粗细不均匀，甚至骨管内神经伴行血管扩张均可能产生对眶下神经的局部机械压迫，从而导致眶下神经和（或）上牙槽前神经支配区域疼痛。眶下神经减压术由三叉神经第二支行经眶下管区域时狭窄的眶下管产生神经压迫的骨性病因入手，既可保留神经功能，又相对创伤较小，是治疗仅累及第二支的三叉神经痛的有效方法。但该术式仅适用于疼痛区域仅限于眶下神经和（或）上牙槽前神经区域、无明显的颅内神经压迫病变且伴有患侧眶下管狭窄的患者。因此，术前对于患者的筛选及眶下管的测量至关重要。

手术设计解剖原理

1. 术前行鼻根至梨状孔上缘的薄层CT扫描（切片厚度1.25 mm，重建厚度0.625 mm）。并将扫面数据导入计算机软件，重建双侧眶下管三维模型，定量测量双侧眶下管狭窄区域的体积和长度，并计算平均截面积（mean sectional area，MSA）：

$$MSA = \frac{体积}{长度}$$

若患侧MSA<健侧MSA，则计算患侧眶下管压迫率（compression rate，CR）：

$$CR = \frac{健侧MSA-患侧MSA}{健侧MSA} \times 100\%$$

若患侧眶下管CR≥15%，则认为该侧眶下管狭窄明显，为该患者实施改良眶下管减压术的手术指征。然后在计算机软件上建立患侧眶下管、上颌窦、眶底的三维模型，确定眶下管走行方向及其与邻近解剖结构的位置关系，并确定眶下管狭窄的具体位置（图4-19）。

2. 根据术前计算机软件建立患侧眶下管、上颌窦、眶底的三维模型，应用应用超声骨刀或小骨凿，在内镜辅助下，沿眶下管走行方向，完整去除眶下管下壁，直至越过眶下管压迫区域。患侧眶下管为该步重要解剖标志，应根据术前计算机测量数据，确定眶下管走行方向。

3. 应用神经剥离子小心分离眶下管内的眶下神经血管束，直至神经血管束完全游离，消除任何骨质压迫，并运用内镜加以确定。

手术进路中解剖结构辨认

1. 口内前庭沟切口，沿侧切牙至第1磨牙全层切开黏骨膜，向上翻瓣，暴露上颌窦前壁后，可见患侧眶下孔及眶下神经血管束，并见神经血管束由眶下孔穿出，至翻起的软组织瓣内。

2. 前壁开窗后，可见上颌窦黏膜及上颌窦顶壁。此时若眶下管下壁较薄可见眶下管基本走行；若眶下管下壁较厚，则无法观察到眶下管走行，需根据术前计算机软件测量结果，确定眶下管走行方向。并确定患侧眶下管狭窄的具体位置。

3. 待眶下管下壁完全去除后，可见眶下神经血管束于眶下管内（图4-20）。

重要解剖结构的保护和挽留

1. 翻开前庭沟黏骨膜瓣时，应注意保护眶下神经血管束，因此时眶下神经血管束未被分离，行程短并立即穿入周围软组织中，若翻瓣时不注意，则极易损伤神经。

2. 行上颌窦前壁开窗时，应注意保护眶下神经血管束，避免对其造成损伤；与此同时，注意保护前壁内侧的上颌窦黏膜，尽量保存其完整性。

3. 剥离上颌窦上部黏膜时，注意保护上颌窦黏膜，保持其完整性。因部分患者眶下管底壁较薄，成纸样骨壁，因此剥离上颌窦上部黏膜时亦应注意保护眶下管内眶下神经血管束，以及眶底壁。

4. 去除眶下管下壁及分离眶下管内的眶下神经血管束时，注意保护其内的眶下神经血管束。并注意保护眶底骨质、眶内容物、眼球、上颌窦黏膜等解剖结构。

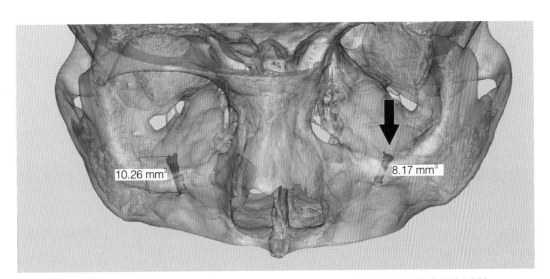

图4-19　计算机测量眶下管长度、体积、平均截面积及眶下管走行方向（箭头为狭窄侧）

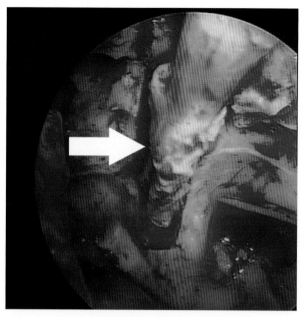

图4-20　术中内镜示患侧眶下神经血管束（白色箭头）完全松解

解剖结构和手术操作技巧

1. 翻开前庭沟黏骨膜瓣时，应注意充分游离眶下孔穿出的眶下血管束，以保护神经；并为后续前壁开窗提供条件，以减少开窗时对于神经的损伤。

2. 前壁开窗时应尽量应用超声骨刀等器械，避免暴力开窗，以减少对眶下神经、眶底、上颌窦黏膜的损伤；同时尽量保存开窗后骨板的完整性，以备后续复位上颌窦前壁。

3. 剥离上颌窦上部黏膜时，应注意观察眶底部骨质，及时发现纸样骨壁，从而加以保护眶下神经及眶底诸结构。

4. 去除眶下管下壁及分离眶下管内的眶下神经血管束时，应与术前计算机软件测量结果相比对，避免盲目去骨，损伤眶下神经。

■ 面神经吻合术

面神经吻合术（anastomosis of facial nerve）是修复面部神经损伤的最基本手段之一，主要目的是恢复面部神经肌肉的运动功能。1964年，Smith等在周围神经修复中首先采用了手术显微镜和显微镜外科技术，为神经修复开创了新纪元。20世纪70年代后，神经束膜缝合法及神经外膜-束膜联合缝合法的付诸实践，使神经修复达到了新的境界。

面神经吻合术主要适用于外伤或手术损伤造成颅外段面神经断裂者，原则上吻合术应在发生神经损伤时的新鲜伤口中进行，即一期吻合。若在伤后数月内进行吻合称为早期吻合；伤后1年左右进行手术者称晚期吻合。临床上根据神经组织修复、再生的原理，通常要求神经离断时间不超过1年，而且越早越好，应避免时间过久、神经变性、表情肌萎缩等而影响面神经吻合效果。

手术设计解剖原理

面神经支配面部表情肌的运动，一旦受损后发生面瘫，面部即发生明显畸形，因此无论是预防损伤或损伤后面神经的修复吻合，都必须十分熟悉面神经的解剖。面神经出茎乳孔后，按其与周围结构的关系，可分为面神经干、腮腺内段、腮腺外段和面段。面神经吻合术的手术设计，主要依据受损原因及解剖部位而定。

1. 外伤性面神经断裂　多因切割伤、爆炸伤等原因致面神经某支的断裂。一般该类伤者面部多有开放性创口，手术设计应考虑两种因素：①利用面部开放性创口为手术进路，寻找面神经两断端，若外伤创口较小，可在原创口上适当做延长切口，但延长切口的方向要考虑皮纹的方向、组织瓣的血供及能充分显露两断端的神经；②若为二期手术，应根据面神经断裂各分支的解剖部位设计手术切口。如为面神经干及腮腺内段的神经断裂，应设计常规腮腺手术切口，解剖各分支面神经及切除部分腮腺浅叶后方能暴露面神经断端。如为腮腺外段和面段的面神经分支断裂，可依断裂分支的神经走向，就近设计手术切口，尽可能采用原损伤切口进路。

2. 医源性面神经断裂 多见于腮腺肿瘤与各类腮腺手术所致面神经主干或某分支的断裂。一旦发生某支面神经断裂，应术中即刻解剖出两断端行神经吻合术。若为二期手术。应行常规腮腺切口，解剖面神经断端后行神经吻合术。

手术进路中解剖结构辨认

面神经吻合术中解剖结构的辨认，主要参照断裂神经的部位和周围解剖结构关系而定，通常采用的方法是：先显露面神经主干，再循主干向远端分离其断裂的分支；或先显露面神经分支，再循分支向近端分离其断裂的主干。

1. **先显露主干法** 面神经主干位于外耳道软骨及骨部之下，二腹肌后腹之上，茎突之前，乳突前缘之后的间隙内。该法以常规的腮腺手术为进路，在腮腺咬肌筋膜浅面，将皮瓣翻起。沿腮腺后下缘与乳突和胸锁乳突肌之间做钝分离，并将胸锁乳突肌向后牵拉，显露二腹肌后腹附丽，继而在其前上缘，紧贴外耳道骨壁向深部作钝分离，分离的方向要与面神经主干走行的方向一致，深度从乳突表面算起约1 cm，距皮肤表面深2~3 cm，将腮腺向前推开，即可找到白色粗大的面神经主干。沿主干表面细心地钝分离并剪开、结扎腮腺组织，可见主干一分为二，形成颞面干和颈面干，然后再根据断裂神经的部位，分别向远心端解剖出各支及两断段。

2. **先显露分支法**

（1）下颌缘支解剖法：面神经下颌缘支走向较恒定，解剖变异小，一般较易寻找。通常翻起皮瓣后，在下颌角后下方1 cm范围内，或咬肌后下缘处，以钝分离的方法，逐层细心分离咬肌表面的结缔组织膜，即可发现面神经下颌缘支。然后根据神经断裂分支的部位，沿近心端或远心端分离，追踪到两神经断端。

（2）颊支解剖法：面神经颊支通常有2~3支，解剖变异较大，大多与腮腺导管走向平行，因此，可于腮腺前缘稍前方，腮腺导管上、下方

1 cm范围内寻找面神经颊支。然后沿该支走向解剖至神经断端。

重要解剖结构的保护和挽救

1. **腮腺及导管** 面神经出茎乳孔后转向前方，经茎突根部的外侧进入腮腺。腮腺的形态大致呈楔形，底向外，尖向前内，底呈三角形。面神经将其分隔成浅深两叶，两叶之间于下颌支后缘以腮腺峡相连。腮腺导管是腮腺分泌唾液的导管，起自小叶间和叶间，由数条小管汇集而成。该管从腮腺浅叶前缘发出，与颧弓平行，向前走行于腮腺咬肌筋膜浅面的皮下组织中，周围有面神经颊支和面横动脉伴行，因此，腮腺导管常作为解剖面神经颊支的重要标志。然后导管在咬肌前缘呈直角急转向内，绕过颊脂垫，穿过颊肌，开口于第2磨牙牙面相对的颊黏膜上。

综上所述，面神经与腮腺及导管之间的关系密切，任何部位及分支的面神经断裂，在行神经吻合术中，都将涉及腮腺腺体组织或导管。因此，术者须完全熟悉该区域的组织解剖结构，术中保护该组织不受损伤，被打开部分的腮腺要予以缝扎，以防术后涎漏。

2. **面神经相邻的主要血管** 面神经出茎乳孔后主要走行腮腺咬肌区，该区域血管丰富，根据其走向，可将血管分为纵行和横行两组；纵行组主要为颈外静脉、颞浅动静脉、面后静脉；横行组为颌内动、静脉及面横动、静脉。临床上行面神经解剖时，可涉及上述血管，原则上术中应尽量避免损伤血管，一旦无法回避，则应予以切断结扎。

解剖结构和手术操作技巧

面神经为第Ⅶ对脑神经，其解剖分布较为复杂，尤其是面神经颅外段的各分支走向变异很大。据Conley对100例采用术中面神经分支分布的摄像分析，结果面神经分支的解剖和走向形式无一例完全相同。但按照存同求异的原则，在5分

支中，下颌缘支和颈支多为1支，其他各支有1~3支不等。临床上对外伤造成面神经断裂的病例，首先应根据受伤部位、神经解剖行径及功能障碍区域，确定断裂神经系主干或某分支，然后制订周密的手术计划，包括配备手术显微镜及显微外科器械，必要时做好神经移植的准备。为保证神经吻合后的良好效果，术者操作中应注意下述要点。

1. 先找出神经两断端，以锋利之刀片垂直切去残端少许，显露正常神经轴索，略加以修整。同时将两断端神经充分游离，以消除神经对位后的张力。神经外膜与周围组织的固定缝合亦有减张作用。

2. 神经吻合强调神经束的准确对位，对抗张强度的要求不高，一则是因为神经外膜，特别是神经束膜组织很薄，吻合后不可能达到对血管吻合要求的抗张强度；另一方面，考虑到术后吻合口处的瘢痕增生，不必缝合太多针数，一般较粗的神经束缝合3~4针，较细者1~2针即可。

3. 面神经以运动纤维数量占多数，在行神经吻合时，应尽可能多地吻合神经束和取得束与束的准确对位，因此临床上多采用束膜缝合法和外膜—束膜联合缝合法。若行神经束膜缝合，最好使束或束组形成有错落的对位，避免吻合处位于同一断面，这样可减少局部瘢痕增生和粘连。

4. 经适当处理后，若神经断端对位仍有张力，不要勉强缝合，否则易造成手术失败。研究表明，短段神经移植的效果优于在张力下吻合。面神经缺损游离移植以取耳大神经最为方便、合适。常规腮腺切口，既可解剖面神经干、分支断端及其缺损，又可在同一手术视野中，于胸锁乳突肌浅面找到耳大神经干，其直径与面神经干相似。在腮腺后缘附近可解剖出带3~4个分支的耳大神经，根据面神经缺损的位置和长短，可以仅取耳大神经干，或带其分支，长度应较缺损处长15%左右，用锐刀片切下后，按神经吻合的方法，分别吻合近远心端。

（张伟杰　陈敏洁　张志勇）

参考文献

1. 钟世镇. 颈部. 见: 张为龙, 钟世镇. 临床解剖学丛书: 头颈部分册. 北京: 人民卫生出版社, 1994: 348-395.

2. 管志信, 沈问微. 口腔功能. 见: 皮昕. 口腔解剖生理学. 3版. 北京: 人民卫生出版社, 1994: 14-129, 179-213.

3. 李金荣. 神经疾患. 见: 邱蔚六. 口腔颌面外科学. 3版. 北京: 人民卫生出版社, 1995: 327-344.

4. 邓漪平, 杨淑珍, 郭畹华. 神经组织. 见: 成令忠. 组织学. 2版. 北京: 人民卫生出版社, 1993: 486-563.

5. 周训银. 三叉神经末梢支撕脱术. 见: 周树夏. 手术学全集: 口腔颌面外科卷. 北京: 人民军医出版社, 1994: 481-488.

6. 彭彬. 痛觉、温度觉、触觉、味觉和嗅觉. 见: 樊明文. 口腔生物学. 北京: 人民卫生出版社, 1996: 56-71.

7. 侯家骥. 神经系统的发生. 见: 刘斌, 高英茂. 人体胚胎学. 北京: 人民卫生出版社, 1996: 408-453.

8. 陈绍宗. 神经游离移植. 见: 黎鳌, 杨果凡, 郭恩覃. 手术学全集: 整形与烧伤外科卷. 北京: 人民军医出版社, 1996: 278-288.

9. 王正敏. 颅底外科学. 上海: 上海科学技术出版社, 1995: 82-173.

10. 张伟杰, 张志勇, 汪涌, 等. CT定位在射频温控热凝术治疗三叉神经痛中的应用. 口腔医学纵横杂志, 1998, 14(1):26-28.

11. 陈敏洁, 张伟杰, 杨弛, 等. 三叉神经痛微血管减压术中的内镜评价. 中国口腔颌面外科杂志, 2006(06); 416-419.

12. 陈敏洁, 张伟杰, 杨弛, 等. 乙状窦后进路桥脑小脑角的内镜解剖特征. 中国口腔颌面外科杂志, 2005, 3(3): 223-226.

13. 丁自海, 于春江, 主译. Fossett DT, Caputy AJ. 神经外科手术入路图谱. 济南: 山东科学技术出版社出版, 2003: 84-88.

14. 陈敏洁, 张伟杰, 杨弛, 等. 眶下管减压术治疗三叉神经痛（Ⅱ支）的初步报道. 口腔医学研究, 2004, 20(2): 183-185.

15. Sosin M, De La Cruz C, Christy MR. Endoscopic-assisted infraorbital nerve release. Case Rep Plast Surg Hand Surg, 2014, 1(20):211-213.

16. Sade B, Lee JH. Microvascular decompression for trigeminal neu- ralgia. Neurosurg Clin North Am, 2014, 25(1):743-735.

17. Sarsam Z, Garcia-Fiñana M, Nurmikko TJ, et al. The long-term outcome of microvascular decompression for trigeminal neuralgia. Br J Neurosurg, 2010, 24(1):18-25.

18. Han ZX, Chen MJ, Yang C, et al. Modified Decompression of the Infra-orbital Canal to treat Trigeminal Neuralgia affecting the Maxillary branch. Journal of Oral and Maxillofacial Surgery (2017). doi: 10.1016/j. joms. 2017. 11. 031.

19. Taha J, Tew J Jr. Comparison of surgical treatments for trigeminal neuralgia, reevaluation of radiofrepuency rhizotomy. Neurosurgery, 1996, 38(5):865-871.

20. Turp J, Gobetti J, Mich AA. Trigeminal neuralgia bersus aty pical facial pain. Oral surgery Oral Medicine Oral Pathology, 1996, 81(4): 424-432.

21. Boupuot J, Christian J. Long-term effects of jaw bone curettage on the pain of facial neuralgia. J Oral Maxillofac Surg, 1995, 53:387-397.

唾液腺

概　述

唾液腺（salivary gland）又称涎腺，包括腮腺、下颌下腺、舌下腺3对大唾液腺以及位于口腔、咽部、鼻腔及上颌窦黏膜下层的小唾液腺。口腔的小唾液腺按其所在的解剖部位，分别称为腭腺、唇腺、磨牙后腺及颊腺等。

■ 唾液腺的胚胎发育

两栖类以上的动物均有唾液腺组织，但不同种属中，唾液腺组织的分化不等。腮腺只见于哺乳动物。所有唾液腺均源自口腔的外胚层，在许多方面，与源自外胚层的其他腺体，如皮脂腺、汗腺及乳腺有共同之处。如腮腺组织和乳腺组织均含有肌上皮细胞，由于肌上皮细胞的存在，使腮腺和乳腺肿瘤的组织学形态均十分复杂，种类繁多。胰腺在组织学形态上与腮腺十分相似，但其不含肌上皮细胞，肿瘤的组织学形态和种类较为单一。皮脂腺可见于正常的唾液腺组织，唾液腺肿瘤可见皮脂腺分化。Martinez-Madrigal等（1989年）随机选择100例腮腺标本进行组织学观察，42例可见皮脂腺。在100例下颌下腺标本中，发现5例有皮脂腺。唾液腺组织中发现皮脂腺的比例，随病理切片数的增加而增高。如做连续切片，几乎100%可以发现皮脂腺。下颌下腺中出现皮脂腺的比例低于腮腺，舌下腺则极少出现皮脂腺分化。

大、小唾液腺发育的时间和起源部位不同，但其发育过程相似。最初，口腔上皮深层的细胞增殖、变厚，形成实质性的上皮芽，伸入下方的中胚层（图5-1）。之后，上皮芽继续生长并反复分支成树枝状。每个分支的末端上皮再增生膨大，分化成腺体的基本功能单位——腺泡。树枝状的上皮条索中央的细胞退化，逐渐中空，成为管道系统，细胞重新排列，形成腺管，并与口腔通连。包绕在腺体外和上皮条索周围的中胚层组织，形成腺体包膜，并伸入腺体内构成间质，而将腺泡分隔成许多小叶。

在唾液腺的发育中，间充质对上皮的增生和分化必不可少。将唾液腺形成部位的上皮与非唾液腺形成部位的间充质结合，将不会有唾液腺形成。相反，将非唾液腺形成部位的上皮与唾液腺

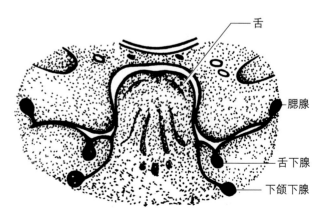

图5-1　胚胎2个月时，唾液腺起源部位

形成部位的间充质相结合，则有唾液腺形成。

关于唾液腺发育的时间，各学者的意见尚不一致。有的学者认为下颌下腺最早，在第6周；腮腺次之，约在第7周；舌下腺较晚，在第9周。有的则认为腮腺最早，在第6周，下颌下腺在第6周末，舌下腺在第7周末。

腮腺起源于上、下颌突分叉的外胚层上皮，在相当于以后腮腺导管开口处的颊部，上皮芽开始向外生长，然后转向背侧，到达发育的下颌支和咀嚼肌表面，再向内侧进入下颌后窝。在咬肌表面和下颌后窝处，上皮芽分成许多分支，分化为腺泡和腺管。上、下颌突联合成颊部后，腮腺导管开口于颊黏膜上。导管开口的位置随个体发育稍有不同。最初开口于上颌第1乳磨牙的相对颊黏膜上；3~4岁时，位于上颌第2乳磨牙的相对处；12岁时位于上颌第1恒磨牙牙冠的相对处；成人时，位于第2恒磨牙牙冠的相对处。

下颌下腺起源于颌舌沟舌下肉阜处外胚层上皮，上皮芽沿口底向后下方生长，至下颌角内侧、下颌舌骨肌的后缘转向腹侧，然后分成许多分支，分化成腺泡和腺管。下颌下腺导管开口于舌系带旁。

舌下腺起源于颌舌沟外侧的外胚层上皮，由10~20个分开的上皮芽发育而成。这些上皮芽向下生长，形成许多小腺，分别保留各自的导管，直接开口于舌下区黏膜，有的通入下颌下腺导管而不另行开口。

根据Donath等的研究，唾液腺的发育过程可分为3个阶段。第一阶段为始基形成并发育为二分叉的导管上皮芽。第二阶段为早期腺小叶及导管管腔形成，这一阶段持续到胚胎第7个月，其中包括腺体功能单位的形成。第三阶段自胚胎第8个月开始，腺组织在结构上进一步成熟，分化为腺泡和闰管。随着腺组织的发育，间质中的结缔组织逐渐减少。下颌下腺有完整的包膜；腮腺的包膜不完整；舌下区的结缔组织穿入腺小叶，故舌下腺无明确的包膜。

在唾液腺始基形成的第一阶段，导管上皮芽有两类细胞；胚胎性纤毛上皮衬于管腔内层，肌上皮细胞覆盖于管腔外层。在第二阶段，二分叉的分支形成不同管径的新的功能单位，后者即为导管系统的前身。肌上皮细胞仅见于导管的远端及原始腺泡。第三阶段，腺体的终末部分出现球状膨大，导管系统的管径与以后的排泄管相符，但此时的排泄管在功能上尚未完全成熟。特别是纹管，在出生前难以识别。唾液分泌也需在出生后，通过食物刺激才出现。

在发育过程中，腮腺和淋巴组织有密切关系。颈部和腮腺中的淋巴结是环绕颈静脉的淋巴窦发育而来的。在其发育时，腮腺也在该区域内同时发生。经研究表明，在胎长9 mm时，原始腮腺组织周围就有淋巴组织浸润；胎长12 mm时，腮腺位于淋巴组织中；此时，淋巴结只是聚集成团的淋巴细胞，尚未形成淋巴结的被膜。以后腮腺和淋巴组织逐渐分离，各自形成被膜。由于此种关系，在腮腺表面或腮腺内都会混有淋巴组织，腺体组织也可以迷走到淋巴组织中，形成淋巴结被膜以后，腺体组织包裹在淋巴结中。除腮腺淋巴结外，环绕颈静脉发育的颈部淋巴结偶尔也可混有少量唾液腺组织。下颌下腺导管周围也有淋巴组织，但仅仅是弥散存在，并不形成淋巴结。在腮腺Warthin瘤周围的淋巴结中，有时可以见到最早期的Warthin瘤的改变，提示Warthin瘤可能是迷走到淋巴结内的唾液腺组织发生肿瘤变而形成的。

■ 唾液腺的组织学

唾液腺主要为外分泌腺，由无数分泌单位组成，其中包括产生唾液的腺泡，以及将唾液排入口腔，并调节水和电解质浓度的导管。按照组织学形态及组织化学性质的不同，分泌单位分3种类型：含淀粉酶的浆液性腺泡、分泌唾液黏蛋白的黏液性腺泡以及两者兼而有之的混合性腺泡（图

5-2）。腮腺及舌部的Ebner腺以浆液性腺泡为主；腭部小唾液腺及舌根和舌侧缘的腺体为黏液腺；下颌下腺、舌下腺以及位于唇、颊及舌尖部的小唾液腺为混合性腺体。

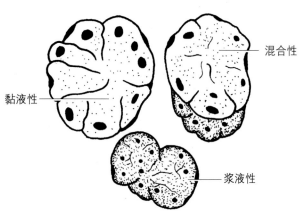

图5-2　腺泡的3种类型

腺　泡

腺泡位于最细小的导管末端，呈球状或囊泡状。腺泡由许多锥形细胞围绕一个中心腔隙组成。腺泡具有分泌功能，其分泌液先到腺腔，再沿导管逐渐汇合，最后导入口腔，即为唾液。腺泡壁由单层腺上皮细胞组成，腺泡外周有一层薄的基底膜包绕，将腺泡与周围结缔组织分开。

1. 浆液性腺泡　浆液细胞呈锥体形，基底部较宽，紧附于基底膜上，其顶端向着腺腔。胞质嗜碱性，胞核圆形，位于近基底部胞质中含PAS阳性的分泌颗粒，其数量与分泌周期有关。当消化酶已合成，分泌颗粒已处成熟，但尚未被排出以前，胞质内充满分泌颗粒。分泌后，分泌颗粒减少，且靠近游离端。浆液性腺泡的分泌物为稀薄的水样液体，富含淀粉酶和少量黏液。因此，严格来讲，应称其为浆黏液腺泡。

2. 黏液性腺泡　黏液细胞呈不规则锥体形，体积较浆液细胞大。胞核扁圆，位于细胞基底部。胞质内含大量透亮的黏液物质，其成分为数量不等的酸性黏多糖和中性黏多糖。

3. 混合性腺泡　由黏液细胞和浆液细胞组成，其比例变化较大。但多系黏液细胞组成腺泡的大部分，位于靠近分泌管的一端。浆液细胞较少，盖于腺泡的盲端表面，切面上形似新月。

4. 肌上皮细胞　位于腺泡和小导管的腺上皮与基底膜之间，常规切片中不易辨认，若用免疫组化方法则可清晰显示。细胞呈扁平状，有很长的胞浆突延伸到腺上皮细胞的表面，犹如"篮子"般包绕腺泡，故有"篮细胞"之称。胞质内充满纵行排列的细丝，故肌上皮细胞类似于平滑肌，具有收缩功能。通过收缩增加对导管系统的压力，从而帮助腺泡或导管分泌唾液。胞质内还含有活性很强的ATP酶和碱性磷酸酶。

导　管

导管是腺泡分泌物所经过的通道，呈树枝状。分泌物先经过最细小的终末分支导管——闰管，然后汇集到较粗的导管部分——纹管。闰管和纹管位于小叶内。纹管离开小叶后，穿行在小叶间的结缔组织内，逐渐汇合成较粗的排泄管，最后汇集成总排泄管，将分泌物排入口腔。

1. 闰管　连接腺泡与纹管，管径较细，长短不一（图5-3）。在浆液性腺泡为主的腮腺中，闰管长而窄，并可与其他闰管相连合，在组织切片中极易找到。在同时含有浆液性和黏液性腺泡的下颌下腺中，闰管短而宽。而在以黏液性腺泡为主的舌下腺中，闰管很短，常不易发现。在纯粹的黏液腺中，其腺泡直接连于排泄管的远端小管。闰管管壁为单层立方上皮，胞质较少，染色浅，胞核位于细胞中央，肌上皮细胞覆盖其外表面。闰管上皮显示从浆液性腺泡到导管细胞过渡的特点，胞质内含活性很高的乳铁蛋白及溶菌酶。

2. 纹管　又称分泌管，与闰管相连，管壁为单层柱状上皮，胞质丰富，嗜伊红，核圆，位于中央或近基底部。基底部有垂直于基底面的纵纹，故称纹管。这些纵纹是细胞膜内折形成的许

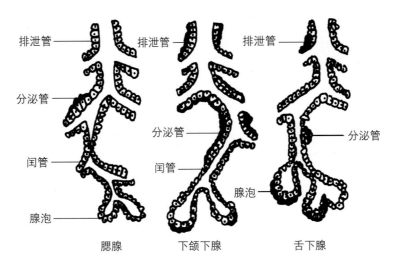

排泄管 —— 排泄管 —— 排泄管 ——

分泌管 ——

分泌管 ——

闰管 —— 闰管 ——

腺泡 ——

腺泡 ——

腺泡 ——

腮腺　　　　下颌下腺　　　　舌下腺

图5-3　腮腺、下颌下腺及舌下腺的导管系统

多皱褶，其间夹杂纵行排列的大量线粒体所致。腺腔面呈毛刷状，这种形态与肾小管的细胞很相似，与水和电解质的调节有关。腺泡细胞分泌的原始唾液中，离子的成分与血浆相似。流经纹管时，上皮细胞能主动吸收钠，排出钾，并转运水，改变唾液的量和渗透压，使离开纹管时的唾液成分与排入口腔的最终的唾液成分基本相同。细胞膜上的ATP酶系统以及线粒体中的氧化酶和脱氢酶可提供能量，起"钠泵"的作用。

3. 排泄管　始于小叶内，与纹管相连，出小叶后分布在小叶间结缔组织间隔中，称为小叶间导管。最后，各小叶间导管汇集成更大的总排泄管。随着管径逐渐增大，管壁细胞由单层柱状上皮逐渐变为假复层及复层柱状上皮，并可见少量杯状细胞。排泄管在接近口腔部分，导管上皮逐渐变为复层鳞状上皮，在其外表面包绕有胶原纤维和弹性纤维束，使导管系统具有被动扩张和收缩作用。唾液较多时，导管扩张。反之，导管收缩。

结缔组织

纤维结缔组织包绕腺体表面形成被膜，或分出纤维间隔分隔腺叶和腺小叶，血管、神经和导管都伴随被膜、叶间或小叶间结缔组织出入腺体。通过血管系统转运代谢产物，通过自主神经传递刺激，通过节后交感和副交感纤维完成唾液分泌的神经体液调节，包括对唾液分泌相关受体，如肾上腺素受体、辣椒素受体及乙酰胆碱受体的直接作用，经跨细胞途径和旁细胞途径调节唾液的分泌。

■ 唾液腺的生理功能

唾液腺分泌唾液，所以唾液腺的生理功能主要通过唾液来实现。唾液的主要功能为消化食物，此外尚有润滑、保护、缓冲、机械清洁及抗菌作用。

唾液的消化功能首先是将食物进行加工，为胃肠道的进一步消化做准备。食物在唾液中乳化并溶解，这一过程为味觉和酶的消化所必需。

唾液的主要消化酶是α-淀粉酶，这是一种主要由腮腺产生、经酶原颗粒分泌到唾液中的分解淀粉的酶。正常情况下，唾液中含很少量的脂酶，对脂肪的消化很少发挥作用，但当胰腺的脂酶缺乏时，唾液中的脂酶成为消化道中唯一的消化脂肪的酶而发挥较为重要的作用。

唾液中含某些抗感染物质，其中包括免疫球蛋白。唾液中IgA的含量要比血清高出100倍，主要是分泌型IgA，由唾液腺结缔组织间质中的浆细胞产生，通过特异性的受体介导机制转移到唾液中，在黏膜的局部免疫中起重要作用，抗病毒能力较强。缺乏分泌型IgA的患者易发生浅表性黏膜病变。

溶菌酶在唾液中大量存在，可释放胞壁酸水解革兰阳性菌细胞壁的黏多糖和肽糖苷，使细胞溶解。溶菌酶也可以与细菌的细胞膜结合，通过唾液离子，增加细菌对非酶性溶解的易感性。

唾液腺大量合成并分泌过氧化酶，在人类主要是乳过氧化酶，它的主要作用是利用唾液中的过氧化氢催化氧化反应，产生杀菌物质。

近些年来发现唾液中含一组富含组氨酸的蛋白（富组蛋白），对于某些口腔细菌和真菌具有明显的抑制作用。

唾液黏糖蛋白选择性地吸附于口腔黏膜表面，形成一层良好的保护屏障，避免组织脱水或刺激物的刺激。因其具有润滑性和高度黏性，使唇颊组织能自由活动，不受牙齿损伤和粗糙食物的摩擦。

唾液蛋白在调节唾液钙磷离子水平方面起重要作用，钙磷调节对于维持唾液中这些离子的过饱和状态，从而维持牙齿的矿化是很重要的。牙齿与唾液共存于一个开放的系统中，离子交换符合可溶性物质的热动力学原则，即固体和液体交接面处在一个半平衡状态。在正常情况下，当平衡系数是1时，含有过饱和钙磷的唾液对牙釉质提供保护作用，但当菌斑产生相当数量的酸以后，过饱和状态减弱，导致牙齿的脱钙。

唾液成分在口腔损伤或手术后起凝血功能。研究结果表明唾液蛋白具有类似于Ⅶ、Ⅷ、Ⅸ、Ⅻ因子以及血小板活化因子的作用。腮腺的唾液还具有与ω-氨基己酸相似的抗纤溶作用。血液与唾液混合后，凝血时间缩短，其缩短程度与混合的比例有关，血液与唾液之比为1∶1时，凝血时间缩短最明显。

唾液中还含有许多生物活性多肽，如表皮生长因子（EGF）和神经生长因子（NGF），这些物质对于维持口腔黏膜的完整性，促进创口愈合均发挥一定作用。

■ 唾液腺病变的特点

唾液腺疾病颇为常见，主要包括炎症和肿瘤，亦常与全身疾病相关，作为系统病的一种表征。但就其本质，一类是唾液分泌异常，由于各种原因，唾液腺本身应具有的分泌唾液的功能不能正常发挥，唾液的质和量发生改变，并产生相应的一系列症状。另一类是肿瘤及瘤样病变，如同发生在其他器官一样，当病变为恶性或体积较大时，不仅破坏腺体组织，影响腺体功能，而且可侵犯周围组织或发生转移，以至危及患者生命。

1. 唾液分泌异常　可分为两类。一类是唾液排出障碍，主要发生在导管系统。可以是机械性阻塞，如最常见的导管结石、黏液栓子等；也可以是导管扩张，收缩能力降低，唾液排出受阻或流速缓慢。另一类是唾液产生异常，主要发生在腺泡。由于慢性炎症，纤维结缔组织增生，腺实质萎缩。Sjögren综合征时，大量淋巴细胞浸润，取代腺实质。放射治疗使腺泡变性、破坏。上述各种原因均可使腺泡数量减少，即产生唾液的"机器"减少。也可以由于支配唾液腺分泌的神经系统功能异常所致，如药物、激素及激素样物质对唾液分泌的影响。此时，腺泡的数量可以正常，但其效能下降。

2. 肿瘤　唾液腺肿瘤绝大多数为腺上皮来源，结缔组织来源肿瘤很少见。其特点是：①组织学形态多种多样，肿瘤种类繁多，其原因可能与肌上皮细胞的参与有关；②部分良性肿瘤，如最常见的多形性腺瘤，包膜常不完整，采用单纯肿瘤摘除，常可因瘤细胞残存而造成复发，故手术时应将肿瘤连同周围部分正常腺体一并切除；③恶性肿瘤的恶性程度相对较低，分化较好，虽然手术后易于复发，但患者常可带瘤生存，预后相对较好；④恶性肿瘤对化疗药物常不敏感，虽然唾液腺腺样囊性癌及唾液腺导管癌有很高的远处转移率，但目前尚未发现明显有效的化疗药物。对化疗具有器官特异的耐药性，可能与其系外分泌性器官有关，因为其他外分泌性器官，如乳腺、胰腺也常具有化疗耐药性。

■唾液腺疾病的处理原则

根据病变性质采取不同的处理原则。

1. 唾液分泌异常 唾液腺的分泌系统恰如一条河流，水源充足，河道畅通，则河水清亮透彻。倘若久旱无雨，水源不足；或河道阻塞，河水淤滞，则成死水一潭。故唾液分泌异常的疾病，一要保持导管系统通畅，有导管结石或异物阻塞者，去除结石或异物。导管口狭窄者，扩张导管口。按摩腺体，帮助潴留在导管系统的唾液排出。二要刺激腺体增加分泌，可咀嚼无糖口香糖、口含维生素C片或进食偏酸食物如水果。三要增加唾液来源，令患者多饮水。四要保持口腔卫生，防止逆行性感染。这一套自身维护疗法对于儿童复发性腮腺炎、成人阻塞性腮腺炎、Sjögren综合征早期、下颌下腺导管结石取石术后防止复发，都是行之有效的。当然，对于导管高度扩张或腺实质严重萎缩者，需要通过手术解决。

2. 唾液腺肿瘤 即使是恶性肿瘤，对于化疗和放疗均不甚敏感，故以手术为主，有些肿瘤可辅以术后放疗，以降低复发率。由于腮腺与面神经关系密切，腮腺肿瘤手术常涉及面神经的处理，一般而言，良性肿瘤应保留面神经，并在术中尽可能减少面神经的机械性损伤。低度恶性肿瘤与面神经紧邻或有轻度粘连时，在保证肿瘤不破裂的前提下，可考虑分离保留面神经，辅加术后放疗，包括I^{125}放射性粒子植入，以杀灭可能残留的肿瘤细胞，面神经功能可得到较好恢复。高度恶性肿瘤与面神经粘连或面神经穿入肿瘤者，应牺牲面神经，并考虑即刻修复缺损的面神经。

■腮腺的影像解剖学

1. 正常腮腺造影图像 腮腺造影常采用侧位片和后前位片。

（1）腮腺造影侧位片：显示腮腺导管系统和腺实质的侧位影像（图5-4）。导管口位于上颌第2磨牙区，主导管在下颌升支上面斜向后下走行。正常导管长约5 cm，最大管径0.9~4 mm不等，平均2 mm，男性稍粗于女性。腺体大小与管径粗细无明显关系。左、右侧导管管径相差0.7 mm以内可视为正常。在主导管上缘常分出副叶小分支，约50%的人有一个或多个副腺体。副腺体体积不恒定，可大可小。副腺体恰似主腺体的缩影，炎症或其他病变使主腺体肿大时，也可伴有副腺体肿大。

腮腺腺体的大小，个体之间可有明显差异。在同一个体两侧腮腺，主导管形态、分支特性、副腺体的存在也可以不完全一样。由于个体之间差异显著，在造影片上测量腺体大小缺乏实际意义。

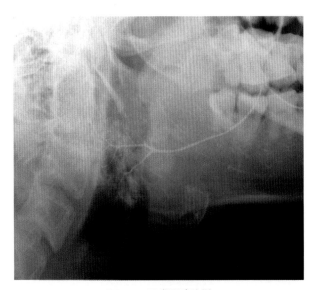

图5-4 正常腮腺造影

在解剖学上，主导管在绕过咬肌前缘时的走行不一致，可以形成钝角、直角或锐角。因此，在侧位片上，主导管入口后绕过咬肌前缘处可显示为直线、呈膝状弯曲或呈扭结状弯曲。主导管的行径也可分为直线形、凹面向上弧形、乙状形或分叉形。直线形及弧形的导管多见，分叉形和乙状形的导管非常少见。

自主导管分出的分支导管向上、向下走行，与主导管相连处几乎成直角。导管系统在腺体内一再分支，逐渐由粗至细，最后进入腺体组织。管腔边缘光滑，犹如叶脉。根据其分支的部位和特征，又可分为干线型和分散型。前者主导管较短，分支导管分出较早，少数病例分布几乎遍及主导管全长。后者主导管较长，分支导管几乎在主导管近腺体的1/3端同时发出。干线型较分散型常见。

读片时应注意被检者的年龄。儿童的腺体及其导管较细小，腺体及其分支导管在解剖学上尚分化不全，造影时主导管能清楚显示，但细分支显影不明显。至14~15岁时，唾液腺造影始明显显示细分支影像。老年人因管壁的张力减弱，有的人管径可变宽，并可呈蜿蜒状。这种改变不仅限于主导管，随着年龄增长，还可延及分支导管。因此，要紧密结合临床以与慢性阻塞性腮腺炎相鉴别。

充盈良好的唾液腺造影片，除导管系统外，尚有轻度腺泡充盈，显示为云雾状影像，一般不会遮盖导管系统的影像，有利于病变的显示。

（2）腮腺造影后前位片：显示腮腺后前位影像。腺体紧贴下颌升支外侧。主导管自导管口呈横"S"形向外侧延伸，在离下颌升支外侧缘约1 cm处转向后方并向上、下分支，再分支，大部分分支可延伸至下颌升支后内侧。下颌升支外缘与主导管转弯处之间、正常距离不超过1.6 cm，距离过大表明腺体内或腺体深部有肿块或腺体本身肥大所致。咬肌肥大时，主导管也可向外侧明显移位，腺泡软组织影像紧贴于下颌升支外侧，

分布均匀，其上、下两端较薄，中间稍厚，外缘呈弧形整齐、均匀。

2. 正常腮腺的超声图像 腮腺组织显示为细而均匀的中等回声结构，其浅面为低回声的皮下脂肪，前方深面为低而粗糙的咬肌。腮腺与周围组织显示有分界，但不清晰。纵切面上，腮腺呈长梭形，深方常能见到面后静脉（图5-5）。横切面上，腮腺呈三角形，可依下颌骨延长线为标志进行腮腺的超声分叶。此线浅面相当于浅叶，此线深面相当于深叶，横跨此线部分相当于颌后区（图5-6）。

3. 正常腮腺CT图像 在不同层面上，腮腺的形态不同，在相当于下颌升支内侧下颌小舌的平面上，观察腮腺的形态较完整。腮腺由颈深筋膜浅层所覆盖，浅叶向前延伸于咬肌表面，向后与胸锁乳突肌紧邻，深叶向内延伸到升支内侧，与咽旁间隙相邻，前界为翼内肌，后界为茎突及其附丽的肌肉。颈外动脉和面后静脉在升支后方穿越腮腺，颈内动、静脉位于腺体和茎突内侧（图5-7）。

腮腺是脂性腺组织，在ＣＴ片上，其密度（-25~10Hu）低于周围的肌肉密度（35~60Hu），高于皮下组织和颞下凹及咽旁间隙的脂肪密度（-125~-50Hu）。因无密度对比，腮腺的导管系统和面神经不能显示，腺体的实际密度根据脂肪和腺体成分的相对含量而改变。当腺体萎缩，脂肪成分增加时，腮腺的密度降低。在腮腺造影后CT扫描片上，腮腺的密度增高，与密质骨相似，并可见经过咬肌浅面、开口于口腔的腮腺导管。腮腺内及腮腺深部的淋巴结，在CT片上一般不易见到。淋巴结肿大时则可显示，其密度稍高于腮腺，但常低于肿瘤，对周围腺组织无浸润。在腮腺造影后CT片上，面后静脉、颈外动脉及其周围的间隙可形成密度减低区，应注意与淋巴结或肿瘤相鉴别；鉴别困难时，静脉增强可清楚地显示血管。

4. 正常腮腺的MRI图像 在横断面上，腮腺解剖结构与X线、CT图像相同，但组织密度与X

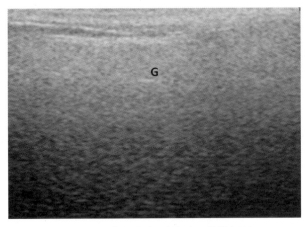

图5-5 正常腮腺（G）超声图像纵切面

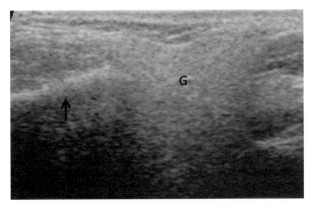

图5-6 正常腮腺（G）超声图像横切面，带状强回声为下颌升支（↑）

线、CT图像不同。

各种组织的影像可因成像方式不同而异。T1I显示脂肪为高密度影，密质骨和空气为低密度影，液体为较低密度影，肌肉呈中密度影。腮腺内含较多脂肪组织，因而其密度高于周围的肌肉。而在T2I，液体有较强的信号，呈高密度影，脂肪则为低密度影，呈灰色。肌肉则由中密度转变成较低密度影。腮腺的密度也有所降低，呈低或中密度影，密质骨与空气仍为低密度影。

血管中的血液T1值很长，流动迅速，难以接收其信号，故血管腔表现为无信号的黑色，血管壁呈双轨状（冠状或矢状扫描，血管与身体长轴平行）或圈状（横断扫描，血管与身体长轴垂直）的浅色结构。在图像上，颈内、外动脉，颈内静脉及面后静脉等血管很容易识别（图5-8）。

5. 正常腮腺核素显像图 核素显像可分为静态显像和动态功能显像。

（1）静态正位像：正常腮腺位于面中部偏下的两侧，呈卵圆形，腺体内放射活性分布较均匀，两侧大致对称。放射活性差别10%以内均属正常。

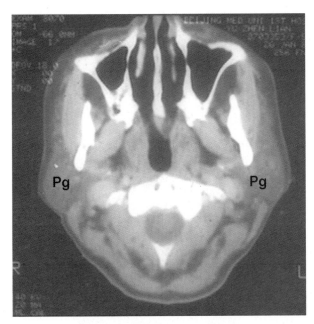

图5-7 正常腮腺（Pg）CT图像

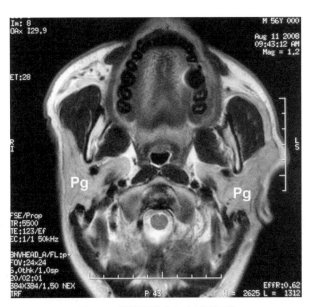

图5-8 正常腮腺（Pg）MRI图像

（2）静态侧位显像：面中部偏下可见高放射活性聚集区，呈卵圆形，边界较清楚，为腮腺组织。腺体内部放射活性分布均匀，有时可见条状高放射活性影像自腮腺通入口腔，为腮腺导管。

（3）动态功能定量检查图像：高锝酸盐离子在正常腺体内的活动分为三期。①脉管期：在注入后1 min内，核素主要存在于脉管内，此期腺体尚无明显摄取。②摄取期：由腺体小叶内导管上皮摄取，双侧腺体在同一时间内摄取量大致相同，摄取达到高峰的时间在给药后20~50 min。此时双侧腺体影像清晰，左右基本对称。③排泄期：唾液腺摄取到一定程度后，核素随唾液排到口腔，口腔放射性明显增多，多发生在给药后20 min。给酸刺激后，一般5 min左右完全排空，双侧腺体影像迅速变淡。

（4）正常功能曲线：在注射高锝酸盐离子后，唾液腺立即开始摄取，并随时间延长摄取增加。给酸后，唾液立即排泄，曲线迅速下降至最低点。约6 min后，腺体开始再摄取，曲线上升，全程曲线似平"S"形（图5-9）。

■ 下颌下腺的影像解剖学

1.正常下颌下腺造影图像　临床医师大多选择侧位片以显示下颌下腺的侧位影像（图5-10），下颌下腺导管口位于舌下区前部。主导管长5~7 cm，管径2~4 mm，由前上向后下行经下颌体部。主导管可显示为直线形、弧形、乙状形及分叉形。前两者多见，后两者极少见。行到下颌舌骨肌后缘，约在下颌角前向下呈直角弯曲。腺体外形近似梨形，显像于颌下部软组织中，在弯曲部的下方向两侧分出分支导管。下颌下腺分支导管较少，变异不多。下颌下腺也可有副腺体，在接近下颌下腺腺门处分出，大多在主导管下部。与腮腺相似，同一个体的两侧下颌下腺腺体也可不完全一样。下颌下腺造影有时可见造影剂进入舌下腺，而使舌下腺显影，这是因为舌下腺有一条或数条导管与下颌下腺导管相通。

2.正常下颌下腺超声图像　下颌下腺为横椭圆形，呈均匀一致的中等回声。其浅层为皮下组织和颈阔肌，深层为二腹肌前后腹，与下颌下腺之间分界清晰，前方可见平行的管状回声，为下颌下腺导管。外界伴有声影的强回声带系下颌骨。

3.正常下颌下腺CT图像　在横断面CT图像上，下颌下腺前方及前外方与下颌骨相连，前内

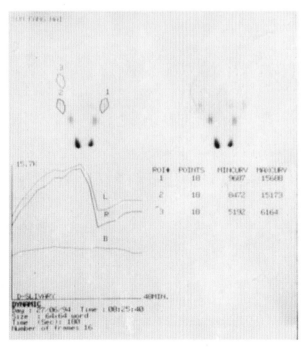

图5-9　正常腮腺核素动态显像及功能曲线

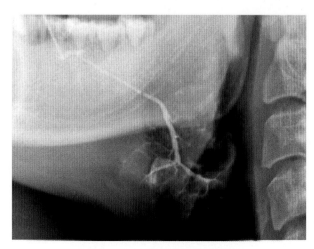

图5-10　正常下颌下腺造影

侧与下颌舌骨肌、舌骨舌肌相连，后方为胸锁乳突肌，后内侧可见颈内动静脉。下颌下腺的密度高于腮腺，同肌肉相近，CT值为40Hu（图5-11）。

4.正常下颌下腺核素显像图　静态正位显像时，高放射活性的下颌下腺位于腮腺内下方，两侧对称，其范围较腮腺小。侧位显像时，下颌下腺位于腮腺的前下方。动态功能显像时，其功能曲线与腮腺相似，呈水平"S"形（图5-12）。

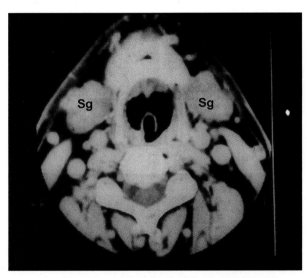

图5-11　正常下颌下腺（Sg）CT图像

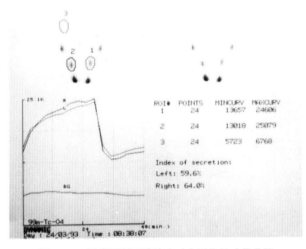

图5-12　正常下颌下腺核素动态显像及功能曲线

■ 腮腺、下颌下腺的CT体积测量

腮腺和下颌下腺肿大是临床上常见的症状，但是由于尚未建立腮腺和下颌下腺正常体积的评判标准，腮腺和下颌下腺肿大和萎缩均缺乏客观的诊断标准，给疾病的准确诊断、疗效评估及学术交流带来障碍。CT和影像后处理技术的发展为准确测量腮腺和下颌下腺的体积提供了可能性。

我们参照中华医学会老年医学会提出的年龄分组标准，通过CT容积重建的方法，测量了240例受检者正常腮腺和下颌下腺的体积，得出了不同性别和年龄组的正常值（表5-1）。相应性别和年龄组患者的腮腺或下颌下腺体积大于正常值高值者视为肿大，小于正常值低值者视为萎缩。我们的一组IgG$_4$相关唾液腺炎患者的研究结果显示，25~44岁女性下颌下腺正常值为（7.310±2.282）cm^3，而IgG$_4$相关唾液腺炎患者的肿大下颌下腺平均体积为（18.055±4.326）cm^3，超过正常值的2倍。经过免疫调节治疗以后，肿大腺体明显缩小，平均体积下降为（7.82±2.62）cm^3，接近正常水平。因此我们建立的正常值为腮腺和下颌下腺肿大和萎缩的诊断提供了客观依据，CT体积重建可为评价疗效提供定量指标。

■ 下颌下腺血管和导管的显微解剖

下颌下腺血管和导管显微解剖的特点

利用功能性颈淋巴清扫时获取的正常下颌下腺，将ABS树脂颗粒溶于丙酮中，加入不同染色剂后，用注射器插入下颌下腺的动、静脉和导管，将树脂溶液灌注到腺体内。48 h后，将腺体置于浓盐酸中腐蚀腺体软组织，冲洗后可以获得血管和导管系统的灌注模型。下颌下腺脉管铸型显示以下特点。

表5-1　正常受检者各年龄组腮腺与下颌下腺CT体积测量值

年龄（岁）	腮腺体积（cm³）		下颌下腺体积（cm³）	
	$\bar{x} \pm s$	95%CI	$\bar{x} \pm s$	95%CI
＜25	17.140±5.203	15.824~18.456	7.668±2.406	7.060~8.276
男	18.979±5.552	16.993~20.975	8.027±2.307	7.202~8.852
女	15.302±3.897	13.908~16.696	7.310±2.282	6.494~8.126
25~44	20.900±5.566	19.492~22.308	8.306±2.307	7.723~8.889
男	22.187±6.070	20.015~24.359	8.637±2.454	7.759~9.523
女	19.612±4.257	18.089~21.135	7.945±1.847	7.285~8.605
45~59	26.456±8.997	24.179~28.732	8.952±2.296	8.372~9.532
男	31.880±9.061	28.638~35.122	9.296±2.451	8.423~10.177
女	21.031±4.033	19.588~22.474	8.607±1.964	7.905~9.309
≥60	31.892±8.872	29.648~34.136	8.506±2.694	7.825~9.187
男	31.937±8.789	28.792~35.082	9.410±3.076	8.310~10.510
女	31.846±8.560	28.783~34.909	7.603±1.678	7.003~8.203

1. 下颌下腺血管和导管系统以腺叶为单位呈树枝状分布，动、静脉和导管系统由粗变细可以分为3级（图5-13~15）。

2. 每个腺叶都有较为完整的血管和导管系统，动脉、静脉和导管系统互相伴行（图5-16）。

下颌下腺脉管系统显微解剖特点的临床应用

基于下颌下腺脉管系统显微解剖的这一特点，可以设计下颌下腺外科的创新术式。

1. 部分下颌下腺移植术治疗重度眼干燥症　下颌下腺移植是治疗重症眼干燥的有效方法，传统的整体下颌下腺移植术后，约有50%以上的患者因移植腺体分泌过多而出现溢泪症状。对于腺体体积大、功能好，预计术后出现严重溢泪的患者，在将游离的下颌下腺转移到颞部，相应的血管进行吻合，血运良好的条件下，以腺叶为单位切除部分下颌下腺，即部分下颌下腺移植术，既可以提供足量的腺体分泌液湿润眼表结构，又可减轻或避免术后溢泪，从而减少手术并

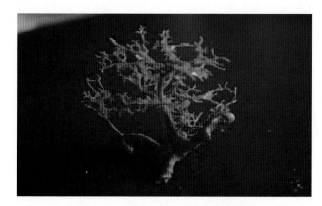

图5-13　下颌下腺动脉树脂灌注模型

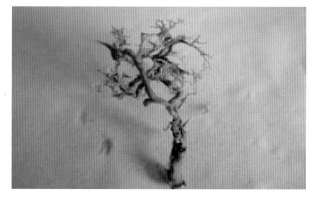

图5-14　下颌下腺静脉树脂灌注模型

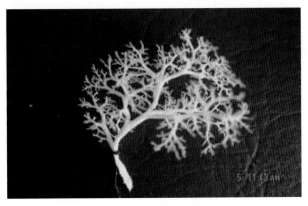

图5-15　下颌下腺导管树脂灌注模型

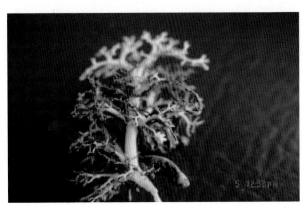

图5-16　下颌下腺动脉、静脉、导管联合树脂灌注模型

发症，提高手术成功率。

2. 部分下颌下腺切除治疗下颌下腺良性肿瘤　对于下颌下腺良性肿瘤传统的手术方式是整体下颌下腺切除，术后患侧腺体功能丧失。借鉴部分腮腺切除术治疗腮腺浅叶良性肿瘤以及部分下颌下腺移植术治疗重度眼干燥症的经验，对于位于下颌下腺一侧、远离下颌下腺导管的良性肿瘤采用肿瘤及肿瘤周围部分正常下颌下腺切除的术式，既能根治肿瘤，又可减轻手术创伤、保留大部分腺体的功能，是一种新的功能性唾液腺外科术式。术中需要注意的是，切除腺体时应尽量以腺叶为单位，以保证被保留腺体的腺叶完整性。

3. IgG$_4$相关唾液腺炎的下颌下腺活检术　组织学和免疫组织化学检查是诊断IgG$_4$相关唾液腺炎的金标准，下颌下腺活检是必要的诊断环节。对于腺叶结构尚存的病变下颌下腺，活检手术时，以腺叶为单位分离并切取腺体组织，既可以获得完整的腺泡组织供病理诊断，又可以减轻手术创伤，保证腺体的相对完整，避免腺瘘的发生。

腮　腺

腮腺在唾液腺中体积最大，左右各一，为浆液腺。腮腺本身的结构较简单，但与周围血管、神经等组织间的关系颇为复杂。

■ 临床解剖

1. 形态结构　腮腺位于面侧部，表面略似倒置的锥体形，底在上，尖朝下，前后宽3~4 cm，上下高约6 cm（图5-17）。腺体的内外观为一外大内小的哑铃状，其柄在下颌升支后缘和乳突前缘之间。腺体的内侧部分形态不规则，前方伸至下颌升支和翼内肌内侧，可达咽旁间隙。此处发生的肿瘤不易早期发现，有时可在咽侧壁出现肿

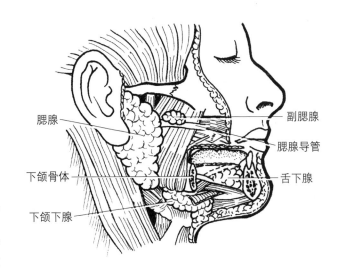

图5-17　腮腺、下颌下腺及舌下腺

块。后方伸至胸锁乳突肌的内面和二腹肌后腹表面。上方可延至下颌关节窝的后部，该处的肿瘤可将髁突推移向前，产生颞下颌关节症状。

下颌角与乳突之间的部分腮腺浅叶为腮腺的后下极，又称"腮腺尾"。发生于此处的肿瘤约占所有腮腺肿瘤的20%，其中绝大多数为Warthin瘤。正常情况下，腮腺后下极的直径约2 cm，厚1~2 cm，扪诊时界限不清。但在老年人，由于脂肪浸润，腺体增大，扪诊时腺体界限较清楚。

约半数人的腮腺有副腺体，其部位、数量及体积均不恒定。大多位于腮腺导管的上方，大小及形状类似豌豆（图5-17）。副腺体有分支导管进入腮腺主导管，腮腺造影时常可显示。Oppenheim等统计100份腮腺造影片，38%有1个副腺体，7%有2个，6%有3个或更多个副腺体。副腺体的组织结构与腮腺完全一致，因而，发生于腮腺的病变也可在副腺体内发生。

腮腺导管长约5 cm，管径0.9~4.0 mm不等，在腺体前缘穿出，在颧弓下约1.5 cm处与颧弓平行越过咬肌表面，在咬肌前缘几乎呈直角转向内侧，穿过颊脂体及颊肌纤维，开口于上颌第2磨牙牙冠相对的颊黏膜，开口处形成腮腺乳头。腮腺导管与面神经颊支的关系较恒定，故常作为解剖面神经颊支的重要标志。从耳屏中点向鼻翼至口角连线中点作一联线，在该线的中1/3处，即为腮腺导管的表面投影。

2. 腮腺筋膜　来自颈深筋膜浅层，在腮腺后缘分为浅层和深层，包绕腮腺，形成腮腺鞘。在腮腺前缘筋膜复合为一，形成咬肌筋膜，腮腺鞘浅层特别致密，腮腺位于致密的腮腺咬肌筋膜内，急性化脓性腮腺炎脓肿形成后不易扪及波动感，而呈硬的浸润块，因此不能以扪得波动感作为切开引流的指征。腮腺鞘与腮腺贴连紧密，腮腺的可膨胀性小。腮腺炎症如流行性腮腺炎时，腮腺的内在压力明显增加，患者胀痛常较明显。腮腺鞘向腺体内伸入许多间隔，将腮腺分成数个小叶。化脓性腮腺炎形成的脓肿多为散在的多发

性脓肿，分散在小叶内。切开引流时，应注意向不同方向分离，分开各个腺小叶的脓腔。腮腺鞘的深层薄而不完整，脓肿穿破后可进入咽旁间隙或咽后间隙，或沿着颈部间隙往下扩散到纵隔。

3. 神经支配　腮腺的感觉神经是耳颞神经和耳大神经。耳颞神经以两根包绕脑膜中动脉后复合成一干，沿翼外肌深面向后，绕下颌髁突颈内侧至其后方进入腮腺，其上支几成直角弯曲向上，经腮腺上缘穿出，越过颧弓的浅面，进入颞区（图5-18）。腮腺炎或肿瘤时，可压迫耳颞神经，引起耳颞区、颞下颌关节及颅顶区放射性疼痛。由于耳颞神经与颅内相通，某些恶性肿瘤，如腺样囊性癌，可沿此神经扩散到颅底或颅内。

耳大神经为颈神经丛皮支中最大者，在胸锁乳突肌浅面行向前上，其前支分布于腮腺的皮肤。面神经缺损修复时，常利用耳大神经作为供体神经。

耳神经节的节后副交感纤维，伴随耳颞神经的腮腺支，分布于腮腺，司其分泌。耳神经节的节前纤维来自下涎核，经舌咽神经的鼓室神经、鼓室神经丛及岩浅小神经至耳神经节。部分纤维来自中间神经，自面神经膝处分支与岩浅小神经结合至耳神经节。来自交感神经颈上节的节后纤维，伴随颈外动脉及其分支加入耳颞神经，一部分纤维至腮腺，另一部分纤维分布于耳颞神经分布区皮肤的血管、汗腺和立毛肌。耳颞神经受损后，可发生味觉出汗综合征，表现为味觉受刺激后，耳颞神经分布区出现皮肤潮红及出汗。

4. 血液供应　颈外动脉在腺体的后面相当于下颌升支中、下1/3交界处进入腮腺，分出耳后动脉后，向后外斜行至下颌升支髁颈的高度分为颞浅动脉和颌内动脉。颞浅动脉分出小支至腮腺，并发出面横动脉，然后上行经颧弓根部至颞区。颌内动脉离开腮腺向前内侧走行于面深区。颞浅静脉和颌内静脉与动脉伴行，在腮腺内合成面后静脉，向下出腮腺下极，分为前、后两支：前支与面前静脉合并为面总静脉，后支与耳后静脉合

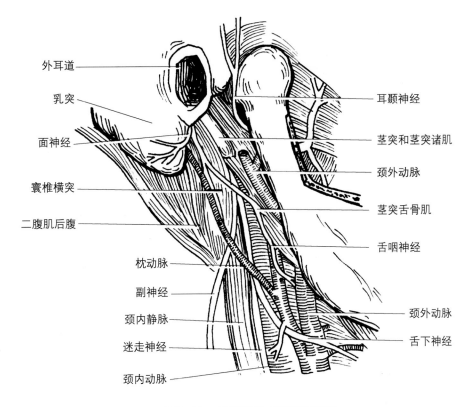

左侧标注（从上到下）：
外耳道
乳突
面神经
寰椎横突
二腹肌后腹
枕动脉
副神经
颈内静脉
迷走神经
颈内动脉

右侧标注（从上到下）：
耳颞神经
茎突和茎突诸肌
颈外动脉
茎突舌骨肌
舌咽神经
颈外动脉
舌下神经

图5-18　"腮腺床"的结构及毗邻

并为颈外静脉。面神经下颌缘支在腮腺下极越过面后静脉（图5-19）。因此，面后静脉常作为解剖面神经下颌缘支的标志。

5. 淋巴引流　腮腺含有与头颈部各区相关的淋巴网，其中有20~30个淋巴结，可分为腮腺浅淋巴结、腺实质淋巴结和腮腺深淋巴结3组（图5-20）。

腮腺浅淋巴结位于腮腺咬肌筋膜浅面和腺体表面，又可分为耳前淋巴结和耳下淋巴结，主要汇集耳郭外区及颞区的淋巴液，汇流到颈深上淋巴结。

腺实质淋巴结位于腮腺实质内，汇集鼻根、眼睑、颞额部、外耳道及中耳的淋巴液，有时腭部及鼻腔的淋巴也达此组淋巴结，汇流至颈深上淋巴结。

腮腺深淋巴结位于咽侧壁，汇集鼻咽、后鼻腔的淋巴，汇流至颈深淋巴结。鼻咽癌易转移至

该组淋巴结。

■ 毗邻关系及临床意义

腮腺上缘为颧弓，前缘覆盖于咬肌表面，下界为下颌角的下缘，二腹肌后腹的上缘，后上界为外耳道的前下部，并延伸到乳突尖部。

1. 腮腺与外耳道的关系　腮腺鞘上部与外耳道紧密相连，并发出索状纤维束，伸入外耳道前下壁软骨部的Santorin裂隙中。腮腺内的小动、静脉及神经也经该裂隙进入外耳道，外耳道前下部的淋巴亦经此裂隙引流至腮腺淋巴结。因此，腮腺的化脓性感染可沿腮腺鞘经外耳道软骨前下壁的裂隙，向外耳道蔓延。

2. 腮腺间隙及"腮腺床"　腮腺位于略呈三角形的腮腺间隙内，该间隙前界由浅入深依次为咬肌、下颌升支及翼内肌后缘；后界为胸锁乳

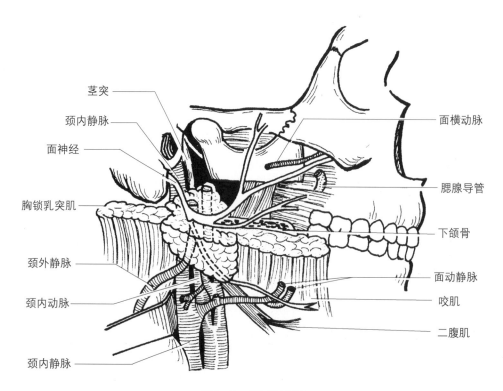

图5-19　腮腺区血管

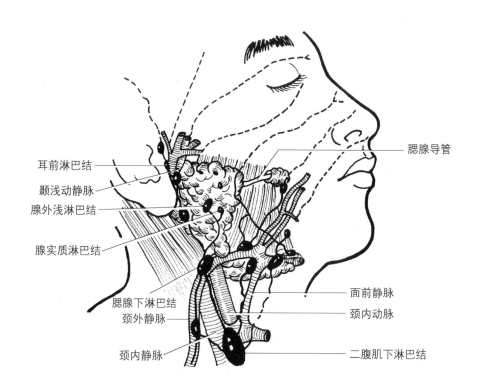

图5-20　腮腺区淋巴结

突肌、乳突及二腹肌后腹之前缘；上界为外耳道及颞下颌关节；下方延伸至下颌角稍下方，进入颈动脉三角。间隙的后内侧与茎突诸肌（茎突舌肌、茎突舌骨肌及茎突咽肌）及围以蜂窝组织的深部血管神经（颈内动、静脉及第Ⅸ、Ⅹ、Ⅺ、Ⅻ对脑神经）相毗邻，上述结构称为"腮腺床"（图5-19），腮腺深叶肿瘤手术时，必须熟悉这些解剖关系。在腮腺间隙及其周围有3个重要的解剖标志。

（1）寰椎横突：位于乳突尖端与下颌角连线的上、中1/3交界处，颈内动、静脉和第Ⅸ、Ⅹ、Ⅺ、Ⅻ对脑神经位于其前方。

（2）茎突：其根部深面是颈静脉凹及颈动脉管，顺其而下为颈鞘。茎突后外部分为茎乳孔，面神经主干经此孔穿出。颈内动、静脉及第Ⅸ～Ⅻ对脑神经均位于茎突深面，故在其浅面手术较安全。

（3）二腹肌后腹：起自乳突二腹肌切迹，前下行附着于舌骨。颈内动、静脉位于二腹肌后腹深面。腮腺深叶肿瘤手术结扎切断颈外动脉时，可在二腹肌后腹上缘进行。

3. 面神经与腮腺的关系　腮腺是单叶还是双叶结构？两叶之间是否存在确切的有面神经通过的分裂平面？这是许多学者长期争论的问题。早在1859年，Triquet等指出，面神经不是穿越腮腺实质，而是位于腺体的裂沟内，神经由疏松结缔组织包绕并与腮腺完全分离。Luschka（1862年，1867年）证实面神经及其分支将腮腺分为两部分，内侧部分较外侧部分小。1873年，Henle也发现腮腺被面神经主干及分支分为外大内小的两部分。1912年，Gregorie通过大量成人和胚胎腮腺的解剖，认为腮腺分为深、浅两叶，其间由峡部相连，面神经在两叶间走行。这一观点被许多学者所支持。Bailey（1947年）将面神经形象地比喻为"腮腺三明治中的肉"。然而，不少学者持有异议，认为腮腺是单叶结构，只是以面神经为界，分为深、浅两部。Gasser（1970年）通过

研究腮腺和面神经早期胚胎的发育，发现在胎长22 mm时，腮腺胚芽为实质性而无分支，位于颞面干上颊支的深面，颈面干下颊支及下颌缘支的浅面。随着胚胎发育，腮腺围绕面神经各分支由前向后生长，腺体各部均有联系，而无分成两部分的平面，亦无互相连接的峡部。我们也有同样体会，面神经在腺小叶间穿行，只有通过锐利解剖才能将其与腺体分开，而无平面存在，故应将腮腺视为单叶结构。但是，以面神经为界，将腮腺分为深、浅两部，有其重要的临床意义。不同部位的肿瘤，其临床表现、诊断，特别是手术治疗，均有明显区别。沿用传统的命名，将其称为"浅叶"和"深叶"，亦无不可。

■ 临床应用

腮腺浅叶切除术

1. 手术设计解剖原理　此手术在面部进行，术者和患者应关注两大重要问题：一是面部手术瘢痕，二是面神经功能损伤。若无面神经与腮腺之间的密切关系，腮腺浅叶肿瘤摘除将是极为简单易行的手术。然而，正是由于面神经各分支穿行于腮腺组织之间，关系极为密切，解剖、保留面神经的腮腺浅叶切除术成为一个非常精细的手术。手术设计时涉及以下两个问题。

（1）手术切口：一般做"S"形切口，上端起自耳屏前颧弓根部，顺纵向皮纹切开，绕过耳垂向后，沿下颌升支后缘后方顺下颌角方向向前至舌骨大角平面（图5-21）。切开皮肤、皮下组织及颌下区的颈阔肌。耳屏前区垂直切口应在面部与耳屏、耳轮脚、耳垂交界处，且与纵向皮纹平行，皮肤相对松弛者皮纹尤为明显，如此可使瘢痕隐蔽，切口稍向面部靠前，瘢痕即变明显。

以往有的学者采用"Y"形切口，即除前述"S"形切口外，在耳后附加切口（图5-22）。此切口易形成尖锐的小三角瓣，其尖端因血运不佳而易坏死或愈合不佳，故基本已被废弃不用。

只是当腮腺深叶肿瘤切除，腮腺区凹陷明显，拟用胸锁乳突肌肌瓣转移充填组织缺损时，可采用耳后附加切口以便充分暴露胸锁乳突肌上部。

绕过下颌角后的颌下切口与常规颌下切口相似，即在下颌下缘下2 cm做切口。其长度以切口全长翻瓣后能充分暴露腮腺前缘及腮腺主导管为度。有些西方人的上颈部皮纹明显，因此有的学者将颌下切口改成顺皮纹略向前下方向做切口，但我国人上颈部皮纹常不甚明显，故以常规颌下切口为宜。

传统的"S"形切口，有时瘢痕仍显明显。

加之临床上接近50%的腮腺肿瘤可行部分腮腺切除术，故在临床上采用改良的手术切口：①耳前发际内入路（图5-23），适用于高于耳垂平面，可行部分腮腺切除的肿瘤；②耳后发际入路（图5-24），适用于腮腺下极深浅叶，可行部分腮腺切除的肿瘤。这些入路的应用，基本可达到手术不留瘢痕的美学效果。

（2）翻瓣：翻瓣有两种方式。较为传统的是在腮腺咬肌筋膜表面进行，倘若术前腺体经腮腺导管注入1%亚甲蓝使腺体染色，筋膜表面透出蓝色，更易识别。皮瓣自筋膜表面掀起，在下颌

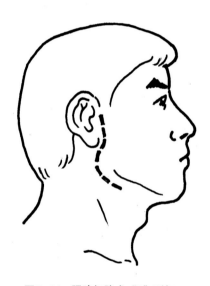

图5-21　腮腺切除术"S"形切口

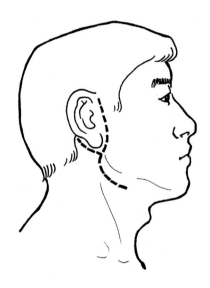

图5-22　腮腺切除术"Y"形切口

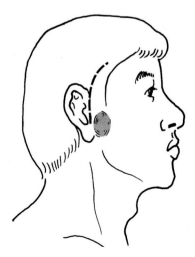

图5-23　耳前发际内入路切口

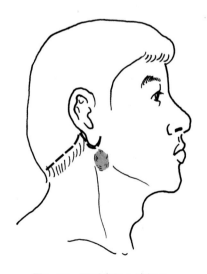

图5-24　耳后发际入路切口

角及颌下区则将颈阔肌包含于皮瓣之中。此法的优点是出血少，术野清晰。另一种翻瓣方式是在腮腺咬肌筋膜深面进行，直接暴露蓝染的腺泡，将筋膜完整地包含在皮瓣内。这层筋膜有可能阻断分布于腺体及汗腺的神经纤维之间的迷走再生，从而预防味觉出汗综合征的发生。

2.手术进路中解剖结构辨认

（1）显露面神经：解剖分离面神经是此术的关键步骤。显露面神经有两种主要方法：一种是从末梢追踪到主干的逆行解剖法；另一种是从主干到末梢的顺行解剖法。两种方法各有其优、缺点。面神经主干位置较恒定，解剖标志清楚，但位置较深，手术范围较窄，视野受限，主干受损的机会因之增加。欧美国家的医师多采用此法。逆行解剖法视野广，面神经分支位置表浅，易于寻找，肿瘤远离面神经主干时可不显露主干，以减少主干的损伤。国内的医师多采用此法。作为一名外科医师，应掌握这两种解剖法，具体病例如何选择，则根据肿瘤所在部位及术者习惯而定。

1）逆行解剖法：肿瘤位于腮腺深叶及颌后区者尤为适用，可从下颌缘支、颊支或颧支开始解剖。

Sistrunk（1921年）及Ott（1923年）最早提倡自下颌缘支开始解剖面神经。下颌角下方面后静脉可作为寻找下颌缘支的标志，因此处下颌缘支横跨面后静脉（可在面后静脉浅面或深面）。此外，也可在腮腺前下缘、咬肌表面，即下颌缘支离开腮腺处寻找下颌缘支。下颌缘支的吻合支较少，术中慎勿损伤。

Bailey（1947年）则提倡以腮腺导管为标志，自面神经颊支开始解剖面神经的方法。笔者也习惯于此种方法。皮瓣掀起后用拉钩牵拉皮瓣，显露腮腺前缘最突出的部位，此为腮腺导管穿出腮腺处。其前上方常可见副腮腺。顺腮腺导管走行方向钝分离，在其表面或上下方可见面神经颊支。顺面神经颊支向后解剖面神经其他各支。

另外，也可在腮腺前上方，以颧弓为标志寻找面神经颧支，一般位于颧弓下1 cm。颧支较粗大，位置恒定，但位置相对较深。

2）顺行解剖法：1940年加拿大外科医师Janes提倡从主干分离解剖面神经，以后不断改进。此法对于腮腺肿瘤位于浅叶前份者尤为适用。腮腺恶性肿瘤行腮腺切除、颈淋巴清扫联合根治术时，因颈清扫术中已将胸锁乳突肌及二腹肌后腹解离，从主干解剖面神经更为便利。

解剖方法为沿乳突前缘向深层钝分离，亦可在乳突前缘切断部分胸锁乳突肌的附丽，向前下方分离部分胸锁乳突肌，显露二腹肌后腹的附丽，面神经主干平分其上缘与鼓板（乳突前面）所形成的夹角（图5-25）。茎乳孔位于二腹肌深面约1 cm处。亦可顺外耳道软骨向深面分离，显露外耳道软骨三角突，其尖端指向前下1 cm处，即可觅及面神经主干（图5-26）。显示面神经主干后，如有小型组织牵开器，将组织牵开，以扩大视野。若没有，可在食指保护引导下，将腮腺后缘自胸锁乳突肌和二腹肌后腹分开，沿主干向前解剖至颞面干、颈面干分叉，然后向各分支分离，切除腮腺浅叶与肿瘤。

（2）面神经分支的辨认：这是腮腺手术中最需辨认清楚的组织。西方国家外科医师常用神

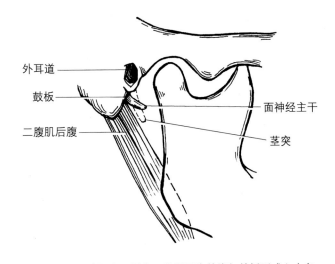

图5-25　面神经主干平分二腹肌后腹前缘与鼓板形成之夹角

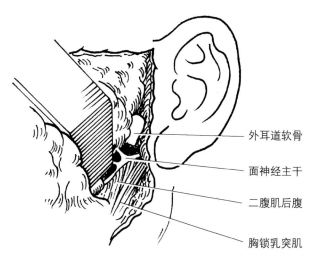

外耳道软骨

面神经主干

二腹肌后腹

胸锁乳突肌

图5-26 外耳道软骨三角尖与面神经主干

经刺激器进行辨认，将一头电极插入组织，另一电极接触辨认组织，如有面肌收缩即可认为其是面神经。但刺激电流量需适宜，过大对神经有损伤，或刺激被辨认组织周围的神经纤维引起面肌收缩而造成假象。电流量过小时被刺激神经可能无反应。笔者一般仅用于复发性腮腺肿瘤切除及面神经陈旧性创伤修复，因大量组织瘢痕难以与面神经区分时。一般情况下，需与面神经分支区分的有3种组织。①腮腺分支导管：面神经属有髓纤维，轴突由髓鞘包绕，髓鞘的化学成分主要是类脂和蛋白质，称髓磷脂，其中类脂含量很高，约占80%，髓鞘新鲜时呈闪亮的白色，故没有变性的面神经呈银白色，有光泽，而腮腺分支导管较灰暗，无光泽。②小血管：主要是静脉，有时粗细相似而易混淆，除灰暗而无银白色光泽外，稍向周围游离，即可发现其与更粗的血管相连，并可见充血而得以确认。③筋膜细条：主要是在腺体周缘即面神经分支近末梢段易与其混淆。在区分确有困难时，可适当加大钝分离的力度，筋膜细条常被撑断，面神经有韧性而维持其连续性。

（3）腺体与脂肪组织的辨认：体形较瘦者不存在两者辨认问题，但儿童及体胖者则须加以辨认，特别是在翻瓣确定平面，显露腮腺周界，以及从面神经周缘支逆行解剖时。一般而言，脂肪组织呈橘黄色，较脆，有油腻感，泡状结构不似腺泡明显。而腺泡色较浅，因腺泡之间有结缔组织相连，有一定韧性，泡状结构明显。

3.重要解剖结构的保护和挽救

（1）面神经的保护：在显露面神经及腺体切除过程中，为了尽可能减少对面神经的机械性损伤，下列几点应予注意。①在翻开耳前皮肤瓣时，常用锐剥离。但当皮瓣掀至腺体前缘时，宜改行钝剥离，因面神经分支穿出腺体前缘进入咬肌时，部位表浅，易被损伤。②在分离面神经时应在其浅面循其走行逐步分离，边分离边切除腮腺，切忌在面神经深面分离。腮腺与面神经之间虽无完整的解剖平面相分隔，但常有一层纤维结缔组织，易于分开，慎勿伤及面神经鞘膜。应做到既清楚显露神经，又不打开鞘膜而暴露神经纤维。③暴露腺体后应改用生理盐水纱布止血而勿用干纱布，止血时应是"蘸血"而勿"擦血"，以免摩擦而损伤神经。已分离出的面神经应用生理盐水纱布覆盖，以免暴露于空气中干燥而受损，笔者的实验研究结果表明，单纯暴露面神经本身就是一种轻微的损伤。④出血多时应先压迫止血而勿轻易钳夹止血，因血管常与面神经伴行，钳夹时可能损伤面神经。而毛细血管出血常可因加压而停止。加压止血时可更换其他部位继续分离。⑤分离颞面干及颈面干时常涉及面后静脉。面后静脉有多条细小属支，应细心将其一一结扎。如有活泼出血点，应用吸引器吸引，看清出血点后准确钳夹，以免损伤面神经。⑥解剖面神经主干时，可碰到相邻的耳后静脉出血，应及时以手指压住后用吸引器吸引，边吸边松开指压处，看清出血点后准确钳夹止血，以免误伤面神经。一旦发现面神经被切断，应即刻做神经吻合术，详见第4章"面神经吻合术"。

（2）耳大神经的保留：解剖腮腺后下极时，可见耳大神经进入腮腺咬肌筋膜。如为耳前区的良性肿瘤，可分离耳大神经，将至腮腺实质的前支剪断，保留其分布于耳垂及后方的分支，以免引起术后耳垂麻木不适。

（3）腮腺导管的保留：传统的腮腺浅叶切除，常将腮腺导管结扎，令残留的部分腮腺组织自行萎缩。根据赵昆等的报道以及笔者的经验，相当一部分患者的面神经走行于腮腺主导管（包括腺内段主导管）的表面，故而在面神经表面分离切除腮腺浅叶，有可能保留腮腺导管。其优点是腮腺深叶所分泌的唾液可经腮腺导管排出，残留的腮腺深叶仍保持一定功能。但术中应注意将肉眼可见的各分支导管（叶间导管）一一结扎，以预防涎瘘的形成。

（4）面后静脉的保护：行腮腺浅叶切除时，面后静脉大多可以保留，该静脉引流颞浅静脉和颌内静脉的血液，将其保留可适当减轻术后面部反应性肿胀，面后静脉在腮腺内的行程中有很多细小属支，应将其一一细心结扎，以免造成术后继发性出血。

4.解剖结构和手术操作技巧

（1）翻开耳前组织瓣：其解剖结构特点见第7章"临床应用"，如在腮腺咬肌筋膜浅面翻瓣，助手牵拉皮瓣及术者用刀的操作技巧在该章描述。如在腮腺咬肌筋膜深面翻瓣，助手牵拉皮瓣手法相同，术者可用电刀切割，如见到筋膜与腺体之间有小血管连接，可先用电凝，然后用电刀切割，同样可以做到几乎不出血。

（2）麻醉：行腮腺浅叶切除术时，目前多采用全身麻醉。如在局部浸润麻醉下进行手术，术区皮肤及皮下浸润麻醉后翻开耳前组织瓣。在尚未切开腺体组织时，利用腮腺咬肌筋膜紧密包裹腮腺浅份的解剖特点，将麻醉药注入整个腮腺浅份，此时药液可均匀地渗入腮腺组织而不致外溢，麻醉效果良好。切开腮腺组织后再注射麻醉药，药液易渗出外溢，影响麻醉效果。

（3）显露面神经：面神经各分支呈网状穿行于腮腺，其深浅不同，并非在一个层面。逆行解剖面神经，找到任何一支面神经后，沿神经分支向腮腺分离，找出各分支直达颞面干及颈面干分叉处。分离过程中应采用"全面推进"的方法，不宜"孤军深入"在某一点上分离过深，以免在深面有出血，止血时因视野小而误伤面神经。

腮腺深叶肿瘤切除术

1.手术设计解剖原理　腮腺深叶肿瘤根据肿块所在位置，临床可分为颌后肿块型、哑铃型及咽侧突出型3型，根据临床类型，可设计3类手术方式。

（1）扩大颌后间隙：首先切除腮腺浅叶，保留面神经。如肿瘤较小且靠前外方，则游离并保护面神经各分支，分离并切除深面肿瘤及部分深叶组织。对较大的颌后肿块型及中等大小的哑铃型肿瘤，应将下颌升支向前推移，以扩大升支后缘与乳突间的工作间隙（图5-27），循翼内肌、胸锁乳突肌、二腹肌后腹及茎突舌骨肌间的间隙，锐、钝剥离，切除腮腺深叶及肿瘤。

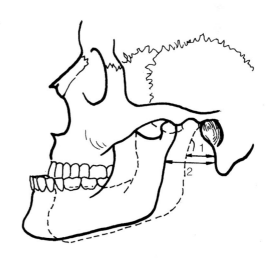

1.脱位前；2.脱位后。
图5-27　将下颌前脱位，扩大颌后间隙

（2）截断下颌骨：当肿瘤很大，波及颅底或与颈内动脉及其他重要结构紧邻时，扩大颌后间隙显露不足，必须截断下颌骨。在切除浅叶、分离面神经后可根据情况采用两种截骨方式。①如哑铃型肿瘤咽侧部分肿瘤不太大时，可采取升支纵劈，自乙状切迹至下颌角锯断升支，上提升支后份，基本在直视下切除肿瘤，最后将下颌骨复位固定，其可避免损伤下牙槽血管神经束。②对咽旁波及软腭的巨大肿瘤或当肿瘤波及颅底时，宜在颏孔前方截断下颌骨体部，将下颌骨体后部及升支向外牵引，在颌舌沟切开黏膜或沿舌侧牙龈缘翻瓣，迫近咽旁–颞下凹区。既能充分暴露肿瘤，又可避免下牙槽血管神经的损伤。

（3）颌下入路：首先切除腮腺浅叶，保留面神经，解剖并清除颌下三角内容物，使颌后凹下方与颌下三角区相连，以扩大颌后凹后方间隙，钝分离肿瘤，并在咽侧壁将肿瘤向后下方推移，从颌下三角取出肿瘤及腮腺深叶组织。本法对于瘤体靠近咽侧壁下方，甚至突入颌下三角者尤为适用。

2. 手术进路中解剖结构辨认　腮腺深叶肿瘤切除术是在腮腺浅叶切除的基础上，游离面神经后将腮腺深叶及肿瘤摘除，必要时为方便手术入路，采取不同方式的下颌骨截断。因此，腮腺浅叶切除术中解剖结构的辨认同样适用于腮腺深叶肿瘤切除。所不同的是，腮腺深叶肿瘤切除位置较深，常涉及对颈外动脉的处理及颈鞘的保护。因此，应熟悉与这些重要血管相关的结构。

颈外动脉在腮腺后面相当于下颌支中、下1/3交界处进入腮腺，分出耳后动脉后，向后外斜行至下颌升支髁颈高度分为颞浅动脉和颌内动脉。腮腺深叶肿瘤切除时，可能受到颈外动脉的阻挡。为了完整切除肿瘤和腮腺深叶，常需将颈外动脉结扎。可在游离面神经后，在二腹肌后腹及茎突舌骨肌上缘找出颈外动脉，将其结扎切断。在下颌升支后缘、髁突颈附近结扎颈外动脉远心端，将经腺体实质内的一段颈外动脉连同肿瘤一

并切除。处理过程中，二腹肌后腹的辨认是非常重要的。其起自乳突二腹肌切迹，并下行附着于舌骨，两附着端细而致密，中间部分粗而疏松，呈纺锤状为其特点。

颈鞘位于茎突深面，故在茎突浅面手术较为安全。茎突起自颅底，呈指状向前下走行，长短因人而异，是颌后区腮腺间隙中唯一的骨性结构。

3. 重要解剖结构的保护和挽救

（1）颈外动脉的处理：多数腮腺深叶肿瘤切除时会涉及颈外动脉，如不慎损伤破裂，可出现较汹涌的出血。此时，首先应压迫止血。如术野开阔，可边移去压迫纱布，边吸引，看清出血点后钳夹止血。如术野较窄，切勿盲目钳夹，因面神经主干恰位于此，可能损伤面神经主干。可由助手压住出血点，术者在二腹肌后腹上缘找出颈外动脉，将其结扎切断，则可明显控制出血。

（2）颈内静脉的保护：腮腺深叶肿瘤突入咽旁间隙较多者，应于术前进行动态增强CT检查，以明确肿瘤与颈鞘的关系以及颈鞘有无移位及变形，以便于设计手术方案。不做颌骨截断者，二腹肌后腹、茎突及其肌群是重要标志，在其深面即为颈内静脉，应注意保护。如肿瘤范围广泛，需截断颌骨，则可先在上颈部切断二腹肌后腹，显露颈内静脉，在直视下沿颈内静脉向上分离，以免其受损。必要时可结扎颈内静脉。

4. 解剖结构和手术操作技巧

（1）游离面神经分支：切除腮腺浅叶后，面神经各分支间有支间吻合，欲将其深面的肿瘤及腮腺深叶切除，常需离断部分支间吻合，使面神经游离，以增加面神经的可移动度，以利肿瘤及深叶组织取出。离断哪些支间吻合以及面神经分支，需要游离到何种程度，应根据肿瘤大小及部位而定。因面神经分支完全游离后影响其血供，造成面神经功能损伤，要尽量争取做到既能取出肿瘤及深叶组织，又尽可能少地游离面神经分支。

（2）分离深叶肿瘤：深叶肿瘤体积较大时，突入升支内侧部分很难在直视下行锐分离，除非截断下颌骨。对有包膜的良性肿瘤或低度恶性肿瘤，可以配合钝分离，将肿瘤与咽旁间隙的蜂窝组织分离，多数可以通过此法取出肿瘤，以增加手术的安全性。但通过扩大颌后间隙，间隙仍显不足者，不可强行挤压肿瘤，而应做下颌骨截断，以免肿瘤破裂造成瘤细胞种植。

腮腺肿瘤及瘤周部分正常腺体的部分腮腺切除术

对于腮腺浅叶的良性肿瘤，前述保留面神经的腮腺肿瘤及浅叶切除术几十年来一直被认为是典型术式，但局部切除或剜除术被认为是不恰当的治疗方式而被废弃。20世纪80年代后期以来，一些学者重新启用局部切除术，并经大量病例随诊观察，可以获得与浅叶切除术相同的治疗效果，并且能缩短手术时间，减少面神经损伤及味觉出汗综合征的发生。需要强调的是，随着外科医师经验的积累及手术技巧的提高，当今的局部切除术已不是50年前的剜除术，也不是单纯肿瘤摘除，而是腮腺肿瘤及瘤周部分正常腺体切除。为了避免与传统的剜除术或局部切除术相混淆，我们称其为"部分腮腺切除术"（以往称为"区域性切除术"）。

1. 手术设计解剖原理

（1）切口及翻瓣：切口可较腮腺浅叶切除术短，如肿瘤位于耳前区，下方到下颌角即可，不必向颌下区延长。如位于腮腺后下极，上方切口绕过耳垂即可（图5-28）。翻瓣也较小，显示耳前区或腮腺下部腺体即可。

（2）解剖面神经：肿瘤位于腮腺后下极者，首先显露面神经下颌缘支。在翻瓣显露腺体前下缘后，即可在咬肌表面、下颌缘支穿出腮腺处觅及下颌缘支，然后循其走行分离解剖至颈面干；亦可以面后静脉为标志，在其表面寻找下颌

缘支。显露颈面干后则可将肿瘤及后下部腺体组织一并切除（图5-29）。

肿瘤位于耳前区者，可不刻意解剖面神经，而在瘤周0.5~1.0 cm范围正常腺体组织内分离切除肿瘤及其周围腺体组织，如涉及面神经，则将其相关部分解剖分离。也可先分离距肿瘤较近的分支，如颊支或颧支，但不显露全部分支，在保证面神经不受损伤的前提下，将肿瘤及其周围0.5~1.0 cm正常腺体组织切除。

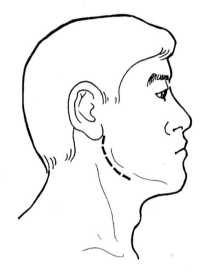

图5-28 腮腺后下部部分腮腺切除术切口

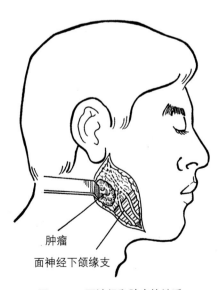

肿瘤

面神经下颌缘支

图5-29 面神经和肿瘤的关系

2. 解剖结构和手术操作技巧 部分腮腺切除术后，应将残存的腺体断面缝扎，一方面止血，另一方面预防涎瘘的形成。但缝扎时不宜过深过多，以免扎住残留正常腺体的叶间导管，影响腺体功能。

传统的方法是创面置橡皮引流条，24~48 h后撤除引流，加压包扎2周。近些年来，我们改用负压引流，48 h后撤除负压引流，不再加压包扎，仅用一小块薄纱布覆盖创面。负压状态下皮瓣与创面紧密贴合，有利于创口愈合。此外尚有下列优点：① 大大缩短加压包扎的时间，患者感觉舒适；②如欲保留残余腺体的功能，可达到预期目的；③如创面处理得当，可降低或不增加涎瘘的发生率。

下颌下腺

■ 临床解剖

下颌下腺体部

下颌下腺（submandibular gland）是以浆液腺为主的一对混合性大唾液腺，其浆液性细胞成分与黏液性细胞成分的比例约为3∶2，其分泌量占总唾液的60%~70%。腺体重10~20 g，柔软，呈椭圆形，似核桃大小，其体积大小居三大唾液腺之第二位。

下颌下腺占据下颌三角的大部，上极为下颌骨内面的下颌下腺窝，下极盖过二腹肌中间腱，后部借茎突下颌韧带将其与腮腺相隔，前界二腹肌前腹与颏下区相通，内界下颌舌骨肌、舌骨舌肌、茎突舌肌、茎突舌骨肌及二腹肌后腹，下外侧为颈阔肌、皮下组织及皮肤。

下颌下腺的腺体以下颌舌骨肌后缘为分界线，分为大的浅部和小的深部（或称下颌下腺延长部）（图5-30，31）。浅部可分为外、内、下3个面，嵌在下颌骨体和下颌舌骨肌相夹的三角形间隙内。此间隙前部窄浅，后部宽深并绕过下颌舌骨肌后缘，通向上前方的舌下间隙。下颌下腺的外面紧贴在下颌骨内侧的下颌下腺窝、下颌骨下缘及翼内肌前份的内面，腺体与它们之间为疏松结缔组织，易分离。面动脉和其伴行的下颌下腺静脉横过腺体的外面时，多在腺体外侧面形成一条压沟，少数穿行在腺体内形成一管道，也有的只在腺体与下颌骨体之间。下颌下淋巴结位于面静脉前后。腺体内面的前份贴靠在下颌舌骨肌的浅面，在它们之间有颏下动脉、静脉并行，以及下颌舌骨肌神经经过。腺体内面的后份毗邻舌骨舌肌的后部、茎突舌骨肌和茎突舌肌，以上肌肉相隔下颌下腺和咽旁间隙，并借茎突舌肌、茎突咽肌及舌咽神经相隔下颌下腺与咽侧壁。下颌下腺的内上角有面动脉近心端及下颌下腺静脉横过。腺体的下面由腺鞘、颈阔肌、皮下及皮肤所覆盖。腺体下面与腺鞘之间有面静脉自上方向后下方斜行。在腺鞘浅面与颈阔肌深层筋膜之间有面神经颈支垂直下行，也可能有面神经下颌缘支横行。

下颌下腺的深部是上述腺体浅部内面的一个小舌状突起，绕过下颌舌骨肌后缘，向上前方走行于下颌舌骨肌深面和舌骨舌肌的夹角，进入舌下间隙。其前端与舌下腺的尾部相连。腺体深部的内面还发出下颌下腺导管，其上方有舌神经，下方有舌下动脉、舌下神经及其伴行静脉经过。

下颌下腺导管

下颌下腺导管（submandibular duct，Wharton's duct）自下颌下腺内面的前上方伸出，伴行于下颌下腺延长部的内侧，上方有舌神经，下方有舌下神经。再向前此导管走行在下颌骨内侧与舌骨

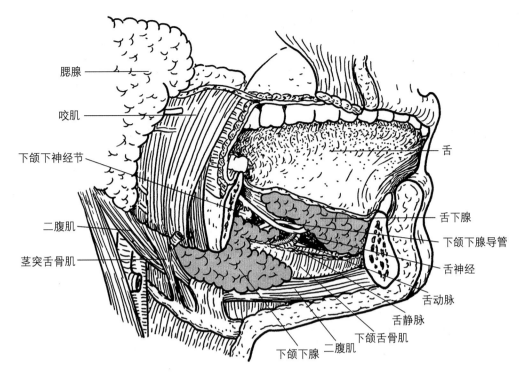

腮腺

咬肌

下颌下神经节

二腹肌

茎突舌骨肌

舌

舌下腺

下颌下腺导管

舌神经

舌动脉

舌静脉

下颌舌骨肌

下颌下腺　二腹肌

图5-30　下颌下腺、舌下腺（外侧面观）

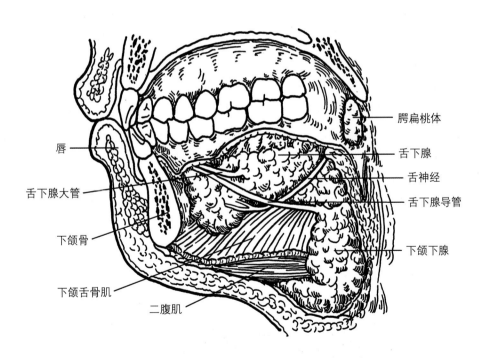

腭扁桃体

唇

舌下腺

舌神经

舌下腺大管

舌下腺导管

下颌骨

下颌下腺

下颌舌骨肌

二腹肌

图5-31　下颌下腺、舌下腺（内侧面观）

舌肌、颏舌肌之间。起初导管位于舌神经下方，后来舌神经下降，越过导管的外侧，与导管并行

在舌下腺后部的下缘内侧面，然后舌神经又绕过导管的下方，经其内侧转向上方，沿颏舌肌进入

舌体，而导管继续紧贴舌下腺内面向前向上走行，最终与舌下腺大导管共同开口于口底舌系带两侧的舌下肉阜。下颌下腺导管全长约5 cm，管外径2~4 mm，管壁弹性小。

下颌下腺鞘

颈深筋膜浅层环绕颈部形成"套状筋膜"，在舌骨水平之上的下颌下腺下缘处分成浅、深两层，包绕下颌下腺，形成下颌下腺鞘。腺鞘的浅层下极附着在舌骨，上极附着在下颌骨下缘，向后上延伸为腮腺咬肌筋膜。腺鞘浅层覆盖着下颌下腺的下面、面静脉、面动脉及颌下淋巴结等。腺鞘浅层的表面有面神经颈支，有时有下颌缘支经过。腺鞘深层也起自舌骨，向上沿下颌下腺内侧面到下颌舌骨线，途中同时覆盖二腹肌、中间腱、茎突舌骨肌、舌骨舌肌及下颌舌骨肌的表面。它向上延伸为颊咽筋膜，向后外为茎突下颌韧带、腮腺鞘的深层。面动脉的近心端及其伴行的下颌下腺静脉就在二腹肌后腹和茎突舌骨肌的深面，穿入下颌下腺内上角的腺鞘深层，然后从腺体外上方穿出腺鞘浅层进入面颊。舌神经与舌下神经均走行于腺鞘的深面，腺鞘将其与腺体相隔。

下颌下腺与腮腺不同，它的腺鞘和腺体之间是疏松的附着关系，且无纤维从腺鞘垂直插入体内，所以其筋膜腺鞘易分离。

■毗邻关系及临床意义

骨与肌

1. 下颌骨　咬肌前缘与其附着的下颌骨下缘之间形成一个夹角，称为咬肌前下角，它是一个重要的解剖标志。咬肌前下角处有面静脉及面动脉斜行越过下颌骨下缘通向下颌下区，并有面神经下颌缘支横行越过它们的表面（图5-32）。手术时常在此处的下颌骨下缘下方显露和结扎面动、静脉。在此处的下颌下缘内侧与下颌下腺之间，面静脉的前方和后方有下颌下淋巴结，位置浅表易触及。下颌骨覆盖大部分腺体，手术时拉起下颌骨能更好地显露下颌下腺。

2. 下颌舌骨肌　下颌舌骨肌呈扁三角形，上起下颌骨体内面的下颌舌骨线，此线由下颌骨中线内面向后上到下颌第3磨牙的牙槽骨水平，此肌向前下方斜行到舌骨体，其左右共同构成口底，中间相连。下颌舌骨肌与下颌骨体相交形成一个楔状间隙，前部浅，后部深，容纳下颌下腺的大部分（图5-33）。此处构成下颌下间隙的顶部。下颌下腺内面贴在下颌舌骨肌的浅面，其间有颏下动、静脉及下颌舌骨肌神经经过。下颌舌骨肌后缘游离，是一个重要的解剖标志。在下颌舌骨肌后缘的深面，除下颌下腺深部以外，由上而下依次横行排列有以下重要解剖结构：舌神经、下

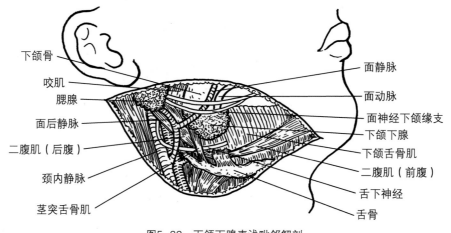

下颌骨
咬肌
腮腺
面后静脉
二腹肌（后腹）
颈内静脉
茎突舌骨肌

面静脉
面动脉
面神经下颌缘支
下颌下腺
下颌舌骨肌
二腹肌（前腹）
舌下神经
舌骨

图5-32　下颌下腺表浅毗邻解剖

颌下腺导管、舌下动脉、舌下神经及其伴行静脉（图5-34）。手术时，常先显露下颌舌骨肌后界的游离缘，然后向前拉起此肌后缘，即可暴露其深面的上述重要结构。

3. 舌骨舌肌　舌骨舌肌呈薄板状，起于舌骨大角，垂直向上经茎突舌骨肌和下颌舌骨肌的深面，进入舌体的外侧面，与颏舌肌和茎突舌肌等交叉，形成舌的外在肌。舌骨舌肌的前部与下颌

舌骨肌之间的大夹角形成舌下间隙的后部，容纳下颌下腺深部及舌下腺后份等。在下颌舌骨肌后方的舌骨舌肌后部，则与下颌舌骨肌一起构成下颌下间隙的内侧面（图5-33）。在舌骨舌肌的浅面与下颌下腺之间，由上而下依次横行排列有舌神经、下颌下腺导管、舌下神经及其伴行静脉。此外，还有舌动脉横行在舌骨舌肌的深面，其高度约在二腹肌中间腱的上下（图5-34）。

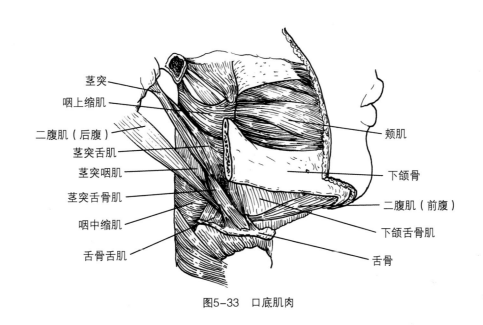

图5-33　口底肌肉

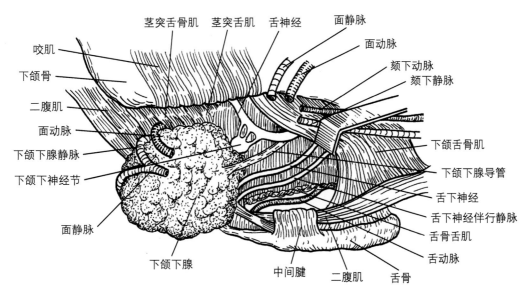

图5-34　下颌下腺前内毗邻解剖位置

4. 茎突舌肌与茎突咽肌　茎突舌肌由茎突起，向前内下方斜行，然后转水平方向达舌体外侧，与舌骨舌肌后缘及颏舌肌纤维交织在一起。在茎突舌肌稍后深方为茎突咽肌（图5-33），伴有舌咽神经在其下缘经过进入咽部。茎突咽肌的深面便是咽筋膜、咽缩肌、咽壁的黏膜下及黏膜。

5. 茎突舌骨肌　细长的茎突舌骨肌起自茎突，向前外下斜行，经二腹肌后腹的上缘，终止于舌骨体与舌骨大角的连接处。在近止点处，常被二腹肌中间腱穿过（图5-33）。

茎突舌骨肌和茎突舌肌构成下颌下腺与咽旁间隙之间的分界，两肌之间的夹角间隙中有颈外动脉上行。

6. 二腹肌　二腹肌前、后腹及中间腱共同构成下颌下三角的两个边。二腹肌后腹及茎突舌骨肌是一个重要的解剖标志。在下颌下腺内上方的水平，有面动脉从颈外动脉发出，经二腹肌后腹及颈突舌骨肌的深面，进入下颌下三角。手术时常在此处显露并结扎面动脉近心端（图5-35）。

7. 颈阔肌　颈阔肌薄而宽，位于颈部皮下，构成下颌下三角的下面，也是下颌下腺的浅面。

血　管

1. 面动脉　又称颌外动脉，在舌骨大角上方水平，起源于颈外动脉，在绕过二腹肌和茎突舌骨肌深面时，形成第1个弯突向上的面动脉弓，并在弓背处发出腭动脉和扁桃体动脉。然后，在下颌下腺后上角的水平，面动脉穿过筋膜腺鞘进入下颌下区，大多走行在下颌下腺的前上面并形成压沟，也有的穿行于腺体之中，或在腺体与下颌骨之间走行，它们多发出腺支动脉进入腺体，有下颌下腺静脉在这段面动脉外侧伴行。而后，在咬肌前下角处，面动脉向上弯绕下颌骨下缘呈第2个弓形进入面颊部，其后方有面静脉伴行（图5-35）。刘纯义等（1997年）测量面动脉起端的外径2.7 mm，至下颌下腺后缘的长18.6 mm。提示面动脉可作为最佳动脉蒂，供下颌下腺移植，或带血管蒂的组织瓣移植之用。也提示在做下颌下腺切除术时，这样粗的面动脉近心端必须仔细结扎，否则血管断裂并回缩，会导致严重出血。

2. 颏下动脉　面动脉在即将转向面部时分出颏下动脉，起点在咬肌前下角的下颌下缘内侧上方约0.5 cm处，沿下颌舌骨肌浅面与下颌下腺之

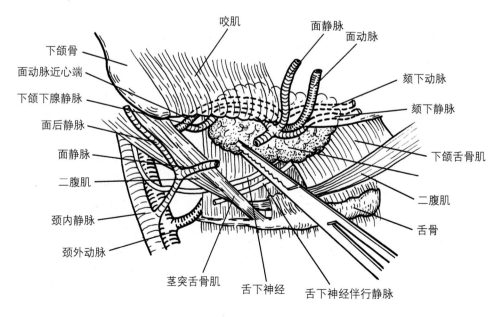

图5-35　下颌下腺后内毗邻解剖

间，向颏下区走行。途中常发出腺支动脉营养下颌下腺，有时还有分支动脉穿过下颌舌骨肌进入舌下区，替代阙如的舌下动脉，营养舌下腺（图5-36）。

3. 舌下动脉 传统的解剖学认为舌下动脉多来源于舌动脉，阙如时由颏下动脉的分支代替。笔者（1982年）在40例尸体解剖中发现有50%的舌下动脉起于面动脉主干（图5-36），其起点是在颏下动脉起点的同处或附近，粗细与颏下动脉相似，却向上前方越过下颌舌骨肌后缘的深面，进入舌下区，走行在下颌下腺延长部及舌下腺的内下侧，舌神经及下颌下腺导管的下方，以及舌下神经的外侧。只有25%的舌下动脉来自舌动脉，20%来自颏下动脉，另2例情况不明。在结扎下颌下腺导管近心端时，注意勿伤其下方的舌下动脉。

4. 舌动脉 过去的解剖学描述，舌动脉在舌骨大角水平起自颈外动脉，从颈动脉三角进入下颌下区的"Pirogoff三角"内的舌骨舌肌深面（图5-34）。"Pirogoff三角"是指下颌舌骨肌后缘、舌下神经及二腹肌中间腱三者所围成的小三角，底为舌骨舌肌，浅面为下颌下腺的下内面及腺鞘筋膜，又称舌三角、下颌舌骨肌三角或Pinan三角。舌动脉就在此经过，位于舌下神经的下方

并与其平行，但穿行在此三角底舌骨舌肌的深面而非浅面。只要在此三角内将纵行的舌骨舌肌纤维之间横向分开，就能显露出横行的粗大的舌动脉。Homze（1977年）在91例白种人下颌下区尸体解剖中发现，41.8% Pirogoff三角并不存在，因为其舌下神经位置低于二腹肌中间腱的上缘。据Homze统计，舌动脉低于舌下神经者有84.6%，平均距离3.2 mm，在其深面者11%，高于舌下神经者4.4%。而且舌下神经位置越低，舌动脉越多在舌下神经的深面而非下面。

5. 下颌下腺动脉腺支 刘纯义（1997年）在104例尸体解剖中统计，下颌下腺动脉腺支主要来源于面动脉（98.1%）及颏下动脉（95.2%），其他少数来源于舌深动脉（18.3%）、舌动脉（2例）、颈外动脉（2例）、腭升动脉（2例）、扁桃体动脉（1例）（图5-37）。总之，不管哪种供血，下颌下腺都有面动脉或颏下动脉参加，所以在下颌下腺移植时面动脉可作最佳动脉蒂，但切取面动脉蒂时，必须带有颏下动脉才能保证腺体供血的可靠。面动脉腺支可由面动脉的内、外、下壁等处出发，每例有0~4条面动脉腺支，其中较多的是在下颌下腺的后缘或面动脉即将进入腺体处发出（79/104），行程长5.20 mm，外径较粗，为1.27 mm。

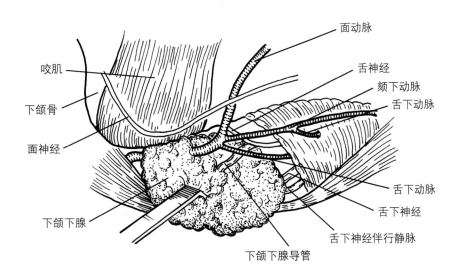

图5-36 舌下动脉的起源

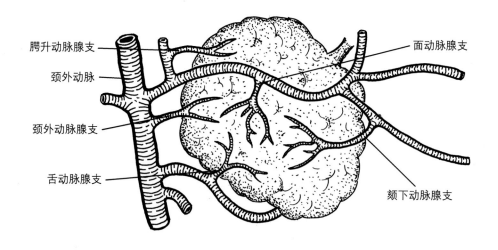

图5-37　下颌下腺的动脉腺支

颏下动脉腺支多在颏下动脉起始段发出0~2条，长度4.39 mm，外径0.78 mm，进入腺体前下部。颏下动脉腺支较粗时，面动脉腺支常细小或阙如。

舌深动脉腺支在舌骨舌肌前缘上部的舌深动脉起始部发出，沿下颌下腺导管向后与面动脉腺支吻合，共同滋养腺体深部。舌动脉腺支穿出舌骨舌肌，进入下颌下腺下缘。颈外动脉腺支起于面动脉稍下方，进入腺体后缘。腭升动脉腺支起于腭升动脉起始部，进入腺体后缘上部。

6. 面静脉　又称面前静脉，是下颌下腺的主要回流静脉。它从咬肌前下角处的面动脉之后外侧，越过下颌骨下缘进入下颌下区，立即收汇颏下静脉及下颌下腺静脉，继续向下后方走行在下颌下腺下面的表面，被筋膜腺鞘所包被。再经二腹肌后腹及茎突舌骨肌浅面，在下颌角下方与下颌后静脉（又称面后静脉）的前支汇合成面总静脉进入颈内静脉（图5-32）。面静脉也常汇入颈外静脉，偶有进入颈前静脉的。面静脉口径较大，行程较长，又是下颌下腺的主要回流静脉，故下颌下腺移植时多需接通面静脉。但由于面静脉内在咬肌前下角处有两个半月形瓣膜向下，颏下静脉在面静脉开口处也有两个半月瓣指

向面动脉，所以在做下颌下腺移植时，只能以面静脉颈段作静脉蒂，才能保证静脉血的回流（图5-38）。

7. 下颌下腺静脉　下颌下腺静脉是下颌下腺的固有静脉，回收腺体的静脉腺支，位于腺体的外上面，在面动脉的外侧并与其平行。其前端与面静脉、颏下静脉汇合，继续按面静脉回流。它在入面静脉处，有指向面静脉的两个半月瓣。其后端经过面动脉浅面，两者交叉，继续伴行在面动脉近心端的内缘，过二腹肌及茎突舌骨肌的深面，与舌静脉、舌下神经伴行静脉汇合入颈内静脉（图5-35，38）。

8. 颏下静脉　走行在下颌舌骨肌浅面与下颌下腺之间，伴行在颏下动脉外侧，于咬肌前下角的下颌下缘内侧汇入面静脉（图5-35），入口处也有两个半月瓣，指向入口。颏下静脉也回收腺体的静脉腺支。

9. 下颌下腺静脉腺支　刘纯义等在下颌下腺的静脉腺支显微解剖中看到，静脉腺支走行在腺叶之间，彼此吻合成网，沿腺体深部导管方向分流回心，可通过下颌下腺静脉向前流入面静脉，向后流入舌静脉，向上通舌下神经伴行静脉；也可通过颏下静脉再入面静脉（图5-38）。每例下颌下

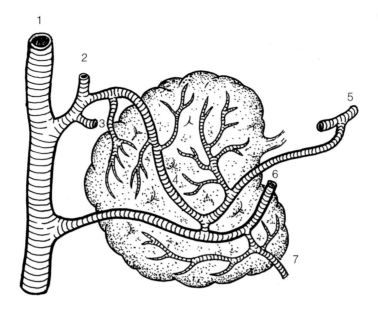

1.颈内静脉；2.舌静脉；3.腺后缘处静脉腺支；4.下颌下腺静脉及其属支；
5.舌下神经伴行静脉及其属支；6.面静脉及其属支；7.颏下静脉及其属支。

图5-38　下颌下腺静脉回流

腺有3~6条静脉腺支，其中下颌下腺后缘处的静脉腺支相对较长（5.88 mm）、较粗（1.42 mm），静脉瓣也较大。

10. 舌下神经伴行静脉　由舌腹部下行的舌深静脉和沿舌下腺内侧后行的舌下静脉，在舌骨舌肌前缘处汇合成舌下神经伴行静脉，走行在舌骨舌肌浅面的舌下神经下方，但Dubrul仍将其称为"舌下静脉"。再向后与较细的舌背静脉汇合成舌静脉，注入颈内静脉或面总静脉。

神　经

1. 面神经下颌缘支　一般认为面神经下颌缘支从出腮腺前下缘，到咬肌前下角，这一段的位置会变动在下颌下缘的上下各1 cm的范围内，其中20%可能涉及下颌下区。而从咬肌前下角再向前，面神经下颌下缘支多在下颌骨下缘之上，不涉及下颌下区。下颌缘支可有1~3条，走行于颈阔肌的深筋膜和颈深筋膜浅层之间，下颌下区手术时要更加注意保护，否则损伤了下颌缘支，

会导致口角歪斜。张引成（1977年）对120例腮腺手术中面神经解剖统计：下颌缘支较细，外径0.1~0.5 mm，分支1~4条，一般不超过下颌下缘下1 cm，只有1例最低到1.8 cm。在咬肌前下角的下颌下缘下方，下颌缘支可以出现在面静脉、面动脉及下颌下淋巴结的表面。

2. 舌神经　在下颌舌骨肌后缘的深面，下颌下腺上极的内侧，透过薄层筋膜，可见白色较粗的舌神经从翼下颌间隙下降到此处，并呈弯弓形急转弯向前上，进入下颌下腺深面。弯弓形舌神经借下颌神经节及其神经纤维与下颌下腺紧密相连（图5-34）。下颌神经节一方面发出神经纤维支配下颌下腺的分泌，另一方面分泌神经纤维反转到舌神经，支配舌下腺的分泌。因此，手术时应在下颌神经节与下颌下腺之间离断，而不是在神经节与舌神经之间。舌神经初在下颌下腺导管的外上方，靠近下颌骨体，进入舌下间隙后，舌神经与下颌下腺导管交叉、并行，转到导管的内侧，到达舌体。舌神经损伤会导致半侧舌前2/3的

感觉和味觉障碍，半侧口底黏膜和牙龈的感觉障碍，以及舌下腺分泌功能的障碍。

3. 舌下神经　舌下神经在越过颈内、外动脉浅面之后，相当于下颌角下方水平，潜行过二腹肌后腹及茎突舌骨肌的深面，与其伴行静脉一齐走在舌骨舌肌下部的浅面，到该肌前缘和颏舌肌之间进入舌体（图5-32）。据Homze（1977年）统计，58.2%的舌下神经高于二腹肌中间腱3.1mm，高于舌骨大角4.9 mm，而低于中间腱上缘者有41.8%。舌下神经的表面有一层筋膜腺鞘与下颌下腺相隔。丧失舌下神经会导致半侧舌肌瘫痪，久之则萎缩。

下颌下淋巴结

一般认为下颌下淋巴结有3~6个。刘牧之（1982年）描述有2~8个，其中以三结型（34%）和四结型（24%）较多见。有关下颌下淋巴结的位置描述略有不同。刘执玉（1996年）分下颌下淋巴结为4群：①下颌下腺前淋巴结；②下颌下腺中淋巴结（多在面静脉两侧，腺体表面）；③下颌下腺后淋巴结；④下颌下腺内淋巴结很小，出现率也甚小。

张为龙（1988年）分为4群：①上群位于下颌下腺的浅面与下颌骨之间；②前群位于下颌下腺前端，下颌下缘与二腹肌前腹之间；③后群位于下颌下腺后端，下颌骨下缘与二腹肌后腹之间，出现率22%；④下群位于下颌下腺下缘与二腹肌中间腱之间，出现率4%。淋巴结最小为1.0 mm，最大直径为2.0 mm。

下颌下淋巴结广泛接纳眼眶内侧、鼻、牙、口腔、面颊、唾液腺、颏部等的淋巴回流。它的输出管道伴随面静脉和面总动脉注入颈深上淋巴结群的二腹肌淋巴结，或直接进入肩胛舌骨肌处的颈深上淋巴结。

■临床应用：下颌下腺切除术

手术设计解剖依据

1. 切口设计　在下颌骨下缘下1.5~2.0 cm处，自下颌角起，向前做长6~8 cm、平行于下颌骨下缘的切口（图5-39）。此切口顺应皮纹，又位于下颌骨下方较隐蔽处，尤其是可以避免伤及面神经下颌缘支，因为该神经一般不低于下颌骨下缘1 cm之外。下颌小颌畸形者例外。

2. 翻瓣　对于可以保留腺鞘的下颌下腺摘除术，可直接切开皮肤、皮下、颈阔肌及颈深筋膜浅层的腺鞘后，向上翻瓣，达到下颌骨下缘。这样更有利于显露面神经下颌缘支。对于不宜保留腺鞘的下颌下腺摘除术，只能在颈深筋膜浅层表面向上翻瓣，术中注意分离、保护面神经下颌缘支。下颌下腺的恶性肿瘤应做下颌下腺的扩大切除，依照具体情况，其外侧的切除可能会包括下颌骨、颈阔肌、皮下层甚至皮肤。这时翻瓣的层次就应在被切除组织的浅面进行。下颌缘支如在切除范围之外，应将其分离出来，加以保护；如必须切除，可做神经移植术修复。

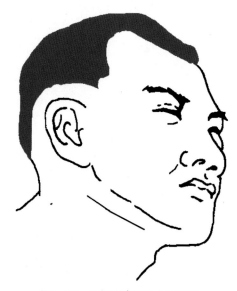

图5-39　下颌下腺切除术的切口

3. 摘除下颌下腺　多数情况下，下颌下腺的周围包绕着疏松结缔组织，容易分离，其中三处含有重要的神经、血管、导管等，这些结构与周围解剖紧连，需仔细处理和离断才能完全分离并摘下腺体。这三处的部位和离断顺序一般是：①在咬肌前下角下颌骨下缘的下方有面动、静脉将腺体与面颊部紧连（图5-32）。因翻瓣后此处最浅表，易显露，故首先在保护其表面的面神经下颌缘支的情况下，结扎和切断这一对血管，离断腺体与面颊的联系。再进一步分离深处的下颌下腺的外侧面疏松组织。②在下颌舌骨肌后缘的深面，下颌下腺内上方的前端有下颌下腺导管进入舌下区，其上方有舌神经并通过下颌神经节及其纤维与下颌下腺相连。导管和神经将下颌下腺与舌下间隙紧连（图5-34）。在分离腺体前端及其内侧面，显露下颌舌骨肌及其后缘以后，牵拉该肌后缘向前，牵拉下颌下腺向外下方，便能暴露舌神经和导管，分别结扎切断导管，切断下颌神经节与下颌下腺之间的联系，最终离断腺体与舌下间隙的联系。③在下颌下腺后端内侧偏上，有面动脉近心端及下颌下腺静脉将腺体与颈动脉三角紧连（图5-35）。在完成上述两个步骤后，向后牵拉已部分游离的腺体，分离腺体的内面，在腺体后端内上面处可显露面动脉及伴行静脉。分离结扎和切断两血管，可离断腺体与颈动脉三角的联系。至此，腺体已基本分离。④除了上述三处以外，还要注意有众多的动、静脉腺支进入腺体，特别是在保留面动脉的下颌下腺摘除术中，要分别仔细结扎血管腺支，避免出血。

实际上，手术中因肿瘤的部位及手术者习惯等的不同，手术的顺序可有不同，关键的是要妥善处理上述的三大解剖连接及进入腺体的动、静脉小分支。

4. 创腔的处理　由于下颌骨的支撑，在下颌下腺摘除后，局部留有一空腔，易积血积液，继发感染，甚至引起呼吸困难。再者，下颌下腺的

内侧壁是咽侧壁，它的吞咽运动，会使血管结扎不牢靠者继发出血。所以，术后创腔的处理十分重要。一般可放置橡皮引流条引流24~48 h，并用酒精湿润的纱布团压迫下颌下区，通过头颌部绷带包扎纱布团，达到消灭死腔及止血目的。如患者术后在家观察，要告知患者准备好剪刀，若出现呼吸困难，立即剪开包扎绷带，并立即返回医院进一步处理。对于创腔较大者，可使用负压引流，既可达到消灭死腔的目的，又可避免加压包扎给患者带来的不适。

术中重要解剖结构的辨认

1. 面神经下颌缘支　有时可在下颌骨下缘下1 cm以内被发现，介于颈深筋膜浅层表面与颈阔肌深层筋膜之间。平行下颌骨下缘，白色有光泽，较细，外径0.10~0.15 mm，有韧性。而细血管为红色，有压迫时缺血、放松时充血的特点。结缔组织纤维都为浅肉色短纤维，可以区别。但有炎症性粘连时，需要仔细辨认。

2. 下颌下腺　腺体白色、柔软、有分叶，表面光滑圆钝，外有疏松包膜，易于分离。但有炎症时腺体会充血、肿胀、压痛，与周围有粘连。腺体肿瘤时，腺体可被压移位、变形，或被浸润、粘连、固定和破坏。

3. 下颌下淋巴结　淋巴结为椭圆形，暗红色，表面光滑，有薄包膜，软性可推动，易分离。淋巴结有淋巴管及毛细血管与周围连接。淋巴结炎症时充血、肿大，与周围粘连。淋巴结肿瘤时，肿大、变硬，与周围粘连。

4. 血管　面动、静脉并行，静脉在动脉的后方浅层，都较粗。面动脉起端外径2.7 mm，红色，管壁圆粗有弹性，有搏动，行程中常有弯曲，也有薄筋膜层。除了大的动、静脉以外，还要注意动、静脉的腺支小血管。

5. 下颌下腺导管与舌神经的辨别　因两者位置邻近，导管须结扎切断，而舌神经要分离保

存，所以必须仔细辨认，不可认错。下颌下腺导管发自腺体，肉色，软管状，比神经细，处于神经的下方。而舌神经白色，有光泽，较粗圆，通过下颌神经结与腺体相连接，此处的舌神经在牵拉腺体向下外方时呈弯弓形向下，如为局部麻醉下手术，患者有牵拉痛感。

6. 舌下神经　在二腹肌中间腱的上方，透过半透明的筋膜，可见横行的舌下神经，白色，较粗圆。

重要解剖结构的保护和修复

1. 面神经下颌缘支　①要在下颌骨下缘下1.5~2.0 cm处做平行切口，切开下颌下腺鞘后，于腺体表面和颈深筋膜浅层之间向上翻瓣，可将面神经下颌缘支保护在浅面的组织瓣内，同时还要避免压迫这个组织瓣。②有时腺体炎症与腺鞘粘连，或肿瘤包膜与腺鞘粘连，须沿颈深筋膜的表面向上翻瓣。这时应注意在颈阔肌的深面还有一层颈浅筋膜，它与颈深筋膜之间有面神经经过，故不可紧贴颈阔肌的深面向上翻瓣。③若术中遇到面神经下颌缘支，可沿其走行方向，前后游离，穿过一条橡皮条，轻轻牵拉，将其保护起来。④在结扎面动、静脉时，若其表面有面神经越过，须仔细分离牵开。⑤若面神经下颌缘支断裂，可做神经缝合术。在显微外科的条件下，采用9-0至11-0尼龙线并带无损伤针，进行神经外膜对位缝合。

2. 舌神经　向前牵拉下颌舌骨肌后缘及向外下方牵拉下颌下腺，就能很好地显露出被一层薄筋膜覆盖的弯弓形舌神经，仔细分离并结扎离断下颌神经结与腺体的联系，将舌神经向上推，可将其安全保护起来。

无缺损的舌神经断裂，可做神经缝合术；有缺损的舌神经损伤，可做腓肠神经或耳大神经移植术。

3. 舌下神经　舌下神经表面有一层筋膜覆盖，在单纯下颌下腺切除术中，只要不切开腺体深层的筋膜，就不会暴露及损伤舌下神经。在结扎切断下颌下腺导管时，应将其提起，明视下操作，可避免损伤其下方的舌下神经。但在下颌下腺恶性肿瘤的扩大切除时，常遇到舌下神经，若已被肿瘤侵犯，则可切除后做神经移植术。

解剖结构和手术操作技巧

1. 分离下颌下腺　腺鞘与腺体之间是疏松结缔组织，所以在腺鞘内极易分离腺体。当术者牵拉腺体，助手向相反方向牵拉腺鞘及附近组织时，在腺体和腺鞘之间即出现有张力的白色蜂窝状疏松组织。按照手术设计的顺序和方向，用止血钳或手指都极易分离腺体四周的疏松组织。分离过程中一定要密切注意神经和血管，尤其是前述的3个关键部位，并予以妥善处理。

2. 分离神经　常用钝性和锐性相结合的方法分离神经。先用光滑钝头的小弯止血钳，沿神经的走行方向，贴神经表面向前推进，边推边扩钳喙，即可撑开神经外膜表面的纤维膜，再辅以刀片划断二钳喙之间已展开的纤维膜。神经的表层纤维膜切开后，就可用小神经拉钩牵拉神经向上，再用小刀片划断神经下方已被拉紧的垂直短小的纤维膜。要注意避免损伤神经外膜。

3. 结扎面动、静脉　面动、静脉都较粗，要结扎切断。一般在腺体前方的远心端面动、静脉都用两道1号线结扎，而在腺体后上极的面动脉近心端，须夹两道止血钳，第1道近心侧用4-0粗线结扎血管，第2道用1-0线结扎。结扎时须预先试拉缝线，保证其不断裂。须牢靠地打三重外科结，切勿将筋膜与血管扎在一起，以免结扎线滑脱和血管回缩而致大出血。也有人主张将面动脉近心端缝合固定在周围组织上，以防血管回缩，但不一定可取，因为如果缝在周围肌肉上，可能因为肌肉运动导致结扎线松脱。

舌下腺

■ 临床解剖

舌下腺（sublingual gland）是3对大唾液腺中最小的一对，重2~3 g，是以黏液腺为主的混合性腺体，其黏液细胞与浆液细胞之比为3∶1。其分泌量占总唾液的3%~5%。舌下腺的结构与腮腺、下颌下腺不同之处是在于其周围无明显的腺鞘包绕，但是，腺体内有许多纤维隔膜，使舌下腺成为许多小腺体的松散联合体。Castelli（1996年）统计80例舌下腺的尸解标本，其中腺体发育良好，连续成一带状的占65%，长约5 cm，宽1 cm；另外的15%是腺体松散的联系。后者在做舌下腺摘除时，要注意谨防遗漏小腺体。舌下腺结构的另一特点是有两种导管，其一是由许多小腺体汇集成的一个舌下腺大导管（bartholin duct），开口于舌下肉阜；其二是还有一些小腺体，分别以细短的舌下腺小导管（rivinus duct）直接开口于口底黏膜。舌下腺几乎占满了一侧的舌下间隙。由于舌下间隙是由下颌骨、下颌舌骨肌与舌部诸肌之间构成的倒三角形狭窄间隙，前后扁长，因而造成舌下腺的外形也是前后向呈长条状、颊舌向呈扁窄状、上下有一定高度的扁平鱼状。笔者测量40例尸体舌下腺，长平均4.7 cm，颊舌向宽平均0.7 cm，上下高度最大处平均2.4 cm，后尾部呈窄条状。舌下腺的外形结构大体可分为上下两缘、内外两面和前后两端（图5-30，31）。

解剖结构

1. 上缘　舌下腺上缘向上隆起，发出许多短而细的舌下腺小导管，直接开口于其上方表面的口底黏膜，并形成一条前后向的舌下皱襞。舌下皱襞是一个重要的解剖标志，是舌下腺内、外面的分界线，也是显露下颌下腺导管的重要标志。舌下腺小导管将舌下腺与口底黏膜紧密相连，不

易分离。舌下腺小导管的数目各书描述各异，一般认为是8~20条，Dubrul描述为5~15条。由于这些小导管短而细、壁薄、位置较浅，因此易受创伤、感染或阻塞而致破裂，唾液外漏，形成舌下腺囊肿。

2. 下缘　舌下腺下缘贴靠在下颌舌骨肌的上面，腺体与肌肉较紧密，须仔细剥离才能分离。

3. 外面　舌下腺外侧面光滑，前大部分贴靠下颌骨体内面的舌下腺窝的骨膜，腺体与下颌骨之间有一薄层短纤维，极易分离，且无重要的神经和血管，是外科手术时的相对安全区。

4. 内面　舌下腺的内面是一厚层疏松的蜂窝-脂肪组织，内含重要的结构：下颌下腺导管、舌神经、舌下神经、舌下动脉、舌下静脉和舌深静脉等，与舌的诸外在肌相隔。约在下颌第1磨牙前，舌下腺内侧面有颏舌肌（上）和颏舌骨肌（下）。在这之后，为舌骨舌肌。在舌下腺内面的中部发出舌下腺大导管，贴舌下腺内面向前向上汇入走行在其上方的下颌下腺导管，共同或单独开口于舌下肉阜。它位于舌下皱襞前端、舌系带的两侧。因而，有时下颌下腺造影也能显示出舌下腺。但并非手术中都能找到舌下腺大导管，其实，笔者在40例舌下腺尸解中，只见到25例有舌下腺大导管，长13 mm，外径2 mm，其色质都与下颌下腺导管相同，但都较细。提示在舌下腺摘除术时，不要将下颌下腺导管当成舌下腺导管而结扎切断，应仔细鉴别，尤其是舌下腺大导管阙如时。总之，舌下腺的内侧有着重要的组织结构，是手术中的危险区，应仔细辨认和处理。

5. 前端　舌下腺的前端头部圆钝光滑，抵达颏舌肌和颏舌骨肌的下颌骨附着部，并通过疏松组织及舌下血管终端与对侧舌下间隙相交通。其内侧紧贴导管的开口部及舌下肉阜。手术分离腺体前端时不可损伤上述结构。当下颌舌骨肌中

间缝闭合障碍时，舌下腺的前端可从颏舌肌与下颌舌骨肌中间缝之间突出到颏下区，形成颏下肿物，称为舌下腺颏下疝。其临床特点是吞咽时颏下出现一肿块，然后又缩回去。

6. 后端　舌下腺后端呈细窄的鱼尾状。后端与下颌下腺的深部相连，有时甚至分界不清。内侧有舌神经及下颌下腺导管贴行。Castelli在80例尸解中，有8例舌下腺尾部越过下颌舌骨肌后缘，进入下颌下区，似一个肿大淋巴结，并推下颌下腺向后。笔者在40例尸解中见2例舌下腺后部进入下颌下区，并认为这是舌下腺囊肿出现在下颌下区的一个解剖途径。

血　供

舌下腺的血供来自舌下动脉，回流到舌下静脉。舌下腺的淋巴回流到颈上深淋巴结。舌下腺的感觉神经与分泌神经同下颌下腺一样，由舌神经及下颌神经节的副交感纤维和颈上节的交感纤维支配。

■ 毗邻关系及临床意义

重要的舌下腺毗邻结构都在舌下腺内面与诸舌肌之间，纵深的蜂窝-脂肪疏松间隙内。此间隙的上份，靠近口底黏膜，由舌下腺到舌体的方向，大体上依次排列有下颌下腺导管、舌神经、舌深静脉；间隙的下份有舌下静脉及舌下动脉贴近舌下腺，舌下神经在其舌侧斜向上进入舌体（图5-40，41）。

下颌下腺导管

下颌下腺导管起于下颌下腺的深部，跨过下颌舌骨肌后缘的上面，与来自上方的舌神经交叉后，紧贴着舌下腺内面，由后向前，从深到浅，最终汇合舌下腺大导管共同开口于舌下肉阜（图5-41）。因为导管开口段最接近口底黏膜，所以紧贴舌下皱襞前部的内侧切开黏膜，最易显露下颌下腺导管。同理，前部导管结石容易暴露，而后部导管结石位置深，不易手术。

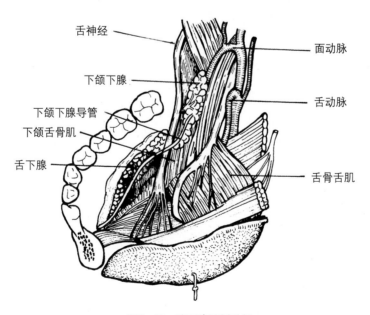

图5-40　舌下腺舌侧毗邻

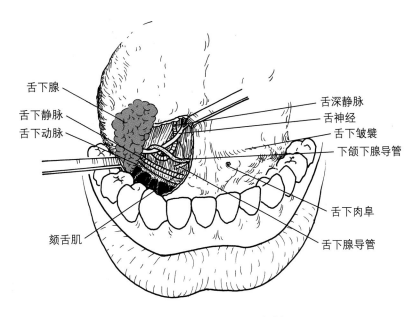

图5-41 掀起舌下腺后的毗邻解剖

Castelli还发现有一层厚的筋膜将下颌下腺导管与舌下腺内侧面一起覆盖在内。这层筋膜使手术中难以发现导管。然而，只要在舌下皱襞内侧并与其平行切开，就容易找到下颌下腺导管沿舌下腺内面走行。导管与腺体之间只有一薄层纤维膜相隔，很易钝分离开。在舌下腺摘除中，常在导管与腺体之间钝分离，将下颌下腺导管及其舌侧的舌神经和舌深静脉等推向舌侧而被保护起来。

下颌下腺导管长约5 cm，外径2.6 mm（40例尸解测量结果），较舌下腺大导管长而粗，且在下颌第2磨牙之前后处，有下颌下腺导管与舌神经交叉，交叉处和交叉之后方将有舌神经贴近舌下腺之内面走行。这是下颌下腺导管与舌下腺大导管的辨别要点。

下颌下腺导管被结石阻塞或误扎导管，都可发生下颌下腺肿胀、感染甚至萎缩。导管断裂可发生唾液潴留囊肿，只是临床上较少发生。

舌神经

舌神经由翼下颌间隙下降，呈弧形经下颌第3磨牙之舌侧骨面，水平进入舌下间隙，走行在下颌下腺深部的内上方及舌下腺后端的内侧面，先在下颌下腺导管的外侧，约在下颌第2磨牙之前后处，绕导管的下方，有时还同走一段，并转向其内侧面，继续走行在导管的内侧面，最终进入舌腹部，达舌尖。在行程中，舌神经有分支到舌下腺、口底黏膜及下颌舌侧牙龈。在舌下区内，舌神经的舌侧常伴行舌深静脉，其内下方隔一层筋膜，有舌下神经走入舌体，此外其舌侧还隔疏松筋膜与舌骨舌肌及颏舌肌相毗邻。

据Castelli（1969年）报道，舌神经与下颌下腺导管交叉的位置常有变异，变动在下第2前磨牙到磨牙后区之间，其中相当于下第3磨牙水平者最多见（55%），其次为下第2磨牙。笔者统计以相当下颌第2磨牙水平者最多见（占60%）。有学者认为，舌神经与下颌下腺导管是螺旋式的双交叉，即后外方及前内方两处交叉。

笔者统计，在舌神经与下颌下腺导管交叉处，舌神经外径为3.2 mm，而导管为2.6 mm，且舌神经为白色，有光泽，圆而有韧性，交叉后走向舌侧及舌体方向，并有分支。下颌下腺导管则为浅黄肉色，无光泽，呈软管状，交叉后仍贴舌下腺内面走行，终点开口于舌下肉阜，途中无分支。上述特点都可作为舌神经与导管之鉴别要点。

舌神经损伤会出现半侧舌前2/3感觉麻木和味觉消失。

舌深静脉

紫粗的舌深静脉在舌腹部中线两侧的黏膜下清晰可见。它下行约在下颌前磨牙及第1磨牙的额断面处进入舌下区，位于舌神经及下颌下腺导管之内侧。常呈弯曲状，较粗，壁薄，易触破而出血。静脉的行程常有变异，笔者在18例舌深静脉尸解中看到有3种走行途径：①经舌神经与下颌下腺导管的内侧，沿舌骨舌肌浅面下降，汇合于舌下静脉，进入舌下神经伴行静脉者11例；②伴行于舌神经内侧，向后经下颌舌骨肌后缘，进入颏下静脉者4例；③经舌神经与下颌下腺导管的内侧垂直下降，穿过下颌舌骨肌进入颏下静脉者3例。

舌深静脉破裂是舌下区手术出血的常见原因之一，该静脉壁薄易破，应仔细处理。

舌下静脉

舌下静脉回收舌下腺的血液，位于舌下腺内面的中下份与颏舌肌之间，舌下动脉的上方，并平行向后，同来自上方舌腹部的舌深静脉汇合成舌下神经伴行静脉，走行于舌骨舌肌表面，此时Dubrul仍称其为舌下静脉，再汇流入舌静脉或直接进入颈内静脉。

舌下动脉

舌下动脉均走行于舌下腺内侧面的下缘，外贴舌下腺，内靠颏舌肌浅面，由后向前与对侧舌下动脉分支吻合，在行程中有细的动脉腺支血管

进入舌下腺，术中要注意结扎腺支血管。其上方伴行舌下静脉（图5-41）。

舌下动脉的外径1~2 mm，粗者相当于颏下动脉，一旦破裂，出血是严重的。特别是舌下动脉位于舌下区的深底部，术野又小，术中易损伤而造成大出血，甚至有窒息死亡的可能。应仔细处理。

关于舌下动脉的来源，过去书中一般只提及舌下动脉来自舌动脉。Dubrul还提到，舌下动脉也可通过下颌舌骨肌与颏下动脉分支吻合。如果舌下动脉阙如，则被颏下动脉代替。笔者在40例尸解中发现，除2例情况不明以外，舌下动脉有以下3种来源。

1. 源于面动脉主干者　20例（占50%）。当面动脉行经下颌下区，咬肌前下角的下颌骨下缘内侧面上方0.5 cm处，即将开始转弯绕下颌骨下缘时，由面动脉主干在相同或相近处同时发出颏下动脉及舌下动脉，粗细相当。前者向前走行于下颌舌骨肌的下面，后者向前上方越过下颌舌骨肌后缘上方，走行于舌下腺的内面下缘（图5-36）。

2. 源于颏下动脉者　8例（占20%）。舌下动脉是从颏下动脉离起点14mm处分出，向上穿过下颌舌骨肌，进入舌下区，沿舌下腺内面下缘前进（图5-34）。

3. 源于舌动脉者　10例（占25%）。舌动脉行经舌骨舌肌的深面，到该肌前缘时分成舌深动脉及舌下动脉二支。前者进入舌体，是舌体的主要供血动脉。后者进入舌下区，沿舌下腺内面下缘走行（图5-40）。

由于舌下动脉来源的变异，如果术后舌下动脉大出血，又不能用填塞或结扎舌下动脉等简单的方法止血时，那么颈外动脉结扎，不论对来源于舌动脉的舌下动脉出血，还是对来源于面动脉的舌下动脉出血，都是有效的选择。

舌下神经

在舌神经和下颌下腺导管的下内方，舌下神

经沿舌骨肌的表面向前进入舌下区，位于舌下腺后部的内下方，到达舌骨舌肌前缘中点，在相当于下颌第1磨牙处，进入舌肌，支配舌肌运动（图5-40）。

舌下神经的表面被一层筋膜所覆盖，与舌下腺相隔。在单纯舌下腺摘除术时，一般不会暴露舌下神经，但是在舌下腺恶性肿瘤扩大切除或外伤时，有可能损伤舌下神经，出现舌偏瘫。表现为伸舌时舌尖偏向患侧，时日长久，患侧舌肌萎缩。

■ 临床应用

舌下腺摘除术

1. 手术设计解剖依据

（1）进路选择：舌下腺位于舌下区的口底黏膜下，只要切开黏膜即可显露，所以口内进路是单纯舌下腺摘除的最佳选择。但是舌下腺恶性肿瘤已侵犯周围组织，需要扩大切除时，常需做口外切口。

需进行舌下腺摘除的最常见病变是舌下腺囊肿。舌下腺囊肿一般无上皮衬里，只是肉芽性或纤维性囊壁的唾液池，属于腺导管创伤破裂，唾液外漏，引起的周围组织的异物反应。按照这种理论，只要摘除舌下腺，排出囊内唾液，剩余的

薄层纤维囊壁无须摘除，将成为组织修复的一部分，囊肿不会复发。故任何部位和大小的舌下腺囊肿都可由口内进路，直接摘除舌下腺。

（2）口内切口的解剖依据：一般采用沿舌下皱襞颊侧的单线切口（图5-42），要求切口紧贴舌下皱襞，前端距离舌下肉阜0.5 cm，不可伤及导管开口，后端到达相当于下颌第2磨牙近中处。该切口能充分显露舌下腺。

（3）分离舌下腺的解剖依据：按照舌下腺内外两面、上下两缘及前后两端的结构与其相毗邻关系的特点，分离舌下腺的步骤及要点如下。

1）分离腺外侧面（图5-43）：腺体与下颌骨膜之间的疏松短纤维极易钝分离开，且无出血的危险。

2）分离腺上缘（图5-44）：将舌下皱襞黏膜下的许多舌下腺小导管，由后到前切断。

3）分离腺体内面上份的前部，易暴露下颌下腺导管，因为导管近开口段最浅。沿腺体内面与导管之间向前容易分离（图5-45）。若发现舌下腺大导管，并判断不是下颌下腺导管后，才可切断和分别结扎两断端。

4）分离腺体前端，注意与对侧交通血管的结扎止血。

5）掀起腺体前端，由前向后继续分离腺体

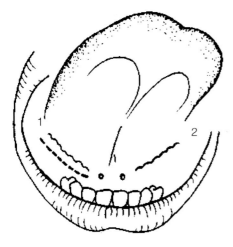

1.直线切口；2.梭形切口。

图5-42 舌下腺摘除术的切口

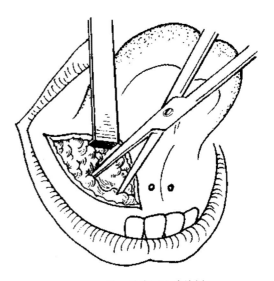

图5-43 分离舌下腺外侧

内侧面及其下缘（图5-41）。注意腺体内侧面的上份有下颌下腺导管，到相当于下颌第2磨牙前后处有舌神经与导管的交叉。再向后，腺体内侧将贴邻舌神经。还要注意腺体内面的下份有舌下静脉及舌下动脉平行腺体，且有血管腺支进入腺体，应仔细分离结扎腺支血管。

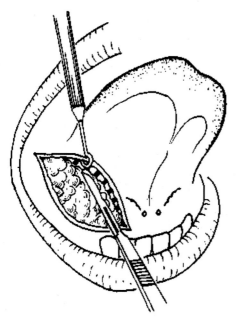

图5-44 切断舌下腺小导管

（6）最后分离腺体尾部末端，将整个腺体取下，注意勿伤其舌侧的舌神经。要分清舌下腺与下颌下腺深部的界限。若界限不清，可予以结扎切断。

2. 手术进路中的解剖结构辨认

（1）舌下腺：舌下腺位置较浅，切开口底黏膜即见腺体，周围有疏松组织，易分离。腺体本身结构疏松，手术时易散开，造成部分腺体残留，应注意摘除腺体的完整性。

（2）舌下腺大导管与下颌下腺导管：两者同开一口，软硬度相同，而且同在舌下腺内面贴行，易混淆。辨别点在于：舌下腺大导管较细，位于下颌下腺导管的下方，由舌下腺内面中部发出，斜向上方走行。手术中如果只找到一条导管，不可急忙切断，应向后分离一段，若见到导管与舌神经交叉处，便能判定其为下颌下腺导管。

（3）舌神经与下颌下腺导管：两者都紧贴舌下腺内侧，舌神经较粗圆，乳白色而有光泽，质韧；而导管较细，为浅黄肉色，无光泽，质偏软，容易辨别。

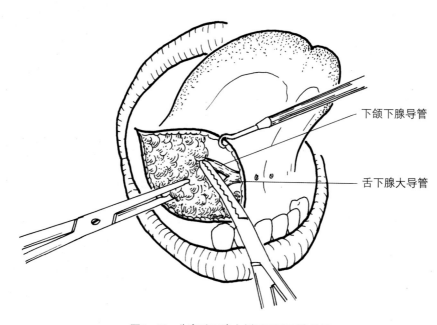

图5-45 分离舌下腺内侧及下颌下腺导管

（4）舌深静脉：较粗，呈蓝色，在舌系带两侧呈屈曲状，明显易认。

（5）舌下动脉及舌下静脉：二者均走行于舌下腺的内面下极，颏舌肌的表面。这一段的位置与走行较稳定，仔细操作，不难发现。舌下静脉在舌下动脉上方平行而过，壁较薄，易破。舌下动脉和静脉的腺支血管较短，靠近腺体，手术时要贴舌下腺分离，才能结扎腺支血管。

（6）舌下神经：舌下神经在舌下腺后内方进入诸舌肌，且有一层筋膜将其与舌下腺相隔，故一般舌下腺摘除不会暴露该神经。

3.重要解剖结构的保护和挽救

（1）下颌下腺导管的保护和挽救：①导管由一层筋膜紧包在舌下腺的内侧面，故切口应紧贴舌下皱襞，并紧贴舌下腺内侧分离，才容易发现并保护导管；②要辨认清楚而不能误将下颌下腺导管当成舌下腺大导管切断结扎；③切口不得过前，以免损伤舌下肉阜及导管口；④在分离和掀起舌下腺前端之前，应先推开紧贴其舌侧的导管开口段，以免误伤；⑤在分离舌下腺囊肿壁，尤其是有炎症粘连时，一定要认清导管；⑥在舌深静脉破裂出血时，不可误将神经、导管钳夹或缝扎；⑦创口缝合时，不可过深，以免缝扎神经及导管。

术中断裂的下颌下腺导管，如果没有缺损，可以做导管连接术。即先从导管口插入一条硅胶管，通过断端再插入远中导管内，拉拢导管的两个断端，做导管外膜的端端缝合，1周后取出硅胶管。如有缺损可做导管移位术，即将下颌下腺导管的近心断端，稍做周围松弛，向后方移位到舌下切口的黏膜处，将导管壁和切口黏膜边缘做悬吊式缝合固定1~2针。这时试验挤压下颌下腺，可见移植的导管口有唾液外溢，表示手术成功。术后多饮水，进酸食，有利于导管通畅排唾。

（2）舌神经的保护和挽救：在分离舌下腺时，应时刻紧贴着舌下腺内面，在下颌下腺导管与舌下腺内面之间进行分离。这样就能把舌神经

及舌深静脉安全地保护在导管舌侧。当分离到舌神经与导管交叉处时，需很快认出白色、有光泽、较粗的舌神经，然后再沿舌神经与舌下腺之间分下去，就能保护好神经。舌神经损伤的处理请参阅下颌下腺切除术。

（3）舌下动脉及静脉的保护和处理：在分离舌下腺的内下面时，因术野小，舌下动脉位置深，动作粗暴有可能引起血管破裂和明显出血。所以，操作时照明应充分，助手托起口底并安置好吸引器，术者提起舌下腺前端，贴紧舌下腺内下面仔细钝分离，结扎舌下动、静脉的腺支血管，推开并保护舌下动、静脉，一般不会引起血管破裂。

4.解剖结构与手术操作技巧

（1）分离舌下腺的技巧：分离舌下腺时，朝相反方向牵拉腺体，用中弯止血钳或小纱布团钝分离腺体周围的薄纤维，也可结合手术刀或剪刀锐性切断，注意结扎遇到的血管分支。

（2）分离腺导管和舌神经的技巧：常用中弯和小弯止血钳的喙背，沿导管或神经外膜的表面，顺其长轴方向，向前边推边扩，使其周围的纤维薄膜撕断，或切断这层薄膜。还可以用神经钩拉起神经，使其下方的纤维拉紧，再用手术刀划断这些纤维，注意保护神经外膜。

（3）结扎舌下动脉及其腺支的技巧：此血管位置深、较细、易断、术野小等，必须熟练掌握深部打结法，才不会使血管拉断或滑结后继发大出血。

下颌下腺导管结石摘除术

1.手术设计解剖依据

（1）下颌下腺导管前部结石：采用口内进路手术。在摸到结石处的舌下皱襞舌侧做其平行切口，此处向深部钝分离最易显露下颌下腺导管。当导管结石处有慢性炎症增生时，注意勿被误导而使切口过分向舌侧，否则不易找到导管，反易伤及舌神经或舌深静脉。

（2）下颌下腺内和导管起始部结石：多数只能从下颌下切口，做下颌下腺摘除术以取石。

（3）相当下颌第2、3磨牙部位的导管结石：因位置深在，又处于导管与舌神经交叉部位，给口内进路有一定困难及危险。如果局部无急性炎症，能张大口，能明确摸到结石部位，仍可选择口内进路，但要特别注意保护舌神经。否则，宜选择下颌下切口进路。

2. 手术进路中的解剖结构辨认

（1）下颌下腺导管及结石的辨认

1）位置特点：下颌下腺导管由后向前紧贴舌下腺内面走行，由深到浅，于开口处贴近口底黏膜。导管结石的定位主要依靠X线摄片及临床口内、外双指合诊来确定。

2）形态特点：导管是前后方向的浅黄肉色软管，直径2 mm左右，导管开口处变窄。有导管结石时，管壁膨隆变薄，半透明，透过薄壁可见黄色的小圆形或梭形肿块，可扪及已钙化的硬结。但是有炎症时，局部红肿，导管与周围组织粘连，甚至周围脓肿发生。这时导管及结石界限不清，须待消炎后手术。

（2）舌神经的辨认

1）位置特点：相当于下颌第2磨牙前后处，舌神经与下颌下腺导管交叉。在交叉的后方，舌神经是在导管的外侧，贴下颌下腺深部及舌下腺后部的内面走行。在交叉的前方，舌神经走行于导管的内侧并有分支。因此，在导管结石定位之后，前部导管结石的舌侧有舌神经，而后部导管结石时舌神经有可能在其外侧。

2）形态特点：舌神经较导管粗，白色，有光泽，有韧性。在有炎症充血或术中出血时，使其色泽特征变模糊，应认真辨认。

（3）舌深静脉：位于舌腹到舌下的粗壮弯曲的舌深静脉，位置浅在，易于辨认。

3. 重要结构的保护和修复　由口内做下颌下腺导管取石术，主要是防止损伤舌神经及舌深静脉，以及保持导管排唾的通畅。

通过X线及手指双合诊对结石定位，结石定位后就能判定舌神经及舌深静脉的方位。前部结石时，紧贴舌下皱襞切口；后部结石时，在结石的正上方切开黏膜，向结石处分离，不要偏外侧，这样可避开舌神经。如果X线及指诊不能确定结石的存在，或局部炎症肿胀广泛时，不可盲目手术。

下颌下腺导管切开取石后，过去常做的是将导管壁与口底黏膜相互缝合，形成新的导管口；或是切口不缝，让其自然愈合，导管口排唾；也可从导管口插入医用塑料管，用8-0线缝合管壁切口，称为导管再通术。日本学者Nishi（1987年）报道，用^{99m}Tc做核素显像检查，做导管再通术者和未做导管再通术者比较，下颌下腺分泌功能明显提高。

4. 解剖结构与手术操作技巧

（1）口底黏膜切开的技巧：口底黏膜柔软无张力，切开时易移位滑动，影响切开部位的准确性。术前用甲紫画好切口部位，用镊子向相反方向牵拉固定切口处黏膜，再用锋利的圆刀片划开黏膜，可保持切口黏膜的张力和稳定性，保证切口及向下分离时不变位，到达结石处的导管。

（2）显露导管结石的技巧：常遇到切开黏膜后结石失踪。原因可能是定位失误，分离偏向，炎症粘连及结石后滑移位。要求切口的长度足以暴露结石前后的导管，不宜过短。对准结石，垂直向下，锐与钝分离。时常用手指摸结石探路，以防偏向。注意在手指探结石时，必须由后向前摸而不能相反方向，以免结石后滑移位。在显露结石及其后部导管以后，用平头镊子轻夹结石后部导管并将结石固定，另用尖刀沿导管长轴方向切开结石全长的表面管壁，结石便可弹出而不会后滑移位。

口底皮样囊肿摘除术

1. 手术设计的解剖依据　口底皮样囊肿按其解剖部位可分为3种临床类型：①位于舌下区及颏

舌肌间的舌下型，透过舌下区黏膜可见黄色囊肿壁隆起，常将舌抬起并推向后方；②在颏舌肌间及下颌舌骨肌下的颏下型，舌下区无异常表现；③哑铃型，即在舌下区和颏下区均可触及囊肿（图5-46）。

舌下型的口底皮样囊肿就在口底黏膜下，并将颏舌肌、舌下腺及其周围神经、导管向两侧推开，故手术切口都从口内进路。一般做横行切口。在双侧舌下皱襞，舌下肉阜与下颌牙龈

之间，囊肿最表浅处黏膜，做弧形横切口（图5-47）。再沿囊肿壁的表面分离，仔细推开周围的舌下区组织及牵拉开颏舌肌，摘除囊肿。也可采用舌下正中纵行切口（图5-48），自舌尖下方之舌腹部开始，沿舌系带及两舌下肉阜之间的囊肿表面，将黏膜纵行切开，再沿囊壁向四周分离，牵拉颏舌骨肌向两侧，摘除囊肿。

颏下型者都从颏下做横行皮肤切口，切开皮肤、皮下、颈阔肌及颈深筋膜浅层后，可见囊肿

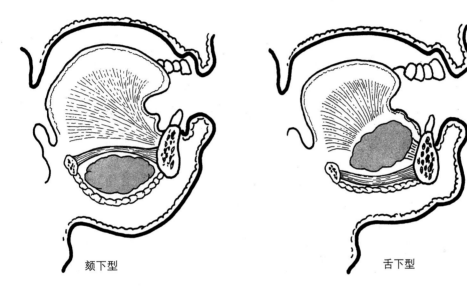

颏下型 　　　　　　　　　　　舌下型

图5-46　口底皮样囊肿

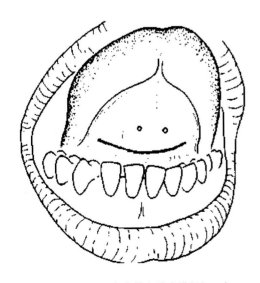

图5-47　口底皮样囊肿（横行切口）

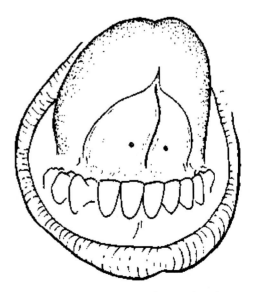

图5-48　口底皮样囊肿（纵行切口）

壁，有的还须切开下颌舌骨肌后才可见到位于两侧颏舌骨肌之间的囊肿。再向四周分离囊肿壁，并向两侧牵拉开颏舌骨肌，摘下囊肿。

2. 手术进路解剖结构的辨认

（1）舌下皱襞、舌下肉阜及下颌下腺导管口的辨认：因正中部位的口底皮样囊肿高突，常将导管口、舌下肉阜及舌下皱襞向后推移位，形态变得模糊。通过挤压下颌下腺，或用柠檬酸刺激舌尖，出现导管口排唾液，可认出导管口。其两侧为舌下皱襞。

（2）皮样囊肿及其周围重要组织的辨认：皮样囊肿具有明显的特征，易于辨认，透过黏膜可见黄白色囊壁，囊肿可被推动，与周围无粘连，有疏松组织相连，易被分离，扪之有囊性或面团样感。在分离囊肿时可能会见到舌下腺的腺团、颏舌肌及颏舌骨肌。只要按上述切口并沿囊壁分离，一般都可将下颌下腺导管、舌神经及血管拉开，并保护在牵拉瓣内而不显露。

3. 重要解剖结构的保护及挽救　口底皮样囊肿周围结构的保护措施如下：①正确的切口部位；②沿囊肿壁表面的疏松组织分离，并将其周围组织牵拉开，将神经、导管等保护于其内；③大囊肿应吸出部分囊液，使囊肿缩小以便分离囊肿，不伤及周围组织；④缝合切口时，勿将导管及导管口缝扎。

4. 解剖结构与手术操作技巧

（1）分离囊肿的技巧：沿囊肿壁外面的疏松纤维膜进行锐性或钝分离，很容易将囊壁分离，但到颏舌肌和颏舌骨肌处形成瓶口，使囊肿形成哑铃状，须将两侧肌肉牵拉开，才能显露囊肿的深部。

（2）抽吸囊液的技巧：在大囊肿的表面先做一小圈荷包缝线备用。在小圈的中央切一小口，以吸引管抽吸适量的囊液，使囊肿显著变小，立即收拢并结扎荷包缝线，闭合小切口。

（俞光岩　郭传瑸　余志杰）

参考文献

1. Martinez-Madrigal F, Micheau C.Histology of the major salivary glands. Am J Surg Pathol, 1989,13:879.

2. Donath K, Dietrich H, Seifert G. Entwicklung und ultrastrukturelle cytodifferenzierung der parotis des menschen. Virchows Arch A Path Anat Hist, 1978, 378:297.

3. 俞光岩. 涎腺疾病. 北京医科大学中国协和医科大学联合出版社, 1994:1.

4. Yu GY, Zou ZJ, Hao FM, et al. Diagnostic ultrasound imaging of parotid tumors. Chinese J Cancer Res, 1991, 3:68.

5. Yu GY, Zou ZJ, Wang YS. Computed tomography of parotid masses. Chin Med J, 1989, 102:243.

6. Bailey H. Parotidectomy: indications and results. Br Med J, 1947, 1:404.

7. Janes RM. The treatment of tumors of the salivary glands by radical excision. Can Med Assoc J, 1940, 43:554.

8. Zhao K, Qi DY, Wang LM. Functional superficial parotidectomy. J Oral Maxillofac Surg, 1994, 52:1038.

9. 俞光岩, 马大权, 邹兆菊. 腮腺转移癌（附18例报告）. 口腔医学, 1987, 7:182.

10. 俞光岩, 马大权. 腮腺深叶肿瘤的诊断和治疗. 中华口腔医学杂志, 1988, 23:108.

11. Yu GY, Ma DQ, Liu XB, et al. Local excision of the parotid gland in the treatment of Warthin tumour. Brit J Oral Maxillofac Surg, 1998, 36:186.

12. McGurk M, Renehan A, Gleave EN, et al. Clinical significance of the tumour capsule in the treatment of parotid pleomorphic adenoma. Br J Surg, 1996, 83:1747.

13. Yu GY, Zhang L, Guo CB, et al. Pre-mental foramen mandibulotomy for resecting tumors of tongue base and parapharyngeal space. Chin Med J, 2005,118:1803.

14. 张引长. 腮腺切除中面神经观察120例. 中华整形烧伤外科杂志, 1997, 9(5):345-348.

15. 刘纯义, 刘丽珍. 下颌下腺动静脉腺支的显微解剖. 中国医科大学学报, 1997, 26 (3):227-229.

16. 刘纯义, 赵蕴久. 下颌下腺血管的应用解剖. 解剖学杂志, 1997, 20(4):407-408.

17. 余志杰, 于世凤. 摘除舌下腺治疗舌下腺囊肿. 北京医学院学报, 1974, 2:123-125.

18. 季荃远, 余志杰. 40例舌下腺周围解剖. 解剖学通报,

1982, 增刊1:280.

19. Castelli WA. Some basic anatomic features in paralingual space surgery. Oral Surg, 1969,27(5):613−621.

20. DuBrul EL.Sublingual artery. In Sicher's oral anatomy, ed thed Lovis：Mosby, 1980: 354−355.

21. 陈日亭. 颌面颈手术解剖. 北京: 人民卫生出版社, 1984.

22. Whelton H. Introduction: the anatomy and physiology of salivary glands. In Edgar M, Dawes C, O'Mullane D ed. Saliva and oral health. 3rd ed. London: British Dental Association. 2004:1−13.

23. Knox SM, Hoffman MP. Salivary gland development and regeneration. In Wong DT eds. Salivary diagnostics. Singapore: Wiley−Blackwell, 2008:3−13.

24. Tian Z, Li L, Wang L, et al. Salivary gland neoplasms in oral and maxillofacial regions: a 23−year retrospective study of 6982 cases in an eastern Chinese population. Int J Oral Maxillofac Surg, 2010, 39:235−242.

25. 孙宏晨. 涎腺疾病. 见: 于世凤. 口腔组织病理学. 第6版. 北京: 人民卫生出版社, 2007: 259−299.

26. 中华口腔医学会口腔颌面外科专业委员会涎腺疾病学组, 中国抗癌协会头颈肿瘤外科专业委员会涎腺肿瘤协作组. 涎腺肿瘤的诊断和治疗指南. 中华口腔医学杂志, 2010, 45:131−134.

27. Zhang SS, Ma DQ, Guo CB, et al. Conservation of salivary secretion and facial nerve function in partial superficial parotidectomy. Int J Oral Maxillofac Surg, 2013, 42:868−873.

28. Xu H, Mao C, Liu JM, et al. Microanatomic study of the vascular and duct system of the submandibular gland. J Oral Maxillofac Surg, 2011, 69:1103−1107.

29. Ge N, Peng X, Zhang L, et al. Partial sialoadenectomy for treatment of benign tumors in the submandibular gland. Int J Oral Maxillofac Surg, 2016, 45:750−755.

30. Gao M, Hao Y, Huang MX, et al. Salivary gland tumours in a northern Chinese population: a 50−year retrospective study of 7190 cases. Int J Oral Maxillofac Surg, 2017, 46:343−349.

31. 李巍, 孙志鹏, 刘筱菁, 等. 腮腺和颌下腺体积的测量. 北京大学学报（医学版）, 2014, 46: 288−193.

32. 郭传瑸, 俞光岩, 马大权, 等. 腮腺肿瘤手术入路的选择. 中华耳鼻咽喉头颈外科杂志, 2005, 40:396−398.

33. 郭传瑸. 颅底−颞下区肿瘤的手术径路及手术要点. 耳鼻咽喉科学, 2010, 25:10−13.

骨骼系统

概　述

■ 口腔颌面部骨骼系统的组成

口腔颌面部由多个骨参与组成，其中包括成对的上颌骨、下颌骨、颧骨、鼻骨、泪骨、筛骨、颞骨、蝶骨、腭骨以及额骨等（图6-1，2）。与口腔颌面部肿瘤外科、正颌外科、创伤外科、修复与重建外科有关的重要骨结构是上、下颌骨和颧骨等。

■ 口腔颌面部骨骼系统的功能解剖学特征

口腔颌面部的骨骼系统，有机结合成为一个统一的整体，不仅构成了颜面和谐匀称的形态，而且使咀嚼、吞咽、言语、呼吸、情感表达等一系列重要口颌系统的生理功能成为可能。

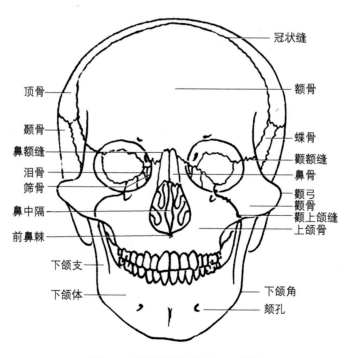

图6-1　面颅骨骨骼系统（正面观）

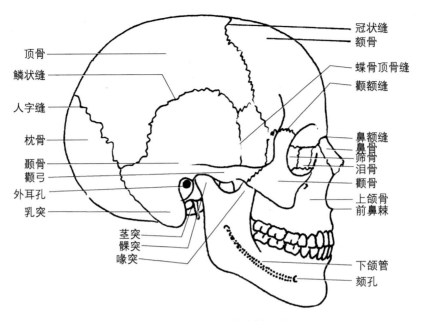

图6-2　面颅骨骨骼系统（侧面观）

上、下颌骨的牙槽突包含了28~32颗人类行使其咀嚼功能所必不可少的牙，而且根据其切割、撕裂、研磨食物的不同功能，各个牙又具有其精确的位置、大小与形态。

1. 上颌骨　上颌骨是口腔颌面骨骼系统中一对体积最大的骨结构，是支撑面中1/3的主体骨结构。其中含有的空腔结构——上颌窦及其间形成的鼻腔结构，不仅构成了呼吸道的最上端，而且大大缓冲了咀嚼食物时强大咀嚼压力可能对颅底、颅内脑组织以及对眼球产生的震动与冲击力，保护了这种重要组织结构的安全。上颌窦壁结构相对薄弱，易受外力打击，因而它首当其冲地缓解了外力对上述重要结构的损害。上颌窦的存在还使人类的语言、发音功能得到进一步的完善。良好的窦腔共鸣使歌唱、讲演等人类语音功能得到进一步的升华。

上颌骨的腭突与腭骨水平板形成了口腔的上盖，隔离了口腔与鼻腔，使人类的进食与呼吸功能有序地进行。上颌骨的上份参与组成眶壁与眶底，保护眼球处于正常生理位置。其颧突与颧骨、颞骨颧弓一起支撑着面中1/3的侧方形态，并为咀嚼肌群提供了附着点。上颌骨的血液供应极为丰富，因此上颌骨骨髓炎的发病远较下颌骨少见，且多局限。上颌骨骨折、截骨术后的骨愈合也较快。上颌骨的血液供应特征不同于肢体长骨，颌骨周围的网状血管结构以及与骨内血管网的相互沟通，不仅为颌骨提供了离心性血流，而且可提供向心性血流。Epker（1984年）描述上颌血管构筑特点：①颊侧牙槽骨、牙周膜和牙的血液供应来自上牙槽后动脉；②腭和腭侧牙槽骨血液供应来自腭大动脉；③唇颊侧牙龈及牙槽黏膜的血液供应来自深部骨组织。腭大动脉在前部与上牙槽后动脉吻合。Bell（1969年）的动物实验证明，上颌颊、腭侧黏膜、上颌窦、鼻中隔、鼻甲中的血管穿过骨质与髓质骨中的血管、牙周血管网、牙髓血管自由吻合，因而牙骨段截开后软组织蒂可提供向心性血液供应，这些研究结果奠定了正颌外科的生物学基础。

在以往研究中，学者们只注意到颌骨与周围软组织之间的丰富血管交通。尤志浩、张震康的研究结果表明，上、下颌骨的血液供应是多源性的，在正常情况下，它们也接收来自骨周围组织动脉的向心性血液。上、下颌骨各个部位骨与黏骨膜血管交通的数量不同，可影响不同部位移动骨段的血液供应代偿。上颌骨血管交通总体上说比下颌骨多。上颌骨血管交通量以硬腭前份外侧区最高。上颌骨牙槽突除中切牙区颊侧血管交通高于腭侧外，其余各牙区均为腭侧高于颊侧。上颌牙槽突腭侧血管交通以第1磨牙区较高。下颌骨与软组织血管交通以下颌前牙区较多，磨牙和升支区较少。这些研究结果对正颌外科如何选择上、下颌骨截骨部位以及移动骨段的软组织蒂，如何设计移动骨段的大小以保证移动骨段的良好血液供应，具有指导意义。

2. 下颌骨　下颌骨是面下1/3的唯一骨结构，其结构致密，内、外侧骨板均由致密的皮质骨组成，不仅是升、降颌肌群的主要附着骨，而且左、右两侧的髁突与关节盘、颞骨关节窝、关节囊一起组成了全身唯一可在三维方向移动与转动的联动关节，完成人体咀嚼、言语、表达情感等一系列生理功能。强大的咀嚼肌群附着，咀嚼肌群行使功能时的收缩与舒张，要求下颌骨具备相应的生物力学结构。马蹄形的下颌体部形态，不仅使口腔具有特定容积，容纳舌体等重要器官，而且形成了人类特有的面下1/3结构形态。弓形向前的下颌骨体也是维持正常上气道间隙必不可少的条件。但是，下颌骨并不是均匀一致的致密骨结构，而是存在薄弱环节，如髁突颈部、下颌角、颏孔区及其正中联合部。这些薄弱骨结构的存在也具有其生理意义，它们在受到外力打击时首当其冲地被折断，缓冲了外力对颅底等重要生理结构的冲击，保护了大脑组织。

人体下颌骨的主要供血动脉是下牙槽动脉。下颌骨体部、下颌骨基底部、下颌角及升支后缘均由下牙槽动脉供应。但下颌体前部（联合部）和所包含的中切牙及侧切牙的动脉血液，由舌侧软组织的动脉分支穿过皮质骨提供。下颌骨骨组织与颊舌侧软组织之间的动脉交通，以下颌切牙区牙槽部位较多，后牙区及升支区骨与软组织之间缺少动脉交通。Castell（1963年）对人类下颌骨的血管构筑做了细致的研究。下牙槽动脉为下颌骨的主要营养动脉，但喙突、髁突还接收附着于该处的颞肌、翼外肌及关节囊的血液供应作为补充。咬肌、翼内肌的血管穿过皮质骨进入升支，是其重要血液供应来源。这些血管根据不同部位骨质结构形成不同的走行方向，但都互相吻合成网状结构，在牙槽骨部位，由下牙槽动脉发出许多分支到各个牙槽间隔（牙槽血管）、牙根尖及牙周膜（牙周血管）。各个分支相互吻合呈网状。小血管分支通过皮质骨进入颊舌侧牙龈及黏膜，形成毛细血管网互相吻合。颌骨周围软组织中的血管通过骨膜与颌骨内血管交通。颌骨血液供应在正常状态下亦以离心血流为主。一旦颌骨主要营养血管受损，离心血流中断，通过侧支循环及颌骨周围广泛吻合支的向心性血流在极短时间内的代偿，可使骨内血液供应得以维持。Bell（1969年）动物实验的重要结论之一就是切开后的牙-骨段中没有任何一条血管对其成活及愈合是绝对必需的，移动的牙-骨段靠与之相连的软组织蒂维持活力并完成愈合过程。软硬组织间存在着丰富的侧支循环及自由吻合的血管网，成为术后提供向心性血液供应的通道。这一论断已被动物实验及临床实践所证实，它不但适用于血液供应丰富的上颌骨手术，也适用于被认为血液供应单一的下颌骨手术。

因此，正颌手术的成功关键是设计一个能供给移动后的牙-骨段以充分血液供应的软组织蒂，并保持手术中不受损伤，尽量保持骨与软组织蒂的良好连接。

■颌面骨的生长发育及其生物演化

颌面部的胚胎发育

面部的发育，在胚胎时期是从面部各突起的分化以及各个突起间的相互联合而开始的。胚胎第3周，前脑的下端出现了额鼻突。额鼻突的下方是下颌突，以后在下颌突的上缘分化出两个上颌芽向上伸展形成上颌突。下颌突由两侧向前并向中线处生长，于中线处联合。这样就形成了由两侧上颌突、上部额鼻突、下部下颌突为界的凹陷腔隙——未来的口腔。胚胎4周末，额鼻突向下伸展至左右上颌突之间，并在其末端分化出3个突起，即中间的内侧鼻突和两侧的外侧鼻突。胚胎第5周，内侧鼻突向下迅速伸展超过两侧的外侧鼻突，并在其末端分化出两个球状突起称之为球状突。随着胚胎的发育，各突起继续生长，并且在相邻的突起间逐渐联合。下颌突在中线联合并分化形成未来下颌部的软组织、下颌骨及下颌牙。

上颌突则形成大部上颌区的软组织以及上颌骨和上颌尖牙、后牙等。额鼻突形成额部软组织及额骨。

颌面骨结构的生长发育

随着个体的生长发育，颌面骨结构也逐渐生长变大，并在不同方向上由于骨的增生和吸收而逐渐改形与改位。在颅面骨生长过程中，骨的增生与吸收是其主要方式。骨皮质板外侧的增生，内侧的吸收，使骨板向外侧生长，相反则向内侧生长，而且这种增生与吸收并没有固定的模式，因而其生长并非均匀一致的增大。骨改建也是骨生长的重要方式。由于骨的生长方式不同，为了维持骨在持续生长中的形态、大小的均衡性，便出现了骨的代偿性改建。骨的改位则是由于骨的增生与吸收及其改建，使其相应部位的位置发生了变化。例如，下颌支通过后缘的增生、前缘的吸收，其位置逐渐后移，使原为升支的部位变成为下颌骨体的部分。

1. **上颌骨的生长发育** 由于上颌骨与毗邻骨连接处新骨的生成与沉积，使上颌骨的高度增加。引起高度增加的另外两个原因是颅底及鼻中隔的向下生长，以及随着牙萌出牙槽突表面的新骨沉积。上颌骨唇侧面的新骨沉积与舌侧面的骨吸收以及上颌结节后壁的骨增生，使上颌骨长度增加。上颌骨宽度的增加主要是由于腭盖正中骨缝间的新骨生成和乳恒牙列唇舌侧骨的增生与吸收。牙位置的改变可使上颌前部的宽度增加（图6-3）。

2. **下颌骨的生长发育** 下颌骨外侧骨板的增生以及内侧吸收使其向四周扩大，使下颌骨体长度增加。下颌骨升支前缘的吸收和后缘的新骨沉积是下颌骨长度增加的主要原因。其宽度增加主要是唇颊侧骨板增生与内侧骨板吸收的结果。下颌前部的宽度在乳牙萌出后就增加缓慢，并在大约11岁后不再增加。下颌骨高度的增加主要是由于髁突、喙突部位新骨的生成与沉积，以及牙槽突的增高和下颌下缘的少量骨沉积（图6-4）。

3. **颌骨生长的快速期与缓慢期** 颌骨随年龄生长并非均匀一致，而是有快速生长期与缓慢生长期之分。第1个快速期为出生后3周到17个月，第2个快速期为4~7岁，第3个快速期为11~13岁，第4个快速期为16~19岁。处于各个快速生长期之间的生长发育时期即为缓慢生长期。在颌面生长发育过程中，由于下颌的向前生长多于上颌，因而面突度逐渐减小。了解这些生长发育特征和规律对临床治疗具有一定意义。

颌骨骨结构的生物演化过程

动物从低级到高级，人类从类人猿到现代人，其颅面骨结构的主要变化规律体现在：随着大脑发育得越来越发达，颅腔不断扩大，前额越来越向前膨出，以致现代人出现特征性的前额结构，占据颜面结构的上1/3。另外，随着食物结构越来越精细，行使咀嚼功能的器官主要是上下颌骨及牙在逐渐退化，其体积所占颅面结构的比重也在不断下降，其形态学表现是明显减少了突度，其上覆盖的双唇组织越来越后缩，鼻结构相对越来越突出。在颌骨与牙退化过程中，由于牙退化与颌骨退化的不协调，出现了现代人所特有的阻生智齿难以萌出。同样，上、下颌骨的退化也并非均匀一致，牙槽突部位的退化明显大于下颌下缘，因而在现代人类颜面结构中出现了特有的颏唇沟以及微微向上翘起的颏部结构（图6-5）。

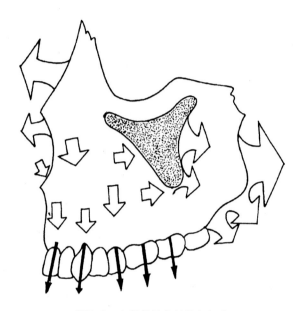

图6-3 上颌骨的生长发育方式

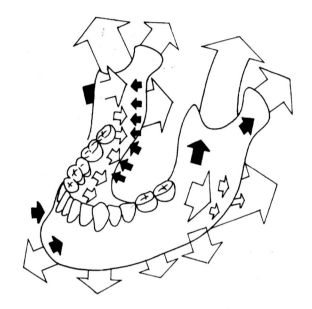

图6-4 下颌骨的生长发育方式

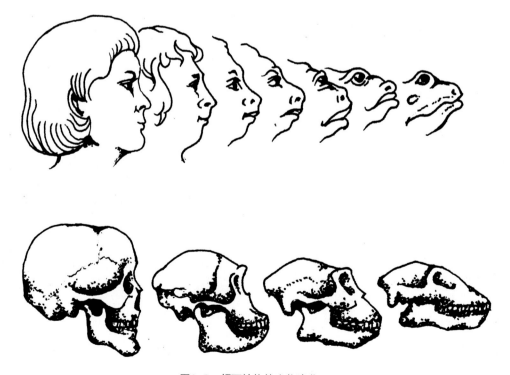

图6-5 颅面结构的生物演化

累及颌面骨骼系统的各种先天性及后天性疾患

颜面骨结构既在行使许多正常生理功能，又在保持人类特有的颜面形态方面发挥着独特的作用，同时也受到各种先天和后天因素导致的各种疾患的困扰，使上述两个功能的发挥受损或丧失，成为口腔医学特别是口腔颌面外科学面临的一系列临床及基础研究课题。众所周知，正常的结构与形态是发挥正常生理功能的基础。失去了正常的结构与形态就意味着正常生理功能的丧失。然而，各种先天的遗传性发育性疾患却严重损害了颌面骨结构的正常结构与形态。例如，数以百计的各种颅面发育不全综合征，常见的牙颌面发育畸形，以及后天因素导致的颌面骨骨折，颌骨炎症和肿瘤导致的颌骨缺失和丧失等。这些

疾患不仅导致了咀嚼、吞咽、呼吸、语言等一系列重要生理功能障碍或生理功能丧失，而且破坏了人们赖以进行社会交往、情感交流的正常容貌结构，使患者产生严重的心理障碍，造成对其身心健康的严重危害。这些患者不仅无法具有正常人应有的各种基本生理功能，而且对其职业选择、婚姻恋爱、正常工作和生活都会受到巨大影响。因此，口腔颌面外科学、口腔颌面外科医师的职责就在于运用各种现代医学手段和技术，攻克颌骨肿瘤外科、颌面创伤外科、正颌外科以及颌面整形外科的一个个难题，治愈各种先天性和后天性疾患，给患者以身心健康。本章旨在讨论涉及颌面骨结构主要是上、下颌骨与颧骨各类临床手术的解剖学特征，同时就颌骨外科中的一些技术问题进行探讨。

上颌骨

■ 上颌骨的临床解剖

上颌骨是颜面部中1/3最大的骨，内含上颌窦，左右各一，与颧骨、鼻骨、犁骨、蝶骨相邻接，参与眼眶底、鼻底及外侧壁、口腔顶、颞下窝、翼腭窝、翼上颌裂及眶下裂的形成。两侧上颌骨在其中央形成梨状孔。上颌骨的解剖形态不规则，具有多面、多突与中空的特点。一般可分为一体和四突（图6-6）。

上颌骨体

上颌骨体为锥体形中空的骨结构，可分为前、后、上、内4个面。

1. 前面　又称脸面，其上界为眶下缘，内界为鼻切迹，下界为牙槽突，后界为颧牙槽嵴。在眶下缘中点下方5~8 mm处有一椭圆形的眶下孔，长约6 mm，宽约5 mm，有眶下神经、血管经过。

该孔向后、上、外方通入眶下管，眶下神经阻滞麻醉时应注意此方向。在眶下孔下方、前磨牙根

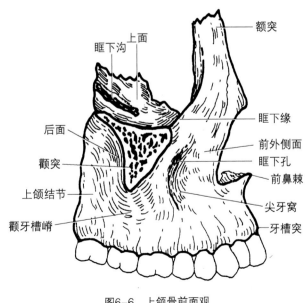

图6-6　上颌骨前面观

（标注：眶下沟、上面、额突、眶下缘、前外侧面、眶下孔、前鼻棘、尖牙窝、牙槽突、上颌结节、颧牙槽嵴、颧突、后面）

尖上方，有一深的凹陷，称为尖牙窝，此处骨壁很薄，是上颌窦手术入路处。上颌窦内肿块向面部增生时，多从此处膨胀或穿出。

2. 后面　与前面之间以颧牙槽嵴为界，后面参与颞下窝与翼腭窝前壁的构成，故又称颞下面。后面中部有数个小孔，称牙槽孔，向下接上颌窦后壁牙槽管，有上牙槽后神经和血管通过。上牙槽后神经阻滞麻醉时，为麻醉药注射处。后面下部有粗糙圆形隆起，为上颌结节。

3. 上面　光滑呈三角形，构成眶下壁大部。其后份中部有眶下沟，向前内下通眶下管。该管以眶下孔开口于上颌骨体的前面。眶下管前段发出一牙槽管，向下经上颌窦前外侧骨壁，通上牙槽前神经血管。该管后段亦发出一牙槽管，经上颌窦之前外侧骨壁，有上牙槽中神经通过。

4. 内面　又称鼻面，形成上颌窦的内侧壁，在鼻面后上部有上颌窦裂孔通向鼻腔，其开口位于中鼻道。上颌窦裂孔之后方，骨面粗糙，有沟向前下与腭骨垂直板相接，构成翼腭管，管内有腭降动脉及腭神经通过（图6-7）。

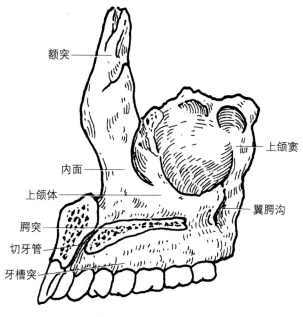

图6-7　上颌骨内侧面

上颌骨的四个突

上颌骨的4个突分别为额突、颧突、腭突及牙槽突。

1. 额突　位于上颌骨体内上方，其上、前、后缘分别与额骨、鼻骨和泪骨相接，其外侧面组成眼眶内缘及鼻背一部分，其内侧面形成鼻腔侧壁之上份。

2. 颧突　位于上颌骨之外上部，与颧骨相连，颧突向下至第1磨牙部位形成的骨嵴称为颧牙槽嵴。

3. 腭突　是由上颌骨体内侧面向内侧移行的水平骨板，与对侧者在中线联合，形成硬腭前2/3的骨板，参与构成口腔顶与鼻腔底。腭突上面光滑略凹，而下面粗糙呈穹隆状，该面有许多小孔，以通血管，还有许多凹陷以容纳腭腺。腭中线前方在中切牙之后有切牙孔，鼻腭神经经过此孔，腭大动脉末支亦通过此孔到鼻腔。在骨面两侧与牙槽突交界处有纵沟由后向前走行，称为腭沟，有腭大动脉和腭前神经走行。

4. 牙槽突　自上颌骨体向下方伸出，系上颌骨包围牙根周围的突起部分，厚而质松，其前部较薄，后部较厚。牙槽突容纳牙根的窝称牙槽窝。每侧上颌骨有7~8个牙槽窝，以尖牙的牙槽窝最深，第1磨牙的牙槽窝最大，相邻两牙间的骨间隔称为牙槽间隔（图6-8）。上颌后牙根尖周围因骨质很薄，与上颌窦腔之间仅隔一层很薄的骨质，甚至无骨质，根尖之上直接盖以上颌窦的黏膜，这种情况以上颌第2前磨牙和第1、第2磨牙较常见。这种解剖关系，对牙源性感染进入上颌窦，引起上颌窦炎，以及拔取上颌牙根，上颌后牙区种植手术，具有临床意义。

5. 上颌窦　上颌窦为上颌骨体内的锥形空腔，尖部向颧突，底部向鼻腔，容量约13 mL。上颌窦可分为一底、一尖及前外、后、上、下壁，其底为上颌骨体的鼻面，其尖伸入上颌骨之颧突，上壁即上颌骨之眶面，下壁为牙槽突，前外侧壁为上颌体之前外侧面。

图中标注：额突、内面、上颌体、腭突、切牙管、牙槽突、上颌窦、翼腭沟

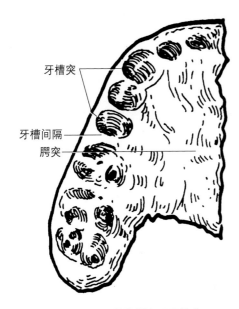

图6-8　上颌骨的腭突及牙槽突

牙槽突

牙槽间隔

腭突

■毗邻关系及临床意义

上颌骨左右对称，在中线联合，是颜面中份最大的骨。其上方构成眶底，下方构成口腔顶，内侧形成鼻腔外侧壁。上颌窦开口于其内侧壁上部中鼻道半月裂处，与鼻腔交通。

上颌骨与颧骨

上颌骨与颧骨上颌突相连形成颧上颌缝。其深部即为上颌窦的尖，这就解释了为什么颧骨骨折时，X线检查显示伤侧上颌窦内常常有阴影或积液。

上颌骨与眶及眶内容物

上颌骨与额骨，蝶骨大、小翼，颧骨，泪骨和筛骨共同构成了呈四边形的锥状骨眶，底向前方，四边为眶壁。眶壁由薄骨板构成。分为4个部分，即眶内侧壁、眶顶、眶外侧壁和眶底。上颌骨额突参与了眶内侧壁及眶底的构成，这种解剖毗邻关系解释了为什么眼眶部位受暴力时，易造成眶底骨折，以致眶内容物疝入上颌窦内形成嵌顿和复视。

上颌与腭咽

上颌骨腭突及腭骨水平板构成硬腭的骨，上颌后部截骨术需要在硬腭相应部位做出纵行截骨线。

上颌骨与鼻腔

上颌骨与额骨鼻突、鼻骨共同形成了鼻的骨性支架，其前面开口为梨状孔。鼻腔外侧壁由上颌骨额突、鼻骨、上颌窦内侧壁、筛骨、腭骨垂直部、下鼻甲骨等共同组成，外侧壁上有突出鼻腔的3个鼻甲，即上、中、下鼻甲，其游离缘向下方悬垂。上鼻甲和中鼻甲为筛骨的一部分，下鼻甲为一独立骨结构，3个鼻甲下方为上、中、下鼻道，上颌窦口开口于中鼻道。上颌骨LeFort Ⅰ型骨折时常有鼻腔出血；反过来，行LeFort Ⅰ型截骨术至鼻腔外侧壁时，一定要分离鼻腔黏膜，保护鼻黏膜不受损伤。

上颌骨与颅底

上颌骨的4个突起——额突、颧突、腭突与牙槽突，在上前方与颧骨、鼻骨、筛骨相连，在后方上颌结节分别与腭骨、蝶骨翼板相接并固位于颅底，两侧上颌骨的连接构成梨状孔和鼻腔，这种既有窦腔形成的薄骨壁，又有加强的坚固骨形成的柱形结构，就形成了一种拱形的支架结构。因此，在遭受轻度外力打击时，常可在各骨缝连接处和窦腔骨壁分散消失而不致发生骨折，但若外力很大，则会在各骨连接的骨缝处及窦腔的薄弱区域发生骨折。因泪沟由上颌骨的额突参与形成，上颌骨折也可累及鼻泪系统。高位上颌骨骨折若伴有筛窦和筛板骨折，可出现脑脊液漏、脑损伤等症状。

了解上颌骨的毗邻关系，可更好地理解上颌骨骨折的规律性，即骨折线常常经过上颌骨与邻接的2块颅骨、额骨与筛骨，以及与上颌骨相邻的9块面骨的骨缝处，或者通过筛窦、眶下裂、上颌窦梨状孔等薄弱区域。LeFort（1901年）报道了其实验研究结果，将上颌骨折分为三型。

1. LeFort Ⅰ型骨折　骨折线在梨状孔平面，骨折线经梨状孔下部向后走行，经上颌骨前外面、骨壁薄弱处继续向后至上颌结节翼突缝处（图6-9）。

2. LeFort Ⅱ型骨折　骨折线自鼻额缝向两侧扩展，经泪骨、眶内侧壁、眶底，越过眶下缘，经颧上颌缝，沿上颌外侧壁向后进入翼上颌窝。单纯LeFort Ⅱ型骨折，颧骨通常无移位（图6-10~12）。

3. LeFort Ⅲ型骨折（颅面分离）　骨折线通过颧额缝和鼻额缝，横贯眶底，向后可达蝶骨翼板，使上颌骨、鼻骨、颧骨成为一整体，与颅底分离、下坠移位，导致面中份伸长（图6-10，11，13）。

LeFort Ⅱ型骨折还常累及鼻中隔和犁骨，出现两眼内眦和鼻梁明显变宽，即外伤性内眦过宽。

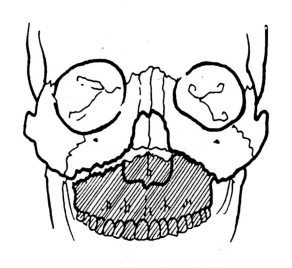

图6-9　上颌骨的LeFort Ⅰ型骨折

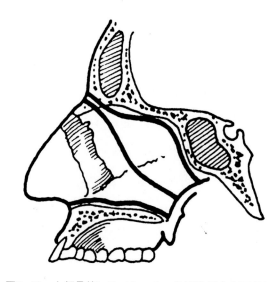

图6-10　上颌骨的LeFort Ⅰ、Ⅱ、Ⅲ型骨折（内面观）
骨折线向外、向后方走行，自上而下的黑实线分别表示LeFort Ⅲ、Ⅱ、Ⅰ型骨折线走行

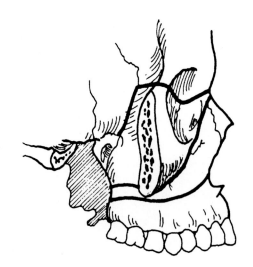

图6-11　上颌骨的LeFort Ⅰ、Ⅱ、Ⅲ型骨折（外面观）
骨折线向外、向后方走行，自上而下的黑实线分别表示LeFort Ⅲ、Ⅱ、Ⅰ型骨折线走行

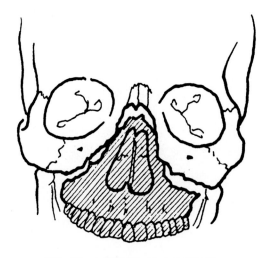

图6-12　上颌骨的LeFort Ⅱ型骨折

LeFort Ⅱ型及Ⅲ型骨折常合并筛板骨折，硬脑膜随之撕裂，脑脊液流出，形成脑脊液鼻漏（图6-12，13）。

上颌骨的血液供应

主要血液供应来自上颌动脉，是颈外动脉的终支。上颌动脉的第3段即翼腭段分出4支：①上牙槽后动脉，沿上颌骨体后面下行，行程中发出2~3小支，伴上牙槽后神经穿上牙槽孔进入上颌窦后壁；②眶下动脉，穿眶下裂进入眼眶，伴眶下神经沿眶下沟及管前行，分出上牙槽前动脉后出眶下孔；③腭降动脉，经翼腭管下降，穿腭大孔至口腔为腭大动脉；④蝶腭动脉，经翼腭窝上部，穿蝶腭孔至鼻腔。

上颌骨的血液供应是多源性的，在正常情况下上颌骨既接受骨内牙槽动脉离心性血液，也接受来自骨周围组织动脉的向心性血液，这就是上颌骨血液供应的特点，它明显不同于长骨骨干仅由骨髓供血的形式。一旦颌骨主要营养血管受损，离心血流中断，通过侧支循环及颌骨周围广泛吻合支向心性血流的代偿，使局部血液供应得以维持。这一解剖特点对于正颌外科手术的设计与成功以及陈旧性外伤骨折的矫治有十分重要的临床意义。截骨后的牙-骨段没有任何一条血管对其成活及愈合是绝对必需的。移动的牙-骨段靠与之相连的软组织蒂即可维持活力并完成愈合过程。上颌骨与其周围软组织间存在的丰富侧支循环及吻合丰富的血管网，成为术后提供向心性血流的通道。

■临床应用

单侧上颌骨全切除术

1. 手术设计解剖原理　单侧上颌骨全切术主要适用于因良性肿瘤已破坏一侧上颌骨，或恶性肿瘤已侵及上颌窦一侧或原发于上颌窦的恶性肿瘤。切除范围如图6-14。

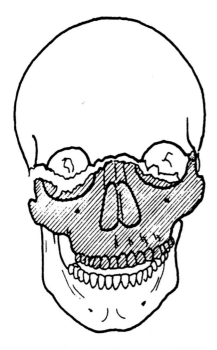

图6-13　上颌骨的LeFort Ⅲ型骨折

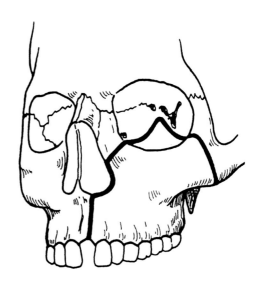

图6-14　一侧上颌骨全切术截骨范围

（1）上颌骨切除术一般采用传统的Weber-Fengusson入路，因上颌骨全切术需断开上颌骨与鼻骨，上颌骨与颧骨，以及上颌骨与眶底的连接。Weber切口能够暴露上述所有解剖位置，术野较好，不但能行上颌骨全切术，即使扩大的上颌骨切除术此切口也能满足手术要求（图6-15）。

（2）Weber手术切口设计在鼻翼、鼻面沟及下眼睑皱褶处，切口隐蔽，术后瘢痕小。在上后人中处，改良的Weber切口绕过鼻翼下方，经一侧人中嵴抵红唇后，从唇珠一侧斜向内侧黏膜内，最大限度地减少了术后瘢痕的影响（图6-16，17）。

2.手术进路中解剖结构辨认

（1）切口：切口设计如图6-15。切口操作时，先切开皮肤及部分肌层，再从黏膜切至肌层，可取得整齐的层次，然后沿前庭基部绕过鼻翼侧面达内眦部，全层切开直抵骨面。

（2）辨认肿瘤组织与掀开上唇：从前庭沟切开黏骨膜向上颌结节处延伸，沿骨面且向外剥离，此时，应注意辨认骨面是否光滑完整，如果肿瘤组织已从上颌窦穿出，则应用电刀从正常皮下组织里锐分离翻瓣，将骨膜和骨膜浅面的部分正常组织连同肿瘤组织及颌骨一并切除（图6-18）。

（3）暴露上颌骨与相邻骨的连接部：①暴露上颌骨额突与鼻骨的连接，顺梨状孔向上翻瓣，充分暴露眶内侧缘上颌骨额突，并沿眶下缘向眶内掀开眶内容物；②暴露上颌骨与颧骨的连接颧颌缝，首先向上掀起眶内容物暴露眶下裂，再自颧骨根下贴骨面伸入骨膜分离器，抵眶下裂，保护眶下裂内走行的血管与神经，然后用骨锯从颧颌缝处锯开上颌骨与颧骨的连接；③暴露患侧上颌骨与对侧上颌骨的连接，首先拔除患侧中切牙并向上暴露至鼻前嵴，沿硬腭中线切开黏骨膜，由于硬腭中线处骨板较厚，故截骨线可稍偏向一侧，用来复锯或钻作骨截开（图6-19）；

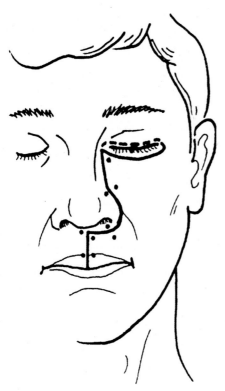

图6-15 上颌骨全切术的Weber-Fengusson的皮肤入路

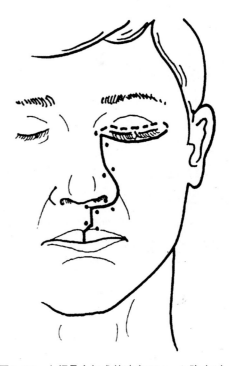

图6-16 上颌骨全切术的改良Weber入路（1）

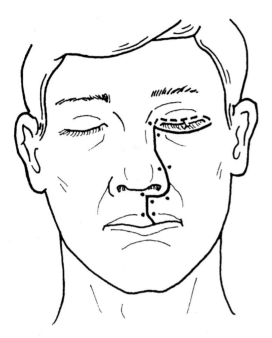

图6-17　上颌骨全切术的改良Weber入路（2）

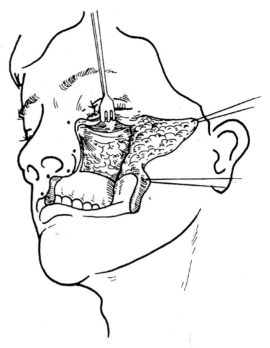

图6-18　向上经Weber入路，翻开组织瓣

④暴露翼上颌连接，先从口内硬腭中线黏骨膜切口后端经软硬腭交界向外侧做全层横行切口，绕过上颌结节，与前庭沟切口相接，用骨膜分离器经上颌结节沿骨面向后剥离至翼上颌连接处，放入有相应弯曲度的骨凿，凿开翼上颌连接。此时上颌骨性组织已基本完全截开，可用持骨钳摇动并取下上颌骨，注意分离剪断遗留的软硬组织，完整地取下上颌骨。

3. 重要解剖结构的保护和挽救

（1）保护眼球及眶内容物：在截开上颌骨额突、颧上颌连接时，应注意避免损伤眼球及眶下裂走行的神经血管。在眶下缘处由骨膜下向上向后掀起眶内容物，用专用眼球拉钩保护眶内容物，于直视下截开上颌骨额突与鼻骨的连接，然后暴露眶下裂，在骨膜分离器保护下，用锯截开颧上颌连接。

（2）避免上颌动脉损伤：上颌动脉在下颌髁突颈内后方由颈外动脉分出，穿翼外肌上、下两头之间，经翼上颌裂进入翼腭窝。上颌动脉在翼腭窝内的位置距翼上颌连接下端25 mm，翼

上颌连接的高度为14.6 mm，故断离翼上颌连接时，一定要注意在上颌动脉的下方离断，保持一定的安全界限，否则损伤其会导致大出血（图6-20）。

（3）上颌动脉损伤后的处理：上颌动脉损伤后，一般经由黏膜切口向后填压碘仿纱条压迫止血，1周后逐渐抽出碘仿纱条。

4. 解剖结构和手术操作技巧

（1）切开皮肤及软组织时，在上唇部可避开唇珠高点，从其一侧切开向上沿人中嵴至鼻翼，避免破坏上唇明显的解剖结构，使术后瘢痕更为隐蔽。

（2）截骨：在截骨处若其下方有重要解剖结构，一定要用器械加以保护，然后做骨截开；在腭中线处行骨截开时，应在中线两侧选截骨线，避免在正中做截骨线，因其骨质较厚，截骨困难。在用骨凿断开翼上颌连接时，骨凿的方向务必不能向上，且位置不能过高，否则易损伤颌内动脉引起大出血。

（3）硬腭及硬腭后缘的软组织切开时，应

选用电刀进行，可明显减少出血。

（4）当软硬组织都已按顺序切开或截开，骨块仍不能顺利取下时，应先检查硬组织的阻力，再检查软组织的阻力，可先用骨刀在骨截开缝上试撬动骨块，检查阻力来自何处，必要时可用骨凿或骨锯再重复一次骨截开，以彻底断开骨块。若软组织仍有附丽，应仔细断离，取出上颌

骨，切忌粗暴撕离，以免造成大出血。

（5）创面应植皮，可取大腿内侧中厚皮片，将其覆盖于创面上，与创缘做间断缝合，最后利用腭中线、软腭及颊侧留置的缝线，在填塞碘仿纱条后加压反包扎，固定皮片。10 d后拆除包扎（图6-21~23）。

（6）取下上颌骨块后，应将准备好的纱布

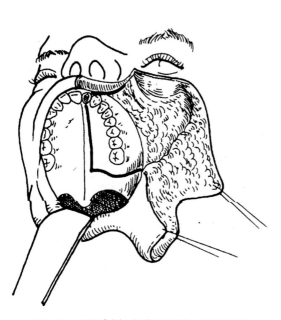

图6-19　暴露半侧上颌骨与对侧上颌骨的连接

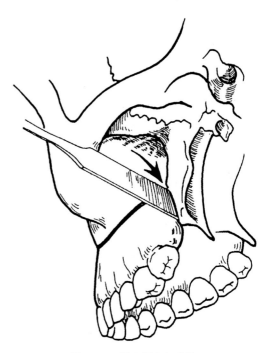

图6-20　凿开翼上颌连接

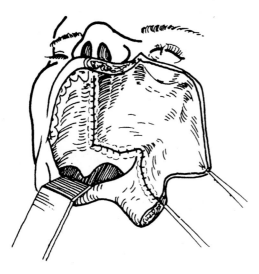

图6-21　一侧上颌骨全切后的创面植皮

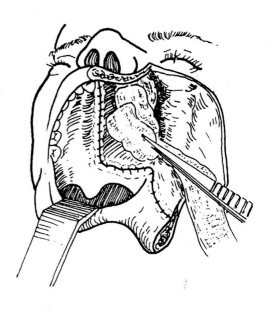

图6-22　皮片表面填塞碘仿纱条并加压反包扎

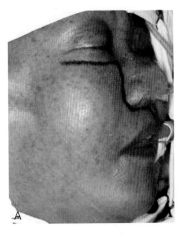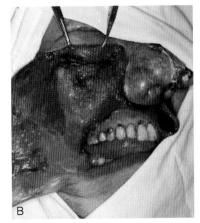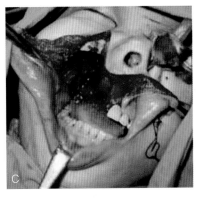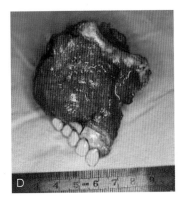

图6-23　术中单侧上颌骨全切术
A. Weber-Fengusson皮肤入路；B.翻开组织瓣；
C.切除右侧上颌骨及肿瘤；D.切除的肿瘤标本

块迅速填塞至创面内5~10 min压迫止血。腭大动脉出血处应妥善结扎，骨创面要用骨蜡止血。

上颌骨次全切除术

1.手术设计解剖原理　上颌骨次全切除术主要用于上颌骨的良性肿瘤，分化较高的腭部鳞癌，未侵及上颌窦的牙龈及牙槽突恶性肿瘤病例。手术保留眶下缘及眶底骨板（图6-24）。

（1）切口：自上唇中部唇红部唇珠一侧，经人中嵴至鼻小柱基部稍下方，而后沿鼻翼基底向上，沿鼻面沟抵内眦下，切透皮肤肌层直达骨面，再沿前庭沟黏膜反折处切开黏骨膜，并向后延伸至上颌结节后缘。行上颌骨次全切除时，一般不需做眶下缘切口。

（2）手术切除范围：保留眶下缘及眶底骨板，截骨线从鼻骨前端沿眶下缘下方向外下经颧

牙槽嵴至上颌结节（图6-24）。

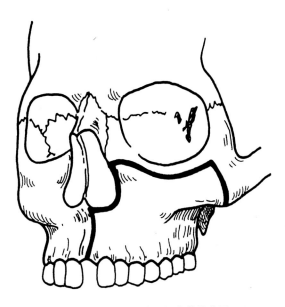

图6-24　上颌骨次全切术截骨范围

2. 手术进路中解剖结构辨认

（1）暴露额上颌连接：将软组织瓣尽可能向上翻起暴露鼻骨下缘及梨状孔，然后暴露眶下缘，于直视下做截骨线。

（2）暴露及断离翼上颌连接：方法同上颌骨全切术。

3. 重要解剖结构的保护和挽救　上颌骨次全切除术没有眶内容物损伤的风险，但仍应注意不要损伤颌内动脉，以免引起大出血。保护的方法及操作同上颌骨全切术。

4. 解剖结构和手术操作技巧　上颌骨次全切除术保留眶下缘及眶底，截骨线位于眶下缘下方向外下走行，经颧牙槽嵴顶达上颌结节，最适合用来复锯做截骨线，直至上颌结节，其余截骨线同上颌骨全切术。

上颌骨扩大切除术

1. 手术设计解剖原理　上颌骨晚期恶性肿瘤破坏上颌窦上壁及后壁，手术切除范围不仅包括上颌骨，还包括部分或全部颧骨、眶底、眶内壁下份、蝶骨翼突和（或）眶内容物。上颌窦癌侵犯筛窦或蝶窦时，也应同时切除。如果肿瘤已波及皮肤，应按肿瘤处理原则切除皮肤。

手术切口基本与一侧上颌骨全切除术相同：上唇正中—鼻小柱—鼻翼基底—鼻唇沟—眶下缘或睑缘下。为了充分暴露手术野，根据需要可将眶下缘或睑缘下切口向外侧延长至颧骨处（图6-25）。

切口转入口内，一般在前庭沟做横行切口，由上颌结节处至上颌正中与口外切口相交。上述切口不但可充分暴露上颌骨扩大切除术中的上颌骨及颧骨各个截骨部位，而且可以暴露冠突。切除喙突后，结扎其深面的颌内动脉，可以有效地减少术中出血，使手术野清晰，便于准确辨认手术切除范围，特别是腭侧切除界限。

2. 手术进路中解剖结构辨认　上颌骨扩大切

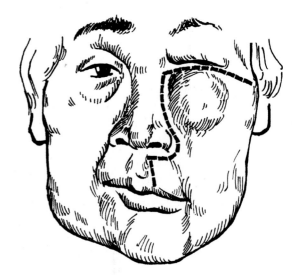

图6-25　上颌骨扩大切除术切口

除术中需辨认下列各结构。

（1）做切口及翻瓣时，在鼻旁软组织中分离、结扎并切断：①面动脉，在内眦处结扎切断；②内眦动脉，在翻瓣过程中结扎切断；③结扎切断眶下神经血管束，以减少出血。暴露鼻骨、上颌额突和眶下缘，准备截骨。

（2）可能需要离断颧额缝，可沿眶外缘向上寻找并暴露此缝。眶下裂一般可于眶底及颧后辨认，自此导入线锯，截断颧骨外侧连接。还需切断颧骨、颧弓下附着的咬肌及喙突上附着的颞肌及肌腱，暴露喙突及乙状切迹。自乙状切迹中点向前下，在喙突根部截除喙突，以便在其深面寻找颌内动脉。此处颌内动脉斜向前上，走行于翼外肌浅面或翼外肌上、下两头之间。先用手指扪其搏动，顺其走行在筋膜内仔细分离，找出如一般火柴棍粗的颌内动脉，结扎切断。再用手指向深部探触，可扪及翼突外板及内板的后缘，切断其浅层的翼外肌，然后用手指钝分离呈圆柱状的翼内肌，紧贴翼内、外板将此肌离断。此时可清楚地扪及翼外板，沿此板向上触摸，扪及与之呈直角相交的颅底。

3. 重要解剖结构的保护和挽救

（1）颌内动脉：结扎切断颌内动脉可以有效地减少术中出血，应按前述方法仔细操作，如未能成功地结扎颌内动脉，手术出血凶猛，可结扎颈外动脉，但其控制出血效果远不如结扎颌内动脉。

（2）颅底：按前述方法探得翼板及颅底，在颅底下1 cm横断翼突。截断位置不可过高，一般用薄刃锐凿截骨，不可使用暴力，以免颅底骨折。

（3）眶内容物：保留眼球的上颌骨扩大切除术，在离断上颌骨眶面时应用眼护板，以保护眼球免受损伤，并应保护眶面骨膜，如有破损在上颌骨切除后应对位缝合好，勿使眶内容之脂肪组织外露，否则可能致术后下睑持续水肿和眼球下陷。

4. 解剖结构和手术操作技巧

（1）切口：与上颌骨次全切除术基本相同，眶下切口向外延长达颧弓处，见图6-24。

（2）翻瓣：病变未侵犯上颌骨前壁，可在骨膜下翻瓣。如骨壁受侵，则不能保留骨膜，争取保留表情肌，以保持较好的功能及面容。分离表情肌时出血较多，宜用电切。皮肤受累时需一并切除皮肤，然后用皮瓣修复。

（3）截断骨连接，切除上颌骨：切断颧骨颧弓下附着的咬肌、喙突上附着的颞肌及肌腱，暴露喙突，自其根部截除。显露颌内动脉并结扎切断之。分离翼外肌及翼内肌在翼突上的附着，在颅底下1 cm处用骨凿或骨剪离断翼突与颅底的连接，此处操作需谨慎，勿伤及颅底等重要组织结构。截断上颌骨其他部位骨连接的操作同上颌骨全切术（图6-26）。需要摘除眶内容物者，截断骨连接后，将整个标本前移，沿眼眶穹隆底切开眼结合膜及其深面的蜂窝组织，直至骨面。从眶上壁及侧壁骨面上分离眶内容。将眼睑往上牵，用大弯钳在眼窝尖端，夹住眼动脉与其周围的静脉及视神经，用手术剪剪断血管神经束并结

扎（图6-27~29），然后将眼球与上颌标本一并取出。

（4）创面处理：充分冲洗伤口，取大腿内侧薄断层皮片覆盖皮瓣内侧创面。碘仿纱布填塞，戴上预制的腭托。将面部皮瓣复位，分层缝合，加压包扎。

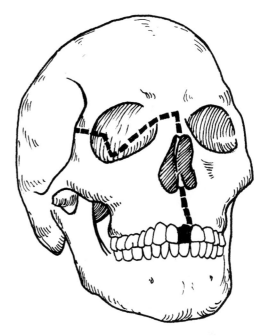

图6-26　上颌骨扩大切除术的截骨线

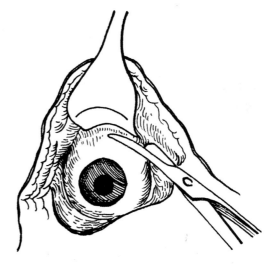

图6-27　环形剪开眼结膜

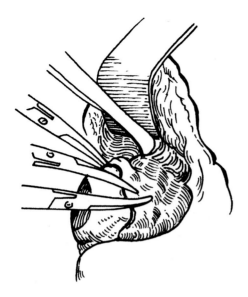

图6-28　从眼眶骨壁上分离眶内容物

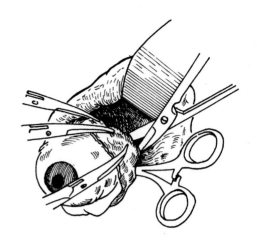

图6-29　剪断血管神经束、摘除眶内容物

上颌骨的LeFort Ⅰ型、Ⅱ型、Ⅲ型骨折复位术

上颌骨可以单独发生骨折，也可以与颧骨和眶周同时发生骨折，形成复合体骨折。上颌骨骨折的发生率占面部所有骨折（不包括牙槽突骨折）的6%~25%。

1. 手术设计解剖原理　上颌骨骨折类型与其解剖特点有密切关系。上颌骨是通过多个支柱样结构与颅底相连接，这种结构特点使其能够对抗垂直方向的受力，而水平方向的力量则往往容易引起上颌骨骨折。1901年LeFort通过实验证实，上颌骨骨折的性质与受力方向有密切关系，且骨折线有一定的规律性。LeFort Ⅰ型骨折涉及鼻底、上颌骨下1/3、腭骨以及翼板，上述结构成为一个骨折断块。该型骨折大约占上颌骨折的33%（图6-9）。

LeFort Ⅱ型骨折往往类似一个金字塔样骨折，骨折线越过薄弱的额突，经泪骨、眶底、眶下孔斜向外下，经上颌骨外侧壁、翼板进入翼腭窝。LeFort Ⅱ型骨折是上颌骨最常见的骨折（图6-12）。

LeFort Ⅲ型骨折，即颅面分离骨折，骨折往往造成面骨与颅骨分离，其骨折线越过鼻额线，经眶底再经颧额线及颧弓。该型骨折会引起面中1/3与颅底完全分离，约占上颌骨骨折的28%。单纯上颌骨矢状骨折较为少见，矢状骨折常常伴有上颌骨的LeFort Ⅱ型或Ⅲ型骨折。

LeFort Ⅰ型骨折由于是上颌骨下1/3部位的骨折，故手术通常采用口内前庭沟入路，向上翻起黏骨膜瓣，即可暴露骨折线。LeFort Ⅱ型骨折的手术复位，一般需要多处手术入路，首先为口内上颌侧方前庭沟入路，暴露在颧牙槽嵴位置上的骨折线；还需要做睑缘下皮肤切口，以暴露经过眶下缘和眶内壁的骨折线。LeFort Ⅲ型骨折一般需做双侧冠状瓣入路，向下翻瓣，以暴露鼻额区及眶外侧缘及颧弓的骨折线。

2. 手术进路中解剖结构辨认

（1）口内前庭沟入路行LeFort Ⅰ型骨折复位术时，应注意黏骨膜瓣不能翻起过高，以免损伤由眶下孔出来的眶下神经。

（2）LeFort Ⅱ型骨折手术行下睑缘下入路时，切口距下睑缘2~3 mm，钝分离抵眶下缘骨面，应注意保护眶内组织。

（3）LeFort Ⅲ型骨折复位经双侧冠状瓣入路，当向下翻起皮瓣到达眶上缘时，要注意小心从眶上切迹处分离眶上神经。

3.重要解剖结构的保护和挽救

（1）LeFort Ⅰ型骨折复位时眶下神经的保护：口内前庭沟入路一般不会损伤眶下神经，但应注意以下两点。①翻开剥离黏骨膜瓣时，位置不宜太高，以能暴露骨折线，且能进行固定为度；②当上颌骨前壁有粉碎性骨折时，在骨块复位的过程中易造成眶下神经受损。

（2）LeFort Ⅱ型骨折复位时眼眶内组织的保护非常重要，应注意从眼轮匝肌内平行眼轮匝肌钝分离至眶下缘，切开骨膜，从骨膜下剥离，暴露骨折线及眶底。

（3）LeFort Ⅲ型骨折头皮冠状瓣入路，在皮瓣达眶上缘时，应注意保护眼眶内组织和眶上神经血管束，避免损伤。

4.解剖结构和手术操作技巧

（1）LeFort Ⅰ型骨折复位前庭沟切口，切开黏膜后，为减少出血，可用电刀切黏膜下层直抵骨面，然后翻开黏骨膜瓣，暴露骨折线。LeFort Ⅰ型骨折以恢复上、下颌的咬合关系为标准，故暴露骨折线后可通过术中行临时颌间结扎恢复上、下颌咬合关系，然后通过坚固内固定来固定骨折的骨段。

（2）LeFort Ⅱ型骨折的口内前庭沟切口只做到磨牙区，即可暴露骨折线。①下睑缘下皮肤切口应切在睑缘下2~3 mm处；②分离眼眶内组织。当经切口分离至眶下缘骨面时，用手术刀沿眶下缘骨面切开骨膜，用骨膜分离器细心从骨膜下分离，暴露骨折线及眶底，此时应插入专用的眼眶内组织拉板保护眶内容物，再行骨折段复位及固定。此时，眼眶内容物基本上都在眼球拉板的保护之下，骨块复位固定等有关操作就不会伤及眼眶内容物了。

（3）LeFort Ⅲ型骨折头皮冠状瓣入路：①当手术刀切到帽状腱膜下时，应注意用头皮止血夹止血后再继续切至骨膜表面。因头部皮肤皮下组织内含丰富血管，与帽状腱膜紧密结合，犹如一层，手术切口出血多来自此层，故解剖达帽状腱膜层后，应立即止血，再切开骨膜，从而使手术野干净，出血减少。②当分离至眶缘时，要注意从眶顶外侧和内侧切开骨膜，行骨膜下剥离进入眶内，暴露常位于鼻额缝及颧额缝处的骨折线，同时在剥离时还应避免对眶上神经血管的拉伤。

上颌骨LeFort Ⅰ、Ⅱ、Ⅲ型截骨术

1.手术设计解剖原理

（1）LeFort Ⅰ型截骨术是按LeFort Ⅰ型骨折线截骨，并使骨折段降下，整体移动上颌骨，矫正其前后、垂直及水平方向的畸形。黏膜采用上颌前庭沟切口（图6-30）。

（2）LeFort Ⅱ型截骨术是按LeFort Ⅱ型骨折线截骨，整体移动上颌骨以矫正面中1/3的畸形，主要适用于上颌伴鼻颌区和面中部的发育不足，呈安氏Ⅲ类错牙合畸形患者。

（3）LeFort Ⅲ型截骨术是在按照LeFort Ⅲ型骨折线的位置截骨，并进行了一些改良，以矫正面中1/3的畸形。其截骨线从鼻额缝处始，经眶内侧、眶底前份、眶外侧壁，于颧额线颧骨内走向下，至颧牙槽嵴处横向后至上颌结节，整体移

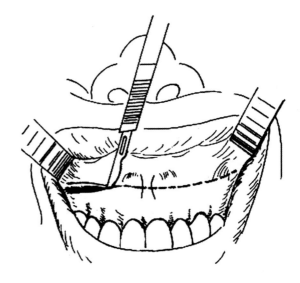

图6-30 LeFort Ⅰ型截骨术前庭沟切口

动面中份截开的骨块以矫治面中1/3畸形，多用于骨块前移矫治面中1/3发育不足畸形。

2. 手术进路中解剖结构辨认

（1）LeFort Ⅰ型截骨术：①截骨线应位于上颌牙根尖上方5 mm，特别注意的根尖一般可直视；②截骨线在磨牙区的位置应高于2个磨牙牙冠的高度，以免损伤牙根，但不应过高，否则在上颌结节后方离断翼上颌连接时，容易损伤颌内动脉，造成大出血。

（2）LeFort Ⅱ型截骨术：在磨牙区的截骨线和LeFort Ⅰ型相同，然后斜向前上至眶下缘。在眶下缘时应从骨膜下翻起，暴露眶底、眶内侧壁及鼻根。

（3）LeFort Ⅲ型截骨术：①切口深度的辨认。双侧冠状瓣的头皮切口应切透帽状腱膜层，然后用头皮止血夹止血，可大大减少术中出血。皮肤、皮下组织与帽状腱膜紧密结合不易分离，帽状腱膜下层疏松，与骨膜疏松结合，应先切开止血，然后翻转皮肤瓣向前向下分离直至接近眶上缘时，在额部切开骨膜暴露骨面，在颞区近颞肌附着之前缘处和颧骨额突处切开骨膜，暴露该处骨面，然后用骨膜分离器贴骨面行骨膜下剥离，使皮瓣向前下直至眶上缘处。②暴露眶上缘及鼻根部。为使皮瓣继续向眶区剥离，应用小骨凿或钻去除眶上孔的边缘，使眶上神经从中解脱，这样易于向下暴露鼻根、鼻额缝及颧额缝。

3. 重要解剖结构的保护和挽救

（1）LeFort Ⅰ型截骨术：①避免损伤牙根。首先要确定截骨的高度和截骨线的方向，钻孔标记截骨线。截骨线要高于牙根尖5 mm，可避免损伤牙根（图6-31）。②保护鼻腔黏膜。注意沿鼻底的自然弧度分离鼻底黏膜，避免造成黏膜穿孔。在截开鼻腔外侧骨壁时，应在鼻腔黏膜和骨壁间插入骨膜分离器，避免骨锯损伤黏膜。在断开鼻中隔时，应选专用鼻中隔骨凿。若鼻腔黏膜穿孔或撕裂，易形成术后口鼻瘘或术中出血，故在完成截骨并下降折断上颌骨块后，应

检查是否有鼻腔黏膜撕裂或穿孔，并对其进行缝合（图6-32~34）。③保护颌内动脉，避免大出血。翼上颌连接的断离是LeFort Ⅰ型截骨术中的关键步骤，应注意截骨线的高度及断离翼上颌连接的高度，不可过高。一旦颌内动脉损伤，术中可见从翼腭窝处大量出血，应立即术中填塞碘仿纱条，压迫止血，固定骨块。碘仿纱条填塞至少应保持1周，然后逐渐抽出纱条。

（2）LeFort Ⅱ型截骨术：①保护颌内动脉。同LeFort Ⅰ型截骨术。②保护内眦韧带及泪器。行LeFort Ⅱ型截骨术前，务必解剖内眦韧带

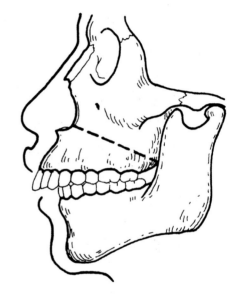

图6-31　LeFort Ⅰ型截骨线

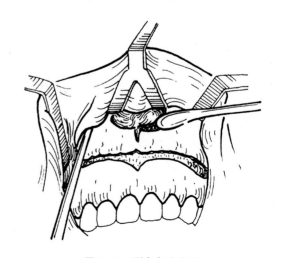

图6-32　剥离鼻腔黏膜

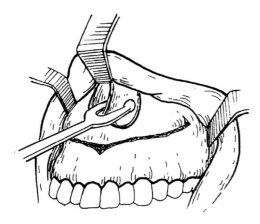

图6-33 使用鼻中隔骨凿离断鼻中隔（正面观）

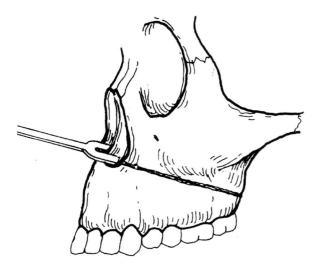

图6-34 使用鼻中隔骨凿离断鼻中隔（侧面观）

并找出泪器，应小心剥离泪器，并保护鼻泪管，在上述解剖结构后方截骨。内眦韧带万一撕断，则应在完成截骨和骨块固定后，行贯穿鼻骨法，用钢丝将内眦韧带固定，以避免术后内眦形态畸形。③保护硬脑膜、颈椎及气管。LeFort Ⅱ型截骨需凿断筛骨垂直板和犁骨，务必注意掌握骨凿的方向，应从鼻额缝斜向下至后上颌棘，以防位置不准造成颅底和硬脑膜损伤。

（3）LeFort Ⅲ型截骨术：①保护内眦韧带及泪器。同LeFort Ⅱ型截骨术。②保护颌内动脉。同LeFort Ⅰ型截骨。③保护硬脑膜。同LeFort Ⅱ型截骨。

4. 解剖结构和手术操作技巧

（1）LeFort Ⅰ型截骨术

1）翼上颌连接的断离和出血：在断离颅面骨和上颌骨的连接中，断离翼上颌连接是手术的关键步骤。如操作不当，可因损伤上颌动脉或其主要分支而导致大出血。为了避免此并发症，必须详细了解翼上颌连接的解剖。美国学者Turvey报道，白色人种成人翼上颌连接的最下缘到上颌动脉的距离是25 mm，而翼上颌连接的平均高度是14.6 mm。我国学者袁桂琴等也对我国人成人翼上颌连接的高度和其到颌内动脉的距离进行过测量，结论经统计分析与Turvey的结论无显著性差异。将断离翼上颌连接的骨凿宽度设计为15 mm，不仅实用，而且安全。术前仔细阅读患者的全颌曲面体层片，了解翼上颌连接的高度，对于术中准确凿断此处骨连接是必要的。凿断翼上颌连接时，应将食指放在翼上颌连接的腭侧黏骨膜处，右手持骨凿掀起上颌后方的黏骨膜，将凿刃置于翼上颌连接的外侧，助手用锤子轻轻锤击骨凿，凭借楔力劈开翼上颌连接。当翼上颌连接被凿断时，放在腭侧的食指可感觉凿刃。若多次锤击未感觉到凿刃或不能断骨，主要是由于骨凿插入方向不正确或未置于翼上颌连接处，此时应重新调整骨凿方向和位置，切勿盲目操作，以免导致上颌动脉损伤。此外，不能顺利分离翼上颌连接的另一原因是上颌结节处的水平截骨线过高，所以设计时应予注意（图6-35，36）。上述步骤直接关系着手术的成败，只有安全凿断翼上颌连接，才能保证手术的顺利。

2）折断降下：早期的LeFort Ⅰ型截骨术，均未使上颌骨折断降下。如不使上颌折断降下，上颌骨段移动的距离很小，无法适应大幅度移动上颌骨矫正牙颌面畸形的需要。而且上颌骨骨段只能向前移动，不可能向上、向下、向后移动，因此其适用范围就受到极大限制。根据报道现在上颌骨移动的距离可多达10 mm以上。这样大幅度地移动上颌骨，不将其折断降下是根本无法完

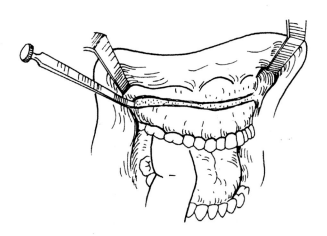

图6-35 离断翼上颌连接时将左手食指放在腭侧黏骨膜处以感觉凿刃的位置与深度

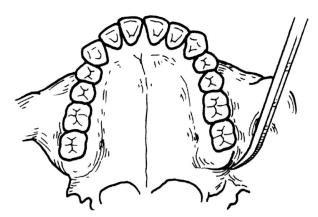

图6-36 离断翼上颌连接时，将凿刃安放于翼上颌连接外侧，凿劈离断翼上颌连接

成的。有些病例，在上颌骨折断降下后，上颌不仅需要整体移动，而且需要将其切割成若干块，以矫正上、下牙弓的宽度和弧度的不调。诚然，大部分牙弓不调可以通过术前正畸解决，但有些病例因时间或其他条件不允许，或畸形较严重复杂，必须通过分块截骨手术方能得到满意的𬌗关系，而分块手术又必须在上颌骨折断降下后进行。此外，若上颌骨需要垂直方向移动，亦需将上颌骨折断降下，所以折断降下是这一手术的重要步骤（图6-37）。如果截骨充分，仅以手指压迫两侧尖牙窝即可将上颌骨折断降下。如果不能，则往往系上颌窦内壁和后壁断骨不足，此时要用薄骨凿使之断离。上颌内壁和后壁移行处常常为腭降动脉所在的位置，故凿骨不宜过深，以防损伤之。若上颌相当松动，但仍不能折断降下，可用上颌把持钳使其完全松动。上颌把持钳就位时应充分分离鼻底和梨状孔周围的黏膜，使上颌把持钳喙紧贴骨面插入鼻底骨面和鼻腔黏膜之间。如分离不充分，上颌把持钳喙可误入鼻腔，使手术野和鼻腔相通，有可能形成术后口鼻瘘。由于上颌把持钳的机械效率高，切不可在上颌骨完全断离以前，单纯依靠上颌把持钳强行折

断降下，否则可造成颅底骨折，导致大出血。使用上颌把持钳之前，最好先用两把骨刀放在颧牙槽处轻轻撬动上颌骨，如有相当动度，再置上颌把持钳折断降下并摇松上颌骨段，这样较为稳妥（图6-38，39）。

3）移位与固定：完成降下折断上颌骨牙骨段后，按照设计要求松动、移位上颌牙骨段并就位于定位𬌗板，然后行坚固内固定（图6-40）。

（2）LeFort Ⅱ型截骨术：LeFort Ⅱ型截骨术是口腔颌面外科手术中较大的手术，如果操作不当，术中、术后会有许多并发症，甚至危及生命，所以必须熟悉解剖结构，严格手术操作要点和程序，选择好适应证，掌握手术技巧。1973年Henderson和Jackson叙述了LeFort Ⅱ型截骨术。其截骨线相当LeFort Ⅱ型骨折线，即截骨线包括鼻骨、上颌骨额突、部分眶内壁和眶下缘内侧部。但是翼突保持完整，和LeFort Ⅰ型截骨术一样只是做翼上颌连接分离。手术进路基本上有两种方式：一种为双冠状切口加口内切口，如果眶下区显露不满意，应加双侧下眼睑缘皮肤切口作为辅助切口，暴露眶下缘；另一种为双侧鼻旁内眦切口再加口内切口（图6-41，42）。

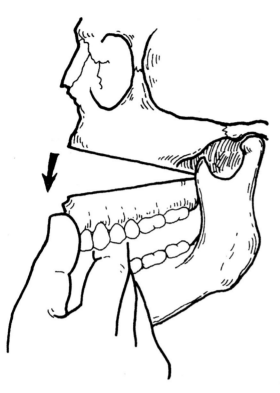

图6-37　折断降下截开的上颌骨骨段（1）

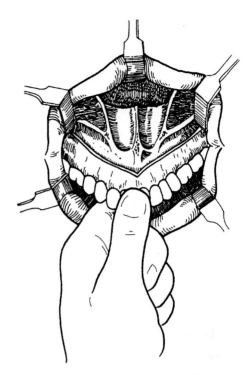

图6-38　折断降下截开的上颌骨骨段（2）

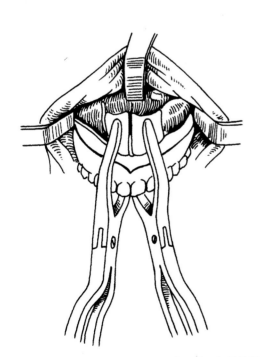

图6-39　使用上颌把持钳折断降下截开的上颌骨骨段

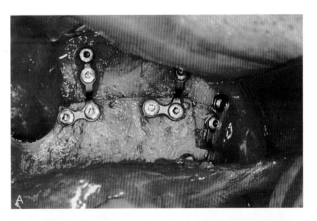
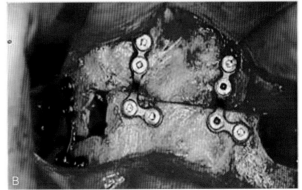

图6-40　LeFort I 型截骨术中使用"L"形微型钛板行坚固内固定

A.左侧；B.右侧

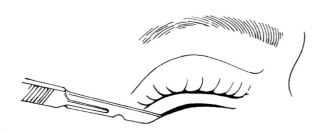

图6-41 LeFort Ⅱ型截骨术眶下缘辅助切口

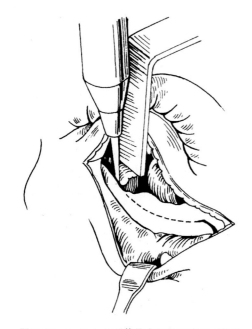

图6-42 LeFort Ⅱ型截骨术经眶下缘切口截骨

本手术主要适用于上颌后缩伴鼻颌区和面中部发育不足、呈安氏Ⅲ类错𬌗患者，常见于腭裂患者和上颌骨面中部压缩性骨折后的患者。其他适应证还有先天性面中部凹陷畸形、儿童时期放射治疗后遗症和Binder综合征等。术中截骨时应使用控制性低血压麻醉。

1）头皮冠状切口：自耳屏前经耳面交界处到耳轮脚向上，在发际内经颞区到头顶作双冠状切口。切开前用含肾上腺素的注射用生理盐水作皮下局部浸润，切开头皮后用Raney止血夹止血。

2）翻转双冠状皮肤瓣：切开皮肤、皮下组织。在颞区切至颞肌筋膜浅层，在头顶部则在帽状筋膜和骨膜之间进行锐分离并翻转皮瓣向前向下。头顶切口分离到两侧眶上缘间的近2/3处，在额部切开骨膜暴露骨面，在颞区近颞肌附着之前缘处和颧骨额突处切开骨膜暴露该处骨面，然后用骨膜分离器贴骨面分离骨膜，使皮瓣翻向前下直到眶上缘处，可见眶上神经自眶上孔分出并与皮肤瓣连接被牵紧。

3）暴露眶上缘和鼻根部：用小骨凿凿开眶上孔的边缘使眶上神经从孔中解脱。一方面可以使皮瓣继续向眶区剥离，另一方面可保护该神经以免术后影响额肌功能。此时鼻根部和鼻额缝已清楚暴露。

4）暴露眶内、外侧缘：用骨膜分离器贴骨面分离暴露眶上缘、眶内侧部和眶外侧部，使皮瓣继续向下翻转。此时鼻根鼻背部已暴露。

5）处理内眦韧带和泪器：在进行LeFort Ⅱ型截骨前必须解剖内眦韧带和找出泪器。用小骨膜分离器小心剥离泪囊勿损伤鼻泪管，暴露前、后泪嵴和泪沟，再向内侧即可显露眶内侧骨板和眶下缘的眶内侧部，这样截骨线可置在泪沟后方使泪器和韧带得到保护，术中随骨段一并前移。也有的学者主张切断内眦韧带以便截骨，截骨后在两侧鼻骨处钻孔，切断的内眦韧带断端按Burnell型肌腱缝合法用细钢丝做双侧横行贯穿，固定在对侧鼻骨的钻孔上。

6）截骨：先用圆钻在鼻额缝处钻开截骨线，然后挑起内眦韧带并使泪器保护推向前方，截骨线自鼻额缝横向截开过眶缘，绕过泪沟后方截开眶内侧骨板，转而向下在眶下孔内侧将眶下缘截断，再向外下到相当梨状孔下界水平处（有的在截开鼻额缝后绕向内眦韧带前方，再经过泪窝截开眶下缘向下到梨状孔下界水平处）（图6-43）。

7）下眼睑缘辅助切口：如果双冠状切口暴露眶下缘不满意，在截开眶下缘时有困难，则可加做此切口。在双侧下眼睑缘做皮肤切口，切开皮肤和皮下组织后，沿眶隔外剥离（勿伤眶隔，

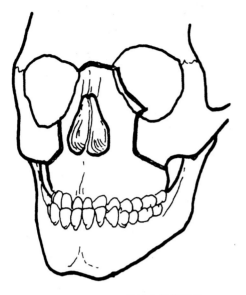

图6-43 LeFort Ⅱ截骨术的截骨线

10）凿断筛骨垂直板和犁骨：在凿断这两处骨结构前应仔细观察X线头影片以了解鼻额缝（glabellar cut）到后上颌棘（posterior maxillary spine）的倾斜度，以便掌握凿骨的方向，防止因凿骨位置和方向掌握不准而造成颅底骨折和硬脑膜损伤。骨凿在截开的鼻额缝插入，方向对准后上颌棘即在软硬腭交界处，术者将左手食指置于口腔软硬腭交界中线处，以便引导骨凿。当锤击骨凿至术者左手食指能触到凿刃说明筛骨垂直板和犁骨已凿断（图6-46）。

如果眶隔损伤，眶内容物突出，则应复位后再严密缝合眶隔撕裂口）到眶下缘骨面处。切开眶下缘骨膜暴露眶下缘骨面和部分眶底骨板，此时即可截骨。

8）口内切口和截骨：在两侧尖牙到第1磨牙区龈颊沟处切开黏骨膜，紧贴骨面分离，暴露上颌骨前壁、侧壁及颧牙槽嵴，并继续向上颌结节方向做骨膜下潜行剥离到翼上颌连接处，以使该处的黏骨膜不撕裂。在颧牙槽嵴处根尖上5 mm处做水平截骨，截开上颌骨侧壁后方止于翼上颌连接，前方斜向前上方与眶下缘下方的截骨线相连接（图6-44）。

9）分离翼上颌连接：和LeFort Ⅰ型截骨术相同。选用刃宽不超过15 mm的弯骨凿置于翼上颌连接处，并使凿刃与翼上颌连接方向垂直，术者左手食指应安放于上颌结节腭侧黏膜上，然后轻轻锤击，当翼上颌连接分离时，术者左手食指即可触及骨凿刃缘。如果多次锤击仍不能分离，切不可使用暴力锤击，以免凿断翼突和损伤颌内动脉等，而应调整骨凿方向和位置再锤击（图6-45）。

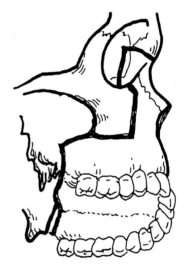

图6-44 LeFort Ⅱ型截骨术的截骨线经上颌骨前壁止于翼上颌连接

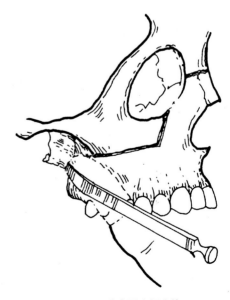

图6-45 分离翼上颌连接

11）松动LeFort II型的鼻颌骨段和上颌骨：用上颌把持钳夹住上颌骨的鼻腭面逐渐用力摇动上颌骨，同时用骨凿在鼻额缝处进行撬动的。多次摇动和撬动后骨块即可从LeFort II型截骨线处分离并松动（图6-47）。

12）复位和固定：骨段松动后，再用Tessier上颌牵引钩置于两侧上颌结节处，用力向前方牵拉使上颌骨前移到术前设计的位置。将粭板带入上颌牙列并与上颌唇弓结扎固定，将下颌牙列咬入到该咬合导板中并作临时颌间结扎固定，为了

使移动骨块稳固，应在鼻额缝、翼上颌连接和颧牙槽嵴因骨块向前移位而造成的骨间隙处植骨，然后行坚固内固定。

13）缝合：常规皮肤分层缝合及缝合黏骨膜。

（3）LeFort III型截骨术：这种手术的截骨虽在面中部，但为了避免在面部遗留瘢痕，可在头皮做双冠状切口（图6-48），如同眶距过宽的切口一样，将额部头皮和眶外的软组织向下翻。这种切口比在面部只做5个小切口暴露得更清楚，便于在面中部做复杂的截骨线。通过这个切口和从骨膜下翻起组织瓣后，可达到眶外侧缘和眶外侧壁，同时可达到鼻根部和眶内侧壁。此外还要做两个切口，即第2、第3切口。第2个切口在下眼睑缘之下，通过这个切口可达到眶下壁、眶下缘、眶下区、眶内侧壁的下部分以及眶外侧壁的内侧面。第3个切口在口内的前磨牙区，系一垂直

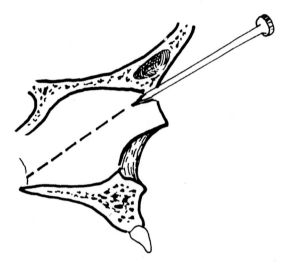

图6-46 凿断筛骨垂直板和犁骨

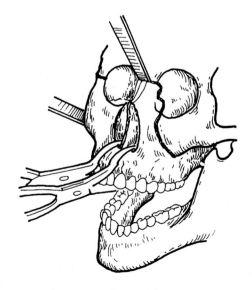

图6-47 松动LeFort II型截骨后的鼻颌骨段及上颌骨切口截骨

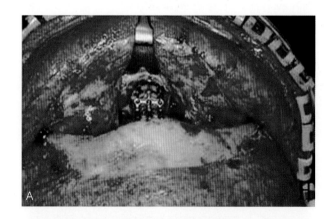

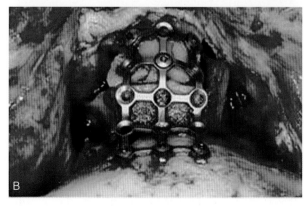

图6-48 LeFort III型截骨术中经头皮冠状切口入路，在鼻根部沿颅底水平截骨，并行坚固内固定

A.示头皮冠状切口入路；B.鼻根部行坚固内固定

切口，经骨膜下潜行分离可达翼上颌连接部位；或从尖牙处到第2磨牙处做一个横切口，也可清楚地暴露面中部的骨面。如此则对血液供应并无过分的破坏。当向下翻起头皮组织瓣达眶部时，从眶的顶部外侧壁和内侧壁剥起眶内骨膜，暴露鼻根和眶内壁，从骨膜下剥起内眦韧带。从鼻额缝处截骨，截骨线向后延伸，经两侧的眶内侧壁前方，然后绕过泪沟之前方向下延伸到眶底。在眶底作一横截骨线，内侧连接眶内侧壁截骨线的下端，外侧达眶下裂（图6-49）。在颧额缝处或该处之稍上方，将眶缘只横行截开其厚度的1/2，将眶内容物拉向内侧，颞肌拉向外侧，将外侧壁作矢状劈开，使之成为内外两半，然后将眶外壁之基部截开，此截骨线与矢状切口呈90°角。眶外侧的截骨线向下延伸到颧骨，可以是直线，也可成台阶形。再向后凿开，以达到翼突上颌连接。当从上颌结节处潜行剥起该处之黏骨膜后，伸入一弯形骨凿，以凿开翼突上颌连接。用骨凿凿开鼻中隔后份，方法同LeFortⅡ型截骨术。此时上颌骨块即可松动。当在梨状孔之后凿开鼻外侧壁后，即可将上颌骨截骨块移动到理想的位置，行坚固内固定。坚固内固定的钛板位于颧上颌缝、颧额缝及鼻额缝的截骨线处。用髂骨的小骨块移植到翼突上颌缝的裂隙以及其他裂隙处。用横穿鼻根的细金属丝使两侧的内眦韧带复位固定到内眦骨面上。

总之，不论采用哪一种截骨整形术，都应力求遵守下列原则要求：①尽可能保持截开骨段的血液供应。截开骨段的血液供应破坏过甚，骨块可能坏死，因此应尽力避免剥离截骨处的软组织，力求避免作过长的横切口。横行截骨时，应将该处之软组织作潜行分离，骨凿潜行放入，凿断骨组织。②保留牙髓的血液供应。为了保留牙髓的血液供应，截骨线应在牙根尖之上5 mm处，不可紧贴牙根尖，否则会导致死髓或感染。③保留牙周膜和牙周骨板。在做垂直截骨时，应采用小薄骨凿沿两牙之间凿劈，避免损伤截骨线两侧牙的牙

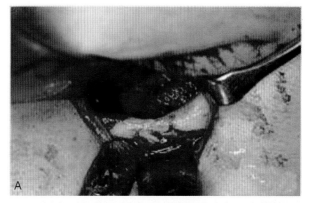

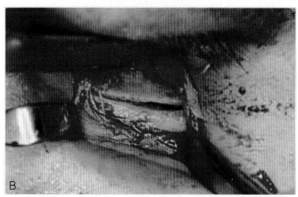

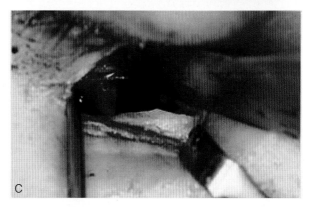

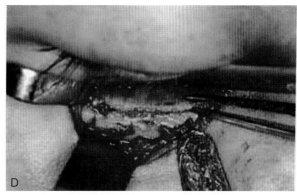

图6-49 LeFortⅢ型截骨术中眶底截骨、植骨
A.右侧截骨并前徙颧上颌复合体之后可见眶底骨间隙明显；
B.右侧间隙处行植骨修复鼻根部行坚固内固定；C.左侧截骨并前徙颧上颌复合体之后可见眶底骨间隙明显；D.左侧间隙处行植骨修复鼻根部行坚固内固定

周组织，否则易导致感染，久不愈合。④将骨块移动到术前设计位置。应尽可能使骨块恢复到正常咬合关系的位置。如遇骨突阻挡，应除去。如遇软组织或瘢痕组织牵拉不能复位，在不影响血液供应的条件下，可以松解软组织。术后固定也有助于对抗软组织的牵拉，因此术后可用牵引，使之进一步复位。固定必须可靠，现在一般采用坚固内固定。骨块就位后所留下的骨缝间隙，如果不过宽（<5 mm），无须植骨，术后可由新生骨痂愈合。但在条件允许时应争取植骨，这样可使骨块更快、更牢固地愈合。

上颌前部截骨术（Downfracture法）

上颌前部截骨术适用于矫正上颌前突畸形，包括前后方向的过长及垂直方向的过高畸形，其中以矫治上颌前突畸形的功能及美学效果最好。与下颌前部根尖下截骨联合，可矫治双颌前突畸形，还可矫治因上颌造成的开合畸形。但应注意不适合用于矫治因上颌垂直向过长或下颌发育不足所造成的Angle Ⅱ类错合畸形（图6-50）。

1. 手术设计解剖原理　首先拔除双侧第1前磨牙，给后退上颌前部骨块造成空隙。截骨术除了位于上颌前部根尖上方5 mm的水平截骨线外，还在双侧第1前磨牙区域形成垂直截骨线并去除多余骨质。为后退上颌骨，还应从鼻棘处向后凿开鼻中隔，并去除硬腭中份多余骨板（图6-51）。

一般考虑拔除双侧第1前磨牙，做上颌前部前庭沟软组织水平切口，暴露骨截开部位，并潜行剥离牙槽突颊侧骨膜，然后在牙根尖上方不少于5 mm行骨截开术，通过骨截开术在第1前磨牙区域形成空隙，将上颌前部骨块向后移动，必要时可向上移动以纠正上颌前突畸形。尽管已有多种上颌前部截骨术的方法，但该法较其他方法优越：①手术操作简单；②手术入路直接暴露了上颌鼻棘及鼻中隔，可以同时矫治鼻中隔偏曲，还可避免因上颌前部后退而引起的鼻中隔软骨弯曲变形；③手术可于直视下去除硬腭中份多余

骨板；④骨块有血液供应良好的软组织蒂（图6-51）。

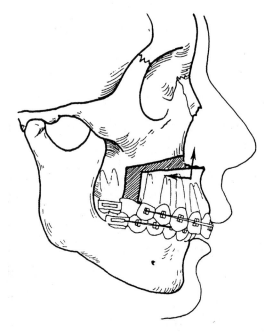

图6-50　上颌前部截骨术
矫治前后方向上的过长及垂直方向上的过高

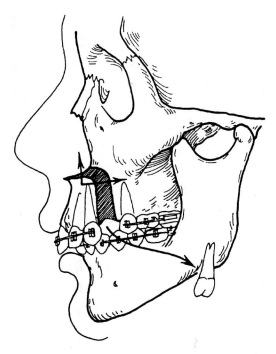

图6-51　拔除第1前磨牙，给将要后退的上颌前部牙骨段创造空间

2. 手术进路中的解剖结构辨认

（1）切口：从上颌前部第1前磨牙之间的前庭沟内距附着龈5 mm处先做黏膜水平切口，至骨面并小心暴露梨状孔下缘，然后在双侧第1前磨牙区域黏骨膜下行成软组织隧道至牙槽突顶。

（2）暴露截骨线区域：水平截骨线应高于上颌前牙根尖5 mm以上，并从两侧向中线截至梨状孔侧缘，而在双侧第1前磨牙区域根据前部骨块后退的量各做两条垂直截骨线，以去除相应骨量，应注意两条截骨线不要损伤相邻的牙根。

3. 重要解剖结构保护和挽救

（1）保护牙根：水平截骨线应位于牙根尖之上5 mm。

（2）保护鼻腔黏骨膜：在行水平截骨之前，应用骨膜分离器细心地从鼻腔侧壁及鼻底表面分离鼻腔黏骨膜。当截骨行至鼻腔侧壁时，应用一个骨膜分离器插入鼻腔侧壁骨面与黏骨膜之间，以保护鼻腔黏骨膜使之不受损伤。

（3）保护硬腭黏骨膜：因上颌前部截骨术必须在去除硬腭中份相应骨组织后，才能使前部

骨块后退或上移，而保护硬腭黏骨膜不受损伤是保证截骨块术后足够血液供应，并避免术后鼻腭瘘的关键步骤。术中做硬腭截骨线时，术者必须始终用一手指置于硬腭相应部位的黏骨膜上，以确认骨锯或骨凿不从腭侧黏骨膜中穿出，以免造成硬腭软组织损伤，引起术后骨块血液供应不足或口鼻瘘（图6-52）。

4. 解剖结构和手术操作技巧

（1）保护牙根：因牙根尖部位在颌骨唇颊侧骨面上不能完全直视判定，一般确认截骨线应距后颊侧骨面上牙根尖轮廓顶部5 mm以上，先用小球钻定点划线，再行来复锯骨截开。

（2）硬腭中部截骨线的操作技巧：首先按照模型外科设计的骨量完成第1前磨牙区域的垂直截骨线，去除拔牙区域应去除的骨量，此时在该区域牙槽突会出现一个间隙，通过此间隙首先用裂钻向腭中份中线方向作腭板截骨线，并用一手指置于硬腭相应黏膜处以确认裂钻磨透硬腭骨板而不穿破硬腭黏骨膜。应在整个上颌前部骨块完成截骨并向下折断以后，再在直视下去除腭部截

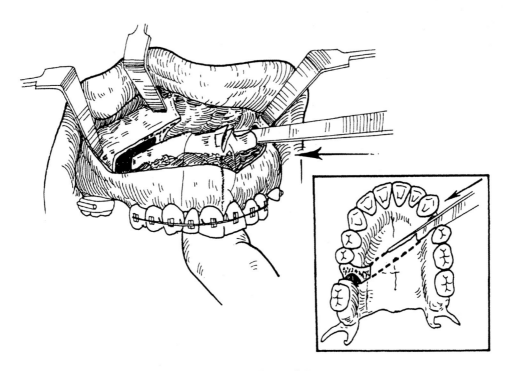

图6-52　保护硬腭黏膜
将手指置于硬腭相应部位，以感觉并确认骨凿不穿出硬腭黏膜

骨线两侧多余骨量，一般去骨量应稍大于模型外形测量的去骨量（图6-52）。

（3）分离鼻中隔，保护鼻腔黏骨膜：首先需用专用骨膜分离器沿鼻腔骨面完全游离黏骨膜，包括鼻中隔与硬腭骨板转折处黏骨膜，然后用一专用鼻中隔骨凿从梨状孔前份向后凿开鼻中隔。

上颌后部截骨术

单侧或双侧上颌后部截骨术，提供了一种通过外科手段矫治多种咬合及颌面畸形的手段。其手术适应证主要为：①矫治上颌后牙区水平方向上的畸形，如后牙反𬌗畸形；②上移上颌后部骨段以纠正上颌后牙区骨段的位置，改善咬合关系；③下降上颌后部骨段以关闭后牙区的开𬌗；④移动后部骨段向前以关闭缺牙间隙。大多数情况下，上颌后部骨块移动可以多方向同时进行，如向上、向前、向外移动（图6-53，54）。

1.手术设计解剖原理

（1）切口：采用上颌后部前庭沟切口，一般从尖牙区域向后延伸至第1磨牙远中，剥离黏骨膜向后直至翼上颌连接处。

（2）截骨线：水平截骨线应在后牙根尖上5 mm，垂直截骨线应位于两牙之间的牙槽骨上。水平截骨线及垂直截骨线，都应根据模型外科设

计测量去骨的量，设计截骨线，移动骨段的血液供应主要来自腭部黏骨膜（图6-55）。

2.手术进路中解剖结构辨认

（1）保护牙根：确定截骨线，同上颌前部截骨方法。

（2）保护腭侧黏骨膜：因上颌后部截骨术骨块的血液供应主要来自腭侧软组织蒂，所以腭部截骨线只能完全依靠骨凿从上颌外侧壁截骨线内入路凿开，并与垂直截骨线相连接，因此务必保护好腭侧黏骨膜使其免受损伤。一般先从上颌

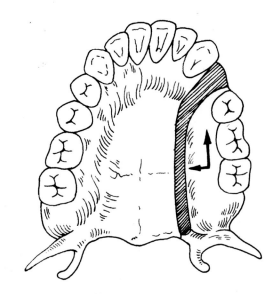

图6-54 上颌后部截骨术𬌗面观，可向前、向内移动骨段

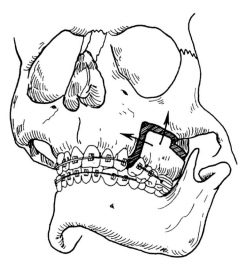

图6-53 上颌后部截骨术向前向上移动骨段

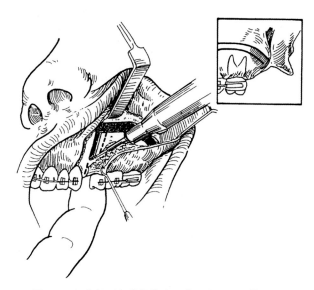

图6-55 上颌后部截骨的水平截骨线和垂直截骨线

骨外侧壁截骨线上取出截开的骨块，再从该窗口内伸入弯薄骨凿完成腭部纵行截骨线。使用骨凿时，术者必须始终用一手指置于腭侧黏膜上，以感觉骨凿在腭部骨板中的位置，避免从软腭中穿出（图6-56）。

（3）断开翼上颌连接，保护颌内动脉：同LeFort Ⅰ型截骨手术的方法。

3. 重要解剖结构的保护和挽救　上颌后部截骨术操作主要是防止牙根损伤，保护腭部黏骨膜不受损伤，万一术中局部腭部黏膜不慎穿破，务必立即缝合，防止术后出血及口鼻瘘的形成。

4. 解剖结构和手术操作技巧

（1）保护牙根：方法同上颌前部截骨。先完成水平及垂直截骨线。

（2）硬腭截骨线是用薄骨凿从上颌外侧截骨线内经上颌窦腔逐步凿出的，务必用手指置于腭部相应黏膜上，以感觉骨凿的震动及从硬腭穿

出，并注意骨凿使截骨线相连续。硬腭部分应去的骨量应当在骨块完全下降折断之后，于直视下用球钻磨除。磨除骨量应按模型外科设计，最终骨块能够在无阻力状态下准确就位于定位𬌗板内（图6-57）。

（3）整个手术操作步骤应该是先做水平及垂直截骨线，然后用骨凿凿开硬腭骨板，最后离断开翼上颌连接，下降折断牙骨段，磨除牙骨段后缘多余的骨量，使其顺利地就位于𬌗板并行坚固内固定。

上颌窦底提升、植骨及种植体植入术

1. 手术设计解剖原理　上颌后牙区即上颌骨体，是上颌骨最大的部分，其内有最大的鼻副窦即上颌窦。该区域缺牙后骨质生理性吸收常常使该区域骨量不足，使种植体植入困难或易穿入上颌窦，造成种植失败。上颌窦底提升手术的设计

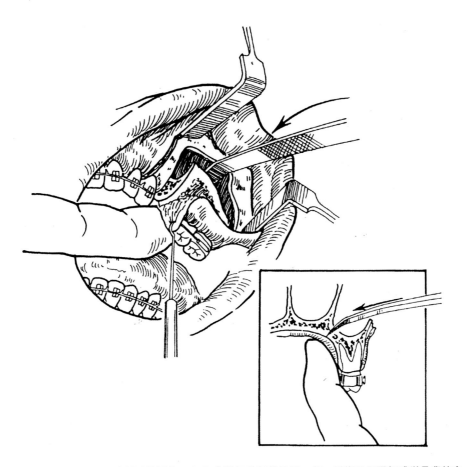

图6-56　用骨凿经上颌外侧壁截骨窗口上完成腭部纵行截骨线，用一手指置于腭部感觉骨凿的穿透

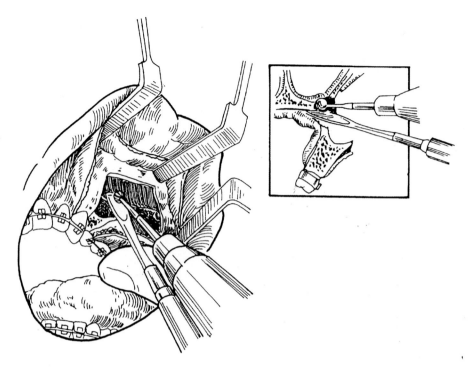

图6-57　在骨块完全折断下降后，用球钻去除硬腭部分应去除的骨量

原理是在上颌骨的外侧壁开窗，仔细抬起上颌窦底的黏膜，在上颌窦黏膜及上颌窦底之间植入骨块，再行种植体植入（图6-58~60）。

（1）手术切口：根据种植体的需要，切口应在缺牙区牙槽嵴顶向颊侧近中及远中延长。从牙槽嵴顶向颊侧翻开黏骨膜瓣，直到完全暴露上颌骨前外侧壁需要开窗的区域。

（2）上颌窦前外侧壁开窗：用球钻小心打磨骨壁成一椭圆形或四边形窗口，暴露上颌窦黏膜。

（3）提升上颌窦底黏膜：从窗口内伸入骨膜分离器，分离上颌窦底黏膜，向上抬起上颌窦黏膜，在黏膜与上颌窦底骨表面之间形成一植骨腔。

（4）植入种植体后，在种植体周围上颌窦底黏膜与窦底之间的腔内填充碎骨块或人工骨（图6-61）。

2.手术进路中解剖结构辨认

（1）从上颌骨外侧壁辨认上颌窦底的高度：当翻开黏骨膜之后，完全暴露上颌骨的前外侧壁，此时于直视下可分辨上颌窦底的位置，首先反复冲洗该区域，因牙槽突血液供应丰富，该区域骨质颜色较深且偏红，上颌窦前壁骨质薄，血液供应较牙槽突差，故色发白，二者交界处即为上颌窦底的位置。

（2）辨认上颌窦黏膜：上颌窦前壁开窗时，应小心谨慎，不能损伤上颌窦黏膜，否则植骨块就会和鼻腔相通，发生感染，所以开窗时仔细辨认上颌窦黏膜非常重要。在用球钻打磨开窗线时，其骨质呈黄白色，偶有出血点；当接近或接触到上颌窦黏膜时，其颜色呈青蓝色。此时，应停止在该区域的继续打磨。

3.重要解剖结构的保护和挽救　上颌窦底提升，植骨及种植手术中最主要的解剖保护就是保护上颌窦底黏膜的完整性不被破坏，使植骨块能在一个密闭的环境里愈合。

（1）开窗时上颌窦黏膜的保护：用高速球钻行上颌窦骨壁开窗时，球钻绝不能伤及或穿入

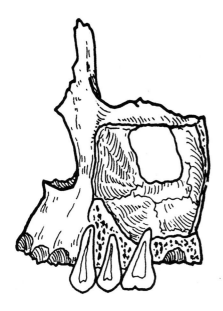

图6-58 上颌后牙区的解剖特征（1）。上颌窦的存在，使种植体易穿入上颌窦，致种植失败

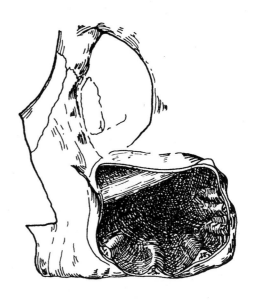

图6-59 上颌后牙区的解剖特征（2）。上颌后牙区缺牙后生理性吸收使牙槽突的高度降低，种植体极易穿入上颌窦，造成种植失败

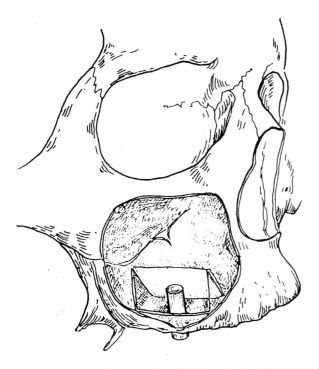

图6-60 上颌窦底提升。上颌骨外侧壁开窗，细心抬起上颌窦底黏膜，在上颌窦底及黏膜间植骨并植入种植体

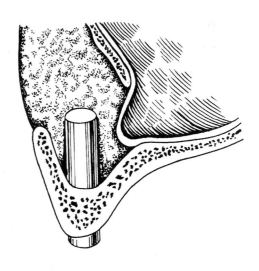

图6-61 上颌窦底提升。植入种植体后，在上颌窦底与黏膜间填充碎骨块

上颌窦黏膜，以暴露出上颌窦黏膜青蓝色为度，并使整个开窗线上均显露出上颌窦黏膜。

（2）上颌窦底黏膜提升时的黏膜保护：分离上颌窦黏膜时应首先从开窗线的下界开始，紧贴骨面将骨膜分离器插入黏膜与骨面之间，并向上抬高上颌窦黏膜。在遇到分隔状上颌窦时，应特别小心地剥离分隔两侧黏膜，然后用骨凿凿断分隔，向上将骨性分隔及黏膜一同抬起。

（3）种植体备洞及植入种植体时上颌窦黏膜的保护：当经牙槽嵴顶用各种不同钻头行种植体备洞时，务必从上颌窦前壁开窗处伸入一器械如骨膜分离器，保护上颌窦黏膜不被钻头损伤，植入种植体时也须同法保护上颌窦黏膜。

4. 解剖结构和手术操作技巧

（1）上颌窦前壁开窗（外侧壁）：操作时首先用球钻细心打磨开窗线上的骨质，因其外侧壁不同部位骨质厚度不同，应不断调整钻头深度，钻头必须保持高速运转，避免用力下压钻头，同时必须高速喷水。当接近上颌窦黏膜时，应更换质地精细的钻头进行深磨，并使全部开窗线均匀抵达上颌窦黏膜。

（2）当开窗线上的骨质磨除抵达上颌窦黏膜时，可先用一个钝性器械如口镜柄，轻轻振动窗口的骨片，使其全部从上颌窦前外壁游离，再行上颌窦底黏膜抬高。

（3）剥离上颌窦黏膜最好用专用上颌窦黏膜骨膜分离器，因为它不但有各种角度适应各种方向，而且其头部较为圆钝，不易损伤上颌窦黏膜。

上颌骨重建及修复

1. 手术设计解剖原理　因肿瘤手术、外伤等原因造成上颌骨块缺失后，会给患者口腔功能及颌面外形带来很大的障碍，而上颌骨缺失后重建技术远远落后于下颌骨重建技术，其主要原因是：①软组织修复较下颌困难，上颌骨缺失后常造成口鼻腔相通，软组织瓣既要修复鼻腔面，又要修复口腔面；②上颌骨形态较下颌骨不规则，骨块固定较下颌困难。

香港大学张念光等报道，用颞肌瓣作为重建上颌骨的软组织瓣，用在模型上预制的钛网作支架植入缺损区，碎骨块植入钛网修复上颌骨缺损，取得了良好的效果。

人类颞肌的血液供应主要来自3条动脉：颞前深动脉、颞中动脉和颞后深动脉。其中颞后深动脉、颞前深动脉均为颌内动脉的分支；颞中动脉为颞浅动脉的分支。颞深前动脉供应颞肌前部；颞深后动脉供应颞肌中部；颞中动脉供应颞肌后部。

在冠状面观，动脉走行集中在颞肌的深部及浅部，颞肌中份血管较少，且颞肌纤维走行呈羽毛状。在轴面观（横断面观），动脉末端呈起伏状走行于每个肌纤维末端。

三条动脉中，颞深后动脉最大，第1级及第2级血管最大，但3支动脉的终末支及毛细血管形状没有明显区别。颞肌深面及表面均有相对丰富的血管网，这种血液供应的解剖形态是颞肌瓣矢状劈开的形态学基础。用于上颌骨重建时，颞肌劈开后的深层部分可用于修复上颌缺损后鼻腔面软组织缺失，而浅层在劈开后可用于修复口腔面，其间为钛网支架的植骨块。

2. 手术进路中解剖结构辨认　上颌骨重建中颞肌瓣准备一般用头皮冠状切口入路，在颞深筋膜表面向下翻开皮肤及皮下组织，至颧弓高度，从颞肌在颞骨附着处颞上线游离颞肌至颧弓高度，然后从颧弓内侧将颞肌瓣送入口腔。此时，颞肌的外侧面成为口腔面，而原颞肌颞骨面则成为组织面，紧邻钛网支架，与碎骨块重建下颌骨；若上颌骨受植床区域存在口鼻腔瘘，则需将颞肌从矢状面劈开，其内侧部分即原颞骨面用来封闭相应鼻腔及上颌窦腔，而原外侧部分用来封闭植骨区。

3. 重要解剖结构的保护和挽救

（1）保护面神经颞支及颧支：面神经颞支由其颞面干分出，从腮腺上缘露出，经颧弓后段的浅面，在皮下组织中向前上走行，分布于额肌、眼轮匝肌上份等区域。该神经支损伤会导致同侧额纹消失。面神经颧支也从其颞面干分出，经腮腺上缘及前缘穿出，越过颧骨，支配上、下睑之眼轮匝肌。颞肌的解剖游离务必在颞深筋膜表面进行，方能避免损伤面神经的颞支及颧支。

（2）保护颞肌内的血液供应不被破坏：若上颌骨重建需矢状劈开颞肌以封闭鼻腔组织缺损和封闭植骨区，则务必从颞肌中份矢状劈开，以保证两部分颞肌均有足够的血液供应。

4. 解剖结构和手术操作技巧

（1）保护面神经颞支及颧支：冠状切口应切透头皮、头皮下组织及帽状腱膜（颞浅筋膜）。在颞深筋膜表面掀开头皮，则面神经颞支和颧支均位于皮瓣内。

（2）游离颞肌瓣：从颞上线开始，连同颞深筋膜一起钝性掀起颞肌，并游离颞深筋膜在颧弓中份的附着，以形成颞肌瓣向口腔移动的通道。

（3）矢状劈开颞肌瓣：在从矢状面中份向后劈开颞肌瓣后，分步将颞肌的两部分经颧弓内侧通道送入口腔，操作要轻柔，以避免损伤颞肌瓣的血液供应。

（4）封闭植骨床：劈开的原颞肌瓣内侧部分，可用来封闭鼻腔缺损，然后在钛网支架固定完毕、植骨完成后，用劈开的原颞肌瓣的外侧部分关闭植骨区域。

下颌骨

■ 临床解剖

下颌骨（mandible）位于面下1/3，由水平的"U"形下颌体部及两个垂直的升支部组成，形成面下1/3的骨支架，是颅面骨中唯一能动的大骨。髁突与颞骨关节窝组成颞下颌关节。

下颌体

下颌体呈"U"形，有内外二面和上下二缘。

1. 外面 在下颌骨的正中上份有一直行骨嵴称下颌联合（正中联合）。初生婴儿下颌骨由左、右两半组成，中间为纤维软骨连接。纤维软骨有继续生成骨组织的功能，出生后第2年形成骨性联合。正中联合近下颌下缘处向前突出，称颏隆凸。其两侧，大约在尖牙下方近下颌下缘处，左右各有一隆起称颏结节。颏隆凸与颏结节共同组成颏部，为人类特有的标志。自颏结节斜向后

上与下颌支前缘相连有一骨嵴称外斜线，有下唇方肌及三角肌附着，外斜线之下有颈阔肌附着。颏隆凸的上方有一浅凹陷称切牙窝。其后方覆盖尖牙根的隆起称尖牙隆凸。成年人在外斜线之上，下颌第1、第2前磨牙之间，或第2前磨牙的下方，下颌骨上、下缘之间有颏孔，颏神经血管自此孔通过。在下颌骨生长期间，随着颏部的发育，颏孔开口方向有所改变，成年人颏孔朝向后上方，颏神经阻滞麻醉时应注意此方向，亦应避免将麻醉药注入颏动静脉内（图6-62），颏成形术截骨和下颌体骨折内固定需适当分离该神经，以避免手术操作对颏神经的牵拉损伤。极少情况可有两个或多个颏孔。颏孔的位置随年龄的增长而改变，儿童在第1恒磨牙萌出前，颏孔位于下颌第1乳磨牙的下方，距下颌骨下缘较近。老年人或因病牙缺失后，牙槽突萎缩吸收，颏孔逐渐上移甚至接近下颌骨上缘。少数牙槽突严重吸收的患

者，颏孔及部分下颌管消失，下牙槽神经及颏神经暴露在黏骨膜下而易受损伤，咀嚼时义齿的压力可产生疼痛（图6-63）。

2. 内面 近中线处有两对小的骨性突起。上方者称上颏棘，为颏舌肌的起点。下方者称下颏棘，为颏舌骨肌的起点。自颏棘下方斜向后上与外斜线相应的骨嵴称内斜线。内斜线越靠后上其突度越大，止与下颌支前缘稍内处。下颌舌骨肌起自此线，故又称颌舌骨线（mylohyoid line）。此线后端有翼下颌韧带附着。内斜线前上方，颏

棘两侧有舌下腺窝，与舌下腺相邻。内斜线下方，中线两侧近下颌骨下缘处，有不明显的陷窝，称二腹肌窝，为二腹肌前腹的起点。其后有下颌下腺窝与下颌下腺相邻（图6-64）。

下颌体的形态及大小随年龄而改变。新生儿下颌骨呈壳状，内中充满乳牙胚及牙囊（左右各5个）。6~8个月乳牙开始萌出。随着年龄增长儿童下颌骨体（特别是颏孔以后）逐渐加长，以容纳恒牙（左右各8个）。6岁开始萌出第1恒磨牙。第3磨牙常因位置不足而阻生。进行儿童下颌

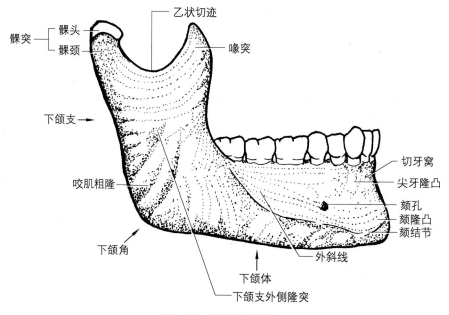

图6-62 下颌骨外侧面

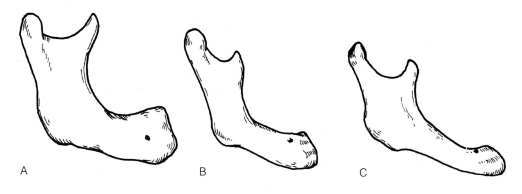

图6-63 颏孔位置随牙槽突吸收而改变

A.全口牙刚拔除，牙槽突尚未吸收，颏孔位于下颌骨上下缘之间；B.牙拔除后数年，牙槽突吸收，颏孔位置上移；C.牙拔除后多年，牙槽突进一步吸收，颏孔移至下颌骨上缘

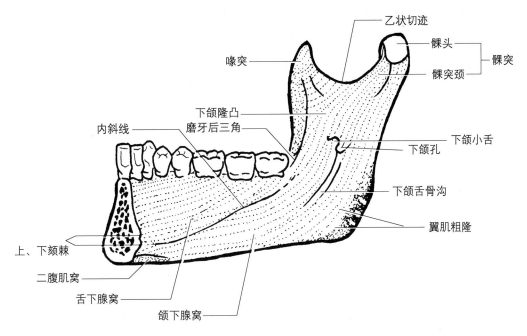

乙状切迹

喙突

髁头 ┐
          ├ 髁突
髁突颈 ┘

下颌隆凸

内斜线

磨牙后三角

下颌小舌

下颌孔

下颌舌骨沟

翼肌粗隆

上、下颏棘

二腹肌窝

舌下腺窝

颌下腺窝

图6-64　下颌骨内侧面

骨手术时应充分考虑颌骨中的乳牙及恒牙牙胚。老年牙缺失后齿槽骨吸收,颏孔及下颌管位置相对上移。

3. 上缘　即牙槽突。下牙槽突由下颌体向上伸展,形成"U"形牙槽弓,亦由唇、颊及舌侧骨板形成,中间连以牙槽间隔及牙根间隔,与上颌牙槽突相似,形成牙槽窝以容纳下颌牙。下颌牙槽窝小于相对应的上颌牙槽窝。下颌牙槽突的内、外板骨质较致密,很少有小管通向骨松质,因而在下颌拔牙及牙槽外科中,除切牙区外很少采用浸润麻醉,而采用阻滞麻醉。下颌切牙、尖牙牙槽窝的唇侧骨板薄于舌侧骨板。前磨牙区颊、舌侧牙槽窝骨板厚度相近,磨牙区的牙槽窝骨板致密结实,外斜线的加入使磨牙区颊侧骨质增厚,下颌第3磨牙处的舌侧骨板较薄。

下颌牙槽骨弓上小下大,牙列缺失后,牙槽突逐渐萎缩吸收,下颌弓逐渐变大,与上颌弓的水平及垂直距离愈来愈远,严重者内外斜线及颏孔接近牙槽嵴顶。

4. 下缘　又称下颌底,外形钝圆,比上缘长,前部较厚,是下颌骨最坚实处。临床上欲保

留下颌骨连续性,应保留下颌下缘完整。下颌下缘为颈部上界及颌下区切口的重要标志。

下颌支

下颌支(ramus)为一与下颌体几乎垂直的长方形骨板,可分为喙突、髁突、内外二面及前后二缘。

1. 喙突　位于下颌支上缘的前方,呈扁平三角形,有颞肌附着。

2. 髁突(condylar process)　位于下颌支上缘的后方,分为髁头及髁颈两部分。髁头膨大,其内外径约为前后径的两倍,上面有纤维软骨覆盖,形成关节面,与颞骨关节窝构成颞下颌关节。其间有关节盘,关节盘附着在髁突关节软骨边缘,连接紧密。关节面上有一横嵴将其分为前斜面与后斜面。髁突的长轴(横嵴)自前外斜向后内,基本与升支外面垂直。髁头以下的髁突变细,呈柱状,为髁颈。颈上部前面有一小凹陷,称髁突翼肌窝,有翼外肌附着。髁突的大小及高度变异较大,但两侧基本一致。喙突与髁突之间有"U"形的下颌切迹,亦称乙状切迹,内有咬

肌神经血管通过。

3. 内面　由喙突向后下及由髁突往前下的骨嵴汇合成下颌隆凸，此处由前往后有颊神经、舌神经及下牙槽神经越过。在此注射麻醉药，可同时麻醉上述三条神经。在下颌支内面中央稍偏后处有一骨孔称下颌孔，向前下通入下颌管。孔的后上方骨质凹陷，形成一浅而宽的沟称下颌神经沟，使下颌孔呈漏斗状，其口朝向后上方。成人下颌孔大约相当下颌磨牙的（A11）平面，儿童位置较低。下牙槽神经、血管通过下颌神经沟、下颌孔进入下颌管。下颌孔前方有一薄锐的骨嵴称下颌小舌，为蝶下颌韧带附着处。下颌小舌覆盖下颌孔前上缘，有时影响下牙槽神经阻滞麻醉。麻醉注射时，为了避开下颌小舌的阻挡，针尖应在下颌孔上方1 cm处，使麻醉药通过下颌神经沟进入下颌管内，以麻醉下牙槽神经。下颌孔的下方有一斜向前下的沟称下颌舌骨沟，在下颌舌骨线下方前行，沟内容纳下颌舌骨神经及血管。

4. 外面　下颌支外面结构比较简单，在其中部有隆突或骨嵴称作下颌支外侧隆突，大约与升支内侧面的下颌孔相对应。进行下颌支手术欲判断下颌孔及下牙槽神经血管的位置时，常以此隆突作为标志。

5. 前缘　下颌支前缘上部较薄锐，向下分为两嵴，外侧者与外斜线相续，内侧者称颊肌嵴，两嵴之间形成一三角区，位于第3磨牙后方，称磨牙后三角。

6. 后缘　下颌支后缘圆钝，与下颌体下缘形成的夹角称下颌角，约为120°。

下颌角

升支后缘向下颌体移行的部分称下颌角。此区松质骨较多，内外侧骨面粗糙，外侧者称咬肌粗隆，为咬肌附着处；内侧者称翼肌粗隆，为翼内肌附着处。下颌角后缘有茎突下颌韧带附着。

下颌管

下颌管起自下颌支内侧的下颌孔，为一致密骨形成的骨管，穿行于下颌骨松质中。管内有下牙槽神经、血管通过。下颌管在升支内走行向前下，在下颌体内几乎呈水平前行。当其经过下颌诸牙槽窝下方时，分别发出多个小管至各牙槽窝底，有下牙槽神经、血管的分支经小管进入牙槽窝内。下颌管行至近前磨牙处分为两支，一支向外通向颏孔，另一支继续前行称切牙管，后者细小且有多个小管通向前牙牙槽窝。一般情况下，下颌管的走行在下颌支部位距前缘较后缘近，在下颌体部距下缘较牙槽缘近，在升支部位距内板较近，在下颌磨牙部位大致位于内、外板之间，再前行则距外板较近。在磨牙区外板与下颌管之间有较厚的松质骨，其厚度大约相当于该处骨外板的厚度，而在下颌角部位二者之间松质骨较薄甚至阙如（图6-65）。在该区进行矢状劈开截骨应小心掌握其深度，以避免损伤下牙槽神经、血管或造成意外骨折。

下颌骨表面为密质骨，内部为松质骨。表面密质骨有内、外斜线加强；下颌下缘、后缘骨质厚钝，均为下颌骨较坚实的部位。下颌骨也存在以下薄弱部位：①正中联合，位置突出，胚胎发育期是两侧下颌突的连接处；②颏孔区，颏孔及尖牙、前磨牙牙槽窝位于其间；③下颌角，在下颌支及下颌体的转折处，应力集中，但骨质较薄，如有阻生的第3磨牙，则更增加其薄弱性；④髁颈，细长，介于强大的升支及粗壮的髁头之间。下颌骨坚实及薄弱部位的存在对于下颌骨外科手术设计及骨折发生有临床意义。

牙槽突部位骨小梁受功能刺激，沿应力方向排列，基本与牙长轴垂直。松质骨包绕下颌骨牙槽窝底部并形成轨迹，斜向后上，通过下颌支直达髁突，称为牙力轨迹，咀嚼力可通过此轨迹传送至颅底。咬肌收缩力直接作用于下颌骨，形成肌力轨迹，此轨迹见于下颌角区，也见于喙突向

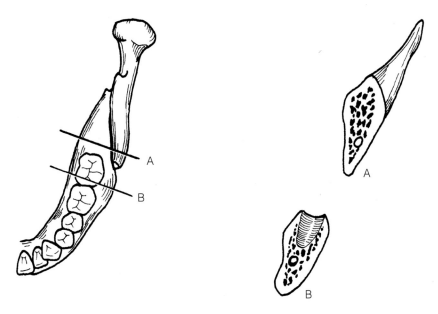

图6-65　下颌骨外侧松质骨厚度的改变
A.下颌角部下颌管与外侧皮质骨之间松质骨很薄或阙如；B.磨牙区下颌管与外侧皮质骨之间有相当于外侧骨板厚度的松质骨

下伸延至下颌体的区域。在下颌体前部，两侧骨小梁彼此交错几乎呈直角，从一侧下颌骨下缘至对侧牙槽突，以增加抗力（图6-66）。髁突骨小梁沿应力方向排列，基本与髁突表面垂直。

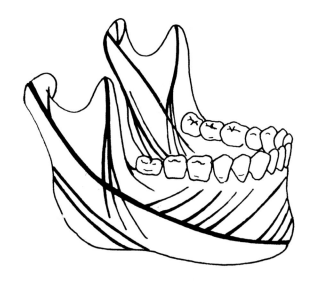

图6-66　下颌松质骨结构按照应力轨迹排列以增加抗力

下颌骨的血液供应

下颌骨的血液供应比较单一，主要由下牙槽动脉供应，因而下颌骨骨折较上颌骨骨折愈合慢，骨髓炎发病率也高于上颌骨。髁突、喙突、下颌支部位的血液供应主要来自其附着的翼外肌、颞肌和翼内肌的营养血管。下颌角及升支下份血液供应主要来自下牙槽动脉，同时也接收来自咬肌和翼内肌的血液供应。颏部血液供应除下牙槽动脉外，尚有一部分来自附着在颏部诸肌的营养血管。出自颏孔的颏血管与面动脉的分支有吻合，也提供了一个向心血液供应的通道。

下颌骨由下牙槽神经支配，淋巴回流至颌下和颈深淋巴结。下颌骨中枢癌常发生淋巴转移。

■ 毗邻关系及临床意义

下颌骨位于面部最突出的部位，是颌面骨中体积最大、面积最大者，也是颌面骨中唯一能活动者。周围有强大的咀嚼肌群附着，与多个颌骨周围间隙毗邻，并与很多重要的神经（如三叉神经、面神经等）和血管（如颈外动、静脉等）有密切关系。

下颌骨的肌肉附着

附着下颌骨的肌群分为表情肌、咀嚼肌、舌骨上肌群以及舌肌、咽肌。

1. 表情肌（图6-67）　大多起自下颌骨，止于皮肤和黏膜。自中线向外排列如下。

（1）颏肌：位置较深，起于颌骨侧切牙根平面，向下行，止于颏部皮肤。颏肌使下唇靠近牙龈，并前伸下唇。颌骨畸形患者常有不正常的肌肉运动，在颏部形成一包块，表面皮肤起皱不平滑。

（2）下唇方肌（降下唇肌）：位于颏孔与颏联合之间，起自下颌骨外斜线，向上行，与对侧同名肌会合，止于下唇皮肤和黏膜。

（3）三角肌（降口角肌）：起自下颌骨体的外侧面，上行止于口角皮肤，并与口轮匝肌相续。下唇方肌和三角肌的作用是降下唇及口角。

（4）颊肌：起于上、下颌第3磨牙牙槽突的外面及后方的翼下颌韧带，前行会聚于口角。颊肌不但参与面部表情，而且参与咀嚼和吸吮等功能。颊肌收缩时牵引口角及颊部贴近上、下颌牙。

（5）颈阔肌：起于胸大肌及三角肌筋膜，斜行向上内，前部纤维止于下颌下缘及口角，有肌纤维与口角诸肌相融合。后部纤维越过下颌骨及咬肌的下后部，止于面下部的皮肤及皮下组织。颈阔肌大小、厚薄变异较大，甚至阙如。收缩时出现斜行颈部皮纹，前份纤维可协助降下颌，后份纤维牵引下唇及口角向下。

2. 咀嚼肌　是下颌骨运动的主要肌群，强大而有力。附着于下颌支的内、外侧，除翼外肌以外，其他咀嚼肌收缩时均提下颌骨向上，是闭口肌群（图6-68）。

（1）咬肌（masseter muscle）：起自上颌骨颧突、颧弓前2/3，止于下颌支的外面、下颌角咬肌粗隆及喙突，咬肌收缩时提下颌骨向上并微向前。

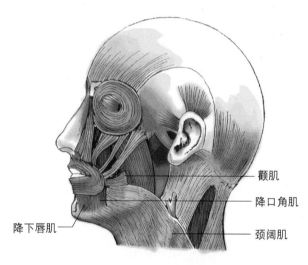

图6-67　附着于下颌骨表面的表情肌

颏肌

降口角肌

降下唇肌

颈阔肌

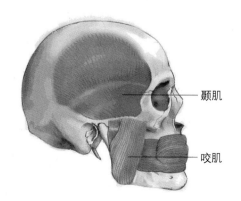
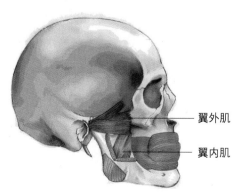

颞肌

咬肌

翼外肌

翼内肌

图6-68　附着于下颌骨周围的咀嚼肌

（2）颞肌（temporal muscle）：起自颞窝的骨面及颞深筋膜，经颧弓深面，以强大的肌腱止于喙突及下颌支前缘。颞肌收缩时提下颌骨向上，其后部纤维收缩则拉下颌向后。颞肌所在部位颞区是侧开颅手术常用的入颅部位。

（3）翼内肌（medial pterygoid muscle）：位于下颌支内面，起自翼突窝及上颌结节，止于下颌支内面的后下部及下颌角内侧的翼肌粗隆，收缩时提下颌骨向上，单侧翼内肌收缩使下颌骨移向对侧。翼内肌与咬肌环绕下颌角形成翼-下颌链，对下颌功能有临床意义。外科手术剥离或切断此链后应予以恢复。

（4）翼外肌（lateral pterygoid muscle）：分为上、下两头，上头起自蝶骨大翼的颞下面和颞下嵴；下头较大，起自翼外板的外面。部分肌纤维（主要是上头）止于颞下颌关节囊的前方及关节盘，大部分肌束（主要是下头）止于髁颈前方的翼肌窝。翼外肌的主要功能是牵引髁突和关节盘向前，使下颌前伸，是开口起动肌，继而舌骨上肌群收缩（此时舌骨下肌群收缩以固定舌骨），产生开口运动。有些学者认为翼外肌上、下两头的作用相互独立，下头收缩有下颌前伸及开口作用，而上头在闭口时活跃，牵拉关节盘，避免其过度后移。

3. 舌骨上肌群

（1）二腹肌前腹：起自下颌骨内面的二腹肌窝，借中间腱止于舌骨。

（2）下颌舌骨肌：起自下颌舌骨线（内斜线），止于舌骨体，两侧下颌舌骨肌在中线汇合成肌腱，形成口底。

（3）颏舌骨肌：起自下颌体内侧下颏棘，止于舌骨体。如果舌骨下肌群将舌骨固定，则舌骨上肌群收缩使下颌骨下降，是开口肌群，否则舌骨被拉向上前。

下颌骨与口底

口底借下颌舌骨肌分为舌下间隙（上部）、颏下间隙及颌下间隙（下部）。舌下间隙与颌下间隙的前外侧界均为下颌骨体的内侧骨板，因而口底与下颌骨的关系密切。舌下间隙与颌下间隙借下颌舌骨肌后缘与舌骨舌肌之间形成的间隙相通。下颌磨牙及第2前磨牙根尖常位于下颌舌骨线以下，上述诸牙根尖炎症可穿破下颌舌侧骨板进入颌下间隙，引起颌下间隙感染。口底（特别是舌下间隙）富于疏松结缔组织，炎症及创伤可形成明显的口底血肿。口底水肿及血肿可使舌体抬高，舌根后推，影响呼吸道通畅，甚至发生窒息。

下颌骨与咽腔

咽腔是一个垂直的肌性管道，表面有黏膜覆盖，略呈漏斗状，前后径窄，左右径宽，上达颅底，下方与食管相连。咽是食物和空气的共同通道，根据咽腔向前方的通道，可分为上、中、下三部。上部为鼻咽腔，中部为口咽腔，下部为喉咽腔。口咽腔前方借口咽峡通口腔，与下颌骨关系密切（图6-69）。张口并下压舌背时，可通过口腔观察咽侧壁及咽后壁的黏膜外形及颜色变化。舌根的后方为会厌，二者间有三条黏膜皱襞，正中者为舌会厌正中襞，两侧各一条舌会厌

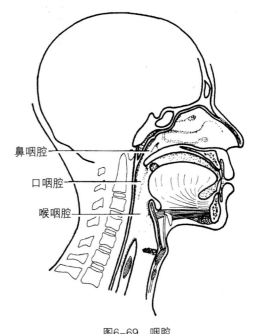

图6-69　咽腔

外侧襞。两外侧襞与正中襞之间各有一凹陷称会厌谷，异物易停留于此。口咽部侧壁有从腭帆向下的腭咽弓和腭舌弓，两弓之间的三角形凹陷称扁桃体窝，容纳腭扁桃体。

组成咽壁的肌肉主要有咽上缩肌、咽中缩肌及咽下缩肌。该三肌自上而下呈叠瓦状排列。口咽腔壁主要由咽上缩肌围成，该肌起自翼突下颌韧带，肌束向后止于咽缝，其上缘不达颅底，由纤维膜接续。

咽旁间隙位于咽壁肌肉的外侧，上达颅底下连纵隔，与颞下间隙、翼下颌间隙、颌下间隙、舌下间隙等诸颌骨周围间隙相交通。炎症可在诸间隙间传播，穿过下颌骨的异物和不适当拔除的智齿均有可能进入咽旁间隙。

下颌骨后区

下颌骨后方有腮腺包绕，再后方为胸锁乳突肌。颌内动脉在髁突颈部自颈外动脉分出，走行于髁颈内侧。面神经、颈外动脉及面后静脉在颌后区穿行于腮腺内，其排列在冠状面上由外而内依次为面神经、颈外动脉、面后静脉。在矢状方向上颈外动脉在前方，面神经及面后静脉在后方（图6-70）。

除非病变波及颌骨周围软组织，下颌骨外科应在骨膜下进行，以免伤及神经、血管等重要组织。颌后区充满软组织，手术结束时局部应适当加压包扎，以控制术后血肿及水肿。

下颌骨与颅底

下颌骨髁突与颞骨下颌关节窝共同组成颞下颌关节，也称颅颌关节。关节窝位于中颅窝底，其厚度个体差异很大，薄的关节窝顶只有皮质骨，厚的上、下皮质间还有松质骨存在。关节窝内界的内侧由前向后排列着圆孔、卵圆孔、棘孔及颈动脉管外口（图6-71），分别有上颌神经（圆孔）、下颌神经、连接翼丛和海绵窦的导血管（卵圆孔）、硬脑膜中动脉（棘孔）及颈内动脉（颈动脉管外口）等重要神经、血管通过。口腔颌面外科手术一般不超过关节窝内界，以免损伤重要组织。

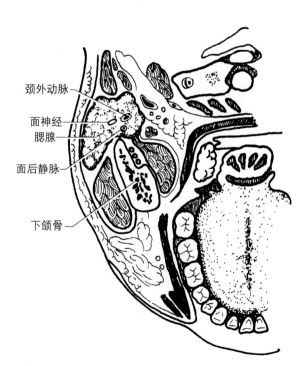

图6-70　面神经、颈外动脉及面后静脉在下颌后区的排列

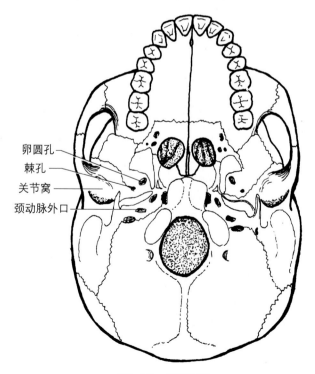

图6-71　颅底外面

发生于下颌骨的炎症、肿瘤可蔓延至颅底，经过颅底的孔洞及裂隙进入颅内。下颌骨颏部受暴力撞击常在细窄的髁突颈部发生骨折，但在少数情况下（如关节窝顶骨质菲薄），髁突可穿破关节窝而进入颅中窝，形成颅底骨折（图6-72），甚至造成脑损伤，可有脑脊液自外耳道排出。髁突骨折的断端刺破外耳道皮肤亦可见血液自外耳道流出。颅颌创伤并有外耳道出血时，应鉴别其为脑脊液漏抑或为皮肤裂伤所致。

颞下颌关节强直，不但在颅外颞下颌关节处形成骨痂，也使关节窝处颅底变厚，向颅内隆起。颞下颌关节假关节成形术截除骨痂时，应注意保持截骨范围的高度，注意器械操作端的方向，不可使用暴力以免造成颅底骨折或颅脑损伤。其他髁突手术如髁突骨瘤、髁突骨折拉力螺钉固定等，操作时也应注意上述事项。

■临床应用

下颌骨切除术

下颌骨切除术包括保留下颌骨下缘及下颌支后缘的矩形切除术、节段性下颌骨切除术、边缘性下颌骨切除术、一侧下颌骨切除术和全下颌骨切除术。临床上应根据病变的性质及范围选择合适的术式。

1. 手术设计解剖原理　一侧下颌骨切除术通常采用口外切口，以保证开阔的术野，以便完整地切除病变组织。切口自耳垂下2~3 cm，距下颌支后缘2 cm左右，做皮肤切口，经下颌角转向前，在下颌下缘下2 cm做颌下切口达颏部，视病

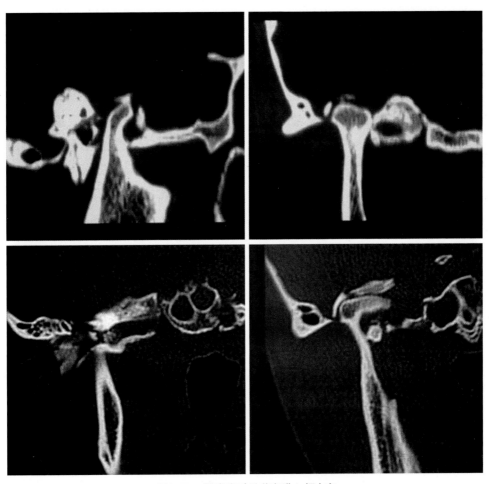

图6-72　髁突穿破关节窝进入颅中窝

情需要选择性地切开下唇全层，如需切开则一般在下唇正中切开。节段性下颌骨切除无须切开下唇。矩形切除涉及下颌支者亦需切开下唇，只涉及下颌体者无须做下唇切口。

面神经下颌缘支多数位于下颌骨下缘下1.5 cm范围内，将切口设计在下颌下缘下2 cm处，可有效地保护面神经下颌缘支。

口腔前庭及舌侧黏膜切口设计，应尽可能保留健康的牙龈及黏膜组织，以便于严密缝合，这对即刻游离植骨的成活尤为重要。

2. 手术进路中解剖结构辨认

（1）面动脉及面前静脉：在颈阔肌深面、下颌角前切迹处颈深筋膜浅层内分离，面前静脉自下颌下腺浅面上行，面动脉位于其前方，自下颌下腺内侧的面动脉沟中穿出，周围常有2~3个颌下淋巴结，然后越过下颌下缘向前上走行。手术通常需分离、结扎和切断面前静脉及面动脉。

（2）面神经下颌缘支：面神经下颌缘支位于颈阔肌深面，自腮腺穿出后走行于咬肌表面，也可在下颌下缘下走行，其范围为下颌下缘上、下1.5 cm之间，位于面前静脉及面动脉的浅层。在下颌下缘下2 cm处结扎切断面前静脉，在静脉深层翻瓣向上可有效地保护面神经下颌缘支。

（3）颌内动脉：平下颌髁突颈部，自颈外动脉分出，在髁突颈部的深面向前上内走行，经颞下凹进入翼腭窝，因此下颌骨切除分离至髁突区时，如果操作不当，容易损伤该血管，发生大出血。

（4）下颌孔及下牙槽神经血管束：下颌孔位于下颌支内侧中部，下牙槽动脉自颌内动脉分出后下行，从下颌孔进入下颌骨，走行于下颌管中，一侧下颌骨切除术需在下颌孔水平稍上水平将与之伴行神经共同形成的神经血管束结扎切断。

（5）颌骨周围肌肉：下颌骨切除术中需要离断附丽于下颌骨的肌肉，包括外侧面附丽于下颌角的咬肌，内侧面由前向后附丽于上、下颏棘的颏舌肌和颏舌骨肌、附丽于二腹肌凹的二腹肌前腹、附丽于内斜线的下颌舌骨肌、附丽于下颌角内侧的翼内肌，以及附丽于下颌骨喙突的颞肌腱和髁突前内的翼外肌。

3. 重要解剖结构的保护和挽救

（1）神经下颌缘支：按照上述描述的解剖标志操作可避免损伤该神经。如不慎损伤之，应作标志，在关闭手术野前予以吻合。

（2）颌内动脉：在下颌骨切除术中一般不需要结扎颌内动脉，在分离至下颌髁突区域时，应注意保护起自髁颈后方、走行于其深面的颌内动脉。损伤颌内动脉可导致较严重的出血。此时应用纱布紧急填压，迅速将标本取下，将压迫止血的纱布逐层去除，找到活动出血点。上述处理不能奏效者，可结扎颈外动脉止血。

（3）腮腺：腮腺包绕下颌支后方，升支外侧咬肌浅层，升支内侧翼内肌深层，术中应避免损伤腮腺，如有腮腺损伤应予以缝合，以免形成腮腺瘘。一旦有腮腺瘘发生，可加压包扎，多数都可以治愈，加压包扎无效者可行小剂量放射治疗。

4. 解剖结构和手术操作技巧

（1）切口：耳垂下—颌下—下唇切口如前述。切开皮肤、皮下组织及颈阔肌。

（2）翻瓣及显露下颌骨外侧面：在颈阔肌深面分离、结扎、切断面动脉及面前静脉，保护面神经下颌缘支。显露下颌骨下缘，切开骨膜。良性肿瘤自骨膜下剥离，良性肿瘤已穿破皮质骨者自骨膜上分离，恶性肿瘤按照肿瘤根治原则在正常组织内锐分离。结扎切断颏神经血管束，在下颌角部离断咬肌附着。

下颌支后缘骨膜一般不切开，自骨面钝分离剥开，直达髁突颈部。这样可避免损伤颌后重要组织器官。剪断附着于喙突的颞肌肌腱。

（3）截断下颌骨：切开颊侧牙龈，使口内、外切口连通，尽可能多地保留前庭部黏膜，以利缝合。即刻游离植骨者此点尤为重要。在截骨线部位拔除牙，导入线锯完成截骨，或直接用电锯、风动锯截骨。

（4）摘除下颌骨：将下颌骨断端向外牵拉，在病变外切开下颌骨舌侧黏膜，视病变性质及范围决定是否保留下颌骨舌侧骨膜。断离二腹肌前腹、下颌舌骨肌、颞肌肌腱、翼内肌与颌骨体及升支的附着，在下颌孔附近结扎切断下牙槽动脉。然后将断离的下颌骨以髁突为轴心向外轻旋转，断离翼外肌、颞下颌韧带、关节囊与髁突的连接，将下颌骨摘除。

（5）缝合：冲洗创面，结扎活泼出血点，分层缝合创口，包括黏膜、黏膜下组织、颈阔肌、皮下组织、皮肤。创腔内放置引流（图6-73~75）。

一侧下颌骨切除越过中线者，因双侧颏舌肌及舌骨上肌群失去张力可导致舌后坠，造成呼吸道梗阻。为避免发生窒息，应做预防性气管切开术。

节段性下颌骨切除涉及中线两侧的下颌骨颏部者，亦可发生舌后坠及上呼吸道梗阻，应即刻骨移植修复，并将舌侧肌肉重新固定。如不能即刻修复，亦应做预防性气管切开术。

下颌骨囊肿刮治术

1. 手术设计解剖原理　多数下颌骨囊肿可采用口内入路。根据囊肿的部位、大小、与牙的关系以及是否拔除牙，决定采用前庭沟或龈缘切口。龈缘切口可获得较好的视野，容易辨别根尖与囊肿的关系，关闭伤口时有足够的牙龈黏膜覆盖骨面，并使黏膜切口下方有骨支撑有利于切口愈合。前庭沟切口有利于牙髓及牙周组织的愈合。口内切口可避免损伤面神经下颌缘支，面部不留瘢痕，有利于面部美容。

涉及下颌支上份的大型下颌骨囊肿，特别是囊肿侵及髁突、喙突，口内切口暴露不足，可能导致囊肿残留复发，可采用颌下切口。其他事项与下颌骨切除时采用的颌下切口相似。囊肿穿破皮质骨进入软组织，特别是穿破下颌支内侧骨板者，应采用口外入路，以免损伤重要血管，出血

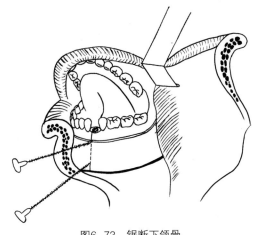

图6-73　锯断下颌骨

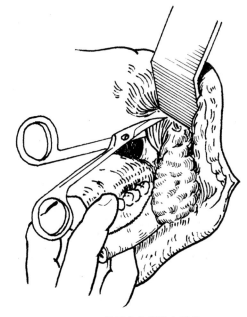

图6-74　剪断喙突的肌肉附着

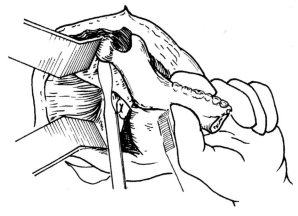

图6-75　离断髁突，取出下颌骨

难以控制，同时也便于彻底刮除囊肿。

2. 手术进路中解剖结构辨认

（1）下牙槽神经血管束：走行于下颌管内。下颌管在下颌体部大致位于其高度的中份，但是囊肿（尤其是大型囊肿）常将下颌管压迫变位，使其移位于下颌底部，或偏向内侧，甚至近囊肿侧下颌管管壁被压吸收，下牙槽神经血管束暴露于软组织中。

（2）牙：囊肿内可能有埋伏牙，应与囊肿一起去除。牙根暴露在囊腔内而牙又可保留者，可做根尖切除术，术前该牙需先做根管治疗。牙源性角化囊肿容易复发，不拔除进入囊肿的牙影响彻底刮除囊肿壁时，应予以拔除。

（3）颌内动脉及翼静脉丛：下颌支部位的囊肿向内侧膨隆发展，穿破内侧骨板时，与走行于髁颈水平的颌内动脉及翼静脉丛邻近。

（4）面神经下颌缘支：采用口外入路，切开颈阔肌后应注意面神经下颌缘支，其辨认方法如前所述。

3. 重要解剖结构的保护和挽救

（1）下牙槽神经血管束：下颌管未破坏，刮治囊肿时不用暴力，并在下颌孔处注意下牙槽神经血管束的进入，一般不会损伤之。下颌管移位、破坏，下牙槽神经血管束暴露于软组织中，

术前需借助X线或CT估计其位置，术中仔细剥离，避免损伤下牙槽神经血管束，一旦损伤血管导致出血，可采用压迫止血，电凝或结扎活泼出血点，下牙槽神经损伤难以挽救，将遗留麻木。

（2）颌内动脉及翼静脉丛：囊肿破坏下颌支内侧进入翼下颌间隙，在软组织内剥离囊壁时需注意保护深层的颌内动脉及翼丛。损伤后引起出血，可填塞纱布压迫止血，然后逐层去除，结扎活泼出血点。上述方法无效时，可采用颈外动脉结扎。

（3）面神经下颌缘支：其保护及挽救方法见前述。

4. 解剖结构和手术操作技巧

（1）切口及翻瓣：如采用龈缘切口，黏膜瓣应做成梯形，基底大于游离端，蒂的位置应位于口腔前庭黏膜移行皱襞处。切口尽量设计在囊肿边缘以外正常骨质处。口外切口采用颌下切口（图6-76），注意勿损伤面神经下颌缘支，根据囊肿大小决定切口长度。抵达骨面后，在骨膜下翻瓣，应注意骨壁是否完整，如有骨壁吸收，可采用锐分离，避免囊壁残留而导致术后复发。

（2）开窗：如囊肿表面骨质较厚，先用钻或骨凿开一小窗（图6-77），再用咬骨钳扩大开口，如骨壁已很薄，可直接用咬骨钳去除囊肿表

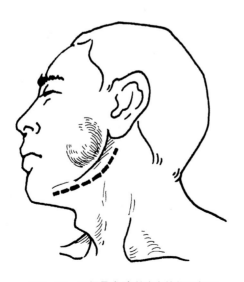

图6-76 下颌骨囊肿刮治术的颌下切口

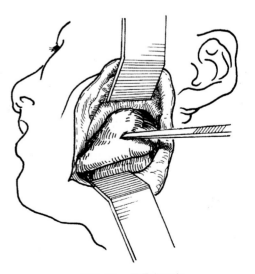

图6-77 用骨凿开窗

面之骨质，去骨范围以能显露并便于摘除囊肿为度。去骨时避免损伤要保留牙的根尖。

（3）剥离囊肿：在囊壁与骨壁之间，用小骨膜剥离器仔细分离，避免穿破囊壁，尽可能将其完整剥出（图6-78）。如囊肿大，可先用注射器抽出少量囊液，减少张力，以减少剥破囊壁机会。注意避免损伤下牙槽神经血管束。囊肿穿破下颌支内侧骨板时，注意勿损伤颌内动脉及翼静脉丛。先剥离囊肿骨壁光滑的部位，最后处理有粘连及有牙根的部位。囊肿剥出后，仔细检查有无残余的囊壁，特别是根尖背面、下颌支上份或囊肿发展到髁突及喙突尖端的部位，必要时可用50%氯化锌烧灼骨腔壁，以免子囊残留导致复发。牙的处理如前述。

（4）创口处理：修整骨腔边缘，冲洗骨腔，缝合创口。如拔牙创口大，不能严密缝合，可去除部分齿槽骨，以利缝合。对于大型囊肿，下颌骨颊侧骨板已变得很薄的病例，可切除颊侧骨板，保留下颌下缘及舌侧骨板，并在面部加压包扎，以减少死腔。预计残留量不足以维持骨功能活动所需的骨强度，很容易在术后发生骨折时，可采用重建板做预防性固定。口外入路与口腔穿通时，需严密缝合口腔黏膜伤口。缝合口外伤口，放置引流。

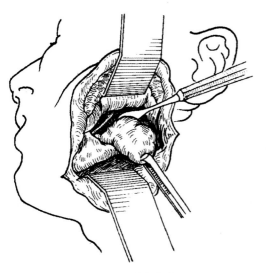

图6-78 刮出囊肿

下颌骨骨髓炎死骨摘除术

1. 手术设计解剖原理　病变范围较小或邻近口腔部位者，适宜采用口内切口。此类骨髓炎需拔除病原牙，因而多采用梯形切口，以利于关闭口腔黏膜切口（与囊肿摘除梯形切口相似），视病变范围决定切口的长度。口内切口设计要适当，要有足够视野。口内切口可以避免遗留面部瘢痕，且很少伤及面神经。

下颌骨血液供应单一，吻合支少，一旦下牙槽动脉出现炎症栓塞，很容易发生大范围的营养障碍，形成大块死骨。下颌骨皮质较厚，周围又有强大的肌肉附着，炎症不易穿破骨板引流，而是沿下颌管蔓延，引起广泛骨坏死。病变范围广泛的下颌骨骨髓炎死骨摘除术应采用颌下切口。口外切口翻瓣后可较清楚地暴露病变组织，有利于摘除死骨并仔细刮除炎症肉芽组织。

2. 手术进路中解剖结构辨认　①辨认并保护下牙槽神经血管束，方法如前述。②行颌下切口时，需辨认及结扎面动脉及面前静脉，方法如前述。③辨认并保护面神经下颌缘支，方法如前述。

3. 重要解剖结构的保护和挽救　①下牙槽神经血管束在下颌管中走行，摘除死骨及刮治病变组织时应尽量予以保护。损伤后的挽救方法如前述。②面神经下颌缘支于术中应予保护，若损伤之，应在关闭伤口前行神经吻合。③下颌骨骨髓炎摘除死骨及刮除病变组织发生病理性骨折或骨缺损时，应用重建板固定，以保持骨段的位置，便于后期植骨。

4. 解剖结构和手术操作技巧

（1）切口：较局限的小块死骨采用口内切口，死骨及病变范围较大时，采用颌下切口。

（2）暴露死骨：口内切口切开黏骨膜，在骨膜下翻瓣，显露死骨。颌下切口分层切开，结扎面动脉及面前静脉，保护面神经下颌缘支如前述，骨膜下翻瓣显露死骨。

（3）死骨摘除及病灶刮治：沿死骨边缘松解，如不能整块取下可分块取之。取出死骨后，彻底刮除炎症肉芽及病变组织。有时下颌骨骨髓炎波及范围很广，甚至蔓延至对侧，应根据术前X线检查及临床所见，完全刮除病变组织。骨髓炎很少波及下颌支的髁突及喙突，在仔细清除死骨及病变组织的同时，应注意保留髁突，以利于下颌功能的恢复。有些骨髓炎迁延时间较长，颌骨周围咀嚼肌受侵较重，且在颌骨周围形成了厚而坚实的瘢痕组织，引起严重的张口受限，此时应考虑切除喙突。

（4）缝合伤口：口内外切口贯通时，先严密缝合口内黏膜，充分冲洗，再逐层关闭口外伤口，放置引流。无论口内或口外入路，如有残留感染，可填塞碘仿纱条，1周更换一次，以使肉芽组织由创面底部向上生长（图6-79~81）。

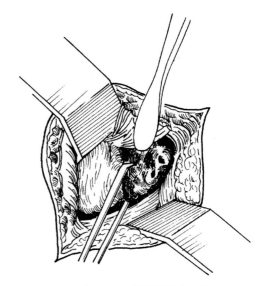

图6-79 暴露并摘除死骨

下颌骨骨折复位固定术

1. 手术设计解剖原理 下颌骨位于面部突出部位，骨折发生率高于上颌骨。正中联合及正中旁区、颏孔区、下颌角和髁突颈是下颌骨的结构薄弱区，是骨折好发部位。

（1）下颌骨上附着有两组肌群，一组为咀嚼肌群，包括颞肌、咬肌、翼内肌和翼外肌，它们均附着于下颌支的内外骨面上，其综合功能为牵引下颌骨向上、前、内方向运动。另一组为舌骨上肌群，包括二腹肌前腹、下颌舌骨肌和颏舌骨肌，均起自下颌体内侧而止于舌骨体，其作用为牵引下颌骨向下、后、内方向运动。肌肉的作用方向对下颌骨不同部位骨折段的移位方式起重要作用。此外，影响骨折段移位方向的其他因素还有骨折斜面的方向，单发、双发或粉碎性骨折，骨折线位于下颌骨的一侧或双侧，骨折段上牙的存在或缺失等。

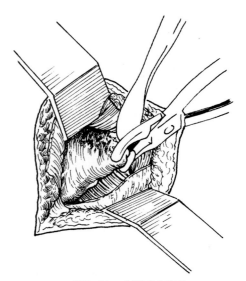

图6-80 去除残余腐骨

（2）根据下颌骨解剖生理特点及颌骨周围肌群的附着情况，功能作用时，下颌体牙槽突区及升支前方表现为张力区，下颌下缘部为压力区

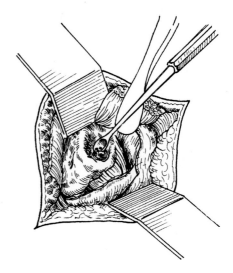

图6-81 刮除病变组织

（图6-82）。髁突颈骨折时其后缘为张力区。接骨板放置于张力区才能保证骨折线正确对位而不裂开（图6-83~86）。螺钉进入部位应避开牙根

及下牙槽神经血管束。前牙区域的张力线互相扭结，形成扭力线（图6-87），范围较广，应放置两个单皮质小型接骨板（图6-88）。

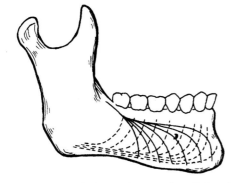

图6-82　下颌骨牙槽突为张力区，下颌下缘为压力区

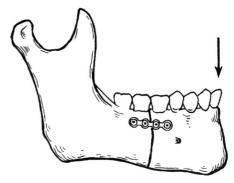

图6-83　下颌体骨折接骨板应置于齿槽突张力区

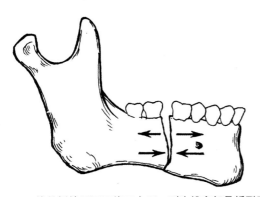

图6-84　接骨板放置于下缘压力区，则齿槽突部骨折裂开

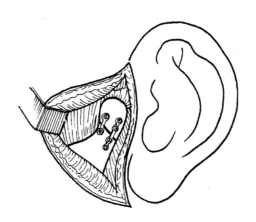

图6-85　髁颈骨折固定的接骨板应放置于后缘或放置两块接骨板

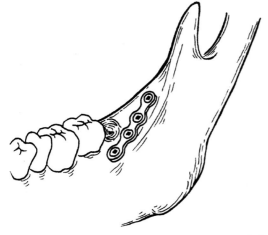

图6-86　升支前方为张力区，下颌角部骨折接骨板应跨该区外斜线放置

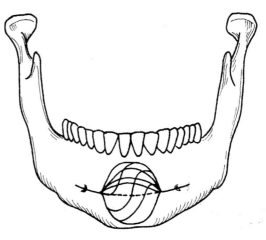

图6-87　前牙区张力线互相扭结

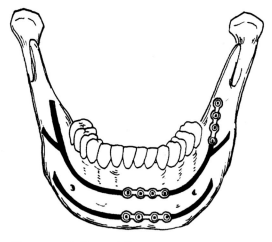

图6-88　下颌前牙区应放置两个小型单皮质接骨板

（3）颌骨骨折与其他部位骨折不同，其特点之一是颌骨齿槽突上有牙存在，形成牙列及上、下牙列正常的咬关系。下颌骨骨折复位固定术的成功标准之一是恢复骨折前咬关系，这是恢复下颌咀嚼功能的重要条件之一。

（4）下颌髁突是颞下颌关节的重要组成部分，正确复位骨折骨段的位置，只有恢复髁突的位置和垂直高度，才能保持健康的颞下颌关节功能。

2. 手术进路中解剖结构辨认

（1）采用口内进路应辨认：①下颌支外侧面自前下走向后上的外斜线，下颌角骨折单皮质小型接骨板可置于外斜线上固定；②牙根；③颏孔及颏神经血管；④下牙槽神经血管束。

（2）采用颌下进路时，除上述结构外，还应辨认：①面动脉及面前静脉，根据手术显露需要予以结扎切断；②面神经下颌缘支，切口时予以保护；③移位严重的骨折段和骨折块（如火器伤时），可能完全游离，解剖位置严重移位，应尽量恢复至原有的位置。

（3）髁突骨折可能需要做耳前切口，一般采用拐杖形或弧形切口。应注意辨认：①颞浅血管，如妨碍手术进路可予以结扎切断；②耳颞神经，尽量牵向切口后方；③关节囊；④髁突（详见第7章第七节）。

3. 重要解剖结构的保护和挽救

（1）牙：位于骨折线上的牙，如无保留价值应拔除，以减少感染机会。下颌阻生牙可能会影响下颌角骨折的复位，也应拔除。拔除前牙有可能造成下牙弓狭窄，应设法保持原来牙弓形态，除骨内固定外，应增设牙弓夹板颌内或颌间固定。骨折线上的牙保留后可能在术后需牙髓治疗。放置接骨板时螺钉的位置应避免损伤牙根及牙髓、牙周血液供应。若有损伤可能需后期牙髓治疗。

（2）颏神经及下牙槽神经：随年龄变化及牙缺失影响，颏孔及下颌管的位置有所改变。在切开及分离软组织、暴露骨折断端时，应避免损伤出自颏孔的颏神经。因外伤使颏神经或下牙槽神经已暴露者，应予以保护。放置接骨板时螺钉的位置应避免损伤下牙槽神经。单皮质小型接骨板螺钉损伤牙根及神经的可能较小。

（3）采用颌下切口，应注意保护面神经下颌缘支，方法如前述。

（4）采用耳前切口，应注意保护面神经颞支及颞面干。在翻开颞筋膜-腮腺咬肌筋膜时，应与皮肤切口在相同水平，不可靠前，发际内转弯处不可过低。此瓣应从颞深筋膜浅层下翻开，向下分离达颧弓根部表面，自骨面继续向下分离，继而从关节囊及颞下颌韧带表面翻开。在此深度翻瓣，面神经分支即包括在组织瓣中。翻此瓣的要点是"够深、够后"，不可向下方深入腮腺组织中。若面神经分支被切断，应在关闭创口前吻合之。

4. 解剖结构和手术操作　下颌骨骨折固定术有多种方法，单皮质骨小型钛板固定多采用口内入路，操作简便，近年来应用广泛。

（1）切口：下颌体部骨折采用下颌前庭沟黏膜切口，下颌角部骨折采用下颌支前下方黏膜切口，延至下颌第2磨牙前庭沟处，升支骨折及髁突骨折采用颌后切口或耳前切口。

（2）复位：自骨膜下翻瓣暴露骨折断端，一般可用手法复位。陈旧性骨折骨段错位愈合（纤维或骨性），需充分松解后方可复位。升支横断骨折常有重叠错位，需用器械撬动骨折片，使之复位。髁突骨折，常需牵引升支骨段向下，从髁突残端的前内方将髁突牵出复位，必要时松解翼外肌。

（3）小型钛板固定：骨折段复位后，对好殆关系，使其恢复到原来的位置，利用牙弓夹板或颌间牵引螺钉进行颌间结扎，下颌多发骨折或有缺失牙者，术前应做模型外科，制作殆板，术中作为导板用以恢复殆关系。各骨折部位的钛板放置见图6-83~88。颏部骨折需两块小型钛板固定以抵抗咬合时产生的扭力。骨折线两端，至少用两个螺钉固定。有骨缺损时应植骨，以保持稳定的复位。没有立即植骨条件者，应保持间隙，此时需采用比较强大的颌骨重建接骨板固定。

（4）缝合：冲洗伤口和创面，缝合口内黏膜切口。口外切口分层缝合，可置引流，24~48 h取出，加压包扎。

下颌支垂直截骨术（口内、口外入路）

1. 手术设计解剖原理　正颌外科手术在矫正下颌骨畸形时，多数都采用升支截骨。因为这种术式可以整体移动下颌骨，既可以满足较大幅度的颌骨移动，又可减少下牙槽血管神经束损伤的机会。

下颌支垂直截骨术在升支的截骨线，是从乙状切迹的最低处至角前切迹（图6-89，90），这种截骨线的走行是为了避免伤及下颌孔和在该孔内穿行的下牙槽神经血管束，同时也保证了带髁突（近心）骨段有足够的软组织附着，便于维持血液供应和术后位置的稳定。

截骨步骤完成以后，将下颌骨后退，使近远心骨段重叠，虽然不做坚固内固定，但通过稳定的颌间固定可使上述二骨段在重叠的位置上按术前设计完成愈合，达到矫治目的。

下颌支垂直截骨术可从口外及口内两个途径入路。Caldwell和Letteman于1954年报道了口外入路的方法，Winstanleg 1968年首先报道了口内入路的方法，1970年Herbert等采用直角摆动锯完成截骨，从而使这一手术逐渐成为矫治下颌前突畸形的常规正颌手术术式之一。

口外入路的优点是视野清楚，操作简单，对截骨器械无特殊要求，术中出血少，术后反应轻。但皮肤切口术后会遗留瘢痕，切口设计和操作不当会伤及面神经下颌缘支或腮腺组织，造成面瘫或涎瘘。

口内入路则不会存在皮肤瘢痕，面神经下颌缘支受损伤的机会也很小。但口内操作视野有限，不易准确地把握截骨线的走行，而且若无专

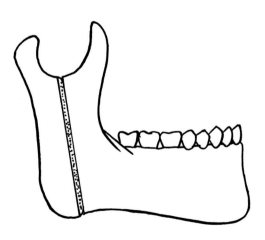

图6-89　下颌支垂直截骨术。自乙状切迹至角前切迹截骨

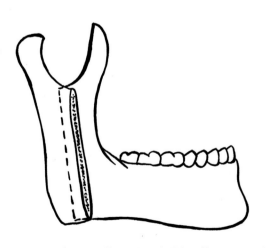

图6-90　截骨后将远心骨段后推

用拉钩与角形摆动骨锯，这一操作将难以完成。

2. 手术进路中解剖结构的辨认

（1）面神经下颌缘支：面神经下颌缘支位于颈阔肌深面与颈深筋膜浅层之间，由于口外入路采用的是颌下切口的常规入路方式，故需辨认和保护该神经，其方法详见有关章节。

（2）乙状切迹：只有准确地辨认乙状切迹的位置，才能确保截骨线的正确走行。口外入路手术时，沿下颌支表面自下颌角向上剥离，可在直视下暴露乙状切迹。口内入路手术时，升支外侧剥离完成后，由于视野的限制，仍无法在直视下找到乙状切迹，此时应使用骨膜剥离子或大弯钳沿升支外侧面向上，向喙突后方探入，感知乙状切迹的位置所在。

（3）下颌孔的位置：此步骤是完成垂直截骨术的关键。在下颌支外侧与下颌孔相对应的部位，有一小骨突称为下颌支外侧隆突，截骨线必须在其后方进行，方可避免下颌孔的损伤。

口外入路时，在直视下很容易辨认下颌支外侧隆突；口内入路时，借助光导或内镜和专用拉钩（Shea拉钩）保持截骨线与下颌支后缘的距离，以维持截骨线的准确。

3. 重要解剖结构的保护和挽救

（1）下颌孔与下牙槽神经血管束：术前可通过X线检查了解患者下颌孔位置以及下颌支的解剖变异，行截骨术时仍应按照前述方法仔细辨认下颌孔的相应位置，截骨术进行中若有大量血液自截骨线处涌出，说明可能伤及了下颌孔或下齿槽血管神经束。此时应迅速完成截骨，通常情况下，骨段离断后血管会自行收缩，出血可明显减少，然后用骨蜡进一步止血。但已经损伤的神经血管束很难挽救。

（2）髁突：如果截骨线把握不准确而偏向后方，有可能伤及髁突或髁颈，造成髁突颈骨折。所以术中应不断核对，把握准确的截骨线。截骨线截开不完全用力撬动，也可能造成骨折，操作时应注意将骨质充分截开。一旦发生髁突骨

折，应设法固定，以免髁突发生移位产生不良后果。

（3）颌内动脉：颌内动脉在髁突颈后方自颈外动脉分出，在髁突颈深面向前内方向走行于翼外肌浅层或深层。口外入路截骨时，如果器械支点不稳或截骨线失准，有可能损伤颌内动脉，造成较大出血。此时应迅速填塞纱布或纱条，行动脉结扎并充分止血后，再进行后面的操作。

4. 解剖结构和手术操作技巧

（1）切口与显露：口内入路的手术切口选择应在沿下颌支外斜线进行，切口长约3 cm，上达𬌗平面以上，下端约在下颌第2磨牙颊侧，这样可以减少损伤颊动静脉和神经的可能，也可避免颊脂体的脱出，干扰手术操作。

黏膜切开后，使用电刀完成以后的显露操作，可减少出血，方便手术进行。

（2）剥离：行升支外侧剥离时，应保持少部分咬肌附着于下颌咬肌粗隆上，否则截骨线完成以后，翼内肌纤维的拉力将牵拉近心骨段向内侧移位，影响以后的操作。口内入路时尤其如此。

截骨线完成以后，翼内肌在近心骨段的附着不可作过多的剥离，否则对近心骨段的血液供应将发生不利影响，并可能干扰术后愈合过程。翼内肌的剥离应以不影响远心骨段的后退为度。

（3）固定：升支垂直截骨术不必常规固定，但翼外肌对髁颈部的牵引作用或体位等的影响，有可能使近心骨段发生移位，因此可采用钢丝悬吊的方法将其固定于下颌唇弓上（6周后抽出悬吊钢丝）。保留部分翼内肌纤维附着，可控制近心骨段过度移位。上述方法可保证近远心骨段紧密贴合在一起，达到良好的愈合。

下颌支矢状劈开截骨术

1. 手术设计解剖原理 下颌支矢状劈开截骨术（sagittal split ramus osteotomy，SSRO）是Obwegeser于1955年用德文和1957年用英文报道

的，后经Dal Pont于1959年改造形成的术式。通过水平、矢状和垂直截骨线，将下颌支和部分下颌骨体从骨松质间矢状劈开，这种比较大的骨接触面使下颌骨可以向各个方向运动，因而可以矫正各种下颌骨畸形。

下颌支垂直截骨术虽然可以通过近远心骨段的重叠矫治下颌前突畸形，但如果不附加植骨步骤，就无法矫正下颌后缩畸形，使这种手术（特别是口内入路）在矫正下颌畸形的适应证方面存在局限性，SSRO手术可因允许下颌骨向各方向运动而更显优越性，加之目前临床上广泛使用的坚固内固定技术，使得SSRO成为矫治下颌骨畸形的首选手术。

2. 手术进路中解剖结构的辨认

（1）喙突或喙突根部：传统的SSRO手术要求在下颌支内侧做广泛的剥离，充分显露下颌支的内侧面和下颌孔，甚至要游离一段下牙槽血管神经束。这样做的目的是为了准确定位水平骨切口的位置，使之在下颌孔与乙状切迹之间。这样做手术创伤程度大，出血多，术后咽侧壁肿胀严重，而且操作本身也增加了下牙槽神经血管束损伤的可能性。我国学者王兴等对此进行了改良，仅剥离下颌孔至乙状切迹之间宽约1 cm的区域，就可顺利完成水平骨切口，既不用广泛剥离，更不用解剖下牙槽血管神经束，使得术后肿胀及神经损伤的可能都很轻微。

临床上可根据下颌小舌或下颌孔与拾平面之间的比较恒定的解剖关系，判定开始剥离的位置。一般来讲，患者处于张口状态，剥离的水平应位于与上颌拾平面等高的位置，也就是相当于喙突根部的下方。剥离软组织时先寻找喙突根部，以此为标志，就可完成升支内侧小范围的剥离。

（2）外斜线：黏膜切口在下颌支外侧，与口内入路下颌支垂直截骨术相似。切口自下颌支前缘中点（即翼下颌韧带中点）稍偏颊侧开始，以手指扪及外斜线，沿外斜线达下颌第2磨牙颊侧。矢状骨切口转至升支外侧后，沿外斜线向前至第1、2磨牙间接续垂直骨切口。

（3）下颌下缘：垂直骨切口终止于下颌下缘。剥离应在第1、第2磨牙间或第1磨牙的颊侧向下颌下缘剥离，达到下颌下缘后放入特制拉钩，以便于截骨操作。

3. 重要解剖结构的保护和挽救

（1）下牙槽神经血管束：下牙槽神经血管束损伤是SSRO手术发生率最高的并发症。损伤的原因有劈裂时的直接损伤、术中过分牵拉和骨段移动过程中的挫伤和挤压，以前者可能性最大。为了避免手术对下牙槽血管神经束的损伤，必须充分了解下牙槽神经血管束在下颌骨内走行的解剖位置。SSRO手术区域可分为三部分：角前部、角部和角上部。在角前部颊侧骨皮质与下牙槽神经管之间，有相当于皮质骨厚度的骨松质存在，角部则几乎无骨松质存在。角上部无神经管。因此，操作损伤下牙槽神经的主要危险在角部。在完成劈开步骤时应格外小心，骨凿应放在外侧骨皮质与骨松质之间稍偏向骨松质侧。

劈开步骤完成以后，切忌用力撬动，应将骨刀插入截骨线间轻轻撬动，观察下牙槽血管神经束的位置，如不见神经血管束或在远心骨段一侧，应认为是安全的，可进一步撬动。若发现血管神经束部分或全部位于近心骨段，应将神经血管束游离出来，避免损伤。

在完成骨劈开时如发生突然的大量血液涌出，这可能是下牙槽血管破裂又未完全离断的缘故。此时应迅速完成劈开后将其结扎止血，以防严重失血及其他并发症。

在固定中钻孔和螺钉旋入不当，也可损伤神经血管束，应选择5~7 mm单皮质螺钉钛板固定，钻入的深度亦应适当。

（2）近心骨段意外骨折：劈开步骤前未能充分离断所有皮质骨连接，或水平、矢状和垂直皮质骨切口未能充分相连就使用骨刀撬动，极有可能造成近心骨段骨折。根据骨折块的大小，可采取骨折固定或摘除小的骨折片。

（3）面后静脉与面神经主干：此二结构与SSRO手术区域应有一定的距离，但劈开步骤进行至下颌支后缘时若骨凿进入过深或锤击过猛，骨凿可突破升支后缘的骨皮质及骨膜而达到其后方的软组织内，有可能损伤面后静脉和面神经主干，造成严重的出血和面瘫。一旦出现严重的出血，应该考虑这种损伤的可能，并应迅速予以填塞止血，甚至口外切开止血。其实，骨劈开没有必要一直到升支后缘，在下颌支内侧，距后缘9~10 mm处劈开即可，但劈开时需要准确掌握骨凿的方向。

4. 解剖结构和手术操作技巧

（1）截骨线的深度：截骨线的深度应保证达到骨松质。骨皮质一旦截开，从截骨线内即有血液渗出，这是到达骨松质的标志。所有截骨线均应在此深度，并保证皮质截骨线充分连接，骨劈开方能顺利进行。

（2）骨凿的方向：骨劈开应从矢状切口前端、垂直骨切口处开始，依次向后劈开松质骨及下颌下缘、后缘皮质骨。劈开时骨凿应逐渐移向后上，每一凿之间必须相连，不能中断或有间隔。劈开时凿刃应紧贴下颌外侧骨板，一般与矢状面呈15°角，凿柄向舌侧倾斜（图6-91）。

（3）骨段移动后的坚固内固定：早期的升支矢状劈开截骨术或不固定或采用近远心骨段间的钢丝结扎固定。术后必须行颌间结扎固定，以稳定移动后的骨段位置，保证骨愈合及咬合关系的稳定。但术后较长时间里（8~11周）患者不能开口进食，也影响患者的语言功能，给患者造成极大不便。术后的局部肿胀等反应也较严重。20世纪90年代逐渐成熟的颌骨坚固内固定技术，使这一长期困扰医师和患者的临床难题迎刃而解。目前多采用经口内进路的使用小型钛板钛钉（miniplate）的单侧骨皮质固定法（图6-92）。

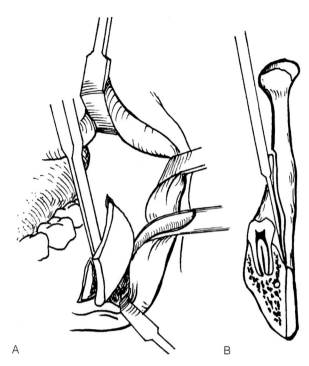

图6-91 下颌支矢状劈开截骨术，劈开时凿刃紧贴下颌骨外板，与矢状面呈15°角

A.书中示意图；B.局部剖面示意图

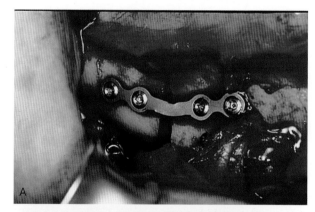

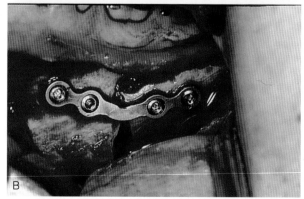

图6-92 下颌支矢状劈开截骨、骨段移动后的坚固内固定

A.右侧；B.左侧

下颌前部根尖下截骨术

1. 手术设计解剖原理　截断下颌前部牙-骨段并使其向上下或前后移动，也可加上旋转移动，矫正下颌前部畸形或调整咬合关系的手术方法，称为下颌前部根尖下截骨术（anterior mandibular subapical osteotomy，AMSO）。AMSO的应用曾经是一个有争议的问题，因为移动的骨段小，附着于其上的营养蒂也小，特别在只移动切牙骨段时尤其如此。很多学者曾担心术后营养蒂供血不足而使骨及牙髓愈合障碍，甚至发生骨坏死。经过大量的实验及临床研究证实，只要手术操作得当，就可获得良好愈合。

2. 手术进路中解剖结构辨认　手术切口时为了保证术后不发生下唇内卷，在切至颏肌时，切口应斜行向下，保留一部分肌肉在水平骨切口上方的骨面上。

在行牙根间骨截开（又称垂直骨切口）时，重要的是辨认牙根间骨质，以防止截骨线两侧的牙根受损，辨认尖牙根尖以确保截骨线在根尖下3~5 mm。

前牙骨段若包括下颌第1前磨牙，应注意在第1、2前磨牙根尖下方的颏孔和由之通过的颏神经血管束。

3. 重要解剖结构的保护和挽救

（1）牙根、牙髓和牙周组织：保持水平骨切口在根尖下方3~5 mm，可避免损伤牙髓血液供应。牙根的直接损伤容易发生于垂直骨切口两侧的邻牙。若在此处拔牙的病例，就有足够的操作空间，发生邻牙损伤的可能性比较小。牙列拥挤、截骨线两侧牙根之间缺少足够的操作间隙又不需要拔牙的病例，损伤牙根的可能性更大一些。操作时除应仔细辨认牙根间骨质的位置以外，应使用细裂钻、薄刃矢状锯片或薄刃骨凿进行。

一旦发生了牙根损伤，不要急于拔除受累牙，可在术后观察一段时间，因为有的牙可自行修复。当有牙变色、松动等表现时，还应采取牙髓治疗和松动牙固定等办法，必要时可拔除患牙，进行义齿修复。

（2）舌侧黏骨膜蒂：由于血液供应不足形成移动的牙-骨段部分或全部坏死是AMSO严重的并发症。下颌前部牙-骨段体积小，舌侧黏骨膜营养蒂细弱，如果操作不慎，易与移动牙骨段分离，造成牙骨段坏死。

一旦发生牙-骨段与黏骨膜蒂的分离或蒂的破裂，应设法固定或缝合，挽救牙-骨段的血液供应。未完成截骨即发生舌侧黏膜蒂损伤者，应立即停止截骨，将牙-骨段复位固定，缝合软组织伤口。

4. 解剖结构和手术操作技巧　牙根间垂直截骨时，应使用细裂钻在牙根间作标记后，再行截骨，以防止邻牙牙根的损伤。无论水平还是垂直截骨，为了防止器械刺穿舌侧黏骨膜蒂影响血液供应，术者另一手食指应始终置于舌侧牙龈黏膜与截骨线相对应的位置上触摸，一旦器械突破舌侧骨皮质，立即停止深入，以免伤及黏骨膜蒂（图6-93，94）。

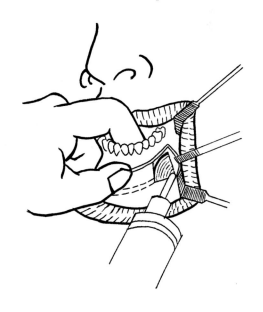

图6-93　下颌前部根尖下截骨术。角形摇摆锯完成垂直截骨线，术者另一手食指保护舌侧黏膜

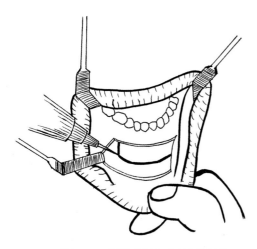

图6-94　用钻或锯完成水平截骨线

水平截骨颏成形术

1. **手术设计解剖原理**　颏是颜面重要结构之一，鼻、唇、颏关系谐调是容貌美学的重要标志之一。因此，使用手术方法纠正颏发育或外伤造成的畸形是人们的追求。早年的颏成形术采用自体骨或生物材料植入以改善颏部外形轮廓，但外形不甚满意且异源性植入物易发生排斥反应而招致手术的失败。1942年Hofer首次通过口外入路，1950年Converse经口内入路，完成了水平截骨颏成形术。后者避免了皮肤瘢痕。通过水平截骨和颏部骨段的移位，矫治颏畸形。

以往的水平截骨颏成形手术，由于广泛的软组织剥离造成血液供应障碍，常常导致缺血性骨坏死。近年来Bell提出了广泛软组织蒂的颏成形术（broad pedicle genioplasty），保留了颏部骨段舌侧肌肉蒂及颏下软组织附着，保证了颏部骨段的血液供应，预防了骨坏死的发生及术后骨吸收。

Bell的研究结果还表明，此类颏成形术软硬组织变化比率接近1：1，术后效果稳定，增加了术前颏部形态改变预测的准确性。

2. **手术进路中解剖结构辨认**　主要是颏神经和颏孔位置的辨认。软组织切口同下颌前部根尖

下截骨术，应保留一部分肌肉在带牙骨段上，因此肌肉切口是斜行的。当切口向两侧延伸时，应注意在肌肉中走行的颏神经分支并加以保护。必要时可游离骨膜组织，缓解其张力（图6-95）。

颏孔的位置位于下颌第1、2前磨牙根尖之间的下方，术中可循颏神经分支寻找颏孔。行截骨术时应保证截骨线在颏孔下方，以确保颏神经和下牙槽神经不受损伤。

3. **重要解剖结构的保护和挽救**　手术中重要的是保护颏神经。如上所述，手术操作应小心，不要伤及颏神经和颏孔，同时还应注意防止软组织牵拉和张力过大所造成的损伤，必要时应行神经束周围组织的减张。一旦发生颏神经离断，应采用神经吻合术吻合断端，最大限度地挽救颏部感觉功能。

4. **解剖结构和手术操作技巧**　在剥离神经分支时，采用小蚊式血管钳像解剖面神经那样沿神经走行分离，防止其损伤。

截骨前应做好截骨标记线和对位标记线（图6-96）。水平截骨使用往复锯或矢状锯，应当凭手感觉锯片突破舌侧骨皮质时，即停止锯片深入，若伤及舌侧骨膜和口底软组织可引起出血和

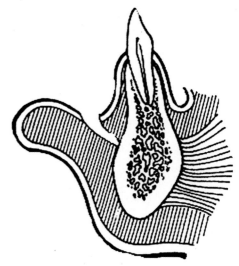

图6-95　水平截骨颏成形术手术切口示意图

术后肿胀（图6-97，98）。如伤及颏部内侧肌肉或血管应缝合止血，截骨后骨髓腔出血应使用骨蜡止血，止血不充分或手术操作粗暴，可导致术后口底水肿及血肿，压迫舌根后退，甚至发生窒息，应予预防。充分离断颏部骨段后，应按照截骨标记线及术前设计的颏部骨段移动距离准确移动颏部骨段并行坚固内固定（图6-99，100）。

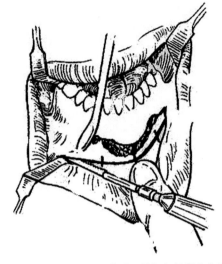

图6-98　用骨凿补充截骨，使颏部骨段充分游离

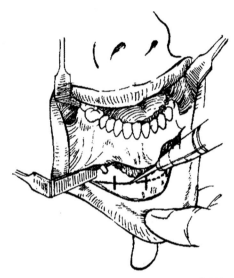

图6-96　水平截骨颏成形术截骨前用骨钻做截骨标志线和颏部骨段移位固定时的对位标记线

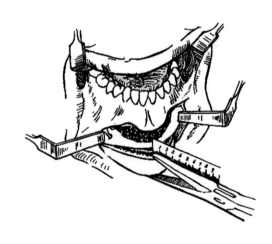

图6-99　移动颏部骨段，按对位标记线确定移动骨段的位置并测量颏部骨段移动的距离

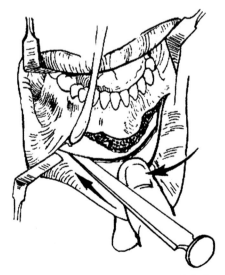

图6-97　用骨锯沿截骨标记线完成截骨

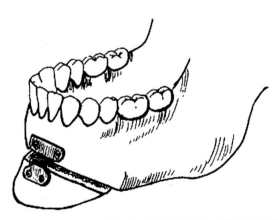

图6-100　用专门设计的颏部骨段固定钛板对移动后的颏部骨段行坚固内固定

下颌骨重建修复术

1. **手术设计解剖原理**　因肿瘤或其他病变切除或各种创伤导致下颌骨缺损者，需行下颌骨重建修复术。根据病情及组织条件，下颌骨重建可即刻施行或二期修复。前者手术野瘢痕少，血液供应好，剩余骨段移位小，效果往往优于后者。下颌骨重建修复的方法较多，大致可分为下列类型。

（1）骨游离移植：多数下颌骨缺损可用此法重建修复，一般选用髂骨。髂骨骨量大，移植骨块厚，可以较好地恢复下颌骨的功能和外形，且适合牙种植，是下颌骨重建首选的供骨源。但对骨缺损长度过大者，需用数块（或半片）髂骨连接起来，髁突部位需雕塑成形。

立即植骨者，在病变切除前测量设计取骨长度。二期植骨病例，一旦骨段间瘢痕松解，骨缺损长度将增加，设计时应予充分考虑。足够厚度和面积的软组织覆盖及无张缝合是骨游离移植成功的关键。

（2）带蒂骨肌皮瓣转移：下颌骨及周围软组织破坏面积大者，可用此类复合组织瓣修复。瓣中有肌肉蒂的知名动脉供血，移植骨的愈合类似于骨折愈合，术后成活率较高。最常用的是胸大肌（肋）骨肌皮瓣转移重建下颌骨。其他方法还有胸锁乳突肌（锁）骨肌皮瓣及斜方肌（肩胛冈）骨肌皮瓣。

（3）吻合血管的骨肌皮瓣游离移植：此类复合组织瓣亦可同时修复下颌骨及其周围软组织缺损。移植骨的成活及愈合依靠骨髓供血而不是骨膜供血，因而其成活率明显高于带蒂复合骨瓣移植。此类移植体包括吻合旋髂深动、静脉的髂骨瓣移植，吻合后侧肋间血管前支动、静脉的肋骨瓣移植，目前最常用的是吻合腓动、静脉的腓骨瓣移植。手术经颌下切口入路，视病变范围、植骨大小及复合组织瓣的情况，决定切口长度及是否切开下唇。即刻修复者，采用病变切除的同一切口。为暴露血管吻合部位或肌肉蒂转入受区，常需延长切口或做附加切口。

2. **手术进路中解剖结构辨认**

（1）髁突：切除下颌病变时，如能保留髁突，则重建修复后可维持较好的下颌功能。二期修复者髁突常严重移位，应仔细分离、辨认。长期失去功能的髁突变得细小薄弱，关节纤维化，术后不能支持移植体，且可能引起张口困难，可废置不用。

（2）骨段断端：在骨缺损的两端，分离软组织及瘢痕，辨认骨段断端。过于细小薄弱的断端，难以承受移植骨的固定，影响愈合。修整骨断端，使之与供骨有充分的接触面，可雕刻成镶嵌式或贴附式，以增加骨接触面及稳定性，有利于骨愈合。

（3）面神经：辨认面神经下颌缘支并予保护，方法如前述。

（4）面动脉及面前静脉：游离植骨的颌下入路可结扎切断上述两血管。吻合血管的复合组织瓣移植时，上述血管是首选的受区吻合血管，因其邻近受区且位置表浅，易于操作。如该组血管已被破坏，可选用甲状腺上动脉或对侧的面动脉及面前静脉。上述动脉均为颈外动脉分支，其解剖部位及辨认方法详见第3章"脉管系统"。

3. **重要解剖结构的保护和挽救**　①面神经下颌缘支应予以保护，如有损伤应吻合，方法如前述。②带蒂复合组织瓣移植时，需保护肌肉蒂中的知名动脉不受损伤，如胸大肌瓣的胸肩峰动脉，斜方肌瓣的颈横动脉等。解剖胸锁乳突肌锁骨瓣，勿暴露颈动脉鞘，上旋分离时不要损伤舌下神经及胸锁乳突肌动脉，详见该区域解剖。在转瓣过程中勿使上述血管受压，并注意勿使皮肤、肌肉、骨膜与骨分离。否则将因血液供应障碍而致手术失败。③吻合血管的复合组织瓣游离移植，需保护供区及受区血管，以显微外科技术吻合。

4.解剖结构和手术操作技巧

（1）经口内入路游离植骨下颌骨重建术：采用前庭沟底黏膜切口，直抵骨面，骨膜下分离，充分暴露骨缺损两端的骨断面，修整之。恢复并颌间固定咬合关系，确认骨缺损范围，将塑形后的髂骨段植入，与受区骨断面紧密接触，两端至少各用两个小型接骨板固定（图6-101）。严密缝合伤口。

（2）经颌下入路游离植骨下颌骨重建术：即刻植骨或二期植骨，但口腔侧有贯通伤口者，均需先缝合口腔黏膜伤口。为了严密关闭口腔伤口，可拔除邻近骨断端的牙并修剪部分齿槽骨。黏膜下加固缝合数针。充分冲洗后将备好的髂骨或肋骨植入，使供骨与受骨端端紧密对接，并可修整成嵌入状（图6-102，103）或贴附形，以增加稳定性，用钛板固定。长度大的髂骨移植，常需数块相接，应采用重建接骨板（reconstructive plate）固定。尽量消除植骨块周围的死腔，分层缝合伤口，置细管引流，24~48 h取出，加压包扎。涉及下颌骨正中的立即骨移植，应将舌侧肌肉固定于植骨块上，以免术后舌后坠，影响呼吸。

（3）带蒂骨肌皮瓣移植下颌骨重建术：连接受区及供区的切口，将复合组织瓣转移、放置于下颌缺损部位，血管束不得因扭转而受压，不得过度牵拉。松解血管蒂周围组织，使血管蒂在无张力情况下转至缺损部位。先将舌侧口底黏膜与颊黏膜缝合，形成衬里，充分冲洗伤口，然后将肌骨瓣的软组织与口腔黏膜固定数针，使之正确就位。再修整供骨及受骨的骨断端，使之端端严密对合，用小型接骨板固定（图6-104）。分层缝合，以复合组织瓣的皮肤修复颌骨周围皮肤缺损。

（4）吻合血管的骨肌皮瓣移植下颌骨重建术：采用吻合旋髂深血管的髂骨复合瓣游离移植。切取髂骨复合瓣，待受区准备完备后再断离供区血管。在体外塑形髂骨，使之适合受区需要的形态。然后将游离的髂骨复合瓣移植到下颌缺损区。先用髂区的皮瓣修复口腔的软组织缺损，然后将髂骨瓣与缺损处的下颌骨断端严密对位，用小型接骨板固定。将旋髂深动静脉与受区的面动脉及面前静吻合。要注意受区血管质量及吻合质量。如面动脉及面前静脉已受损，应在受区选择同侧或对侧的其他血管。分层缝合口外伤口，一般放置负压引流。

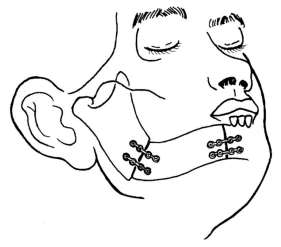

图6-101 游离骨移植下颌骨重建术。供骨与受骨严密对合，两端各用两个小型接骨板固定

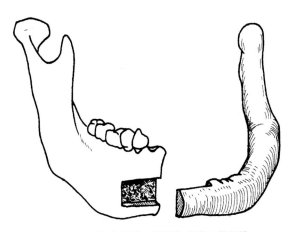

图6-102 游离植骨，断端作成嵌入状衔接

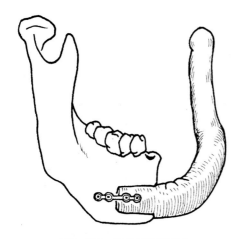

图6-103　植骨后钛板固定

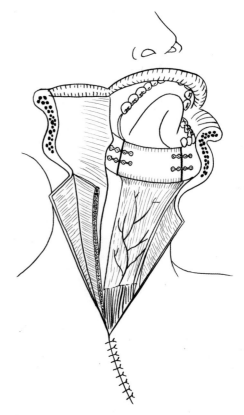

图6-104　胸大肌（肋）骨肌皮瓣转移下颌骨重建术

颧骨与颧弓

■ 临床解剖

　　颧骨是最坚硬的面骨，左右对称，构成面中侧份的突起部分。颧骨分一体三突。颧骨体有3个面：①颊面，隆起，朝向前外侧；②颞面，凹陷，朝向后内侧，构成颞窝前外侧壁；③眶面，平滑且凹陷，参与眶外侧壁的构成。3个突起：1额蝶突，上接额骨颧突形成颧额缝，后连蝶骨大翼；2上颌突，与上颌骨的颧突相连形成颧上颌缝；3颞突，与颞骨的颧突相连，形成颧弓（图6-105）。颧骨虽较坚硬，但其位置突出，故易受到外力而发生骨折。

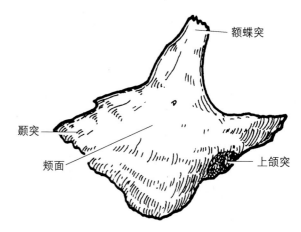

图6-105　颧骨

额蝶突

颞突

颊面

上颌突

■ 毗邻关系及临床意义

颧骨与眼眶

颧骨眶面参与眶外侧壁的构成，颧骨骨折可导致眶底破坏、眶腔扩大、眼球移位（下陷和内陷）继发复视。

颧骨与上颌骨

颧骨上颌突与上颌骨颧突相连，构成颧上颌骨支柱，是颧骨骨折最常见的断裂部位。颧骨骨折波及上颌窦，X线片上可见窦腔内积血液平面。骨折波及眶下孔，伤及眶下神经血管束，可引起眶下区、上唇和上颌牙龈麻木。

颧骨与颧弓

颧骨骨折向下向后移位，常常伴发颧弓骨折，影响下颌喙突的运动而发生张口受限。颧骨颧弓支撑面中侧面容，骨折塌陷移位形成面部畸形。

■ 临床应用

颧骨骨折复位固定术

1. 手术设计解剖原理　颧骨骨折多发生于颧额缝、颧上颌缝及与颧弓结合处（图6-106，107），颧骨骨折发生移位后可在眶下缘和颧额缝处触及骨台阶。颧骨骨折复位的手术复位应着重于恢复颧额缝、颧上颌缝的解剖位置并固定之。

手术入路一般采用：①经眉弓外侧1/3皮肤切口入路，以暴露颧额缝的骨折；②经口内上颌前庭沟黏膜切口入路，以暴露颧上颌缝骨折；③经下睑缘下皮肤切口入路，以暴露眶底及眶下缘骨折。

2. 手术进路中解剖结构辨认

（1）眉弓外侧1/3皮肤切口：经此切口入路直接抵达眶外缘颧额缝处。在骨膜下适当向眶外壁内侧剥离，在眶缘内2~3 mm处找到Whitnall结

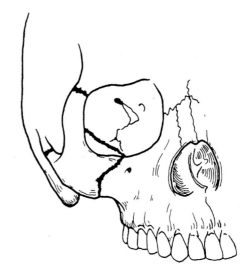

图6-106　颧骨骨折多发生于颧额线、颧上颌缝及与颧弓结合处

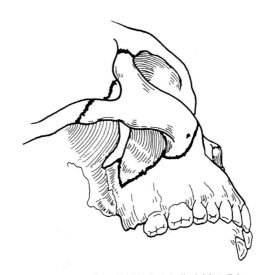

图6-107　颧骨骨折的发生部位（侧面观）

节，辨认外眦韧带是否正常附着。在骨膜下沿眶外壁外侧向后剥离，可以发现骨折的颧蝶缝，确认颧蝶缝的正确对合是判断颧骨骨折准确复位的重要参考。

（2）上颌前庭沟黏膜切口：经此切口从骨膜下向上分离，暴露颧上颌缝骨折。沿上颌窦外侧壁向后分离，探察外侧壁是否完整，骨折移位的骨折片可能落入上颌窦，颊脂垫也可随之疝

入。沿上颌骨前壁向上内侧剥离，显露眶下孔及经眶下孔穿出的眶下神经血管束。

（3）下睑缘下皮肤切口：切口做在下睑缘下2~3 mm处，水平切开皮肤后，首先应辨认眼轮匝肌。眼轮匝肌是眼睑的括约肌，分眼眶和眼睑两部分，眼睑部分又进一步分为睑板前部分和眶隔前部分。经切口于皮下锐分离达眶隔前部分时，平行分离眼轮匝肌至眶隔浅面。眶隔是分隔眶内容物与表浅组织之间的筋膜（图6-108），它由眼眶和面部骨骼的骨膜延续而来。沿眶隔浅面分离直达眶下缘，切开骨膜显露眶下缘和眶底。

3. 重要解剖结构的保护和挽救

（1）眉弓外侧皮肤切口不能超过眉弓外侧0.5 cm，以免损伤面神经额支。

（2）下睑缘下皮肤切口应注意保护眼轮匝

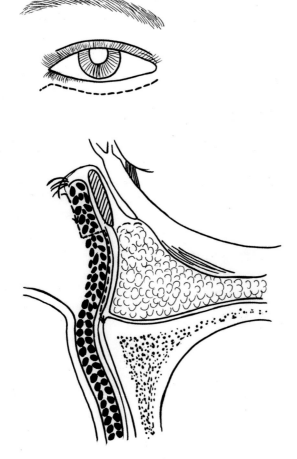

图6-108　下睑缘下切口的示意图

肌及其功能，经此切口探察和修复眶底时注意不能使眼球过度受压，可用眼球护板从眶底骨膜下轻轻拉开眼内容物，暴露眶底骨面及复位。

4. 解剖结构和手术操作技巧　根据颧骨骨折移位情况采用切口选择性组合入路：①当颧骨骨折发生向下或旋转移位时，需要暴露颧额缝区及颧上颌缝区骨折线。经口内伸入一器械至颧骨体后方，沿颧骨移位相反的方向用力撬动颧骨，使之松解并复位。同时检查所有显露区的骨折线，特别是颧蝶缝，确认骨折的准确对位，然后予以稳定固定。②如果颧骨骨折向外移位或内下旋转移位较大时，还需经下睑缘下切口显露眶下缘，并探察眶底。眶底缺损范围超过1 cm²，且有眶内容疝出者，应将眶内容还纳，然后用自体骨片或生物材料或钛眶底板予以修复。

颧弓骨折复位术

1. 手术设计解剖原理　颧弓骨折一旦发生移位（多为凹陷状），可造成面侧扁平塌陷，如压迫或干扰下颌喙突的开口运动，可导致张口受限，个别情况下还可以阻挡喙突使下颌骨不能回位，出现错𬌗。移位的颧弓骨折通常需要手术复位，以恢复面部外形及张口功能。

但由于面神经的颧支恰好越过颧弓中1/3段表面走向前上，在颧弓处做皮肤切口极易损伤面神经颧支，且由于在面部突出部位切口严重影响美观效果，所以单纯颧弓骨折的手术复位一般采用半开放式复位方法。如果颧弓粉碎，或呈多段骨折不能自动维持复位效果时，则需要采用头皮冠状切口，予以直接显露，以便准确复位及实施内固定。

（1）颞部入路复位法：又称Gillies法，即在颧弓上方的颞部发际内做一小切口，切透颞筋膜，从切口内筋膜下伸入骨折复位器或骨膜剥离器，顺肌纤维方向，在颞筋膜下将复位器向下伸至骨折部位的颧弓内侧，以骨折受力之相反方向用力抬起移位之颧弓至正常位置（图6-109）。

（2）口内入路复位法：又称Keen法。经口内喙突前缘或上颌结节外侧颊黏膜上切口入路，用骨膜分离器经喙突外侧伸至颧弓骨折内侧，以骨折受力之相反方向用力抬起移位之颧弓至正常位置（图6-110）。

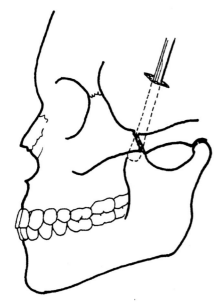

图6-109 颞部入路颧骨骨折复位法

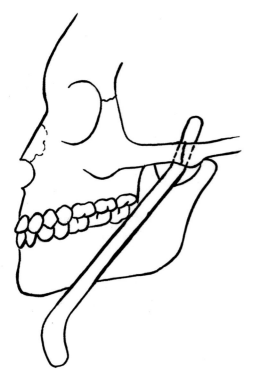

图6-110 口内入路颧弓骨折复位法

（3）经皮穿刺单齿钩复位法：经皮穿刺将一"U"形单齿钩伸入到颧弓骨折的最低凹点的颧弓下方，提拉单齿钩使之复位。单齿钩复位方法的用力方式是直接提拉，而非撬动，力度和方向相对容易掌握。

（4）经头皮冠状切口直接复位法：直接显露颧骨颧弓及骨折，辨认骨折块移位和断面，由后向前复位，并用接骨板固定。

2. 手术进路中解剖结构辨认

（1）颞顶区筋膜：颞浅筋膜由帽状腱膜延续而来，向下与面部SMAS连续。由于筋膜位于皮下，切开时不易辨认。颞浅血管束走行于此筋膜的表面，面神经颞支走行于其深面。颞筋膜是颞肌的筋膜，起自颞上线，并与上方的骨膜融合，颞肌附着于颞筋膜深面和整个颞窝。在眶上缘水平，颞筋膜被分为深、浅两层，浅层附着于颧弓外侧，深层附着于颧弓内侧。两层中间有少量的脂肪组织，称为颞浅脂垫，是颊脂垫在颧弓下的延续。

（2）面神经颞支：面神经颞支在眉上区域又称为额支。支配额肌、皱眉、降眉和眼轮匝肌的部分运动。面神经颞支离开腮腺后的走行路线是：耳屏下0.5 cm与眉毛外侧上1.5 cm之间，在外耳道前壁前大约2 cm处跨过颧弓表面。颞支跨过颧弓表面，走行于颞浅筋膜深面，位于颞浅筋膜和颧弓骨膜、颞筋膜浅层和帽状腱膜下筋膜融合层之间。神经继续向前上方走行，在不超过眶上缘水平上2 cm内进入额肌。

（3）耳颞神经：耳颞神经支配外耳、外耳道、鼓膜和颞区皮肤的感觉。耳颞神经位于髁颈内侧，转向上，跨过颞骨颧突根部，于外耳正前方，发出终末分支支配颞区的皮肤。

（4）颞浅血管：颞浅血管在颞下颌关节和外耳道间出腮腺上极，绕髁颈向上，跨过颧弓浅面，行于皮下，约在平眶上缘水平分为额支和顶支。

3. 重要解剖结构的保护和挽救

（1）面神经颞支：避免面神经颞支的损伤最重要的在正确的解剖层次内分离。面神经颞支在颧弓根部最容易损伤。在此处面神经颞支位于颞浅血管的前方，冠状切口颞部瓣行至颧弓上1.5 cm水平时，切开颞深筋膜浅层，其后界应位于血管后方。

（2）耳颞神经：手术切口涉及颞下颌关节区耳前入路经常会损伤耳颞神经，在此处耳颞神经呈自外向内、稍微向前走行，紧邻外耳道软骨分离可以减少对耳颞神经的损伤。向颞区延伸的切口尽量靠后可以避免切断耳颞神经的主干。

（3）颞浅血管：腮腺鞘发出索状纤维束，伸向外耳道前下壁软骨部的垂直裂隙中，腮腺内的血管分支及神经也经该裂隙进入外耳道，切口应避免过度深入，以减少不必要的损伤，引起出血妨碍手术。在颧弓根周围，需处理两组小血管，一组是耳前动脉和耳上动脉，另一组是颞深动脉。耳前动脉和耳上动脉支数较多，分别发自颞浅动脉、颞中动脉、面横动脉和颧眶动脉，它们经耳郭前方中、上部进入耳郭。颞深动脉平颧弓高度，自颞浅动脉发出，穿颞肌筋膜进入颞肌。

4. 解剖结构和手术操作技巧

（1）颞部入路复位法：为避免损伤颞浅动静脉，确定切口前先用手指触摸颞浅动脉搏动以确认颞浅动静脉的位置，然后在其前方发际内做一小切口（图6-111）；当伸入器械接近颧弓骨折时，务必用另一手指在皮肤外侧颧弓骨折处触及并确认器械头位于颧弓骨折内侧。在向骨折相反方向用力时，必须用手指在皮肤外侧体会骨折的复位，并调整用力的方向及大小。

（2）口内入路复位法：为避免器械误入翼静脉丛区域，务必沿喙突外侧走向上后方至颧弓下，再继续贴颧弓下缘向后至骨折处。复位用力时可用另一手的手指放在颧弓骨折处，引导并确认器械头位于颧弓骨折内侧，避免"过度"复位。

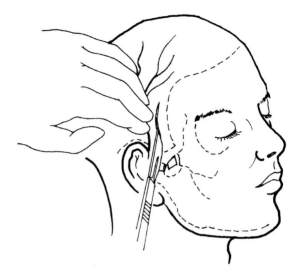

图6-111　确定颞部切口前先用手指确认颞浅动静脉位置，然后再行皮肤切口

（3）经皮穿刺单齿钩复位法：复位前用记号笔标记骨折处，于标记点下方5 mm处刺入单齿钩，将钩尖插入并绕至骨折凹陷"M"形最凹点，使钩端置于颧弓下方。一手放在骨折表面感知复位程度，另一手用力提拉单齿钩，直到听到骨折块回弹声响，探查颧弓下缘，为平滑的拱形结构为复位成功。同时应立即改善张口度。

（4）经头皮冠状切口直接复位法：自耳屏前切迹向上，于颞部沿颞浅动脉额支后方0.5 cm向顶部，在发际边缘或发际后方1 cm切开。在颅顶区，直接切透帽状腱膜达骨膜表面，用头皮夹止血。在颞区，切开皮肤、皮下、颞浅筋膜，至颞深筋膜浅层。在耳屏前，沿耳屏前皱褶纵行切开皮肤、皮下，至腮腺鞘浅面。切开头皮后，顶部沿骨膜表面，颞部沿颞深筋膜（即颞肌筋膜）表面，向前翻转皮瓣。顶部瓣行至额部时，切开骨膜在骨膜下走行，颞部瓣行至颧弓上1.5 cm水平时，切开颞深筋膜浅层，在筋膜下间隙脂肪组织内走行。暴露颧弓根部和颧额缝，然后在同一层次内沿颧骨额蝶突后缘和颧弓上缘连接切口，直至暴露颧弓、颧骨体上1/2和颧骨额蝶突。参考术前CT辨别骨折段及其移位情况，恢复其解剖连接和外形突度，用2.0 mm接骨板连接固定。

颧骨成形术

颧部的形态和突度对于面部外形极其重要，其突度过高、过低或外伤、发育造成的两侧不对称，均会影响面部外形的协调与美观。因此，颧骨成形术成为颌面部手术学的一个重要内容。

1. 手术设计解剖原理

（1）上置法植骨或骨代用品矫治颧骨突度：其解剖原理是在过低的颧骨高点前方或前外侧方表面植入自体骨或骨代用品，以恢复颧骨的外形高点，进而恢复面部的协调与美观。

手术经口内前庭沟入路，从上颌骨外侧面表面向上在骨膜下分离至颧骨颧面，在相应部位植入自体骨或骨代用品。该方法的优点是可较大幅度地纠正颧骨突度。

（2）插入法植骨或骨代用品以矫治颧骨突度：其解剖原理是在颧骨颞突根部用来复锯斜向前下方截开颞突与颧骨体部的连接，此时颧弓部骨段有一定的动度，然后在骨断面间插入自体骨或骨代用品。该方法的优点是利用了颧骨的自然外形，美学效果好，缺点是难以在前后方向增加颧骨突度（图6-112，113）。

2. 手术进路中解剖结构辨认 一般采用上颌前庭沟入路，类似于上颌Le Fort I 型截骨术时的黏膜切口，然后沿上颌骨表面向上翻起黏骨膜瓣暴露颧骨及颞突表面，该解剖位置一般不难判断。

3. 重要解剖结构的保护和挽救 该手术入路中需保护位于上颌骨前面自眶下孔发出的眶下神经血管束，在做颞突截骨时需保护位于颞下窝内及颧弓表面的重要解剖结构，如翼静脉丛、面神经颧支等。眶下孔位于眶下缘中点下方约5 mm处，在沿上颌骨前面向上翻起黏骨膜瓣时，要注意翻瓣的高度及眶下孔周围软组织的张力，一般不需游离眶下神经血管束，即可充分暴露颧骨的外形高点。在做颧骨颞突截骨时，务必在颞突内侧放入一器械，以防止损伤颞突内侧的重要解剖

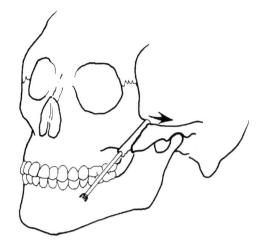

图6-112 在颧骨颞突处锯开颧弓与颧骨体部的连接

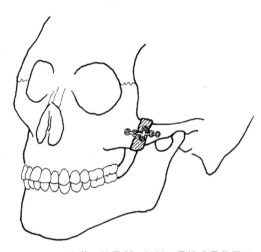

图6-113 在截开的骨断面间插入骨块或骨代用品

结构。

4. 解剖结构和手术操作技巧

（1）术前应在患者相应颧骨外形高点区域用亚甲蓝标记出植骨范围或突度恢复之范围，以避免术中剥离范围偏差或过大，造成邻近解剖结构损伤，或者手术效果出现大的误差。

（2）沿上颌骨表面剥离至颧骨植骨区域时，务必从皮肤侧按照设计的标记控制剥离范围。剥离过大易损伤邻近解剖结构，过小则使植骨困难。当需做颞突截开术插入法植骨时，务必

用一器械紧贴截骨线的内侧保护其深面的解剖结构。在插入法植骨时，要注意颧弓的弹性范围，一般插入5~6 mm厚的骨块或骨代用品不会导致颧弓骨折。

（3）骨块固定时眼内容物的保护：由于颧骨表面上置法植骨或插入法植骨的手术入路均为上颌前庭沟入路，向上翻瓣至颧骨表面，故在上置法植骨螺钉固定骨块时，备洞的钻头尖一般都会略向上方偏斜，此时务必使钻头方向略向外上方，决不可偏向内上方，以免损伤眶内容物。当插入法植骨时，一般采用微型钛板固定，同样要注意备洞时钻头的方向与深度。一般认为固定的螺钉在颧骨内不要超过5 mm，因螺钉位于颧骨内5 mm深度可以使骨块得到足够的稳定性。

骨移植术

骨移植术是口腔颌面外科中涉及颌骨外科的常用手术技术。它包括了不同类型的自体骨移植、同种异体骨移植、异种骨移植以及诸多骨代用品的使用。早在1682年，Van Meekren就报道了使用犬的颅骨移植修复一位受伤士兵的顶骨缺损。但这位外科医师在外界压力下，最终取出了移植骨块。1912年Macewen首次利用自体肋骨移植修复下颌骨缺损获得成功，开始了人类成功骨移植的历史。近百年来各国学者对骨移植进行了大量的基础和临床研究，探讨了各种不同类型的骨移植技术，从而为现代颌骨外科的临床应用打下了基础。

■ 骨移植的种类

自体骨移植

自体骨移植（autogenous bone graft）是指在同一个体内将一个部位的骨组织移植到身体的另一部位。由于自体骨移植不存在免疫原性，同时新鲜的自体移植骨组织中含有大量存活的骨细胞，从而使其在受植区可以通过骨生成（osteogenesis）、骨传导（osteoconduction）和骨诱导（osteoinduction）而生成新骨，发生骨愈合。自体骨移植可有3种不同方法：①非血管化骨块移植（nonvascularized autograft）；②血管化骨块移植（vascularized bone transfers）或称带血管蒂及吻合血管的骨块移植；③碎骨块或髓质骨移植（particulate bone graft or cancellous marrow bone graft）。

自体骨移植由于具有其他类型骨移植所不可比拟的优点，因此它是口腔颌面外科最常采用的骨移植方式。也是本节讨论的重点。由于血管化的骨移植已在有关章节描述，本节不再赘述。

同系异体骨移植

同系异体骨移植（isogeneic bone graft）是指在遗传基因完全相同的个体间的骨移植。实际上仅为孪生子之间的骨移植，其性质等同于自体骨移植。但临床上采用这种骨移植的机会实在太少。

同种异体骨移植

同种异体骨移植（allogeneic bone graft）是指在同一种属但遗传基因不同的个体间进行的骨移植。由于不同遗传基因个体间的免疫原性，不加处理移植后的骨组织会因排斥反应而无法存活。因此，临床应用此类骨移植时，必须预先采用物理的或化学的方法消除其抗原性。

异种骨移植

异种骨移植（xenogeneic bone graft）是指在不同种属的个体间进行的骨移植。例如小牛骨经脱钙处理后用于人体的骨移植。同样，此类骨移植的前提是必须消除其免疫原性，以防止排斥反应。

■ 成功骨移植的基本条件

移植骨选择

移植骨应具备无免疫原性，不诱导宿主的免疫排斥反应；具有一定的骨诱导能力，刺激新骨生成；可迅速再血管化，促使骨的愈合；可被吸收并由宿主骨所替代；能发生适应与改进，恢复缺损区的正常形态与功能。

受植区骨床条件

受植骨床应有丰富的血液供应与周围健康的软组织，这是促使移植骨块再血管化、迅速愈合的基本条件。如在软组织瘢痕条件下植骨，为保证其成活，则应选择带血管蒂或吻合血管的骨移植。

移植骨块的稳定性

移植骨块与受植区骨床间不仅应有紧密的接触，而且必须使其牢牢固定于受植骨床。近年来广泛采用的坚固内固定技术（rigid internal fixation，RIF），可保证移植骨块的稳定性。这是保证移植骨块成活，而不致大量吸收的重要条件。

严格无菌操作技术

无论何种方式骨移植，均应遵循严格无菌操作原则。感染或污染受植骨床应视为骨移植的禁忌证。现代医学抗生素的有效使用已大大扩展了骨移植的适应证，使口内入路的各种骨移植手术、颌骨重建手术得以成功。但口内入路更应采取有效措施避免术中污染及术后感染。软组织创面的有效止血，防止术后血肿形成，严密的软组织切口关闭，术后抗生素的合理应用，口腔卫生的保持等，都是缺一不可的重要环节。

■ 骨移植的生物学基础

移植骨的成活及愈合机制

血管化骨移植的愈合与再血管化（revascularization）过程，与骨折的愈合与再血管化过程基本相似，不经过爬行替代（creeping substitution）。这是因为血管化移植骨块中保持了其细胞成分的活力，从而可促使其较早地发生愈合与再血管化。

游离自体骨块移植后，由于它含有一定的成活的骨细胞，具有一定的骨生成、骨诱导、骨传导能力，其毛细血管也可与受植区的毛细血管直接吻合，建立血液循环。而且自体骨移植后1周，可刺激成血管细胞和毛细血管增生。增生的毛细血管可沿移植骨原有的哈佛管长入移植骨块，完成其再血管化过程。

其他类型的移植骨不具活的骨细胞及毛细血管，因此最终将由宿主骨所替代。其骨愈合时间（6~12个月）也较自体骨移植（3~6个月）长。

骨诱导学说

美国学者Urist于20世纪50年代提出了骨诱导学说。他认为移植骨中的某些成分具有诱导宿主未分化的间质细胞分化成成骨细胞，从而在受植骨床生成新骨的能力。现已证实，这种有诱导能力的物质就是骨形成蛋白（bone morphogenesis protein，BMP）。BMP是一种嗜酸性多肽物质。在自体骨、异体骨、异种骨的骨基质中均存在有BMP。这就解释了在临床上应用异体或异种骨移植，也可生成新骨的事实。同时为了促进骨愈合，人们也常常采用骨移植复合BMP技术。

骨生成学说

该学说强调了移植骨中活的骨细胞在新骨生成中的作用。自体骨移植后，存活的成骨细胞与具有诱导骨生成作用的BMP相结合，共同完成新骨生成过程。自体骨移植后，其表面的成骨细胞可接受来自受植骨床周围的营养保持其活力。有学者认为，自体骨移植后，距骨表面200~300 μm的骨细胞，或距血管5 mm以内的骨细胞，由于其周围组织营养成分的扩散供给，均可保持其活性直接生成新骨。因此，利于营养成分扩散的松质骨的成骨，明显优于致密的不利于营养成分扩散的皮质骨。

爬行替代学说

亦称为骨传导学说。该学说认为移植骨块植入后，骨细胞无法成活，其中的有机成分将被来自受植骨床的破骨细胞吞噬吸收，无机成分形成支架，然后由具有活力的骨膜（受植骨床和移植骨表面成活的骨膜）中的成骨细胞和来自两断端哈佛管内的成骨细胞沿移植骨块支架爬行生长，形成新骨，完全替代移植骨块。

■ 髂骨移植术

自20世纪50年代以来，髂骨移植一直被广泛应用于口腔颌面临床外科。它不仅用于颌骨重建，腭裂患者的牙槽嵴裂植骨，种植外科的上颌窦底提升，牙槽突扩大，而且广泛应用于颌面整形的各类植骨修复中。

髂骨取骨可在髂骨前部与后部两个不同部位进行。传统的髂骨取骨术多采用髂骨前部取骨，但近年来在上、下颌骨重建等需要大量骨移植的情况下，越来越多的学者采用髂骨后部取骨的方法，不仅可提供较前部取骨更多的骨量，而且局部不遗留可见的缺损畸形，术后并发症少，不会发生严重的术后疼痛及近期跛行，受到重视与欢迎。

髂骨前部取骨术

1. 手术设计解剖原理　髂骨由骨皮质和含量丰富的骨松质组成，可提供较大移植骨量，且位置表浅，易于制取，继发骨缺损部位隐蔽，远期并发症少，因而成为口腔颌面外科医师首选的供骨区。

2. 手术进路中解剖结构辨认　在髂骨前部取骨术的范围内，股外侧皮神经是其重要解剖结构之一。在骨盆内它走行于髂肌深面的腹膜内，常从腹股沟韧带于髂前上棘附着点的下方穿出。同时附着于髂骨内外侧面的臀肌、阔肌膜张肌、髂肌、腹内斜肌等，亦是术区的重要解剖结构。

3. 重要解剖组织的保护和挽救　取髂骨的患者术后都会发生暂时性跛行，这是由于附着于髂骨周围，特别是外侧的臀肌、阔筋膜及阔筋膜张肌在术中剥离所造成的，术后阔筋膜张肌附着不良也会造成步态紊乱。因此，应特别注意肌肉附着点的恢复和切断之肌肉和韧带的严密对位缝合。

由于股外侧皮神经与髂骨内板和腹股沟韧带关系密切，在切取髂骨内板时，特别在最后撬动骨块时，很可能使该神经受牵拉，造成大腿外侧皮肤暂时性或永久性麻木或感觉迟钝。因此，在手术操作中应注意手法轻柔，杜绝粗暴操作。

腹股沟韧带附着在髂前上棘上，特别在儿童，切取髂骨术应尽量保留髂前上棘，防止损伤腹股沟韧带附着，以防止疝的发生。

术后出血往往是术中止血不完善所致。术中器械操作必须有良好的支点，器械用力方向和力度应良好控制，如器械损伤髂肌深面并穿过腹内斜肌，可能损伤腹膜和腹腔脏器，应予避免。

4. 解剖结构和手术操作技巧　取髂骨手术为Ⅰ类切口，应按照骨科皮肤准备原则，常规术前连续备皮 3 d。术中患者取仰卧位，消毒铺巾之前用沙袋将患者手术侧臀部垫高，令患者向远离术者方向旋转30°~40°，使得髂嵴更为突出，便于操作。为了防止脊柱过度扭转和患者疲劳，同侧肩下亦应垫一沙袋。常规消毒铺巾，暴露髂前上棘和髂嵴的前半部。

一般可选用两种手术切口。一种方法是与髂嵴前部平行，长度依取骨量而定，这种切口常用于制取较大髂骨块。助手先将髂嵴内侧皮肤向中线按压，以保证切口线实际位于髂嵴外侧，而不在髂嵴之上。另一种方法适用于少量取骨或仅制取骨松质时，切口与髂嵴前部垂直，位于髂前上棘后2~3 cm，与腹部皮纹平行。这是为了使得切口隐蔽，而且易于愈合，且瘢痕也不明显。横切口切开皮肤和皮下组织后，再平行髂嵴操作（图6-114）。

切开皮肤、皮下后，沿髂嵴中线锐剥离，术者左手按在髂嵴上，感知髂嵴宽度和方向，保证剥离在其正中线上进行，不切断附着于髂嵴上的肌肉纤维和韧带，直至髂嵴暴露后，切开髂嵴上的骨膜，暴露其下方的骨皮质。

根据需要骨量和患者髂嵴厚度所能提供的骨量确定剥离范围。如切取髂骨内板，因其表面覆盖有骨膜和髂肌，骨表面光滑，易于剥离。成人髂骨外板是臀肌附着点，比较粗糙，不易剥离，而且髂骨外侧的广泛剥离会影响臀肌、阔筋膜张肌的功能，容易造成严重的术后疼痛和延长跛行时间。如果需大量供骨或患者髂嵴过薄，半侧内板骨量不够时，需制取全厚髂嵴和部分髂翼。

使用骨凿或薄刃骨刀在髂嵴表面设计之切取骨块的两端，于靠近内侧骨板的约1/2处垂直凿入，再在髂嵴上垂直骨切口之间沿髂嵴中线处与之平行凿入，再用一弯骨凿在髂骨内面按所需深度凿入，可取下部分髂骨内板和相邻的骨松质。取骨也可使用电动或气动骨锯完成（图6-115~117）。

如果仅需要切取骨松质，可采用Wolfe和Kamamoto的方法，即在髂嵴正中切开骨膜，无须广泛剥离髂骨内外侧肌肉，用骨刀分开内外侧骨皮质及骨松质，切取骨松质，然后将内外侧皮质骨向中线拉拢，并使用缝线或不锈钢丝固定（图6-118）。

骨块制取完成后，骨创面必须妥善止血，防止术后出血或血肿形成，同时防止继发感染。骨创面的活泼出血可使用骨蜡止血，但是骨蜡不

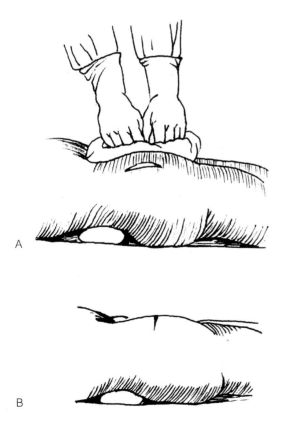

图6-114 髂骨前部取骨术手术切口
A.平行髂嵴之手术切口；B.垂直髂嵴之手术切口

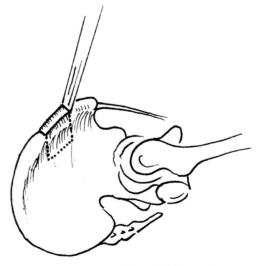

图6-115 切取髂骨内侧骨板示意图

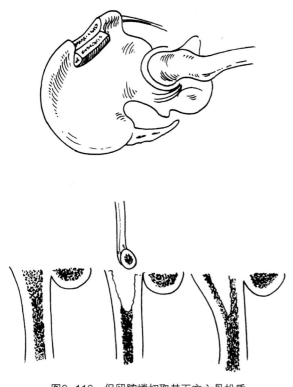

图6-116 保留髂嵴切取其下方之骨松质

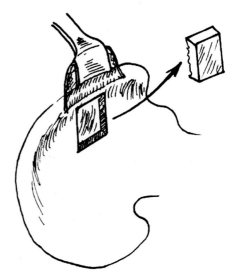

图6-117 保留髂嵴切取其下方之骨块

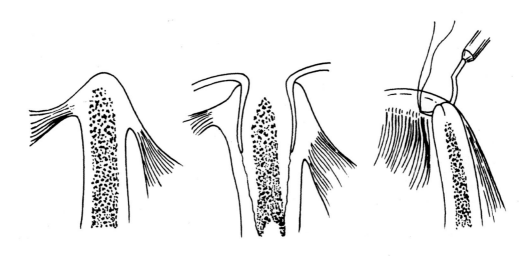

图6-118 Wolfe和Kamamoto骨松质切取法

宜过多，以免诱发异物排斥反应，使创口愈合不良。全厚髂骨切除后，可将髂肌和臀肌拉拢缝合，消除死腔。

如果仅在髂嵴中线剥离，未切断肌肉和韧带，可直接分层缝合深筋膜、皮下组织和皮肤。

凡在显露时切断的肌肉和韧带，必须严密对位缝合，以防止术后发生并发症。

引流物放置不作为常规要求，但渗血较多者可考虑放置橡皮引流条，也可放置一条冲洗管以排除积存血液。由于取髂骨手术术后疼痛比较明显，可在骨膜上放置一细乳胶管，但不放入髓腔中，定期向管内注入1%利多卡因以缓解局部疼痛。无论冲洗管还是引流条，均可在术后48~72 h去除。

缝合结束，创口放4~5块软纱布，如果仅制取骨松质，术后用胶布严密粘着敷料即可。切取大块髂骨特别是全厚髂骨块后，除严密粘着外，应使用腹带加压包扎，协助止血并消除死腔。

儿童髂骨制取中的特殊考虑

虽然儿童髂骨也是最常用的供骨，但由于其髂骨正处于生长发育阶段，取髂骨技术有所不同。

婴儿出生时，髂嵴由一厚层初始软骨覆盖，组成了髂嵴和髂翼上部，位于髂骨体骨化部分的上方。9岁左右，软骨的高度仍在1 cm左右。青春期前后，在软骨内出现了1~2个继发成骨中心。20~25岁骨化完成。在青春期之前，骨盆骨基本无性别变化，青春期后女性髂嵴逐渐比男性厚。与成人一样，髂前上棘到髂结节之间的髂嵴最宽，下方的髂翼相对较厚，因而是最佳取骨部位。9岁左右，髂嵴的最厚部位为0.8~1.0 cm。

儿童取髂骨术应避免软骨下骨骺损伤，也应尽量保留髂前上棘。这样既可保证骨盆骨的继续生长和发育，也可保护附着于其上的韧带和肌肉的附着点不变，从而保证其正常功能。

因此，儿童取髂骨术宜采用外侧髂下入路，这样不影响髂嵴骺的完整性。常规切口后，逐层切断阔筋膜及深面的肌肉。由于创口是通过切断肌肉达到髂骨外侧的，故肌肉内止血应该完善。达到髂骨后，在髂嵴下方2 cm左右切开骨膜，剥离骨膜暴露骨面，保护骺线上骨膜。切骨范围在髂前上棘和髂骨前缘后1.0~1.5 cm处开始，先用骨刀标出取骨范围，使用弯曲骨凿，在骨松质内凿入，取出髂骨外板，使用蛾眉凿向前后方向可获得足量的松质骨。缝合时切断的阔筋膜和阔筋膜张肌必须严密缝合。术后8~9 d摘除缝线。

髂骨后部取骨术

1. 手术设计解剖原理　早在20世纪20~40年代，矫形外科医师就利用髂骨后部取骨的方法进行骨移植。但是这一技术应用于口腔颌面外科，只是在80年代由于颌骨重建需要大量骨组织移植之后才开始。这是基于髂骨后部的髂嵴厚度远大于前部，可提供更多的骨组织用于大范围骨缺失部位的移植，同时取骨后不遗留可见的局部畸形，亦较少伴有疼痛及跛行等并发症（图6-119）。

2. 解剖结构和手术操作技巧　完成麻醉后，患者需改变麻醉时的仰卧体位成俯卧位，髂前嵴的下方应垫一较大沙垫以支撑骨盆并利于患者呼吸。对于女性患者，应在其胸部侧方垫上棉垫或布巾，以利呼吸并防止乳房过度受压。取骨前，医师应确定脊柱、髂后嵴及髂后上棘等解剖标志，并用无菌标记墨水画出其位置。

多种切口曾被采用，较多采用的是沿着髂后嵴的垂直切口。它大约在髂嵴垂直部侧方2 cm，长8~10 cm，切开皮肤、皮下脂肪，到达臀筋膜，此时应再次确认髂嵴，并在腹肌与臀肌之间沿髂后嵴切开。切口的下界止于髂后上棘以免损伤骶

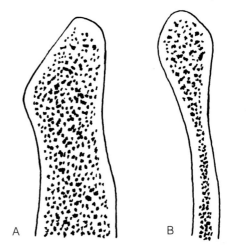

图6-119　髂骨前后部骨结构的不同厚度
A.髂骨后部；B.髂骨前部

髂韧带。然后使用骨膜剥离子在髂后嵴侧方仔细剥起骨膜及臀大肌附着。剥离这些肌肉附着较为困难，但在髂嵴下方的剥离可用湿纱布推开，再次确认骶突，并用深部拉钩牵拉切口，切口深部应用湿纱布填塞保护（图6-120）。如为切取松质骨，可用Stryker摆动锯去除髂骨侧方的皮质骨约4 cm×6 cm。然后根据所需骨量用骨凿或刮匙取骨，所取松质骨用血液浸泡过的纱布包裹待用。如将其暴露于空气中或盐水纱布中，骨细胞成分的活性将会受到影响。此处松质骨的厚度约有2 cm，可制取大量松质骨，但注意勿穿透内侧骨板，勿伤及骶髂关节。

制取皮质-松质骨块时，可在髂嵴上先做两个约10 mm深的垂直骨切口，在其外侧面用弯形骨凿沿髂嵴弧度连接两垂直骨切口，并向内侧掀起髂嵴，暴露其下方的松质骨。然后沿着两条垂直骨切口用骨凿、来复锯或骨钻继续向深方截骨达6 cm，再用宽骨凿使移植骨块与内侧骨板分离。因深部髂骨很薄，取骨时应注意器械勿穿透内侧骨皮质。为避免损伤髂后上棘和骶髂韧带，取骨切口至少应距髂后上棘2 cm。所取之骨块亦应包裹在浸有血液的纱布中备用。

切取骨块后，骨创面应使用骨蜡止血，并用1-0肠线或其他可吸收缝线缝合臀大肌和髂嵴的骨膜。严密的缝合常常很困难，此时可借助

"近—远"缝合技术关闭骨膜切口。然后逐层缝合筋膜、脂肪、皮下层和皮肤。伤口敷盖软纱布、棉垫，并行弹力加压包扎。术后患者应卧床休息12 h，然后可鼓励其下地活动。一般术后10 d拆线。

肋骨及肋软骨取骨术

1. 手术设计解剖原理　肋骨因其部位表浅切取方便，常作为颌面外科的供骨区之一。取肋骨-肋软骨或单纯取肋骨时，一般取第6~8肋，单纯取肋软骨时，一般取第7、8肋软骨汇合处。双侧均可制取，可根据需要的弯曲度分别取左侧或右侧。一般取右侧较多，因为左侧肋骨取骨区深面是心包，术后肋骨缺损不利于对心包的保护（图6-121）。

2. 手术进路中解剖结构辨认　肋骨取骨区表面层次为皮肤、皮下组织，肌层在前部包括胸大肌、胸小肌和腹外斜肌，外侧是前锯肌，背侧有斜方肌、背阔肌和肩带诸肌。相邻上、下二肋骨相对缘，由浅及深有斜向前下的肋间外肌和斜向后下的肋间内肌。肋骨深面仅隔薄层胸壁筋膜与壁层胸膜紧邻。肋间内外肌间有肋间静脉、动脉和神经通过。

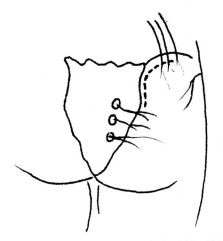
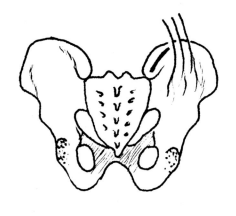

图6-120　髂骨后部取骨术之手术切口

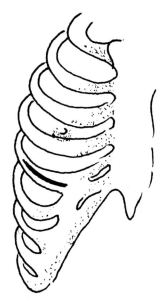

图6-121 常用肋骨取骨术的切口部位

3. 重要解剖组织的保护和挽救 取肋骨术并发症仅有胸膜穿破造成气胸相对常见，在剥离肋骨上下缘和深面时，动作应轻柔准确，并有牢固支点，肋骨剪除时深面应垫一器械保护，防止器械或骨断端损伤胸膜，确认骨膜都已剥离完整后再取骨，可防止撕裂。术中发现胸膜穿孔，如及时处理，无严重后果。如果术后发现，只能行闭式胸腔引流。取肋骨术术后常规摄胸片检查胸腔情况。损伤肋间神经和血管的情况罕见，操作时紧贴肋骨，当可避免。

4. 解剖结构和手术操作技巧 沿第7肋下缘，自肋骨-肋软骨交界处向后作切口，长度根据取骨长度确定。切开皮肤、皮下及胸部肌肉后，将创缘向两侧牵引，暴露肋骨和肋软骨，"H"形切开骨膜，剥离肋骨上下缘时应顺肋间肌纤维方向剥离。肋骨深面骨膜的剥离，一般有两种方法。一种是采用专门的"C"形骨膜剥离器紧贴肋骨将所需长度深面的骨膜剥离。另一种是先切断肋软骨一侧，将肋骨轻轻提起，另一手用普通骨膜剥离子不断剥离至所需长度（图6-122）。如采用第一种剥离方式，可在完

成剥离后于两端切取所需长度的肋骨。如系一端先切断，待剥离完成后，再切断另一端（图6-123）。

如果仅制取肋软骨，在第7、8肋软骨汇合处切口，软骨膜"H"形切开剥离后，切取足量肋软骨。如果同时制取两根或两根以上的肋骨肋软骨，为保证胸廓形态无大的改变，最好不取相邻的两根肋骨，可分别取第6、第8肋，皮肤切口仍在第7肋，切开皮肤、皮下组织后，分别在第6、第8肋处切断肌肉制取，可保证显露清楚。

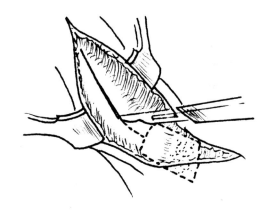

图6-122 切开骨膜

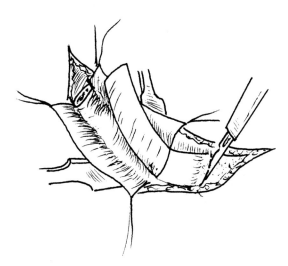

图6-123 切断肋骨及肋软骨部

■ 颅骨外板移植术

早在1945年Woolf和Walker就已经介绍了他们自体颅骨移植的经验。但是直到20世纪80年代，颅面外科创始人，法国的Tessier医师在颅面外科手术中广泛使用颅骨外板移植，才使其在国际上流行起来。目前这项骨移植技术已广泛应用于先天性和后天获得性面骨缺损重建以及上、下颌骨截骨术中。

1. 手术设计解剖原理　颅骨外板移植与较为常用的髂骨和肋骨移植相比，具有瘢痕隐蔽、供区无继发畸形、术后无疼痛或疼痛轻微、保存骨量多、骨吸收少的优点。成为近年来口腔颌面外科医师喜欢选用的骨移植方式之一。颅骨的形成是膜性成骨（membranous bone），有别于软骨内成骨（endochondral bone）的肋骨和髂骨。Zins和Whitaker及Kusiak认为，颅骨在面部移植术中，比髂骨和肋骨血循环恢复快，易于成活，且抗感染能力强。

2. 重要组织结构的保护和挽救　取颅骨术的操作过程中可能伤及颅骨内板，暴露或撕裂硬脑膜。一旦发生此种情况，应仔细检查有无硬脑膜撕裂和出血，必要时请神经外科医师配合处置，内板缺损处最好覆盖明胶海绵片止血并以小块骨板覆盖。

3. 解剖结构和手术操作技巧　为了避免严重并发症，准确估计取骨量，了解颅骨厚度非常重要。Pensler和McCarthy对颅骨各部位进行了解剖学测量研究，结果表明，颅骨在顶结节及稍后方最厚（7.45~7.72 mm），左、右侧无显著差异。Markowitz也认为，颅顶、枕区是颅骨最适宜的取骨区，该区域的测量厚度是6.5~7.5 mm，制取外板和部分板障后，留下的部分仍与颞鳞的厚度（2~4 mm）相似，足以保护脑组织。Cutting认为，成人顶骨厚7（3~12）mm。儿童颅骨薄，血液供应丰富，故儿童不宜使用颅骨外板作为供骨。吴健聪对中国人的研究表明，顶骨厚度约5 mm，随年龄增长，顶骨厚度缓慢增加；顶骨中后部较

前部厚，板障层厚度随年龄增长而变薄甚至消失。笔者认为，年轻患者颅骨外板不但薄且血液供应丰富，术中出血较多。老年患者虽然颅骨较厚，但主要为皮质骨，术中出血少，但骨板劈开较困难。根据上述对颅骨厚度的研究，一般采用顶结节前方2~3 cm区域作为常用取骨部位，因为该部位便于操作和显露，骨量充足，且不必要像制取枕部颅骨那样需调整患者体位，患者在整个手术中，仅需仰卧位即可。

Tessier使用的颅骨制取术的方法，是先取得全厚的颅骨骨板，离体后将内、外板在板障层内分开，外侧骨板用于骨移植，内侧则放回原供区覆盖颅骨的缺损。这种手术对于要求不同外形的大块颅骨作为供骨时，可以采用。但手术涉及颅骨内板及其深方的硬脑膜等结构，最好由神经外科医师协助完成。

Jackson是在颅骨不全层离体情况下切取颅骨外板，使用圆钻在取骨区外周制备一深达板障层的深沟，再使用薄刃微弯骨凿在板障层轻轻推进制取外板，这种方法的缺点是很容易穿破骨内板或使骨板折断。

Markowitz提出了改良的条形颅骨外板制取术，操作方便、安全，不易伤及颅骨内板，受到许多医师的青睐。

（1）软组织切口：颅骨移植术应在全身麻醉下进行，术区使用含1∶100 000万肾上腺素的生理盐水或0.5%普鲁卡因浸润，可明显减少出血。浸润后应等待10~15 min，以使血管收缩剂充分发挥作用后再作切口（图6-124）。

如果在前述的顶结节前方3 cm处取骨，其切口实际上是冠状瓣切口的一部分。切口的长度根据取骨的量而定，但一般不超过中线和颞上线（颞肌附着处）。如果需要同时在对侧取骨，切口相同，但不在中线相连，因为中线附近血液供应丰富，切口出血多，而且顶骨在中线处较薄，距离矢状窦很近，不是理想的取骨区。头皮血液供应丰富，依次切开皮肤、皮下和帽状腱膜后，

必须完善止血。为保护毛囊，在行头皮切口时应尽量少使用电凝止血，神经外科常用的头皮夹能很大程度减少血液的丢失。切开头皮、皮下及帽状腱膜后，沿切口线切开骨膜，并将骨膜向前后方向推开，暴露整个取骨区。

（2）颅骨外板制取：用小圆骨钻或裂钻在颅骨外板上划出取骨范围，钻的深度应达板障层，标志是骨创面有活泼的出血。将欲制取的颅骨外板以10 mm左右的宽度分成若干条型骨块，这一步骤可使用较细的裂钻（如701号），以减少骨量的损失。但细裂钻容易损伤内板，在操作时应十分仔细参考已钻出的板障层深度进行（图6-125）。

依照术者操作方便，在取骨区一侧的边缘，用较大的圆钻磨出一个斜面，以便于骨凿沿板障层凿入。

使用单面直形或微弯骨凿，在板障层内，沿上述斜面用骨锤轻轻敲入，逐条取下颅骨外板（图6-126）。板障层内活泼的出血，可使用电凝和骨蜡止血，但骨蜡不宜过多，以免发生异物排斥反应。止血后多余的骨蜡应刮除。

■ 其他途径取骨的自体骨移植

颏部取骨术

颏部可取得较大量的外层骨皮质而对外形不发生明显影响。取颏成形手术常用黏骨膜切口，暴露颏部骨质，类似颅骨外板取骨术，用701号细裂钻划出取骨界线，深度亦应达到松质骨。如果需较多骨量，亦可将取骨分成数条，使用单面或微弯的薄刃骨凿逐条或整块取得颏部外板和大量骨松质，注意不要凿穿内侧骨皮质，以免引起口底肌肉附着改变和口底血肿。为保证颏部外形不变，一方面应该保持颏正中嵴的连续性，于中线两侧对称取骨。另外遗留骨创面可植入工骨或覆盖诱导骨生成的各种生物膜，以免取骨区内大量瘢痕结缔组织生成，给患者造成长久的颏部不适（图6-127）。

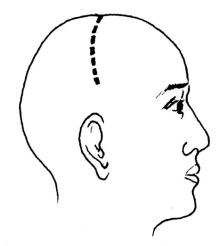

图6-124 软组织切口

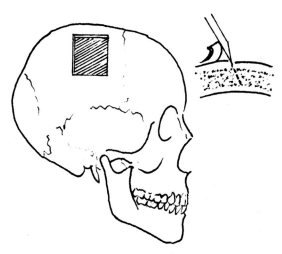

图6-125 颅骨取骨时凿刃的方向与深度

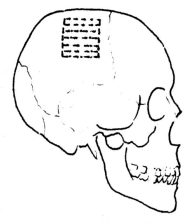

图6-126 顶骨条形取骨

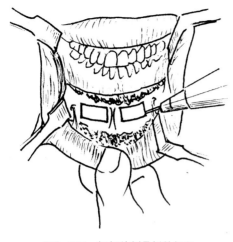

图6-127　颏部外侧骨板的切取

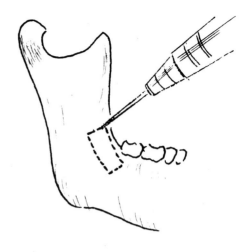

图6-128　升支外斜线处取骨

下颌支取骨术

此种取骨方法适用于行下颌支垂直截骨术或下颌支倒"L"形截骨术时，由于这两种手术方法都需要将带髁突骨段（近心骨段）与带牙骨段（远心骨段）叠加起来。为了不使下颌角过分翘起而致面形显得过宽，应将下颌角部分切除。当需要这部分骨质作为供骨时，取骨术可这样进行：根据所需的骨量，在距下颌角下缘上2.0~2.5 cm处的近心骨段上，横行截骨，截断外侧骨皮质，再在近心骨段末端沿骨松质纵行截骨，截开下颌支后缘，至下缘外侧骨板处的横行骨切口。取下的骨块包括1.5~2.5cm长的外侧骨板。两侧可用同样方法取骨。

下颌骨外斜线处取骨术

有些患者下颌骨外斜线处骨质突出，这一部位是很好的供骨区，可使用类似矢状劈开截骨矫正下颌角良性肥大手术的方法取得外斜线及周围区域的外侧骨皮质（图6-128）。

上述几种取骨手术简单，均可通过口内切口进行，在移植骨量不大的情况下均可选用，而且取骨手术后不会影响面形，易为患者所接受。另外，这类供骨其成骨方式与颅骨外板类似，均为膜内成骨，具有抗感染力强、能保存更多的骨量等优点。

其他植骨材料的移植术

除自体骨移植外，口腔颌面外科手术中有时还使用包括同种异体骨等生物学材料和羟基磷灰石等代用品移植，弥补了自体骨骨量方面的不足。

同种异体骨移植

早期的同种异体骨移植因宿主排异反应常遭失败。骨移植的成功有赖于早期血管化已如前述。Stringa和Burwell分别早在1957年和1962年的实验性对比研究中指出，同种异体骨比自体骨移植血管化明显延迟，其主要抗体与有核的骨髓细胞有关。以后使用一系列新的处理和保存方法，几乎去掉了异体骨全部抗原性物质，避免了排异反应的发生。常用的异体骨包括冻干骨、冷冻骨和脱钙骨基质。

冻干骨及冷冻骨移植后可成为新骨生长的基质，有一定的机械强度，且具一定的骨诱导作用，能促进新骨生成。脱钙骨基质有骨诱导作用，可促进成骨作用，但没有足够的机械强度，不能用于支抗压力的部位，比如插入式（interposition）植骨，仅适用于贴附式（onlay）植骨术。

异种骨移植

小牛骨作为异种骨移植，也被用于口腔颌面外科临床。Stringa认为，异种骨移植的抗原物质是细胞间质和血清。异种骨永远不会血管化，仅能作为新骨生长的支架而无促进成骨作用。

人工骨生物材料

近年来，人工骨生物材料广泛应用于口腔颌面外科和口腔种植临床中。代替了自体骨移植，避免了自体骨移植患者去骨区的手术及其并发症。

人工骨生物材料需要具备以下基本要求：具有良好的生物相容性；具备合适的生物力学性能；具有微孔结构，使得新生骨组织能够长入；如果是可吸收材料，其吸收速度应该与新骨生成速度大体相当，保持基本同步；易于加工成所需形状与大小。

人工骨生物材料根据其结构与性能大致可分为无机材料、有机材料和复合材料。无机材料以羟基磷灰石和磷酸三钙为代表，前者不可吸收，后者可吸收。有机材料是从动物结缔组织或皮肤中提取，然后经过特殊化学处理的蛋白质。其中含有成骨因子，因此具有较好的骨诱导能力，此类材料以胶原、骨形成蛋白以及各种成骨因子为代表。无机材料不易吸收，而有机材料又缺乏足够的力学强度，因此近年来人工骨生物材料的研究趋向于向复合材料发展。即结合无机和有机材料的两种成分，使其兼具两种材料的优势。例如磷酸钙复合人工骨，就是结合了磷酸三钙和羟基磷灰石以及胶原、骨生长因子等。

颌骨牵引成骨

颌骨牵引成骨技术是在肢体长骨牵引成骨技术（distraction osteogenesis）的基础上于20世纪90年代发展起来的新技术，也是近年来口腔颌面外科及整形外科领域中最受关注的新课题，世界各国学者都在关注着这一技术的应用与发展。因为它的出现和应用为常规临床技术所难以矫治的诸多复杂牙颌面畸形的矫正，开辟了新的思路和途径。它不仅可以矫治严重的骨畸形，同时也使伴随的各类软组织（肌肉、血管、神经、皮肤等）得以延长。加之较常规手术明显减小了手术创伤，减少了手术并发症，提高了术后稳定性等一系列优点，越来越受到广大口腔颌面外科医师与患者的欢迎。

早在1905年，Codivilla就首次应用牵引成骨技术试图延长股骨，但是早期的临床工作由于缺乏系统理论研究的指导，成功的报道极少。直到20世纪50年代，苏联学者Ilizarov等进行了大量的系列基础研究（先后使用600只犬，分成七大组进行实验研究），提出了骨的张力拉力法则（the law of tension-stress），探索了长骨牵引延长的基本规律，如固定条件，血液供应保留，牵引速度，牵拉频率等，才使这一技术能够成功应用于骨科临床。在他们设置于西伯利亚的矫形外科研究所，先后设计了600种以上的牵开装置与牵开方法，成功地为数以千计的因炎症、外伤、肿瘤切除、先天发育畸形等各类不同患者进行了肢体长骨延长治疗。1987年在美国召开的疑难骨病Ilizarov技术处理国际学术会议上，Ilizarov报道及展示的病例，使与会者震惊，也由此推动了这一技术在世界范围内的推广及应用。

1973年Synder首次报道了利用牵引成骨技术成功地使犬的下颌骨得以延长的实验研究（图6-129）。Karp等1990年的实验研究报告再次证实了下颌骨能被延长的可能性。1992年McCarthy应用口外入路的牵开装置成功地矫正了儿童的半侧颜面发育不全（hemifacial microsomia，HFM），开始了这一技术延长颌骨的临床应用（图6-130）。此后Takato与Molina均有过类似报道，但上述报道所采用的口外入路牵引技术会给患者留下明显的面部瘢痕，而且易造成面神经、下牙槽神经的损伤。

近年来先后由德国Medicon、Leibinger和Martin公司等研制生产了口内入路的牵开器，避免了口外法的缺点。1995年Block报道应用口内牵引技术行上颌骨延长的实验研究，1996年、1997年Martin Chin先后报道成功延长整个上颌骨的临床病例。他们使用自己设计并根据每一患者骨解剖形态而制作的上颌整体牵开器，结合LeFort Ⅲ型截骨术，矫正了9例面中份重度发育不足畸形

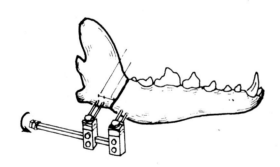

图6-129　Syndey口外法下颌骨延长动物实验

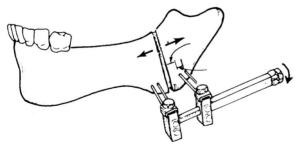

图6-130　McCarthy（1992）口外法牵引延长下颌骨矫正半侧颜面发育不全综合征

病例，并在上颌骨牵引延长方面提出了新的观念，即术中延长和术后5 d内快速完成牵引延长的新思路。他的9例患者平均使上颌骨整体前移达20 mm以上，至1997年的国际学术会议上他有了超过40 mm的病例报告。1997年Monasterio报道在矫正半侧颜面发育不全综合征患者时，采用下颌骨升支牵引延长，在上颌骨不全LeFort Ⅰ型截骨、术后颌间结扎固定条件下，使上下颌骨同步延长的7例患者，为复杂牙颌面畸形矫治增加了新的思路。

■ 基本原理

对生物活体组织逐渐施加牵引力可以使其产生张力，而这种张力可以刺激和保持某些组织结构的再生与生长，Ilizarov称之为张力拉力法则。在缓慢稳定的牵引力作用下，机体组织成为具有代谢活性的以增生和细胞生物合成功能被激活为特征的状态。其再生过程取决于适当的血液供应及刺激作用力的大小。现代分子生物学研究发现，在牵张成骨中，缓和的机械力是刺激新骨形成的重要因素。机械力可能通过作用于细胞跨膜蛋白（cellular transmembrane protein），进而使细胞骨架发生改变，将细胞外机械信号传递至细胞内，激活细胞内生长因子信号，细胞所表达的一系列细胞因子在牵张成骨各个阶段起到了重要而复杂的作用，各个细胞因子之间相互作用，共同完成牵张成骨的调控，参与启动和调控血管再生、细胞活化、骨基质形成、基质钙化和骨改建等牵引成骨全过程。

对于骨组织，牵引成骨是指在牵引力的作用下，在截开骨皮质的骨段之间会产生持续缓慢的作用力，这种作用力（或称张力）会促使骨组织和骨周软组织的再生，从而在牵开的骨段之间隙内形成新骨并导致骨周软组织的同步生长。临床上利用这一原理，不仅可以矫正骨畸形，而且可同步矫正伴发的软组织畸形。软组织的同步牵引

亦可生成新的软组织，这有利于减少复发、提高各类骨骼畸形矫治的术后稳定性以及畸形矫治的整体效果。

牵引的稳定性是保证在骨牵开间隙内良好骨生成的先决条件。Ilizarov的研究证实，在牵开的骨间隙中新生组织的类型主要取决于牵引力的稳定程度。骨段间轻微动度的存在都将导致大量纤维结缔组织和少量软骨组织生成，却没有新骨形成。较差的稳定性还会生成大量软骨而导致假关节形成。只有在良好稳定的条件下，才会在牵开之骨间隙内生成新骨。为此，他们在临床应用中的重要贡献是研制开发了具有良好稳定性的长骨环形固位装置，从而保证了牵引延长骨生成的成功，并准确控制了牵引延长骨生成的方向。

牵引的速度和频率是保证牵引延长骨生成的另一个重要保证。Ilizarov的研究证实，最佳牵引速度是1 mm/d，每天至少4次牵引，每次牵引0.25 mm。他进一步研究证实，在每天牵引速度不超过1 mm的前提下，每天牵引的次数越多，越有利于新骨生成。因此，他们设计了可自动控制节奏的电动牵开器，以达到微量多次牵引的目的。牵引的速度过快会产生骨的不连接，过慢则有可能过早愈合，需行再次切开。但在口腔颌面部血液供应丰富的条件下，特别是在上颌骨特殊血液供应条件下，Martin Chin采用了术中牵开，直到牵开器张力较大为止，常牵开达8~20 mm，术后无须保持间歇期，即术后第1天就开始牵引，并在3~5 d完成牵引，术后牵引也常达11~20 mm，他认为这样的牵引不会对骨生成造成不良影响。他所报道的病例不仅成骨良好，而且术后无明显复发，颌骨的稳定性很好。但在下颌骨牵引延长临床应用中，大多数学者仍主张每天牵引1 mm，牵引3~4次为宜。

截开骨皮质不损伤髓质骨并尽可能保留骨膜不被剥离，是成功牵引延长骨生成的重要条件，也是Ilizarov的另一个重要研究结论。在肢体长骨中他们仅做环形骨皮质切开，注重保持髓质骨不

被伤及。在下颌骨使用这一技术时，学者们坚持了大体一致的观点。有的学者认为14岁以下儿童可仅做单侧骨皮质截开，只在成年时才考虑双侧骨皮质截开。也有学者认为成人也可仅做单侧骨皮质截开。目的均是保持骨髓结构的连续性及其伴随血管的完整性不被破坏。

■ 牵引器的基本组成

所有牵引装置基本上都是由固定装置和牵引装置两部分组成的。固定装置部分必须确保截骨线两端骨段间具有良好的稳定性。固定装置又可分为牙支持式和骨支持式。牙支持式是通过粘接带环、唇弓、舌杆等装置将牵开装置固定于牙之上，这一方式在牵引过程中常易造成牙移动和骨移动的不等量，而发生牙倾斜移位等，且其稳定性差，易复发。骨支持式即通过固定针、螺钉或种植体将牵引装置固定于颌骨。这种方式稳定性好，容易获得预期效果。一些学者利用能产生骨结合（osseointegration）的种植体作为固定装置，既可用于骨牵引延长，又可被日后的种植修复所利用。

牵引延长部分一般由螺杆和螺旋轨道组成。按照预定的速度和频率旋转螺杆，牵引装置连同固定其上的骨段便会沿螺旋轨道移动，在截开骨段间产生张力与拉力，刺激骨组织的生长，同时对周围软组织包括皮肤、肌肉、血管、神经起到扩张延长作用，达到软硬组织同步延长的目的。

不同种类的牵开器，以上两部分的设计均不同，医师应根据患者的具体情况选择适宜的牵开器。

近年来德国Leibinger公司还推出了口外入路的双向颌骨延长牵开器，它有两个不同方向的螺杆，两条截骨线，可使下颌骨按照医师精确设计的不同延长方向而延长，既可水平向和垂直向同时延长，又可根据需要随时调整延长的角度。

■ 适应证及患者年龄选择

适应证

应用于肢体长骨矫正的适应证，Ilizarov总结了17种之多，几乎包罗了肢体骨缺损、缺失、骨髓炎、骨肿瘤切除、发育畸形、外伤等导致的各类骨病。

在口腔、颅、颌面部，这一技术主要应用于各种不同原因造成的面骨发育不足畸形，常见的有小颌畸形、半侧颜面发育不全综合征、Nager、Crouzen、Robin、Treacher Collins综合征等。笔者应用这一技术矫正腭裂伴上颌骨重度发育不足畸形，取得了十分满意的效果，上颌在前后方向上被牵引延长达15 mm以上。术后半年随访，其稳定性好且未见腭咽闭合不全被加重的弊端。各类原因导致的小颌畸形是这一技术的适应证，它可使下颌骨延长效果达20 mm以上。笔者在一例成年患者因儿时外伤，颌骨骨髓炎致左半颌骨缺损，右侧下颌骨发育亦呈严重不足，使用口内牵开器牵引延长15 mm，效果十分满意。半侧颜面发育不全综合征是以往临床矫治的难题，颌骨畸形的矫治不仅受到骨条件本身的限制，而且伴发的软组织发育不足使手术难度增加，效果不良，术后易于复发。现今许多学者把关注的焦点放在这类畸形的牵引延长矫治上，收到了十分满意的效果。墨西哥学者Molina 1995年就报道了87例此类畸形的口外法牵引延长矫治，香港大学张念光及我院也完成了一些此类畸形的牵引矫治。而且我们采用了Martin公司的口内牵开器，在升支前下方向牵引延长的同时，辅以不完全的LeFort Ⅰ型截骨术及颌间结扎固定同步延长上颌骨，以矫正伴发的上颌偏斜畸形，收到了满意效果。Guerreo和Bell等先后报道将骨牵引延长技术应用于扩展下颌牙弓宽度，也有学者报道应用类似于正畸治疗中的快速扩弓技术使上颌牙弓扩展。

Costatino将Ilizarov的"双焦点"骨牵引延长原理，应用于下颌骨肿瘤切除后部分缺失的治疗。Ilizarov的"双焦点"原理（Bifocal）是针对肢体长骨大段缺失的情况，采用在一侧骨断端的上方截开骨皮质，形成牵引移动的骨段，向缺失间隙移动该骨段，使其与原骨段间不断生成新骨，最终与远心骨段断端在压力下愈合。Costatino在下颌骨近心骨段先形成一个长约1.5 cm的移动骨段（transportdisk），在牵开器作用下不断向远心骨段断端移动，最终于牵开骨间隙处形成新骨并与远心骨段在压力下愈合，从而达到不用植骨而使颌骨缺失部分重建的目的。也有人研制开发了精巧的垂直向牵开器，以延长加高牙槽嵴。

总之，各种应用领域均在不断探索与研究之中，相信在不久的将来还会出现许多新的应用范围和方法，为各类颌骨疾患的矫治提供新途径。

患者年龄选择

关于患者年龄的选择，学者们的意见基本一致，即越早越好，因为幼儿具有较强的潜在生长能力，易成骨，效果好，这也是较常规手术治疗颇具优势的地方。但是过小的发育尚不坚固的颌骨常使牵开器安放不易进行，因此，学者们公认4岁以后似乎是一个较为适当的年龄。早期手术的优点如下颌骨的延长可早期解除其对上颌骨生长发育的限制，颌面畸形的早期矫正也有利于儿童心理的健康发育等，但成年人同样适用这一技术。Martin Chin的儿童上颌矫治病例是完全按成人上颌前后向位置设计的，为的是避免成年后的Ⅱ期矫正。

■ 牙颌面畸形矫治中的牵引成骨

牵引成骨矫治技术应用于口腔颌面部畸形矫治的历史较短，自1992年McCarthy首次报道后，其发展可分为3个阶段。

第一阶段，即口外牵开器矫治阶段。自1992年到1995年，欧美学者均采用口外牵开器矫正颌骨畸形。口外牵开器依靠四根穿过皮肤的固定针将牵开装置固定于颌骨之上，在牵引延长过程中牵开器固定针的移动加之暴露于口外面颊的显眼处，将不可避免地形成明显皮肤瘢痕，影响美观。因此，学者们积极研制开发置于口内的牵引延长装置，至1996年德国相继有三家公司推出了自己的口内牵开装置。

第二阶段，口内牵开矫治阶段。口内牵开器避免了口外牵开器的缺憾，它一出现便引起人们的极大兴趣。较早推出口内牵开器的德国Medicon公司首先推出了适用于下颌骨体水平向延长的牵开器，随后又设计生产了适用于升支垂直向延长的牵开器（图6-131，132），但是左右侧、垂直水平向均为专用牵开器，这给临床医师的应用带来了不便。Leibinger公司推出了同样适合于左

右侧下颌骨体及两侧升支部延长的牵开器（图6-133，134），其优点是体积小，缺点是固定孔间距离太小，对医师截骨的准确性要求很高。后来推出的Martin公司的口内牵开器吸取了上述牵开器设计的长处，稍加改动，即使一个牵开器既可用于下颌骨水平延长，又可用于升支部位垂直延长，既可用于左侧，又可用于右侧，还可用于上颌骨的延长（图6-135）。当然，这些口内牵开器设计的初衷都是用来延长下颌骨。1996年之前的有关文献报道大多数是研究下颌骨延长的报道。自1996年Martin Chin首次报道上颌骨延长之后，上颌骨的延长才受到人们的关注。

第三阶段，颌骨延长。Martin Chin在LeFort Ⅲ型截骨术的基础上，使用根据每一个患者骨形态自己加工的上颌骨牵引器延长上颌骨。他的研究工作具有3个明显的特点：①术中延长及术后快速延长，这突破了Ilizarov的研究结论，提出

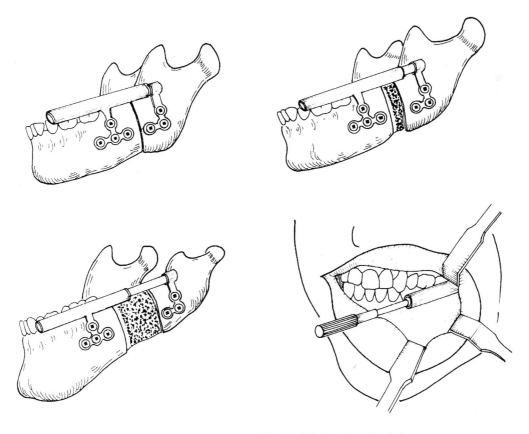

图6-131 Medicon公司设计的下颌骨体牵开器延长下颌骨

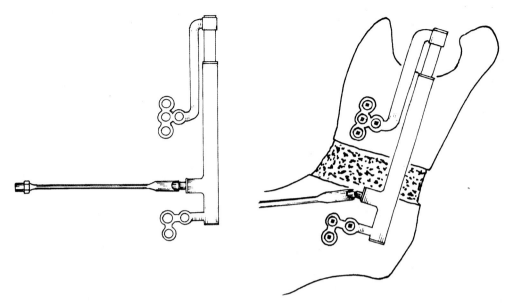

图6-132　Medicon公司生产的下颌支垂直方向牵引器

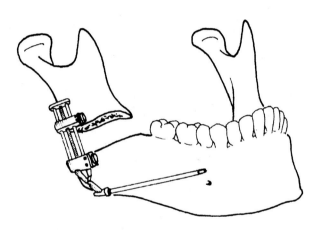

图6-133　Leibinger公司设计的下颌骨升支垂直方向牵开器

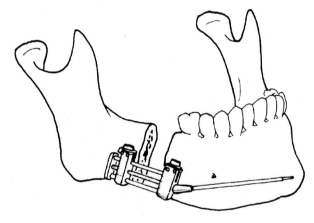

图6-134　Leibinger公司设计的下颌骨体牵开器

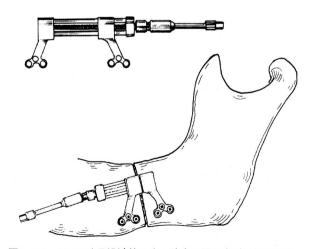

图6-135　Martin公司设计的口内入路牵开器及牵引延长下颌骨

了适合于上颌骨延长的新方法。②使颌骨延长幅度超过了在他之前的所有研究者。在斯图加特召开的颌骨牵引延长技术国际研讨会上，他报道的病例中有的被延长达42 mm以上。③个体化的牵开器。置于颧上颌结合部的截骨断端之间，完成牵引后，暴露于皮肤的旋转装置即被去除，仅留其保持固定装置，达6个月以上。在此阶段也有学者报道了口内上颌骨牵引的临床病例，其中Wangerin应用Medicon牵开器结合LeFort Ⅰ型截骨的报告，也给人们以良好的启发。

牵引成骨的临床分期

颌骨牵引成骨技术在临床上从截骨、安放牵引器到完成牵引成骨、拆除牵引器，一般有3个临床分期：间歇期（latency period）、牵引期（distraction period）、稳定期（consolidation period）。

间歇期是指从安放牵引器到开始牵引的时间。一般为5~7 d。根据我们的临床经验成人患者间歇期应在7 d左右。儿童患者特别是年龄较小者（4~6岁），间歇期可适当减少，一般为3~5 d。

牵引期是指每天按照一定速度和频率进行牵引达到设计牵引幅度所需要的时间。牵引期的长短依据术前设计的牵引幅度而定。如计划牵引25 mm，牵引期即为25 d。

稳定期是指从完成牵引后到拆除牵引器的这段时间。为什么需要较长时间的稳定期？是因为刚刚牵引生成的新骨实际上是还没有钙化、改建的骨基质。稳定期就是在牵引器的稳定作用下让生成的新骨进一步钙化、成熟并在生物力学作用下发生改建。国际上普遍认为上颌骨牵引成骨其稳定期应在3~4个月，下颌骨应在2~3个月。但是根据北京大学口腔医学院正颌外科中心的临床观察，中国患者无论是上颌骨还是下颌骨其稳定期均应适当延长。上颌骨可为4~6个月，下颌骨应为3~4个月。这可能与我国人的饮食习惯有关。

临床应用

1. 小下颌畸形　各类原因导致的重度小下颌畸形（mandibular micrognathia）如双侧颞下颌关节强直（TMJ ankylosis）导致的小下颌畸形是选用这一技术矫治的最佳适应证。它可使下颌骨延长20 mm以上，这不仅可以有效矫治此类患者严重的牙颌面畸形，而且对其伴发的阻塞性呼吸睡眠暂停低通气综合征（obstructive sleep apnea hypopnea syndrome, OSAHS）也具有非常好的治疗效果（图6-136）。

2. 半侧颜面发育不全综合征　半侧颜面发育不全综合征（hemifacial microsomia）是以往临床矫治的一大难题，其颌骨畸形的矫治不仅受到骨骼条件本身的限制，而且伴发的软组织发育不全使手术难度增加，常规手术的矫治效果不良，术后容易复发。过去这类畸形的矫治一般需要等待患者发育停止后方才进行。这对患者的心理发育也造成了不良影响。近年来许多学者把下颌骨牵引成骨的焦点放在这类畸形的矫治上，收到了满意的效果。但是目前还缺乏儿童患者早期牵引成骨矫治后的长期随访研究。牵引成骨矫治后有无复发或与健侧的发育是否同步都有待进一步研究。但是有一点是肯定的，即早期的牵引成骨矫治无疑会大大减轻畸形的程度，有利于患者的心理发育，同时也会给患者成年后的进一步矫治创造更好的条件（图6-137）。

3. 上、下颌牙弓重度狭窄　上、下颌骨牙弓的重度狭窄常常导致牙列的重度拥挤不齐，呈现出牙量、骨量的重度不协调。以往矫治此类畸形主要依靠正畸的牙弓扩展技术和减数拔牙以达到排齐牙列的目的。颌骨牵引成骨技术应用于上下颌牙弓扩展，不仅避免了常规扩弓的牙齿倾斜移动伴有的较高复发率，而且实现了真正意义上的增加牙弓骨量和快速扩弓，为不拔牙矫治重度牙列拥挤不齐提供了可能。目前已有多家公司推出了专门用于上颌骨和下颌骨牙弓扩展的内置式牵引器。常可使上下颌骨牙弓扩展15 mm以上（图6-138）。

4. 下颌骨缺损、缺失的牵引成骨重建　利用Ilizarov的"双焦点"（bifocal）、"三焦点"（trifocal）牵引成骨原理，治疗下颌骨因肿瘤切除或外伤导致的部分缺失已在临床成功应用。Ilizarov的"双焦点"原理是针对肢体长骨大段缺失的情况采用在一侧骨断端的上方截开骨皮质，形成牵引移动的骨段，向缺失间隙移动该骨段，使其与原骨段间不断生成新骨而最终与远心骨段断端在压力下愈合。下颌骨缺损、缺失的重建则

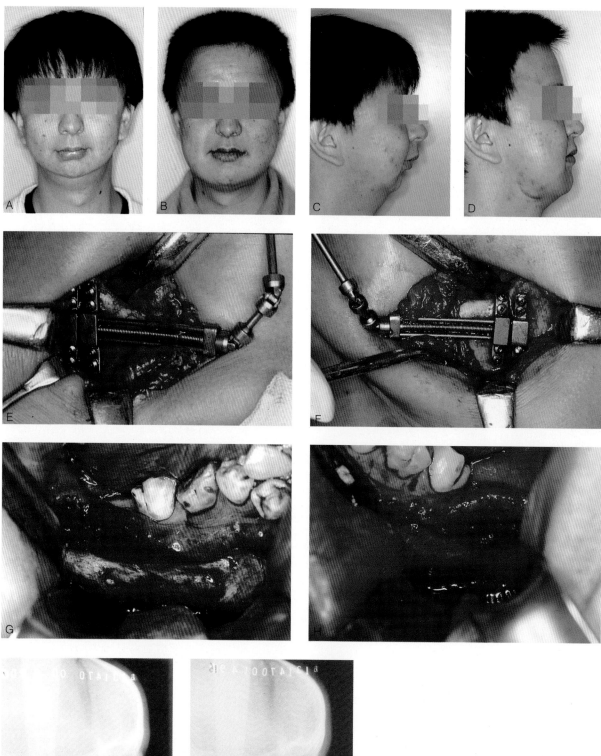

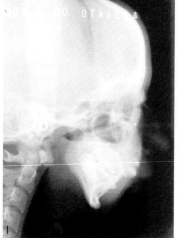

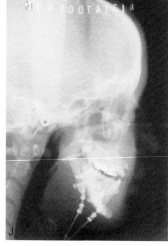

图6-136 小下颌畸形患者下颌骨体牵引成骨矫治

A、B.牵引成骨前后正面像；C、D.牵引成骨前后侧面像；E、F.下颌骨体左右两侧牵引器安放固定情况；G、H.两侧牵引区新骨生成情况；I、J.牵引成骨矫治前、矫治后头颅侧位X线片（注意观察牵引成骨后后气道间隙的改变）

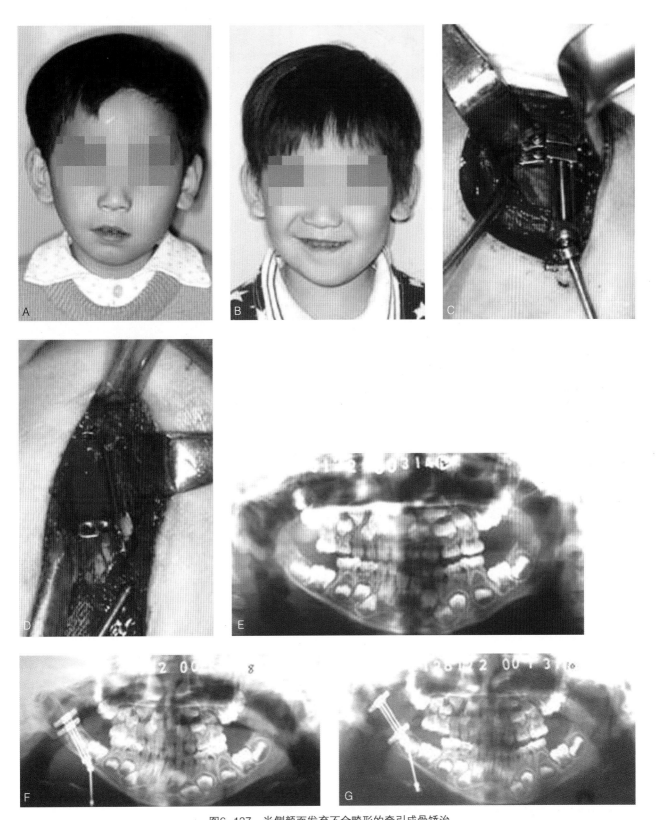

图6-137 半侧颜面发育不全畸形的牵引成骨矫治

A、B.牵引成骨矫治前后的正位面像；C.牵引器安放固定情况；D.牵引区新骨生成情况；E.牵引成骨矫治前曲面体层X线片（右侧为患侧升支）；F.牵引器安放固定后曲面体层X线片；G.牵引成骨矫治后曲面体层X线片

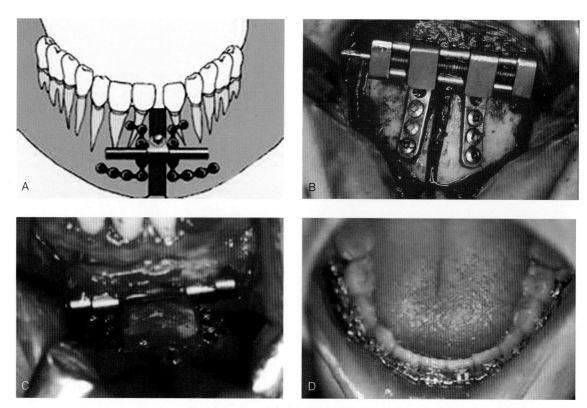

图6-138　牙弓重度狭窄的牵引成骨扩弓治疗

A.下颌骨扩弓牵引器；B.下颌骨扩弓临床病例，该图为牵引器安放固定情况；C.完成牵引成骨扩弓后新骨生成情况；
D.扩弓后不拔牙排齐下颌牙列情况

是在下颌骨缺失的一侧或两侧先形成一个或两个长约1.5 cm的移动骨段（transport disk），在特殊设计的双焦点或三焦点牵引器作用下不断向一端或缺失中心移动，并最终于牵开骨间隙处形成新骨并与对侧骨段在压力下愈合，从而达到不用植骨而重建下颌骨缺失的目的（图6-139）。

5. 垂直牵引成骨　以往重度的牙槽骨吸收萎缩只有依靠植骨手段重建牙槽骨。特别是对希望种植修复牙列缺失的重度牙槽骨吸收萎缩、缺失的患者，重建缺失的牙槽骨、恢复牙槽骨的垂直高度已成为一个临床难题。垂直牵引成骨技术

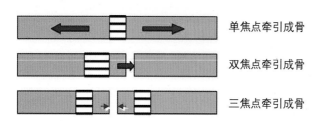

图6-139　三种不同牵引成骨方式

单焦点牵引成骨

双焦点牵引成骨

三焦点牵引成骨

（vertical distraction）的出现为这一难题的解决提供了简便易行而有效的新手段。目前临床上不仅有大量成功牵引萎缩牙槽骨的报道，而且在重建植入的腓骨瓣上也成功实施了垂直牵引成骨，从而使其满足种植修复的需要（图6-140）。

6. 上颌骨发育不全的牵引成骨　上颌骨发育不全是许多颅颌面发育不全综合征的主要临床表现。唇腭裂患者也常继发严重的上颌骨发育不全。常规正颌外科矫治此类畸形因受到颌骨移动幅度的限制，矫治效果常不理想。而且大幅度地移动颌骨后一方面需要大量植骨，另一方面术后复发率较高。内置式或颅外固定牵引器的上颌骨牵引成骨可以使上颌骨前徙15 mm以上。根据笔者的临床经验，内置式上颌骨牵引成骨易于为成人患者所接受，但上颌骨前徙的距离受到限制，过多的前徙还伴有牵引后上颌容易下垂的弊端。颅外固定牵引器因在牵引期间影响患者的社会活

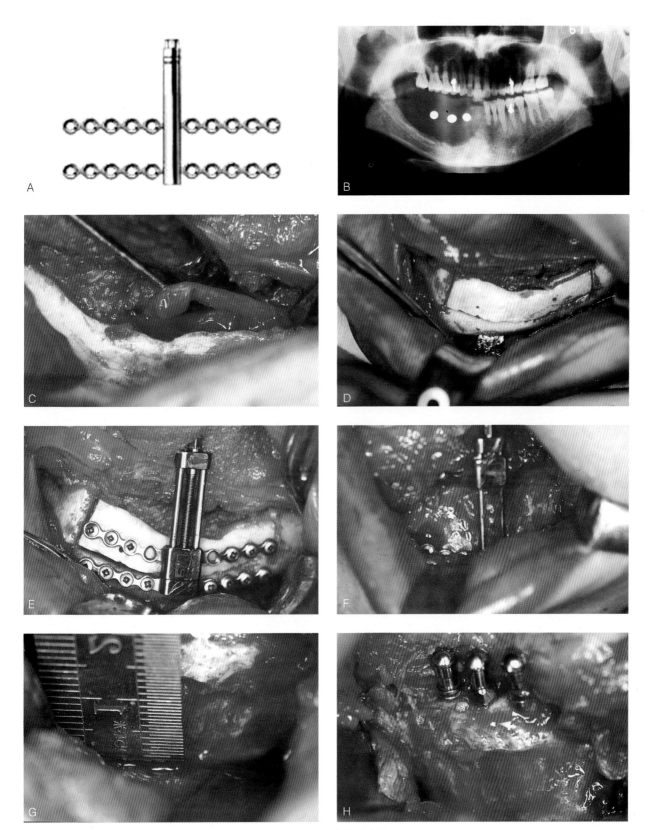

图6-140 垂直牵引成骨

A.垂直牵引器；B.因肿瘤切除而导致牙槽骨缺失患者牵引成骨前X线片；C.游离位于剩余下颌骨表面的下牙槽神经；D.截骨形成一个可供垂直牵引成骨的长方形可移动骨段（传送盘）；E.安放固定牵引器；F.牵引区新骨生成情况；G.牵引区形成15 mm高的新骨；H.在牵引成骨形成的新骨上植入种植体

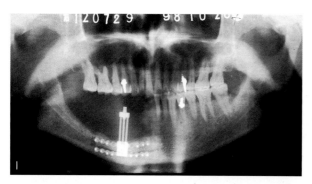 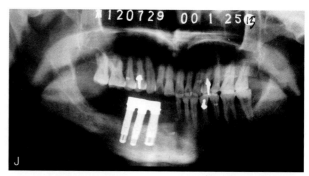

图6-140（续）
I.安放固定牵引器后的X线片；J.植入种植体后的X线

动，成年患者不易接受，但是其稳定性好，牵引幅度较小受到限制，且拆除牵引器方便，在儿童患者中应用具有良好前景（图6-141）。

7. 颞下颌关节的牵引成骨重建　长期以来颞下颌关节强直的治疗是口腔颌面外科临床的一大难题。它不仅影响患者一系列口颌系统生理功能，还常常伴发严重的牙颌面畸形，而且许多患者还伴发不同程度的OSAHS。以往的治疗手段大多以解除关节强直，恢复患者的开口功能为目的。即使是仅为此目的，目前临床上多种多样的治疗方法都面临一个共同的难题，那就是复发。1997年McCormick报道采用口外牵引装置治疗颞下颌关节强直取得成功。其优点是：①可有效恢复患侧升支的高度，利于患者颜面畸形的矫治；②可在术后2~3 d开始强迫性开口训练，因而复发率低（图6-142，143）。

■ 并发症及其对神经、颞下颌关节的影响

可能的并发症

口外入路颌骨牵引延长技术不可避免地有皮肤瘢痕生成，影响美观，而且牵开器长时间暴露于颜面易导致感染并影响患者的日常生活。口内入路牵开器避免了上述缺点，但也存在感染问题及在牵引过程中的伤口裂开等并发症。有报道

称，在牵引区对未萌出的牙虽其萌出不会受影响，但受牵拉力的影响，其牙根形态会发生不规则改变。也有研究认为牵引延长会对牙髓产生一定影响，部分牙髓会出现充血、淋巴细胞浸润、空泡样变以及纤维变性，个别牙髓甚至发生坏死。

对下牙槽神经的影响

下颌骨延长有可能对下牙槽神经产生不同程度的影响。Block使用犬的实验研究表明，尽管牵引侧与对照侧诱导下颌反射所需电流的强弱无统计学差异，但组织学观察表明牵开区的下牙槽神经缺乏有髓鞘纤维，并有少量轴突细胞发生变性。临床应用中严格控制牵引速度与频率对下牙槽神经的伴随延长而不致损伤至关重要。一旦出现下唇颏部麻木应减慢牵引速度。

对颞下颌关节的影响

学者们已经完成的实验研究证实，下颌骨牵引延长骨生成技术对颞下颌关节的影响是轻微的，可逆的。McCormick的实验研究表明，完成牵引后即刻处死的标本，牵引侧犬的髁突后斜面变平，髁突软骨层变薄，并有新骨沉积，继续固定10周后，髁突出现修复性改变，未见缺血性骨坏死、微小骨折及退行性改变。Karahaju-Suranto使用绵羊的实验研究表明，实验侧髁突软骨骨化增加，软骨层内成骨细胞活性显著增强，软骨层

变薄，骨结构较非手术侧致密，术后长期观察亦发现髁突的修复性改建。McCormick研究了10例临床患者的情况发现，单侧延长下颌骨时，延长侧髁突的体积变大，位置更直立，垂直轴向接近正常，而未延长侧未见有明显异常改变。双侧延长的病例，髁突体积均增大，形态更趋于对称和直立，从而更接近正常。

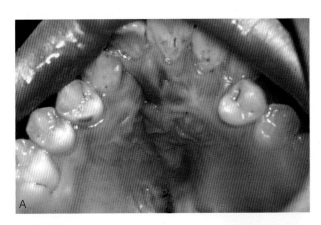

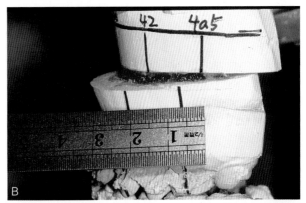

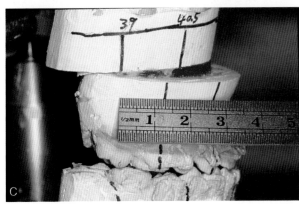

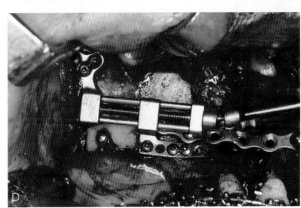

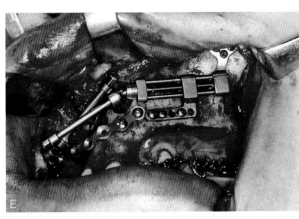

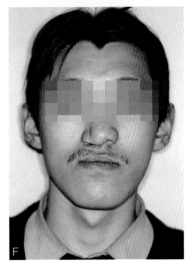

图6-141　腭裂继发上颌骨发育不全畸形的牵引成骨矫治

A.牵引成骨前患者的咬合关系；B、C.模型外科设计两侧牵引成骨幅度；D、E.术中完成LeFort I型截骨术后两侧牵引器安放固定情况；F、G.术前、术后正位面像

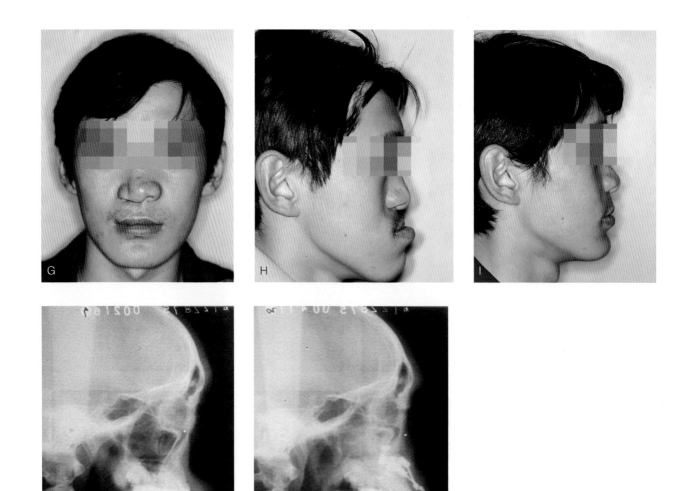

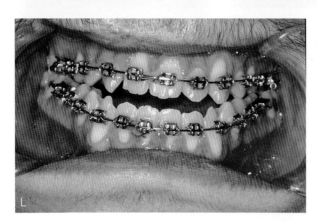

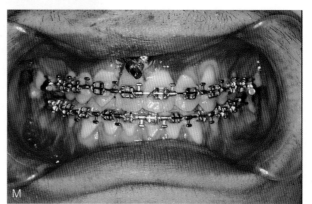

图6-141（续）

H、I.术前、术后侧位面像；J、K.术前、术后头颅侧位X线片；L、M.术前、术后正位咬合关系

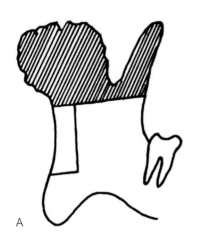
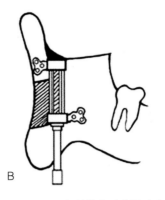
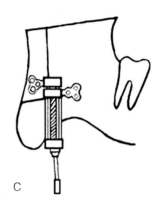

图6-142　颞下颌关节牵引成骨重建

A.牵引前骨球去除及传送盘制备；B.牵引器安放及固定，图中牵引器为专门用于颞下颌关节重建的内置式牵引器；C.牵引完成后情况

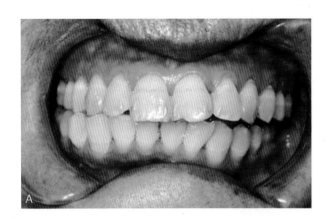
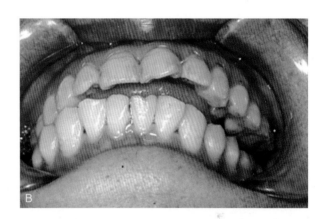

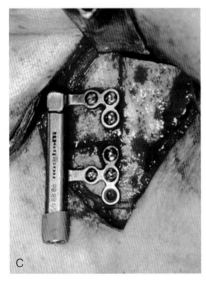
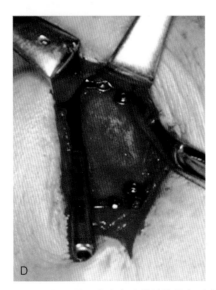
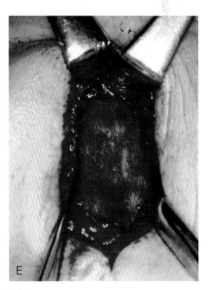

图 6-143　颞下颌关节强直患者关节结构的牵引成骨重建

A、B.牵引成骨矫治前患者错乱的咬合关系；C.截骨、牵引器安放固定；D、E.完成牵引成骨后牵引区新骨生成情况

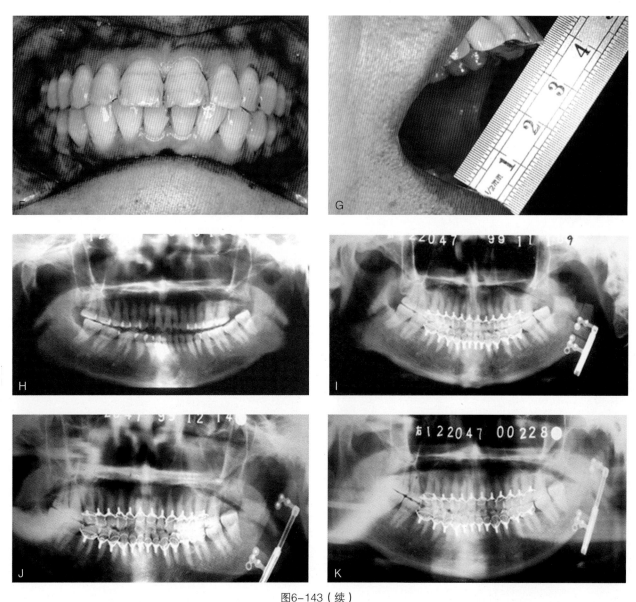

图6-143（续）

F、G.牵引成骨矫治后咬合关系及开口度；H~K.牵引前、牵引中、牵引后患者的曲面体层X线片

当然，这一新技术的应用尚处于开始阶段，实验研究及临床研究尚有待进一步深入，一系列新的研究结论将进一步加深和提高人们的认识。

■ 牵引成骨技术在口腔颌面部应用的展望

应当承认，将牵引延长骨生成技术引入颌面部的基础研究及临床应用均由整形外科医师开始，他们较早使用了口外法颌骨牵引延长技术，

而且在下颌骨发育障碍畸形的矫治中做了大量工作。但是由于牙颌面畸形涉及的牙殆畸形既是这类畸形矫正中的一个重要问题，又恰为整形外科医师所不熟悉，因此在整形外科医师的临床研究报道中，几乎无人展示其牙殆矫治的对比结果。口腔颌面外科医师在这一领域的研究工作显然弥补了上述不足。但是仅靠口腔颌面外科医师对牙问题的关注远远不够，还必须有正畸科医师的参与，才能使这一技术在牙颌面畸形矫治中的应用趋于完善。笔者的颌骨牵引延长病例全部邀请正

畸科医师参与方案设计，进行术后正畸治疗，从而达到不仅矫治颜面结构畸形，而且恢复患者良好的口颌系统功能的目的。

口内进路的牵引成骨技术一经问世，便引起学者们的极大兴趣，但还需要不断改进与完善，相信在不久的将来，会有各种各样适合于不同畸形矫治、适用于上下颌骨不同部位的各类牵开器出现。一个颌面骨口内入路的牵开器家族，将进一步推动这一技术在口腔颌面部应用的完善和发展。

随着颌骨牵引成骨技术的进一步成熟和发展，目前临床上常用的某些正颌外科手术、颌骨重建修复术，有可能由它部分替代。这是由这一技术的自身优势所决定的。一方面，仅皮质骨截开、术中不移动颌骨、不需植骨等，使手术操作大大简化，并发症如出血等大大减少；另一方面，它在一些需要大范围移动颌骨的复杂病例矫正中可达到常规手术所无法达到的效果。同时，延长伴随软组织的优势更是常规手术所不具备的。

这一技术在口腔颌面部的应用不只局限于牙颌面畸形的矫治，它还有可能深入到颌骨外科的各个领域。相信它的不断发展、完善与成熟，将进一步推动口腔颌面外科的发展，改变口腔颌面外科的面貌。

（王　兴　林　野　张　益　张熙恩　李自力）

参考文献

1. 尤志浩, 张震康, 张熙恩, 等. 颌骨黏膜血液供应及在正颌外科中的意义. 中华口腔医学杂志, 1991, 26(1):31.
2. 尤志浩, 张震康, 张熙恩, 等. 上、下颌骨血管构筑及在正颌外科中的意义. 中华口腔医学杂志, 1991, 26(5):263.
3. 王兴. 下颌支矢状劈开截骨术在外科正畸中的应用. 中华口腔医学杂志, 1987, 22(1):15.
4. 张熙恩. 下颌切牙骨段根尖下截骨术的术后愈合情况. 中华口腔医学杂志, 1987, 22(1):23.
5. 皮昕. 口腔解剖生理学. 2版. 北京: 人民卫生出版社, 1987.
6. 张熙恩. 常用的外科正畸手术方法. 口腔医学纵横, 1986, 2(3):51-55.
7. 张震康. 实用口腔科学. 北京: 人民卫生出版社, 1994.
8. 郑麟蕃. 实用口腔科学. 北京: 人民卫生出版社, 1993.
9. 王健本. 实用解剖学与解剖方法. 北京: 人民卫生出版社, 1985.
10. 王翰章. 口腔颌面外科手术学. 北京: 人民卫生出版社, 1976.
11. 周树夏. 手术学全集: 口腔颌面外科卷. 北京: 人民军医出版社, 1994.
12. 李树玲. 头颈部肿瘤诊断、治疗及预后. 天津: 天津科技出版社, 1983.
13. Bailey BJ, Barton S. Management of midfacial fractures. Laryngoscope, 1969, 79:694-713.
14. Bell WH. Bone healing and revascularization after total maxillary osteotomy. J Oral Surg, 1975, 33(4):253-260.
15. Bell WH. Surgical correction of dentofacial deformities, Vol I. led. Philadelphia: W. B. Saunders company, 1980.
16. Bell WH. Biologic basis for maxillary osteotomies. Am J Phys Anthrop, 1973, 38(2): 279-290.
17. Bell WH. Correction of maxillary excess by anterior maxillary osteotomy. Oral Surg,1977, 43:323.
18. Bell WH, Proffit WR, White RP. Surgical Correction of Dentofacial Deformities. Philadelphia: W. B. Saunders Co, 1980.
19. Boyne PJ, James Rames RA. Grafting of the maxillary sinus floor with autogenous morrow and bone. J Oral Maxillofac Surg, 1980, 38:113-116.
20. Branemark PI, Adell R, Albrektsson T, et al. An expericental and clinical study of osseointegrated implants penetrating the nasal cavity and maxillary sinus. J Oral Maxillofac Surg,1984, 42: 497-505.
21. Cawood Jl, Howell RA. A classification of the edentulous jaws. Int J Oral Maxillofac Surg, 1988, 17:232-236.
22. Converse JM. Kazanjian and converse's Surgical Treatment of Facial Injuries, 3rd ed. Baltimore: Williams & Wilkins, 1974, 1:230-266.
23. Dingman RO, Natvig P. Surgery of Facial Fractures. Philadelphia: W. B Saunders, 1964: 253-255.
24. Duvall AJ III, Banovetz, JD. Maxillary fractures. Otolaryngol Clin North Am, 1976, 9:489-497.
25. Epker BN. The posterior maxillary ostectomy: a retrospective study of treatment results. Int J Oral Surg,

1974, 3:153−157.

26. Epker BN, Fish LC. Dentofacial Deformities: Integrated Orthodentic and Surgical Correction. St. Louis: C. V. Mosby Co, 1986.

27. Graber TM. Orthodontics current principles and techniques. C. V. Mosby Company, 1985: 69.

28. Gullane PJ, Conley J. Carcinoma of the maxillary sinus. J Otolaryngol, 1983, 12:141.

29. Hinds EC. Maxillary protrusion. In: Surgical treatment of development jaw deformities. Louis: Mosby, 1972:125.

30. Kent JN, Block MS. Simultaneous maxillary sinus floor bone grafting and placement of hydroxylapatite−coated implants. J Oral Maxillofac Surg, 1989, 47: 238−242.

31. Lang BR, Bruce RA. Presurgical maxillectomy prosthesis. J Prosthetic Dent, 1967, 17:613.

32. Larson DL, Christ JE, Jesse RH. Preservation of the orbital contents in cancer of the maxillary sinus. Arch Otolarynod, 1982, 108:370.

33. Lederman, M. Tumors of the upper jaw; natural history and treatment. J Laryngol, 1970,84:369.

34. LeFort R.Experimental study of fractures of the upper jaw.Rev Chir de Paris,1901,23:208−227, 360−379.

35. Mathog RH. Maxillofacial trauma. Baltimore/London: William and Wilkins, 1983.

36. Mikel WK. Complication associated with maxillary osteotomies. J Oral Surg,1975,33:104.

37. Minami RT, Hentz VR. Application of maxillofacial instruments and techneques to mandibulectomy and maxillectomy. Clin Plast Surg , 1982, 9:541.

38. Moloney F. The posterior segmental maxillary osteotomy: recent applications. J Oral Maxillofac Surg, 1984, 42: 771−781.

39. Schendel SA. The long face syndrome verticle maxillary excess. Am J orthod, 1976, 70:398−480.

40. Sisson GA, Johnson NE, Amiri CS. Cancer of the maxillary sinus−clinical classification and management. Ann Otolaryngo, 1963, l72:1050.

41. Stoker NG. The posterior maxillary osteotomy: A retrospective study of treatment results. Int J Oral Surg, 1974, 3: 153−157.

42. Taylor RG. Maxillary and mandibular subapical osteotomies for the correction of anterior open bite. Oral Surg, 1967, 23(2): 141−147.

43. Toomey JM. Multiple facial injuries. Otol Clin North Am, 1969, 3:419−423.

44. Watzek G, Gross P, Faltl R. Konzept der chirurgisch prothetischen Versorgung der verschiedenen Atrophie−formen des Ober und Unterkiefers. GOI Jahrbuch, 1991.

45. Watzek G, Mailath G, Lill W, et al. Zur Problematik der implantogenen Sinusitis. Dtsch Zahnarztl Z, 1988, 43: 1345−1347.

46. Watzek G, Marejka M.Vermeidung und Behandlung von Kieferhohlenentzundungen bei dentoalveolaren Eingriffin. In: Watzek G, Matejka M(eds): Erkrankungen der kieferhohle. Vienna: Springer Verlag, 1986, 201−210.

47. Weber AL, Stanton AC. Malignant tumors of the paranasal sinuses; radiologic, clinical and histopathologic evaluation of 200 cases. Head Neck Surg, 1984, 6:761.

48. Lanigan T. Hemorrhage following mandibular osteotomies: A report of 21 cases. J Oral Maxillofac Surg, 1991, 49: 713−724.

49. Moore KL. Clinically oriented anatomy. 2nd ed. Baltimore: williams wikins, 1985.

50. Berkovitr BKB, Moxham BJ. A text book of Head Neck Anatomy. Barcelona: wolfe Publishing Ltd, 1988.

51. Johnson DR. Anatomy for Dental Students. Oxford: Oxford University Press, 1997.

52. Bell WH. Surgical correction of dentofacial deformities Vol. I, Ⅱ. Philadelphia: W. B. Saunders company, 1985.

53. Marjorie J. Short: Essential Anatomies: Oral and Head/Neck. New York: Delmar Publishe INC, 1987.

颞下颌关节

概　述

　　颞下颌关节病，尤其是颞下颌关节紊乱病（temporomandibular disorders，TMD），是口腔颌面部的常见病和多发病。国内1979年罗宗赉等对2 695人进行调查，TMD的患病率为23.59%；1985年徐樱华等对1 321人进行调查，主诉症状阳性者占13.1%，客观症状阳性占75.78%；1985年何姗姗对1 297人进行调查，患病率为18.27%；史宗道等对四川成都某区居民3 050人进行定群研究结果显示，65%调查人群具有TMD症状和体征，较重和严重者占10.3%，症状年发病率8.9%，体征年发病率17.5%。国外1975年Agerberg对1 106人进行调查，患病率为40%；1979年Solberg对739人进行调查，患病率为76%；1979年Wigdorowicz-Makawarowa对4 229人进行调查，患病率为55%~80%。虽然不同学者所调查的对象不同，调查的方法和标准也不一样，但总的情况是患病率相当高。除了龋病、牙周病和错𬌗畸形外，TMD是口腔病中的第4位常见病。尽管对此病的病因机制尚未阐明，但实验和临床研究均揭示，颞下颌关节解剖结构和发病有密切关系。例如，颞下颌关节在没有任何外力的情况下可以自发完全性脱位，这在人体其他关节是不会发生的。又如，颞下颌关节盘移位、脱位的发生率很高，无疑也和该关节特殊的解剖结构有关。再如，TMD伴耳症，包括耳鸣、听力下降、耳闭塞感、眩晕等，可占20%~60%，1964年Myrhaug报道耳鸣或听力减退占31%，眩晕占27%，但是耳科检查未查到器质性病变，不少学者从颞下颌关节胚胎发育解剖结构方面发现引起耳症的线索。在关节手术时，经验不足的医师损伤颌内动脉（internal maxillary artery）的情况时有发生，且难以用一般止血方法止血，以致发生出血性休克而危及生命，这与不熟悉髁突和颌内动脉解剖关系有关。摘除颞下颌关节盘手术时，在离断关节盘后附着时常常发生凶猛出血，而且无法用止血钳止血，也很难用纱布填塞止血，如果外科医师熟悉关节盘后附着的解剖特点，熟悉颞下颌关节和牙𬌗的特点，处理如此凶猛的出血就很简单，只要令下颌骨处于正中𬌗位即可止血。

　　人体关节按照运动类型，可将其分为3类。①不动关节：一般为纤维组织相互联结，无关节腔，不能活动，如颅骨。②微动关节：为软骨组织相互联结，无关节腔，可轻微活动，如肋骨和肋软骨联结，椎体之间的联结等。③活动关节：为滑膜联结，又称滑膜关节（synovial joint），有关节腔，能自由活动，如肩关节、髋关节、膝关节等。

　　颞下颌关节在分类上属于活动关节（图7-1），而且是颅面部唯一的活动关节。颞下颌关节和人体其他活动关节一样是滑膜关节。这个关节虽小，从关节的解剖结构和功能运动观点来看，却是人体最为复杂的关节之一。它的结构组成和功能解剖有以下特点。

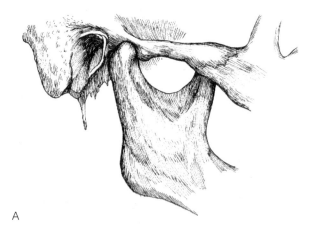
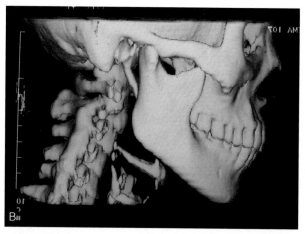

图7-1　颞下颌关节
A.示意图；B.CT扫描后三维重建图

颞下颌关节功能解剖特点

完整的关节盘

在颞骨关节面和下颌骨髁突之间有一个椭圆形的完整的关节盘（articular disc），它和人体其他活动关节不同，形成了两个互不交通的上、下关节腔：颞骨关节面（articular face）的关节窝（articular fossa）、关节结节（articular eminence）和关节盘之间形成关节上腔；下颌骨髁突（condylar process）和关节盘之间形成关节下腔。由此把颞下颌关节分为两部分，可视为两个关节。

复合关节

由颞骨关节面和关节盘组成的盘-颞关节，具有滑动运动（gliding movement）功能；由关节盘和髁突组成的盘-颌关节，具有转动运动（rotatory movement）功能，又称铰链运动（hinge movement）。因此，颞下颌关节是由盘-颞关节和盘-颌关节合成的复合关节（compound joint）。从功能运动观点看，它是由屈成关节（铰链关节）和滑动关节（gliding joint）两个关节组成的屈成-滑动关节（ginglymoarthrodial

joint）。也有学者把呈凹形的关节盘上腔面看成一个关节面，围绕另一个关节面即关节结节（关节头）作转动运动。这样，盘-颞关节是屈成关节，颞下颌关节则为双屈成关节。

联动关节

左右两侧的颞下颌关节被下颌支和下颌体部联结成一个下颌骨。因此，下颌骨活动时，两侧颞下颌关节联动。从功能运动观点看，两侧颞下颌关节可视为一个关节，称颅下颌关节（craniomandibular articulation）。这有助于理解临床上一侧颞下颌关节紊乱病，常常另一侧也受累的发生机制。两侧颞下颌关节在复杂运动时，每一侧活动的程度和时间不同，因而产生了各种类型的异常开口型，甚至有不少古怪的开口型，其机制也是不难理解的。

多个瞬间运动轴

人体其他活动关节有的只有一个运动轴，如指间关节，只能作简单的铰链运动即屈伸运动。有的关节虽然大，如桡尺关节，也只能围绕骨的长轴做旋转运动，也只有一个运动轴。膝关节是人体最大的关节，其运动主要为简单的铰链运动，而肩关节、髋关节这样的球窝状关节（ball-and-socket joint），就有多个运动轴，是复杂关节，能做各种复杂运动。颞下颌关节或称颅下颌关节，是由左、右两侧两个盘-颞关节和两个盘-颌关节共4个关节组成的双复合关节。双侧盘-颌关节运动时有一个运动轴，双侧盘-颞关节同步运动时又有一个运动轴。一侧咀嚼运动时，咀嚼侧基本做盘-颌关节活动，而对侧平衡侧则做盘-颞关节活动，此时又产生一个运动轴。随着运动方式的转变，运动轴也瞬间改变，从理论上说，颞下颌关节有无数个瞬间运动轴心（instantaneous axis）。

𬌗-颌关节

人体关节的活动都是有限度的。制约关节活动的解剖因素有肌肉、韧带、关节囊（articular capsule）和关节面，任何关节都是如此。下颌骨自下颌髁突沿下颌骨升支后缘通过下颌角伸展到下颌骨体部的下缘。这是一条"L"形的牙力轨道和肌力轨道。我们想象把"L"形扳直，那么我们也可以说下颌骨和四肢长骨一样，不过是变形了的长骨。颞下颌关节活动和四肢长骨关节一样，也受上述因素制约。所不同的是，除了肌肉、韧带、关节囊和关节面的制约因素之外，还有变形长骨末端的牙和牙列。无论从解剖结构观点还是从功能运动观点，颞下颌关节活动均受牙𬌗面和牙列形态的影响。例如，闭颌运动可以看作四肢长骨的屈曲运动，受牙𬌗面影响；又如，侧方运动和咀嚼食物时也受牙尖斜面和牙列曲线的影响；甚至开口运动也受前牙的覆盖（over jet）和覆𬌗（over bite）的影响。因此，从功能运动观点看，两侧颞下颌关节和𬌗，可以视为一个功能整体，称为𬌗-颌关节或牙-颌关节（temporomandibular-dental articulation）。换言之，𬌗可被看作一种特殊关节，是颞下颌关节的延伸，不过这个关节活动方式是以牙的接触和分离为特征；而颞下颌关节可看作是一种特殊的

𬌗，是第3磨牙的延伸。𬌗-颌关节的这一特点，对诊断和治疗关节病非常重要，对关节手术后重建关节、关节置换也很重要，在颌骨缺损修复手术中，更应考虑这一特点，否则就不能很好地恢复其正常功能。

侧副韧带不完整

韧带可限制关节活动，从而防止关节半脱位和脱位，是关节的稳定性装置。人体活动关节尤其是负重关节，其两侧都有强有力的侧副韧带以增加关节的稳定性。颞下颌关节外侧仅有相似于外侧副韧带的颞下颌韧带（temporomandibular ligament），与侧副韧带比较，相对薄弱，其内侧则无明确的侧副韧带。如果把双侧关节看作一个颅下颌关节，那么颞下颌韧带才和其他关节的侧副韧带相似。侧副韧带的不完整，使颞下颌关节活动灵活性增加，以适应这个关节的复杂运动。

松弛的关节囊

人体活动关节的关节囊包裹整个关节，关节囊由致密的结缔组织组成，厚而坚韧，成为关节的稳定装置。颞下颌关节的关节囊不是包裹在整个关节结构之外，而且关节囊的腹侧由于有翼外肌（lateral pterygoid muscle）插入关节盘，使此处关节囊不完整。关节囊的下部分形成关节下腔（lower joint space）比较致密，关节囊的上部分形成关节上腔（upper joint space）比较松弛。整个关节囊薄而松弛，使得关节活动更有灵活性，以致没有外力颞下颌关节也可发生完全脱位。

相对宽大的关节窝

人体滑膜关节的关节头和关节窝像杵臼一样，又称球窝关节，球窝相扣紧密，如髋关节。而颞下颌关节的关节窝明显大于髁突，是后者的约2倍大。关节窝的前方没有明确的界限。当下颌做小开颌运动时，髁突仅是铰链活动，它在关节窝内的活动和髋关节的球窝关节相似。一旦下

颌做大开颌运动，髁突置于关节结节处再做运动时，髁突即脱离关节窝的限制而有更大的活动灵活性，以致可以在没有外力的情况下而自发完全性前脱位，这与它的这种解剖特点有关。

关节盘附有肌肉

人体负重关节如膝关节，在两个关节面之间有半月板（meniscus，关节盘）起到垫圈作用，有承受压力、吸收震荡功能。半月板都牢固地附着在关节囊及其附近的骨面上，不能主动运动。唯颞下颌关节盘不同，盘的前方附有翼外肌，翼外肌收缩可使关节盘向前移动。在复杂的关节运动中，由于关节盘的移动，使关节的活动更为多样化。另外，在关节盘的后方没有相应的肌肉和翼外肌拮抗，以致关节盘的前后平衡装置力量不平衡。这是颞下颌关节盘移位和脱位发生率最高的解剖因素。

最灵活的关节

肢体的负重关节如髋关节和肩关节都具有稳定性和灵活性的特点，一方面它要承受人体重量必须具有稳定性，另一方面它又很灵活，能做屈、伸、内收、外展、旋转和环转等各种运动。颞下颌关节也是负重关节，要承受咀嚼压力。它也具有稳定性和灵活性双重特点。随着人类漫长的进化过程，颞下颌关节和肩关节一样，其稳定性相对来说逐渐减弱，其灵活性则在逐渐增加。从结构和功能统一观点看，这两个关节都是以牺牲稳定性而使其更灵活为特征的，颞下颌关节和肩关节一样，是人体最为灵活的关节，也是脱位最多的两个关节。

综上所述，颞下颌关节的功能解剖特点是：颞下颌关节由左右两侧共4个关节，即两个铰链关节和两个滑动关节组成，它和𬌗、咬合协同作用，形成功能整体，具有转动和滑动多个瞬间运动轴的左右联动关节。

■ 颞下颌关节功能运动

剖析颞下颌关节的功能运动可以看出，这个关节的大小虽然和指关节相当，但其功能要比指关节复杂得多，保证行使如此复杂功能的解剖结构也比指关节精细和巧妙得多。有经验的医师都会理解，关节病的早期就是破坏这些精巧的结构，把一个复杂关节变为一个简单关节，以致只能进行简单的铰链运动。剖析颞下颌关节运动，如果不和下颌运动结合起来，尤其是和下颌功能运动结合起来，就不能真正理解和揭示这个关节的功能运动解剖。颞下颌关节运动归纳起来就是转动运动和滑动运动两种方式。物理学家认为转动为物体围绕其中心旋转，滑动则是物体上每一点均同时在做等速、等向运动。人体的运动不单纯是物理机械运动，关节受神经支配和调节，其活动适应于生理功能需要，因此常常是生物机械运动。

颞下颌关节转动运动

颞下颌关节有3个方向的转动运动，即水平轴转动、垂直（冠状）轴转动和矢状轴转动（图7-2）。

1.髁突水平轴转动　有两种位置的转动运动。

（1）在两侧关节窝内沿两侧髁突的水平轴作转动：这种运动发生在小开口运动时，为两侧下颌骨的对称性运动，下颌下降约2 cm（图7-3），又称关节铰链运动，运动发生在关节下腔，即关节盘不活动。髁突相对关节盘转动可以说是盘-颌关节运动，髁突转动平均为12°。但两侧髁突横轴的连线不是水平轴，而是向背侧交叉于枕骨大孔前方145°~160°角。从理论上说这不可能做转动运动。因此，两侧髁突的横轴通过以下机制以矫正运动时的水平轴：一是关节窝较宽大，为髁突外极向下向背侧、内极向上向腹侧旋转矫正为水平轴提供了条件（图7-4）；

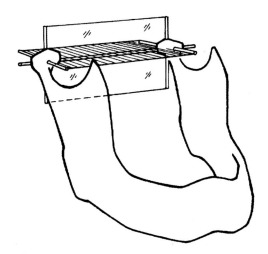

图7-2　髁突的水平轴、垂直轴和矢状轴

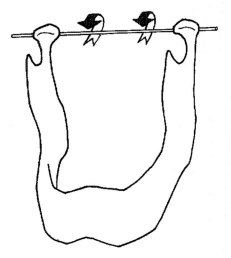

图7-3　沿两侧髁突的水平轴作转动运动

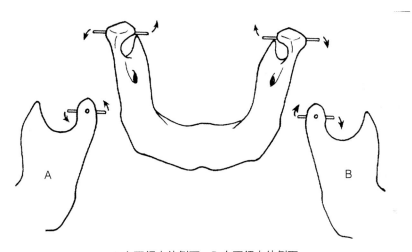

A.左下颌支外侧面；B.右下颌支外侧面。
图7-4　髁突外极向下、向背侧移动，内极向上、向腹侧移动

二是它有一个富有可让性的关节盘，允许做上述的矫正。髁突在关节盘下转动的幅度又受以下两个因素的制约：一是髁突的后斜面，前后径越大，转动范围就越大，直到关节盘后缘被下颌后附着阻止为止，如果再转动即可损伤此附着而患病（图7-5）；另一个因素是关节盘内外部分附着在髁突的内外极，无韧性，过分旋转可损伤此附着，从而损伤盘-髁突复合体（disc-condyle complex）而患病（图7-6）。

（2）两侧髁突在两侧关节结节处做沿水平轴的转动运动：这种运动发生在从大开口到最大开口度时，如打呵欠，仍然是髁突在关节盘下转动，发生在关节下腔，髁突转动使其前斜面于关节盘前带为止。这时开口度可达约5 cm，如再向前转动，可损伤颞下颌韧带、盘髁附着和盘前附着而患病，甚至发生半脱位或脱位。

2. 髁突的垂直轴转动　是指沿一侧髁突垂直轴的转动。这种运动发生在下颌骨侧方，如咀嚼

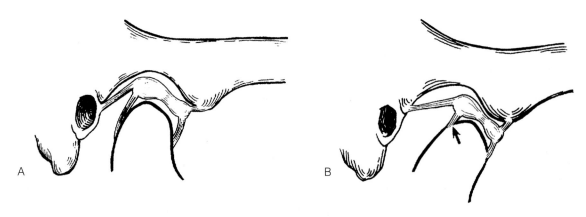

图7-5　在髁突向前下滑动中，关节盘移动和下颌后附着的关系
A.闭口时；B.开口时，关节盘向后转动时被下颌后附着所限制（箭头所示）

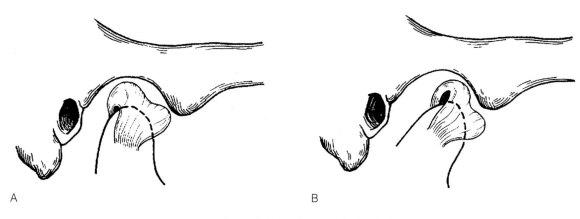

图7-6　关节盘内、外侧附着在髁突内外极
A.闭口时；B.开口时

时工作侧的髁突运动，而非工作侧髁突为滑动运动（图7-7）。这种下颌运动是非对称性运动，即一侧髁突转动，另一侧髁突滑动。由于髁突呈卵圆形突起，内外径较长而前后径较短，从理论上说在关节窝内不能做垂直转动，之所以能做转动，是由于关节窝的宽大和关节盘的可让性。通过下颌运动描记仪的测定和分析这种转动运动，不是单纯的物理转动，而是瞬间多轴的转动，髁突可在60°锥体范围内运动（图7-8），髁突在转动中同时有向外侧移动（图7-9）。这种特殊的转动是由于工作侧髁突在做转动时，同时向外侧移位，而这种移位又受颞下颌韧带的深层水

平层所限制，因而发生了图7-10中所示的3个位置的移动。下颌骨侧方外伤容易损伤此韧带而患病。

3. 髁突的矢状轴转动　这是一种特殊的运动方式，即一侧下颌骨沿对侧髁突矢状轴转动。这种活动只发生在咀嚼运动中，较大食物块在上、下后牙之间，要用力咬碎食物块，在尚未咬碎到咬碎的瞬间，咀嚼侧的下颌骨由于力矩作用，髁突作向下移动，然后迅速复位，即一侧下颌骨沿对侧髁突矢状轴发生转动（图7-11）。如果硬食物块被咬碎前，韧带拉伸超过应力的限度，则易被损伤而患病。

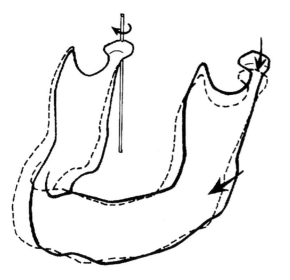

图7-7　工作侧髁突（左）垂直轴转动

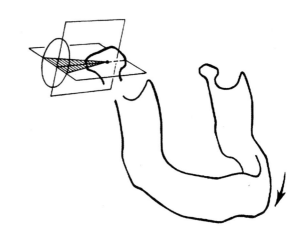

图7-8　髁突（右）在60°锥体范围内运动

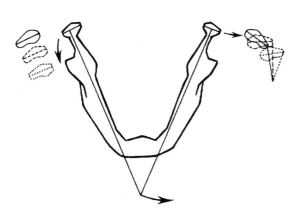

图7-9　下颌向左侧方运动，左侧髁突转动时向外侧移动

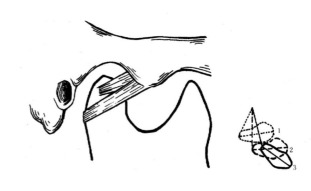

图7-10　髁突向外侧移动受颞下颌韧带限制

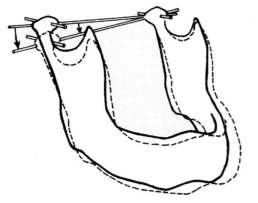

图7-11　右侧下颌嚼碎大块硬食物，咀嚼侧（右）髁突向下转动

颞下颌关节滑动运动

1. 两侧髁突向前的下颌开口运动　从两侧关节窝，沿关节结节后斜面，两侧髁突向下、向前滑动，下颌骨颏部向下、向后做相反方向活动，下颌骨的运动轴在两侧下颌孔（mandibular foramen）附近。这种运动为两侧下颌骨的对称性运动，运动发生在开口度超过2 cm的大开口运动，又称关节的滑动运动。运动发生在关节上腔，即关节盘和髁突作为一个复合体对关节窝发生滑动，也可以说是盘-颞关节运动（图

7-12）。因此，大开口运动是既有转动又有滑动的混合运动。开口运动小于2 cm时是转动运动，大于2 cm就产生滑动运动，在滑动过程中髁突在关节盘下仍然作转动运动。1968年河野报道，在下颌做开闭口运动时，髁突滑动的范围为上下宽约1.5 mm的窄长区域（图7-13）。其铰链轴不是单纯的物理运动，不是一条线，而是生物性的铰链运动。

人类颞下颌关节在大开口时发生髁突的滑动运动，是由于人的直立行走，头部从水平悬吊改为垂直位，使髁突–下颌支后缘和乳突、颈椎之间的间隙变窄，间隙内充满腮腺、神经、血管、肌肉和软组织。大开口时，髁突下颌支后荡时受到阻挡，因此髁突向前滑动，增加了这个间隙的范围，运动轴移向下颌孔附近，此时下颌骨才能自由活动，而不改变头部的垂直位。如果髁突不滑动而又要大开口，只有颈后肌肉代偿性收缩使头后仰，增大髁突下颌骨升支、乳突（mastoid process）、颈椎之间的距离才可行。这种代偿机制在一般正常大开口时不发生，在开口困难又要大开口时，我们可以见到这种头部代偿运动；在情绪激动大声发音时也可见到此代偿运动。大开口运动范围一般在3.7~4.0 cm。此时髁突滑行到关节结节处，不再向前滑动，被拉紧的关节囊、颞下颌韧带和肌肉所制约，也被拉长的关节盘后附着所制约。如果此时髁突再向前滑动，则可损伤诸韧带而发生半脱位和完全脱位等。

在髁突向下向前滑动时，关节盘也随着向前滑动。既往的理论认为是翼外肌上头（superior head of lateral pterygoid muscle）收缩使关节盘向前滑动。近年来肌电图的观察和在新鲜尸体上做下颌向下向前运动实验，观察到关节盘被动地向前滑动，而翼外肌上头不收缩。关节盘被动向前滑动是因为关节盘的内外侧紧密地附着在髁突内外极的缘故。关节盘向前滑动，盘后附着的双板区（bilaminar region）被拉长，同时又使关节盘向后旋转，这种旋转程度又受髁道（condyle path）影响，髁道越陡，盘向后向下旋转越大，超过限度时则容易损伤下颌后附着而患病（图7-14）。因此，在大开口运动时髁突活动的距离大于关节盘（图7-15），有的学者分析髁突运动的距离是关节盘的两倍。

大开口运动髁突活动的轨迹，不仅受神经、肌肉、关节韧带、关节盘的影响，还受关节结节后斜面即髁道的影响。髁道斜度越大，髁突运动的轨迹越陡，即髁突向下滑动越大。当髁道斜度小时，髁突运动轨迹较平坦，向下滑动也较小（图7-16）。

2. 两侧髁突向前的下颌前伸运动 从两侧关节窝，沿关节结节后斜面，使两侧髁突向下向

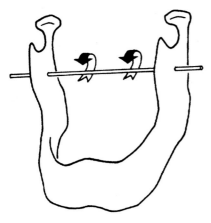

图7-12 大开口时，运动轴在下颌孔附近

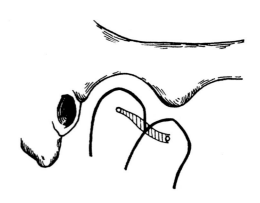

图7-13 髁突向前下滑动，其范围为上下宽约1.5 mm窄长区域

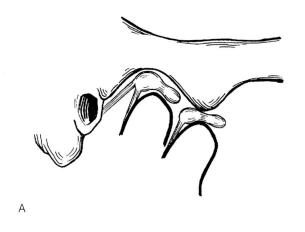

A

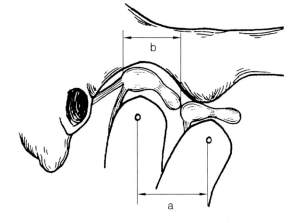

图7-15　髁突运动距离（a）大于关节盘运动距离（b）

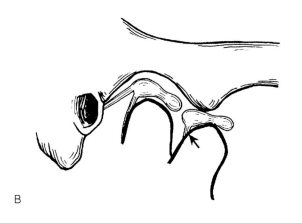

B

图7-14　大开口时关节盘向后下旋转

A.大开口时；B.最大开口时，关节盘被下颌后附着所限（箭头所示）

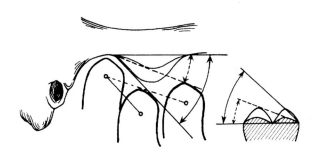

图7-16　髁突运动轨迹与髁突斜度、牙尖斜度相关

前滑动，和开口运动不同的是颈部不向下向后做相反方向活动，仅做下颌前伸运动，为单纯的髁突滑动运动。运动发生在关节上腔是盘-颞关节运动，也为两侧下颌骨的对称运动，这种运动发生在做前牙切割动作时。髁突向前向下活动的轨迹，除了受髁道影响外，还受前牙覆𬌗覆盖影响。据冯海兰研究报道，应用下颌运动轨迹描记仪测量70人正常𬌗，证实在下颌前伸运动时，髁道斜度与切道有相关性，相关系数是0.49（$P<0.01$）。如前牙深覆𬌗（vertical overlap），下颌做前伸运动，下颌切牙必须沿上前切牙腭侧面滑行向前，覆𬌗越深，下颌向下移动也就越大，覆盖越大，下颌向前移动也越大。若覆盖过大，在做切割运动时，下颌前伸过大容易损伤韧带而患病。如前牙是对刃𬌗关系，则下颌前伸切割运动就是单纯的髁突向前滑动运动。

3. 一侧髁突向前的下颌侧方运动　一侧髁突从关节窝沿关节结节后斜面向前向下滑动，这种运动发生在一侧咀嚼运动时，如左侧咀嚼食物，左侧髁突为工作侧，髁突沿垂直轴做转动运动，如前面所述，非工作侧则发生髁突向下向前向内的滑动运动（图7-17）。滑动的轨迹和矢状面有约20°的夹角，称Bennet角（图7-18）。咀嚼运动时的侧方运动轨迹还受后牙牙尖斜度的影响（图7-16）。

4. 一侧髁突的上、下滑动运动　正如上述，当后牙咬碎大块硬食物，在被咬碎的瞬间，咀嚼侧髁突作瞬间的上下滑动（图7-19）。这时关节腔被扩大，髁突呈极不稳定的状态。为了稳定髁突，翼外肌上头可产生强力收缩，把关节盘的后带最厚处拉向关节间隙增宽处（图7-20）。由此可以理解这种调节机制多么精细，一旦食物的大小和硬度超过关节韧带限度而被损伤，即可造成关节结构损伤。

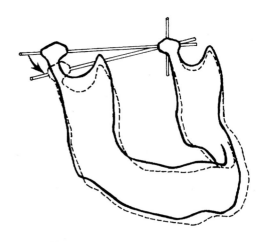

图7-17　左侧咀嚼，非工作侧（右）髁突向下、向前、向内滑动

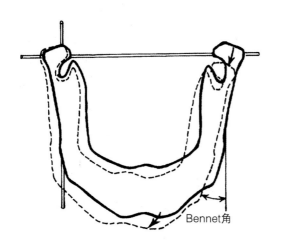

图7-18　Bennet角，约20°

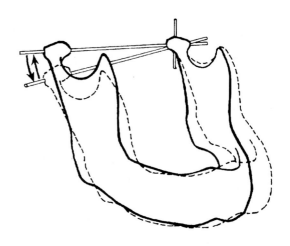

图7-19　咀嚼硬食物，咀嚼侧（右）髁突做瞬间上、下滑运动

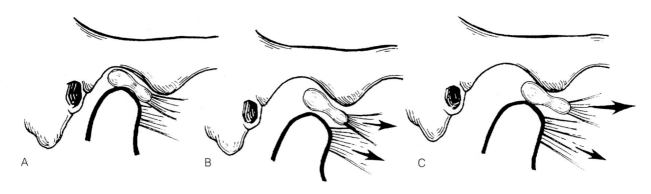

图7-20　咀嚼硬食物，咬碎的瞬间髁突向下移动

A.闭口时关节盘位置；B.咬碎硬食物时，髁突向下移动，关节间隙变宽；C.关节盘后带最厚处置关节间隙增宽处

其他的关节运动

除上述关节运动外，下颌的后退运动和下颌的闭颌运动，只是沿下颌的前伸运动和下颌开颌运动相反方向的轨迹，在关节结节前下的髁突从原处后退到关节窝内。不过当从正中位到正中𬌗位，如从咀嚼食物到牙尖交错𬌗，下颌的运动还受牙尖和𬌗关系的影响。正常情况正中𬌗还可以后退约1 mm。髁突可以后移位的解剖因素是髁突后缘和关节窝后壁之间有软组织存在。

正常下颌运动的最大值

下颌运动受韧带和关节囊的限制，因此有运动范围最大值并且可以做重复性运动，又称下颌边缘运动（border movement）。根据王毓英报道，右侧方运动为10.5 mm，左侧方运动为10.0 mm，前伸运动为10.5 mm，张口运动为48.0 mm，由正中𬌗的后退运动多在1.0 mm以内。

■ 颞下颌关节的演化背景

简要回顾人类颞下颌关节的演化过程，对理解颞下颌关节病的发病机制、临床症状及治疗原则都具有意义。

原始颌关节形成

低等动物无颌骨，也无颌关节。约在4亿年前地球出现脊椎动物，如低等的软骨鱼类，第1鳃弓形成原始上颌骨（腭方软骨）和原始下颌骨（米克尔软骨）。上下颌骨间以结缔组织联结形成不动关节（synarthrosis）（图7-21）。当低等的软骨鱼类进化到硬骨鱼类，作为原始上颌骨的腭方软骨（palato-quadrate）末端骨化为方骨（quadrate），作为原始下颌骨的米克尔软骨（meckel）末端骨化为关节骨（articulare bone）。方骨和关节骨组成可动关节，并由第2鳃弓演化成的颌骨将上、下颌联结于头骨。这个可动关节即原始颌关节（primitive jaw articulation）（图7-22）。

齿骨-鳞骨关节形成

水生脊椎动物登陆后，出现两栖类和爬行类，原始上、下颌骨骨化程度加重，上颌骨和头骨愈合，米克尔软骨前部形成齿骨（dentary bone）。约2亿年前，爬行类动物进化到哺乳类，头骨出现鳞骨，米克尔软骨前部的齿骨增大，原始的颌关节退化，形成由齿骨和鳞骨组成的齿骨-鳞骨关节（dentary-squamosal joint）（图7-23）。

颞下颌关节的形成

随着哺乳类的进化，下颌的齿骨后端向上发育成下颌支，头骨的鳞骨也越来越发育，两者逐渐联结，最后原始颌关节的方骨退化成砧骨（incus），关节骨退化成锤骨（malleus），颌舌骨退化成镫骨（stapes），构成中耳的三块听小骨、下颌支和鳞骨在上颌骨后方组成颞下颌关

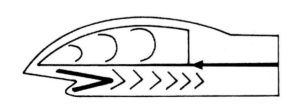

图7-21 软骨鱼上、下颌骨间为不动关节（引自张裕珠. 颌关节的演化与颞下颌关节紊乱综合征的演化背景，1987）

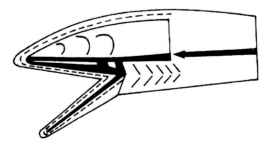

图7-22 硬骨鱼类的原始颌关节（引自张裕珠. 颌关节的演化与颞下颌关节紊乱综合征的演化背景，1987）

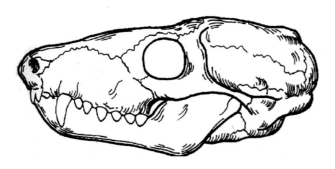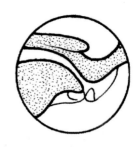

图7-23　哺乳类爬行类的齿骨-鳞骨关节（仿B. S. Kraus）

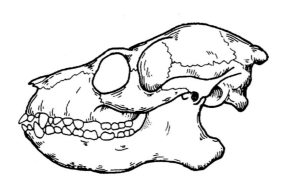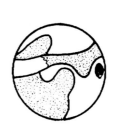

图7-24　原始哺乳类的颞下颌关节（仿B. S. Kraus）

节（图7-24）。从演化背景可知，颞下颌关节和中耳听小骨（auditory ossicles）关系密切。由于生活环境的不同和食物性质的差别，哺乳动物的颞下颌关节结构也有不同，如食草动物的关节窝和髁突接触关系相当平坦，适宜做磨研动作（图7-25），而食肉动物的关节呈球窝关系，适宜做下颌开闭运动，便于切割、撕裂、凿穿食物（图7-26）。

人类颞下颌关节的演化

1. 人类的进化和咀嚼器官的退化　在人类演化过程中，有些器官进化，有些器官退化，其中发生的结构改变以头面部最为明显。这些结构的改变主要与以下因素有关：①脑颅扩张，由于大脑皮质特别是顶叶的扩张，脑颅增高并向上扩张，颅底向前移动；②直立行走使身体重心发生改变，头部从水平悬吊改变为垂直位；③食物由

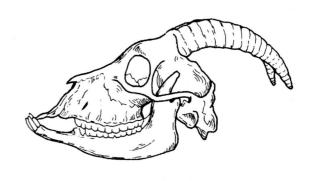

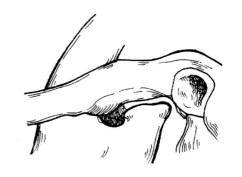

图7-25　食草动物的颞下颌关节关节窝与髁突接触平坦

生变熟，由粗变细，咀嚼器官用来防卫和觅食的功能需要越来越小，咀嚼功能相应减弱；④口腔器官成为重要的言语器官。咀嚼器官主要改变如下。

（1）牙变小，特别是尖牙缩小：牙列体积变小，由"U"形演变成抛物形，解除了上、下颌之间的锁结，使下颌骨可以进行各种方向的运动，包括各种方向的咀嚼运动，而不像食肉动物那样仅能做铰链运动。

（2）颌骨退缩变短：面颌骨退缩于颅底下，如果以颞下颌关节为中心，它的前部称颅面长，它的后部称后部颅长，猿的比例约2∶1，猿人约为1.5∶1，而现代人为1∶1（图7-27）。猿的颌骨体积为现代人的4倍。

（3）咀嚼效率提高：如果以颞下颌关节为支点，以后牙功能面为重点，由于颌骨长度变短，力臂缩短，咀嚼效率提高（图7-28）。咀嚼效率的提高可以认为对牙颌系统退化的一种补偿。

2. 现代人颞下颌关节结构变化

（1）关节结节的出现：由于大脑的扩张，脑颅增高同时变短，使关节窝前后方向向上压缩，于是在关节窝前方出现关节结节。距今约100

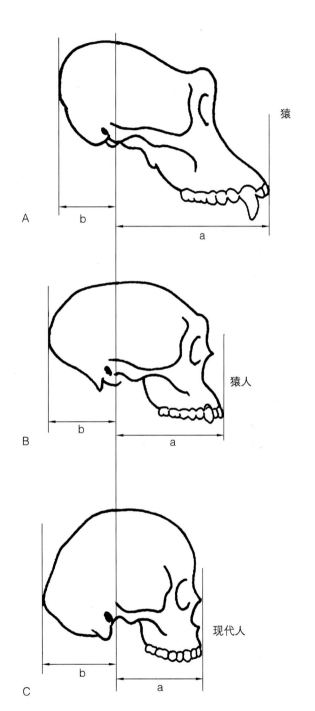

a.颅面长；b.后部颅长。

图7-27 人类进化过程中颌骨退缩变短（引自张裕珠. 颌关节的演化与颞下颌关节紊乱综合征的演化背景，1987）
A.猿，a∶b=2∶1；B.猿人，a∶b=1.5∶1；C.现代人，a∶b=1∶1

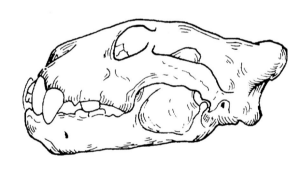

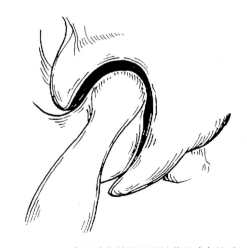

图7-26 食肉动物的颞下颌关节呈球窝关系

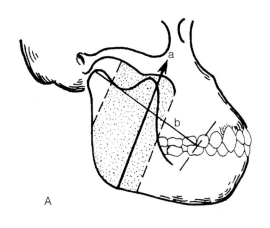

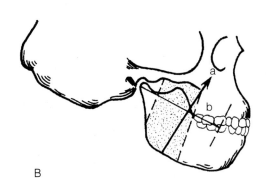

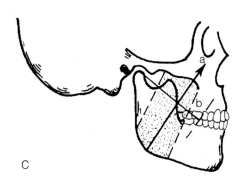

a.肌力；b.肌力到咀嚼区的距离。

图7-28　人类进化过程中的颞下颌关节。颞下颌关节咀嚼效率提高，现代人b距明显变短，咀嚼效率提高（引自张裕珠.颌关节的演化与颞下颌关节紊乱综合征的演化背景，1987）

A.猿；B.猿人；C.现代人。

万年，爪哇猿人（直立人）开始出现关节结节，北京猿人在关节窝前外侧部颞突区已经出现真正的关节结节。与此同时，相应的关节后突逐渐减弱。这说明颞下颌关节功能区由后向前移动，同时也反映了髁突向前活动的范围增大。

（2）关节窝前后径增大：根据曾祥龙等报道，距今约3 000万年的猿类关节窝前后径为23.3 mm，内外径为38.3 mm，其比例为0.607。距今约50万年的北京猿人前后径为18.8 mm，内外径为25.0 mm，其比例为0.752。距今5 000~6 000年的宝鸡华县新石器时代人关节窝前后径为22.3 mm，内外径为23.6 mm，比例为0.92。而现代人前后径为24.5 mm，内外径为24.5 mm，比例为1。随着人类的进化，关节的前后径和内外径比例增大。相对地说，前后径增大，内外径减小，说明髁突有更大向前方运动的空间。

（3）髁突变小变细：根据曾祥龙报道，距今5 000~6 000年中国新石器时代人髁突长8.5 mm，宽20.7 mm，而现代中国人髁突长6.15 mm，宽18.75 mm，相应的髁突面积也减小。可以看出，髁突随人类进化而变弱，髁突颈部也变得较为细长。

（4）髁突内外径横轴斜向背侧：从关节窝顶部透视髁突内外径的横轴，在大猩猩其与颅长轴相垂直，到北京猿人开始略向背侧，到现代人则更为明显（图7-29）。这种改变被解释为颞下颌关节由铰链运动出现较大的侧方运动时的一种适应性改建。同时髁突变细并渐渐向近中辐辏，提示髁突负重压力逐渐向关节结节消散，而不集中于关节窝顶部。

综上所述，由于人类的直立，头颅的扩增，大开口下颌后荡时受到颈椎的限制，作为一种代偿，下颌髁突向前滑动，使一些灵长类由只能作单纯的开闭口运动即铰链运动，演变为具有滑动运动功能的人类颞下颌关节。另一方面，人类进化的最高级的活动——言语和表情活动的发展，

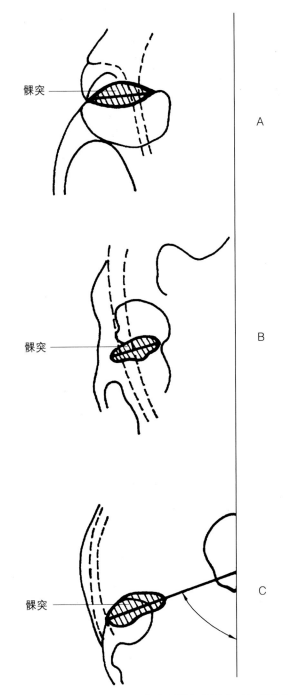

髁突 ——

A

髁突 ——

B

髁突 ——

C

图7-29 人类进化过程中髁突横轴斜向背侧（引自张裕珠. 颌关节的演化与颞下颌关节紊乱综合征的演化背景，1987） A.大猩猩；B.北京猿人；C.现代人髁突横轴斜向背侧

使过去作为生存武器用以防卫和觅食的咀嚼器官退化，颌骨缩小，颞下颌关节和颌骨变得更加轻巧灵活，从咀嚼器官进化为最高级的言语表情器官。其结果是逐渐牺牲原来的颞下颌关节稳定性

而变得具有很高的灵活性。正如人类直立后，解放了原来承担负重功能的前肢，使肩关节稳定性逐渐减弱，而具有灵活性一样，它们的结构松弛所以常常发生脱位。这种关节灵活性的增加，活动范围的增大，对于稳定性相对减弱退化了的颞下颌关节结构是一种威胁，甚至没有外力也会使颞下颌关节脱位。从演化背景来看，不节制的打哈欠，过大的开口运动，用前牙啃咬大块食物，咬过硬食物如榛子、核桃壳，甚至用牙咬瓶盖等，应被视为不良生活行为。因为它们会损伤颞下颌关节而导致发病或治愈后又复发。

■ 颞下颌关节胚胎发育

肢体关节的胚胎发育

肢体关节的发育先出现芽基，然后出现原基（anlage）。人体胚胎在第26~30天出现肢芽。上肢芽出现最早，出现于胚胎第26天。然后在肢芽中出现原基，如肱骨原基逐渐形成肱骨软骨，在软骨的节段内形成带间，中央带间的空隙形成关节腔，也就是将来的关节，因此肢体关节是一个原基。四肢关节发育的时间顺序，一是从肢体近端向远端发育，如髋关节发育早于膝关节；二是从头侧向尾侧发育，如上肢发育比下肢发育早。一般在胚胎第4.5~7周时，大的滑膜关节已初步形成。

颞下颌关节的胚胎发育

颞下颌关节发育比肢体关节晚，一般在胚胎第3.5~4个月，胚胎190 mm颅臀长度（C~R）时才完成。这可能是人类颞下颌关节在演化过程中出现较晚的缘故。颞下颌关节和肢体关节不同，不是由一个胚基形成。1970年Baume用组织切片方法对25具15 mm C~R到发育完全的人胚研究后提出，颞下颌关节由两个不同的胚基（blastema）即颞胚基和髁胚基形成。两个胚基在发育过程中有一定距离，处于相对的位置，按不同时间，朝着对方的位置生长发育。髁胚基发育早于颞胚基，形成髁突、关节盘、翼外肌及关节下腔和关节囊。颞胚基后发育形成关节窝、关节结节、关节上腔、关节囊以及关节盘和翼外肌。由两个不同来源胚基形成关节，可能解释临床上有的患者关节窝和髁突很不匹配的原因。据徐樱华研究，在胚胎70~75 mm时形成关节腔；75 mm时颞胚基和髁胚基相对生长，颞胚基到达髁胚基位置；80 mm后关节窝形成已很明显；此后，112~113 mm时可见到关节盘与髁突和颞骨已有联结；约在190 mm，胚胎4个月时，所有关节结构已完全分化；在206 mm时，髁突已有骨化形成。

在颞下颌关节胚胎发育中可以看到人类颞下颌关节演化的痕迹。在Meckel软骨退化过程中，其中间部分转化为韧带组织，主要是蝶下颌韧带（sphenomandibular ligament）、锤骨前韧带或称下颌锤韧带（mandibular malleolar ligament）和

盘锤韧带（disco-malleolar ligament）。此韧带一端固定于锤骨颈部，然后呈锥形向前下和侧方止于关节囊和关节盘的中后上方。1962年Pinto通过20具标本解剖发现此韧带，故又称Pinto韧带。Meckel软骨后端向后外到达鼓室腔，末端成为一钩状的锤骨原基。因此，胚胎发育期间，颞下颌关节和中耳相通，一直延续到270~300 mm的胚胎后期，鼓鳞裂（tympanosquamous fissure）发育才使中耳和关节分开。

了解颞下颌关节胚胎发育过程和时限，对先天性畸形的发生如第一鳃弓综合征（first branchial arch syndrome）、耳-上颌骨发育障碍综合征（ear-maxillary hypoplasia syndrome，Francois-Haustrate syndrome）、耳-下颌骨发育不全综合征（ear-mandibular hypoplasia syndrome），以及一些颞下颌关节紊乱病中出现耳症的机制和体征的分析，有重要意义。

下颌髁突

■ 髁突的临床解剖

髁突的结构与功能

四肢关节的关节头都是由强度很好的中空圆筒状长骨的一端膨大张开所形成，可提供最大的关节头面积，使关节面单位面积受力最小。在关节面上覆盖有软骨以缓冲和反弹撞击力和摩擦力。关节头内骨小梁结构都沿张力线（tension trajectories）和压力线（pressure trajectories）排列，符合生物力学原理，使其结构最轻而抗力最强。下颌髁突（condylar process）是下颌支上部延伸的一个突起，可以把下颌支后缘（posterior border of mandibular ramus）—下颌角—下颌体下缘的致密骨部分视为一个变形的长骨，而髁突是这个变形长骨一端的膨大和张开。正如以上所述，髁突可提供最大的关节头面积，使关节面单

位面积承受的咀嚼力最小（图7-30）。这种膨大和张开保证了在下颌运动中作为支点的稳定性，也为翼外肌的附着提供宽阔的基础。和其他负重关节面一样，髁突内骨小梁也都是沿张力线和压力线排列（图7-31，32）。X线影像图（锥形束CT）上可以显示各层面网状或点状的骨小梁结构（图7-33）。髁突是下颌支髁颈部向上的膨大，其向外侧面张开形成一个粗糙的钝突起的髁突外极，轻度突出于下颌支外侧骨板的平面，而髁突的内侧张开形成一个圆形突起为髁突内极，它明显比外极更突出于下颌支内侧骨板平面（图7-34）。从顶面观，髁突呈横椭圆形（图7-33B），长径垂直于下颌支，几乎成直角。髁突腹侧有两条牙力轨道和肌力轨道，即骨结构加强部分。髁突外极前方有一中央嵴延伸于下颌切迹（mandibular notch），髁突内侧极向下外延

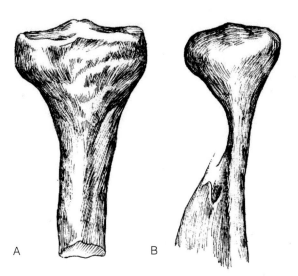

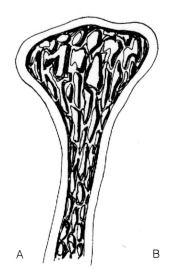

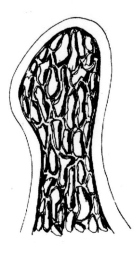

图7-30 长骨一端膨大形成关节头
A.胫骨关节头；B.下颌骨关节头

图7-31 髁突骨小梁排列适应其应力线
A.冠状面；B.矢状面

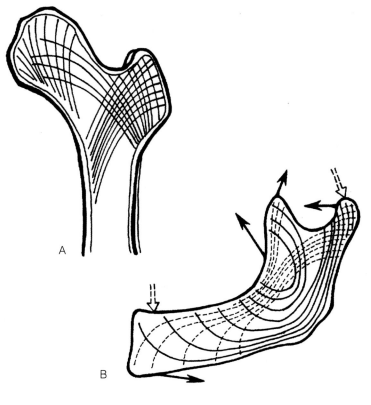

------- 张力线
—— 压力线

图7-32 股骨应力线与下颌骨髁突应力线
A.股骨应力线；B.下颌骨髁突应力线

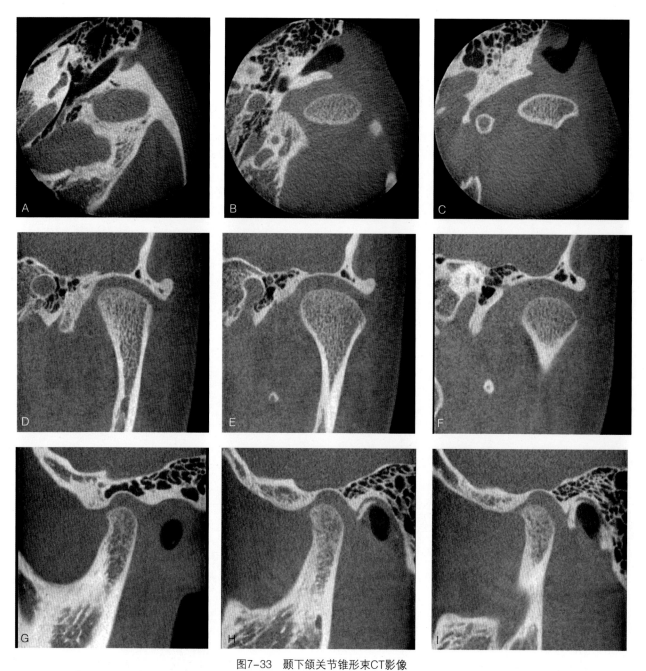

图7-33　颞下颌关节锥形束CT影像
A.上横断面；B.中横断面；C.下横断面；D.前冠状面；E.中冠状面；F.后冠状面；G.外矢状面；H.中矢状面；I.内矢状面

伸为下颌颈嵴（ridge of mandibular neck）（图7-35），在这两嵴之间为一骨凹陷，是关节翼肌凹（pterygoid fovea），为翼外肌附着处。有时在X线片上可见到这一密度降低区，为正常影像（图7-36）。髁突背侧也有两条牙力轨迹和肌力轨迹。髁突内侧极和外侧极斜向下，分别延伸为

下颌支后缘呈"Y"形（图7-37）。另一条是髁突外极斜向前下，延伸到下颌支外斜线。髁突和下颌支之间是收缩的部分，为髁颈部，是骨折的好发部位。当下颌骨或颏部受力时，应力在此处中断形成骨折，可防止向上损伤颅中窝，因此可以看作是一个保护颅底的安全阀装置。髁突和

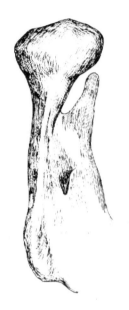

图7-34 髁突向内突出明显大于向外突出

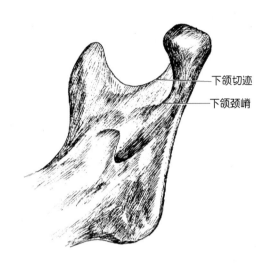

图7-35 髁突的下颌颈嵴和下颌切迹

下颌切迹
下颌颈嵴

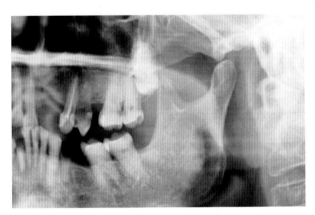

图7-36 曲面体层片显示髁突前下方低密度的关节翼肌凹

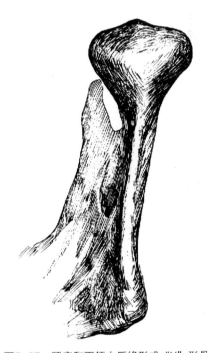

图7-37 髁突和下颌支后缘形成"Y"形骨嵴

髁颈之间多呈前倾状，使髁突辐辏向前，这样使咀嚼的应力不是直接向上传到菲薄的关节窝顶，而是传力于关节结节后斜面。1997年胡凯和周继林应用三维有限元方法研究表明，髁突前斜面是应力集中区之一。髁颈后部、喙突、下颌切迹外侧、下颌角、下颌支前中部、下颌体内侧、颏侧、下颌角、下颌支前中部、下颌体内侧、颏

部，以拉应力为主；髁突嵴顶、髁突前中部、下颌切迹内侧、下颌支后部、下颌体外侧、殆面、前牙区，以压应力为主；髁突后斜面拉压应力基本相等。1977年Standlee应用下颌骨三维光弹性应力模型发现，一旦咀嚼力达到下颌骨骨密质部分，应力即向后经下颌支传到髁突。

髁突的形态与功能

一般专著报道，髁突内外径为15~20 mm和18~24 mm，髁突前后径为8~10 mm和5~8 mm。据徐晓明等测量报道髁突内外径为20（16~23）mm，髁突前后径为10.1（7.5~11.8）mm（图7-38）。通过髁突内外极在髁突顶面连成一横嵴，把髁突分为两个斜面，前斜面窄，后斜面宽。前斜面是负重区，它和关节结节后斜面构成关节的负重区，是髁突骨质最易破坏的区域。据徐晓明测量前斜面为6.2（3.5~9.0）mm，后斜面为9.0（5.8~12.0）mm。从冠状面观髁突横嵴呈"人"字形，分为内、外两个斜面（图7-39）。内侧斜面与侧方运动的非工作侧运动有关，外侧斜面与侧方运动的工作侧运动有关。外侧斜面是关节应力的集中区，其改建活动明显，也最易遭受破坏。两侧髁突横嵴的连线向内向后相交于枕骨大孔前缘成145°~160°夹角，与水平面成约20°角（图7-40）。这种结构对防止侧方运动时侧方脱位有意义。髁突前后形成的弧度大，这和牙尖的斜度一致。髁突内外形成的弧度小，便于做侧方运动（图7-41）。

髁突的对称性

正常髁突的大小、形态是否对称，在文献资料中看法不一。不少学者报道是不对称的。但仔细考查学者研究报道应用的资料，可以看出其研究对象不能明确表明是正常颞下颌关节。由于颞下颌关节紊乱病的发病率很高（20%~60%），因此不经严格选择的资料很可能其测量对象包括了有病症的患者，其数据不能代表正常值。至于对下颌骨标本的测量，就更不能确定是否为正常颞下颌关节了。笔者严格选择正常颞下颌关节100例，选择的标准：①无任何颞下颌关节病史和症状；②开口度、开口型正常，无关节弹响和杂音；③牙列整齐，上下第一磨牙为中性𬌗关系，前牙覆盖不超过3 mm，覆𬌗的深度为上切牙切缘不超过下切牙唇面1/3；④牙弓、颌骨、颅面间关系协调，对面型无特别要求。测量结果见表7-1。

从表7-1可见，无论在关节许勒位、关节侧位断层像、下颌开口后前位像、改良颅底位像，所测量的左右髁突形态、长度、宽度、内外径、前后径、垂直角、水平角以及在关节窝内的位

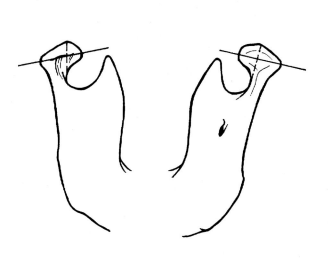

图7-38 髁突的内外径和前后径，内外径长于前后径

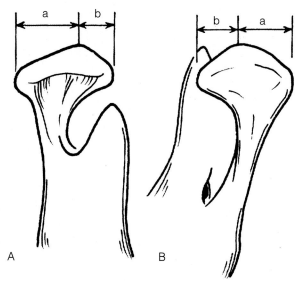

a.外侧斜面；b.内侧斜面。

图7-39 髁突内、外侧斜面

A.髁突前面观；B.髁突后面观

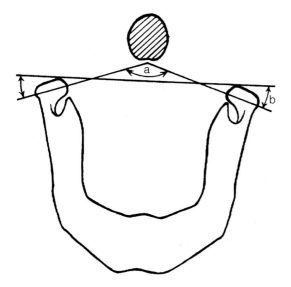

图7-40 两侧髁突内外径连线相交于枕骨大孔前缘（a），与水平面夹角为20°（b）

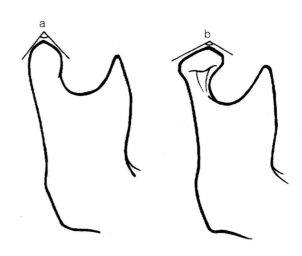

图7-41 髁突前后斜面构成的角小（a），内外侧斜面构成的角大（b）

表7-1 正常成人100例关节间隙和髁突测量平均值（mm，°）

| | 关节间隙 | | | | | | 髁突 | | | | | | | |
| | 许勒位 | | | 侧位体层 | | | 体层片和后前位 | | | | 改良颅底位 | | | |
侧	前	上	后	前	上	后	长	宽	内外径	前后径	内外径	前后径	垂直角	水平角
左	2.10	2.80	2.20	2.75	3.60	2.80	20.30	10.70	23.20	11.60	23.00	8.70	16	14
右	2.02	2.80	2.40	2.65	3.70	2.70	20.30	10.90	23.20	11.60	23.00	8.70	16	12

置，都是对称的。这在临床上诊断疾病有意义，即任何左右不对称都有可能是一侧关节存在异常。因此两侧髁突无论其大小和形态都是对称的。

髁突在关节窝的位置

一般认为，在正中𬌗位（centric occlusion，CO）又称牙尖交错位（intercuspal position）时，髁突的正常位置应位于关节窝中心。殷新民对271例正常𬌗测量结果，在正中关系（centric relation）时髁突位于关节窝中央。笔者对100例正常颞下颌关节测量结果，关节在许勒位X线片上，前间隙平均为2.06 mm，上间隙为2.80 mm，后间隙为2.30 mm，也说明髁突位于关节窝的中央（图7-42）。对正常髁突位置的了解很重要，髁突的

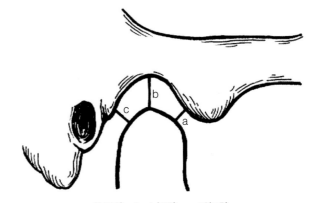

a.前间隙；b.上间隙；c.后间隙。
图7-42 关节间隙的测量

后移位使关节盘更容易前移位或脱位。在X线检查中发现髁突后移位，通常意味着可能存在关节

盘前移位，但不能作为临床诊断依据。在关节重建、关节盘手术、正颌外科手术时，必须保证手术后髁突位置的正确，否则将会引起颞下颌关节疾病。目前测量关节间隙或髁突在关节窝中的位置多采用锥形束CT，可以多方位准确测量（图7-33）。

髁突软骨及功能

髁突表面覆盖一层纤维组织和纤维软骨，这和人体其他滑膜关节覆盖的透明软骨不同。纤维软骨具有抗压力性和良好的抗剪力性，以适应下颌侧方运动的咀嚼功能。纤维软骨在有负重的髁突前斜面较厚，后斜面较薄。由浅入深可以分为4层。①关节表面层：由致密的结缔组织构成，胶原纤维排列大致与髁突表面平行。胶原纤维中有纤维细胞，成人约10列，儿童发育期为12~13列。随着年龄的增长，细胞排列减少而趋向纤维化。②增殖层：在生长发育期间为许多密集的小细胞，可见有丝分裂相，可分化出软骨母细胞和软骨细胞。此层是软骨生长形成中心，对于髁突的生长、改建和修复起重要作用，在老年人此层逐渐不清晰。③肥大层：在生长发育期肥大层细胞分泌软骨基质。成年人肥大层是胶原细胞的软骨层，有许多软骨细胞，老年人此层变薄甚至消失。④钙化软骨层：此层有钙化，又称软骨内成骨层。许多学者研究报道，增殖层在儿童青少年期活动活跃，改建功能强，老年人也有活动，但能力弱。因此提出增殖层的功能终生存在，改建活动终生不停。这是因为人在一生中牙不断地磨耗和移动或缺失，从而不断地影响两侧髁突在关节窝内的位置，而增殖层的功能就是适应这种终生存在着的改变，以取得髁突关节面和牙𬌗面的形态和功能协调。谷志远等通过免疫组化、原位杂交和透射电镜等方法发现，增殖层的深浅两层细胞的形态和功能都不一样，增殖深层已向软骨细胞过渡。他认为将增殖层分为2层更合理，那么可将髁突关节软骨分为5层，即纤维层、增殖层（增殖浅层）、过渡层（增殖深层）、软骨层（肥大软骨层）和钙化软骨层。这个增殖层，在儿童生长发育期是下颌骨生长发育中心之一。它的向上向外向后增长，决定着下颌骨升支的高度（图7-43）和两侧下颌骨髁突之间的宽度。也有的学者把髁突的纤维软骨层比作长骨的骨骺带，所不同的是长骨骨骺在生长发育停止后完全骨化不再有生长潜力，而下颌髁突的纤维软骨则有终身生长潜力。这一点在临床上很有意义，如儿童青少年时期骨折，即使错位愈合，也可经过功能改建而使髁突正位；髁突的良性肿瘤如骨瘤切除髁突后，只要保留适当长度髁突，手术后仍然可能逐渐形成新的类似正常的髁突。相反，如从下颌切迹水平即从髁突颈基底截骨，则术后不能再生。又如儿童青少年时期下颌骨或颏部受到外伤，累及髁突纤维层软骨，可引起下颌支发育受阻，导致两侧下颌发育不对称畸形；还有一些青少年颞下颌骨关节炎患者，累及髁突纤维软骨层，成年后发生两侧下颌发育不对称畸形。

■ 毗邻关系及临床意义

上 界

髁突上界是有关节盘覆盖的关节窝。关节窝顶是一层菲薄的骨板，与颅中窝（middle cranial fossa）相隔（图7-33D~F）。颅骨标本在灯光下

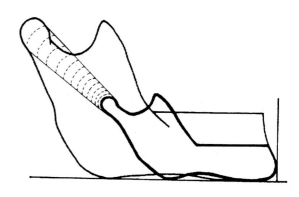

图7-43 髁突作为下颌骨生长中心之一，在生长发育时向上、向后生长

可见骨板的透光区，据张震康100例颞下颌关节断层侧位像测量，5例关节窝顶与颅中窝间没有明显的骨密质，31例仅有1 mm厚，共64例骨质厚度在2~10 mm。发育良好的乳突蜂窝可扩展到关节窝甚至到关节结节，在X线片上不能将蜂窝状影像误诊为病变。当颅部或下颌骨受到暴力打击时，髁突可致关节窝顶骨折而直接嵌入颅中窝内。关节强直手术，在施行假关节成形术断离骨痂时，不适当的锤凿或用力过猛也可引起颅中窝骨折而危及生命。关节强直患者，用机械开口器强行暴力开口，有时也可造成颅底骨折。颞下颌关节髁突手术，使用骨凿、电钻应特别注意这个毗邻关系。禁止使电钻、骨凿的工作端垂直于关节窝顶的方向，以免失手穿透关节窝顶误入颅中窝而造成严重后果。一旦造成骨折，应请神经外科医师迅速处理颅脑损伤，挽救患者生命。在使用关节镜穿刺针进入关节上腔时，也必须牢记这个解剖结构，以免刺穿关节窝顶的骨板而引起危险。

下 界

髁突下界是髁突颈部和下颌切迹（图7-33G~I）。髁颈部较细，是骨折的好发部位，因此下颌手术和髁突手术时应注意使用骨凿和电钻的力量，以免造成人为髁颈部骨折。

前 界

髁突前界是关节盘-囊复合体和翼外肌。这个复合体由关节盘前带和前伸部、部分翼外肌上头、颞前附着、下颌前附着和关节囊组成（图7-44）。这个结构对关节运动、下颌运动和维持关节盘正常位置很重要，因此在进行囊内髁突手术时应尽量保持这个结构的完整不遭损伤。髁突高位切除时，应考虑尽可能保留翼外肌的附着。据张立、马绪臣对该复合体的研究，许多颞下颌关节紊乱病患者其血管数量增多，因此手术时容易出血。在翼外肌内有颌内动脉的翼肌段通过翼外肌下头的浅面，有时在肌肉深面通过后斜向前

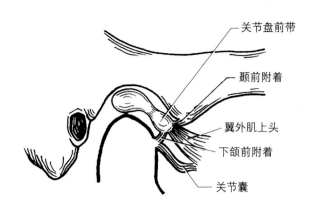

图7-44 关节盘囊复合体，由关节盘前带、颞前附着、翼外肌上头、下颌前附着和关节囊融合组成

上行于颞肌深面（图7-45）。1968年Skopakoff报道行于翼外肌浅面的占70.5%（右）和68.2%（左）。1995年Lang报道为60.6%。翼肌段血管在翼外肌内侧通过的，1936年Vogler报道只占31.6%，1947年Lurge报道仅为32.2%。由于翼肌段血管的走行，在行关节手术和髁突手术需要切断翼外肌附着时，应遵循在翼肌窝贴肌腱处和骨膜处离断，否则在翼外肌肌腹内切断，一旦切断翼肌段血管，血管断端缩入颞下窝即很难在明视下用止血钳止血，因为一般关节手术多采用耳前切口，手术野很难暴露到颞下窝，如果必须切断肌肉，也应在钳夹结扎血管之后再切断肌肉。

后 界

髁突的后界是关节窝的后壁和关节后结节（retroarticular process）（图7-33G~I）。有些人关节后结节退化很小，甚至退化不存在。关节窝与外耳道中耳紧密相连，幼儿期仅隔一层软组织，因而中耳与颞下颌关节的感染可互相蔓延，例如幼儿时期化脓性中耳炎可引起化脓性颞下颌关节炎，最后造成关节内强直。髁突后斜面内侧部分的后界为鼓板（tympanic plate），参与外耳门和骨性外耳道的构成（图7-33B，33I，46），但髁突后斜面外侧部分的后界是以软骨性外耳道为邻的（图7-33G）。软骨性外耳道不是由完整

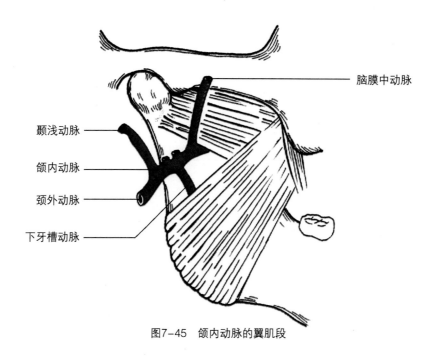

图7-45　颌内动脉的翼肌段

的软骨管道组成，部分仅是软组织，因此髁突和外耳道之间充满结缔组织和腮腺组织。这一解剖毗邻关系的临床意义是：颏部或下颌骨受到暴力使髁突向后撞击，可损伤外耳道软骨部分和骨性部分，造成鼓板骨折和外耳道软骨部分破裂，可见外耳道有渗血，有时甚至可发生髁突后脱位而突入外耳道内。在诊断和检查体征时，可利用这一解剖结构特点鉴别关节内强直和关节外强直。当关节强直发生开口困难或不能开口时，医师可将两手的小指插入患者两侧外耳道内，嘱患者做开闭口运动，尤其是嘱患者做侧方运动，如是关节外强直，髁突只要有轻度动度即可在外耳道内感觉到，一旦感到髁突有动度，就可排除关节内强直。

髁突颈部后界有颈外动脉（external carotid artery）终末支之一颌内动脉（internal maxillary artery）又称上颌动脉在此处分出，向前沿髁突颈深面走行（图7-47），关系紧密。任何关节手术不慎切断此动脉，其断端可缩入髁突深部而无法用常规方法止血，出血凶猛，有时不得不立即行紧急颈外动脉结扎术才能止血，因此必须熟悉此解剖结构。

内　界

髁突内界为关节囊内壁，关节囊内壁没有强大的侧副韧带，非常薄。关节囊的内侧深入颅底（图7-33A~F）。颅底有很多重要器官，有的是生命器官。颞下颌关节手术作耳前切口进路，从皮肤到关节囊内侧，手术野已很深，不易明视，因此要熟悉这些生命器官。关节窝内界内侧是颈动脉管（carotid canal）外口（图7-33B），颈内动脉（internal carotid artery）由此进入颅腔。它的前外方为蝶骨角棘（spine of sphenoid bone）（图7-33B，D），角棘的前方是棘孔（foramen spinosum）（图7-33B）。有脑膜中动脉（middle meningeal artery）穿过此孔进入颅中窝（图7-48）。因此任何关节髁突手术都禁止穿破关节囊内壁，以免损伤这些重要器官，否则会引起生命危险。

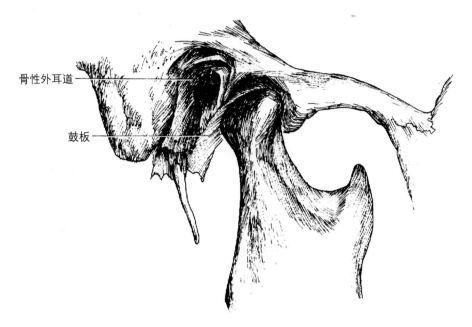

骨性外耳道

鼓板

图7-46　髁突的后界为鼓板和骨性外耳道

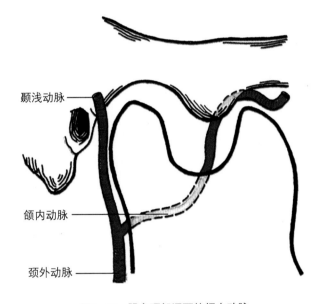

颞浅动脉

颌内动脉

颈外动脉

图7-47　髁突颈部深面的颌内动脉

外　界

髁突的外界是关节囊的外壁，外壁由颞下颌关节韧带加强，是髁突手术和关节盘手术的进路，切开关节囊才能进入关节腔。进入的关节腔是关节上腔，一旦关节上腔暴露，即可见到关节盘外侧缘紧密地附着在髁突的外极，使颞下颌关节上、下腔不交通。因此要进入关节下腔，必须切断盘和外极的联结。要注意关节盘复位后，在缝合此结构时，必须在切断关节盘外侧缘时留有2~3 mm的关节盘组织，以便关闭关节下腔时可以缝合（图7-49）。

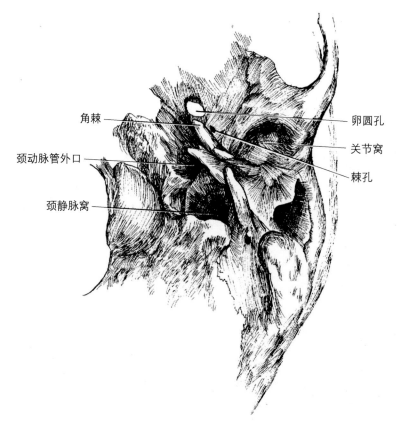

角棘

颈动脉管外口

颈静脉窝

卵圆孔

关节窝

棘孔

图7-48 关节窝（右）内侧的重要结构

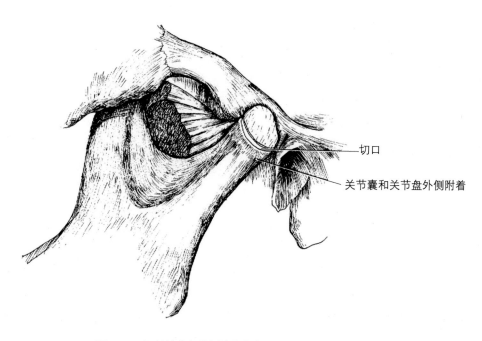

切口

关节囊和关节盘外侧附着

图7-49 切断关节盘外侧缘要留有2~3 mm组织

颞骨关节面

■ 颞骨关节面的临床解剖

颞骨鳞部（squamous part of temporal bone）的关节面位于颞骨鼓骨部（tympanic part of temporal bone）的前方，包括关节面的凹部即关节窝，和关节面的突部即关节结节。

关节窝

关节窝（articular fossa）粗观似横卵圆形，实际上外形似三角形。三角形的底边在前方为关节结节，外边为颧弓的后续部分，后内边为岩鳞裂（petrosquamous fissure）、鼓鳞裂（tympanosquamous fissure）和岩鼓裂（petrotympanic fissure）（图7-50）。岩鼓裂有神经血管穿过，鼓索（chorda tympani nerve）神经穿过此沿鼓鳞裂走向关节窝内侧下降加入舌神经。因为此神经和髁突及关节窝关系密切，有些关节病可累及此神经而出现症状。岩鳞裂在前内方，岩鼓裂在后内方，两个裂之间为颞骨岩部（petrous part of temporal bone）鼓室盖的下突（the inferior process of the tegmen）。关节窝的内边低于外边，内、外两边相交于一点为三角形的顶点，有的此处为一骨性突起呈倒锥形，称关节后结节（postglenoid tubercle）。关节窝内侧为蝶骨嵴（sphenoidal crest），关节窝的外界为一窄而低的嵴（图7-51）。嵴明显者在关节侧位像上关节窝骨密质的白线清晰，嵴不明显者关节窝骨密质白线影像不清。关节窝顶部在有的颅骨标本上呈半透明，很薄。

1987年皮昕测量关节窝顶壁厚度为1.2 mm，关节窝前后径16.12 mm，内外径为23.05 mm，深度约10.0 mm，儿童约2.5 mm。鼓鳞裂长于岩鳞裂者占47%，相等者占28%，鼓鳞裂短于岩鳞裂者占25%。关节囊后壁93.33%附于鼓鳞裂和岩鳞

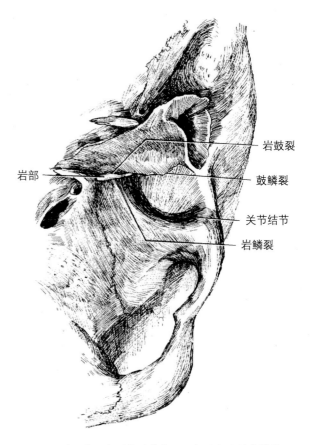

图7-50 外形似三角形的关节窝。三角形底为关节结节，三角形的一边构成关节窝的后内侧，有岩鳞裂、鼓鳞裂和岩鼓裂

裂，仅6.67%附于鼓鳞裂外，同时还附于岩鳞裂和岩鼓裂，因为两者相距很近。

关于关节窝后界的概念有两种观点。一种观点认为关节窝的后界应为岩鳞裂和鼓鳞裂，因为关节囊的后界附着在此。关节囊内关节面表面有软骨覆盖，还有关节盘，即关节囊包含着全部关节成分。反对把鼓板认为是关节窝的后界，因为在关节囊和鼓板之间没有关节成分，而是腮腺组织和脂肪结缔组织，与关节无关。因此，如果要把鼓板作为关节窝的后界，则应称为下颌窝（mandibular fossa）的后界，下颌窝包括关

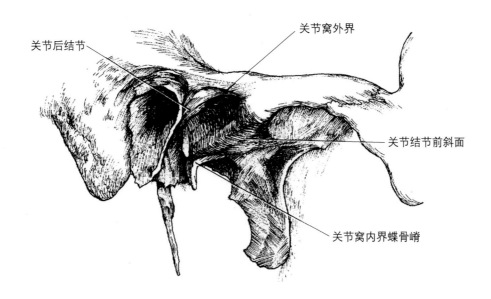

图7-51　关节后结节、关节窝外界、关节结节前斜面和关节窝内界蝶骨嵴

窝。另一种观点认为髁突运动的范围由鼓板所限制，关节窝实际上的后界为鼓板，关节窝的后界骨性标志应为鼓板。也可以说关节窝分为两部分：岩鳞裂和鼓鳞裂之前为关节窝的前部，也可称关节窝本部；岩鳞裂和鼓鳞裂之后为关节窝的后部，是无关节功能的部分。关节窝也就是下颌窝。这种分歧可能是因为第一种观点从解剖学观点出发，第二种观点从功能解剖学观点和临床解剖角度出发。因为临床上许多髁突后移位患者，其关节囊后壁和鼓板之间是软组织，因此其髁突可以后退至鼓板。在正常情况下，这种宽大的关节窝为髁突的灵活运动提供了条件，但又有关节囊附着在关节窝之内，缩小了关节窝的前后宽度，保持了关节运动时的稳定性。

关节窝前界的概念也有两种观点。一种认为关节窝的前界应以关节结节的顶部为界；另一种却认为关节窝的前界应以关节结节前斜面的前端为界（图7-51）。这种分歧可能是因为前一种是从解剖学观点看，而后一种是从功能解剖观点看。因为髁突向前运动常常超越关节结节顶部而滑向关节结节前斜面，也可以说关节窝的前界不像关节窝的后界，没有骨性阻挡，使髁突向前活动有更大的空间，可以和颞下颌关节活动的灵活性相适应。

关节结节

关节结节位于关节窝前方，颧弓根部。侧面观是一个骨性突起，正面观关节结节（articular eminence）内、外方向是一个凹面，这个凹面和髁突内外方向是一个突面相适应。关节结节有两个斜面，前斜面是颞下窝（infratemporal fossa）的延长，斜度较小，所以关节结节无明显的前界，最大开口时髁突和关节盘可滑过关节结节嵴顶而到关节结节的前斜面。如前斜面斜度大，使髁突后退困难，可发生关节脱位。嵴顶的后方为关节结节后斜面，又称髁道，是髁突运动的骨性标志。儿童生长期，随着牙的萌出，关节窝的加深，髁道变陡；老年人又可变得平坦，成年人则比较恒定。髁道斜度和髁突前伸运动的轨迹有一定的相关性。关节结节后斜面是关节窝的负重区，它和髁突前斜面构成一对颞下颌关节负重区。1987年皮昕测量关节结节斜度约在55°，外侧部分斜度小于内侧部分。关节结节的斜度和高度都和髁突运动的轨迹有关，也和𬌗有关。如斜度大且高的关节结节，髁突向前滑动时旋转程度大，关节盘向后旋转的程度也大，这就容易损伤关节盘诸附着和韧带。由此可见关节结节的功能：①阻止髁突过度向前活动；②引导髁突向前活动；③承受关节压力。

关节结节在出生时是平的，因为婴儿时期吸吮动作是单纯的下颌前伸运动。随着牙萌出，咀嚼功能发展，关节负重增加，关节结节的高度也逐渐增加。开口时当髁突沿关节结节后斜面滑动时，其向下移位的程度取决于关节结节的高度。在乳牙期或混合牙列时期，关节结节较低，因此开口时颌间距离很小，尤其在磨牙处颌间距离更小。所以儿童时期磨牙症可使萌出不久的第1磨牙和乳磨牙很快磨耗变平。关节结节一般在12岁发育基本完成。

关节窝后，从颧弓后沿弧形向下有一个骨突为关节后突，又称关节后结节，有的人存在，有的人很小或阙如，在人类进化过程中呈适应性退化。关节后结节下方即关节窝后内方，有一小区缺乏骨组织支持，相应的髁突外侧部分后方也缺乏骨组织，在此部位所构成的外耳道软骨管也不完整，有2~3条垂直裂隙（sontorini fissure），仅由结缔组织填充。这一解剖结构使髁突发生后方脱位时，髁突可脱位在外耳道内，医师用小指插入外耳道检查关节动度时，可清楚查出髁突是否有动度，有时还可查出关节盘是否有后方脱位。

■ 毗邻关系及临床意义

上　界

颞骨关节面的上界是颅中窝，容纳大脑颞叶。与关节面相邻的重要解剖结构有卵圆孔（foramen ovale），下颌神经（mandibular nerve）及导血管穿过此孔向下到颞下窝。在卵圆孔的后外方有棘孔（foramen spinosum），脑膜中动脉（middle meningeal artery）穿过此孔进入颅腔，然后分前、后两支分别经过关节窝和关节结节的颅中窝面。因此，在施行颞下颌关节手术和关节结节手术时，应十分注意这些解剖结构，不要误伤。

前　界

颞骨关节面的前界是颞下窝。颞下窝内有翼外肌、翼内肌（medial pterygoid muscle），以及在其间隙中行走的翼丛（pterygoid plexus）、颌内动脉和上下颌神经的分支。因此，前界血管神经丰富，在进行关节手术时应注意这些解剖结构。

下界、后界、内界和外界及其临床意义见前"下颌髁突"的"毗邻关系及临床意义"部分。

关节盘

■ 关节盘的临床解剖

关节盘位于颞骨关节面和髁突之间，它是人体滑膜关节中结构完整、功能复杂的唯一可运动的关节盘。其他关节如膝关节中的相似结构称为半月板，呈半月形；而颞下颌关节的半月板称之为关节盘，这是因为两个半月板合成呈卵圆形似盘状的缘故。关节盘内外径长，前后径短。外周缘厚中央薄。前后部分厚，中间部分薄。内侧部分厚，外侧部分薄（图7-52）。关节盘内外径长约22 mm，前后径长约12 mm。关节负重外侧大于内侧。关节盘把关节囊分割成互不相通的上、下两个关节腔，使颞下颌关节形成盘-颞滑动关节和盘-颌屈戌关节组成的复合关节。关节盘大部

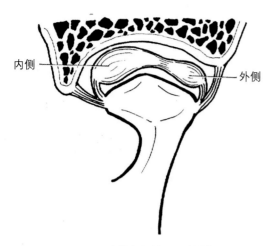

图7-52 关节盘内侧厚，外侧薄

分无血管、神经和淋巴组织，它通过滑液取得营养，仅在关节盘内外极附着处，前后边缘部分有血管。此处的关节盘损伤后有一定的修复能力。根据解剖结构和在功能运动中的作用，关节盘有以下特点。

1. 关节盘由纤维软骨组成　主要是致密胶原纤维和少量弹性纤维，因而使关节盘既有韧性又有一定弹性。纤维排列呈矢状，和关节盘承受应力方向一致。但是关节盘后带纤维排列呈多方向，三维交织呈补缀状，这种结构适应于此区关节盘承受各方向的应力，如压力、拉力、剪力、挤搓力等。

2. 纤维软骨富有弹性　可视为一种黏弹性固

体基质，在关节负重时关节盘变形大，可增大受压面积，减少单位面积的受压力（图7-53），起到两个关节面之间的垫子作用，缓冲对骨面的压力和吸收对骨面的震荡。

3. 关节盘前后部分厚，周围部分厚，中央薄，形似帽子紧扣在髁突上，对于关节盘在运动中可能发生的脱位具有生物力学限制作用，可增加和髁突的稳定性关系。如果关节在承受压情况下运动，则关节盘在变大的同时，其边缘部分变形而成为突出的嵴（图7-54），像瓶盖扣在瓶口似的，增加了关节盘和髁突的稳定性，防止在运动中关节盘脱位，形成盘-髁突的复合体结构。

4. 据测量，关节窝大于关节盘，关节盘大于髁突，而关节窝有髁突的2倍大，这种解剖结构关系使髁突活动很灵活。由于关节盘小于关节窝又大于髁突，这样就弥补了活动的灵活性可能产生的不稳定性，使关节活动既灵活又稳定，以适应关节功能需要。

5. 从关节盘前后向矢状剖面看，呈双凹形（图7-55），上、下凹面分别相对微微突起的关节结节后斜面和髁突前斜面，协调着两个凸起的关节面，避免了两个关节面的突对突的接触，使关节运动既灵活又稳定。

6. 从关节盘前后向矢状剖面看，它是一个可弯曲的不均质体，它的软硬度、厚度和弹性均不同。这一特点巧妙地调节着由于髁突从关节窝向

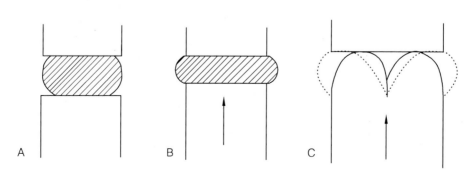

图7-53 关节盘受压后变形增大
A.未受压；B.受压时增大；C.增大时变形情况

前滑动所产生的变化着的关节间隙，使髁突向前下运动有了可能。

7. 由于关节盘的存在，使髁突在做铰链运动时，把两侧髁突的水平轴矫正为冠状轴，以利于做转动运动。

8. 关节盘的前端附有翼外肌，大部分报道是翼外肌上头，但解剖发现翼外肌下头也有附着在关节盘的纤维。后端附有双板区，双板区的上层富有弹性，构成关节盘前后一对平衡装置，以调节在髁突运动中伴有的复杂关节盘运动，形成盘-髁突复合体。

9. 关节盘和其他关节的半月板一样附着在关节囊，而颞下颌关节盘内外侧缘又同时附着在髁突的内外极，称为内外侧附属韧带（collateral ligament）或内外侧盘韧带（discal ligament）（图7-56）。它们属于真性韧带，很坚韧。这一解剖结构使关节盘和髁突成为盘—髁突复合体，当髁突向前滑动时，关节盘也随着同步运动，同时为了适应在运动中变化着的关节间隙，于双板区的弹性牵引力作用下，又以关节盘内外侧的盘韧带为运动轴向后方旋转，以完成复杂的关节运动（图7-57）。

关节盘矢状位方向按厚薄程度和位置关系分为4个区，即前带（anterior band）、中间带（intermediate zone）、后带（posterior band）和双板区（bilaminar region）。后带最厚，成人为3.4 mm，儿童2.4 mm；中间带最薄，成人为1.0 mm，儿童为0.6 mm；前带成人为2.0 mm，儿童为1.8 mm。前、中、后三带逐渐过渡，无明显分界。MRI可以清楚地显示关节盘影像，关节盘本体部（包括前带、中间带和后带）为上、下双凹黑色条带影（常被描述为哑铃形或领结形）（图7-58）。关节盘边缘清晰，与周围组织界限清楚。双板区为疏松结缔组织，表现为高信号（白色影像），所以关节盘后带与双板区可见一明确的界限，称为盘后界线。关节盘位置，闭口位时关节盘中间带位于关节结节后斜面与髁突前斜面

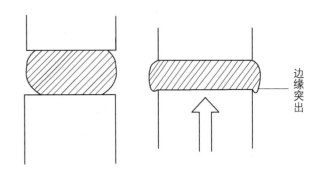

图7-54 关节盘受压后边缘突出成嵴

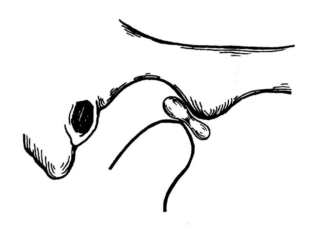

图7-55 关节盘呈双凹形

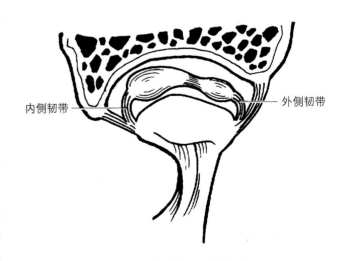

图7-56 关节盘内、外侧韧带

之间，关节盘后带后缘与双板区交界线（盘后界线）应在髁突顶附近（相当于髁突顶12点处）。开口位，关节盘哑铃状或领结形形态更加明显。关节盘中间带被"挤压"在髁突顶与关节结节之间（图7-58）。有人认为双板区不是关节盘结构，不属于关节盘本体，而是关节盘的后附着或称关节盘后垫。现将4个区的临床解剖叙述如下。

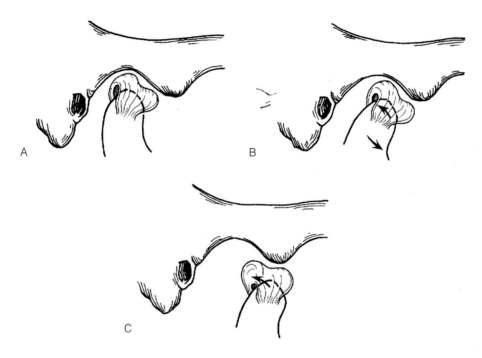

图7-57 关节盘和髁突紧密相连成为盘–髁突复合体，完成复杂运动
A.闭口；B.大开口；C.最大开口

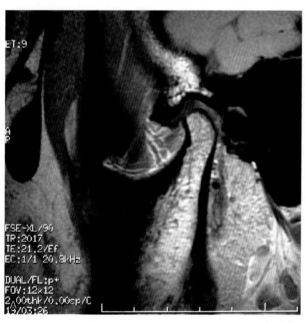
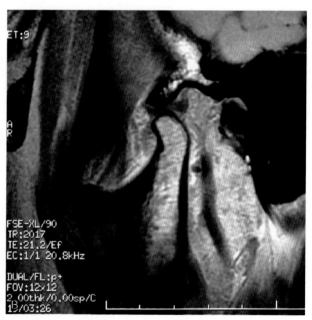

图7-58 颞下颌关节开闭口位MRI的关节盘影像
A.闭口位；B.开口位

前　带

前带位于关节结节下方，较厚，前后径小，由胶原纤维和弹性纤维组成，纤维呈前后走向，但也有纤维交错。前带前面的组织即关节盘前伸部有神经、血管，还有小动脉，表面覆盖有疏松、蜂窝型滑膜组织。前带前方有两个附着即颞前附着（anterior temporal attachment）和下颌前附着（anterior mandibular attachment）。颞前附着起自关节盘上方前缘，止于关节结节的前斜面；下颌前附着起自关节盘下方前缘，止于髁突前斜面的前端（图7-59）。这种关节盘的附着与人体其他滑膜关节的囊内韧带相似，但比较薄弱。关节盘前带前方，在颞前附着和下颌前附着之间，为翼外肌上头肌腱和前带连接。以上所述两个附着、翼外肌上头肌腱和关节囊融合在一起，称关节盘的前伸部（anterior extension）或称关节盘前区。

对翼外肌上头是否附着于关节的前带，有不同的研究报道：①翼外肌上头完全附着于髁突。②翼外肌上头既附着于髁突，又附着在前带前缘。张立等对71具尸体标本的关节盘前区进行观察和组织学研究，结果为翼外肌上头附着情况不同个体间可有较大差异。总体看，翼外肌上头既附着于关节盘，又附着于髁突，但附着在关节盘的纤维量小。③除翼外肌上头外，颞肌、咬肌也有部分肌纤维附着于关节盘、关节囊和髁突。研究报道指出，附着在关节盘的肌纤维仅占

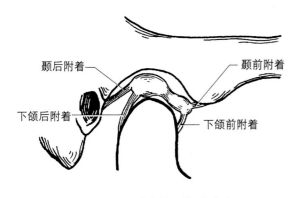

图7-59　关节盘前后的4个附着

颞后附着　颞前附着
下颌后附着　下颌前附着

10%。因此推测，翼外肌上头可能没有独立完成使关节盘向前滑动的功能，其主要作用可能是控制盘和髁突之间的距离，协调相互关系。有的学者根据翼外肌上头的起止点情况，起于蝶骨大翼（greater wing of sphenoid bone）的颞下面（infratemporal surface）、颞下嵴（infratemporal crest）及翼外板（lateral pterygoid plate）上1/5或2/5，呈扁平状向后、向外，与中矢状面成20°角，止于关节盘。当关节盘滑动到关节结节处时，其牵引力是向上方。因此分析翼外肌上头的功能是固定关节盘在关节结节处防止向前脱位（图7-60）。Bell分析翼外肌上头功能时提出，在咀嚼运动中，食物块在上下牙之间，当用力咬食物块而尚未咬碎的瞬间，咀嚼侧的下颌骨由于力矩作用使关节间隙增宽，关节内压力下降。为了保持在咀嚼运动中关节的稳定性，一方面韧带和肌肉限制了髁突过度脱位，另一方面咀嚼侧翼外肌上头产生了强力收缩，把关节盘后带的最厚处拉向关节间隙增宽处，使髁突关节盘和颞骨关节面三者保持接触。当食物被咬碎后，下颌回到牙尖交错位（intercuspal position），翼外肌上头松弛，关节盘又复原位，增宽了的关节间隙也复原位，关节内的压力由负压转为正压。翼外肌上头的肌纤维虽然并不粗大，对它的作用也有不同的看法，但是对其在关节运动中的重要性的看法却是一致的。

中间带

前带的后部是中间带，位于关节结节后斜面和髁突前斜面之间，是关节盘中最薄的部分。其前后径小，由前后方向排列的胶原纤维和弹性纤维组成，有软骨样组织。有时可见软骨基质，有软骨细胞，表面衬以纤维型滑膜组织。1975年张震康等对100例正常颞下颌关节侧位像测量代表关节盘中间带的前间隙，为2.06 mm。1987年徐晓明对40例标本测量关节盘内侧矢状断面，中间带为1.2 mm，正中矢状断面为0.7 mm，外侧矢状断

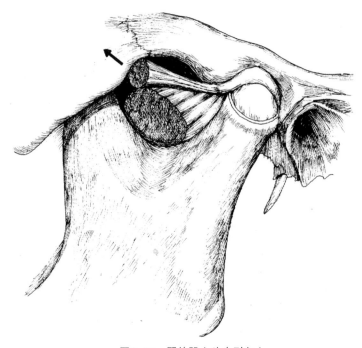

图7-60　翼外肌上头牵引向上

层为0.7 mm。因此认为此带是关节盘最薄处，是关节盘可弯曲部分。同时此区致密，无血管，无神经，是关节的负重区，也是关节盘穿孔、破裂的好发部位。

后　带

中间带的后部是后带，位于髁突横嵴和关节窝之间，是关节盘最厚的部分，也是前后径最大的部分，由前后排列的胶原纤维和弹性纤维组成，也有交错的纤维，呈三维交织的补缀状，可见散在的软骨细胞，无神经，无血管，上下衬以纤维型滑膜组织。1975年张震康在正常颞下颌关节侧位X线片测量代表关节盘后带的上间隙，为2.80 mm。1987年徐晓明测量关节盘内侧矢状断面后带为3.5 mm，正中矢状断面为3.0 mm，外侧矢状断面为2.0 mm。关节盘后带和髁突的解剖关系很重要。正常情况关节盘后带后缘在髁突嵴顶的上方（图7-58，61），一般以此来判断关节盘的位置是否正常。也是盘-髁突复合体结构是否正常的判断标志。如果关节盘后带后缘前于髁突

横嵴，则可发生开口初弹响；如再向前移位，则可发生开口中期弹响，向前移位越大，发生在开口过程中的弹响越晚；有时关节盘移位到关节结节处，可发生开口末期弹响（图7-62，63）。这个关系对进行关节盘复位术、关节盘修补术很重要，即应将移位的关节盘复位到这个正常位置，否则手术后仍可发生弹响。

双板区

关节盘后带的后部是双板区，位于髁突后斜面和关节囊后壁之间。颞下颌关节斜矢状位MRI可很清晰地辨认双板区组织。该区富含血管、脂肪和水，因而表现为髁突后上区中等强信号区，与关节盘后带分界明显（图7-58）。1975年张震康在正常颞下颌关节侧位X线片测量代表关节盘双板区的后间隙，为2.30 mm。双板区可分为上、下两层，上层起于关节盘后带后缘的上方，止于鼓鳞裂，称之为颞后附着（posterior temporal attachment）。由粗大的弹性纤维和胶原纤维组成，富有弹性。当关节盘向前滑动时，此附着

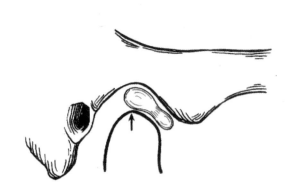

图7-61 关节盘后带的后缘位于髁突嵴顶上方（箭头所示）

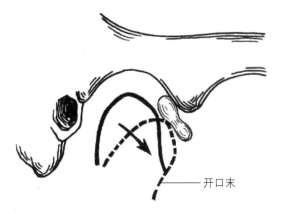

———开口末

图7-62 关节盘明显前移位。开口末髁突越过关节盘后缘，引起开口末弹响（箭头所示）

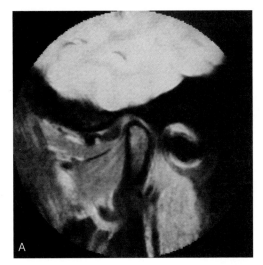

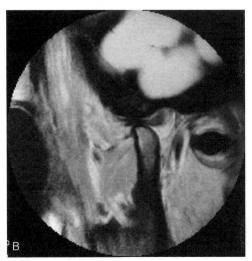

图7-63 关节盘明显前移位的MRI影像

A.闭口位关节盘前移到关节结节下方；B.开口末弹响发生后关节盘恢复到正常位置（位于关节结节和髁突顶之间）

可牵拉拉长7~10 mm，使关节盘在向前移动的同时向后方旋转，以维持关节盘和髁突在运动中的协调关系，并且和关节盘前带前方的翼外肌上头肌纤维形成一对平衡装置，保持盘-髁突复合休的正常关系。如果牵拉的程度超过限度，可受到损伤而引起关节盘移位。下层起于关节盘后带后缘下方，止于髁突后斜面后缘，称之为下颌后附着（posterior mandibular attachment），主要由粗大的胶原纤维组成，属韧带性质。在髁突向前滑动，同时关节盘后向旋转时，后带后缘可移近附着处。如过度旋转也可伤及此附着处而致病（图7-5）。双板区上、下覆盖有滑膜组织，并形成皱褶。上、下层之间为疏松结缔组织，有丰富的神经和血管。血管较粗大，交织成网状，形成血窦。当做开口运动髁突向前滑动时，髁突后区形成负压，因此所造成的空隙，由双板区血管扩张来充填，所以在关节手术时切断双板区出血很多，一般止血困难，只有使下颌回到牙尖交错位才能止血。双板区是临床上关节区疼痛的主要部位之一。

双板区是关节容易损伤的部位。损伤后，组织变性可破坏关节盘的平衡装置，以致在咀嚼压力挤压下造成关节盘移位或脱位。一旦关节盘向前移位，双板区也可移位于髁突前斜面和关节结节后斜面之间而负重，以致双板区穿孔，所以双板区是关节盘穿孔最多的部位。如果髁突明显后移位，也可压迫双板区引起退行性改变而发生颞下颌关节病。临床上多次硬化剂注射，也可以破坏双板区。在颞下颌关节紊乱病双板区组织学检查发现，有明显的纤维化、纤维变性、断裂、血管壁增厚、阻塞、数目明显减少和弹性纤维明显减少。

■ 毗邻关系及临床意义

关节盘的毗邻关系及临床意义见本章"下颌髁突"和"颞骨关节面（articular facet）"所述，此处不再重复。

关节囊和关节间隙

■ 关节囊和关节间隙的临床解剖

关节囊

关节囊（articular capsule）为结缔组织组成的包囊（图7-64），附着在关节周围，包裹着整个关节，密封关节腔，并形成两个关节腔。一般所述的关节囊比较松弛，是指的关节上腔的关节囊，即关节囊的上部。下腔的关节囊即关节囊下部，是和关节盘内、外韧带融合，比较坚韧。关节囊分为内、外两层，外层为纤维层，内层为滑膜层。关节囊前上方附着在关节结节嵴顶之前方，前内方与翼外肌上头融合，下方附着在髁突颈部，外侧附着于颧弓、关节窝骨性边缘和关节后结处，内侧止于蝶骨嵴和髁突颈部，后上方附着在鼓鳞裂、岩鳞裂和髁突颈部，互相交织、环绕成一个半球状，犹如一个碗容纳着整个关节（图7-65）。关节囊后壁附着在上述的鼓鳞裂和岩鳞裂，这些裂隙位于关节骨性关节窝内，其后是关节窝的骨性后壁为鼓板，在鼓板和关节囊之间有腮腺、神经、血管、结缔组织、脂肪组织充填，成为髁突可以后移位的解剖基础。

1. 纤维层　由致密的纤维结缔组织构成，含有丰富的血管和神经，但薄而松弛，弹性大。颞下颌关节是人体负重关节中唯一可以没有外力发生脱位而关节囊不断裂的关节。关节囊外侧有加强的部分为颞下颌韧带（图7-66），与关节囊纤维融合在一起。囊纤维层的前部没有完全封闭，而是与翼外肌上头肌腱肌膜、关节盘前附着融合在一起，使髁突利于向前滑动。关节囊纤维层后壁和双板区的颞后附着以及下颌后附着紧密结合，其内外侧和关节盘内外侧韧带融合，一起附着在髁突内外侧极。

2. 滑膜层　出生时滑膜（synovial membrane）覆盖整个关节腔。当颞下颌关节负重后，负重区覆盖的滑膜逐渐消失演变成纤维组织，仅在关节囊内层、双板区、髁突关节面和关节盘周围存在滑膜。颞下颌关节腔很小。与其他关节不同，滑膜在关节囊内层仅占整个滑膜很小部分，大部分滑膜在双板区的上下面。滑膜由疏松结缔组织构成，衬附着在纤维层之内面，薄而柔润，富有弹性。滑膜的弹性阻力较同样厚的纯橡皮大30倍，因此在髁突前后大幅度滑动时，滑膜可以伸长，对撕裂有高度的耐受力。在静止时，双板区滑膜呈皱襞和绒毛状（villi）。向前滑动时，滑膜皱

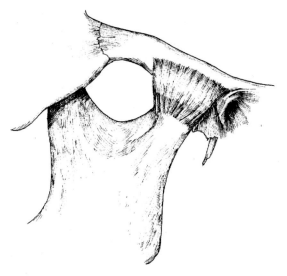

图7-64 关节囊

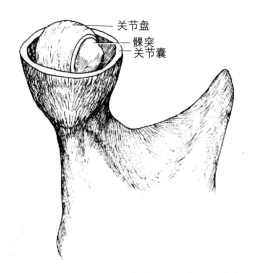

关节盘
髁突
关节囊

图7-65 关节囊似碗状容纳着髁突和关节盘

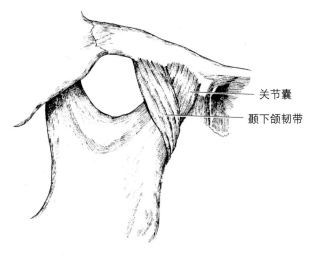

关节囊
颞下颌韧带

图7-66 关节囊和颞下颌韧带

襞（synovial folds）被拉长，皱襞消失。根据结构不同，滑膜分为3型。①纤维型滑膜：为滑膜层直接和纤维结缔组织相接。此型覆盖在关节盘中间带和后带的上、下面。②蜂窝型滑膜：即滑膜层和纤维结缔组织之间有疏松结缔组织间隔。此型覆盖在关节盘的前带前面、下面和关节囊各部的内面。③脂肪型滑膜：即滑膜层和纤维结缔组织之间有脂肪组织间隔。有关颞下颌关节滑膜研究报道甚少，因为关节小，取材很困难。

滑膜的主要生理功能有：①滑膜细胞分泌滑液，主要是黏蛋白，有滑润作用；②透明质酸的分子和滑膜基质构成滑膜屏障，使大分子如纤维蛋白在一般情况下不能由血液进入关节腔，起到屏障作用，小分子可能通过屏障，电解质可以自由渗透；③A型滑膜细胞有吞噬作用，其吞噬能力有时甚至超过吞噬细胞；④有营养关节软骨和关节盘的功能。

谷志远和张震康对颞下颌关节紊乱病关节囊组织病理观察发现，部分滑膜脱落，部分滑膜细胞层增厚。增厚的滑膜双向分化，表面层细胞长梭形，呈纤维细胞样；下层细胞多形性或卵圆形，呈上皮细胞样。滑膜表面有纤维素样物质堆积，纤维素样物质内夹杂着大量脱落细胞、细胞碎片和散在的淋巴细胞。滑膜下层和纤维囊均呈明显玻璃样变性，组织界限消失，组织内血管数量减少，血管壁增厚，血管腔变窄或闭锁，并有较多的浆细胞、淋巴细胞浸润。滑膜裂隙明显增多、增宽，个别病例可见滑膜内有软骨细胞和骨细胞。这些病理现象可能与关节发病后的免疫反应有关。

关节滑液

正常颞下颌关节仅有少量滑液，一般注射器抽吸不到。正常滑液内没有红细胞，呈清亮、淡黄色黏滞性液体。滑液的来源一般认为由滑膜组织细胞合成分泌产生，也有人认为是毛细血管和淋巴管的漏出液与滑膜细胞的分泌液的混合物。

正常滑液的理化特性和主要成分：pH7.4，比重约1.010，主要由水、透明质酸、蛋白质、电解质、少量脂质和细胞组成。细胞数为（13~180）×10⁶/L，平均为60×10⁶/L，大部分是单核细胞，有个别的中性粒细胞，但无红细胞。蛋白质均为血浆蛋白，但含量比血浆低，其中白蛋白为67%，α球蛋白为12%，β球蛋白为11%，γ球蛋白为10%。与血浆比较，其最大的区别是黏滞性高、细胞数目少和蛋白质浓度低。黏滞的特性是由透明质酸所致，它紧紧附着于滑膜、关节软骨和关节盘表面，一般冲洗不容易将它从软骨和滑膜表面去除。滑液的主要功能如同上述有滑润作用，其次是营养软骨作用。关节软骨的营养来源有三：①软骨下骨组织的血液循环，可供软骨营养；②关节滑膜内的血液循环，可供其覆盖的软骨营养；③滑液是关节软骨、关节盘营养的主要来源，因为正常关节腔内是负压。当关节负重时，关节内是正压。这一正负压交替的物理因素，使滑液流动和软骨完成代谢物质的交换。

关节囊的血供和神经支配

1. 关节囊的血供　也可以看作是关节的主要血供，非常丰富，主要来自颞浅动脉（superficial temporal artery）和颌内动脉（图7-67）。关节囊的内侧有颌内动脉、脑膜中动脉、脑膜副动脉（accessory meningeal artery）、耳深动脉（deep auricular artery）的分支。关节囊的外侧有颞浅动脉、颞中动脉（middle temporal artery）和耳深动脉。关节囊的前方有面横动脉（transverse facial artery）、颞深后动脉（posterior deep temporal artery）和颧眶动脉（zygomaticoorbital artery）。后面有耳深动脉和鼓室前动脉（anterior tympanic artery）等。这些动脉和分支穿过关节囊，彼此吻合，形成关节囊内的血管网。颞骨和下颌骨内营养动脉也有分支进入关节囊。相应的静脉围绕关节囊也形成丰富的血管丛，在其内侧和翼丛相通。有学者提出，在关节周围2 cm范围内的知名动脉，都有分支进入关节。

2. 关节囊的神经支配　关节囊主要由耳颞神经（auriculotemporal nerve）支配。耳颞神经是三叉神经（trigeminal nerve）的分支，在根部以两根神经包绕脑膜中动脉后又复合成一支，沿翼外肌深面向后走行，在髁突颈内侧进入腮腺，分上、下两支。上支几乎成直角，在腮腺上极穿

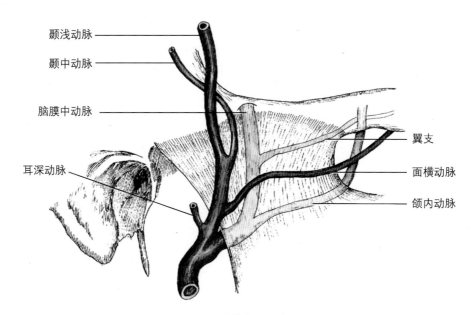

图7-67　关节囊周围的血供

颞浅动脉
颞中动脉
脑膜中动脉
耳深动脉
翼支
面横动脉
颌内动脉

出，越过颧弓根部浅面进入颞区。上支分为5个小支：①关节支；②外耳道支，支配外耳道皮肤；③腮腺支；④耳前支，支配外耳；⑤颞浅神经（superficial temporal nerves）。5个小支均有游离神经末梢进入关节囊。下支和面神经（facial nerve）的颞支、颧支相交通。关节囊除了耳颞神经外，还有咬肌神经（masseteric nerve）和颞深后神经（posterior deep temporal nerves）的关节支进入。耳颞神经经过髁突颈部后部时，发出几个分支到关节囊后部、后内侧和外侧部。咬肌神经在进入咬肌内侧面时，分出一个关节支，后又分为若干终末支，分布在关节囊的前部和前外侧部。颞深后神经在近咬肌神经处分出几个小的关节支，到关节囊的前部、前内侧及内侧部。一般来说这些神经末梢在关节囊后部比前部丰富，外侧比内侧丰富（图7-68）。

关节间隙

关节被关节囊所包裹，形成关节间隙（articular space）或称关节腔。由于颞下颌关节有完整的关节盘，将关节间隙分割成两个互不相通的关节腔。关节盘和颞骨关节面之间形成关节上腔。上腔大而松，是盘-颞关节即滑动关节，滑动运动发生在上腔。关节盘和髁突之间形成关节下腔。下腔小而紧，是盘-颌关节即屈戌关节，铰链运动发生在关节下腔。上腔容量为1.0~1.2 mL，下腔容量为0.5~0.8 mL。在正常情况下，关节腔呈潜在间隙，仅在上下关节腔前后末端滑膜反折处存在隐窝和陷凹，有滑液存积。这个解剖结构对滑液起滑润作用有重要意义。如果在颞骨关节面和关节盘、关节盘和髁突之间是接触非常吻合的间隙，在负重时，关节腔内的滑液就可以被挤出，像两块玻璃板平面间所夹液体在受压时会被挤出一样。那时关节滑液全被挤出，只有非常微量的滑液大分子吸附在关节软骨表面，不能使关节液承受压力，容易造成关节面损伤。正因为有了存积在隐窝和陷凹的滑液，在关节运动中瞬间的挤出和流入，使关节面在承受压力时，滑液于两个面之间保存和扩散，很好地保护了关节面的软骨。因此，滑液分泌减少或其性质改变，都可能影响这个功能而使关节软骨受损。近年来应用透明质酸作关节腔内注射，就是为了补充这种黏弹性物质，来增强关节腔内的流变学状态，对缓解疼痛、增加开口运动和使关节盘复位，都有一定效果。因此就产生了一个新概念，称为黏弹补充疗法，又称为黏弹外科

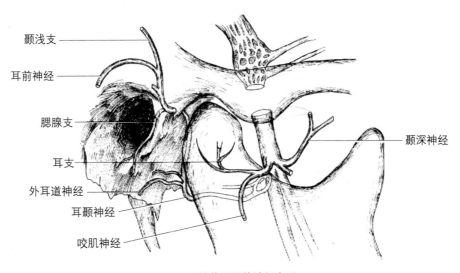

图7-68 关节周围的神经支配

颞浅支
耳前神经
腮腺支
耳支
外耳道神经
耳颞神经
咬肌神经
颞深神经

（viscosurgery）。

了解关节腔的解剖结构，对关节内镜检查诊断及关节镜外科很重要。关节腔按关节内镜解剖可以分为：①上腔滑膜后陷凹（the posterior synovial pouch）；②上腔中间区（intermediate space）；③上腔滑膜前隐窝（the anterior synovial recess）；④下腔滑膜后陷凹；⑤下腔中间区；⑥下腔滑膜前隐窝。

1. 关节上腔滑膜后陷凹（图7-69）　位于上腔的最后方。在陷凹处可见到滑膜皱襞淡粉红色，半透明而柔软，表面可见呈网状的毛细血管。腔内有压力时血管腔可关闭呈白色。关节囊内壁呈淡红色，有毛细血管分布。双板区呈波纹状，有毛细血管分布，向前可见关节窝、关节盘表面光滑，有光泽。盘后带隆起为白色致密结构。关节盘随开口运动可移动。

2. 关节上腔中间区（图7-69）　位于关节盘中间带，间隙很小，可见关节结节后斜面和关节盘中间带，二者紧贴。表面光滑，发白，有光泽，无血管，质地致密。盘中间带微小隆起，呈乳白色，随开口运动可移动。

3. 关节上腔滑膜前隐窝（图7-69）　位于上腔的前方，可见关节结节嵴顶部，表面光滑呈白色，有光泽。隐窝处可见滑膜，可见血管，关节结节嵴顶和滑膜紧贴。还可见到关节囊前方的内壁，此处无明显滑膜皱襞，当做开口运动时，随着关节盘向前移动，此隐窝可变大。

4. 关节下腔后陷凹　位于关节下腔最后方，可见髁突后斜面，光滑，微突起，色白，有光泽，质硬，无血管。与它对应的是关节后垫（retrodiskal pad）上的滑膜组织，质柔软，像垫子一样，有较多血管。有时可见滑膜皱襞。

5. 关节下腔中间区　间隙很小。关节盘呈灰白色，但有光泽。

6. 关节下腔滑膜前隐窝　位于关节下腔最前方，是关节腔中最小的一个。可见髁突前斜面，平滑而光亮，发白，无血管。相应地可见到关节盘前带，表面不平，微微突起。此处的滑膜血管少，比其他滑膜弹性小，可见到少量滑膜皱襞。当开口运动关节盘前移时，此隐窝稍微扩大。关节镜的异常所见有：关节盘糜烂、变性、变形、表面粗糙，关节盘移位、变薄、穿孔和破裂；滑膜充血、肿胀、渗出、增生、糜烂和小溃疡；关节骨面软骨剥脱，骨面裸露；关节腔内有絮状物和悬浮液，纤维素样渗出、出血，关节盘和关节面粘连，以及瘢痕条索等。

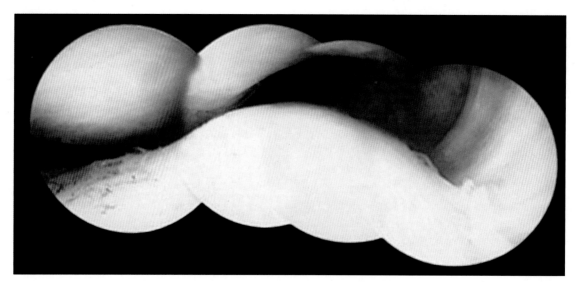

图7-69　颞下颌关节上腔关节内镜解剖

■ 毗邻关系及临床意义

因为关节囊包裹着整个关节，故其毗邻关系及临床意义见本章"下颌髁突"和"颞骨关节面"部分。

关节韧带

■ 关节韧带的临床解剖

韧带是一个完整关节的组成部分，是关节的附属结构，可位于关节处，也可在关节的远处，主要由致密的胶原纤维组成，也有少许弹性纤维参与。韧带的厚度和结构各关节变化很大，如承受全身重量的最大压力韧带是足的距韧带，它在维持足的纵弓中起重要作用，因此该韧带非常坚韧。而颞下颌关节的韧带比较薄弱，这是和颞下颌关节具有更大的活动灵活性有关。韧带的主要功能是稳定关节，限制和引导关节运动。关节韧带分为囊内韧带（intracapsular ligament）和囊外韧带（extracapsular ligament）。颞下颌关节囊内韧带有关节盘内侧韧带（collateral ligament）、关节盘外侧韧带（discal ligament）、下颌前附着、颞前附着、下颌后附着和颞后附着共6条。这些囊内韧带有的是真性韧带，如关节盘内侧韧带、关节盘外侧韧带、下颌后附着；有的是变形了的韧带，如下颌前附着、颞前附着、颞后附着。囊内韧带已在前叙述，本节主要讲述囊外韧带。颞下颌关节囊外韧带有颞下颌韧带、蝶下颌韧带（sphenomandibular ligament）和茎突下颌韧带（stylomandibular ligament），共3条。此外有的学者把翼下颌韧带（pterygomandibular ligament）和Pinto韧带也包括在内。有的学者把关节囊也归属于一种韧带，称囊韧带（capsular ligaments）。如果把这些均列入韧带范畴，颞下颌关节囊内、外韧带共有12条，囊内6条，囊外6条。而颅下颌关节则共有24条韧带。可见这个关节功能之复杂。

颞下颌韧带

颞下颌韧带是关节囊外侧的加强部分，相当于其他滑膜关节的侧副韧带（collateral ligament），而内侧阙如。因此，可把两侧颞下颌关节韧带视为颅下颌关节两个侧面的侧副韧带。韧带呈不规则四边形，为带状韧带。通常上面基底宽，起于颧弓根部和关节结节，止于髁突颈部后外侧的粗糙骨面上。此韧带分为两层，浅层起于颧弓根部下面和关节结节下面的小嵴，起点较宽，向下后方呈扇形止于髁突颈部后外侧。有时咬肌肌腱也参与浅层部分。深层起于关节结节下面并与关节盘的附着融合，呈柱状束，水平走行，止于髁突外极、髁突颈部及关节盘的后外部

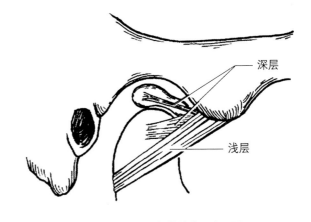

图7-70 颞下颌韧带的浅层和深层

分（图7-70）。颞下颌关节韧带的功能如下。

1. 在下颌静止时，颞下颌关节韧带维持下颌骨于姿态位（postural position）。

2. 小开口运动，下颌下降约2 cm时，即髁突做铰链运动，此时颞下颌韧带浅层部分变得紧张，限制髁突进一步脱离关节窝。因此再做大开口时迫使髁突和关节盘向前滑动，起到引导作用。

3. 在大开口运动髁突滑动到关节结节嵴顶时，韧带的深层部分变得紧张。韧带纤维的走向由水平向变为几乎是垂直向，起到了把髁突、关节盘和关节结节三者紧密联结在一起的作用，使之不脱开，保持了盘-髁突复合体。此时翼外肌的上头也变得紧张，把关节盘固定于关节结节，保持了盘-髁突复合体的有机结构。

4. 闭口时，下颌后退到正中位，髁突又回到关节窝。此时韧带又变得紧张，限制髁突再向后退。在后退运动中，韧带的深层部分也同样协调着盘-髁突复合体。

5. 由于韧带的不能伸拉性，下颌骨运动，无论是开口位或下颌后退到正中位，既不能过分向前运动，也不能过分向后运动，其极限运动都受到韧带的限制，所以产生了下颌的边缘运动范围。这种边缘运动，无论有无牙𬌗关系，都可以重复或复制。这对修复义齿、确定髁突的正常位置很重要。

6. 由于两侧颞下颌韧带的加强，像一副夹板，在下颌做侧方运动时可以防止侧方脱位。

7. 在做侧方咀嚼运动时，工作侧髁突沿髁突升支后缘轴转动。由于髁突内外径长，前后径短，呈椭圆形，而且髁突的横轴不是水平轴，因此，髁突要完成转动，就必须向外移动以作为代偿，在其向外侧移动时，又受到了颞下颌韧带的限制，即必须以颞下颌韧带的止点为中心，做位置的移动（图7-10）。

蝶下颌韧带

在人类演化过程中，Mekel软骨中间部分退化演变为韧带组织，即蝶下颌韧带，起于蝶骨角棘和鼓鳞裂，向下向外走行，呈扇形，止于下颌小舌（mandibular lingula）处（图7-71），覆盖进入下颌孔（mandibular foramen）的下颌神经血管束。韧带上部分的外侧为翼外肌和耳颞神经，内侧是咽壁、咽静脉丛、鼓索神经（chorda tympani nerve）以及脂肪组织，再向下是韧带和

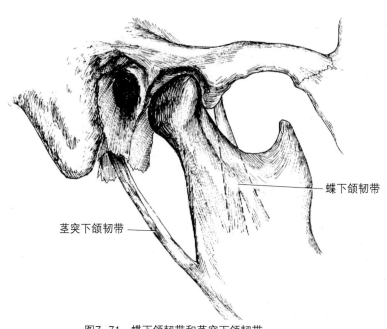

图7-71　蝶下颌韧带和茎突下颌韧带

下颌神经血管束之间部分的腮腺深叶组织，韧带下部分内侧是翼内肌。此韧带的功能是：当大开口时，此韧带紧张。有限制下颌过度开口和过度前伸的作用，起到了悬吊下颌骨的功能，并且在以下颌孔为轴做下颌滑动运动时，保护了下颌神经血管束。由于韧带远离关节，所以对关节运动的限制作用是有限的。

茎突下颌韧带

起于整个茎突，沿腮腺内侧向下向前，和颊咽筋膜、翼内肌筋膜融合向下，止于下颌角的后表面粗糙骨面上（图7-71）。此韧带是颈深筋膜的增厚部分，是腮腺和下颌下腺分隔的解剖标志。此韧带的功能是当下颌前伸时紧张，有限制下颌过度前伸的作用，是大开口的制动装置。但是在小开口时此韧带松弛。有时此韧带有钙化甚至骨化。和蝶下颌韧带一样，此韧带远离关节，故对关节运动的限制是有限的。

1962年Pinto通过20个头颅颞下颌关节解剖发现，在中耳的锤骨（malleus）和关节盘之间有一韧带，此韧带是胚胎发育过程中Mekel软骨中间部分退化的残余，一部分成为蝶下颌韧带，一部分成为此韧带。此后，不少学者经过解剖和组织学研究证实确有此韧带，故称Pinto韧带。该韧带起自锤骨颈部（neck of malleus）和前突（长突）（anterior process），分两束，内侧束经岩鼓裂后附着于蝶下颌韧带，称锤骨前韧带（anterior ligament of malleus）；外侧束经岩鼓裂止于关节囊的内后方以及关节盘，又称盘锤韧带或称下颌锤韧带（malleomandibular ligament）（图7-72，73）。有的学者从标本上观察到，当下颌前伸时该韧带明显紧张，移动关节盘时，可见锤骨向前向内移位，同时鼓膜内陷。因此，颞下颌关节紊乱病发生的许多耳症，可能与此解剖结构有关。

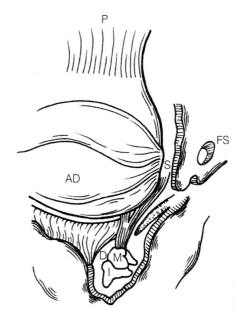

I.砧骨；M.锤骨；FS.棘孔；P.翼外肌；AD.关节盘；S.锤骨前韧带；D.盘锤韧带。
图7-72　锤骨前韧带和盘锤韧带与关节的关系（仿刘吉余等，锤前韧带与颞下颌关节的解剖关系，1989）

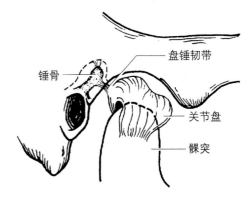

图7-73　盘锤韧带与关节盘的关系

■ 毗邻关系及临床意义

囊内韧带的毗邻关系已在"下颌髁突""颞骨关节面"及"关节盘"部分中叙述。关节囊过度松弛，可以做关节囊缩紧术（capsule tightening procedure）。囊外韧带目前尚无外科手术适应证。

临床应用

■ 颞下颌关节囊内髁突高位截除术（耳前切口）

手术设计解剖原理

此手术进路过程中最主要的障碍也是最主要的难点是避免对面神经（facial nerve）颞支（temporal branches）和颧支（zygomatic branches）的损伤。因为大多数从面神经总干分出后经腮腺上极向前上方向走行于关节囊的浅层，因此是打开关节腔的必经之路。面神经的颞支和颧支很细小，一旦损伤可以造成部分面瘫。如果此手术进路过程没有此解剖障碍，那么髁突高位截除术就很简单，可以称为小手术。为此，不少学者设计多种手术进路，做了多次改进。现在介绍的术式是作者多年来数百例的手术经验，也是目前国际上最常用的、公认的最佳手术设计。

1. 切口隐蔽，瘢痕最小 手术垂直切口设计在耳屏和耳轮脚前，耳轮脚、耳屏、耳垂与面部交界处的皮肤皱褶内（图7-74），垂直切口和皮纹基本一致（图7-75）。手术的斜行切口是在垂直切口耳轮脚处，以120°~150°角向前到发际内（图7-76），因为在发际内术后不会显露瘢痕。在术前向患者交代手术时，几乎每一位患者都对在脸上切口造成瘢痕表现担忧，但是笔者数百例手术的经验证明，按照上述切口设计，正确切开，正确缝合，手术后瘢痕很小，几乎所有患者包括女性青年都没有抱怨。要注意，如果将垂直切口设计在皱褶处之前，即使只有几毫米或1 cm之差（图7-77），其美容效果也相差甚远。

2. 手术进路暴露好 手术切开皮肤，翻开两个组织瓣，髁突可直接显露在手术野，因此暴露好。如果需要应用颞肌筋膜瓣修复，则可将发际内切口沿长，切取组织，如果在手术台上，因病情有改变需要扩大手术到关节结节甚至下颌切迹处，只需将垂直切口向腮腺颌后区延伸即可继续手术，两端延长的切口都在隐蔽处（图7-78）。

3. 面神经颞支和颧支得到保护 有的手术切口设计为角形切口（图7-79），笔者早年手术也采用此切口，但必须在角形切口的水平切口解剖，面神经的颞支才可得以保护。在解剖过程中，即使非常小心，也难免对神经造成机械损

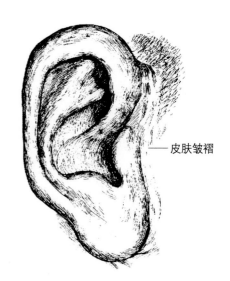

图7-74 耳前皮肤皱褶

—— 皮肤皱褶

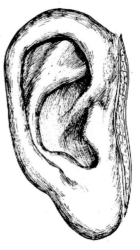

图7-75 耳前垂直切口

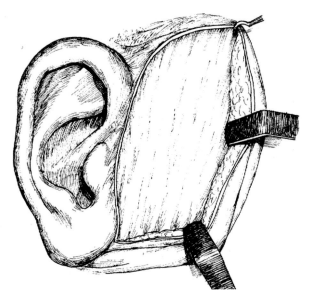

图7-76 垂直切口和斜行切口形成耳前切口

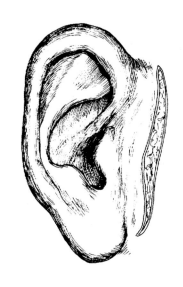

图7-77 位置错误的耳前垂直切口

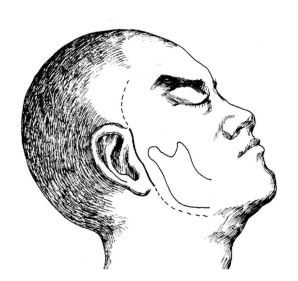

图7-78 耳前切口必要时可向两端延长

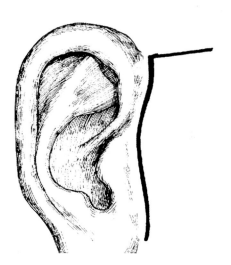

图7-79 耳前角形切口

伤，因而在术后相当时期内可有部分面瘫。此手术设计是在颞区将颞深筋膜翻开，越过颧弓后，再向下将覆盖在关节表面腮腺上极的腮腺鞘（parotid sheath）（腮腺鞘内包裹着腮腺上极组织）一并翻起，由于颞区的颞深筋膜和腮腺咬肌区的腮腺鞘是在一个层面，而面神经颞支和颧支被包裹在该组织瓣中，在腮腺上极前缘穿出腮腺鞘，止于额肌和眼轮匝肌（图7-80），因此当翻开该组织瓣显露关节囊时，面神经的颞支和颧支因被包裹在腮腺鞘中而得到保护，一般情况手术过程中并不暴露面神经，所以术后不会发生暂时性面瘫。

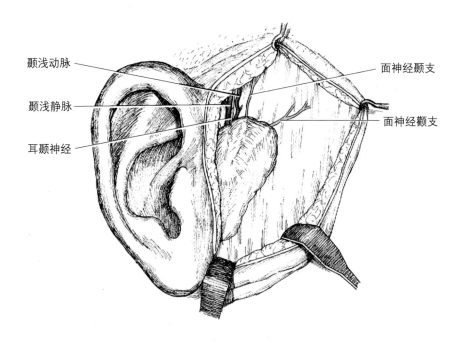

图7-80　面神经颞支和颧支从腮腺上极穿出

标注：颞浅动脉、颞浅静脉、耳颞神经、面神经颞支、面神经颧支

手术进路中解剖结构辨认

1. 面神经及其分支　这是手术中最需要辨认的组织。如果有面神经刺激器，则很容易确认，只要用电极刺激辨认组织有面部表情肌收缩即可确认。临床上一般靠肉眼辨认，面神经呈银白色，有光泽，呈实性线状。主干粗约0.2 cm，分支粗为0.03~0.10 cm。如果肉眼辨认有困难，戴上放大2倍的手术放大镜也可很清楚地确认。与面神经容易发生混淆的组织有：①在纯剥离时造成的筋膜细条，有时也有光泽，但仔细辨认不难看出该细条不呈实性线状，而是细丝束状；②小动静脉，其粗细相似，但没有银白色光泽，色稍暗，不呈实性线状，用止血钳轻轻挑起时为细瘪状，当然，如果有血充盈则可确认；③腮腺导管（parotid duct）灰暗无光泽，中空发瘪可以鉴别。

2. 关节囊及其外侧的颞下颌韧带　在翻开腮腺鞘和腮腺组织瓣后，即可见一疏松的结缔组织包裹，其外侧为较致密的颞下颌韧带，从颧弓关节结节处斜向后下，止于髁突颈后部，比较容易辨认（图7-81）。

3. 髁突　在颧弓下缘切开关节囊（图7-82），即可进入关节上腔（图7-83），可见到关节盘，但见不到髁突，除非是关节盘脱位，所以只有切开关节盘外侧附着，进入关节下腔才可见到髁突（图7-84）。有时当骨关节病髁突明显破坏时，切开关节下腔见不到髁突，但仔细探查仍可见到髁突骨面。

重要解剖结构的保护和挽救

1. 面神经　正如前面所述，此手术设计使面神经得到保护，但在翻开组织瓣时要注意以下三点：①必须从颧弓骨膜下紧贴颞下颌韧带和关节囊翻开，才能把面神经颞支和颧支包裹在组织瓣内，否则容易误伤；②翻开组织瓣向前时，可被垂直切口末端耳垂处的切口所限制，为了松解切口，可适当延长浅层的腮腺咬肌筋膜，但不能将切口深及腮腺组织内，否则可在此处切断面神经（图7-85）；③切口的发际部分，不能过多地向前延伸，包括相应颞区颞深筋膜瓣，否则可在此处误伤面神经的末梢部分，如果需要延长，只有

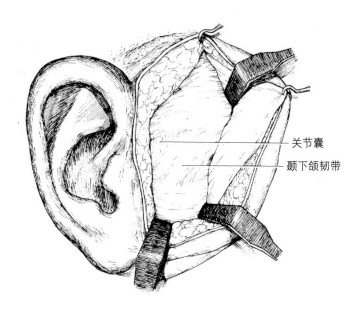

图7-81 暴露关节囊和颞下颌韧带

关节囊
颞下颌韧带

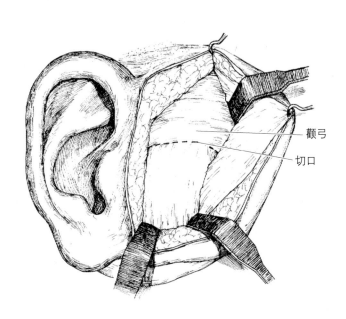

图7-82 在颧弓下缘切开关节囊

颧弓
切口

切开皮肤，不切开深筋膜，才可不误伤神经（图7-86）。在翻开组织瓣时，如果遇到出血点，禁止盲目用止血钳钳夹止血，因为血管常常和面神经伴行，而应先用纱布压迫止血，血止后，移开纱布，看清出血源后准确钳夹出血的小血管以止血。如果在手术中面神经暴露，而组织有出血，不要用纱布擦血，以免摩擦损伤面神经，而应该轻轻压迫片刻蘸血，暴露的面神经可用盐水纱布覆盖，以免暴露在干燥的空气中因失水而损伤。如果必须解剖面神经，分离面神经应保护神经鞘膜，即用小弯止血钳，在神经鞘膜和腮腺组织之间纤维结缔组织中间分离，一旦发现面神经切

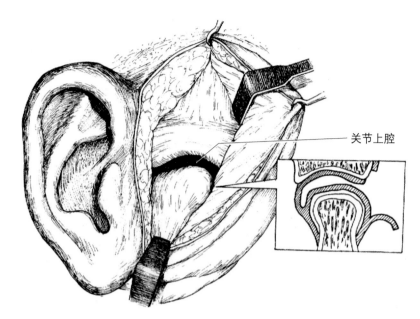

图7-83 暴露关节上腔

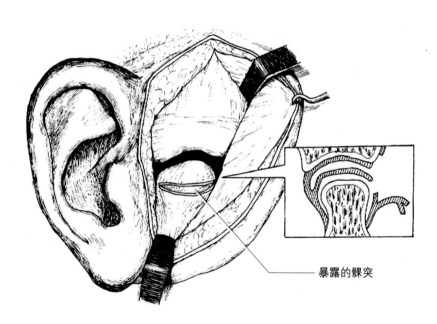

图7-84 切开关节盘外侧附着

断，应在关闭手术野前即刻作神经吻合，最好在手术放大镜下做神经外膜束膜联合缝合术。

2. 关节囊内壁和关节窝顶 应用电动牙钻截骨时，应该选用小圆钻头，在髁突外侧向内侧钻排孔。钻孔时要准确了解髁突内、外径和位置，先钻进髁突外侧骨密质，阻力较大，然后有

一失落感提示钻头进入骨松质。一旦钻头又遇阻力，即表明钻头已钻入髁突内极骨密质，此时应稍稍进入骨密质即停钻，以免全层钻透髁突内板骨密质，失手钻破关节囊内壁而进入颅底。当电钻完成排孔后，可选用薄的小骨凿，较轻一凿，要截除的高位髁突即可凿开取出。若残留髁突内

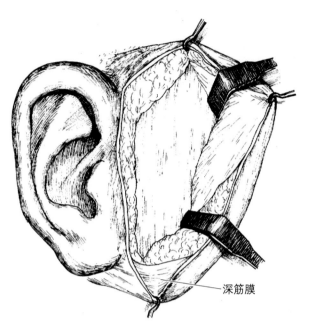

图7-85 延长垂直切口末端不切开深筋膜

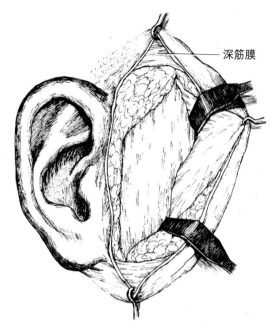

图7-86 延长发际部分的切口不切开深筋膜

极骨质，可在明视下凿下取出。如果应用来复骨锯，更应在术前X线片上确定髁突横径的宽度，锯骨时宁浅勿深，以免刺破关节囊内壁。在使用骨凿电钻和骨锯时，禁止将工作端垂直朝向关节窝顶，以免穿透关节窝顶菲薄的骨板而进入颅中窝。万一刺穿关节囊内侧壁或关节窝顶部骨板又有大量出血时，应密切观察生命体征，及时输血，局部填塞明胶海棉或止血纱布，立即请神经外科医师会诊协助紧急处理。

3. 颌内动脉 如图7-47所示为颈外动脉终末支之一，从髁突颈部后方深面分出，向前内方向进入翼肌内。使用电钻截骨，在钻头迅速转动时容易把周围软组织绞入而误断颌内动脉。颌内动脉离断后，断端缩入髁突深面可引起大出血。因此，在使用电钻或骨锯时，应该用宽的弯骨膜分离器置于髁突颈部后方，即置于髁突和关节囊后壁之间，以保护颌内动脉。一旦误伤颌内动脉，用止血钳止血常常失败，应迅速用止血纱布和明胶海棉紧紧填塞，同时做颈外动脉结扎术的准备，一旦止血失败，应迅速做紧急颈外动脉结扎术。

解剖结构和手术操作技巧

1. 翻开耳前皮肤瓣 由于此区皮下是一层疏松结缔组织，血管少，同时又有皮肤到深筋膜的垂直走向的细小结缔组织束的连接，翻开皮肤瓣时应请助手向前拉紧切开的皮肤瓣，显示皮肤和深筋膜的连接处，术者用15号小圆刀或11号尖刀，将刀刃和组织面呈45°角，做锐剥离，一旦切断垂直纤维束，被拉紧的皮肤瓣即迎刃而掀起，可迅速于数分钟内完成翻开皮肤瓣，几乎不出血。如果渗血多，表示锐剥离层次不准，过浅、过深都会渗血明显。

2. 翻开颞区筋膜瓣 此组织瓣的浅面是颞肌肌膜，两者之间是颞浅间隙，几乎无血管，切开后可用手术刀柄迅速推开而没有渗血。分离到颧骨弓处，因此处与骨膜融合，必须用刀做锐剥离才能分开。翻越颧弓剥离腮腺鞘时，因为腮腺鞘深层与关节囊外壁和颞下颌关节韧带紧密联结，并且有面横动脉从腮腺深层分出穿入关节囊，因此此处宜做钝剥离。结扎切断面横动脉分支后，翻开组织瓣。

3. 翻开腮腺鞘组织瓣 在相应的皮肤垂直切口处，可见颞浅动脉从腮腺实质中于髁突后区穿出到浅面，因此可用小弯止血钳沿颞浅动脉，从浅面钝剥离向足侧，在髁突和外耳道软骨之间的疏松结缔组织内分离，结扎切断颞浅动脉后，可将此组织瓣翻向前方，显露关节囊。

■ 颞下颌关节盘复位/修补术（耳前切口）

手术设计解剖原理

关节盘最常见的移位是盘前移位和盘前内移位。移位的解剖学标志是关节盘后带后缘前于髁突横嵴。因此当开口时，髁突横嵴越过关节盘后带后缘而发生开口初弹响。移位越大，开口时发生弹响的时间越晚（图7-62）。根据组织病理学研究，关节盘移位患者，双板区被拉长，并有退行性改变。因此，手术复位的原理是缩短双板区组织，使向前移位的关节盘重新拉向后方。手术切除组织而缩短的长度，取决于关节盘向前移位的距离（图7-87）。如果关节盘前内移位，则可在双板区做楔形组织切除，缝合时使关节盘向外向后复位（图7-88）。

关节盘修补术是指关节盘穿孔时应用手术予以修补。穿孔常见部位在双板区，并常常伴有关节盘前移位。因此，关节盘修补术就是切除双板区的穿孔部位，并缝合创缘，切除的设计原理同上。

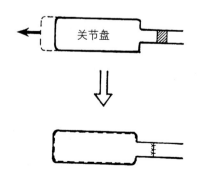

图7-87　双板区做矩形切除缝合后使关节盘后移复位

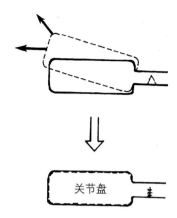

图7-88　双板区做楔形切除缝合后使关节盘向后外移而复位

手术进路中解剖结构辨认

皮肤切开后进路同前文"颞下颌关节囊内髁突高位截除术"。当切开关节囊进入关节腔时，一般很容易找到关节盘，因为关节盘为白而光滑有韧性的纤维板结构，介于髁突和关节窝之间。但在关节盘移位、破裂和严重退行性改变时，则不易找到。此时不要误认为没有关节盘，应扩大关节腔，多数情况是关节盘在关节腔内侧或前方，有时仅仅残留关节盘的碎片，仔细探查即可发现。

切开关节囊暴露关节下腔后，一般很容易找到髁突。但是当髁突发育过小，或髁突骨质破坏后变小变短时，髁突往往处于关节窝深处，仔细分离软组织后才能找到。

重要解剖结构的保护和挽救

按图7-85翻开瓣后，必须仔细在颞下颌韧带-关节囊这一层面的浅面翻开，才能不误伤面神经颞支和颧支，由于这一层面和翻开的组织瓣之间没有潜在间隙，尤其在患有关节囊滑膜炎的患者，这一层次还有组织粘连，因此要仔细辨别。通常颞下颌韧带-关节囊组织致密，有光泽，有时面神经颞支和颧支走向变异，紧贴关节囊而过，更应注意，宁可在较深层面翻开组织瓣而不误伤面神经。如果在关节囊后上方发现有几乎呈垂直向上走行的神经（图7-89），这不是面神经颞支，而是耳颞神经。

解剖结构和手术操作技巧

在暴露关节上腔做"T"形切开时，其水平切口应位于颧弓和关节窝外侧的骨面上。因为关节囊和颞下颌韧带是附着在骨膜和骨面上的，所以此处应切到骨面，用锐骨膜分离器贴骨面剥离才能将其分开，然后暴露关节上腔。在暴露关节下腔时，必须水平切断外侧关节盘韧带才能掀起关节盘的外侧部分，暴露关节下腔。要注意切开外侧关节盘韧带时，应留有2 mm附着在髁突外极的关节盘，以便手术结束关闭关节下腔时进行缝合，这一点很重要。

颞下颌关节间隙很狭小，手术操作难度大，所以在施行关节盘复位或修补时，应扩大关节间隙。扩大的办法有：①使用增宽关节腔维持器（图7-90）。将两根直不锈钢针分别打入关节结节和髁突外侧极，使两针彼此平行，以便安装增宽关节维持器。需要注意不锈钢针进入的方向、部位和深度，不得误入颅腔。②如没有增宽关节维持器，可用手术巾钳夹在下颌角处，请助手牵拉巾钳向足侧，即可扩大关节腔（图7-91）。

双板区血供丰富。在缩短双板区或修补双板区穿孔手术中，为了预防出血，在切开组织之前，应先用直角小止血钳于双板区后附着处钳夹之后再予切开（图7-92）。在切除松弛的或穿孔的双板区组织时，必须在双板区后附着之前以及关节盘后带的后方各留有2~3 mm组织，以便缝合。

在关节盘复位或修补术中，识别双板区和关节盘后带很重要，一般来说辨认不困难，因为双板区是有丰富血管的结缔组织，比较薄，而关节盘后带为坚韧的无血管的白色有光泽纤维板结构，比较厚。一旦后带退行性变，也可变得菲薄，并有血管长入，但仍较坚韧可以区别。当关节盘已复位，准备完全关闭关节下腔之前，必须进行复查，此时可令下颌骨处在牙尖交错位，以帮助确认关节盘后带的后缘位于髁突横嵴的后方，才是复位的正确位置。

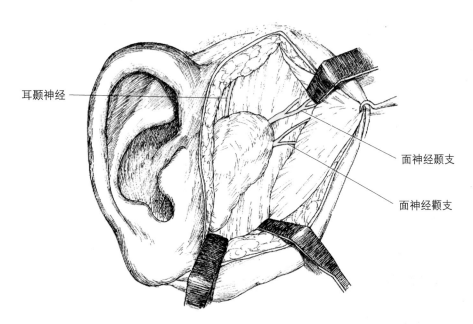

图7-89 关节囊相应处垂直走向的神经为耳颞神经

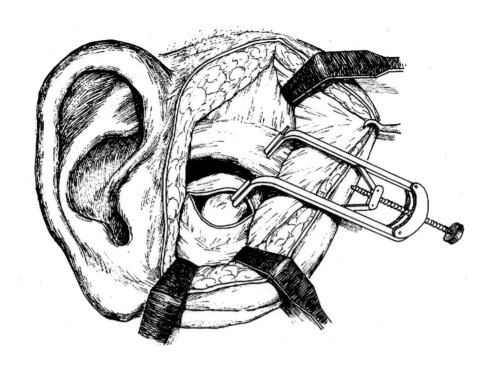

图7-90　用增宽关节腔维持器扩大关节间隙

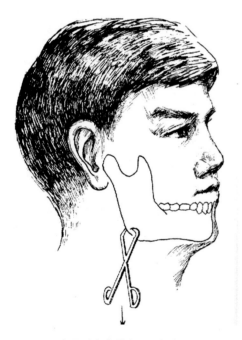

图7-91　用手术巾钳夹下颌角处拉向足侧

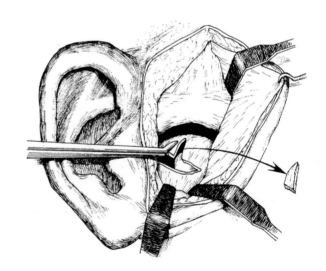

图7-92　用直角小止血钳夹双板区，再切除关节盘组织

■ 颞下颌关节盘摘除术（耳前切口）

手术设计解剖原理

一旦关节盘前带、中间带或后带穿孔或破裂不能自行修复，目前又无理想的修补材料，有时即使没有穿孔，但是关节盘已经明显退行性变，组织变性松解，甚至瘢痕化，就应结合临床症状予以摘除。

手术进路中解剖结构辨认

关节盘破裂一般容易辨认，关节盘明显穿孔辨认也不困难。小的穿孔较难发现，应扩大关节腔用探针来证实。变性的关节盘可以明显变薄，呈松解状，失去坚韧而富有弹性的正常关节盘结构，并且可以见到充血，仔细辨认并不困难。

重要解剖结构的保护和挽救

1. 双板区血管丰富，应钳夹止血后再切断。

2. 剥离内侧关节盘韧带时，因连接紧密，并在关节窝内侧，手术野小，剥离困难，必须在明视下切断（图7-93），或用小骨膜分离器钝剥离，不能盲目切割，以免切破关节囊内壁而误入颅底结构。

3. 在切断关节盘前伸部时，因此处有翼肌附着，血管丰富，应在关节盘前带和翼外肌附着之间血管少的部位切断，不能盲目深入颞下窝切断翼外肌肌腹，以免误伤颌内动脉翼肌支。

解剖结构和手术操作技巧

摘除关节盘的顺序是：首先用刀切开外侧关节盘韧带，掀起关节盘外侧缘，用组织钳夹住关节盘外侧缘前部，紧贴关节盘前带处予以剪断。然后用组织钳夹住关节盘前带向外牵拉，显露关节盘内侧盘韧带的前份，在明视下切断前份、中份和后份。此时关节盘的外、前、内侧缘大部分已断离，可以拉出关节窝，仅有双板区相连。最后在止血钳钳夹后切断双板区后附着，摘出关节盘。这种操作顺序出血最少，即使出血，也容易止血。如果有残留的关节盘，也容易在明视下取出。

■ 高位颞下颌关节成形术（耳前切口）

手术设计解剖原理

颞下颌关节强直（ankylosis），根据强直的部位和范围，分为高位颞下颌关节强直和低位颞下颌关节强直。高位强直的部位限在关节窝和髁突，即骨融合区在下颌乙状切迹以上，不累及下颌乙状切迹和下颌支骨质，因此形成假关节的颞下颌关节成形术的部位就在关节部位本身。选择耳前切口，有切口隐蔽、进路最短、暴露最好的优点。如果强直的范围累及下颌乙状切迹，则不宜选用耳前切口，而应选用颌下切口。

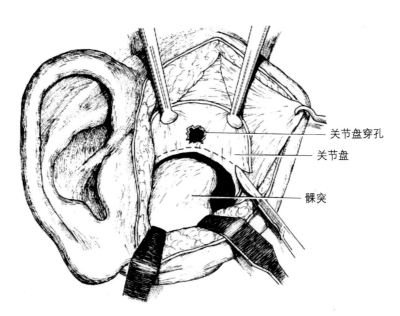

右侧标注（自上而下）：关节盘穿孔、关节盘、髁突

图7-93　在明视下切断深部关节盘内侧缘

手术进路中解剖结构辨认

切开关节囊和颞下颌韧带后，即可直接暴露强直的关节部位。有时因病变部位原来有化脓性炎症，所以关节囊和颞下颌韧带组织不好辨认，而是一层瘢痕结缔组织。术中首先应能辨认关节强直的骨融合区，又称骨痂。骨痂和正常骨组织稍有不同，骨痂是几乎没有血管的骨密质，骨质坚硬，略呈球状。其次应该确定骨痂的范围，如果术前诊断无误，应能在骨痂的前方找到下颌乙状切迹标志。骨痂后方可以分离出后缘，手术可以进行。如果找不到以上所述两个标志，则说明骨痂范围过大，已涉及下颌骨乙状切迹，此时应延长耳前切口，扩大手术野，或改行颌下切口。

重要解剖结构的保护和挽救

在进行颞下颌高位关节成形术中，主要保护的解剖结构是位于髁突颈部后内侧的颌内动脉。由于骨痂形成，颌内动脉常有解剖位置的移位。因此，在截骨时必须用器械阻挡骨痂周围的软组织，以免电锯或电钻进入软组织而误伤颌内动脉。一旦误伤颌内动脉，出血凶猛，唯一可能止血的方法是终止手术，用止血纱布或明胶海绵填塞止血，如果失败，应立即作紧急颈外动脉结扎术。主要保护的解剖结构还有骨痂上界的颅中窝。只要术前正确判断骨痂的上界，在关节窝以下的范围截骨，可不伤及颅中窝。在使用骨锯、电钻时，禁止朝向颅底方向。在使用骨凿凿断骨痂时，禁止使用暴力。一旦误伤颅中窝，应迅速请神经外科医师会诊处置。

解剖结构和手术操作技巧

1. 截骨的部位　当手术野暴露骨痂后，要判断骨痂和正常骨质的界线，然后在正常骨质处截骨，才能截断骨融合形成假关节。如果截开部位选在骨痂内，骨痂范围小尚时可截开，当骨痂范围大，尤其是内侧累及颅底部时，则截骨有累及颅底的危险，应该特别注意。

2. 截去骨痂的技巧　首先在骨痂以下正常骨质内作第1条截骨线，然后在其上方约1 cm处骨痂内作第2条截骨线。只要截骨正确，第1条截骨线容易断开，此时关节强直即可解除，下颌即可活动。第2条截骨线因为在骨痂内，如骨痂范围小，截骨线已是骨痂的全厚，也容易截开。但往往骨痂很深，不能全部截开。因此，截骨后只能去除外侧部分骨痂，然后在明视下，使用咬骨钳或小骨凿小心去除骨痂。此时应注意不能伤及骨痂后内侧软组织，以免误伤颌内动脉。骨痂去除达深部时，应在明视下去骨，不要伤及骨痂内侧界的软组织。否则容易误伤颅底重要解剖结构而引起生命危险。

3. 使用电钻、电锯和骨凿的技巧　在保护好周围软组织以后，才能使用电钻。一般先使用圆钻钻排孔（图7-94），然后用裂钻截骨。钻孔时电钻应垂直骨面，先在正常骨质内作第1条截骨线，进入骨密质，阻力较大，一旦有落空感即表示电钻进入骨松质。如果电钻阻力又稍增大，即表示已进入内侧骨密质，此时不应钻透，仅钻少许即停，以免穿出骨质进入深部软组织而误伤神经和血管。如果用电锯，可先用摆动锯，技巧同上述。然后再做第2条截骨线，因为截骨线在骨痂内完成，所以术前应通过X线或CT，判断骨痂的范围和深度，也不要完全截开内侧部，以免误伤深部组织。去除骨痂时，应用小骨凿，适度将第1条截骨线凿开，禁用暴力，一般比较容易凿开。凿骨方向应垂直骨面，不能凿向颅底方向。然后凿开第2条截骨线，将骨痂取出。

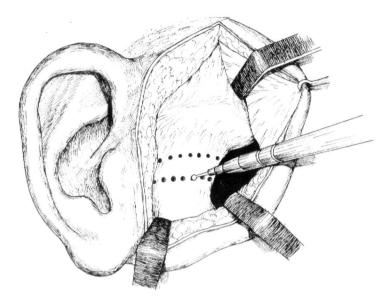

图7-94 用圆钻作两排截骨孔

（傅开元 张震康）

参考文献

1. 张震康, 傅民魁. 颞下颌关节病. 北京: 人民卫生出版社, 1987:1-39.

2. 张裕珠. 人类进化过程中的颞下颌关节功能紊乱症. 中华口腔科杂志, 1982, 17(3):173-176.

3. 曾祥龙, 林久祥, 黄金芳, 等. 新石器时代人骨颞下颌关节的研究. 人类学学报, 1986, 5(4):346-351.

4. 史宗道. 中国大陆居民的颞下颌关节紊乱病负荷有多大? 第七次全国颞下颌关节病学及𬌗学研讨会暨国家级继续教育《颞下颌关节紊乱病及口颌面疼痛的基础与临床进展》学习班论文汇编. 2008: 75-76.

5. 傅开元, 张万林, 柳登高, 等. 应用锥形束CT诊断颞下颌关节骨关节病的探讨. 中华口腔医学杂志, 2007, 42(7):417-420.

6. 张震康, 赵福运, 孙广熙. 正常成人颞颌关节100侧X线分析. 中华医学杂志, 1975, 2(2):130-132.

7. 谷志远. 颞下颌关节紊乱病的组织病理学及软骨生物学. 见: 谷志远, 傅开元, 张震康. 颞下颌关节紊乱病. 北京: 人民卫生出版社, 2008: 49-64.

8. 王瑞永, 马绪臣, 张万林. 健康成年人颞下颌关节间隙锥形束计算机体层摄影术测量分析. 北京大学学报（医学版）, 2007, 39(5):503-506.

9. 张立, 孙丽, 马绪臣. 翼外肌上头与颞下颌关节盘关系的研究. 中华口腔医学杂志, 1998, 33(5):267-269.

10. 杨晓萍, 张绍祥, 刘正津. 开、闭口位颞下颌关节的塑化断层、磁共振形态对比研究. 第三军医大学学报, 2004, 26(16):1473-1475.

11. 皮昕, 李春芳, 王纪. 颞下颌关节窝和关节结节与脑膜中动脉关系的应用解剖研究. 口腔医学研究, 1990, 6(2): 67-69.

12. 皮昕. 关节盘锤骨韧带在颞下颌关节功能紊乱中对听力的可能影响. 口腔医学纵横, 1986, 2(1): 3-4.

13. 刘吉余, 安惠民, 徐樱华, 等. 锤前韧带与颞下颌关节的解剖关系. 华西口腔医学杂志, 1989, 7(2):87-89.

14. 谷志远, 胡莹, 张银凯, 等. 兔髁突软骨组织学分层的实验研究. 上海口腔医学, 2005, 14(1):33-36.

15. DuBrul EL. The craniomandibular articulation. In: EL DuBrul(ed). Ed. Sicher's Oral Anatomy, 7th ed,St Louis:The C V Mosby, 1980: 174-209.

16. Lang J. The Temporomandibular joint. In:J Lang (ed). Clinical Anatomy of the Masticatory Apparatus and Peripharyngeal Spaces, 1st ed, New York: Thieme, 1995: 57-63.

17. Cooper BC, Kleinberg I. Examination of a large patient population for the presence of symptoms and signs of temporomandibular disorders. Cranio, 2007, 25(2):114-126.

18. Ikeda K, Kawamura A. Assessment of optimal condylar position with limited cone-beam computed tomography. Am J Orthod Dentofacial Orthop, 2009, 135(4)：495-501.

8

唇、颊、腭、舌

概　述

■ 唇、颊、腭、舌的解剖特点

　　唇、颊、腭、舌组成了口腔的主要部分。软腭后部及舌根后部参与组成口咽腔（图8-1）。口腔位于口咽腔之前，两者通过环状结构间隔，其环状结构包括上部的软腭、两侧扁桃体前弓和下方的横跨舌后部的轮廓乳头。了解口腔及口咽腔的解剖特点具有重要的临床意义，因为发生在这两个部位的疾病过程完全不同。图8-2显示了头面部表面分区及相应的矢状位分区。

　　口腔内和形成口腔边界的重要结构包括：上方的硬腭；上前方的上牙槽嵴和上前牙；侧方的颊部；后方的腭舌弓和轮廓乳头；下前方的下牙槽嵴和下方的口底。舌的口腔部分占据口腔的中央。

　　口腔表面全部由黏膜覆盖（角化或未角化的鳞状上皮），包括颊黏膜、牙龈黏膜、腭黏膜、舌下黏膜及舌黏膜（详见第1章"黏膜和皮肤"），在黏膜下层内均有小涎腺分布，分布最多的部位为唇黏膜下层、颊黏膜下层及腭黏膜下层。黏膜的厚度只有几毫米，口腔及口咽腔的黏膜之间无明显界限。唇皮肤侧的表面标志对于先天性及后天唇畸形修复具有重要临床意义，口腔黏膜及黏膜下腺体则在口腔肿瘤发生方面具有重要的临床意义。在口腔黏膜表面的任何部位都可以是鳞状上皮细胞癌的原发灶的发生部位，而良性多形性腺瘤和唾液腺的恶性肿瘤可发生在有小唾液腺存在的口腔内的任何地方。

■ 唇、颊、腭、舌的功能运动

　　唇、颊、腭、舌形成口腔，发挥语言语音、吞咽、食物搅拌及吸吮等功能。其中，进食及语言语音是人类口腔的两个最重要的功能。

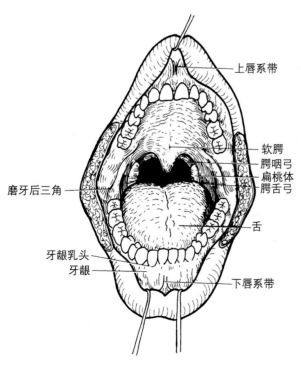

上唇系带
软腭
腭咽弓
扁桃体
腭舌弓
磨牙后三角
舌
牙龈乳头
牙龈
下唇系带

图8-1　口腔

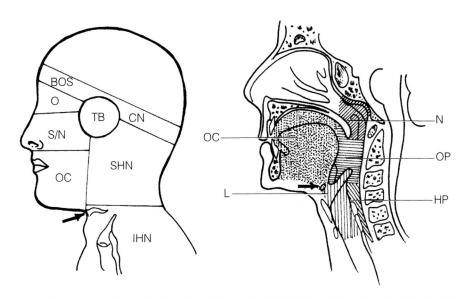

BOS.颅底；CN.脑神经；SHN.舌骨上颈部；IHN.舌骨下颈部；OC.口腔；S/N.鼻腔上颌窦；
O.眼眶；TB.颞骨；N.鼻咽腔；OP.口咽腔；HP.下咽腔；L.喉区域。
图8-2　头颈部分区。舌骨上颈部（SHN）是指鼻腔上颌窦（S/N）区及口腔（OC）后部的
组织区域；舌骨以下（箭头所指为舌骨）为舌骨下颈部（IHN），其中包括喉区域（L）

吞 咽

进食运动包括3个基本过程：①食物输入，即将食物摄入口腔中的运动；②食物加工，即在口腔中形成食物团的运动；③食物输出，即吞咽运动。在正常的进食过程中，这3个过程是可以区别的。在口腔中，上述3个运动的相互重叠又使其一体化。将食物摄入口腔中的运动形式取决于食物的稠度。液体通过吸吮而被摄入口腔中，然而婴幼儿摄取液体的方式又不同于成人。固体食物的摄入是用手指或餐具把食物送入口中。因为液体通过口腔时几乎不需要准备工作，因此液体和固体食物在口腔中的加工过程不同，进而液体和固体的吞咽运动也不尽相同，同时食团的大小也影响吞咽的运动。整个吞咽系统的重要部位是气管与食管的交叉部位。

正常情况下，吞咽运动将食团由口腔前部快速流畅地运往食管。吞咽由随意运动开始，将口腔内的食物运往咽腔的入口（腭舌弓处），从此入口开始向下即为不随意运动。以下将对正常吞咽运动的连续观察加以描述。

1. 吸吮　喂养婴儿时，首先将乳头放入婴儿口腔使其进行吸吮。在口腔中，乳头包括乳晕部分被拉长，乳头颈部在上牙龈及舌尖之间被夹紧，舌尖抵在下颌牙槽嵴的牙龈黏膜上，嘴唇噘起，在乳晕的前方将口腔封闭，乳头的开口接近于硬软腭交界处，口腔的后方由带有张力的向前的软腭与舌根共同封闭。液体由下颌摄入，并进一步对乳头产生负压而将其拉至静止长度的3倍。然后，下颌向下向前运动，使在上牙龈和舌尖之间的乳头颈变窄至静止状态下的一半，舌尖在下颌后。在吞咽时，舌尖前部受乳头压迫，舌背中线部分形成沟，并将液体挤入，然后舌背和软腭分离，使液体从舌背逐渐下滑，速度加快，进入咽腔。当食物在腭舌弓部位时，软腭向后抬起，并与咽增殖体及咽后壁紧密接触，咽后壁的上部向舌根方向运动，共同将液体由口腔后部挤向下方。同时喉抬高，向后呈弓形，会厌向后反转，声门关闭，下部食物通道开放，咽部在舌根水平开始周期性的波动性运动。显然，增殖体和扁桃

体在婴儿吸吮时有生物机械功能。所以，人工喂养工具如奶瓶等，其设计及制造就是取决于对正常吸吮机制的理解。

2. 饮液体　成人欲将液体饮入口中，首先通过前伸的唇与容器位置较低的边缘接触，杯子倾斜直到液体与唇接触，上唇进入液平面，此时舌背与硬、软腭接触，阻塞口腔，由于舌的向后运动使口内产生负压，将液体吸入口腔。由于舌根与软腭的紧密接触，以及舌的侧缘与牙龈、上牙接触，防止了液体从舌后和舌侧溢出。吞咽运动是从腭部与舌由前向后的接触增多开始，同时舌根降低，使此过程与液体被吸入口时的运动波相反，下颌上升至咬合位，建立起可以使肌肉工作的必要条件。当液体由口腔前方至口腔后方时，在腭舌弓部位有短暂的停留，这时软腭缩短、增厚、上抬，与咽后壁接触，腭部由于腭帆提肌的作用形成角度向后向上，咽腔与软腭以环的形式关闭鼻咽口。液体通过腭舌弓后，两侧腭舌肌形成环状收缩将口腔关闭，只留下自舌背向下的开口。液体到达会厌水平时，会厌向后与咽后壁接触。在此水平之上，舌根进一步向后运动，与咽后壁接触，作为咽腔的一个收缩环向食管方向运动。

3. 固体食物的吞咽　一个人正常直立时，由外鼻孔至气管的呼吸道开放。软腭由上至下为悬垂状态，与舌根接触。在咽腔的前壁（软腭的鼻腔面）与后壁之间存在一条宽而深的通道。舌骨位于下部，与息止状态的下颌骨下缘平行，处于悬吊位置，由上、下舌骨肌及咽肌保持平衡，舌骨大角的尖部较舌骨体的位置稍高。

在处于正常位置情况下，食物以不同的方式被送入口腔后，口腔的块状食物通过舌尖的传送进入口腔深部，为咀嚼做好准备。在60~70次咀嚼后，块状食物变成碎末状，但咀嚼的次数变化很大，取决于食物的性质。此时食物碎末继续由舌混合，由唾液湿润，最终成为球状体。这个生物化学过程的目的是使食物形成一个可塑的流线

形，以通过恰好适应其形状的弹性管道。

食物团准备工作完成之后，位于腭舌之间，这时下颌通常上升至咬合位置。从这个稳定的位置开始，口腔的前部及后部被封闭。前部由唇封闭，主要由口轮匝肌完成；后部由软腭及舌根紧密接触而封闭。软腭与舌根的接触动作主要由腭帆张肌完成，此肌肉的肌腱绕过翼钩后水平位于硬腭后方。而牵拉软腭向下向前的肌肉为腭舌肌。

舌尖运动使舌的高度变化，是吞咽的开始，它由前向后与腭部紧密接触，将食物团向后挤压，通过腭舌弓进入咽部的开口。这种平滑、主动的收缩波动是由位于舌内肌的神经肌梭来控制的，其中起到最主要作用的是位于舌前1/3与中1/3交界部位的上部纵行肌、水平肌以及垂直肌中的肌梭。舌的前1/3肌梭，只控制垂直肌，这在功能上更适合于舌尖形状快速改变的控制。舌尖的运动对于食物的搅拌以及发音都是非常重要的。其快速传导信号通过肌梭进入舌下神经，在近颅底的部位离开舌下神经，通过C_1及C_2颈神经的背根进入中枢神经系统。中枢神经纤维的突触连续无干扰地直接与舌下神经核的运动神经元连接。与其他周围感受体相同（除三叉神经外），它们的细胞体位于中枢神经系统外的神经节中，即C_1及C_2颈神经背根的神经节中。分布在与舌横纹肌平行的3个水平面的肌梭，以此方式提供了运动时所要求的速度、范围和方向。在一般情况下，骨移动旋转方向和位置的信息来源于关节囊和关节韧带的本体感受器，但是由于舌内缺乏可动关节，取而代之的是舌面的触觉及压力感受器。通过舌与其他部位的接触，将有关方位、运动形态以及口腔内各个舌段之间关系的信息，通过舌神经传入脑干。

咽口的严密关闭，是防止未准备好的食物团进入单向的咽腔。当运动着的食物块与前咽门（腭舌弓）接触时，短暂地受阻，直到接触压力达到预值，启动了口咽腔口的开放。相继而来的

是快速、不随意的吞咽动作。在此部位的黏膜中含有特殊感觉"条纹"，集中了触觉及压力感受器，所感觉的信号通过舌咽神经进入脑干的迷走神经核。

反馈的信号使软腭向后升高，上咽部向前及内方收缩，软腭增厚，在腭帆提肌附着于软腭的部位弯成直角。在头颅侧位X线影像观察，表现为"足形"，腭垂为下垂的脚趾。这个严密的阻塞将鼻道完整关闭，腭咽肌在其中起到重要的作用。腭咽肌走行于腭帆提肌外侧，并会合于中线的腭腱膜。垂直走向的腭咽肌纤维将整个咽部提起，所有的有关肌肉运动可使咽部形成几近水平的缩小的环。由于咽腔的位置高于食物块，食物块被舌根推向后下，协助咽腔收缩波使食物块与软腭进一步接触。在此过程内，食物块的每一面均与咽腔的黏膜接触，其周围无空气存在。

食物块进入咽腔后，由于凸出的食物团使舌根的位置向前，会厌弯曲向后近咽后壁，会厌的抬高使舌会厌韧带紧张，形成硬性的中线隔板，开始将食物团导向会厌的一侧或两侧。同时，舌会厌韧带把食物团表面分为线沟。在此阶段，喉室仍有一些开放。在沟袋中，作为最后的保护机制，食物团在其中停留几秒，然后喉向后滚动，使食物团进入食物侧通道。会厌位于喉室的上后部，其腹面斜向左、右侧。随着食物进一步挤压向下，声门口进一步严密闭合并上提，以迅速避开食物团有可能进入气管的位置，这是食物团快速运动的重要部位。

喉在食物通道中起阻塞作用，是保护气道的重要结构。喉在静止时会厌伸展，其前方与舌根相靠。在侧方观，杓状软骨也为伸展位，但它们的垂直轴向侧方倾斜约40°。它们位于环状软骨关节面的外、上、后方。食物团到达此部位时，它们的声带突转向外、上，使声带入喉室，并将声门口阻塞（除前部小部分外）。在平静呼吸时，声门开放，其壁光滑，除在前端的声带及室带于甲状软骨角处形成角度外，无其他皱襞。

喉的关闭主要受双重瓣的影响。食物团到达舌根下时，喉进入预备状态，杓状软骨的环状关节面向下、内、前运动，使其开口部分关闭，然后协同会厌向后倾斜，共同将开口关闭，此时另几个运动也同时发生。舌骨主要受颏舌骨肌及下颌茎突舌骨肌的牵拉，以及二腹肌、下颌舌骨肌、舌骨下肌的调节而上抬，向下颌骨下缘接近。作为此运动的一部分，舌骨体向前，舌骨后部向下，降低舌骨大角，甲状软骨紧随此运动缩小舌骨和甲状软骨之间的间隙，直到它的上缘在舌骨角水平以上。此运动使甲状舌骨韧带松弛，甲状软骨的环状软骨关节面向后，进一步帮助了喉的闭合。

语 音

每个人都有其各自的声音特点，即使亲属之间，也可辨别出其声音的不同。口语语言的语音是非常复杂的现象，其中大脑部分及听觉系统起到最主要的作用。它们的各自作用原理尚未被完全研究清楚。虽然发音同吞咽一样应用口咽系统完成腭咽闭合，但它的运动类型与吞咽运动明显不同。

吞咽时，运动使食物团有一固定的走向，即将食物从口腔的前部运送至后部并向下送至喉后方的食道口。在这个过程的特殊阶段，喉必须严密关闭。从整个机制来讲，其过程是摄入能量（将食物的能量摄入）。而讲话运动所带来的结果不同于吞咽，从喉部呼出的气流向上、向前，经过加工由口腔前部输出。在讲话过程中，喉部的声带始终为轻微开放状态，为持续神经控制下的声带振动提供空间。从整个机制来讲，其过程是将编排后的信息输出。

从基础上讲，语音输出是将能量转化为空气脉冲的结果，其有规律的空气脉冲输出代表一定的信息，并在一定距离内可以听到。人体是能量源，肺是声音产生的根本，起到泵的作用。由肺呼出的气流使喉振动，然后气流经过口咽管这个复合结构，将声波进一步滤过。在早期哺乳动物中，大部分上述发音器官就已经存在，所有呼吸空气的通气部分均有类似喉的结构，也可产生各种声音，但并未因发音而得到进化。产生特殊声音的特殊结构是高度灵活、部位精确、从会厌延伸至唇的弯曲管道，称为声道。如同初始鳃弓偶然演变为颌骨，这个进食结构链偶然变直成为发音结构。然后，为适应由两足移动到身体直立的姿势变化，有大量的骨和颈部结构加入，在颅底下方的口咽管成角度弯曲，将喉下拉，使会厌与软腭远远分离，这样在喉开口与口腔后开口之间形成了宽的通道，进化为声道。但在其他哺乳动物，其会厌及软腭这两个结构是重叠的。

1. 声道　声带单独振动所产生的声音在外部几乎听不到。声带以上的声道称为上声道，声带以下的声道称为下声道。在人类，上声道起到共振的作用，将由声门发出的声波扩大、滤过，产生可听得到的声音。这个声道由口腔和咽腔组成，并在两个腔连接部位随颅底及颈椎柱而弯曲。可以认为，声道是由两部分以直角自然连接的弯曲的共鸣腔组成。鼻腔与上颌窦在共鸣中也起到一定的作用，但发挥的功能不属于声道的机制。

通过嘴无声吹一个壶，可以产生可闻调，而调的基础波形的频率取决于振动空气的体积，可以通过向壶中加水减少空气的体积而改变调的高低。空气在口咽腔中共振的机制同上述。声道通过相关肌肉的调节可以改变其长度和宽度。另外，声道在共振的同时有滤过功能，因为它可以增加一些声音的波长，改造另外一些声音的波长，以及加入基频及谐波。由共振产生的声音频率称为共振频率。已给出的频率在已给出的声道位置共振所产生的位置效应，称为面积功能，它反映了声道的横截面积和声门至唇的距离关系。因为共振是区别元音的主要因素，所以元音形成机制是面积功能的最好例子。

每一个元音都有明显的复合振动，其中包括基调和一套附加调。两个声道共振腔滤过了这个复合波，产生至少两个与口腔及咽腔相符的共振频率，其结果就是产生了可辨别的元音。双元音就是两个单元音由滑行方式相连接的元音。在英文发音中至少有10个类似元音需要不同形态的声道。

/i/、/a/、/u/ 这3个元音是所有语言的共同元音。3个元音各有自己的声道形态，可以清楚地表现出声道的发音机制。3个元音的共同点是均需要腭咽闭合，使空气通过口腔共振后输出。

/i/ 的产生是通过减小口腔共鸣腔、增大咽部共鸣腔而完成的。舌体抬高、变扁，接近腭部。舌尖位于上、下切牙之间隙的后下方，在唇后方至腭帆张肌附着点前方形成短、窄通道，其后下界为"人"字缝，舌后部的垂直部分被拉向前，远离咽后壁。这样从声门至软腭的隆起部分形成了长、宽的弯曲通道。

/a/ 的产生是由上述的相反过程形成。口共振腔扩大，咽共振腔缩小，舌体下降并向后移位，舌尖下压后缩使口底前部暴露。舌后1/3垂直部分向下、后，接近咽后壁，并与其平行，使咽部直径减小，形成"人"字缝以下至声门间的短、窄通道。

/u/ 的产生是上述两个元音运动的结合，口、咽共振腔均扩大后，有一个突然的收缩。舌体前部进一步下降，几乎看不出舌尖，口腔共振腔加深，并由于唇的前伸使共振腔进一步加深，舌后1/3向前上，离开咽后壁，这样，使咽共鸣腔在矢状面的体积上加深。由于舌由前向后的强烈收缩，使舌中1/3和后1/3的交界部位形成抬高角度，舌与腭帆张肌附着部位的腭部更接近，在前后共鸣腔之间形成窄小的通道。

与发音有关的肌肉运动过程，与共鸣腔形成关系密切，发元音特别是发/a/音时的腭咽腔闭合往往不如吞咽时完全。因为腭帆张肌肌腱绕过的翼突钩位于硬腭水平以下，所以，腭帆张肌的强力收缩使软腭前1/3向下。另一方面，腭帆提肌使软腭的后部分向后上，使整个软腭在发音时上抬弯曲成"S"形。

舌既可影响口共鸣腔，也可影响咽共鸣腔，在控制共鸣复合腔时起到重要的作用。舌由舌骨固定于口内，虽然缺乏内在的骨系统，但可遵照流体静力的骨控制原则进行无数种运动。此类运动系统取决于两个特点：水的不可压缩性和空间三维性。舌如同装满水的袋子，通过纵行、垂直行和横行的内在肌进行3个平面的运动。这个高度灵活的肌性组织经4对舌外肌与颅骨直接或间接连接。

腭舌肌和茎突舌肌直接止于舌，作为协同肌肉起作用。腭舌肌起于由硬腭延伸的腭腱膜，弯曲向外、下，环绕口、咽腔交界，在舌的中、后1/3弯曲交界处进入舌。两侧腭舌肌在中线会合。茎突舌肌起于茎突，向前下，转弯进入舌。在此分为3段：第1段为近心段，立即向内，同腭舌肌的走向，与对侧相连。第2段行程最长，沿舌的边缘与其他肌肉一同走向舌尖。这样形成两个肌肉环，一个围绕舌的弯转处，另一个围绕舌尖，使舌弯曲向上、向后，在腭舌肌的配合下增加角度，拉舌尖向后。第3段旋转向下，加入舌骨舌肌。颏舌肌与舌骨舌肌间接起于颅骨，因为颏舌肌起于下颌骨，舌骨舌肌起于舌骨，这两块骨是悬吊于颅底的。

口腔共鸣腔的扩大是舌的内、外肌共同作用以及下颌骨和舌骨运动的结果。舌骨舌肌同舌内在垂直纤维以及颏舌肌前部纤维共同使舌体向下，上、下纵行肌同茎突舌肌上部到达舌尖的纤维一起运动，舌体向后，口底暴露，由于下颌骨及舌骨的下压而下降口底。颏舌骨肌收缩，拉舌骨向前乃至整个舌体向前。颏舌肌的水平纤维使舌前伸并拉舌根向前。咽上、咽中及咽下缩肌收缩，使其向上向前，与腭咽肌及咽鼓管咽肌一同使咽腔松弛，同时茎突咽肌向外收缩，使咽腔变宽。腭帆提肌收缩使软腭上抬，咽腔加长。

双共振腔作用的加强或减弱受舌与软腭之间隙变化的控制。在静止状态下，舌的中、后1/3交界处几乎形成直角。在行使双共振腔功能时，通过舌前2/3下压舌体向后，同时在茎突舌肌和腭舌肌的共同作用下，其角度变得锐利。因为腭帆张肌收缩使腭更下降，舌背最凸的部位与软腭更接近。茎突舌肌和腭舌肌协同的最后作用是舌的侧缘抬起，在口咽腔之间形成一条窄而深的通道，并对此通道的体积变化进行精细的控制。

2. 语音（构音）器官 沿声道的一些解剖结构称为发音器官，它们大部分在口腔的周围。在教科书中列出的有唇、颊、牙、牙槽嵴、硬腭、软腭、舌、咽后壁、下颌骨、舌骨、声带。构音器官是阻塞或释放共振空气的阀门。在口腔共鸣腔中，舌通过瞬间与牙、牙槽嵴、腭（前中后）接触的精细、灵活运动而起到主要作用。与舌发生接触的器官均与颌骨有关系，前起自唇后至腭及咽腔上部，这些运动密切配合。正确的发音运动取决于准确的时间、正确的运动方向、各部位的位置以及各种运动所使用的力量。以这种方式发出的声音从广义上称为辅音（汉语拼音的大部分声母），包括：塞音（爆破音）/p/ /b/ /t/ /d/ /k/ /g/，擦音/f/ /v/ /s/ /z/，边音/e/ /r/，在英语中还包括/ θ / /ð/等。以上所有的音均需要腭咽完全闭合。另外有三个需要腭咽开放的音——鼻音：/n/ /m/ /ng/。

不同音的区别首要因素是阀门样运动发生的部位。爆破音的形成部位在唇、舌前部及舌后部，摩擦音形成部位在唇、舌尖及前牙。由于部位明确，产生这些特定音的解剖位置即成为解释发音机制的例子。边音/r/ /l/为塞音和摩擦音的变形。爆破音的特点为首先气流受阻，然后突然释放，可以是清音或浊音。摩擦音的特点为气流通过一个狭窄的开口不完全受阻，可以是清音或浊音。

舌在共振和发音中均起重要作用。在对发音过程的动作观察中发现，除了软腭抬高的运动外，发音时舌首先运动，其次是下颌骨，而唇的运动最慢。在对发音过程中的舌及下颌单位时间内相对运动的粗略统计显示：舌尖8.2次/s，下颌骨7.3次/s，舌根7.1次/s，唇及软腭6.7次/s。实际上，舌通过不同的肌肉悬吊于颅骨，这些肌肉通过直接运动舌体或通过下颌骨及舌骨的运动对舌的运动进行调节。在颞骨，茎突舌肌通过茎突直接作用于舌，使舌向上、向后，并于舌中后1/3交界处成角；而茎突舌骨肌通过舌骨间接作用于舌；通过腭腱膜，腭舌肌降至腭咽前开口，在舌中后1/3汇入舌的横行肌纤维，此肌肉形成的吊带如同腭帆提肌形成的吊带，可帮助上提舌背。附着于颞骨的肌肉，通过颞下颌关节运动，以及沿颌骨、颏舌骨肌，通过舌骨间接作用于舌，通过颏舌骨肌和茎突舌骨肌使舌向前、向后。而舌骨舌肌的肌纤维贯穿于整个舌中1/3，维持着舌的形态及位置。

在口腔的前部，口周收缩的控制是通过括约肌制进行的。呈环形走行的口轮匝肌产生的功能可以加长口腔的共振腔。放射状排列的肌肉使口开放并使口变宽。在口角，这些放射形纤维的特殊走向维持了口在静止状态下的正常状态。

在口腔的后部，腭咽开口的开放及关闭机制已经进行了描述，其特殊的一点是腭咽肌走行在腭帆提肌附着点的后外侧，这些纤维在咽后壁中缝汇合，并且很难与咽上缩肌相区别。这样形成了由腭至咽上的条带，在腭帆提肌向上牵拉部位进一步收缩，使变短、变厚及抬高的腭边缘同这条环一起，使腭咽闭合更加严密。从以上对吞咽及语音功能的简要分析中可以看出，在这些复合的互相合作系统中，任何一点轻微的神经肌肉的结构紊乱，均可导致其功能异常。

■ 哺乳动物的腭、舌演化

哺乳动物舌的演化

1. 舌的总体形式 Sonntag（1925年）认为，所有哺乳动物的舌都充满口腔，舌的形状在不同

哺乳动物中变化很大，从匙形、长方形到锥形甚至到蚓状。总的来说，哺乳动物的舌分为口腔舌及咽腔舌两部分。这种分割方法更提醒人们，舌的胚胎发育是由第1鳃弓（舌部分）和第2、3鳃弓（咽部分）发育而来，两部分相对的大小变化很大。在所有哺乳动物中，除鲸目动物以外，一般都可以通过舌乳头的存在来区别舌的口腔部分及咽腔部分。舌口腔部分的黏膜通常存在角化性突起，被描述为锥形、真菌状及轮廓状。在大部分哺乳动物中，轮廓状乳头分布在口咽交界部。舌的咽腔部分存在许多黏膜腺体和淋巴组织。

根据Sonntag（1925年）的研究，舌乳头可按功能分为两组：①机械功能组，包括丝状乳头和叶状乳头；②味觉功能组，包括菌状乳头及轮廓乳头。Sonntag根据丝状和叶状乳头的高度、基底宽度以及形状，将其分为30多个种类。他强调，虽然有这么多种类存在，但它们都可以被认为是锥形乳头的变异。他认为，不同种类的乳头涉及不同种类的机械功能，但它们的结构基本相似。通过对哺乳动物舌机械功能的了解，可以看到其中特别重要的一个特点，即在许多哺乳动物中都存在磨牙间高点。Sivingston（1956年）对此描述道，磨牙间高点占据了口腔部分的后界，与硬腭接近，在磨牙间轮廓乳头旁。

2. 舌肌肉与舌运动 舌在发挥它的功能以前，其活动度必须增加。舌运动的增加意味着肌肉复合体的增加，这种肌肉复合体的增加是哺乳动物舌进化的特点之一。脊椎动物舌的最简单形式是在舌骨的一个软骨突起，其上有黏膜附着。舌骨体的运动造成了舌的运动。在哺乳动物，其舌在结构和功能上仍然与舌骨有很大的关系。

有关舌的运动，Livingston（1956年）得出以下结论：①舌的运动大部分取决于舌骨的运动；②舌的位置和形状的变化受舌外在肌的影响，如舌骨舌肌、茎突舌肌和颏舌肌。其活动程度取决于舌的内在肌。

有学者对舌的运动和与舌肌的关系进行了进

一步的研究，并报道了对舌的组织学研究结果。对猫舌中线切开前及切开后的舌下神经电刺激研究结果显示，颏舌肌不参与舌向对侧的偏斜运动，但可将舌拉向口底、伸舌以及将舌尖向同侧偏斜；舌的上纵行肌是唯一可使舌尖偏向对侧并背屈的肌肉；下纵行肌同茎突舌肌和舌骨舌肌的前部纤维及颏舌肌一同使舌尖侧偏并向腹屈。舌的上、下纵行肌之所以有上述功能，其主要原因是舌与舌骨有附着。

Doran和Baggett（1972年）对哺乳动物舌肌肉的解剖做了广泛的研究。结果显示：①颏舌肌与传统的描述相比无纤维通过舌尖；②从结构和功能的角度分为两部分，水平部分插入舌后1/3，肌腹扇形部分插入舌中1/3。在所有动物研究中进一步发现，颏舌肌和颏舌骨肌共同起源于下颌骨。在个别哺乳动物，上述两块肌肉是合并的，其部分颏舌肌附着于颏舌骨肌，说明这两块肌肉在系统发育上是舌骨上肌群中的一部分。颏舌肌前部可以使舌尖腹弯的结论，似乎说明这些纤维止于舌尖，但从颏舌肌每一部分的分别附着点，以及通过动物研究所得出的此肌肉无纤维通过舌尖的结论来看，颏舌肌的功能是前伸和下压舌，而不是具有使舌尖后缩的功能。

在有磨牙间高点存在的动物，其颏舌肌插入磨牙间高点以及舌后部分。覆盖颏舌肌舌黏膜部位的乳头大小也有不同，这种情况也可存在于无明显磨牙间高点的哺乳动物。在哺乳动物中，颏舌肌是舌前伸的主要肌肉，而舌后缩主要受颏舌肌和茎突舌肌的影响。

3. 舌坚硬机制　与舌运动有关的首要因素是舌坚硬的难易程度。当舌伸出后行使功能时，不仅仅需要可动性，更主要的是其坚硬性，这对那些用舌来摄取食物的哺乳动物特别重要。在脊椎动物，舌的坚硬机制有3个方面：①在许多两栖动物中发现有舌内骨存在。所谓舌内骨即舌骨延伸的软骨；②在不同发育程度的有袋类动物和灵长类动物，有"舌下结构"存在；③在食肉类、偶

蹄类、食虫类等，可发现有舌中隔存在。

"舌下结构"是在舌的垂直中线面增厚的结缔组织，由舌上皮覆盖，含有黏膜或涎腺性质的腺样组织。Sonntag认为，"舌下结构"在有袋类动物中几乎无功能。

舌中隔的英文名称为"lytta"，原本为描述一种存在于犬的舌头中的寄生虫，并认为可引起狂犬病。在比较解剖学中，此名称表示存在于舌的一条纵行结构，中央为厚壁的动脉，周围被含有结缔组织和肌肉的厚囊包绕，其间有散在的海绵样组织。

Hofer在研究讨论有关舌下血管化问题时认为，在灵长类动物，其间存在4种血管，即毛细血管、小动脉、小静脉以及尚无名称的血管。他还认为，血管中血液充盈的程度，影响了器官尖部的坚硬程度。

4. 哺乳动物舌的进化　原始的哺乳动物的舌有以下特点：①体积小；②三个轮廓乳头呈三角形，尖指向后；③侧器官未发育；④菌状乳头小，甚至阙如；⑤舌尖的丝状乳头呈丛分布；⑥有舌中隔存在；⑦有"舌下结构"存在。

原始哺乳动物的舌进化至现在所见哺乳动物的舌，舌乳头数量明显减少，由于对舌功能要求的不同，不同种类哺乳动物的舌在进化中发生了下列变化。

（1）由于哺乳动物饮食的变化，其舌乳头数量和类型也发生了变化，例如食肉类动物，其舌前1/3的舌乳头高度角化；食草类动物，其磨牙间高点有大量的丝状乳头；在人类则有高度发育的轮廓乳头。

（2）关于舌的形状、大小及舌肌分布变化，有研究显示，不同哺乳动物，其主要舌外肌的形状、数量以及分布不同。在人类，其颏舌肌成比例地远远大于其他哺乳动物例如鼠、猫及犬。很明显，哺乳动物舌肌的数量远远多于两栖动物。两栖动物只具有舌骨舌肌、颏舌肌横向肌及纵向肌。在大部分哺乳动物，其肌肉成对，

有外在的舌骨舌肌、颏舌肌、茎突舌肌和腭舌肌，还有内在的横行、垂直以及上、下纵行肌。Sonntag指出，爬行类动物的舌下纵行肌的体积增加，它们压迫舌内骨，引导舌中隔和"舌下结构"的发育。舌中隔通常含有一些纵行肌纤维。舌复合体强直变化的机制，如"舌下结构"和舌中隔等结构的发育程度，似乎取决于不同哺乳动物对食物的获得、牙的应用、所需要的舌的坚硬程度和伸舌程度。

5. 舌的分类 对一系列哺乳动物舌的观察显示：舌的功能有的是在口内进行咀嚼时应用，而另一些主要是在摄取食物时应用。在前者，舌前伸的程度通常小于静止时50%，在后者，则100%大于静止时的长度。无论肉眼观察或组织学观察，上述动物舌的基本解剖均与口内功能和口外功能相关。表8-1对两组舌的总体形态、断面类型、主要外在肌的运动、血液供应、静脉回流、神经支配和舌坚硬机制的性质进行了比较。

类型Ⅰ主要是行使口内功能，舌呈匙形，有双侧舌动脉、静脉和神经。类型Ⅱ主要以行使口外功能为特点，舌呈纺锤形，为单一中线的神经血管走行。所有哺乳动物的舌均可归为这两类舌中的一类。

非常清楚的是，在哺乳动物，舌逐渐发展出特殊的功能以发挥特殊的作用，如同哺乳动物身体的其他部位一样。将对舌的研究与其他解剖特点结合，可以分析出动物的习性及饮食结构，为分类学提供重要信息。

腭的进化

哺乳类和类哺乳爬行动物腭的形态经过了一个长期的进化过程，这个"新口腔"顶的后部翼板有明显的进化性减小，导致了功能的改变，形成了蝶骨大翼（后期的颅中窝，位于耳囊前方）。翼板是面中骨的支柱，支撑着颅底（图8-3）。

■ 唇、颊、腭、舌的胚胎发育

口腔胚胎发育（颊、唇）

1. 原始口腔的发育 口腔由原始口凹发育而来。原始口凹是位于颅前脑与心脏之间带有上皮衬里的凹陷，此凹陷是由于前脑向前生长和心脏的扩大而形成的。口腔位于前脑之下，胚胎第3周时，在口囊的最深端，口腔的内胚层和前肠内胚层无接触，被口咽膜分隔成两部分（图8-4）。胚胎第4周时，口咽膜破裂，两腔相通。当口腔扩大时，两个重要的内分泌腺开始发育：一个发生在口腔的顶部内胚层衬里的凹陷，背朝大脑底的背部生长，为脑前垂体的中后叶；在口

表8-1 哺乳动物舌的分类

特点	类型Ⅰ	类型Ⅱ
总体形态	匙形	纺锤形
横截面形态	卵圆形	三角形或圆形
前伸	茎突舌肌、舌骨舌肌	胸骨舌肌
后缩	垂直肌、横行肌	环形或放射内在肌
动脉供应	双侧动脉	单侧、中央动脉
静脉回流	双侧静脉及舌腹侧深静脉	单侧、中央静脉
神经分布	双侧，舌下和舌神经	单一正中舌神经
舌强直机制	舌下结构或舌中隔	无舌下器官，带有或不带有舌中隔的海绵组织
功能	主要为口内咀嚼时的搅拌	主要为摄取食物时的口外功能

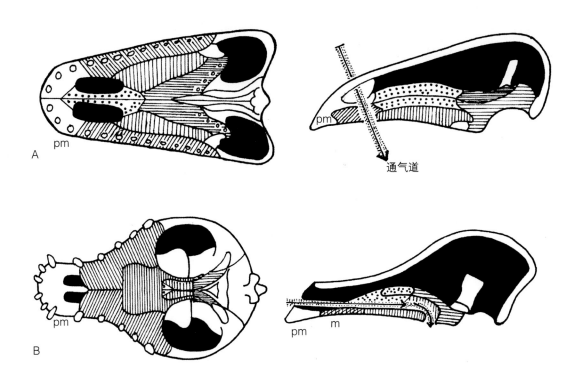

pm.上颌突；m.上颌骨。

图8-3　继发腭进化（腭部骨的腹面和侧面观）

A.原始类哺乳爬行动物；B.犬表现出口腔内骨性顶后部缩小，牙的数目减少，以及腭骨上的牙消失。上颌骨和腭骨的外侧部分发育为相应的水平部分，而其他骨（犁骨、翼骨板、腭骨的颅部分）则向相应垂直方向发育

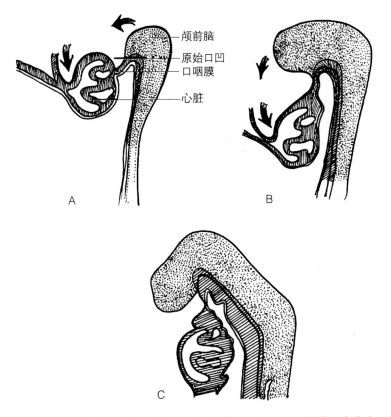

图8-4　胚胎第3周胚胎原始口腔的发育、颅前脑与心脏之间的位置变化（A~C）

腔的底部，第2个上皮凹发育，向下进入前颈部，为甲状腺。这个腺体将在控制机体的代谢中起到重要作用。这两个重要的内分泌腺体均由口腔组织发育而成。

2. 鳃弓　在口凹的下方和侧方有5~6条呈锁条样发育的结构，形成颜面的下部分和颈部，这些锁条样结构称为鳃弓。人类第1到第4鳃弓发育良好，只有第1和第2鳃弓延至中线，每个鳃弓逐渐减小（从第1到最后）。下颌鳃弓由第1鳃弓发育而来，舌骨由第2鳃弓发育而来。第3~5鳃弓也是由上皮覆盖的内胚层的成对棒状结构，在中线部位被发育的心脏分开，每一个弓呈水平状位于颈部，其外部被称作鳃沟的浅沟分开，其相对的内面为深的咽凹。鳃弓的外面及沟的表面由外胚层细胞覆盖，其内面（咽面）由内胚层细胞覆盖。鳃弓内为神经嵴细胞，由上皮细胞包裹。在每一对弓内，逐渐有肌肉、神经、软骨和血管分化。

第1鳃沟加深形成听骨和外耳道，在沟的最深处，内胚层膜仍存在，与相邻咽凹的外胚层和中胚层形成鼓膜。由于第2鳃弓的迅速生长，使第2~4鳃沟的外部呈斜向生长，形成颈部。覆盖在咽凹的内胚层上皮分化为各种重要的器官，从第1凹衍化出中耳和咽骨管，腭帆张肌来源于第2鳃弓，甲状旁腺下部和胸腺来源于第3凹，第4凹形成甲状旁腺上部，第5凹形成鳃后体。胸腺在出生时相对较大，并持续生长至青春期，以后逐渐萎缩至完全消失。鳃后体同甲状腺融合成为腺体的滤泡旁细胞，甲状旁腺在人的一生中对钙调节起重要作用。扁桃体在淋巴组织发育和免疫方面发挥作用。

3. 面部的发育　面部在胚胎第5~7周开始发育，由4个突起形成一个凹陷（原始口凹）。这些突起是单一的额突、两个上颌突和一个下颌突（上颌突及下颌突由第1鳃弓衍化而来）。下颌突开始为双侧结构，后来很快在中线融合，其沟也很快消失，此突起（弓）将形成下颌骨、面下部及舌体。下颌弓的形成不受位于中线上的心脏的干扰（图8-5）。

在第4周后期，双侧鼻额突下部有鼻板形成，鼻板周围中胚层增殖形成内、外侧鼻突，使鼻板扩大形成鼻凹（鼻孔）。1周后，似马蹄形的内、外侧鼻突抬高，其开口与口腔相连。内侧鼻突是鼻凹内侧的组织，外侧鼻突与上颌突紧密接触，由上皮覆盖的内侧鼻突和上颌突的接触点是上唇的融合点，命名为"鼻翅（nasal fin）"，它是一个垂直于两鼻孔下连线的上皮锁条，将内侧鼻突与上颌突分开，此锁条消失，说明上唇融合完成（图8-6，7）。

在第6周，两内侧鼻突在中线融合，形成上颌骨内段并形成上唇的中央部分，也包括前颌骨和牙槽突。在成人面部，上唇的中央部分称为人中，以两侧鼻孔下的垂直皮肤嵴为界。在上颌骨内段的外侧边缘有一道缝隙，将上颌骨内段与生长的上颌突分开，上颌突形成上唇的外侧部分，所以上唇的1/3由内侧鼻突形成，2/3由上颌突形成（图8-8）。如果带有上皮覆盖的相邻的突起未接触融合，即发生唇裂。融合后鼻底的最后点与口腔相通。上颌突垂直部分参与形成颊和内侧继发腭的侧腭突部分。上、下颌突融合形成口角

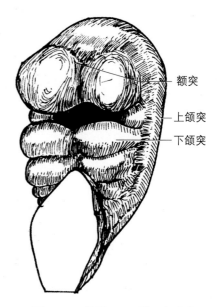

图8-5　胚胎第4、5周的面部发育

（标注：额突、上颌突、下颌突）

（图8-9）。口裂的大小取决于上、下颌突融合的部位。

面部特点的进一步发育，取决于内、外侧鼻突下方组织的进一步分化和上颌突的进一步生长。此时，面部内侧向前方生长，垂直方向的高度增加，鼻梁开始发育，使鼻孔与眼不在一个平面。新出生的婴儿其鼻部尚未发育完全，直到青春期才体现出遗传的大小和形状。在正常发育中，眼从外侧移至头上方鼻的两侧。两眼间的距离对面部的外观影响极大，眶距减小看上去呈"狐狸样"，眶距增宽则使面部看上去也增宽。7岁时，其眼眶体积即与成人相同。

在胚胎早期发育中，与面上部相比，下颌相对较小，以后生长较迅速。在胚胎后期，下颌的生长再一次落后于上颌骨，所以婴儿表现为生理性小下颌。在胚胎期，口裂曾一度非常大，但随着上、下颌突融合形成颊部，口裂的宽度也减小。

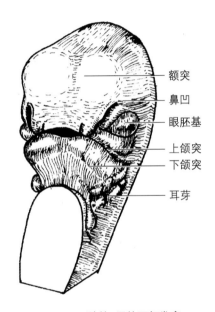

图8-6 胚胎第5周的面部发育

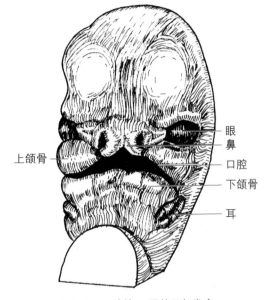

图8-7 胚胎第5.5周的面部发育

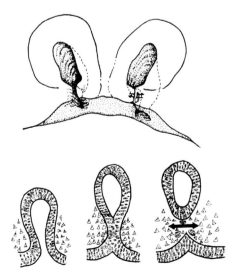

图8-8 上颌突与内侧鼻突融合形成上唇的过程

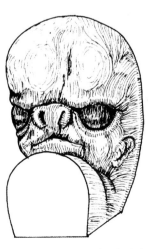

图8-9 胚胎第6周的面部发育

腭的胚胎发育

腭是口腔与鼻腔的分隔结构。腭部由3个部分发育而来：一个中腭突（原始腭）和两个侧腭突。原始腭在第6周早期出现，早于继发腭。原始腭发育为上颌骨的内段，为翼形的块状结构，同时也参与唇的发育。前颌骨由原始腭发育，形成支持上颌4个前牙的骨组织。

在第6周末期，侧腭突形成继发腭。侧腭突由上颌突的内缘发育而来，首先向内生长，继而向下垂于舌的两旁（图8-10）。在这个发育阶段，舌的形态为狭窄、高耸，几乎充满口鼻腔，并接近鼻中隔。在以后的两周半，舌快速发育，在大约第8.5周时，腭侧板开始向内倾斜，当腭侧板发育至足够强度可以滑至舌的上方时，腭板抬高，此过程的发生是腭板和舌运动相结合的结果（图8-11，12）。腭板的后部首先位于舌的上方，因为舌的后部与口底相连，所以腭板的上抬也由此部位开始，然后压迫舌体向下向前，将腭板前部从舌底松解出来。到底是因为这个初始的压力使舌可以独立运动，还是由于腭板本身产生的压力使腭板移至舌的上方，尚不清楚。腭板抬高的发生如同吞咽一样迅速，很难观察到。重要的观点是：腭板首先移至舌的上方，然后舌利用原来腭板所占的空间，体积变宽。腭板的运动和舌的运动被认为是同时发生的，这个过程称为腭板抬高过程，涉及舌和腭板的同时运动。在此期间舌高度分化，上、下颌组织的分化速度均慢于舌组织。由于舌肌的高度分化，对腭板表面形成了压力，也帮助两侧腭板的关闭。腭板位于水平位置之后，仍在进行最后阶段的发育，两侧腭板于中线接触，腭板的早期关闭或融合发生于中腭突的后方。腭关闭过程即融合的过程，在两侧腭板接触后，上皮细胞开始跨越中线，从接触的前部分开始，侧腭突与中腭突融合。在以后的几周内，后部也发生融合，相互接触部分的凹陷由于下方组织的生长而逐渐消失，侧腭突与鼻中隔也发生融合。此时，两侧软腭及腭垂仍未接触。起初腭部融合只发生于软组织，在第12周左右，腭的前部有骨长入，主要来自前颌骨、上颌骨和腭生发中心，形成硬腭，后部则由肌肉形成软腭（图8-13）。

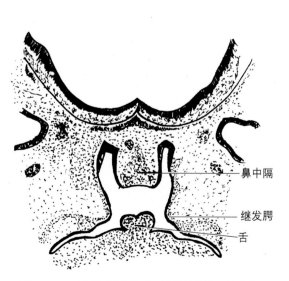

图8-10　胚胎第6周开始时胚胎的继发腭开始发育

鼻中隔

继发腭

舌

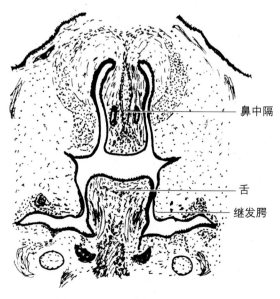

图8-11　胚胎第6、7周胚胎发育中的舌及继发腭板的关系

鼻中隔

舌

继发腭

舌的胚胎发育

舌由3部分组成：中部的舌体、前部可移动的口腔部以及后部固定的咽腔部（或舌根部）。因为舌参与了腭板的融合，在腭的生长发育部分已阐述了部分舌的胚胎发育。舌由第1~3鳃弓组织衍化而来，同时也有由前部迁移的枕肌节肌肉参与。舌体由第1鳃弓中部腹面中心部位的3个隆起发育而来：一个中心结节和两侧的隆起（侧舌突），两个侧舌突迅速膨大融合，加之中心结节的快速生长，形成了舌的口腔部分。在舌的前部和两侧的口腔底出现了"U"形沟，使舌有了高度的活动度，但在舌系带的部位仍然与口腔底相连（图8-14）。舌的咽腔部（舌根）主要由第3鳃弓形成，起初在中线出现凸起，类似中心结节的尾部；稍后，这个凸起使第2鳃弓过度生长，与舌体连续，在舌体与舌根的连接部可见一明显的"V"形沟，称为"人字沟"。从枕肌节而来的肌细胞向前迁移，于第5~7周时进入舌。在发育的后阶段，舌背黏膜的不同乳头开始分化，同时舌根部淋巴组织也开始发育。在第7周时，枕肌节中的肌细胞开始增殖并向前迁移至口底，形成舌肌。

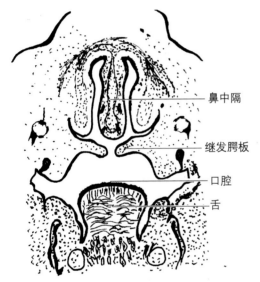

图8-12 胚胎第9、10周胚胎舌及继发腭板的关系

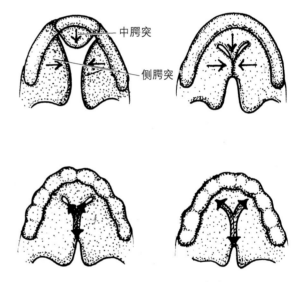

图8-13 腭部的发生及融合过程

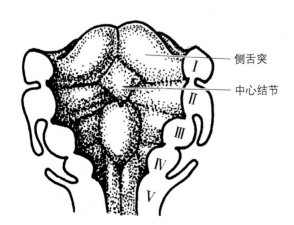

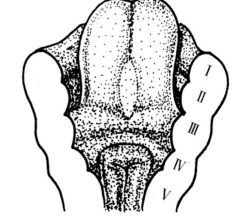

图8-14 舌发育

发育异常

发育异常可以造成许多先天畸形，除了发育不足造成的口腔颌面部各大小形态和功能异常外，最常见的是各种类型的口面裂，如下颌-面发育不全、唇裂和腭裂等。

1. 下颌-面发育不全　下颌-面发育不全（Treacher Collins综合征）是由于神经嵴细胞至面部迁移失败或不完全而造成的。其特点为下颌骨及其他面骨发育不良，其中颧骨严重发育不足，面部明显的异常表现为两眼角下垂，有耳畸形，下颌骨角度异常，偶见腭裂。

2. 唇裂　唇裂是唇部的畸形。通常发生在上唇，可单侧也可双侧。唇裂的程度可以从唇红的微小切迹到累及整个上唇至鼻底。单侧唇裂是由于一侧上颌突与内侧鼻突的融合发生障碍，使上唇分为两部分：中央部分及侧边部分。单侧唇裂可导致鼻的畸形，系鼻部组织受到与之相连的组织牵拉之故。

双侧唇裂的发生同单侧唇裂，可以是对称的也可以是不对称的。在双侧裂，两侧上颌突之间的内侧鼻突于上颌突之上的侧方部位生长，其迁移、接触和融合的时间异常，而在这些突起间发生裂。

唇正中裂相当少见，由于内侧鼻突部分或完全未融合所致，这是唯一称为"兔唇"的唇裂类型。下颌骨正中裂也少见，它是由于胚胎第5周时下颌突内胚层突起融合失败所造成的，下颌骨在中线部位缺少硬组织。

3. 腭裂　腭裂较唇裂少见，腭裂的发生可能是由于中腭突、侧腭突和鼻中隔的融合或融合过程出现障碍所致，也可能因腭板抬高时出现障碍所引起。可以发生在单侧，也可以发生在双侧，可为原发腭裂（牙槽突裂）或继发腭裂（不完全腭裂）或两者均有（完全性腭裂）。

原发腭裂为切牙孔以前的部分裂畸形，由于侧腭突与中腭突融合发生障碍，上颌的4个前牙在前中腭突发育，尖牙和磨牙在侧腭突发育。原发腭裂开通常伴有与裂隙邻近的牙缺失或畸形，如侧切牙或尖牙（侧切牙多见）。由于腭的融合是由切牙孔向后进行的，因此，裂的程度可能由单纯的腭垂裂到硬、软腭裂不等。

完全性腭裂是由于原发腭、继发腭、鼻中隔未能融合造成的，腭裂由于解剖异常可以引起生理和心理障碍。

唇

■ 唇的临床解剖

唇的解剖形态

唇围绕口周，形成可活动的口腔前壁。口腔前庭将唇与牙及牙龈分开。唇的两侧与颊连续形成口腔的外侧壁，上、下唇在相对第一前磨牙部位会合形成口角。颏唇沟是下唇在外部与颏的分界，人中是上唇的中央沟，上方从鼻小柱根部向下延至唇珠（图8-15A），其外侧为鼻唇沟。上唇通过细小的黏膜皱襞（上唇系带）同上牙龈相连，在下唇也有类似的系带存在。唇的中间层为横纹肌，外面覆以皮肤，内面覆以黏膜，两侧的中央部分为唇的游离缘，其颜色为红色，是由于黏膜的透明特性和透露出黏膜下层的血管乳头所形成。其乳头内有丰富的感觉器官及末梢血管。此平面非常重要，因为唇的感觉决定了唇的准确封闭功能。在黏膜下层存在大量的唇腺。

唇的皮肤同面部皮肤类似，其毛囊皮脂腺滤泡延伸至真皮层，在男性可深至皮下脂肪。红唇缘的宽度在上、下唇由前向后不同，上唇形成唇弓（Cupid弓），下唇中央较周边丰满，上下唇在口角处均变窄。上、下唇红缘上均有一条线，代表上、下唇接触的部位（图8-15B），同时也将唇的干环境和湿环境分开（可接触阳光部分和不接触阳光部分）。在唇红缘的干环境部分可见垂直皱褶，而唇的湿性上皮完全是光滑的。覆盖在唇红缘表面的组织属于皮肤还是属于黏膜尚无定论，表层组织下无皮肤附属器，真皮层较唇部皮肤薄。在上、下唇接触线部位的角化类型有变化，暴露的干性上皮为正角化，而湿性上皮为负角化。

唇黏膜同邻近的颊黏膜结构相似，与黏膜下层一起形成明显的组织层，同唇肌肉松弛附着。在唇黏膜下含有大量成束的葡萄串样的小唾液腺，主要分泌黏液，通过各自独立的导管系统开口于黏膜表面。在手术中，于唇黏膜及黏膜下层与唇肌肉之间有明显的手术平面，而在唇红缘的真皮以及唇皮肤与肌肉之间无明显分界，其肌纤维直接插入真皮层。

唇重建后，其效果评价可从以下几个方面进行：口角间距离、唇的软组织开大程度、前庭沟的深度、唇的感觉以及唇的括约力度。

1. 口角间距离　此距离是当被测试者在吞咽时，沿唇自然形态测量出的口角至口角间的距离。在健康的个体，此指标随年龄增长而增长，直至生长发育完成，以后保持不变，70岁后则逐渐减小。

2. 唇的软组织开口程度　同骨组织测量不同，软组织开口测量是在开口尽量大时，上下唇中线与干湿线交点间的距离。在正常个体，此测量值随年龄增加而增加，直至成熟年龄，自成熟年龄后便逐渐下降。

3. 前庭沟深度　前庭沟深度应包括上、下唇，此指标代表唇的高度，测量上、下唇系带中点的根部至干、湿线的垂直距离。

4. 唇的感觉　通过对4个象限唇的两点间最小区分距离试验来测定，在正常个体，其距离随年龄增长而增加，即唇的敏感程度随年龄增长而降低。

5. 唇括约力　口轮匝肌的最大力度是通过口周肌肉测量计（perioral muscular meter）测量完成的。将口周肌肉测量计以水平位放置口中，牙或义齿处在正常咬合位置，要求被测试者上、下唇尽量夹紧测试板，唇的括约力将以数字的形式显示出来。在健康个体，唇的括约力在青春期后逐渐增加，50岁以后逐渐减小。

口角间距离（无论静止还是在最大限度外拉的情况下）及唇软组织开口程度，是唇重建后评价

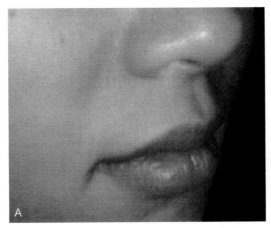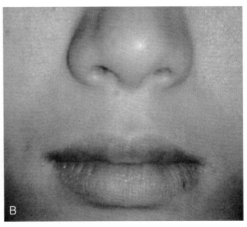

图8-15　唇部
A.半侧面照，显示皮肤及唇红黏膜部形态；B.正面照

功能的重要指标。在唇软组织开口小于2.5 cm、口角间距离明显减小的情况下，口腔清洁及正常的饮食会受到影响。保留正常或接近正常的唇的感觉以及口轮匝肌的括约力，对保持正常的唇封闭功能具有重要作用。相比之下，重建后唇高等指标的重要性则较次之。但是如果唇过短，也可引起闭口困难。

唇部肌肉

口轮匝肌组成了大部分的肌性唇。虽然从解剖角度严格讲并不是一个环形肌肉，但它起到了环肌的作用。它同扩张肌群一起，产生与唇正常运动有关的复杂的运动类型。每侧轮匝肌和扩张肌结构相穿插的部分，在口角外约1 cm的部位，形成垂直的肌肉筋膜。环肌复合体的基本功能是控制口腔前部的开口，防止唾液外流，一旦环肌复合体的功能丧失，特别是下唇，即失去了控制口腔前部开口的功能。所以在进行唇的重建时，首先应注意的是完整地恢复肌肉复合体的括约功能。

图8-16和图8-17显示了正常唇的肌肉组成、走行及其功能。口周肌肉主要沿3个方向走行，主要肌肉沿水平方向分布，在中线两侧肌肉互相交织，另一端与其他表情肌融合在一起。还有较小的内层环形肌环绕口裂，也呈水平分布。矢状方向分布的肌纤维在鼻小柱下方的人中嵴皮肤下面，起于水平走向的肌肉主体，向上止于上皮真皮层。还有一些沿人中嵴垂直方向分布的肌肉，有的起于前鼻底，有的起于鼻外侧区域，连接唇肌与表情肌。

一些常规应用的重建技术涉及全厚唇，以带有很小的血管蒂的瓣的形式进行转移，其中包括了许多短的不完整的口轮匝肌肌纤维，在它们被转移至新的部位时，将重新神经化，从而恢复至正常的运动功能，口轮匝肌的这个特点在重建手术中是非常有价值的。

唇部肌肉由口轮匝肌和13块面部表情肌共同组成，负责唇部的运动。这些肌肉包括切牙上肌、切牙下肌（有一些学者将其认为是口轮匝肌

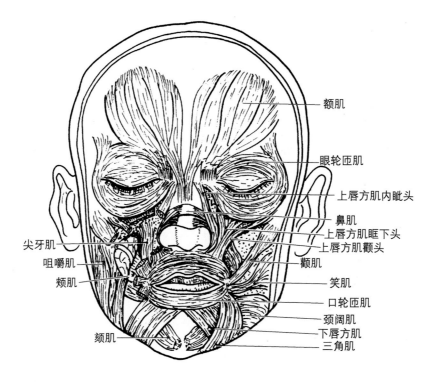

额肌
眼轮匝肌
上唇方肌内眦头
鼻肌
上唇方肌眶下头
上唇方肌颧头
颧肌
笑肌
口轮匝肌
颈阔肌
下唇方肌
三角肌

尖牙肌
咀嚼肌
颊肌

颏肌

图8-16　面部表情肌和唇部肌肉

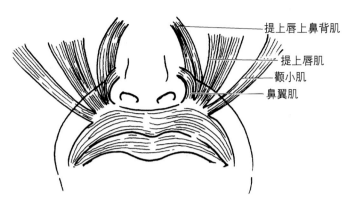

图8-17　上唇肌和鼻肌。口轮匝肌为口的括约肌，对于发音、开闭口及表情起重要作用，它与口上部肌肉相拮抗，包括颧小肌、提上唇肌、鼻肌的括鼻翼肌及提上唇上鼻背肌

的一部分）、提口角肌、降口角肌、颧大肌、颊肌、笑肌、提上唇肌、提上唇方肌、颧小肌、颏肌、降下唇肌和颈阔肌。根据附着唇的部位将其分为：①蜗轴肌组，蜗轴位于两口角外侧，是部分唇周肌肉肌纤维共同集中的部位，此部位在皮肤的深面与皮肤紧密相连，有时存在可触及的包块，共7块肌肉；②上唇肌，3块；③下唇肌，3块。不同肌肉群的协调运动，决定了唇的各种运动（图8-16~21）。

　　颏肌是圆币形肌，在相当于龈唇沟水平起于前下颌弓的外面，呈盘形起点，肌纤维呈扇形向下，直接止于颏部皮肤的皮下。在下唇前噘时，可清楚地看到颏肌纤维附着于皮肤处的无数凹陷点。颏肌受面神经下颌缘支支配，肌电图显示，颏肌运动为连续运动，即使在睡觉中也是这样，其机制不清。静止状态下的颏肌作用是保持下唇及颏部软组织的正中位置，当其最大程度收缩时，可使下唇前噘，颏部皮肤起皱褶，也使下唇与下前牙靠紧，有关闭下唇的作用。

人中及唇红缘外形的结构基础

　　人类唇的人中及上唇唇红缘的形态，可以作为区别个体特征的明显标志，了解其形成的解剖结构基础，对于功能性唇修复以及美容性修复均有重要意义。

　　Meckel（1832年）认为，人中的形成与胚胎时期两个内侧鼻突之间的凹陷有关，并观察到它们之间的融合与中线系带及上颌骨内缝有关，而在下唇则无此特点。从胚胎的面突发育来源看，人中很可能来自两个球状突边缘的融合，其沟底则是它们的融合线，人中嵴则是球状突内部的组成部分。Monie和Cacciatore（1962年）认为，明显的人中形成发生在胚胎3个月之后，是由中线结缔组织的积累所产生的。还有研究认为，人中沟的发育被由下方骨组织及上颌骨间骨发育而来的结缔组织所限定。

　　对14~24周流产胎儿的上唇肌肉进行研究发现，在胚胎第14周时，人中及唇红缘已经形成。上唇下部的重建横断面显示，口轮匝肌的肌纤维在中线有交叉，并插入人中沟的外侧皮肤，人中沟的皮肤下方无肌纤维。在人中鼻小柱角水平，可明显分辨出成组的肌纤维起于牙槽嵴唇侧表面，在相当于中切牙切缘的缘端向上向外延续。内侧纤维向前内走行，与表面口轮匝肌纤维相融合，在中线有交叉，继而插入鼻小柱的皮肤。在上述这些肌肉外侧更高水平的肌纤维在中线无交叉，但向前内走行，插入鼻孔底部的皮肤及鼻翼。在胚胎第18.5周，人中及Cupid弓更加明显，

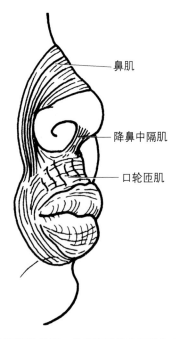

鼻肌

降鼻中隔肌

口轮匝肌

图8-18　口轮匝肌和鼻肌。鼻肌和降鼻中隔肌与口轮匝肌为协同作用，如降鼻中隔肌过于强壮，可以拉鼻尖向下。在鼻成形时，可以通过切断此肌使鼻尖向口方向的运动减弱，帮助维持鼻尖的位置

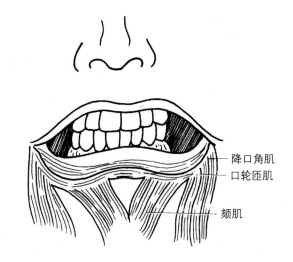

降口角肌
口轮匝肌
颏肌

图8-19　唇下降运动肌肉。下面的3块肌肉可以降下唇，包括下唇口轮匝肌、颏肌和降口角肌，它们由面神经的下颌缘支支配。一侧神经麻痹，表现出典型的面部不对称笑容，即由于瘫痪侧上唇口轮匝肌收缩而引起的口角上抬（颏肌去除后可清楚见到降下唇肌）

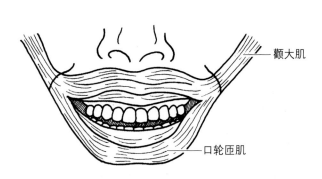

颧大肌

口轮匝肌

图8-20　笑肌。颧大肌和口轮匝肌是主要的笑肌，其他肌肉起到辅助作用，颧大肌的运动方向同颞肌的运动方向

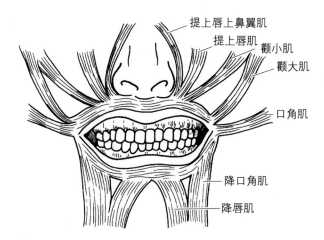

提上唇上鼻翼肌
提上唇肌
颧小肌
颧大肌
口角肌
降口角肌
降唇肌

图8-21　口周及唇肌。唇部的各种功能需要口轮匝肌和口提降肌群的共同作用

肌肉及黏膜交界部位更加突出。外形观：人中鼻小柱角呈90°。在重建后，最明显的特征是人中沟部位中线的肌纤维交叉，有无数的肌纤维插入人中沟两侧皮肤，只有少量肌纤维插入人中沟皮肤。人中沟与人中嵴之间形成较陡的斜面，很明显，肌纤维在人中嵴外侧插入的密度决定了上唇的厚度。口轮匝肌的肌纤维并不是从一侧到另一侧，而是在中线连接或交叉至皮下。总之，无纤维至内层后方的黏膜面。

在鼻小柱基底水平，肌纤维从中切牙及侧切牙上方的骨膜发出，向内走行，与上部口轮匝肌有交叉，插入鼻小柱基底的内侧皮肤，下部其他纤维插入人中嵴的上部，另有一些进一步向外侧走行，插入鼻孔基底和鼻翼，产生了鼻孔基底的嵴。

在新生儿中，人中沟已经基本发育完全，其人中沟及周围肌纤维分布同14~18.5周胚胎的分布。口轮匝肌在中线交叉以后，立即附着于人中沟两外侧的皮肤下，而人中沟的皮肤下无肌肉。在上唇水平断面的人中两侧可见无数肌纤维，靠近表面位置的肌纤维为垂直走行。在唇的下部，人中斜坡外侧皮肤是连续的，而在上部，相对鼻小柱而言，人中嵴明显。

第17周的胚胎从正面观，可见其浅的人中沟和易辨认的唇弓形态。此时期最明显的特征为：在冠状断面，唇的上部可见明显的肌纤维从鼻翼周围斜行，或垂直向下插入人中两侧的唇红缘或周围。在止点，此组肌肉与口轮匝肌肌纤维融合。斜行纤维在内侧的止点形成了唇峰（Cupid峰）。据观察，上唇的垂直纤维并不走行于上唇的全长，斜行纤维的内侧止于上唇下1/3的人中嵴，并决定着上唇下1/3的丰满程度。

口轮匝肌的下缘止于近红唇缘的部位，并通过其向内突出的部位使人中下部分形成外翻结节（唇珠）。相对较密集的肌纤维部分，如肌纤维交叉部分和附着于鼻小柱基底部分（鼻中隔下方），似乎来源于下方的骨组织，与鼻部肌肉的来源相同。

人中嵴的形态与肌纤维附着及这些纤维的放射方式有关。与此相反，虽然人中沟是口轮匝肌在中线交叉的部分，但皮下无肌纤维附着。人中嵴向外呈逐渐斜坡形式，主要是由于肌纤维继续附着于距人中嵴一定距离的外侧而形成（图8-22）。因此，人中嵴的形态并不是由于肌肉的收缩所造成，因为人中嵴是唇静止时的特点。其他可影响到人中形态的肌肉有提上唇肌和鼻肌。提上唇肌斜行或垂直走行，在人中嵴下1/3皮肤下方，止于人中沟外侧的唇皮肤黏膜交界处。Lightoller（1925年）和Brukitt对提上唇肌进行了详细的描述，提上唇肌与上唇中线主要交叉融合在一起，对人中形态的形成起了一定的作用。

提上唇肌不仅对人中嵴的形态起到一定的作用，而且对唇红缘Cupid弓的形成也起到一定的作用。垂直走向的肌纤维不仅向内侧插入人中，而且还插入红唇边缘。由于Cupid峰与人中嵴有关，很可能它的产生与作用于它的肌肉的上提作用有关。研究证明：提上唇肌与唇峰及唇红缘的外侧长度有关。虽然提上唇肌插入人中嵴，但并不插入其全层。红唇的中间部分由唇红缘的部分口轮匝肌支持，此部分通过与提肌拮抗而使中央的曲线部分突出。很显然，口轮匝肌由唇的一侧在中线交叉后插入另一侧皮肤，从唇部肌肉直接插入皮下的类型奠定了人中形态的基础。

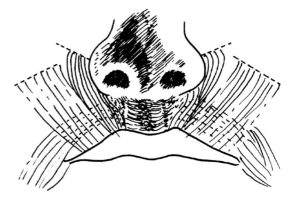

图8-22　面部表情肌和唇部肌肉。口轮匝肌插入人中嵴的真皮层，两人中嵴之间真皮层无肌肉附着

唇的血液供应

唇部的血液供应非常丰富，同名动脉平行并接近唇边缘，来源于面动脉的面部分支，分为上唇动脉和下唇动脉。①下唇动脉：自平口角发出，迂回向前，经三角肌的深面至口轮匝肌，近黏膜面，与对侧下唇动脉及颏动脉吻合，供应唇部肌肉、黏膜及唇腺。②上唇动脉：较下唇动脉粗大，在下唇动脉的上方发自面动脉，向前经颧大肌深面迂回于口轮匝肌与黏膜间，沿上唇下缘走行并发出细小分支，与对侧同名动脉吻合，供应口轮匝肌和黏膜，同时发出细小的鼻中隔分支进入鼻中隔，并与蝶腭动脉的鼻中隔分支有吻合。上、下唇动脉走行水平相当于红唇与皮肤交界处。由于唇部血供的特殊性，在一般情况下，可以应用带有少量血管的组织蒂与较大体积的唇组织进行转移，以修复唇的缺损（图8-23）。

Dupoireux等通过对10个尸体头颅面动脉解剖研究认为，面动脉位于口角后16（14~21）mm，面静脉位于动脉后11（4~20）mm（图8-24）。

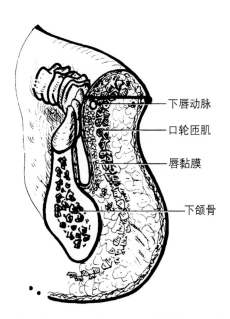

图8-23 下唇剖面。下唇动脉在下唇黏膜深面口轮匝肌浅面的黏膜下层，大约在唇红缘与皮肤交界的水平。上唇动脉的走行与此类似

标注：下唇动脉、口轮匝肌、唇黏膜、下颌骨

唇的感觉神经及运动神经

唇的运动神经来自面神经的颊支和下颌缘支。如颊支损伤，可造成口闭合不全、流涎；下颌缘支损伤时，则在笑及口周运动时口角不能下降，因而造成唇的不对称。数个分支由面神经发出后，在到达肌肉前至少相互吻合4次。大部分神经由肌的深面进入，只有最深层肌肉（提口角肌、颊肌、颏肌）的神经由浅面进入。

唇的感觉神经来自三叉神经，上唇为眶下神经的分支，下唇为颏神经的分支（见第4章"神经系统"），在出自相应的骨性孔后呈扇形广泛分布。在进入皮肤和唇红缘之前，于肌肉与黏膜下层的小唾液腺之间的平面内肉眼可见。唇的运动神经来自面神经，与感觉神经相比不易受损。唇皮肤黏膜的感觉由眶下神经及颏神经传入，它们分别是三叉神经的第2支和第3支的末端，出自眶下孔和颏孔。颏神经同时还传入颏部皮肤的感觉。副交感神经通过翼腭神经节和下颌下神经节，调节小唾液腺的分泌。

唇的淋巴回流

唇的淋巴回流首先至颏下和下颌下淋巴结，下唇中部至颏下，下唇两侧以及整个上唇至下颌下淋巴结。

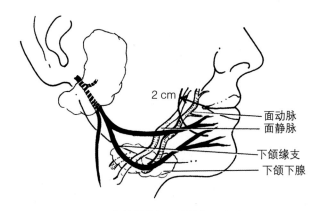

图8-24 口角外侧的解剖结构与口角的关系

标注：2 cm、面动脉、面静脉、下颌缘支、下颌下腺

■临床应用

单侧唇裂修复术

1. 手术设计解剖原理　唇裂修复术的目的是恢复鼻、唇的外形及其功能。唇外形恢复包括唇高的恢复、唇红缘的恢复及红唇的恢复，以双侧对称为宗旨。唇的总体外形则应参照其父母的唇形。图8-25，26示恢复唇高的两种设计方法。

Tennison方法（下三角瓣）是恢复唇高的有效方法，定点明确，易于掌握。对于单侧完全性唇裂，鼻底畸形严重者，其外形恢复效果不理想，三角瓣的位置破坏了人中沟及人中嵴的自然形态，长期随访可见患侧过长的现象。Millard方法（上三角瓣或旋转推进法）对于完全性唇裂患者可得到较满意的鼻底修复效果，但定点灵活，经验性强，长期随访可见患侧延长不足的现象。而Millard与Tennison技术的结合或Millard II式，可以克服单纯Millard方法和Tennison方法的不足。

唇裂的功能性修复是指口轮匝肌的复位，而唇红外形的修复应注意唇峰、唇谷及唇珠的恢复。

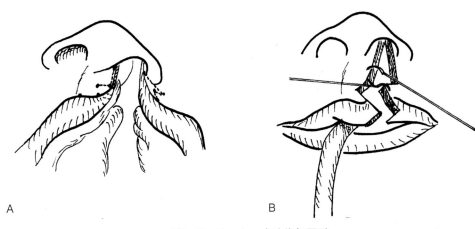

A　　　　　　　　　　　　　B

图8-25　Tennison方法修复唇裂
A.定点图；B.切开示意图

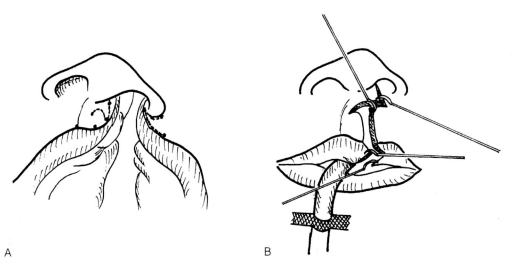

A　　　　　　　　　　　　　B

图8-26　单侧完全性唇裂的Millard II式修复术设计
A.定点图；B.切开示意图

2. 手术进路中解剖结构的辨认　　唇裂修复在手术进路中并无复杂的解剖结构需要辨认，重要的是在做切口定点时上唇解剖标志的确认，如患侧鼻小柱基点及鼻翼基点的确定，患侧唇峰的确定等。唇的剖面结构清晰，可见皮肤、皮下组织、肌层、黏膜下层及口腔黏膜。在近口腔黏膜面唇红缘水平，可见唇动脉的断端或唇动脉的走行。

3. 重要解剖结构的保护和挽救　　在进行唇裂修复手术时，切口设计及操作均应在患侧异常范围进行，患侧鼻翼基底切口的最外点应在鼻翼最外点垂直线以内，鼻小柱侧的切口最外点不应累及健侧人中嵴。在切开时应注意保护患者的鼻翼，不要轻易、过早地去除红唇组织。

4. 唇裂肌肉的解剖结构　　唇部组成口轮匝肌的肌肉不能在上颌骨表面的中线连接，原因是唇从间充质发育而来，间充质未能插入两侧上颌突之间，而是附着在最近的相邻固定点。在单侧裂的情况下，外侧口轮匝肌肌纤维走向鼻底，部分肌纤维沿裂隙走行附着于唇黏膜。在近中侧，口轮匝肌肌纤维组织呈团块向上走向鼻嵴及鼻小柱基底部，通常以裂隙外侧更为明显。有研究显示，在不全唇裂的情况下，肌纤维的分布与裂的类型和程度有密切关系。在裂隙边缘，肌的分布主要有两种形式：一种为肌纤维止于裂隙边缘；另一种为变异形式，通过裂隙边缘止于皮肤桥。有时两种形式结合在一起，一部分肌纤维止于裂隙边缘，而另一部分继续向前止于皮肤桥。将裂隙程度大者与裂隙程度小者相比较发现，肌肉止于裂隙边缘的发生百分比随裂隙程度的增加而增加。根据皮肤桥中的肌肉分布及走向可区别出裂隙的程度大小，裂隙程度越大，肌肉在皮肤桥中分布的紊乱程度越大。

但对单侧及双侧不完全唇裂进行比较，在同等程度裂的情况下未发现不同。在比较单侧不完全唇裂、单侧唇裂、牙槽嵴裂以及单侧唇腭裂3组情况时，其肌肉的分布及走行有所不同，裂畸形越严重，肌肉止于裂隙处发生的概率越高。异常

口轮匝肌附着牵拉内、外侧鼻软骨向裂隙外侧，可造成鼻孔畸形。

关于唇裂的肌肉走行、分布有3种不同的观点：①大部分学者赞同唇裂的口轮匝肌在裂隙外侧向上插入鼻底，鼻翼部位在内侧插入鼻底，绝大部分学者也描述了唇裂的人中部分肌肉发育不良。但对于皮肤桥的肌纤维的描述各有不同，如分布正常、发育不良、分布紊乱、完全缺失或瘢痕组织。②在裂隙边缘有更多的水平纤维分布。③从形态学角度说明肌肉分布，裂隙越长，肌肉分布紊乱程度越重。从此点出发，可以理解唇裂不是单纯的变形，而是原始腭、鼻、唇、牙槽嵴以及牙的异常发育。

对于外科医师来说，了解唇裂肌肉的走行对于改变肌肉束的位置非常重要。因为各种不同类型和不同程度的唇裂，其肌肉走行的方向是不同的，不应对所有的病例均用同一种手术技术，一种切口形式不能适用于所有类型的唇裂。

唇裂的唇部血液供应：虽然在单侧唇裂的情况下，上唇动脉弓的走行同正常唇动脉走行相比较为异常，但仍有足够的血运供应裂隙两侧的唇及鼻组织，从而保证手术的正常进行，并可保证术后愈合正常。

5. 单侧唇裂修复的手术操作技巧　　首先定点准确，连线清晰，连线后应用15号圆刀片的刀背将预行切口的画线部位标记出来；在唇裂隙缘两侧缝合牵引线；切开时应用11号尖刀片，在助手的帮助下使切开的部位有一定的张力，切开的方向由固定端至游离端。切开止血后，应用眼科解剖弯剪，剪尖朝下，由唇裂隙切口进入，对患侧鼻翼皮下进行浅分离，将鼻翼皮肤与错位的鼻翼软骨剥离，以利于术后软骨及皮肤的正确复位。缝合应分三层进行，首先进行口内黏膜缝合，如张力过大，可在裂隙两侧的前庭沟底做松弛切口。在缝合鼻底时，要注意鼻孔宽度的对称及鼻翼水平位的对称。在修复唇裂的同时，修复鼻底也是非常重要的。

双侧唇裂修复术

1. 手术设计解剖原理 双侧唇裂修复术的设计原则同单侧唇裂修复术，但由于畸形的不同，单侧唇裂修复是以健侧为标准，患侧要求同健侧对称，而双侧唇裂要求根据相同年龄的正常值创造出正常的鼻、唇形态，即正常的唇高、唇红缘形态、唇红厚度，同时还应有口轮匝肌的重建。图8-27示原长修复双侧唇裂的手术设计方法。因为延长法严重缩短了唇红的口角至口角的距离，影响上唇的正常解剖形态，通常需用Abbe瓣矫正继发畸形，因此延长方法已近淘汰。

2. 手术进路中解剖结构辨认 同单侧唇裂修复术，其准确的定点尤为重要，并要求双侧对称。

3. 重要解剖结构的保护和挽救 双侧唇裂修复中保护前唇部分的血供非常重要，前唇部分的切口设计，在鼻小柱根部的部位不应太窄。在前唇的蒂过窄的情况下，应注意前唇不要与前颌骨彻底分离，以使前唇组织瓣从两个方向得到血供。要完全保留前唇的红唇部分，特别是唇红缘部分。

4. 解剖结构和手术操作技巧 双侧唇裂是由于两侧间充质均未插入上颌突所造成的。因为在内侧鼻突无肌肉发育，因此在前唇皮肤下无肌肉，也无毛囊，所以可以应用此处的皮肤修复鼻小柱。事实上，有人认为前唇的皮肤即属于鼻小柱。两侧裂隙的肌肉走行、特点以及动脉走行的特点同单侧唇裂。至今无一种方法使双侧唇裂修复的术后长期效果达到圆满。

在修复双侧唇裂时，双侧原长直线缝合是简单可靠的缝合方法，尽管此种方法对肌肉的重建以及鼻小柱的恢复不理想，但可以为再次修复提供条件。在操作过程中，以减张及对称为主要目的。

唇肿瘤切除及术后唇成形

1. 手术设计解剖原理

（1）唇肿瘤切除手术：以彻底切除肿瘤为原则。唇良性肿瘤切除及修复，要以保留口轮匝肌功能和唇部的外形为主；而唇恶性肿瘤的切除要以彻底切除病灶为主，在保证最基本边界的情况下，切除后的形态恢复也非常重要。

（2）术后唇修复：Gillies早在1920年便明确指出了唇重建的原则，即重建应从里向外，衬里黏膜应首先考虑，然后为支持组织，最后为皮肤覆盖。至今，除以上原则外，又对唇的美容单位、唇的括约功能有了进一步的认识。除此之外，唇的正常感觉的重建也是非常重要的。应用相似组织修复相似组织，以及正确的肌肉方向复位，使唇的重建有了新的进步。

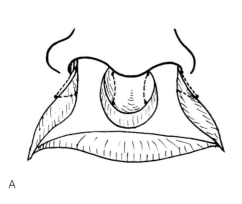
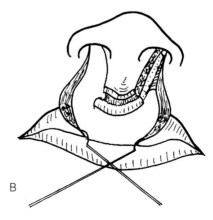

A
B

图8-27　双侧完全性唇裂原长修复术设计
A.定点图；B.切开示意图

唇部组织的三角形切除（"V"形切除），更易直线缝合，而"W"形切除可以使边界放宽且不增加垂直瘢痕的长度，不破坏唇颏线。对于矩形切除，可应用Karapandzic阶梯式修复或者Freeman推进瓣。修复时应考虑恢复口轮匝肌的功能以及尽可能恢复唇的解剖外形。

上唇因解剖形态较下唇复杂，对称性的要求较高，因此上唇的修复较下唇更困难。一般而言，应避免应用上唇修复下唇，否则会造成上唇更加不对称。从侧面观，上唇应较下唇突出，在修复时应注意恢复此形态特点。

2. 手术进路中解剖结构的辨认　在唇肿瘤切除及修复中，应切记唇的解剖形态及解剖标志。对于唇动脉及面动脉的走行及辨认，是成功进行各种唇瓣修复的重要前提。有关唇动脉及面动脉的走行，前文已有详细叙述。

3. 重要解剖结构的保护和挽救　在唇切除过程中，应尽量保存口角形态，保留尽量多的唇红黏膜的干性部分及唇红缘，这两种组织非常有利于唇的再修复。在进行各种邻位和转移瓣修复时，要注意保护蒂中的动脉。

4. 唇缺损修复重建的手术操作技巧

（1）红唇缺损的重建：当缺损位于表层唇，即深度限于表皮和真皮，有时也可累及其下的肌肉（图8-28），可应用唇黏膜进行红唇切除后的修复，但术后有时出现唇的感觉功能障碍，出现流涎以及感觉异常。所有此类患者，红唇感觉均受损，其两点最小区别距离值明显增加，可达6~12 cm（正常3~8 cm）。为了将唇感觉的损失减少到最小，在制作黏膜瓣时，应在黏膜下与口轮匝肌之间进行，在中线则可最大限度地游离，并逐渐减少对外侧的剥离。红唇切除后，不做潜行分离，直接将黏膜缝于皮肤，可以减少唇感觉功能障碍的发生，但通常下唇易出现红唇过窄畸形。

（2）全厚唇缺损的重建：即表皮、真皮、肌层及唇黏膜全部丧失。部分全厚唇丧失后，可

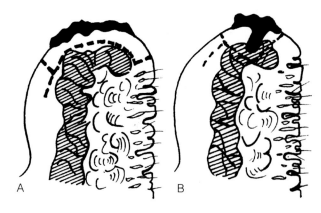

图8-28　早期唇恶性肿瘤的切除范围及黏膜修复
A.肿瘤未累及肌层；B.肿瘤累及肌层

应用各种方式的转移唇瓣或颊瓣修复。完整的唇修复需要有唇红及唇红缘的重建。下唇全层缺损的重建方法取决于唇的缺损程度。

1）1/3唇全层缺损：一般可直接缝合，特别是老年人，因其皮肤及黏膜的松弛度增加。

2）1/3~1/2唇缺损：可用以下唇组织瓣修复。①Johanson阶梯式重建：此方法只应用于下唇缺损的修复。Johanson在1974年提出，对于下唇部分矩形切除后缺损，利用两侧下唇全厚皮瓣向中推进修复缺损。两侧呈梯形切除皮肤及皮下组织，去除的皮肤及皮下组织宽度为缺损的一半，在两侧创面无张力的情况下对位缝合，分层关闭，口轮匝肌对位缝合，重建的下唇与颏部上部固定，瘢痕形成的位置应在唇颏线上。②Karapandzic法唇重建：此方法适用于上、下唇的缺损，利用以面动脉分支为蒂的双唇瓣（图8-29），皮肤切口与唇红缘平行，其深度与缺损的深度相同。切开前在口角画线，注意保持唇的原高度，不应因唇过高或过低而造成不必要的继发畸形。此手术虽然切断了浅层的面部表情肌，但应保留与主要血管并行的感觉神经及运动神经。黏膜切口与皮肤平行，一般不超过2 cm。所有伤口均应由里向外分层缝合，重建口腔的括约性及唇肌。缺损不超过4 cm时，其修复效果最

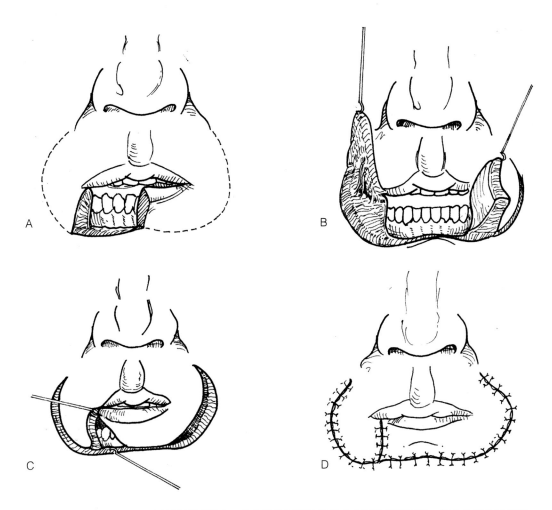

图8-29 Darapandzic方法进行唇重建。此方法为以面动脉分支为蒂的双侧唇瓣，操作中应注意保留主要血管及并行的感觉和运动神经

好。在修复大范围缺损时，可造成小口畸形，需后期行口角开大术。术后的功能效果好。③Abbe瓣和Estlander瓣：Abbe瓣适用于上、下唇缺损大于1/2时，通过带有唇动脉的窄蒂，由相对应的唇制成组织瓣，一般制备瓣的宽度应是缺损宽度的一半。在应用下唇对上唇进行Abbe瓣修复时，应注意下唇动脉的变异（图8-30）。Estlander瓣可应用于口角相邻的组织缺损，不需要断蒂。

在制备瓣之前，按照缺损的一半，在唇部画线。瓣的蒂应近缺损的中央（图8-31）。制备瓣时，在蒂的相对一侧做垂直全厚切口，注意唇动脉的位置，以决定蒂的位置。除蒂部外，应彻底

游离唇瓣。认真进行解剖，不需要分离蒂中的唇部血管。若供瓣部位与受瓣部位的唇红与皮肤交界可完全对位，其效果最好。此方法可以修复缺损一半以上的唇部，但当范围过大时，易造成小口畸形。术后功能效果好。

3）大于1/2的唇缺损

应用颊部组织瓣重建唇：①Bernard瓣、Freeman改良唇重建法：Bernard法唇重建，颊部的水平切口上端平口角，下端与缺损的下缘平齐，切开颊全层组织，应用推进的原理。Freeman改良唇重建法与之不同的点在于，其颊瓣的下水平切口沿唇颊沟进行，同时切开的组织只包括皮

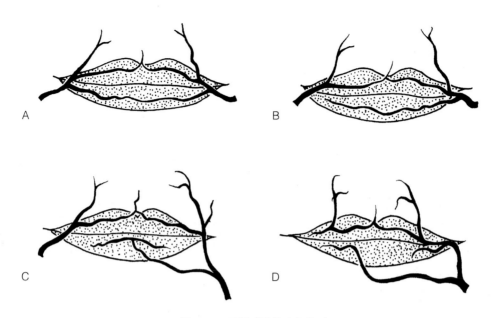

图8-30　下唇动脉的走行类型
A.正常走行；B~D.走行变异

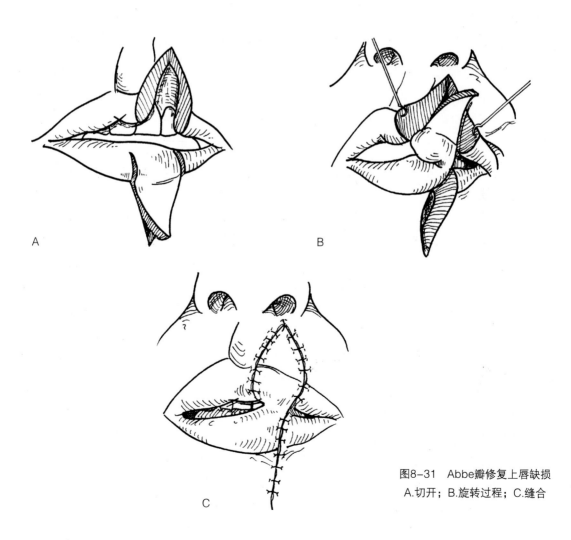

图8-31　Abbe瓣修复上唇缺损
A.切开；B.旋转过程；C.缝合

肤和皮下脂肪，而不同于Bernard瓣切开颊部全层。可进行口角区域广泛的皮肤黏膜下潜行剥离，缝合肌肉，应用有移动度的颊黏膜修复红唇。如果不能形成口轮匝肌环，则口轮匝肌收缩时的继发畸形非常严重。此方法双侧应用可以修复下唇全部缺损。②Steeple瓣法：此瓣为带唇动脉分支的矩形岛状瓣。当唇被矩形切除后其长边为水平向时，可应用此瓣。此瓣的垂直高度为缺损的水平长度，在修复时需旋转90°。在瓣的顶端皮肤画出三角区域，以便创口可以直线缝合。做切口前，可应用多普勒探测仪画出面动脉和唇动脉的分支部位。当病灶切除后，按画线切开皮肤及皮下组织，然后全层切开上、下水平切口，在瓣的垂直切口中可以发现面动脉，一般偏皮肤侧。找到面动脉后，将其标记出并加以保护。斜向走行的降口角肌也可作为寻找面动脉的标志，面部血管位于此肌肉深后方。血管被标记出以后，可全层切开血管上下的组织，并进一步游离血管束，使颊部岛状瓣无张力地放置在受区。此瓣的运动和感觉神经可能受损，但与面动脉关系密切的面神经功能可得到部分保留。修复红唇的黏膜切口设计取决于面动脉与岛状瓣的关系，如果面动脉在较低的部位进入瓣，就应在瓣就位以后的外侧松解游离颊黏膜。反之则相反。此方法只可应用于下唇，当下唇缺损在3/4之内，可以应用单侧方法，不会引起小口畸形或因过度牵拉而引起上唇畸形。如全下唇缺损，则可应用双侧颊部岛状瓣。此方法的并发症，除感觉及运动神经受损外，主要是术后持续性水肿。

微血管游离皮瓣重建唇：当2/3唇缺损时，可应用前臂游离皮瓣进行修复，与颏动脉形成的吻合支通常可以改善唇的感觉功能，但与真实唇的感觉还相差较多。

4）上唇全层缺损：与下唇相比，上唇发生肿瘤的概率较小，因此涉及重建的问题也较少。上唇在1/3以内的缺损可直接拉拢缝合，否则可应用Karapandzic瓣或Abbe瓣进行修复。过大的

缺损则需要应用带蒂皮瓣或前臂游离皮瓣进行修复。

总之，小于1/3的唇缺损，可直接拉拢缝合，如果张力大，可应用阶梯式缝合（Johanson缝合）；1/3~1/2的唇缺损，可应用Johanson阶梯式修复或Karapandzic法修复，两者可得到同样好的效果；当唇缺损为1/2~2/3时，也可应用阶梯式方法或Karapandzic法修复，但会不可避免地出现小口畸形，需要二期矫正；当全部缺损或接近全部缺损时，则可选用前臂游离皮瓣或Steeple瓣进行修复。

下唇瘘整形术

1. 手术设计解剖原理　下唇瘘是位于下唇的先天瘘管，一端开口于唇黏膜，另一端为盲端。可位于下唇两侧，对称或不对称，也可单独出现。其开口多在下唇黏膜与红唇黏膜交界处，瘘管走行近口腔黏膜，深度不定，可开口于前庭沟，也可达下颌前部牙槽嵴。有些患者的下唇瘘不需要修复，大部分手术后长期效果不满意，手术效果与畸形程度有关。瘘管的上皮为未角化鳞状上皮，瘘管内有小的浆液腺及黏液腺开口。在下唇瘘切除后如仍有上皮衬里残存，则可能发生囊肿。在切除瘘管的同时，应尽可能切除开口于瘘管内的腺体。口轮匝肌位于瘘口的下方，并环绕瘘管的颈部，切除瘘管时，应注意保留瘘管颈部后方的肌肉束，否则在下唇的中部可出现唇缺损畸形。

2. 手术进路中解剖结构的辨认　手术进路中，应对瘘管上皮以及相连的腺体进行辨别，尽量切除，同时对口轮匝肌的肌纤维进行辨别，并尽可能予以保留。

3. 手术操作技巧　在进行唇瘘整复术时，不需要切除下唇皮肤，也不需要跨过唇红缘。整个手术在唇黏膜进行。要彻底切除瘘管衬里，以预防囊肿的发生。通过保留瘘管颈部的口轮匝肌环，预防术后下唇过平畸形。有时，瘘管后方的

口轮匝肌在术中需要解剖游离后复位。同唇的游离缘平行的长水平切口，有时可因瘢痕挛缩而使下唇变得扁平。

在原发的严重病例，下唇中线存在组织缺陷或称下唇"口哨畸形"。要尽量保留瘘口周围的所有肌肉。

对于继发畸形，手术方法因人而异，通常有以下几种方法：对于长的瘢痕，可应用"Z"成形（或者多个"Z"成形），也可应用不对称"Z"三角瓣将中线旁多余组织移至中线矫正继发畸形。可应用由外侧向中线推进的黏膜肌肉"V-Y"瓣。唇黏膜的推进及颊黏膜的旋转，可以改善下唇外形的丰满程度，同时还可延长在唇红上挛缩的横行切口。

颊

■ 颊的临床解剖

颊形成口腔前庭的侧壁，颊肌是主要肌肉，颊咽筋膜的致密部分与此相连，厚的脂肪垫形成颊部外形，脂肪垫的部分表面由其他面部表情肌所覆盖。颊部的内侧由口腔黏膜覆盖，其黏膜与唇黏膜相连续。

颊 肌

颊肌位于颊部的深层，其内面为黏膜，外面为咬肌、翼内肌、颊脂肪垫和颊咽筋膜。在颊咽筋膜下面，肌肉表面为疏松的结缔组织平面，使肌肉很容易与其他组织剥离。颊肌起于上颌骨牙槽嵴后部、下颌骨体与下颌支结合部的上内侧面，前方与口轮匝肌相融合，后方插入翼下颌韧带，上界为上颌骨水平，下界为下颌骨。翼下颌韧带连接翼内突与下颌骨内面，为颊肌与咽上缩肌的连接部位。虽然在此纤维带上的筋膜及肌肉均有一定的变化，但是颊肌与咽上缩肌是连续的。颊肌纤维向前走行，与口轮匝肌相连续，并通过口轮匝肌附着于唇黏膜，少部分与皮肤相连。

颊肌的表面有面动脉和面前静脉通过，颊动脉以及相似名称的下颌神经分支在颊肌和颞肌起始点之间通过颊脂垫。腮腺导管穿过颊肌，开口于口腔黏膜相对上颌第2磨牙的位置，面横动脉通常走行于导管之上并与之平行。

颊肌从3个主要来源接受动脉血液供应：①供应肌肉后部的颊动脉，此动脉为颊肌的主要动脉，也是颊肌唯一的动脉蒂。颊动脉由上颌动脉在翼外肌下缘处发出，向前下至颊肌，与颊神经关系紧密。②颊肌的前部分由面动脉的分支供应。面动脉在距口角外侧约10 mm的部位发出数支至颊肌。③颊肌的后上部分还有从上颌动脉发出的上牙槽后动脉的小分支动脉，它是供应颊肌的3支动脉中最小的动脉分支。3支动脉在肌肉的外面和肌纤维之间有广泛的吻合。其吻合网与眶下动脉深部的末端分支有连通。

颊肌的静脉引流较动脉血液供应更为丰富。一些静脉起于肌肉外侧，还有一些与动脉伴行，而另一些则与动脉无关系。所有的静脉均汇入两条主要静脉：在后部归入翼静脉丛及上颌静脉，在前部归入面静脉。在所有血管中，面深静脉最易辨认，该静脉横向走行于颊脂肪垫之下，在腮腺导管周围也有较大的静脉丛围绕。这些来自不同方向的互相吻合的血管，给颊黏膜以丰富的血液供应。

颊肌的运动神经来源于面神经，其分支为颞面干和颈面干的吻合支，在颊脂肪垫的部位以致密的网状结构分散向颊肌，形成颊丛。有4~5支以上的末端分支进入颊脂肪垫的深部，分布于颊肌。此分布特点使分离部分肌肉后仍然可以保留其他部分肌肉的神经功能。颊部的感觉分支为下颌神经的分支——颊长神经，穿过颊肌后分布于颊黏膜。

颊肌同咽上缩肌及口轮匝肌一起组成环形肌肉系统（咽-颊-口环形系统），在吸吮、吹口哨、辅助食物咀嚼以及维持口腔间隙等方面起重要作用，同时对调节唇部运动以及口角对称性方面也起作用。它被认为既是内脏肌肉又是面部肌肉。

鼻唇沟的形态及解剖意义

鼻唇沟对唇外形影响较大，特别是在微笑时。该部位皮肤皱褶和皮下纤维组织将唇颊以不同的美容单位分开，在一般和高兴时的表情有不同的沟纹表现。鼻唇沟始于上唇颊及鼻翼的交界部分，继续向下向外，在口角水平的外界消失。鼻唇沟的走向基本为直线、稍弯向或偏离唇部，唇角可以稍向上或向下。唇的外形和鼻唇沟的走行方向取决于深部骨组织体积的大小及肌肉形状和相对位置。在静止时，面部、唇、鼻唇沟以及面部其他皱褶的方向可说明一个人的特性，例如向上、向外说明性格开朗，向下、向内则表示内向，不喜笑。总体说来，两侧的鼻唇沟在形态上为镜向，深浅可不一。鼻唇沟随年龄变长变深。以唇及鼻作为参照，对于鼻唇沟的长度进行评价，可以从一个侧面反映出一个人的面容随年龄的变化。

有学者对鼻唇沟的解剖及作用（运动）做了研究。Mitz和Peyronie的研究认为，鼻唇沟是由于皮下浅筋膜在此处终止所造成的，而不是因为有特殊的肌肉附着所致。他们认为向后上方牵拉此部位的皮下浅筋膜，可以使此部位突出。Robin等通过对4例成年尸体的解剖发现：在该部位沿鼻唇沟的皮下有一束致密的纤维组织，并有面部肌肉附着于此，该纤维肌肉束从鼻唇沟延伸至唇。提上唇肌及颧大肌在它们走向唇部经过此部位时，均有肌纤维加入鼻唇沟纤维束。有少量肌纤维束似乎起于此纤维束，加入提上唇肌。他们还发现，新生儿和面神经麻痹患者不存在鼻唇沟，但在死后的成人中却存在，说明鼻唇沟是解剖结构和肌肉运动相结合所产生的。鼻唇沟的出现是由于鼻唇沟部位肌肉和上唇止于此部位的肌肉收缩牵拉。对此部位的肌张力进行破坏，可以使鼻唇沟消失。死后即刻，由于肌张力和挛缩仍存在，所以鼻唇沟仍存在。鼻唇沟部位肌肉的长期牵拉造成了组织学的改变，以致可以留下永久的鼻唇沟痕迹。另外一种解释为，此沟的永久存在主要是由于鼻唇沟颊侧组织及唇侧组织的悬殊差别所造成，并随年龄增长，此差别越来越大。在颊侧存在大量皮下脂肪，而在唇侧仅存在极少的皮下脂肪，两侧皮下脂肪存在水平的不同，也加重了鼻唇沟的痕迹。新生儿的皮下脂肪遍布整个皮下，即使新生儿存在鼻唇沟的解剖结构，但是由于脂肪的水平较均匀而使鼻唇沟表现不明显。

■临床应用

面横裂修复术

1. **手术设计解剖原理** 面横裂系上、下颌突的一侧或两侧因故部分或全部未融合所致。临床表现在单侧为双侧口角不对称，在双侧为口裂过大。手术设计以双侧对称为原则，这种对称表现在静止状态及功能状态。图8-32，33示正常口裂的大小及水平位置。在面横裂患者，主要是纠正口裂的大小。

2. **手术进路中解剖结构的辨认** 面横裂畸形的口角裂隙多止于颊部，轻者仅限于口角裂，重者可裂至咬肌前缘。在定点时，应以位置及色泽区分颊黏膜和唇黏膜，颊黏膜较唇黏膜色泽稍淡。切开时经过皮肤、皮下组织、肌层达黏膜下层及黏膜。在缝合过程中应注意辨别肌层（颊肌）。

3. **手术操作技巧** ①口角的定位，单侧面横裂以健侧口角为标准，双侧面横裂以睑裂中、内1/3交界处向下做垂线，与口裂水平线相交处定

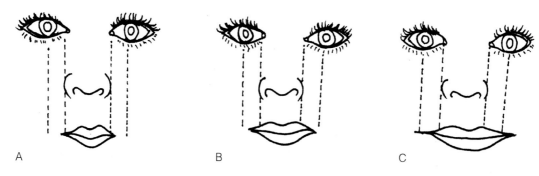

图8-32 口裂大小

A.小口裂：两口角距离同两内眦距离；B.正常口裂：两口角间距离为两侧内眦瞳孔间距离中点的距离；C.大口裂

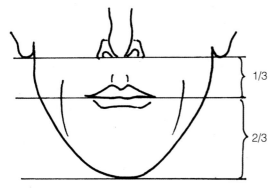

图8-33 口角水平位置。口角至鼻小柱基底的距离为颏部最下点至鼻小柱距离的1/3

为口角。②自口角点沿裂隙上、下缘皮肤黏膜交界处做切口，切开皮肤和肌肉，直达黏膜下层，将黏膜翻转相对缝合作为口腔黏膜。③缝合皮肤时，可采用直线缝合、单一或多个"Z"成形术的方法，以防形成直线形瘢痕牵拉口角。

口角开大术

1. **手术设计解剖原理** 小口畸形可以产生形态和功能方面的影响，口角开大术主要应用于先天性小口畸形及继发小口畸形。在纠正小口畸形时，口角水平的确定尤为重要，由于术后的肌肉牵拉，患侧口角水平要较健侧稍高。口角开大部分的唇红黏膜用同侧推进的颊黏膜进行修复。

2. **解剖结构和手术操作技巧** 在口角点确定后，全层切开皮肤、肌层以及黏膜，应用颊黏膜推进方法修复缺损的唇红（图8-34，35）。

与颊脂垫相关的手术

1. **手术设计解剖原理** 颊脂垫是位于颊部的特殊脂肪组织团块，与皮下脂肪有明显不同。它首先被Bichat在1802年认识并描述。颊脂垫位于颊肌与下颌支之间，将咀嚼肌分开，并与颧弓以及下颌支分开。颊脂垫周围环绕有筋膜组织，在婴儿，其作用是防止吸吮时颊下坠，在成人则是为了增加肌肉间的活动度，其外形和功能方面的作用同眶周脂肪组织。颊脂垫有一个中央体和四个延伸部。主体位于咬肌前缘，腮腺导管口上方，向后部及深部延伸至上颌后部并沿颊前庭向前。颊延伸位于最表面层，在腮腺导管下方入颊。此部分下降至下颌磨牙后区与颊肌主要部分重叠。翼延伸下降并向后位于翼板外面。颞延伸向上位于颧弓之下，分为深部和表面部分。深部直接位于颞肌及肌腱表面，将其与颧弓分开。血供有3个来源：上颌动脉（颊和颞深分支）、颞浅动脉（面横分支）和面动脉（小分支）。

由于颊脂垫血供丰富，可应用带蒂脂肪瓣进行从尖牙开始的上颌后部、硬腭、软腭、磨牙后区以及翼下颌区的口腔缺损修复，用以覆盖上颌

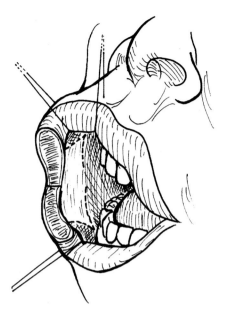

图8-34　口角旋转颊黏膜瓣修复口裂过小的口角唇红切口设计

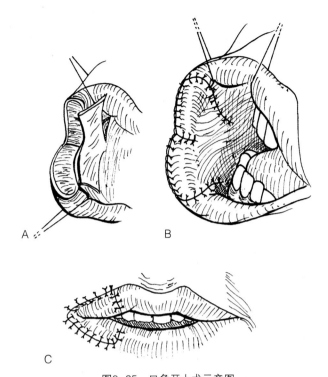

C

图8-35　口角开大术示意图

A.颊黏膜旋转；B.颊黏膜定位缝合后侧位观；C.颊黏膜缝合后正位观

骨切除术后和软腭、硬腭、颊肿瘤切除术后的创面，以及各种原因引起的口鼻腔瘘。对于上颌骨后部的修复或较大面积的缺损，可应用同侧带蒂的颊脂垫体和颊延伸的脂肪瓣。带蒂脂肪瓣与颞肌筋膜瓣联合应用的主要优点为：①用脂肪瓣修复后部和后磨牙区，可以减少在修复过程中的张力，使颞肌瓣进一步向前延伸，以覆盖更大的面积；②减少腭舌弓区域的瘢痕及对功能的影响。在应用颞肌瓣修复软腭时，可应用脂肪瓣覆盖腭舌弓区域和翼下颌区域。在行上颌骨重建过程中，应用颊脂肪瓣作为深层的衬里，可收到很好的效果。

颊脂垫成形术在美容方面意义很大，颊脂垫摘除可以引起面型变化，减少颊部的丰满度，使颧骨更加突出，使面部看上去更有特点。颊脂垫的去除不能代替颧骨增高术，因此在颧骨发育不全患者，如果采取去除颊脂垫的方法突出颧骨则会事与愿违，不但颧骨不能突出，反而颊部更加凹陷，造成新的畸形。

2. 手术进路中解剖结构的辨认　手术进路分口内入路及口外入路。口外入路暴露颊脂垫有损伤面神经的危险，因为面神经的分支走行于其表面。在行除皱术的同时，可以在深筋膜下平面、咬肌前缘暴露颊脂垫，因为此部位面神经的分支多且细，直接位于颊脂垫的上方。在行除皱术的同时，切开深筋膜和腮腺咬肌筋膜，应用钝分离方法去除或取出颊脂垫。应用口内入路可较容易并安全地暴露颊脂垫。面动脉及静脉在与颊脂垫同一平面上升，在颊部可以作为颊脂垫向前延伸所在部位的标记。面横动脉在颊脂垫的上方穿行，位于腮腺导管上方，在这些血管之间常见吻合支，与上颌动脉的分支一起供应颊脂垫。颞浅颊脂垫的血供由颞中动脉和颞浅动脉的分支供应。腮腺导管及面神经的颧支和颊支均与颊脂垫有关系，这些结构横过颊脂垫的表面入颊，通常在腮腺导管下方有一些面神经的小分支及颊支。

颊部脂肪垫被由咬肌筋膜延伸而来的筋膜以封套的形式包绕。腮腺咬肌筋膜位于咬肌外侧表面，面神经分支的深面，筋膜将面神经紧张于咬肌表面。在咬肌前缘，筋膜的平面更为表浅，进入颊间隙，延伸至颊脂垫、腮腺导管及面神经的表面。咬肌筋膜深面的延伸与颊肌表面筋膜相连，此筋膜层位于颊脂垫的深面，与颊肌相连。

当表面筋膜被打开时，自发脂肪疝突出至口腔，在口内手术如正颌外科和创伤外科时偶可发生。颊脂垫的创伤性疝也较常见，一旦发生，可以切除或去除外露部分，缝合口腔黏膜。

3. 重要解剖结构的保护和挽救　一般应用口内切口，因为口外切口损伤面神经的风险很大。在行口内切口制备脂肪瓣或去除颊脂垫时，应注意避开知名动脉，注意保护面神经及腮腺导管，其走行及相互关系请参见"手术进路中解剖结构的辨认"部分。如果面神经或腮腺导管损伤，应尽快进行神经吻合及导管再接。

4. 解剖结构和手术操作技巧　由于颊脂垫的位置和作用，颊脂垫成形术可以有效地改变面型。除此之外，颊脂垫的解剖结构还使其在临床上有多种用途：①可作为游离脂肪移植的供体；②作为带蒂脂肪瓣关闭口鼻腔或口腔上颌窦瘘；

③对患有唐氏综合征的患儿行颧骨增高术等。

通过口内切口可以安全暴露颊脂垫。在做切口时，应高于上颌前庭沟，从第2磨牙附着龈5 mm以上开始进行，向后延伸约2 cm，切开黏膜、颊肌纤维，暴露上颌骨骨膜（图8-36）。口内切口可得到颊脂垫体部和颊延伸部分，这两部分占整个颊脂垫的50%。颞深延伸部分、颊脂垫体的上部分以及翼部延伸，可在颧弓上方打开颞深筋膜的深层得到。脂肪上部延伸的去留对面部的外形影响不大。图8-37示颊脂垫的形态、位置及其周围的重要解剖结构。

（1）颊脂垫成形术：一般为口内切口，当同时进行面部除皱术时，可应用同一口外切口。在切开颊肌筋膜时应小心，只去除突入口腔的脂肪组织，不应在咬肌间隙内做过多的分离。

去除颊脂垫时应以保守为宜，一般去除1~2 g即可达到美容效果；对颊部非常丰满的患者，可以在两侧分别去除4~5 g。手术中应根据面型的变化逐渐地去除，而不是盲目地将突入口腔内的颊脂垫全部去除。去除过多的颊脂垫可造成术后颊部塌陷，且修复非常困难。如术前面部对称，在两侧应去除相同的脂肪量；如术前两侧不对称，则两侧可不对称地去除。颊脂垫去除术宜与其他

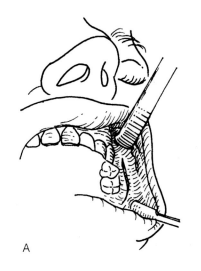
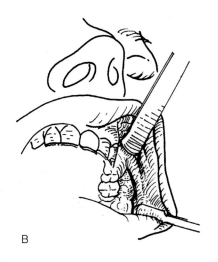

A　　　　　　　　　　　　B

图8-36　颊脂垫成形术入路
A.切口；B.暴露颊脂垫

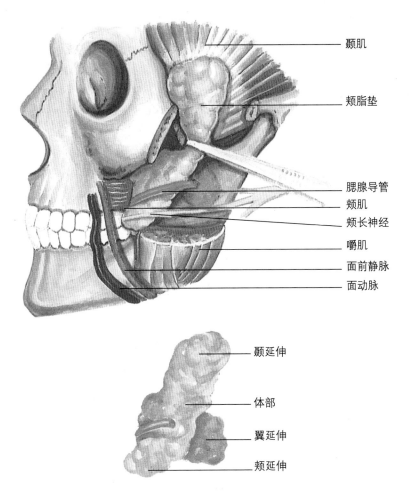

颞肌

颊脂垫

腮腺导管
颊肌
颊长神经
嚼肌
面前静脉
面动脉

颞延伸

体部

翼延伸

颊延伸

图8-37　颊脂垫及颊部解剖

手术同时进行，如除皱术、正颌手术、咬肌肥大矫正术等。有些患者，颊脂垫去除如同锦上添花，可取得很好的手术效果。

　　颊脂垫去除术的并发症很少，面神经损伤、出血以及感染均较少见。通常可见术后肿胀，但可缓慢消失，水肿通常需要2个月左右才能消失，其最终结果要在术后4个月左右才可见分晓。

　　（2）颊脂垫脂肪瓣：应用切口与上述相同。由于颊脂垫被筋膜封套包绕，在取出脂肪前应采用钝分离打开筋膜层，使脂肪组织突入口腔。颊部受外力，脂肪通过轻轻牵拉即可进入口腔。应避免在咬肌间隙的深部分离。通常情况下，可将自然凸向缺损区的颊脂垫用刀片游离，

移至缺损区，将脂肪瓣的游离边缘与缺损边缘缝合。颊脂肪瓣可直接暴露于口腔，表面不需要覆盖。缺损较大时，可结合应用同侧带蒂颞肌筋膜瓣修复缺损。在此修复方法中，脂肪瓣是用来修复后部缺损的，特别在翼下颌区，可使颞筋膜瓣进一步向前及横行。脂肪瓣也可结合其他局部瓣应用。单独应用颊脂肪瓣可以修复3 cm×5 cm的缺损，如缺损大于此面积，则应用颞肌筋膜瓣与颊脂肪瓣结合，能收到良好的效果。术后无覆盖的颊黏膜瓣，3周后其表面可上皮化，肉眼可见瘢痕。由于有时影响龈颊沟的形态，影响义齿的佩戴，有些患者需要行二期龈颊沟成形术。

面动脉（颊）黏膜肌瓣

1. 手术设计解剖原理　颊肌位于口腔黏膜的表面，由于颊肌的血液供应特点，在口内或口外均可对颊肌进行剥离，通过黏膜切口更易到达颊肌。口腔黏膜的血液是通过颊肌瓣供应的，面动脉是口腔黏膜的主要血液来源。肌黏膜瓣接受来自面动脉和颊动脉的双重血液供应。颊肌黏膜瓣在面部和口腔可提供大量的血管化组织，因此其应用范围很广，可以支持游离骨移植，也可以将组织转移至修补较困难的腭部，进行唇的重建，包括唇红部分。还可应用于对侧口内外重建、口腔前庭瘘修补、腭瘘修补、牙槽嵴增高、口底重建等。口腔黏膜有一定的厚度，血运丰富，是用来修复腭及牙龈的很好的供区。

口外的鼻唇沟入路可以使肌黏膜瓣有足够长的蒂，以修复同侧口腔任何部位的缺损。注意正确剥离平面，避免损伤面神经。

口内入路限制了颊肌黏膜瓣的活动度，但对修复腭部瘘非常适用，它优于舌瓣，因为颊肌黏膜瓣有自身的血供。同时颊肌瓣避免了二次断蒂和无舌瓣为患者带来的不便。

2. 手术进路中解剖结构的辨认　鼻唇切口入路，在口轮匝肌外侧深部可见到颊肌。颊肌的平面深于咬肌、颊脂肪垫以及腮腺咬肌筋膜，也位于颧大肌及降口角肌的深面。在手术过程中，于固定平面进行操作，不需要刻意寻找面神经及面动脉分支和颊动脉分支。

3. 重要解剖结构的保护和挽救　避免损伤面神经是非常重要的，主要是下颌缘支和颊支。下颌缘支位于颈阔肌及降口角肌的深面，面神经颊支深部分支走行于颧肌及提上唇肌之间。颊支分布于颊肌，并有分支分布于颊肌后面。此神经与咬肌前缘非常接近，但未穿过颊脂垫。

面神经颧支的下部分支与颊神经的深部分支有交通。下颌神经的前分支支配所有的咬肌，但不包括翼内肌和下颌舌骨肌，该神经的前支还包含一些感觉神经。下颌神经的后分支主要为感觉神经。前分支的颊长神经在上颌动脉的表面，从翼外肌的两头之间穿行，斜向前下，横跨翼内肌，与上颌动脉的颊支平行并位于其后，从颊肌的后、上角进入颊肌，呈扇形分布于肌肉，其神经纤维与面神经的颊支关系紧密。

可以通过唇颊沟入路剥离颊肌，并暴露其血管蒂。一旦面神经被损伤，其他神经的吻合支可以继续维持其功能。由口内剥离颊肌时，面神经损伤的机会减少。

4. 解剖结构和手术操作技巧　手术中需要将腮腺导管进行探针标记，避免损伤。根据血液供应范围，在颊黏膜区域取瓣有较多可利用的组织，一般为7 cm×5 cm。宽度在3 cm以下者可直接拉拢缝合，宽度在3 cm以上者需要皮片或黏膜移植关闭创口。分离颊肌表面时应由前向后，因为在颊肌与腮腺咬肌筋膜之间存在间隙，容易分离肌肉与内侧黏膜。通过合理的设计，可以从口内得到带蒂的颊肌黏膜瓣。当黏膜切口完成后，可以用刀片或剪刀锐剥离方法完成瓣的制作，而不损害颊脂垫表面的重要结构，特别是面神经。面动脉在面部沿颊肌最前端走行时，向该肌肉发出几个小支，这些小分支的发出是非常恒定的。鉴于颊肌前部的解剖，无必要单独解剖面动脉向颊肌发出的分支，较安全的解剖是保持在面动脉浅层进行操作，尽量避免损伤面神经的分支。

颊肌在口腔重新放置时，一定要黏膜对黏膜缝合，放置在牙槽嵴的颊黏膜不能代替龈瓣。在修复腭瘘时，应在腭骨钻孔以固定瓣。唇颊沟入路有风险的肌肉主要为笑肌。因为它位于鼻唇沟的下方，起于腮腺筋膜和面浅筋膜，通过颈阔肌的表面插入口角的皮肤。鼻唇沟切口实际上使笑肌向后错位，它的神经支配来自后内方向。正确关闭鼻唇沟切口，可以保留此肌肉的功能。

颊肌瓣并不是万能的，在口内进行瓣的制备最好于放大镜下操作，如果需要额外的长度，还应附加鼻唇沟处的切口。

颊黏膜肿瘤切除术

发生在颊黏膜的恶性肿瘤有转移的倾向，并易侵及深部组织结构。后部的病变可累及腮腺及翼肌群，也可累及上、下颌骨牙槽嵴。经口切除肿瘤，适用于病损较小且边界清楚的肿物，切除后可用皮肤移植进行修复（图8-38），缺损大者可用舌瓣修复（图8-39）。在此部位于白斑基础上发生恶变者较口腔其他部位多见。当此部位病损侵及更深一层组织、骨和（或）颊部组织全层时，需要彻底切除并行组织瓣修复（颞肌瓣或前臂皮瓣，详见第6章"下颌骨"部分）。

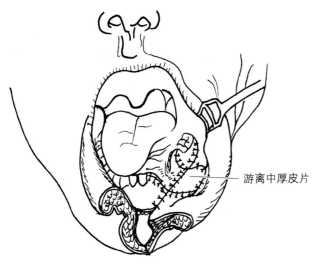

图8-38　早期颊黏膜癌切除后的中厚皮片游离移植修复

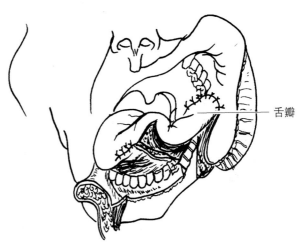

图8-39　应用舌瓣修复磨牙后区的肿瘤切除术后缺损

腭、口咽

■ 腭、口咽的临床解剖

腭及软腭肌肉

腭将鼻腔及口腔分开，由骨性的硬腭和肌性的软腭组成，该结构对于维持正常发音和吞咽非常重要。

硬腭由上颌骨的腭突和腭骨的水平板（图8-40，41）组成，在上颌骨的腭突前部和侧方为牙槽突，硬腭以切牙孔为界分为前部的原发腭（由前颌骨衍化而来）和后部的继发腭（由上颌突的腭突衍化而来）。硬腭表面有黏膜覆盖，其黏膜由一层致密的结缔组织与骨紧密相连，这层致密的结缔组织与覆盖在表面的腭黏膜一起称为黏骨膜瓣。在黏骨膜中有无数唾液腺（图8-42，43）。硬腭血液供应来自上颌动脉的蝶腭支（图8-44），在前部通过切牙管出切牙孔（鼻腭血管神经束），在后部成对来自上颌动脉的腭大分支，通过腭大孔，称为腭大动脉，仅发出几个小支向后至软腭。腭小动脉通过同一个腭孔向后，也可通过腭小孔向后。腭小动脉出腭大孔后发出分支，分布于后方及侧方组织，主干随腭大动脉向前。在腭裂，其骨性裂部分血液供应变异程度较大。硬腭的神经由三叉神经上颌支的蝶腭神经和腭大神经的分支来管理。神经与同名血管伴行。

软腭由肌肉及其表面覆盖的黏膜组成。软腭前部经结缔组织（称腭腱膜）与硬腭后缘相连，软腭后部游离。软腭由5部分肌肉组成：成对的腭帆提肌、腭帆张肌、腭舌肌、腭咽肌和腭垂肌。腭舌肌是软腭口腔面最表面的肌肉，此肌肉起于腭中线，呈横向旋转放散状向外下至舌外侧缘，形成扁桃体窝前柱。腭咽肌是软腭咽腔面最表面的肌肉，此肌肉在咽腔的部分多于软腭部分，形成扁桃体窝后柱，其肌肉呈放散状向上进入软

腭。应用此肌肉可进行腭咽肌瓣成形术。腭舌肌和腭咽肌的正常功能是使软腭向下，帮助咽侧壁向内运动。腭垂肌在腭咽肌的深面，肌纤维沿软腭中线呈纵向走行，向后进入腭垂，其功能是使腭垂向上向前。腭帆提肌是软腭的最大肌肉，起于颅底岩骨的尖部，沿咽骨管软骨的内侧，呈

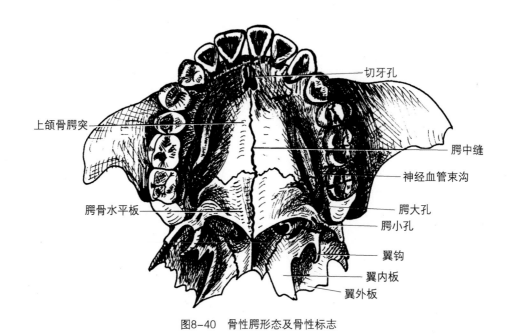

图8-40　骨性腭形态及骨性标志

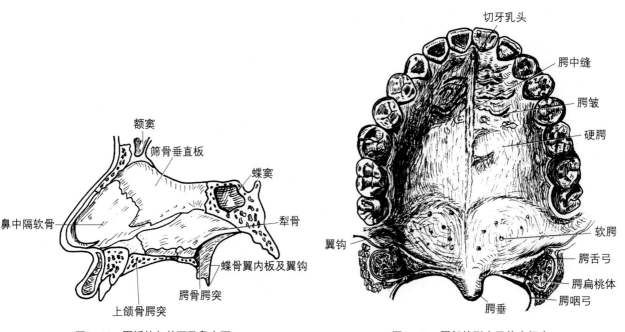

图8-41　腭板的矢状面及鼻中隔

图8-42　腭部的形态及体表标志

放射状向前、向下，在近软腭的中间部分进入软腭，位于腭垂肌与腭咽肌前份之间。此肌收缩可抬高软腭，使咽鼓管的咽口开放。腭帆张肌广泛起源于翼内板蝶骨的舟状凹和咽鼓管软骨的外侧，于翼内肌及翼内板之间的前方向下至翼钩，

肌纤维与翼钩粘连，然后肌纤维放射状向内，以直角进入腭部，在硬腭后缘附着的同时，与对侧的同名肌肉于中线融合。此肌肉也具有开放咽鼓管的功能。软腭肌肉的神经支配为迷走神经，腭帆张肌的神经支配为三叉神经的下颌支。

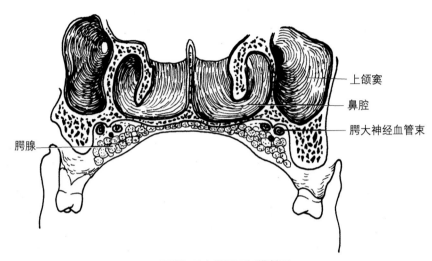

图8-43 硬腭部及上颌骨下部横断面

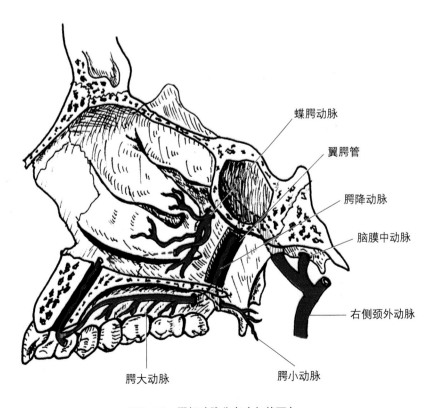

图8-44 腭部动脉分布（矢状面）

咽及咽部肌肉

咽是由黏膜覆盖的肌性管状结构，其前部开放。咽腔的上部为鼻咽腔，其开口与鼻腔相连，咽腔的下部为喉咽腔，在舌骨和舌软骨水平开口于喉，最下端止于食管，腔的中间部分为口咽腔，开口于口腔（图8-45）。形成咽腔的肌肉为咽上、咽中和咽下缩肌。每块肌肉从前方的起源向后呈扇状，在后中线的咽（筋膜）缝部位与对侧同名肌肉汇合。

咽上缩肌起源广泛，上部起于翼内板的后缘和翼突，下部起于颊肌后缘的翼下颌（筋膜）缝，最下部起于下颌骨以上的舌骨后部和舌根旁。咽上缩肌、颊肌及口轮匝肌，组成了由颈部至面下部的肌环。

咽中缩肌起于舌骨大角与小角，其上部及下部分别与咽上缩肌及咽下缩肌重叠。

咽下缩肌起于甲状软骨的斜线，并通过腱线至甲状软骨。在此线上还有甲状舌骨肌和锁骨甲状肌附着。咽下缩肌起于环状软骨的部分也称环咽肌。

茎突咽肌是咽部的另一重要肌肉，它起于茎突内面，向下向内由咽上和咽中缩肌之间进入咽壁。茎突咽肌的功能是使咽腔抬高至食管方向。图8-46，47从侧方及后方示意了咽部及部分腭部肌肉的走行。

缩肌的运动神经同大部分软腭肌肉一样为迷走神经，但茎突咽肌为舌咽神经支配。填充咽上缩肌与颅底之间空隙的是腭帆提肌和腭帆张肌，尽管这两块肌肉属于软腭肌肉，但在此部位加强了咽壁。

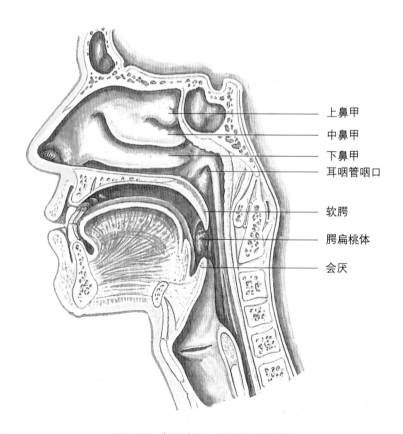

上鼻甲
中鼻甲
下鼻甲
耳咽管咽口
软腭
腭扁桃体
会厌

图8-45 鼻咽腔及口咽腔的矢状剖面

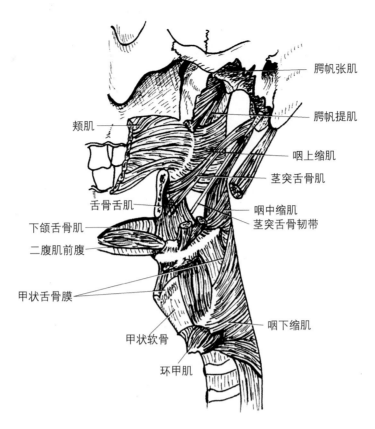

图8-46　咽部及腭部肌肉侧面观

图中标注（自上而下、左右）：
腭帆张肌
腭帆提肌
颊肌
咽上缩肌
茎突舌骨肌
咽中缩肌
茎突舌骨韧带
舌骨舌肌
下颌舌骨肌
二腹肌前腹
甲状舌骨膜
咽下缩肌
甲状软骨
环甲肌

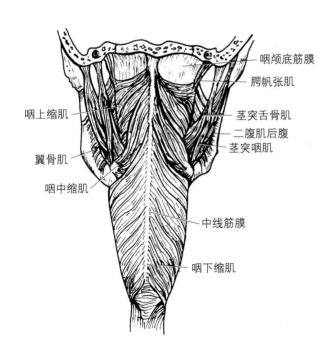

图8-47　咽部肌肉后面观

图中标注：
咽颅底筋膜
腭帆张肌
咽上缩肌
茎突舌骨肌
二腹肌后腹
茎突咽肌
翼骨肌
咽中缩肌
中线筋膜
咽下缩肌

软腭和咽腔肌肉的血液供应

软腭部及咽部肌肉由颈外动脉的4个分支供应：①面动脉的腭升动脉，走行于咽上缩肌的外侧面，通过Winslow窦，从前下方向进入软腭，供应腭舌肌、舌咽肌、腭垂肌及腭帆提肌的腭内部分；②咽升动脉，穿行腭咽肌到达它所供应腭部的周缘区域，供应咽上缩肌；③咽返动脉，供应腭帆提肌的软腭外侧部分；④上颌动脉，供应腭帆张肌。所有肌肉除腭垂肌以外，其血液供应均为双重供应。这种血供特点的临床意义为：①软腭的血液供应可以耐受软腭内的肌肉解剖和Furlow手术的肌肉解剖；②在沿翼内板分离翼钩以及在翼内肌、腭帆张肌间隙中操作时，应小心避免损伤腭升、咽降和咽返动脉；③垂直的咽后壁瓣是随意瓣；④腭咽肌瓣成形术可以通过腭升动脉的翼钩支得到足够的血液供应。

软腭肌肉的神经支配

腭帆张肌由三叉神经的第3支支配，此神经同时也支配翼内肌。其他腭部肌肉特别是腭帆提肌，由舌咽神经、迷走神经的咽丛和面神经的岩浅神经分支，通过蝶腭神经节支配，但上述特别是最后部分神经支配尚未得到进一步证实。神经分支沿咽鼓管肌走行，其分支支配咽上缩肌和腭帆提肌后，向内侧经过茎突咽肌后再下降至Winslow窦，同腭部的血管走行类似。在发出分支（网状）至腭舌肌和腭咽肌之后，于茎突舌骨肌外上下降至软腭。

腭腱膜

腭腱膜属筋膜系统，筋膜是肌肉的衍生物，如肌腱、腱膜，其作用并不仅仅是覆盖层或鞘。它们的另一个特点是互相融合交错，形成了网状组织和支持组织。筋膜与肌肉和骨之间存在形态学、组织学和种系发生及发育方面的联系。对正常鼻咽部筋膜的研究，已经有100多年的历史。

腭腱膜由原始的腭咽肌衍化而来，附着于肌腱，如同筋膜的纤维组织，被认为是肌肉的组成。在腭裂情况下，于腭腱膜中发现有咽筋膜存在，并与腭帆张肌的肌腱以及腭部的肌肉融合。腭腱膜按种系发育划分位于咀嚼区（由三叉神经支配）和腭咽区之间（由舌咽神经、迷走神经支配），属于腭的咽部，因此应命名为Velar腱膜，而不是Palatal腱膜。

腭腱膜有两个功能：①连接腭骨板与软腭，是腭部肌肉前方附着的部位；②是腭帆提肌水平部的止点，腭帆提肌的垂直肌腱则附着于颞下颌韧带（颊咽筋膜）。腭帆张肌是咽鼓管开放及关闭的主要肌肉之一。

■ 临床应用

腭裂修复术

1. 手术设计解剖原理 腭裂手术的目的是关闭裂隙，恢复软腭肌肉的正常附着，以及最小限度地干扰上颌骨的生长发育。自1861年，医生们开始应用兰氏手术修复腭裂以来，有多种修复腭裂的方法问世，如二瓣后退——以延长软腭为目的；犁骨瓣关闭硬腭二期腭裂修复术以及Delare二期腭裂修复术（先修复软腭，后关闭硬腭）——以防止干扰上颌骨生长发育，及早建立正常发音解剖结构和完整的腭咽闭合为目的；Furlow反向双"Z"腭裂修复术——以延长软腭及恢复软腭肌肉位置及功能为目的。由于缺乏严格的长期随访对照研究，对于手术方法的评价尚难定论。

2. 手术进路中解剖结构的辨认

（1）翼内肌-腭帆张肌间隙（马氏间隙）的确定：此间隙为狭长的三角形缝隙，外侧为翼内肌，内侧为翼钩，前方为上颌结节。此间隙是腭裂手术操作的重要部位（翼钩的折断或去除、筋膜减张），在此间隙操作可将出血减少至最少（图8-48）。

（2）腭大动脉神经血管束的辨认：腭大动脉是腭部的知名动脉，位于牙槽嵴顶的内侧，中外1/3交界处，上颌结节的前方，继发骨性腭的中后1/3处，走行于腭大动脉沟内。在成人、儿童及幼儿，其腭大孔的位置稍有改变。

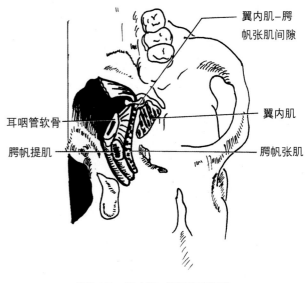

图8-48　翼内肌-腭帆张肌间隙

（3）腭裂肌肉及腭腱膜的辨认：腭裂肌肉由一组肌肉组成，在裂隙缘明显，成束附着于骨性裂隙缘，在其外侧方为腭帆张肌肌腱附着于硬腭后缘形成的腭腱膜。由裂隙缘的切口进入，很易辨认腭裂肌肉及腭腱膜。

3. 重要解剖结构的保护和挽救　在腭裂手术中，应正确进入翼内肌-腭帆张肌间隙，防止进入外侧的翼内肌以及内侧的腭帆张肌和后内侧的腭帆提肌，一旦误入翼内肌，可造成松解困难、出血等。对腭大动脉的保护非常重要，首先两侧的松弛切口位置不宜向内，应在腭大动脉的外侧，分离时应在明视下，从动脉的前后方使其从腭大动脉沟内完全游离。如果发生腭大动脉损伤，首先应彻底止血，为防止黏骨膜瓣坏死，腭瓣的前方要避免断蒂（图8-49）。

对软腭肌肉的解剖和保护，目的是术后软腭功能的恢复，分离时应在复合肌肉体的外侧及前方进行，不应进入肌肉的内部，更不能为达到松解目的而剪断肌肉。

4. 腭裂的解剖结构　腭裂明显的异常是腭部肌肉在中线未连接，使肌环不完整。肌肉附着在腭腱膜上，腭腱膜在中线断开，这是腭裂的另外一个主要形态特点。此观点在1930年由Dorrance提出。

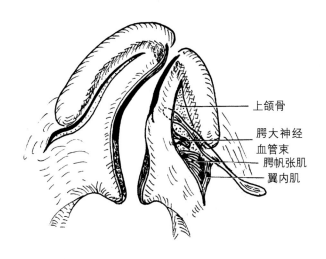

图8-49　兰氏腭裂修复术中的腭大神经血管束的暴露及保护

上颌骨
腭大神经血管束
腭帆张肌
翼内肌

（1）腭裂的腭腱膜：在腭裂，腭腱膜由异常向前延伸的颊咽筋膜和腭帆张肌的水平肌腱组成，手术时要将咽筋膜内侧的肌肉复位，这些筋膜结构易于暴露，可在翼钩上切断腭帆提肌的肌腱，将腭裂肌复合体外侧的病理性筋膜外鞘松解。在腭裂手术时，将松弛切口绕过上颌结节向后延伸，便可清楚地看到绕过翼钩的腭帆张肌肌腱，此肌腱与外侧的结构和间隙由颊咽筋膜的外鞘相隔。在剥离过程中，此筋膜穿通，可以沿翼外肌进入咬肌间隙。

在术中有两个标志可以帮助辨认腭腱膜的基部：①腭帆张肌的水平部与垂直部结合在翼钩的外侧；②其后缘包绕翼钩，水平部呈扇形附着于腭咽筋膜，此附着部位为腱膜，它们以几乎垂直的走向从翼钩的内侧到腭骨板后缘。肌腱的后缘位于翼钩尖部的前方。从口内观察，在咽筋膜外侧与肌腱间有一间隙，当用力向前内暴露并将腭帆提肌肌腱切开时，可见腭腱膜基部。虽然正常腭腱膜在两侧翼钩间为水平走行，但也有极少部分的基底部几乎呈垂直状。在翼钩的内侧，腭裂肌肉沿裂隙侧的腭腱膜走行，肌肉向前内，腭腱膜基底也向前内。

在过去的30年里，学者们强调了腭裂肌肉的病理性解剖和手术重建，却忽略了腭裂肌肉的筋膜部分。腭裂不仅仅是因为Veau肌肉的附着前外侧异位，还存在腭腱膜基部的前外侧错位，不完整的腭腱膜不仅影响肌肉在中线的联合，而且减少了软腭的长度和坡度。

腱膜作为腭部肌肉的一个器官，尚未被研究透彻。在腭裂的情况下，腭帆提肌在腭腱膜附着点延伸至软腭裂隙的前部分。在腭咽筋膜的近中，附着于裂缘的骨膜。在正常腭部尸体解剖中，腭帆提肌占软腭中部的40%，在腭裂修复中应注意恢复腭帆提肌的正常位置。

（2）腭裂的肌肉

1）腭帆张肌：附着于翼突钩内下方的腭腱膜，在翼突钩周围筋膜异常更为严重。图8-50示正常的软腭肌肉及腭裂软腭肌肉的比较。

2）腭咽肌：大部分肌纤维与腭帆提肌融合形成Veau肌，其中小部分由近中穿过Veau肌，附着于腭腱膜两侧。

3）腭舌肌：是非常纤细的肌肉，腭裂与正常情况相比区别不大。

4）腭垂肌：腭垂肌可阙如。1975年，Dickson描述了腭垂肌的解剖以及与腭帆提肌的关系。有关腭垂肌以及腭帆提肌的位置和相互关系的最新研究显示，腭帆提肌最高点是由这两块肌肉共同作用形成的，而不是单一肌肉的作用。

Long等报道了1例足月腭裂新生儿腭部组织学重建结果：腭帆提肌、腭咽肌及腭垂肌形成复合肌束，附着于后鼻嵴的一侧和骨性裂的近中缘，这些肌肉的另一些纤维影响了腭腱膜的拱形结构，腭腱膜是由腭帆张肌肌腱所形成的。

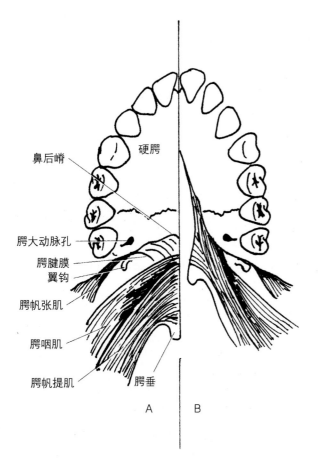

图8-50　正常软腭（A侧）及腭裂软腭肌肉（B侧）

Latham通过研究发现，裂隙缘存在腭垂肌纤维。对腭裂肌肉解剖的了解有重要临床意义，特别是腭帆提肌由于附着于裂隙的边缘而限制了其活动度。另外一些研究发现，只有腭帆提肌在咽侧壁运动中起到作用，在腭裂手术中将腭帆提肌从裂隙缘游离，使其附着点后退尤为重要。

（3）腭裂腭部血液供应：1977年Maher对腭裂的腭部血运进行了研究，对腭大动脉、牙槽突后上动脉、眶下动脉以及面动脉的走行及分支做了详细描述，总的来说，在腭裂，其动脉分布及走行有变异。

5. 手术操作技巧　以改良兰氏手术为例说明。手术开始前，局部注射普鲁卡因-肾上腺素局部麻醉药，有助于减少术中出血，一般为"六点麻醉"，在双侧腭大动脉处、翼内肌-腭帆张肌间隙及软腭裂隙中1/2处。

（1）松弛切口：①用10号圆刀片，从上颌结节转弯距牙龈缘至少5 mm处开始向前，至前磨牙-尖牙区全层切开腭部黏骨膜瓣，在牙未萌出的幼儿，应距牙槽嵴顶10 mm左右，刀片垂直骨面。在通过松弛切口剥离黏骨膜瓣时，要注意剥离子的方向，勿伤及牙胚。图8-51示婴幼儿腭部的形态。与青少年及成人不同的是，婴幼儿的腭弓较平，黏骨膜较厚，腭大神经血管束较粗。②接着用11号尖刀片，继上颌结节端切口向后绕过上颌结节，在翼上颌韧带外侧、颊黏膜沟内向后，不超过翼上颌韧带中点，仅仅切开黏膜层，在直视下进一步用尖刀片将上颌结节后部的纤维结缔组织划开，使组织瓣进一步游离。

（2）翼钩的骨折：此步骤对于裂隙两侧软组织的减张非常重要，但是损伤较大，易引起出血。①通过上颌结节后方的切口，向内偏离8~10 mm，首先准确进入翼内肌-腭帆张肌间隙，其间隙的外侧为翼内肌内侧，是腭帆张肌的下降部分，上部为翼钩，置剥离子于翼钩根部的外侧；②剥离子就位后，向内下方用力，将翼突钩骨折，此时可听到声音，有明显的突破感觉。

图中标注：
鼻后嵴
硬腭
腭大动脉孔
腭腱膜
翼钩
腭帆张肌
腭咽肌
腭帆提肌
腭垂

A　B

（3）软腭肌肉与硬腭后缘异常附着的断离和正常位置的复位：①腭腱膜及软腭肌肉与硬腭后缘异常附着的断离，应从内侧裂隙缘切口及外侧松弛切口进行。在裂隙缘切口断离肌肉时，首先将口腔及鼻腔面黏骨膜与骨面剥离，并保护鼻腔黏膜。②在保持鼻腔黏膜完整的情况下，用弯组织剪剪断腭腱膜及肌肉与硬腭后缘的异常附着，完成上述步骤后可见软腭肌肉复合体明显后退，腭帆提肌的软腭附着点在保持鼻腔黏膜完整的情况下也呈后退趋势，增加软腭的功能长度，同时鼻腔面不留创面或少留创面。③在肌肉缝合过程中，无须辨认各单一肌肉，只要将软腭肌肉复合体保持在后退的位置上于中线相对缝合，即可起到肌肉环的重建作用，且可延长软腭功能段长度。

（4）黏骨膜瓣及软腭组织瓣的进一步减张松解：①腭大神经血管束的松解对于黏骨膜瓣的减张非常重要，通常引起张力的部位在腭大神经血管束周围与硬腭相连的致密结缔组织，用骨膜剥离子，在明视下，于神经血管束的前后小心地进行牵拉和松解；②软腭组织瓣张力的主要来源之一是外侧的腭帆张肌筋膜，用11号尖刀片通过上颌结节后方的松弛切口，在明视下于肌肉筋膜做浅的横切口，以使裂隙两侧的软腭组织瓣得到进一步松解。

（5）缝合：①硬腭两层缝合。必要时应用犁骨瓣关闭鼻腔面。鼻腔面的黏膜瓣张力大，脆弱，易撕裂，一般宜用圆针间断缝合，针间距不宜过小，距创口边缘不宜过远。硬腭口腔面的缝合可用角针，以间断褥式缝合为首选。②软腭的三层组织缝合。应重视腭垂的成形，去除腭垂多余的黏膜组织，黏膜下组织对位缝合。

牙槽嵴裂植骨术

1. 手术设计解剖原理　牙槽嵴裂是唇腭裂畸形所引起的解剖异常（图8-52）。牙槽嵴裂可致上颌牙弓不连续、牙错位萌出特别是恒尖牙的错位萌出、患侧鼻底过低、口鼻腔前庭瘘。牙槽嵴植骨是将其他部位的自体骨（通常是髂骨松质骨）移植至牙槽嵴的裂隙部分，通过精心的植骨床的制备，使植入骨与植入区的牙槽嵴骨愈合成为一个整体，使恒尖牙在植骨区萌出（如植骨年龄在9~11岁），为口腔正畸打下基础，以矫正鼻底过低畸形，修复口鼻腔前庭瘘。

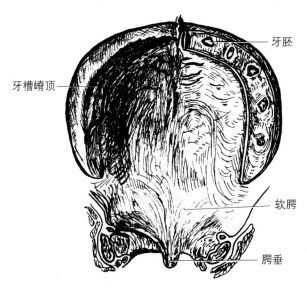

图8-51　婴幼儿腭部形态

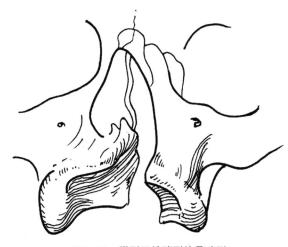

图8-52　腭裂牙槽嵴裂的骨畸形

2. 手术进路中解剖结构的辨认　牙槽嵴裂的植骨手术由牙槽嵴的唇颊侧入路，在此部位的黏骨膜分离过程中无重要神经血管。在腭侧除切牙孔神经血管束外，无其他重要知名神经及血管，主要应注意辨认牙胚并避免损伤。如果在手术时恒尖牙尚未萌出，牙胚位于上颌骨段的裂隙侧，其牙胚外的骨皮质是否存在，取决于牙槽嵴裂植骨时的年龄。在裂隙侧往往还存在畸形牙或多生牙的牙胚，应结合X线片给予相应的处理。

3. 重要解剖结构的保护和挽救　在牙槽嵴裂植骨的全部手术操作过程中，要注意保护好覆盖植骨区的颊黏膜瓣、腭黏膜瓣以及鼻腔黏膜瓣，因为植骨区的严密封合是保证植入骨成活的重要条件（图8-53）。

颊黏骨膜瓣的切口，应根据患者是否存在口鼻腔前庭瘘以及瘘的大小进行设计；在剥离黏骨膜瓣时应轻柔操作，特别是青年或成人患者经常存在慢性炎症且组织较薄，较易撕裂，如有撕裂应及时缝合。

在腭部如有多生牙或畸形牙需要拔除，最好在术前2周进行，如在术中拔除，应充分估计对腭黏骨膜瓣所造成的影响。根据腭侧裂隙的大小以及是否存在口鼻腔瘘，决定横断鼻腭黏膜连接的水平，同时可以利用腭部的拱形，扩大剥离腭黏骨膜瓣的范围，封闭腭部裂隙。

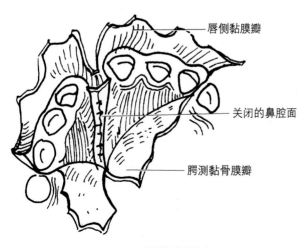

唇侧黏膜瓣

关闭的鼻腔面

腭测黏骨膜瓣

图8-53　牙槽嵴裂植骨术

植骨床的顶端部是鼻腔侧与腭侧黏膜的结合点，也是手术操作中缝合的难点，在没有把握将其全部封闭或确实无法封闭的情况下，可采用裂隙两侧黏膜重叠法、人造真皮或自体筋膜覆盖缺损处。

4. 解剖结构和手术操作技巧　唇腭裂患者，其口腔前庭瘘或前庭裂隙内通常有增生肉芽组织或邻近牙龈黏膜的慢性炎症，手术时应尽量在正常黏膜位置切开。在行颊瓣远中向上方的松弛切口时，牙龈部分只切开黏膜及黏骨膜，颊黏膜部分则只切开黏膜及黏膜下层，避免累及深部的肌肉。唇牙龈黏膜及颊黏骨膜的厚度，随年龄增加而减低，且更易撕裂及穿通。应首先自牙龈乳头开始，紧贴骨面，向上至前牙及前磨牙根的上方，充分暴露裂隙两侧的犁状孔边缘和上颌骨内侧面的前缘。

上颌骨的形态以及鼻中隔与前颌骨及上颌骨水平板的连接形式，决定了剥离的方向。在剥离裂隙内、外侧壁时，应由前内向后外，在上、下方向上应由前下至外上。应用边缘较锐的骨膜剥离子，紧贴裂隙前缘的骨表面进行剥离。

在断离鼻、腭黏膜裂隙连接时，鼻、腭黏膜连接断离的水平一般应在硬腭水平板前部或稍下，向后与硬腭水平板平行；如有口鼻腔瘘存在，断离的水平应更高，断离的深度至切牙孔位置。由于裂隙内的手术视野有限，断离时可应用12号镰刀片或眼科组织剪。

在缝合鼻腔裂隙和腭侧裂隙时，应选用小角针，首先缝合腭侧的裂隙，缝合时头稍后仰，在对侧应用钳式开口器使患者呈开口状态，保证裂隙侧组织创缘对创缘。鼻腔裂隙缝合时，缝合针的长轴应尽量与持针器的长轴一致，从裂隙的中部开始，手术缝合结尽量打在鼻腔面。

在植骨床准备完毕，放入松质骨前，应用新备的尖刀片，在颊黏膜组织面的骨膜上做不同方向的浅行切口，充分游离颊黏骨膜瓣。在裂隙处放置松质骨时应加适当的压力，在关闭植骨区以前，应根据患侧鼻底及牙槽突的丰满程度调整不同位置松质骨的量，以期达到理想的效果。

植骨床唇颊侧关闭是植骨术的最后一个步骤，也是最重要的步骤之一。在缝合之前应确保黏骨膜瓣的充分游离，保证在无张力情况下缝合。首先缝合的位置应是距离最远的端端缝合，在张力较大的部位可加褥式缝合。缝合不宜过密，否则不利于植骨床内的引流，且会影响创缘的血运。

咽成形术

1. **手术设计解剖原理** 咽成形术的目的是通过手术改变口腔通往鼻腔的咽腔的开口面积，使之在发音时有完好的腭咽闭合，建立足够的口腔内压力。X线影像显示，当腭部抬高时，其水平在第1颈椎水平及枕骨基部的咽结节之间。腭咽成形术应遵循正常发音时软腭运动的规律，而不应限制软腭的运动。不论是咽后壁瓣、腭咽肌成形术还是咽后壁增高术，其成形的位置均应在寰椎结节以上。

各种咽成形术的选择，均应根据腭咽部在发音时的咽部运动特点，主要依据为头颅X线侧位片和纤维鼻咽镜的检查结果。对于咽侧壁运动好的矢状闭合和环状闭合，是咽后壁瓣手术的适应证。而咽侧壁运动不良、软腭运动好及长度好的情况，是腭咽肌成形术的适应证。有两种咽后壁瓣术式：一种为蒂在上的术式，另一种为蒂在下的术式。因后一种不符合发音时软腭生理运动水平，现已很少应用。

在咽部由于血液供应丰富，瓣的长宽比例无严格要求，主要应根据咽腔形态和特点决定。有研究认为，咽后壁瓣手术切口破坏了神经对咽上缩肌和咽中缩肌的支配，因支配上述肌肉的神经是在舌骨大角水平1~2 cm上进入肌肉的，但并无明显的功能影响。腭咽肌瓣成形术的两侧黏膜肌瓣，可以从咽升动脉和面动脉得到丰富的血供。

2. **手术进路中解剖结构的辨认** ①寰椎结节的辨认：患者取仰头位，触诊最突点即为寰椎结节，各种咽成形的水平应尽量在此水平以上。②椎前筋膜的辨认：椎前筋膜为咽后壁瓣和咽后壁增高术的手术平面，临床上为白色膜状结构，极易进行组织间剥离，出血很少（图8-54）。③咽增殖体的确认：特别在幼儿，咽增殖体是淋巴组织，其表面凸凹不平，黏膜脆弱，咽成形的位置应低于此位置，尽量避免在咽增殖体上做切口。

3. **重要解剖结构的保护和挽救** 咽成形术应在椎前筋膜前方进行。在正常人颈部，常规中等宽度的咽后壁瓣两侧切口距颈内动脉为1.0~1.5 cm，在儿童可能要小于此值，术中需要注意。在带有颈部血管畸形的腭裂综合征患者（如腭-心-面综合征），其血管走行变异，血管明显卷曲，走行表浅，术中极易损伤，引起大出血。术前观察颈部血管搏动情况，可初步判断是否有颈部血管畸形。如术前发现颈部有明显的异常搏动，应进行血管造影及CT检查，以帮助确诊。

4. **腭咽部的解剖结构** 腭咽部阀门是指从口腔末端至咽后的肌黏膜瓣。口咽的前部开口两侧为腭舌弓，下方为舌背，前上方为软腭在腭骨水平板后缘的附着线。当软腭在上提位置时，形成了口咽腔的顶；放松位置则为软腭后缘，是腭咽开口（鼻咽入口）的前界。

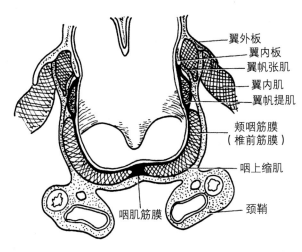

图8-54 颈部平软腭水平的横断肌肉与筋膜同重要血管的关系

口咽的基本结构除血管、神经丛外，由4层组织组成：内黏膜层、内纤维层、肌层和外纤维层。内纤维层上方是咽基底筋膜的延续，而外纤维层则是颊咽筋膜。内、外纤维层形成了咽肌的肌膜。

腭咽部黏膜是典型的未角化的口腔黏膜，其固有层发育很好。在前外方，其黏膜与覆盖在腭舌弓的黏膜相延续；在下方，其黏膜反折至腭扁桃体，进而为非乳头黏膜覆盖舌根下部及会厌皱褶。在前上方，软腭口腔面黏膜与硬腭的角化黏膜相延续。在鼻咽腔口的边缘出现由多层鳞状上皮至纤毛柱状上皮的移行。在前部，软腭黏膜与下鼻甲黏膜发生突然移行。总的来说，腭咽腔黏膜平滑、连续，随黏膜下的结构形态走行，最典型的解剖结构是腭舌弓和腭咽弓。

腭咽腔的纤维层分为内、外层，内、外纤维层虽然较薄，但形成了腭咽腔的网架结构。在上方，内纤维层延至咽上缩肌上方，结构较厚，通常称为咽基底筋膜，紧密附着于枕骨的基部、翼结节和颞骨的岩部邻面。覆盖在缩肌表面的内纤维层较薄，特别是咽下缩肌部分，在大体解剖上很难鉴别。

5. **手术操作技巧** ①手术范围的局部浸润麻醉及牵引线的制备，有利于切开时减少出血。局部浸润的部位为黏膜肌瓣制作的部位。②黏膜肌瓣的尖端为角形而不是直线，有利于供区的伤口缝合。③所有的手术操作均在椎前筋膜表面进行，利用腭咽弓制作瓣时，应包括部分腭咽肌（图8-55，56）。④到达预定的组织平面之后，应用组织剪进行黏膜肌瓣制作。

腭部肿瘤切除术

1. **手术设计解剖原理** 硬腭恶性肿瘤的类型较多，因此术前活检特别重要。上颌骨黏骨膜是防止早期肿瘤细胞侵犯骨组织的屏障。对于小的原发病灶可以经口切除，而对较大的位置靠后的肿瘤，需要进行上颌骨摘除、植皮、带蒂颞肌筋膜瓣、微血管游离组织移植等方法进行缺损的重建，也可应用赝复体。

2. **解剖结构和手术操作技巧** ①硬腭肿瘤：由于硬腭黏膜较薄，如发生肿瘤易累及上颌骨。硬腭的肿瘤切除请参见上颌骨部分。②软腭的肿

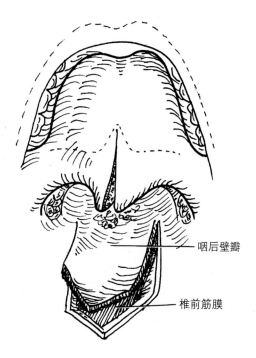

图8-55 咽后壁瓣咽成形术设计及切开

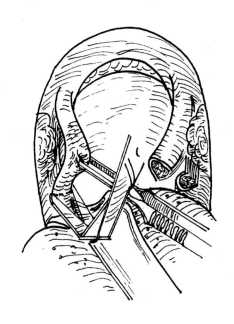

图8-56 咽腭肌黏膜瓣咽成形术设计及切开

瘤：软腭的病损，可以通过应用腭裂开口器经口切除。如果不累及软腭全层，几乎无并发症。病损在5 mm以内，手术治愈率很高，而且几乎不遗留任何功能障碍。即使累及全层，也可应用局部组织瓣进行修复。腭咽闭合不全是潜在的术后并发症，切除后可产生过高鼻音，液体及食物易进入鼻咽腔。如果大范围切除，则需用上颌托保存腭咽闭合功能，但不能完全解决腭咽闭合不全的问题，可应用血管化游离组织瓣移植进行软腭的二期修复。

舌

■ 舌的临床解剖

舌的解剖形态

舌位于口底，其后部由舌根与口底相连，轮廓乳头将舌分为前2/3的口舌（口腔部分）和后1/3的舌根（咽腔部分）（图8-57）。口舌在口腔内，舌根在口咽腔内。其神经及血管由舌根进入，舌表面有黏膜覆盖，其中有多种乳头。在舌表面的前2/3和后1/3交界处有一条明显的"V"形痕迹（开口向前），由体积较大的轮廓乳头组成，在轮廓乳头中有大量的味蕾。在"V"形的尖端为盲孔，是胚胎时期甲状腺的位置，为甲状腺下降后所留的痕迹。在青春期发现此部位有肿块，应考虑异位甲状腺。在70%~80%的患者，此甲状腺为唯一的甲状腺。"V"形的后方为舌的咽面，由淋巴组织覆盖，称舌扁桃体。在此后为会厌，通过中间部分和两侧的舌会厌皱襞与舌相连。

舌 肌

舌是一个肌性器官，舌肌分为舌内肌和舌外肌。舌外肌为颏舌肌、茎突舌肌、舌骨舌肌和腭舌肌（图8-58）。

颏舌肌由颏嵴向后呈扇形止于全舌（从舌尖至舌背），其功能为伸舌并使舌下降。

茎突舌肌起源于茎突和茎突下颌韧带，向前下止于舌的侧面，其下部肌纤维的外侧与舌下腺的一部分有关系，其功能为使舌后缩。

舌骨舌肌起于舌骨体和舌骨大角的外侧，向前上走行于颏舌肌的后外侧，在此与茎突舌肌和舌内在肌的纤维有混合，其作用为使舌下降。

腭舌肌（大部分肌肉在腭，小部分在舌）起于腭腱膜，止于舌的两侧，形成扁桃体窝的前柱，其作用为抬高舌根。舌内肌呈纵向、垂直及水平向旋转性分布，与舌外肌有交叉，其功能是在言语和吞咽时改变舌的形态（图8-59）。

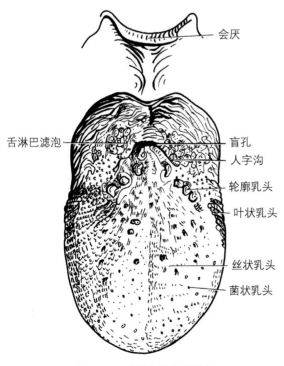

会厌

舌淋巴滤泡

盲孔

人字沟

轮廓乳头

叶状乳头

丝状乳头

菌状乳头

图8-57 舌形态及表面标志

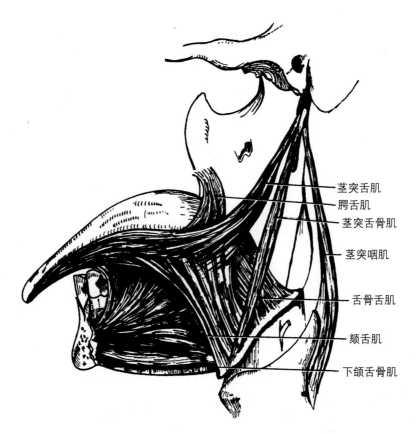

图8-58　舌外肌分布

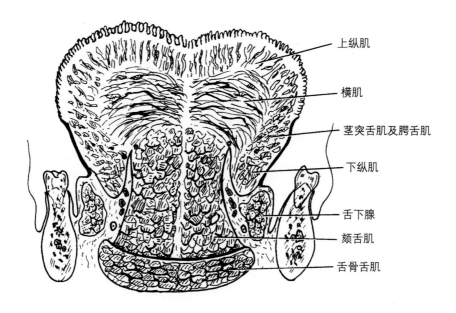

图8-59　舌内在肌及部分外在肌（冠状切面）

血液供应

由舌动脉供应，具体走行见第3章脉管系统。

舌的感觉神经及运动神经

舌的感觉神经由第1~3鳃弓衍化而来，因此由3条感觉神经管理。舌前部2/3的感觉由三叉神经的舌神经管理，舌神经中还包含面神经中的鼓索神经，管理味觉。舌后1/3的味觉及感觉均由舌咽神经分支管理（图8-60）。舌扁桃体后外侧的小部分由迷走神经管理（具体神经走行见第4章）。舌的运动由舌下神经支配，但腭舌肌的神经支配不同于其他外在肌及内在肌受舌下神经支配，而是受迷走神经支配。

舌的淋巴回流

见第3章脉管系统。

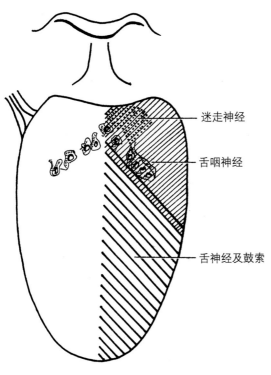

图8-60　舌感觉神经分布

■临床应用

舌系带成形术

1. 手术设计解剖原理　舌系带的长度异常，通常是先天性畸形，主要表现为舌系带过短，可影响舌的运动，如吸吮和语音。舌系带成形术（舌系带延长术）是应用横切纵缝的原理，使舌前部得以延长。

2. 手术进路中解剖结构的辨认　需认真辨认。在舌系带附近有下颌下腺导管开口、舌下静脉等解剖结构。一般情况下，静脉距舌系带有一定的距离。因舌下静脉的位置较浅，在舌腹黏膜表面即可观察到。下颌下腺开口位于舌系带与口底连接端前方的两侧，舌下肉阜前方。

3. 重要解剖结构的保护和挽救　在横向切开舌系带并向纵深分离肌肉时，应注意避免过度分离肌肉而伤及两侧的舌下静脉。如果因血管损伤引起出血，应彻底结扎止血。在缝合剪开的舌系带下端创面时，应小心避免将下颌下腺导管的开口误缝，如术后患者下颌下区及口底突然明显肿胀，应高度怀疑下颌下腺导管开口被扎，并立即将其有关的缝线拆除，严密观察。

4. 解剖结构和手术操作技巧　舌系带的解剖结构非常简单，大部分为两层黏膜折叠形成的皱褶，少部分内含有部分肌肉。在切开或剪开时，其位置一般在系带的中央，切开后其创面由"一"字形变成纵向菱形。如果用小止血钳牵引舌系带上端的舌腹部黏膜，则可更顺利地进行手术。

腭舌弓及腭咽弓成形术

1. 手术设计解剖原理　腭舌弓及腭咽弓是由口腔至口咽腔入口的两侧边界，由表面口腔黏膜及下方的腭舌肌和腭咽肌组成，其血液供应及神经支配详见腭部肌肉。此两对肌肉在吞咽中起

迷走神经

舌咽神经

舌神经及鼓索

重要作用，是腭帆提肌的拮抗肌，可使软腭向前下及后下。在腭舌弓及腭咽弓之间为扁桃体窝，内含扁桃体。若腭舌弓及腭咽弓过短，发音时则影响软腭的抬高，严重时不能形成完整的腭咽闭合，出现过高鼻音及类似腭裂语音的代偿性发音。应用舌系带延长术的原理，进行腭舌弓及腭咽弓延长，可改善软腭的运动程度及软腭及舌运动的协调性。

2. 手术进路中解剖结构的辨认　在手术入路中只有黏膜和部分肌肉，其供应血管及神经部位较深，于正常情况下不会累及。切口部位可在腭舌弓及腭咽弓的1/2或中、上1/3交界处。

3. 手术操作技巧　因为腭舌弓及腭咽弓在口腔的后部，手术虽然简单，但仍需在全身麻醉下进行。鼻腔插管是最好的选择，可用钳式开口器，同时用舌钳将舌牵出。术野暴露清楚后，将腭舌弓或腭咽弓的表面黏膜及下方的肌肉横向切开，分离，纵向缝合。腭舌弓延长可单独进行，也可与腭咽弓延长同时进行，这取决于畸形的部位。

舌瓣成形术

1. 手术设计解剖原理　应用舌瓣修复口腔内的缺损已有100年的历史。根据Domarus的文章，首先是Gersuny在20世纪初应用的。但直到1964年学者们才对此方法有所改进，以及使手术做得更精细，Guerrero-Santos和Bakamjian报道了应用舌瓣修复唇的经验。此后，其他外科医师也就舌瓣的进一步应用进行了报道。

舌是口腔中最大的器官，其位置居中，活动，以及丰富的血运特点，使其可用于舌修复口腔内不同部位的缺损，如唇、腭、口底、颊黏膜、口咽及下咽腔。

2. 手术进路中解剖结构辨认　由于舌瓣是应用舌黏膜肌瓣（全层舌黏膜以及黏膜下方的少许肌层），在制作舌背舌瓣时注意辨别黏膜下方的肌层，并在制备的过程中带有肌层。无须寻找舌的知名动脉。

3. 舌的解剖特点　舌的血液由一对舌动脉供应，舌动脉沿着舌根的垂直面走行，在主肌肉群的深面。舌动脉在近心端发出舌背动脉，负责舌后1/3的血供。其分支向侧方分散至舌表面，并在表情肌横行走向舌中线。舌动脉还分出一支较小的舌下动脉和较大的舌深动脉。舌深动脉在舌前部、舌腹黏膜的深面发出数支小分支，向上至舌背，两条动脉形成的动脉树由中介的结缔组织分隔，只在舌尖有吻合支，在舌根则通过横行的舌背分支吻合（图8-61）。Bracks曾对舌的血运分布进行详细描述：两侧舌深动脉在舌黏膜下有大量的吻合支，在舌尖部吻合支最丰富。舌深动脉在主干发出后向上向前，不是走行于口底，而是走行于舌的腹面，其伴行的静脉也显而易见。舌深动脉的分支向上同舌及舌下神经的末端分支共同进入舌。当血管走行到真皮表面时，动脉在肌肉内的垂直旋转走行形式有所改变，真皮是黏膜下的全层结缔组织。血管在其中有广泛的水平分支，虽然这些分支于外侧随意分布，但有明显的纵向近中旋转分布。这种近中的轴性分布是恒定的特点，表现为沿中线两侧的纵向内连接的拱形形式。由于这种血管的分布，舌背黏膜与肌层连接紧密，在两层之间无明显的手术平面。

舌的静脉回流更为复杂，除伴随肌肉内动脉的深部静脉系统外，还有表面静脉丛负责黏膜表面的回流。在舌背呈纵向放射状，在中线向后引流。虽然静脉只有到舌根部才会合，但早期已形成明显的中线静脉。周缘血回流至舌尖及舌旁的静脉，并加入舌系带两旁较大的舌腹静脉。动静脉网状结构均分布在真皮层，但动脉的位置可能较静脉深。

许多方法可以对口腔缺损进行修复。舌的血液供应丰富，运动灵活，接近病损区（唇、腭、口底、颊黏膜、口及下咽腔），是修复口内缺损的最好供区。手术过程简单、快捷、可靠，可提供所需的颜色和丰满度，保持皮肤的连续性并不留瘢痕。舌瓣特别适合于需要丰富血运的缺损

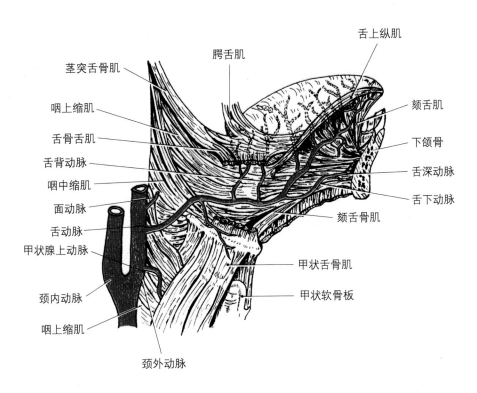

茎突舌骨肌
咽上缩肌
舌骨舌肌
舌背动脉
咽中缩肌
面动脉
舌动脉
甲状腺上动脉
颈内动脉
咽上缩肌
颈外动脉

腭舌肌

舌上纵肌
颏舌肌
下颌骨
舌深动脉
舌下动脉
颏舌骨肌
甲状舌骨肌
甲状软骨板

图8-61 舌动脉分支

区修复，在用其他方法修复有困难时，也可应用舌瓣。

4. 手术操作技巧　舌的血液供应特点决定了舌瓣的设计，原则上讲舌根不易作为供区，但如果临床需要，其动脉走行类型决定以蒂在外侧的横行瓣为好，其瓣可跨越中线。在舌体，除舌尖外，横行舌瓣是不可取的，因为舌体血管为纵行走向，在中线有纤维隔存在。很明显，在舌体应采取纵向瓣。中线瓣的血供并不是直接来自舌动脉，也就是说，瓣内并不需要也不能包括舌动脉，因为舌动脉是在靠近舌腹面的肌肉深层走行。虽然瓣中的肌肉并不包含大的轴性动脉，但这些有意义的轴性血管存在于黏膜内的血管丛，中线舌瓣则能更好地利用这些血管丛。中线舌瓣的蒂可在前也可在后，临床上根据需要修补的位置来决定。

在应用舌瓣时，其蒂在后的舌中瓣以及舌侧

位瓣，可以得到最好的血液供应，可用于选择修复口腔后部的缺损。由于舌尖部存在丰富的血管网，可以设计蒂在前的舌中瓣和舌侧位瓣。对于口腔前部的缺损，蒂在前的舌瓣更为合适（由于位置因素妨碍了蒂在后的舌瓣的应用）。舌背瓣仅需要包括5 mm厚的肌层以保护黏膜下真皮层的血管丛（图8-62）。

舌瓣修复术后1周内，需要下颌制动，可应用弹力绷带，使上下颌相对固定。

舌瓣手术也存在不足。在未断蒂的术后3周内患者会感不适，其并发症为术后短期内舌丧失感觉及味觉，如果舌瓣的蒂跨过咬合面，其蒂可能受牙压迫，如果应用舌尖部分，则可能影响舌运动的部分功能。但有研究显示，术后一段时间之后，舌瓣对语音及舌的运动影响不大。手术如果应用CO_2激光器，则可减少供区术后不适及功能和美观缺陷。

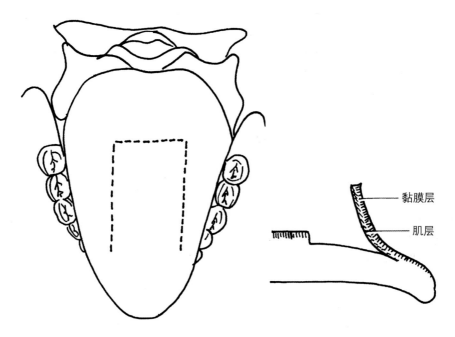

图8-62　蒂在前的舌瓣设计及切取层次

黏膜层

肌层

舌肿瘤切除术

1. 手术设计解剖原理　舌的内在肌对于肿瘤的浸润几乎无屏障性，因而使肿瘤易于向周围组织浸润，例如向口底、扁桃体和骨浸润等。对于小的病损，可以经口切除；中期进行性病损通常也可经口入路，但对发生在后部的肿瘤经口入路则有困难。由于舌可被拉出口外，甚至可达口腔舌后部的肿瘤后缘。对于大的后部病损，可应用经下颌骨入路手术。对于切除后的小缺损，可直接关闭，大的缺损则需应用皮肤移植或组织瓣进行修复。全舌切除后对语音影响较大，半侧舌切除次之，另一部分可代偿。当口腔舌癌累及口底或累及舌根时，应按口底或舌根肿瘤切除的原则和入路进行手术。舌是由末端动脉供血的器官，当两侧动脉均被损伤时（如中线口底癌的切除），舌尖前部则有可能发生术后伤口愈合不良或坏死。

2. 舌肿瘤切除手术操作技巧

（1）T1期肿瘤：距可触病灶边缘外1.5~

2.0 cm进行局部切除是早期病损切除的原则。这种情况对于语音及吞咽的影响不明显，并可直接拉拢缝合。如直接拉拢缝合有困难，可进行中厚皮片游离移植修复，避免皮瓣修复，因为皮瓣通常显得太臃肿而且影响运动及感觉。

（2）T2、T3期肿瘤：有些病例可选择舌切除术及术后放疗，手术的入路与范围应根据病情不同而不同。正常组织2.0 cm的边缘，并不是任何病例都易实现。与其他头颈部位相比，在进行舌肿瘤切除时，更难判断肿瘤组织与正常组织的界线。如果术前未进行化疗或放疗，对于外科医师来讲更易判断肿瘤的边界。对于进行术前放疗且需要累及下颌骨手术的患者，术后很易出现瘘管、骨暴露以及骨髓炎（图8-63）。

（3）T4期肿瘤：进展性病损需要大部舌切除，缺损采用游离组织瓣修复，并常需配合术后放疗。

（4）舌根肿瘤切除：舌根部肿瘤因为部位的特殊性，不易早期发现，一般是在出现症状后才被诊断。对于舌根前部的病损应保留喉，对于

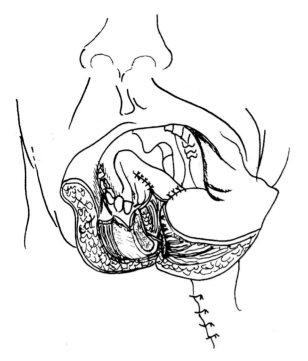

图8-63　舌肿瘤经口外入路行舌及下颌骨切除术应用颊黏膜直接拉拢缝合

舌根后部的肿瘤应进行声门上喉切除术。手术入路可通过下唇、下颌骨以及口腔舌的正中劈开到达肿瘤，也可通过在颏孔前截骨的下颌旁入路。肿瘤切除后，可应用游离皮瓣或肌皮瓣修复进行舌再造，通常因影响舌的运动功能而造成语言和吞咽功能障碍，需要通过训练逐渐恢复。

（马　莲）

参考文献

1. 郑思竞. 大体解剖学. 2版. 北京：人民卫生出版社，1984:85.

2. Cheney ML. Facial surgery. 1st ed. Philadelphia: Williams & Wilkins, 1997:634.

3. Bubin B, Jackson IT, Halim A, et al. Anatomy of the buccal fat pat and its clinical significance. Plastic and Reconstructive surgery, 1989:83(2):257.

4. Barsoumian R, Keuhn DP, Moon JB, et al. An anatomic study of the tensor veli palatini and dilatator tubae muscles in relation to Eustachian tube and velar function. Cleft Palate-Craniofacial Journal, 1998:35(2):101.

5. Avery JK. Oral development and histology. 2nd ed. Stuttgart: Thieme, 1994:108.

6. Ferraro JW. Fundamentals of maxillofacial surgery. 1th ed. Berlin: Springer, 1996:45.

7. Calhoun KH, Stiernberg C. Surgery of the lip. 1th ed. Stuttgart: Thieme, 1991:29.

8. Bardach J, Morris HL. Multidisciplinary management of cleft lip and palate. 1st ed. Philadelphia: Saunders, 1990:292.

9. Soutar DS, Tiwari R. Excision and reconstruction in head and neck cancer. 1st ed. Philadelphia: Churchill Livingstone, 1994:119.

10. Million RR, Cassisi NJ. Management of head and neck cancer. 2nd ed. Philadelphia: Lippincott J. B. company, 1994:326.

11. Laitman JT, Reidenberg JS. Comparative and developmental anatomy oflaryngeal position. In: Bailey BJ. Head and neck surgery otolaryngology. 1st ed. Philadelphia: Lippincott J. B. Company, 1993:36.

12. Cohen IK, Edgerton MT. Transbuccal flaps for reconstruction of the floor of the mouth. Plastic & Reconstructive Surgery, 1971,65(1):8-10.

13. Rubin LR, Mishrike Y, Lee G. Anatomy of the nasolabial fold:The keys tone of the smiling mechanism. Plastic and Reconstructive Surgery, 1989,83(1):1.

14. Silver CE. Atlas of head and neck surgery. 1st ed. Philadelphia: Churchill Livingstone, 1986:50.

9

鼻、眼、耳

概 述

■ 鼻、眼、耳的功能解剖特点

鼻、眼、耳是头面部重要的感觉器官，感觉功能均通过成对的脑神经传递相应刺激信号得以完成。作为感觉器官，鼻、眼、耳又都位于体表且具有与外界相通的孔道或裂隙（鼻孔、鼻道、眼裂、外耳道）这一功能解剖特点。感觉器官的功能与其解剖结构的完整性有密切关系。

外鼻、眼睑和外耳在解剖结构上具有共同特点，即由3层主要解剖组织构成：皮肤、支持结构和另一解剖表面的皮肤或黏膜。支持结构为软骨或组织解剖性状类似于软骨的纤维组织。不同解剖部位的皮肤或黏膜的厚度、附属器的成分和密度，以及表层皮肤或黏膜与下方支持结构的连接方式和疏密程度有很大差异，如外鼻下部1/3皮肤厚韧，含有丰富的皮脂腺，与下方组织连接紧密；上部2/3皮肤较薄，少含皮脂腺，与面部皮肤相似。眼睑皮肤极薄而富于延展性，与支持结构——睑板之间隔以皮下组织、肌肉、肌下组织等数层解剖结构；而另一侧的睑结膜却与睑板直接紧密相连。与此类似，构成外鼻侧鼻背主要支撑的鼻翼软骨的外侧脚的内侧与鼻腔黏膜紧密相连，与外侧皮肤间隔疏松。外耳内外侧皮肤与软骨支架连接的紧密程度也有很大差别，同一外侧面，邻近外耳道的耳甲、耳艇区皮肤较周缘的耳轮、耳舟区皮肤薄而缺乏活动性。

3层主要解剖结构的缺损或畸形将引起不同程度的功能障碍，如睑裂闭合不全、睑外翻等。主要解剖结构的解剖位置是正常生理功能的重要保证。如结构完整但位置异常的鼻翼软骨、鼻中隔软骨，将导致鼻道狭窄甚至阻塞。外鼻、眼睑和外耳均有清晰连续的游离缘解剖形态，如鼻翼、鼻小柱游离缘，眼睑游离缘和耳轮、耳垂游离缘。游离缘解剖结构与其功能同样有密切关系。上睑的功能运动由上睑提肌、眼轮匝肌等重要解剖结构参与完成。外鼻、外耳的固有生理功能也因特殊肌肉的参与而得到加强，如鼻翼扩张可使鼻前庭通气道的横截面积明显增加。由于迷走神经的广泛分布，不但使这些感觉器官之间的生理功能保持密切联系，而且感觉器官与其他器官功能也存在一定的联系，如眼心反射等。

血运丰富是外鼻、眼睑和外耳的又一明显局部解剖共同特征，这一特征有利于伤口愈合，成为缺损修复手术设计和操作中值得重视的解剖因素。外鼻、眼睑和外耳分别为头面部极为重要的美容单位或区域单位。每一单位又由组织成分或解剖结构存在差异的亚单位组成。因此，缺损的修复目的绝不限于对缺失组织的补充，而是要达到解剖和功能重建标准，即必须从亚单位的解剖结构和形态轮廓及相互关系这一概念出发，评估缺损的性质、范围，选择合适的供区，做出功能解剖性手术设计。

■ 鼻、眼睑、外耳的胚胎发育

感觉器官主要发生于外胚层，最初表现为外胚层基板（placodes）增厚，而基板的增厚来自发育中的中枢神经系统的刺激效应。外胚层基板及其发育与神经嵴极为相似。Gans和Northcutt（1983年）推测，从种系发生角度看，基板和神经嵴来源于同一前质（precursor）。尽管基板和神经嵴细胞均具有迁移能力，但基板细胞迁移范围仅限于头部，而神经嵴细胞迁移距离可达胚胎顶跟全长（CHC）。外胚层基板分为两组，背侧组靠近神经嵴，形成特殊感觉器官，腹侧组亦称鳃弓，接近咽囊，并参与某些脑神经节，特别是味蕾的形成。鼻、眼、耳是腹侧组基板形成的具有重要功能、结构复杂的感觉器官。

鼻的发生

在器官发生的开始阶段，面部只可见被不明显的组织始基包裹的口凹。颜面形成与鼻和口的发生过程有密切关系。在前脑诱导影响下，在额鼻突（frontonasal prominence）下缘两侧，局部外胚层增厚形成一对鼻板（nasal placode），以后发育为嗅觉上皮。在鼻板和间叶组织的相互影响下，细胞在鼻板深层迅速增殖，鼻板下陷形成鼻凹（nasal pit）。鼻凹内、外侧的隆起分别为内侧鼻突和外侧鼻突，下方开口与口凹相通。起初，两侧鼻凹相距较远，随着发育，内侧鼻突向中线靠拢，相互融合，并与额鼻突的正中部分融合，共同组成鼻背。内侧鼻突形成上唇中部和鼻中隔，外侧鼻突形成鼻侧壁和鼻翼。

胚胎第4周，内侧鼻突和外侧鼻突在鼻凹下方相连接，两突间相隔的上皮破裂，使间叶组织相延续，未融合破坏的上皮间隙则形成原始鼻道。随着鼻凹的发育，上颌突增大并呈垂直向生长，通过自眼内角至鼻凹的鼻泪沟与外侧鼻突相隔。鼻泪沟底部的外胚层增厚为上皮索条，以后形成鼻泪管和泪囊。上颌突继续向下方延伸，在

鼻凹下缘与内侧鼻突相连，鼻凹旋转，开口向下，完成原始外鼻孔（external naris）的建立。

以上外部胚胎形态发生变化的同时，鼻突间叶不断生长，鼻凹进一步加深，向后下方扩展，出现了鼻囊（nasal sac）或原始鼻腔。鼻囊盲端的上皮壁与口腔顶的上皮相连，共同构成口鼻膜（oronasal membrane）或口咽膜。胚胎第7周以后，口鼻膜逐渐变薄、破裂，原始口鼻腔借助这一原始后鼻孔相通。后鼻孔前方水平向作为口腔顶和鼻腔底的部分为原始腭，呈三角形，由内侧鼻突形成的前颌和小量的上颌突组成。原始鼻腔分居中线两侧，以被称为原始鼻中隔的额鼻突的深部为界。前脑和口凹之间的间叶组织增生，使原始鼻中隔逐渐向上向后发育。此时，鼻腔尚无完整的底，鼻中隔下缘呈游离状，与发育中的舌背面相接触。

胚胎第6周，上颌突的内面发生出侧腭突。侧腭突先向下方生长，与舌的侧面接触。第7周舌下降后，侧腭突始抬起并向中线生长，首先与原始腭的后缘相连接，然后相互融合形成腭部。三者之交界处为切牙孔，相互连接的侧腭突近中缘并与鼻中隔下缘相连接。随着鼻中隔和腭部的形成，原始口腔分为鼻腔和口腔两部分。

在胚胎时期各环节由于发育障碍，可导致各类先天性鼻畸形。常见的鼻畸形除了继发于唇裂的唇裂鼻外，还有原发的前鼻孔闭锁或狭窄、单鼻孔鼻畸形、双鼻畸形、管状鼻畸形、鼻部脑膜脑膨出畸形等。

眼睑的发生

在胚胎发育过程中，眼的位置发生明显的变化。胚胎第6周时，眼位于头部两侧，两眼视野没有任何重叠，尚未建立对于人类极为重要的判定距离的双眼并视的功能类型。随着面部结构的生长，眼从两侧逐渐移向头部的前部，以至两眼视轴可交叉于一点。胚胎第8周，两眼位置已基本位于头的前部。第10周，其角度为70°，与正常成

人相比仅外偏10°。

眼睑的发生以胚胎第7周局部上皮向后反折生长，在角膜表面形成皱褶为标志。上、下皱褶一旦形成，就很快覆盖在眼球前方，并在第9周末相互连接，但这种连接只限于表皮层。眼睑内面的表面外胚层分化为复层柱状结膜上皮，外面的表面外胚层分化为表皮。眼睑的肌肉、结缔组织等由间充质分化而成。上、下睑的连接部分共同分化形成沿睑缘分布的睫毛和泪腺。胚胎第6个月起，上、下睑的连接开始松散，第7个月，眼睑重新分开，形成睑裂。

学者们在动物实验中观察到，除眼睑外，趾之间、外耳与下方的真皮之间，也发生表皮—真皮暂时性连接。Harris和Mcleod（1982年）指出，这种暂时性连接和永久性连接（如腭部）的区别是，暂时性连接的主要特点是连接处表皮组织并不消失，且可发生细胞的特殊分化。

眼睑与眼球之间的间隙形成结膜囊。开口于结膜囊的腺体以来源于上皮芽的泪腺为主。泪腺在胚胎第9周时已具有基本结构。

外耳的发生

哺乳动物的耳分为外耳、中耳和内耳3部分。外耳由耳郭和外耳道组成，主要功能为收集声音信号。

膜迷路或内耳的始基是听器中最先发生的部分。听泡（auditory vesicle）先在背索，继而在轴旁中胚层的诱导下逐渐形成。

人胚的形态变化在第3周即可观察到，此时，仍处于开放状态的神经板两侧的表面外胚层开始增厚，增厚的部分为耳板（auditory placode），第3周已相当明显。到第4周，耳板内陷变为听凹（auditory pit），听凹表面闭合即形成听泡或耳囊（otocyst）。听泡的主轴最初为前后向，然后变为背腹向。眼、耳和肢体3种结构的轴向确定受存在于胚胎侧壁的某些环境因素的影响。在早期阶段，当侧壁为同质状态时，听泡处于相对稳定的位置。

外耳通过间叶组织增生、填充第1鳃裂（舌骨下颌）而形成。胚胎第6周时，第1鳃沟的外侧部分出现6个结节状突起，逐渐分化结合形成耳郭。6个结节有3个来自下颌弓，3个来自舌骨弓。分别自下颌弓向第1鳃沟内生长，或自舌骨弓沿第1鳃沟尾端生长。这些结节分为两组，排列于外耳道两侧，每侧3个，称为耳丘（auricular hillock）。来自下颌弓的最前面的结节发育成耳屏，其余渐退化。来自舌骨弓的3个结节的耳丘融合及进一步发育形成耳郭。由于存在多个生长中心，故外耳的形态具有较大的个体差异。

常见的外耳发育畸形有招风耳（由于耳轮形成不全或耳甲软骨过度发育形成的）、大耳症（耳郭过度发育）、小耳症（从耳郭稍小到无耳，程度不一）、菜花耳、杯状耳、耳郭与头皮粘连症、隐耳症（耳郭上半部埋入颞部头皮皮下，无明显耳后沟）、耳郭纵裂或横裂、猫耳症（耳郭松软，遮掩外耳道）、多耳症、颊耳畸形（小耳郭向前下方移位，伴有下颌骨发育不全）、副耳症、先天性耳前瘘管症等多种先天性畸形。

鼻

■ 鼻的临床解剖

鼻由外鼻、鼻腔、鼻窦3部分构成，不仅是呼吸通道，也是嗅觉器官。鼻腔和鼻窦在发音中还起共鸣作用。两侧鼻腔和4对鼻窦位于颅前窝、颅中窝、口腔和眼眶之间，仅有一层薄骨板相隔。外鼻位于面部中1/3，呈三棱锥体状，其形态具有很大的种族和个体差异性。

鼻长一般指鼻根点（鼻根正中矢状面最凹点）到鼻尖点（鼻端前方最凸点）的距离。临床常用鼻根点到鼻下点（鼻唇角顶点）之间距离的鼻高度作为实际鼻长，为55~62 mm。鼻根部高度为5~7 mm，宽度为15~16.5 mm。鼻桥（自内眦连线水平至鼻翼软骨中线联合处）高度、倾斜角具有重要形态解剖意义。高度为11~12 mm，倾斜角（也称鼻面角或突出角，为鼻桥与垂直线的夹角）大约30°。鼻桥的宽度一般不大于内眦间距。鼻翼宽度为35~38 mm，与面宽、内眦间距和口裂宽度的正常比例关系分别是1∶（3.5~4.2）、1∶1和1∶1.5。鼻唇角为鼻小柱与上唇的转折角，为90°~120°，故正面观时常有部分鼻孔显露。鼻额角为鼻桥与额部眉间区所形成的角，以120°为正常（图9-1）。鼻孔的形状、大小和轴向具有鲜明的种族体征。Farkas等（1983年）将鼻孔分为高加索人种、蒙古人种和尼格罗人种3种基本类型及7种亚类型，仅鼻孔长轴倾斜度（鼻孔长轴线与鼻底水平线夹角）即可相差150°，蒙古人种约为60°。鼻翼处鼻宽度与外鼻长度比值，称为鼻指数。该指数可有效地反映人种外鼻差异，高加索人种鼻指数较小（长高鼻），尼格罗人种较大（短宽鼻），蒙古人种居中。中国成年男性、女性鼻指数分别为0.74和0.73。

外鼻由支架结构、外部皮肤和鼻腔黏膜组成。上半部为鼻骨骨性支架，下半部为软骨性支架（鼻侧软骨、鼻翼软骨等）。骨性及鼻侧软骨支架结构表面的皮肤具有较大的活动度，而鼻翼软骨与其表面皮肤之间连接紧密，皮肤基本无活动度，故鼻骨和鼻侧软骨表面的皮肤易与下方支架结构分离，但通过精细地操作，也可将软骨性支架结构表面的皮肤完整切除或充分游离。

皮 肤

鼻部皮肤个体差异极大，老年人群中差异尤为明显。皮脂腺分布及功能也因人而异。在血管丰富、皮肤较厚且活动度较差的鼻端区域，皮脂腺密集，功能活跃，具有较易发生感染的倾向，且皮肤缺损后的修复难度较大。鼻背、鼻根部皮肤较薄，少含脂肪腺，与面部皮肤相似。

衬 里

鼻前庭的皮肤衬里及鼻腔的黏膜衬里易与软骨面和骨面相分离，鼻侧软骨和鼻骨处衬里尤易分离，而鼻翼软骨处皮肤衬里连接相对紧密。黏膜沿鼻中隔在鼻腔穹隆处向两面返折，但黏骨膜、黏软骨膜仍与骨性支持结构有紧密的连接。

支持结构

鼻的骨性支架包括鼻骨和鼻软骨。

1. 鼻骨　鼻骨的长度变异很大，构成鼻骨性支架的1/3~1/2，为成对的四方形骨结构，上份窄而厚，下份宽且薄。鼻骨前面平滑，上半部凹，下半部突。鼻骨的后方由额骨的鼻突支撑，侧方连接上颌骨额突。鼻骨的下缘与三角形的鼻侧软骨连续，鼻侧软骨紧贴鼻骨下方并延伸重叠4~7 mm，鼻骨下缘与上颌骨共同组成梨状孔。支架结构之间由结缔组织和韧带进行维系联结。

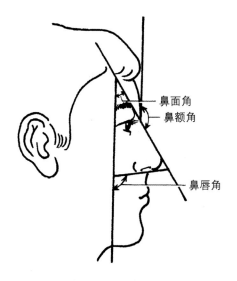

图9-1　鼻面角、鼻额角及鼻唇角

2. 鼻软骨　鼻软骨构成鼻下2/3的支架，包括鼻侧软骨、鼻翼软骨和鼻中隔软骨。

（1）鼻侧软骨：三角形的鼻侧软骨为成对的结构，构成鼻腔侧壁中1/3的大部分。鼻侧软骨的内侧缘与鼻中隔软骨上2/3前缘的侧方扩展部分相融合，在鼻中隔软骨的下1/3，鼻侧软骨和鼻中隔软骨分离，其间由结缔组织相连。鼻侧软骨的上缘插入至鼻骨下缘深面数毫米。鼻骨的骨膜向下在骨和软骨的连接部分延伸为鼻软骨的软骨膜。鼻侧软骨的侧缘与上颌梨状孔的边缘连接。下缘向下延伸至鼻大翼软骨外侧脚的下面，此处两者之间以致密结缔组织连接，为上份深部软骨膜层的延伸，其中包含数个软骨结构，称为籽骨。鼻翼和鼻侧软骨的结合部分经常折叠2~3 mm，通常称为卷曲区（图9-2）。

（2）鼻翼软骨：鼻翼处的软骨（鼻大翼软骨）成对，有内侧脚和外侧脚。双侧内侧脚在中线处靠拢，参与形成鼻小柱。双侧内侧脚在后下缘处分开（形成足板样），与鼻中隔软骨以纤维

结缔组织相连接。外侧脚为四边形，凸状。外侧脚对于鼻翼外形和结构的形成作用不大，鼻翼主要是纤维脂肪性的结构。外侧脚的长度个体差异很大，但其轮廓透过表面覆盖的皮肤通常可见。外侧脚的外侧边缘伸向梨状孔，通过结缔组织和籽骨软骨相连，构成梨状孔支撑。外侧脚的长度约11 mm。鼻侧软骨的下缘覆盖外侧脚的上缘；其下缘与鼻翼缘的外形不一致，内侧部分靠近鼻翼缘，在鼻翼缘后方5~6 mm，外侧部分向外上方伸展，在鼻翼缘的上方12~13 mm。这种关系很容易透过皮肤，或者通过牵引鼻翼缘向上从鼻内观察到。内侧脚和外侧脚结合处呈一急转的锐角样或膝样结构，有些情况下呈扁平状，称为中央脚或称穹隆部。两侧的鼻大翼软骨通过穹隆韧带连接，延伸至鼻中隔软骨角的顶端，形成鼻尖的支撑结构。两侧穹隆部突起形成约60°分开角。

（3）鼻中隔软骨：鼻中隔由6种结构组成：上颌骨鼻中隔嵴、腭骨垂直板、筛骨垂直板、犁骨、软骨性中隔（鼻中隔软骨）和膜性中隔。软骨性中隔（鼻中隔软骨）是骨性中隔前部延续的部分，大致呈四边形。前上缘参与形成鼻背，上1/3的边缘位于鼻骨的深面，中1/3与鼻侧软骨关系密切，中1/3的前缘扩大形成向两侧的膨突，与鼻侧软骨的内侧缘以致密纤维构成关节样结构。鼻中隔软骨的前缘上份宽，向下逐渐变窄。前中隔角是中隔背部和下部的转折处。鼻中隔软骨的下1/3与鼻侧软骨分开，位于鼻大翼软骨的后方。鼻中隔软骨的前下缘向后倾斜，与前鼻嵴形成一个圆钝的交角，在此处两者以软骨膜和骨膜组织稳固地结合，呈紧密相连但稍微可移动的关节样结构；后上缘与筛骨垂直板紧密连接，后下缘自后向前下倾斜。鼻中隔软骨由前向后逐渐变窄变薄，尾部延伸于筛骨和犁骨之间。鼻中隔软骨前份的下缘位于狭窄的上颌骨鼻中隔嵴的凹槽内。鼻侧软骨、鼻骨和鼻中隔连接处为键石区，呈"T"形，是鼻背美学线的维持基础。

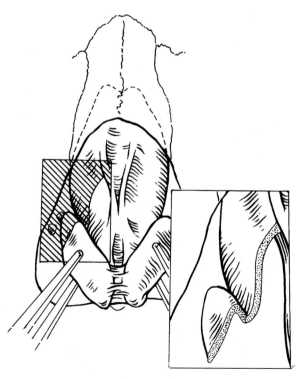

图9-2　鼻侧软骨和鼻大翼软骨以纤维软骨结合部分的卷曲区

肌 肉

鼻部肌肉主要包括提上唇肌、提上唇鼻翼肌、压鼻孔肌、降鼻中隔肌、张鼻翼肌及鼻根部的降眉肌等，均为受面神经支配的表情肌，可使鼻部产生一定的功能运动，如鼻孔张大。鼻部肌肉和颧大肌、颧小肌等存在明显的解剖连接关系，故面部表情肌收缩可牵动外鼻发生位置变化。

在众多的鼻肌中，提上唇鼻翼肌和降鼻中隔肌最具有临床意义。提上唇鼻翼肌参与保持外鼻阀开放，如果鼻翼外张受伤时，可能导致功能性鼻塞和面瘫。降鼻中隔肌起自鼻中隔软骨内侧脚尾端，向下止于口轮匝肌（Ⅰ型，占62%）或上颌骨骨膜（Ⅱ型，占22%），少数该肌退化或萎缩（Ⅲ型，占16%）。收缩时可缩短上唇和降低鼻尖。如果降鼻中隔肌过于发达，致上唇过短，可将其切断转位缝合，可使上唇得以相对延长。

血 管

外鼻的血液供应极为丰富，颈外动脉、颈内动脉都有参与，有利于施行成形手术，软组织损伤及鼻骨骨折也较易愈合。动脉供应以颈外动脉的分支面动脉和眶下动脉为主。鼻根、鼻背及鼻外侧面动脉供应以眼动脉的鼻背动脉和筛前动脉、面动脉的鼻外侧支和上颌动脉的眶下动脉为主，鼻翼及鼻中隔下部由来自面动脉的上唇动脉，发出鼻翼支和鼻中隔支，分布于鼻前庭和鼻中隔皮部，和上颌动脉的蝶腭动脉的分支和来自眼动脉的筛前动脉分支吻合，为鼻出血的易发部位。鼻外侧动脉与鼻小柱支动脉之间形成鼻动脉弓。

外鼻静脉与动脉伴行，回流以面前静脉、眼静脉为主。二者通过内眦静脉相吻合。由于眼静脉注入海绵窦，所以外鼻生疖肿时不能挤压，以免炎症蔓延到海绵窦，引起海绵窦栓塞。

淋 巴

外鼻的淋巴管主要沿面前静脉而行，注入下颌下淋巴结。外鼻上部有数条淋巴管注入腮腺淋巴结。外鼻的淋巴管与鼻腔的淋巴管相吻合。鼻腔黏膜下的淋巴管甚为丰富，构成淋巴管丛。其淋巴引流向上可经嗅神经周围淋巴间隙入硬膜下和蛛网膜下间隙；向后与咽的淋巴管相交通，入咽后淋巴结；向前与面部的淋巴管交通，入下颌下淋巴结。

神 经

外鼻皮肤感觉神经为三叉神经分支，眶下神经、滑车下神经和鼻睫神经分布于鼻背两侧，中线部分以筛前神经的鼻外支为主。鼻腔的神经支配包括嗅神经、三叉神经第1支眼神经的鼻睫神经分支和第2支上颌神经分出的翼腭神经、眶下神经，通过翼腭孔进入鼻腔，分别分布于鼻腔外侧壁的后部、鼻腔顶和鼻中隔。翼腭神经分支出腭前神经和鼻腭神经分布于鼻前庭、鼻中隔和鼻道下部。嗅神经的鞘膜由硬脑膜延续而来，且嗅神经周围的空隙与蛛网膜下隙直接相通。因此，手术损伤嗅区或继发感染，可进入颅腔，引起鼻源性颅内并发症。

鼻腔内富含交感神经和副交感神经纤维，均经蝶腭神经节入鼻腔，管理鼻黏膜血管的舒缩和腺体分泌。因此鼻腔手术填塞后，如果拆除填塞物时，容易发生副交感兴奋，引起心慌、晕厥等不适反应，需要注意，避免跌倒。

■ 临床应用

隆鼻术

1. 手术设计的解剖学考虑　各种原因造成的鼻骨、鼻软骨支架结构的解剖异常，均可表现出相应的外鼻形态缺陷，如鼻背低平，鼻面角大于35°；鼻面角虽正常，但鼻背部分塌陷；鼻背外形尚好，但鼻端塌平；鼻唇角过大或过小，从而鼻尖明显上翘或低垂等。隆鼻术的目的是通过自体骨、软骨移植或组织代用品的植入，重建解剖异常的支架结构，以矫正或改善鼻部外形。

一般来说，隆鼻术属整形美容手术，必须遵循整形外科原则，符合形态美学标准。外鼻的形态以支架结构为重要基础，因此，隆鼻术应根据支架结构解剖缺陷进行有针对性的手术设计，重建的支架结构应尽量符合局部解剖质量和数量上的要求。骨性支架部分宜采用骨性移植体重建，或以质地与鼻骨相近的代用品充填；鼻侧软骨、鼻翼软骨等鼻下1/3软骨性支架部分，则应以软骨或质地与软骨相近的代用品为供体。

为了保证隆鼻术达到较理想的效果，应根据外鼻形态的解剖学要求进行精确的充填体三维形态设计。利用石膏面模，参照外鼻解剖测量正常值，并兼顾外鼻形态与面型及面部其他器官的协调关系设计充填体形态，是一种较简便而科学的方法。

由于外鼻皮肤的厚度、质地具有明显的个体和部位差异，因此，在术前设计时，必须仔细检查术区皮肤的组织解剖特征，以确定局部皮肤的延展度足以承受充填体植入后产生的张力。外鼻皮肤的类型、质地和皮脂腺状况，这些因素对手术远期效果产生影响。对于鼻尖皮肤相对较薄时，如对深层支架结构进行过渡调整，可能会产生远期不良效果。相反，对于较厚的油性皮肤患者，可以进行更积极的，而且是有必要的深层支架结构调整，来获得明显的鼻尖表现。

改善鼻尖突出度，需要充分考虑鼻尖的支撑因素，主要有鼻翼软骨外侧脚的长度、质地及梨状孔处的支撑，鼻穹隆悬吊韧带力度，鼻侧软骨和鼻翼软骨的纤维连接，鼻翼软骨内侧脚的有效支撑等。

在进行增加鼻根高度和改变鼻面角为主要目的的隆鼻术设计时，必须把对内眦解剖外形的影响考虑在内。若存在明显的内眦赘皮，这种影响可能是有利的；否则，维持内眦形态将成为充填体厚度及宽度设计的重要前提。

2. 手术进路中解剖结构的辨认　隆鼻术的手术进路主要有一侧鼻腔前庭弧形切口及两侧鼻腔前庭并越过鼻小柱的"V"形手术切口两种。前者称为闭合式入路，后者称为开放性入路。二者各有优、缺点。闭合式入路，切口隐蔽，损伤小，固有支架的支撑组织破坏小，但不易充分暴露解剖缺陷。开放式入路，最大优点是可以充分解剖显示相关的缺陷结构，但同时也广泛破坏了软骨间固有的韧带、纤维连接，会出现更大的鼻尖突出度恢复损失。若拟行包括鼻根、鼻背和鼻端各部位在内的隆鼻术，宜采用利于外科操作的"V"形切口。隆鼻术进路中能够暴露的深层解剖结构多限于下1/3，充填体受区的其余部分依靠潜行剥离完成。虽然手术进路中的解剖结构常不需真正暴露，但必须对局部解剖有明确的了解。

（1）鼻翼软骨的辨认：鼻翼软骨，特别是鼻翼软骨内侧脚和穹隆部，是隆鼻术中需要辨认的主要结构。当隆鼻术需矫正的部位限于鼻根和鼻背时，鼻端部解剖层面应在皮下组织和软骨之间，并不完全暴露该处软骨结构。但手术包括抬高鼻端、改善鼻唇角等设计，即进行软骨支架结构重建时，鼻翼软骨的暴露和辨认则成为重要步骤。在鼻端部经切口暴露的首先是鼻翼软骨内侧脚和穹隆部的前外侧缘。软骨表面被以软骨膜和疏松结缔组织。虽然鼻翼软骨的解剖形态和厚度有一定个体差异，但其基本解剖位置和性状十分一致。在鼻小柱区域，两侧内侧角的内侧面大致相对。用手指触摸可感知下方软骨结构明显的弹性抵抗特征。若剥离过深，破坏外层结构，可见软骨呈匀质白色，表面光滑。

（2）鼻中隔软骨的辨认：为使隆鼻术中抬高鼻端改变鼻唇角的手术设计获得预期效果，充填体的相应部分与鼻中隔这一稳定的支架结构加以固定常属必要。鼻中隔软骨居中线，在鼻下1/3位置较鼻翼软骨深在，故须将鼻翼软骨内侧脚和穹隆部的连接离断并向深方剥离，方能暴露鼻中隔软骨。鼻中隔软骨远较鼻翼软骨强大，触摸呈坚硬的嵴状感觉。在梨状孔以下，鼻中隔软骨前缘和下缘为游离缘，上游离缘较宽，正中矢状面处有一浅凹，使其呈分叉状。

3.重要解剖结构的保护和挽救

（1）鼻软骨的保护：如前所述，鼻翼软骨、鼻侧软骨和鼻中隔软骨是维持鼻下2/3解剖轮廓和亚美容单位的重要支架结构，必须加以保护。隆鼻术一般不应暴露鼻侧软骨和鼻翼软骨外侧脚。鼻翼软骨内侧脚、穹隆部和鼻中隔软骨的暴露范围也应根据手术需要决定。解剖层次应控制在皮下组织与软骨表面被覆的软组织之间。一旦解剖过深，在鼻翼软骨表面形成划痕，应予及时调整。若操作不当，将鼻翼软骨全层切断甚至造成缺损，则必须进行精确的复位缝合甚至软骨移植修复。另外，手术过程中尽量使用专用软骨镊，避免使用齿镊夹持软骨减轻软骨损伤。

（2）鼻腔衬里的保护：隆鼻术一般不涉及鼻腔衬里的外科操作，若属以下两种情况，则须注意对鼻腔黏膜的保护。①较大范围的鼻中隔软骨暴露；②切取鼻中隔软骨进行软骨支架结构重建。黏膜软骨膜与鼻中隔连接并不牢固，用小型骨膜剥离器可顺利自软骨表面游离。当需软骨移植时，宜自一侧经剥离后充分暴露的软骨表面切开软骨全层，注意勿损伤对侧软骨膜。然后自切缘将软骨轻轻掀起，以同法自软骨的另一侧表面剥离，完整取下移植体。手术操作中一旦损伤鼻腔衬里，使创面与鼻腔相通，则须进行伤口严密缝合。适当扩大损伤部位黏膜软骨膜的剥离范围，不但可降低伤口张力，且有利于缝合操作。

4.解剖结构和手术操作技巧

（1）皮肤切口的形成：隆鼻术切口大多位于鼻前庭紧靠鼻翼和鼻小柱的隐蔽部位。由于切口线上解剖外形复杂，故切口的形成过程与平展的皮肤表面切口有很大的区别。为了保证切口整齐并垂直于皮肤平面，必须随时调整手术刀的方向，并以另外一只手翻转切口区组织，使之与手术刀垂直，同时对形成切口时所产生的压力起到支撑作用。

（2）移植床准备：切口形成后，以小拉钩或缝线牵引于鼻小柱处"V"形瓣的尖端，在皮下组织层进行锐剥离。鼻端皮肤厚韧，与下方组织连接紧密，难于进行钝剥离，且由于皮脂腺密集，钝剥离对局部组织造成的挤压可使皮脂腺分泌物大量排出，污染手术野。皮瓣解剖一定范围后，可改用蚊式钳夹持组织瓣创面，以助提供更大的牵引力，便于术野暴露。鼻背、鼻根区皮肤与下方支架结构连接松散，用血管钳钝分离即可顺利完成皮瓣的掀起。鼻背鼻根区皮肤剥离范围应尽量与充填体形态一致，保证充填体植入后既有良好固位又不致对皮肤产生过大张力。鼻上2/3潜行剥离区皮肤剥离区出血难以在直视下处理，多采取纱条填塞压迫法进行止血。

（3）充填体的植入与固定：充填体植入后反复审视外观效果，尤应注意鼻突度、鼻唇角和鼻端形态的变化，必要时须取出充填体作仔细修改。充填体的上端应逐渐变薄，以免鼻根部出现"台阶"。若充填体为"L"形，支撑鼻小柱的部分必须与鼻中隔软骨妥善缝合固定，否则由于鼻端皮肤的压力将造成充填体上端外翘或下端偏斜。关闭伤口后的外固定兼具维持充填体位置和压迫止血、减轻手术后反应两种作用。

唇腭裂鼻畸形修复术

唇腭裂患者几乎均伴有鼻畸形。先天性唇腭裂鼻畸形称为唇裂鼻（cleft lip nose），唇腭裂修复术后的鼻畸形称为术后继发性鼻畸形。双侧唇腭裂鼻畸形本质上可以看作是单侧畸形在两侧对称性存在的一种形式。由于畸形呈对称性，修复术的设计常较单侧鼻畸形简单，故本章重点讨论单侧唇腭裂鼻畸形有关的问题。

1.手术设计解剖原理 单侧唇腭裂鼻畸形尚无统一分类，也未能建立达到较一致修复效果的规范化术式，修复术式应针对具体病例的解剖缺陷进行设计。造成唇腭裂鼻畸形的因素极为复杂，多数学者认为鼻软骨解剖异常、肌动力平衡失调和颌骨发育异常是其最重要的致病因素。

（1）鼻软骨

1）鼻翼软骨：内侧脚解剖位置异常，下端向下后方错位，造成患侧鼻小柱短于健侧。内侧脚发育不足也是造成患侧鼻小柱过短的原因。内侧脚在转折处与对侧软骨无连接，使两侧穹隆部距离变大，引起鼻尖不对称、鼻尖点偏斜畸形。内侧脚下端在前鼻棘的附着点偏向健侧，从而鼻小柱基部也相应向健侧移位。穹隆结合部是鼻尖的主要支架结构。患侧穹隆角变钝，结合部远中移位，从而两侧穹隆间距增大，是造成鼻尖形态异常的主要原因。唇腭裂外鼻中鼻翼软骨外侧脚解剖异常较为明显，在向外、向上及向近中的不同方向不平衡牵拉力作用下，外侧脚多呈"S"形，鼻腔顶部出现一突出的嵴。在外侧脚下缘向下旋转错位的作用下，鼻翼游离缘下垂，并向鼻腔侧卷曲。由于表情肌附丽异常，鼻周肌肉群张力异常作用下，外侧脚与鼻侧软骨固有的重叠式连接关系不复存在而相互分离，于是鼻根点到鼻孔边缘的距离增大，临床上表现为患侧鼻长大于健侧（图9-3）。

2）鼻中隔软骨：软骨性鼻中隔不同程度地偏向健侧，引起鼻小柱继发性偏斜。鼻中隔中部常凸向患侧鼻腔，引起鼻道狭窄和鼻背畸形，而其下缘可滑出犁骨沟，游离于健侧鼻腔。鼻中隔的这类解剖异常较为普遍，可占唇裂鼻畸形的70%~80%。因此，现代唇腭裂鼻畸形矫正修复

时，常取出大部鼻中隔软骨，一方面彻底矫正鼻中隔偏斜畸形，另一方面也可获得足量的供骨源修复软骨支架修复供骨源。

（2）表情肌：唇腭裂伴发的肌肉解剖异常与鼻畸形的发生发展有密切关系。若为完全性唇裂畸形，表情肌束在裂隙处中断，多沿裂隙向上走行，附丽于鼻中隔前缘、前鼻棘和鼻翼软骨内侧脚。不完全唇裂也仅有少量肌纤维通过鼻底软组织带（Simonart's band），附丽于鼻小柱基部。以上解剖结构异常可导致水平方向表情肌动力平衡失调。鼻中隔前缘、前颌骨和鼻翼软骨内侧脚在健侧表情肌持续牵拉作用下，逐渐偏移、旋转，造成并加重了鼻尖偏斜、鼻小柱偏斜等畸形。唇裂鼻患侧鼻肌在鼻背处的附丽断裂，附丽中断的压鼻肌对外侧脚产生向外下方的牵拉作用，造成穹隆部和外侧脚同向错位，表现为鼻孔扁平、鼻长度增加畸形。患侧鼻唇肌束沿裂隙排列，肌纤维附丽于鼻翼基底或游离于上唇中下部。除此以外，患侧鼻唇肌的数量也远远少于健侧。两侧鼻唇肌收缩作用的差异，使鼻翼向外侧的错位不断加重。患侧局部表情肌虽与对侧的解剖连接中断，但却与同侧其他表情肌相连。这些表情肌的功能运动对外鼻相关结构产生间接作用，成为唇裂鼻畸形出现的另一重要因素。患儿出生数天之后，鼻畸形的表现就因失调的肌肉功能运动而逐渐加重，到8岁左右，外鼻的形态异常最为明显。

（3）上颌骨：唇裂合并牙槽嵴裂、腭裂时，上颌骨的解剖完整性受到破坏。由于裂隙的存在，两侧上颌骨段于生长发育过程中，在平衡失调的生物动力作用下，健侧上颌骨前部向前外侧旋转，而患侧上颌骨段生长速度缓慢，最终导致裂隙两侧上颌骨段前后向距离加大。这一结果构成唇裂鼻畸形发生的重要的解剖学基础。Hogan和Converse认为，可把鼻支持结构看作屋脊似的三角支架，上颌骨为两侧支架的骨性基阶。由于上述原因，作为患侧鼻翼支撑面的梨状孔周

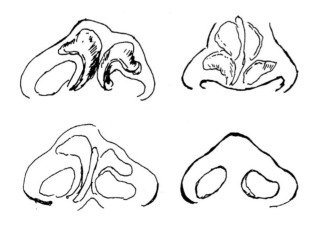

图9-3 单侧唇腭裂鼻畸形特征

围骨量不足，高度降低，支架结构发生严重倾斜，从而构成患侧鼻孔宽大扁平、鼻翼塌陷等畸形（图9-4）。

Huffman等根据诸多学者的研究结果，对单侧唇腭裂鼻畸形的临床及解剖学特征进行了以下归纳总结：①鼻尖偏向健侧，患侧鼻翼塌陷；②患侧鼻小柱过短，鼻小柱基部偏向健侧，软骨性鼻中隔偏向健侧；③患侧鼻长度增大；④患侧鼻穹隆角变钝；⑤鼻背偏向健侧；⑥患侧鼻翼面沟变浅，患侧鼻底增宽；⑦患侧鼻翼基部向下方错位；⑧患侧鼻翼基部上颌骨发育不足。

双侧唇腭裂鼻畸形可能具备单侧唇腭裂鼻畸形的多数病理解剖特征。由于前唇和前颌的中央鼻前成分与侧唇和上颌骨部分或全部分离，作为颌面正常发育必备的鼻中隔生长刺激因素的作用发生变化，前颌骨常处于前徙位置，鼻端、鼻小柱和鼻翼软骨的发育受到明显影响。鼻畸形的严重程度随着前颌骨前徙的距离增加而加重。鼻翼缺乏中线支持，而内外支撑面高度又相差较大，鼻底常不连续。以上各种解剖结构的异常，造成了双侧唇腭裂鼻畸形的特征性表现：鼻尖过低，鼻唇角增大；鼻小柱过短；鼻孔扁平；鼻底过宽。若为双侧对称性唇腭裂，可表现为对称性鼻畸形；当唇腭裂为不对称类型时（如一侧为完全性，另一侧为不完全性），两侧鼻畸形的程度和表现方式可有多种差别。

2. 修复时机选择与局部解剖　关于唇腭裂鼻畸形的修复时机，始终存在不同意见。20世纪60年代以前，人们普遍对早期鼻成形术持反对意见，认为鼻翼软骨结构纤细，组织量少，早期手术不但对手术者的操作技术和经验提出很高要求，而且由于对软骨支架的破坏，将对外鼻生长发育造成不利影响。有的学者观察到，婴儿时期切除1 mm宽鼻翼软骨，最终将导致3~4 mm的缺损。况且，由于唇腭裂鼻畸形的病理解剖因素具有相当大的复杂性，早期手术不可能完全解决解剖及术后发育各方面存在的问题。反对早期进行鼻畸形矫正的另一重要理由，是Scott（1953年）提出的鼻中隔软骨是促进面中部向前下发育的中心理论一直被人们深信不疑。直至1977年Melson通过大量0~20岁人群标本切片的连续观察，否定了鼻中隔软骨是面中部发育中心学说。近40年来，随着众多学者，包括Millard、McComb、Sayler等认为唇裂鼻畸形的发生机制主要是由于鼻翼软骨被牵拉异位所致，坚持认为把错位的鼻翼软骨恢复到正常解剖位置是外鼻向正常形态发育的前提条件，早期进行肌肉重建、软骨复位可减轻鼻畸形的发生程度。数十年的治疗经验和结果表明，在唇裂修复同期进行适宜鼻畸形修复，不仅对外鼻发育远期无负面影响，而且可以获得良好的修复效果，可使75%患者避免二期外鼻整形手。鉴于这一结论，早在美国唇腭裂协会1993

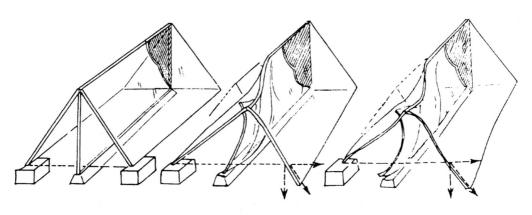

图9-4　鼻支持结构异常与单侧唇腭裂鼻畸形的解剖关系（模式图）

年起草的唇腭裂诊疗指南中就明确，唇裂修复同期，可以选择性进行开放式鼻畸形整复。目前在唇裂修复的同时，进行鼻畸形同期整复已逐渐达成共识。

Matsuo（1984年）研究发现，胎儿后期母体雌激素水平升高，促使透明质酸增加，通过降低细胞间的基质而降低软骨、韧带、结缔组织的弹性。这一效应可在婴儿出生后6周内持续存在，进而发现新生儿在出生后6周内可以通过适当治疗永久性改变耳状软骨的形态。受此理论启发，美国正畸医师Grayon（1993年）提出了术前鼻-牙槽突矫形治疗理论，开创了新生儿早期唇裂术前鼻矫形治疗的方法，其效果得到了越来越多的认可。

目前多主张采用在不同年龄阶段分次手术的综合治疗方案：①唇裂修复前，选择性进行术前正畸治疗。对鼻畸形严重患者，开展术前正畸（PNAM）矫形治疗，改善鼻翼软骨形态，延长患侧鼻小柱，改善双侧鼻底高度。②在唇裂修复术时同期进行鼻畸形整复。关闭鼻底，解剖复位错位的口轮匝肌附着。采用Tajima切口，延长患侧鼻小柱长度，形成基本对称的鼻孔，将错位的鼻翼软骨复位、固定，纠正鼻翼基部错位畸形。③学龄前早期鼻畸形Ⅱ期整复术。对于未进行一期鼻畸形整复者，或鼻畸形较为严重，可能影响患儿心理健康者，可以在3~6岁进行开放性简单鼻畸形整复。限于鼻翼软骨表面分离解剖，双侧悬吊缝合牵引固位，利用Tajima切开，修整患侧鼻孔边缘，尽量改善鼻翼塌陷畸形和鼻孔对称性。④生长发育完成后开放性鼻畸形整复术。男性15岁以后，女性13岁以后，外鼻基本完成发育。此时可以进行彻底性开放整复术，充分解剖暴露双侧鼻翼软骨外侧脚和内侧脚，进行鼻中隔软骨取骨术，矫正偏斜鼻中隔，制备完善鼻软骨性支架，修整鼻孔边缘和患侧鼻前庭皱襞。必要时可取肋软骨、耳甲软骨做支架。对于鼻背存在"C"形弯曲者，可以同时进行鼻骨凿断复位术。术后进行鼻腔填塞，鼻背压迫固定。

二期手术的主要目的在于将错位的鼻翼软骨内侧脚复位，延长患侧鼻小柱，分离鼻翼软骨外侧脚，修整及重新排列双侧鼻翼软骨，建立对称的鼻尖、鼻翼和鼻孔形态，小范围切断软骨性鼻中隔以矫正其偏斜畸形等。根据畸形的程度和部位，手术可能由切除部分鼻翼软骨外侧脚下缘，矫正鼻过长畸形；切断患侧的错位内侧脚并复位固定；剥离两侧鼻翼软骨穹隆部，建立正常的鼻尖形态；软骨移植以增加鼻翼软骨支持力度或延长鼻小柱；切断偏斜的软骨性鼻中隔以矫正鼻中隔畸形；部分切除鼻中隔软骨及犁骨，矫正鼻背偏斜畸形等操作步骤组成。鼻背塌陷、倾斜角度大者，常需在鼻背部植骨。

此期患者制订治疗计划时需要综合考虑，结合牙槽突裂修复情况、牙齿咬合情况，以及是否存在正畸治疗要求和可能，是否需要正颌外科手术等因素。一般而言，合并牙槽嵴裂的患儿，通过植骨术加高患侧鼻翼基底梨状孔周围的骨壁，是为后期鼻畸形修复术创造骨性解剖基础的重要步骤。唇腭裂合并上颌骨发育不全的病例，正颌手术后将引起外鼻形态明显的变化，而使在此之前一切精心设计的鼻畸形修复术失去意义。因此，外鼻解剖结构发育完成以及正畸、正颌治疗引起的骨性支持结构继发改变的稳定，是成功的后期鼻畸形修复术的基本条件。

3. 重要解剖结构的保护和挽救　由于唇腭裂鼻畸形修复术式和时机的复杂性，与其他典型手术相比，在重要解剖结构保护和挽救方面似乎并不具备普遍规律。

（1）皮肤的保护：外鼻皮肤具有明显的个体和部位差异性，在实施外科操作时，必须对操作部位皮肤的厚度、伸展度及其与下方组织的解剖关系有清楚的了解。婴幼儿外鼻皮肤较薄嫩，在皮下层潜行剥离时，除须准确掌握剥离层次外，切忌动作粗暴和强行钝剥离，以免对皮肤造成损伤甚至撕裂。患侧鼻翼游离缘常呈下垂状畸形，而这种畸形的产生具有软骨、肌肉等多种结构的解剖异常背景，局部皮肤量"过剩"只是一种表象，因此，绝不可贸然采取简单的皮肤切除方法进行矫正。

（2）支架结构的保护

1）鼻翼软骨：唇腭裂鼻畸形修复术中，对鼻翼软骨的暴露和处理是不可缺少的环节，但应根据畸形的程度和修复时间做出不同的设计。在鼻翼软骨仍处于生长发育阶段，组织量少而脆弱，将错位的软骨进行解剖性复位、固定，不但手术难度大，而且由于对其血液供应和周围组织的损伤，势必对其发育导致不利影响。为了追求暂时的修复效果，而中断鼻翼软骨连续性，借助缝合固定或鼻道填塞等简单方法来维持鼻翼软骨的复杂且精细的支架形态，更是不可取的。

2）鼻中隔软骨：如前所述，唇腭裂病例多伴有与鼻畸形关系密切的鼻中隔解剖异常，但由于鼻中隔可能是包括外鼻在内的面中部重要生长发育中心，在早期手术中对鼻中隔软骨的处理须持谨慎态度。然而，错位的鼻中隔又无疑是影响外鼻发育和修复手术效果的不利因素，故有人主张在早期手术中进行小范围矫正。操作中注意勿对鼻中隔软骨造成过大损伤，通过唇裂修复术中的健侧裂隙切口或二期修复术中的鼻底切口，用小弯剪刀或小型骨膜剥离器仔细将软骨性鼻中隔前部错位的附着处离断，经健侧鼻前庭施以压力以助其复位到中线。经此处理，不但可提高矫正鼻小柱和鼻尖畸形的效果，而且有利于鼻端解剖结构的发育，为后期鼻畸形修复术奠定解剖基础。

4.解剖结构和手术操作技巧

（1）皮肤切口的形成：百余年来，唇腭裂鼻畸形修复术多种手术入路演化的事实说明，这类手术切口的设计和形成本身即具有其特殊性和复杂性。①鼻尖切口：切口主要位于鼻小柱基部至鼻尖之间的中轴线上，另有自鼻尖部切口延伸至患侧鼻穹隆的改良切口。这种切口的优点是患侧术野暴露清晰，便于直视下操作，但术后将遗

留较明显的瘢痕。②鼻前庭切口：切口自鼻小柱基部两侧经鼻孔穹隆至鼻翼基部，完全处于隐蔽部位，但对鼻侧软骨及鼻翼软骨外侧脚的后部暴露不充分，手术操作较为困难。③蝶形切口：利用鼻小柱基部对称或不对称的"V"形切口将鼻前庭切口连通，是蝶形切口的设计要点。这种切口仅在鼻小柱基部增加了并不明显的瘢痕，但使术野得到充分暴露，术者可以在直视下辨认错位的组织并进行准确复位。切口设计直接影响术野的暴露程度和手术操作效果。鼻畸形修复术切口的形成要求有较高的手术操作技巧。除在隆鼻术中所提及技巧之外，由于唇腭裂鼻畸形局部解剖异常，如鼻小柱偏斜、鼻孔不对称、鼻翼游离缘下垂内卷等，切口的形成还具有技术上的特殊要求。在患侧鼻小柱过短畸形病例中，不对称"V"形切口有利于对鼻小柱形态的调整。在鼻小柱过短病例中，"V-Y"成形术可使鼻小柱得到一定程度的延长。但由于鼻小柱较窄，不具备自身充分延长而又不发生继发畸形的组织量。因此，拟行"V-Y"成形术时，"V"切口的角度及组织瓣推进的距离不宜过大，否则，鼻小柱将明显变细。"V"形切口的尖端位置应明确标记，为了保证该处切口的精确性，须用11号刀片自标记点起切开皮肤，与两侧皮肤切口相连。切口形成后，在尖端处经皮下组织缝合牵拉以助翻瓣解剖，避免使用组织镊夹持创缘。

（2）鼻翼软骨畸形的矫正

1）鼻翼软骨内侧脚的处理：鼻翼软骨内侧脚错位是患侧鼻小柱过短的主要解剖因素。内侧脚复位的主要技术包括：内侧脚基部横断、上提，与健侧穹隆部缝合固定；内侧脚离断后与鼻中隔角及同侧鼻侧软骨悬吊缝合，使两侧解剖位置恢复对称关系；由于内侧脚离断、复位后，鼻小柱支持结构主要依靠健侧内侧脚，难以达到持久而稳定的效果，故以耳甲软骨、鼻中隔软骨等移植修复或加强患侧内侧脚，已成为被普遍采用的技术。随着内侧脚和软骨性鼻中隔的错位，鼻

小柱患侧的皮肤与相应部位的支架结构也呈异常附丽关系，皮肤表面出现明显凹陷。在进行内侧脚复位或重建时，须仔细将皮肤衬里与内侧脚、鼻中隔软骨之间的异常附丽离断。经此处理，不但有利于鼻小柱支架结构的重建，且可改善鼻孔外形。

2）鼻翼软骨外侧脚的处理：鼻翼软骨外侧脚错位及发育不足与鼻畸形的多种临床表征有密切关系，外侧脚的复位及重建也成为鼻畸形修复术中的重要步骤。手术方法繁多，但可归纳为两种基本设计类型，即维持鼻翼软骨和鼻腔衬里连接关系的复合组织瓣转移法和将鼻翼软骨与表面皮肤和鼻腔衬里解剖游离支架结构重建法。复合组织瓣转移法操作难度较小，但难以满足重建精细解剖外形的修复要求。目前多根据外侧脚解剖异常，采取针对性的支架重建技术。恢复两侧外侧脚解剖位置和组织量的对称关系是手术的主要目的。许多著名学者对外侧脚的处理进行了探索，提出了行之有效的外科技术，如将外侧脚与

鼻中隔角、同侧或对侧鼻侧软骨悬吊固定；健侧外侧脚横向切开，以内侧为蒂，将部分软骨翻转至患侧外侧脚缝合固定；健患侧外侧脚均通过横向切开，形成局部软骨瓣，分别反折至对侧外侧脚或鼻侧软骨缝合固定（图9-5，6）。

（3）鼻唇肌肉的处理：鼻唇肌肉解剖异常与鼻畸形之间的确切关系尚不清楚，故临床上缺乏对鼻唇肌肉异常的具体处理方法。李爱群等根据解剖学研究结果，提出了鼻唇部表情肌水平方向动力平衡重建的观点和操作技术：沿患侧鼻翼面沟做弧形切口，切开皮肤、皮下，通过精细剥离，解剖出提上唇鼻肌、鼻翼肌、上唇方肌内眦头。注意保护鼻翼旁走行的面前动、静脉，避免损伤。根据各肌在上唇部起始点到鼻小柱基部的距离，在各肌束头端横断部分肌束，然后向上唇部起始点游离。将经游离的各束肌肉连同肌周脂肪结缔组织，通过患侧鼻底区切口或隧道，分别与鼻小柱基部健侧的口轮匝肌对位缝合，部分肌束与前鼻棘处骨膜缝合。剥离、解剖患侧鼻翼基

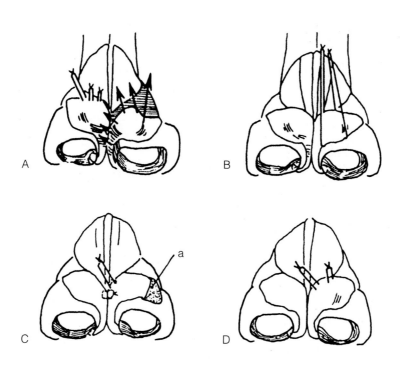

a.鼻前庭衬里缺损植皮部位。

图9-5 唇腭裂鼻畸形缝合悬吊法修复术

A.双侧缝合悬吊法；B.外侧脚内旋固定法；C.外侧脚对侧悬吊法；D.邻近悬吊法

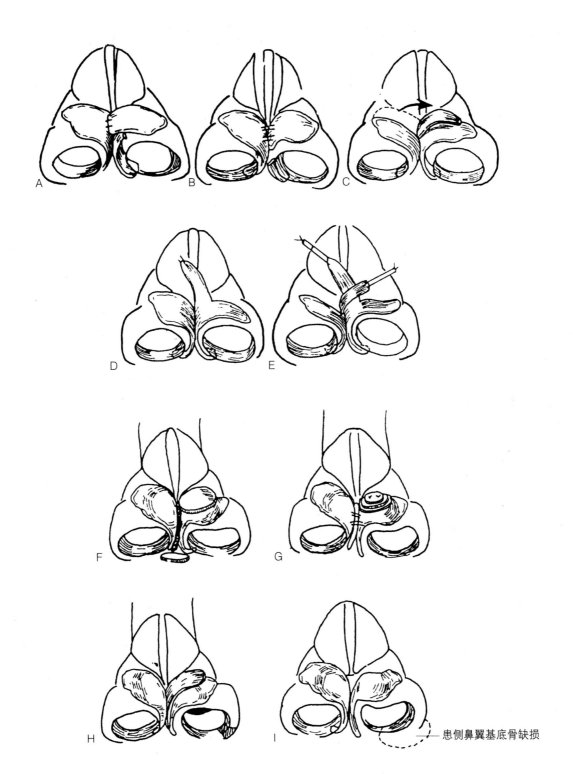

患侧鼻翼基底骨缺损

图9-6 唇腭裂鼻畸形局部软骨瓣及软骨移植修复术

A.切断悬吊法；B.切断悬吊法；C.对侧软骨瓣转移法；D.同侧软骨瓣对侧悬吊法；E.双侧软骨瓣交叉悬吊法；F~I.软骨移植的部位及形态

部异常附丽的口轮匝肌，向内下方转移与水平方向的鼻唇肌束缝合，以增加患侧鼻底区及上唇上部丰满度，并形成鼻阶（nasal sill）。经过以上处理，表情肌动力平衡基本得到重建。剩余的提上唇鼻肌、鼻翼肌及上唇方肌内眦头肌束仍足以正常维持其固有功能。但是术前应准确判断表情肌运动时鼻小柱的偏斜程度，健患侧上唇运动不对称程度，鼻底区凹陷程度等，以决定转移鼻唇肌束的组织量，代偿鼻底区及上唇上部口轮匝肌的不足，重建肌动力平衡。因此，对术者在局部解剖和操作技巧等都提出较高要求。

（4）修复术后外鼻形态的保持：鼻成形中需要对鼻翼软骨、鼻腔衬里、被覆皮肤进行较广泛的解剖、剥离和外科操作，并常同时完成自体骨、软骨以及皮瓣的移植或转移过程。移植或转移组织精确解剖位置的维持，抗衡术区不可避免的瘢痕组织收缩对经外科处理的各种结构的影响是手术的重要组成部分。鼻成形术后鼻翼软骨周围形成的瘢痕组织逐渐收缩，并在3个月时达到高峰。由于患侧鼻翼软骨周围软组织量不足，经手术剥离后，在患侧复位的鼻翼软骨牵拉作用下，鼻腔衬里相应伸展，鼻孔外形得到改善。但术后瘢痕组织的收缩，造成患侧鼻翼软骨重新错位；况且，软骨主要依靠软骨膜血管提供营养，对鼻翼软骨的解剖、复位以及形成软骨瓣等外科操作，势必引起局部血运的不利变化。经剥离后的软骨，由于与周围的解剖关系离断，在新的位置可能发生变形。植入的软骨发生变形的可能性更大。综上所述，为达到理想的修复效果，除尽可能减小对组织创伤的精细的外科操作技巧之外，还必须采取必要措施来维持和巩固经过手术建立多种解剖结构的位置和相互关系。鼻孔形态保持器即为一种简单实用的器具。橡胶管包裹碘仿纱布两侧鼻孔填塞固然也可大体达到维持鼻孔周径、复位或移植后组织的位置及对抗瘢痕收缩等目的，但与鼻孔和鼻前庭的固有解剖外形的要求显然有差距。目前有1~13号不同大小的预制硅胶

鼻孔保持器，根据健侧鼻孔大小，确定型号进行选择。鼻孔保持器的使用时间不少于3个月。

鼻缺损修复术

1. 手术设计解剖原理　鼻缺损可按照部位、范围和深度分类。成功的鼻缺损修复术必须根据皮肤、衬里和支架解剖结构缺损的数量和部位进行设计，以达到减少瘢痕形成，避免后期畸形变化，建立两侧对称的外形轮廓的修复目的。

（1）皮肤的修复：缺损的深度是选择修复组织的决定因素。只涉及皮肤和少量皮下组织的鼻上2/3区域的缺损，可用游离皮片覆盖。较大范围的皮肤缺损且下方骨或软骨性支架结构暴露或缺损时，必须选择皮瓣修复。额部皮肤血运来自眶上动脉、滑车上动脉、滑车下动脉、鼻背动脉和内眦动脉共同组成的血管网络。丰富的血管分支汇集于内眦区域，为偏正中额瓣（paramedian forehead flap）的设计提供了可靠的血管解剖基础。皮瓣转移后，远端可达鼻小柱，且由于血运丰富，皮瓣远端可充分修薄，以适应修复鼻小柱的局部解剖要求，从而成为修复部分以至全部外鼻皮肤缺损的较理想供区。鼻面沟皮瓣（melolabial flap）可为鼻翼修复提供少量解剖条件相近的皮肤。由于移植后皮瓣皮下组织收缩，可使其呈现更接近鼻翼轮廓的外凸盘状外形。但皮瓣的这种收缩特点在修复鼻背或鼻尖皮肤缺损时却成为明显的缺陷，且因供区提供的皮肤量有限，难以作为修复鼻翼以外区域皮肤缺损的供区。

（2）支持结构的修复：支持结构在维持外鼻解剖形态中发挥重要作用。鼻背由鼻骨和鼻中隔上缘支持，鼻侧壁由鼻骨和鼻侧软骨支持，鼻端由鼻翼软骨支持，鼻端的拱状精细外形轮廓以鼻翼软骨外侧脚为基础。软骨支架结构任何一部分的缺损都必须予以修复。此外尚应以条状软骨移植体植于鼻孔游离缘处。为防止移植软组织后因瘢痕收缩而发生向内塌陷，甚至可在本不含软骨结构的鼻翼外侧区域也相应行软骨移植，以起

到支撑作用。

若缺乏足够的支持结构作为基础，内、外层软组织将发生移位变形，影响外形效果并造成鼻道狭窄。修复术设计中必须建立坚固的骨性支架，以抗衡术后肌肉纤维性收缩力，维持外鼻轮廓。软骨具有良好的可塑性，是建立正常鼻外形及保证鼻道畅通较理想的支架结构供体。

（3）衬里的修复：由于鼻腔黏膜有良好的血液供应和充分的延展性，多数鼻缺损残余的黏膜组织常具备修复半侧甚至全鼻衬里的潜在能力。上唇动脉有明确分支进入同侧鼻中隔，以此动脉分支为蒂，可形成同侧整个鼻中隔黏膜软骨膜瓣。若以两侧动脉分支为蒂则可形成含有鼻中隔黏膜软骨膜、软骨和骨的复合瓣，其范围下方自鼻腔底起，上方达内眦水平，后方以筛骨垂直板为界。Burget和Menick（1989年）根据局部解剖学研究结果，曾提出以鼻中隔为蒂或以外侧鼻底组织为蒂形成鼻前庭剩余皮肤推进瓣修复鼻翼和鼻孔边缘的手术设计。由于这种局部皮瓣较薄，可塑性强，很大程度上避免了以往采用的修复方法所导致的衬里肥厚、鼻道阻塞等缺陷。且由于组织瓣血液供应丰富，可在皮瓣转移的同时，进行软骨移植，修复鼻端和鼻背支架缺损。

2. 解剖外形和生理功能　外鼻是面部重要器官和独立的美容单位。外鼻由复杂的凹面和凸面组成，各面之间分别以嵴或沟为界，从而又分为鼻翼、鼻端、鼻小柱、鼻侧壁和鼻背等各亚美容单位（图9-7）。鼻缺损修复术中，外鼻解剖外形的恢复不但是生理功能恢复的基本前提，而且具有极为重要的形态美学意义。

鼻端的形态取决于下方的鼻翼软骨。以中线为界，每侧鼻端均呈拱形，逐渐向外侧下滑弯曲，以浅沟与鼻侧壁、鼻背和鼻翼分界。鼻背自鼻端起向上达眉间，以垂直于降眉肌的横向皮纹为上界。骨性和软骨性鼻背界限清晰，并随年龄增长越加明显。鼻背外侧为鼻侧壁亚单位，鼻侧壁与颊部的分界线呈现十分稳定的沟状结构。半

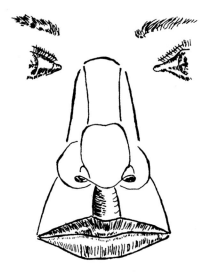

图9-7　外鼻亚美容单位

环形的鼻翼沟充当鼻翼、鼻侧壁、鼻端和上唇的共同分界线。鼻翼为一平缓隆起的亚单位。

美容单位是整复外科中的重要概念。外鼻各亚单位皮肤的颜色、质地、厚度等各具特点。每一亚单位因其下方软组织和支持结构的差异而表现出独特的解剖轮廓。因此，要达到理想的修复效果，必须恢复组成外鼻的每一亚单位特征性的解剖结构和外形轮廓。换言之，对鼻缺损范围和程度的判定以及修复术式的设计必须从亚单位的恢复这一基本概念开始。

手术的目的是重建由亚单位共同组成的外鼻并恢复其生理功能，而不仅仅限于修复缺损。为了达到重建亚单位的要求，常须调整缺损的大小、形状、深度。若亚单位缺损大于50%，则应将缺损扩大为整个亚单位，从而使修复后的瘢痕成为亚单位的分界线，并有利于减轻瘢痕收缩所造成的畸形。

供区的选择应以尽量符合受区组织条件为原则，性状相同或相近的组织为首选供区。额瓣和鼻面沟瓣常用于修复皮肤缺损，鼻中隔或外耳软骨为重建软骨支架的理想供体，而鼻腔衬里缺损也多以鼻腔内局部组织瓣的转移来修复。

3. 重要解剖结构的保护和挽救　需要进行修复的外鼻缺损，局部解剖结构呈现不同程度的破坏，尽管如此，对于剩余解剖结构仍须给予精确的评估和必要的保护，其中以衬里结构和鼻中隔血管尤应受到重视。残余的鼻腔黏膜由于具有良好的血液供应和延展性，在多数病例中成为恢复衬里完整性最理想的组织。在全面检查局部情况，做出合理的修复手术设计并实施之前，切勿轻易切除任何初看似乎无利用价值的残余黏膜。鼻中隔动脉供应的解剖知识是充分利用鼻腔黏膜，根据缺损程度形成局部黏膜瓣或含有黏膜的复合瓣的重要前提。鼻中隔后部血运来自蝶腭动脉的鼻中隔后支，前上部来自筛前动脉，前下部的血液供应以上唇动脉为主，经由切牙孔的腭大动脉终支为辅。上唇动脉在口轮匝肌内走行，至人中嵴外侧发出鼻中隔支汇入鼻中隔血管网。鼻中隔黏膜瓣以上唇动脉分支为最重要的血液来源，必须予以保护，一旦损伤则无法制备黏膜动脉瓣，从而使残余鼻腔黏膜的利用价值明显减低。上唇动脉的这一分支经由梨状孔前下缘进入鼻中隔，该处是辨认和保护血管的关键部位。当确保血管包含在黏膜瓣蒂内之后，方可按设计形成黏膜瓣。

4. 解剖结构和手术操作技巧

（1）皮肤的修复：鼻缺损皮肤修复中解剖结构和手术操作技巧问题，主要表现在对供区的选择和皮瓣的形成转移上。偏正中额瓣以眶上动脉和滑车上动脉为轴，皮瓣蒂部位于眉毛内侧与内眦之间，供区轴型和纵向血管解剖特点，使皮瓣在蒂部较窄时仍可顺利转移，且远端可充分修薄。皮瓣中间部分修复鼻背、鼻端和鼻小柱，远端向两侧扩展并卷曲形成鼻翼、鼻底和鼻阶。关闭供区创面时应尽量使纵向及横向瘢痕基本与额纹走向一致。若需增加皮瓣长度，应将蒂的位置向缺损方向移近，即沿眶上缘向内下方延长切口。钝分离皱眉肌，以免损伤主要血管。当缺损范围大，皮瓣蒂部向缺损区移近距离有限时，应

将其远端向发际内延伸，并将延伸部分的皮下脂肪和毛囊去除。远端1.5~2.0 cm区域内不含额肌，其余部分在额肌和骨膜之间剥离。将皮肤旋转至缺损区，与已形成的创缘缝合，供区创面通过广泛潜行剥离拉拢关闭，一般不必做帽状腱膜切开松解。无法关闭的供区创面多主张做二期愈合处理。皮瓣转移3周后行断蒂术，蒂部多余组织无须复位至供区。切除多余皮下组织和瘢痕，供区创面缝合后瘢痕呈"V"形，与眉间皱纹相似。修复鼻翼、鼻端的皮瓣可重新翻起（宽度每侧不超过1.5 cm），以进一步去除皮下组织和瘢痕，改善局部外形，形成亚美容单位及其交界线。当缺损范围达鼻根部时，则应将滑车上动脉包括在皮瓣内，以增加皮瓣的血液供应。

（2）支架结构的修复

1）鼻背支持：以鼻中隔软骨、肋软骨、髂骨或颅骨为供体，制备成相应形状植于鼻背上方。鼻背支持解剖结构的重建不但使局部外形得到恢复或改善，增加鼻突度，形成鼻背亚美容单位，而且可防止皮瓣纵向收缩，维持修复后的鼻长度。

2）鼻侧壁支持：取骨性及软骨性鼻中隔，修整成与鼻侧解剖外形相符的移植体固定于鼻侧壁缺损区，修复鼻侧软骨和鼻骨，恢复鼻侧壁外形，防止上方软组织收缩塌陷，并为戴眼镜者提供支撑平面。

3）鼻小柱支持：取4 mm宽条状鼻中隔软骨或耳甲软骨，修剪成鼻翼软骨形状，一端与残余的内侧脚缝合固定，然后向外侧弯曲，在相应部位与残余或重建的鼻腔衬里缝合，以利形成鼻端，并为鼻翼拱形结构提供支持。另取1~2片4 mm × 9 mm左右软骨连接于重建鼻翼软骨相当穹隆部之间，以增加支持稳固性和鼻端突度。

4）鼻翼支持：鼻翼支持结构多以4 mm宽条状鼻中隔或耳甲软骨形成，内侧与鼻端支架固定，外侧延伸并包埋于相应部位的软组织中，以助鼻翼外形的建立。支持结构修复前必须对缺损

范围有较明确的量化判断。手术操作的技术要点在于制备符合缺损结构解剖形态和组织性能的移植体，精确植入，妥善固定，恢复支架结构功能及特有的弓状、凸度等轮廓及对称性。

（3）衬里的修复：充分而合理地利用残留鼻腔黏膜是鼻缺损衬里修复的关键技术。手术操作中应清楚辨认解剖层面，避免损伤黏膜和营养血管。可利用的鼻腔黏膜供区主要在鼻中隔，鼻中隔黏膜瓣有同侧和对侧两种方式。同侧鼻中隔黏膜瓣蒂在下方，上下径约2 cm，前后径约2.5 cm，蒂部位于梨状孔边缘和上唇皮肤平面之间，宽度可窄至1.3 cm，从而便于黏膜扭转翻向外侧，修复鼻腔外侧壁。必要时，3周后可与修

复皮肤缺损的额瓣同时断蒂。对侧鼻中隔黏膜用于修复鼻腔顶部衬里，蒂在上方，以筛前血管为轴。蒂宽约2 cm，长约2.5 cm。黏膜瓣翻起后，在其基部水平做鼻中隔横向切开，通过此切口将黏膜瓣反转至拟修复侧鼻腔。鼻中隔切口应允许黏膜瓣能顺利通过，以免对蒂部造成压迫。当需要同时修复衬里和支架结构时，可形成黏膜软骨复合瓣，反转后黏膜面在下，软骨面在上。这种复合瓣中软骨量常过大，仔细地从黏膜上剥离多余软骨，经修整用于修复其他部位支架结构。复合瓣应用之后鼻中隔可遗留洞穿性缺损，但一般无明显功能障碍。

眼　睑

■ 眼睑的临床解剖

眼睑（eyelids）为覆盖在眼球前部，并能灵活关闭运动的两片帘状组织，俗称眼皮。具有保护眼球，防止外伤、干燥的作用。眼素来被认为视为"心灵的窗户"。眼睛不仅是视觉器官，而且是面部具有直观而鲜明效果的美容单位。眼的形态和眼型主要由眼眉、眼睑、内眦、外眦、眼裂高度和倾斜度等多因素决定的，其中以眼睑最为重要，在很大程度上决定着眼部的外形及眼型，尤其是上睑的变化较下睑大。

眼睑的表面解剖与功能

眼睑分为上睑和下睑，上睑较下睑宽大。上睑上界为眉毛的下缘，与额部皮肤有清晰的分界线，称为额睑沟。下睑下界移行于面颊部皮肤，二者间无明显分界线，随着年龄增长，睑下缘渐出现两条细沟，称为鼻睑沟和颧睑沟。此二沟也作为眼睑疏松结缔组织和颊部致密结缔组织的分界。颧睑沟相当于睑下缘，老年人眼袋形成的

地方。

上、下眼睑之间为眼裂，也称睑裂。睁眼时上下睑缘间距离为眼裂的高度，正常成人为8~12mm。内侧角为内眦，内眦睑裂角为48°~55°，内眦部的睑裂为泪湖。外侧角为外眦，外眦睑裂角为60°~70°。内外眦角间距离为眼裂长度，为28~34 mm。上睑缘最高点位于内中1/3交界处，下睑缘最低点位于外中1/3交界处，相当于角膜切缘。儿童时期下睑缘最低点更偏外侧。内外眦角连线与水平线夹角约为10°。闭眼时内眦向上而外眦向下，睁眼时则相反。外眦角顶点较内眦角顶点高约3 mm。内眦角前方常见一条垂直走向的皮肤皱襞，称为内眦赘皮。

睑缘，为上睑和下睑相对的游离缘，分别称为上睑缘、下睑缘。睑缘宽约2 mm，睑缘处有一灰线，称为缘间沟，缘间沟标志着皮肤与结膜的结合线。缘间沟将睑缘分为前带和后带，在前带上有2~3行睫毛，上睫毛较长，8~12 mm，100~150根；下睫毛较短，为6~8 mm，50~75根。

上睫毛向上弯曲，下睫毛向下弯曲。睫毛固有的倾斜度，除与其遮尘、避光对眼的保护作用有关外，对于倒睫、垂睑、睑内翻等疾病的诊断和治疗十分重要。在眼睑的后带上有睑板腺的开口。在近上下睑缘的内眦端，有一小突起，称为泪乳头，其中央有泪点，为泪小管的入口。泪点的外侧生有睫毛，称为睑缘部；泪点内侧的睑缘既无睫毛，也无睑板腺，称为睑缘泪部。

上睑覆盖部分角膜，角膜露出的面积为70%~80%。两侧内眦角间距离为30~36 mm。上睑缘与眉毛之间的距离为上睑高度，为15~20 mm。眼睑是眼球，特别是眼球最敏感结构角膜的可运动性保护器官。眼睑具有开启和闭合运动功能。上睑和下睑运动幅度的比率为9∶1，下睑运动功能极差，仅靠上缘运动即可完成充分的睑闭合。上下睑运动幅度的明显差异主要取决于结构的不同，即上睑由睑板及附着于睑板的上睑提肌共同组成运动单位，而下睑缺乏这种运动单位。

眼睑的局部解剖及其临床意义

上、下眼睑的局部解剖大致相同，主要区别于上睑尚具有与功能运动关系极为密切的上睑提肌。上睑上半部自外向内分为7层：皮肤、皮下组织、眼轮匝肌、眶隔、眶脂肪、上睑提肌及睑结膜。下半部自外向内分为5层：皮肤、皮下组织、眼轮匝肌、睑板及睑结膜（图9-8）。

1. 皮肤　为人体中最薄的皮肤，厚0.3~0.5 mm，细软而易形成皱褶。皮下结构松弛，缺少脂肪组织，是人体最松软的组织之一，与其下方的眼轮匝肌很少粘连，易于积血和发生水肿。术后加压包扎2~3 d，有助于防止血肿发生和减轻水肿。皮肤的松弛度随年龄增长而增加，但仍有较大的个体差异。下睑区域菲薄而松弛的皮肤与眼睑以外相对厚韧致密的皮肤有明显的分界。上睑区域睑板上缘和眉毛之间的皮肤与深层组织连接松散。这一部分的皮肤多较松弛，且外侧较内侧更为明显，故上睑外侧可提供少量皮肤。皮

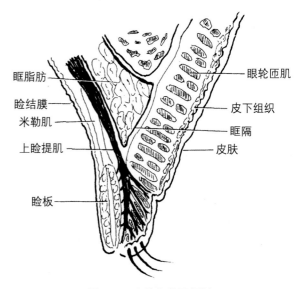

图9-8　上睑矢状面解剖

（图标注）眶脂肪、睑结膜、米勒肌、上睑提肌、睑板、眼轮匝肌、皮下组织、眶隔、皮肤

肤严重松弛时，上睑外侧皮肤可垂至睑缘水平之下，在这种情况下，局部皮肤不但可作为全厚皮片供区，而且可以形成局部皮瓣。睑缘处解剖具有特征性，厚约2 mm。外缘较钝，有睫毛分布，故也称睫毛线。内缘清晰，与眼球相接触。内外缘之间为"灰线"，常为手术入路切口。自此处解剖，可将眼睑分为包括皮肤、肌肉的前层和睑板、结膜的后层，并随解剖深度的增加，将逐渐暴露其他解剖结构。

眼睑皮肤富含皮脂腺，每根睫毛有两个，称为Zeis腺，腺管开口于睫毛毛囊中，该腺发炎肿胀即形成睑腺炎。睫毛周围还有特殊的汗腺，称睫毛腺（Moll腺），也开口于毛囊内。

2. 结膜　结膜与睑板牢固连接，难以分离。但在上下睑穹隆部结膜松弛，为眼球的垂直向运动提供条件。睑板上缘与睑穹隆之间的结膜活动性较大，而穹隆解剖位置相对固定，不因眼球运动而改变，因为该处结膜通过筋膜结构与眼睑肌肉相连。

3. 眶隔和睑板　眶隔是分隔眶内容物与表浅组织之间的筋膜，是一层纤维膜，又称睑板阔韧带或眼眶睑板韧带。眶隔的外侧部分较内侧部分

致密。眶隔的厚度在个体间存在较大差异，随年龄增长逐渐变薄，以致眶脂肪突向外，形成"眼袋"。眶隔是由眼眶和面部骨骼的骨膜延续而来。在外侧和外下侧，起自于眶下缘下1~2 mm处的骨膜。手术显露眶下缘和眶底时，应在切开眶下缘骨膜前，适当向外和向外下延伸分离数毫米，以免损伤眶隔。

眶隔借助于睑板将眶与睑分开。在睑板上缘稍上方切开眶隔后，通常可见到脂肪组织，其深面即为上睑提肌，是手术时寻找上睑提肌的重要标志。

下睑的眶隔附着于下睑板的下缘。下睑的睑板较薄，由柔韧的纤维软骨构成，对下睑起支撑作用。下睑板的上缘邻近眼睑游离缘，与睑裂平行。下睑板的深面（下缘）呈弯曲状，这样使整个睑板类似于半月形。同时，内面弯曲与眼球的弧形面吻合。下睑板宽4~5 mm，大约是上睑板宽度（中国人约7 mm）的一半。下睑的睑板腺如三明治样分布于睑板纤维软骨内，较上睑的睑板腺小，开口于接近睫毛囊的睑缘上。睫毛由毛根支撑，附着于睑板上的纤维组织，而不是附着于睑板浅面的眼轮匝肌。在外侧，睑板移行成纤维带，与上睑板相同成分融合，形成外眦韧带。在内侧，睑板也同样形成纤维带，覆盖于下泪小管浅面，形成内眦韧带。

睑板内含有大量的脂质腺体，称为睑板腺或Meibomian腺，沿着眼睑边缘可以看到分泌小管。在睫毛和睑板腺的开口之间隐约可见一条灰线或浅沟，为眼睑两个基本部分的结合处，一部分为皮肤和肌肉，另一部分为睑板和结膜。

4. 睑韧带　也称为系带，包括外眦韧带和内眦韧带。

外眦韧带为睑板沿眶缘向外侧延伸的纤维组织，分深浅两层，基底部融合成"Y"形，呈前后两支，附着于两个睑板的外角。韧带的两部分由睑板分出后，浅层的前支向外延伸，位于眼轮匝肌下方或插入肌肉中。继续向外至眶外缘，与

眶外缘的骨膜相融合，表面覆盖颞筋膜。深层的后支厚而坚实，向后外延伸，在眶外缘后3~4 mm处，融合于颧骨眶结节的骨膜内。两支之间被疏松结缔组织充填。

内眦韧带与外眦韧带一样分为浅、深两支，深入眶内壁，分别附着于泪前嵴和泪后嵴。内眦韧带起自于上、下睑板的鼻侧，眶隔前肌肉将之分为浅、深两个头。泪点即位于此处，上、下睑缘上的泪小管从睑板内侧延伸到内眦后方。内眦韧带继续向内呈扇状张开，插入泪前嵴和上颌骨额突。泪前嵴大约在韧带尖端内2~3 mm处，起到保护泪囊的作用。内眦切口应位于泪前嵴内侧3 mm处，以避免损伤泪小管和泪囊。

内眦韧带的前支粗而坚实，呈水平走行，牢固地附着于泪前嵴。后支较细，附着于泪后嵴，维持眼睑与眼球的切线位置。内眦韧带的合力附着提示，当韧带断裂后应将韧带重新固定于泪前嵴的上后方。

5. 肌肉　眼睑处肌肉主要有眼轮匝肌、上睑提肌和睑板肌（又称Müller肌）。

（1）眼轮匝肌：是眼睑的括约肌，位于皮下和睑板之间，与皮肤疏松连接。该肌完整地环绕睑裂，并延伸至眶骨。眼轮匝肌分为睑部、眶部和泪囊部分。

睑部又可以进一步分为睑板前部分（睑板浅面的肌肉）和眶隔前部分（眶隔前面的肌肉）。睑板前部分肌肉纤细，在与眶隔前部分交界处更细。上、下睑板前肌形成外眦韧带，长约7 mm，附着于眶外侧结节突。内侧两束肌肉汇于内眦韧带，附着于眶内缘、泪前嵴和鼻骨。眼轮匝肌的睑板部分主要司瞬目等非用力闭眼功能，并起到保持下睑与眼球贴合的功能。

眼轮匝肌的眶部在内侧起自眶内壁和内眦韧带。眼轮匝肌眶隔前部分起自于内眦韧带和泪嵴，呈弓形穿过眼睑，汇合于外眦韧带。周边纤维沿眶缘呈同心圆散开，中间部分几乎完全呈环状。在下睑，眼轮匝肌的眼眶部分向下经眶下缘

延伸到颊部，覆盖提上唇肌和鼻翼肌的起始部。眼轮匝肌的眼眶部分主要司闭眼。泪囊部在泪囊的深面，起自泪后嵴和泪囊后壁，向外与睑部纤维结合。该部肌纤维可向内牵拉睑板，并可扩大泪囊。另有一些纤细的肌纤维终止于睑板腺开口的后方，协助腺体分泌物的排出。

眼轮匝肌的眶部和睑部的肌纤维方向均以环形为主，故眼睑皮肤的垂直性创伤口容易裂开，临床上需要给予缝合处置，否则影响愈合。而与肌纤维方向一致的创口，如不太大，即使不缝合，创口也能很快愈合，且不致有显著的瘢痕。临床眼睑手术时，皮肤切口应与肌纤维方向一致。

眶部和睑部肌纤维收缩都有闭眼功能，但二者存在区别。眶部肌纤维收缩时力量较强，属于主动闭眼；睑部肌纤维收缩可使睑裂轻度闭合，随意瞬目、睡眠时闭眼动作、防御性闭眼等主要由睑部肌纤维起作用。但二者又密不可分，眶部肌纤维能加强睑部肌纤维的闭睑作用，眶部肌纤维收缩时，睑部肌纤维也必定收缩。手术切除部分眼轮匝肌，对眼睑闭合不会产生影响。

眼轮匝肌受面神经的颞支和颧支支配，由于其分支越过颧、额骨进入深部组织分成无数小支到肌下，所以在手术或外伤时，虽对眼睑造成多数损伤，但仍能保持其闭睑功能。

（2）上睑提肌：起于视神经孔附近的纤维环，在上直肌上方沿眶顶而行，其末端形成扇形的纤维腱膜，中央部止于上睑板前面，两侧段分别于睑内、睑外侧韧带融合，中央部止于上睑板前面，两侧段分别与睑内、外侧韧带融合，形成内、外侧脚。此外，上睑提肌部分纤维穿过眼轮匝肌止于上睑皮下，其中近睑缘部分可使皮肤形成上睑皱襞，即"双眼皮"。

上睑提肌受动眼神经支配。收缩时提上眼睑，保持睁眼状态，受损时可使上睑更为提高或下垂。

（3）睑板肌（Müller肌）：为一薄层平滑肌，上下眼睑各有一。上睑的睑板肌起于上睑提肌的深面纤维之间，在上睑提肌与结膜间向前下方走行，止于睑板上缘。下睑的较小，起于下直肌的鞘膜，行向前上方，止于下睑板下缘。

睑板肌与上睑提肌很难分离，做上睑提肌缩短术时，常将此肌与上睑提肌作为一个整体分离。该肌与睑结膜紧贴，在睑板上缘处更为明显。做眼手术时，可在睑板上缘切开，方可分离此肌与结膜。

睑板肌受交感神经支配，协助开睑。在惊恐、愤怒或疼痛时发挥作用，加大睑裂张开程度。

6. 眶脂肪 眶脂肪对眼球起到保护和缓冲作用，数量与全身脂肪多少无明显关系，十分消瘦的人眶周脂肪量也近似正常。上睑有2个脂肪团，下睑有3个。各脂肪团均有薄层包膜包绕，互不相通。上、下斜肌分别在上、下睑形成更重要的间隔，将脂肪团分开。下睑内侧和中央脂肪团以下斜肌为界。外侧脂肪团位置较深，位于眼球前方底部，颗粒大，质地松散，鲜黄而有光泽；中央脂肪团分叶较小，结构紧密，呈浅黄色或白色。

7. 泪器 泪器为眼的分泌器官，由泪腺和多条开口于上穹隆外侧的导管组成。泪点位于上、下睑缘内侧末端，通向由泪囊和鼻泪管组成的导流系统。在眼睑手术中很少涉及泪腺，而且即使部分损伤，其功能也多不受影响。但导流系统则较脆弱，必须注意避免损伤。当存在睑外翻时，由于眼球与泪点分离，将发生泪液导流障碍，其功能受影响的程度因人而异。有的人一个导流系统（上睑或下睑）破坏后即出现明显流泪症状，而有的人则可完全没有症状。上、下两个导流系统均破坏时，临床表现仍有很大差别。原因可能是在正常情况下，泪腺所分泌的泪液量只用于湿润保护眼球，主要通过蒸发而不是引流散失。流泪症状的出现多因分泌过多而不是引流障碍。引导系统一经破坏则难以重建。泪点与鼻腔之间的导流渠道虽有多种重建方法，但均达不到满意效果，治疗措施应以尽量减少对结膜的刺激为主。

8. 神经、血管和淋巴管 眼睑内血管互相吻合，血液循环极为丰富，因此局部伤口愈合迅速，并成为形成局部皮瓣的有利解剖基础。组织瓣可包括皮肤和肌肉，也可为眼睑全层。与身体其他部位相比，眼睑组织瓣更具灵活性和安全性。但应注意局部解剖特点，由于皮肤和肌肉都极薄，组织瓣即使包括部分肌层，其厚度也多相当于一般游离皮片。

眼睑的动脉供应来源于颈内动脉的眼动脉及来源于颈外动脉的分支。眼动脉的分支有额动脉、眶上动脉、鼻背动脉及泪腺动脉。颈外动脉的分支有面动脉、眶下动脉和颞浅动脉。眼睑的浅层由这些小动脉的分支吻合形成的动脉网供应，深层的结构，则由这些动脉形成的4个动脉弓供应。每个眼睑有两个动脉弓，一个是睑缘动脉弓，另一个是周围动脉弓。睑缘动脉弓在睑缘上3 mm，位于睑板与眼轮匝肌之间。周围动脉弓较小，沿睑板上缘走行。各动脉弓之间存在小动脉吻合支，形成睑板前后动脉丛，分别供应睑板腺和结膜等。

每个眼睑均有与动脉弓相当的静脉弓。上眼睑有睑板前静脉丛和睑板后静脉丛，两个静脉丛的血液回流相应的静脉弓，静脉弓向内侧注入内眦静脉，向外侧注入颞浅静脉。因内眦静脉经眼静脉注入海绵窦，而眼睑静脉无瓣膜，炎症化脓时细菌可由此直接进入内眦静脉，汇入海绵窦，引起严重后果。对于睑部炎症，尤其是内眦部炎症，需要谨慎处置。

眼睑淋巴管有浅、深两组，睑板前淋巴丛收集眼睑皮肤和眼轮匝肌的淋巴，睑板后淋巴丛收集睑板和结膜的淋巴。眼睑内侧部的淋巴回流至颌下淋巴结，外侧部的淋巴回流至耳前和腮腺淋巴结。上睑肿瘤转移多转移至耳前淋巴结，下睑肿瘤转移，多至颌下淋巴结。

眼睑的神经支配有运动神经和感觉神经。面神经的颞支和颧支支配眼轮匝肌、额肌和皱眉肌，动眼神经的上支支配上睑提肌。交感神经纤维来自颈上交感神经节，分布于眼睑的睑板肌

（平滑肌）。感觉神经主要是三叉神经的分支支配。上睑主要是眶上神经和滑车上神经，内眦部还有鼻睫神经分出的滑车下神经支配。下睑主要为眶下神经与滑车下神经支配。外眦部则有泪腺神经分布。

眼睑的神经和脉管主要分布在肌肉和睑板之间的肌下组织层，局部浸润麻醉时药物注射于此层才能获得满意的麻醉效果。血管呈水平走行，在距睑缘数毫米处形成血管弓。这种血管解剖可保证窄蒂组织瓣临床应用的可靠性，用于修复对侧眼睑缺损，类似于Abbe瓣修复唇缺损。

■ 临床应用

重睑成形术（切开法）

1. 手术设计解剖原理　重睑成形术并非简单手术，应根据眼裂宽窄、长短，上睑皮肤松紧、厚薄，内眦赘皮轻重，睑缘至眉弓的距离大小，以及面型和外鼻形态等诸种因素，进行术前综合设计。脸形宽大丰满，眉弓至睑缘距离较大者，重睑宜宽。上睑皮肤松垂，应精确测出须切除的皮肤多余量。皮肤无明显松弛，重睑可设计稍宽，而不必切除皮肤。眼裂长、内眦赘皮不明显者，可不做内眦赘皮的特殊设计；反之则应行相应的内眦赘皮整形术。此外，术前闭眼、睁眼、平视、仰视等动态观察，对手术设计有重要意义。平视时上睑皮肤下垂至睑缘下2 mm以内时，一般不考虑切除皮肤；平视时上睑皮肤即遮盖部分视野，仰视更严重，且伴有外侧皮肤堆积，呈"三角眼"时，须根据局部解剖异常设计皮肤切除的范围。重睑术的目的是通过外科方法使上睑皮肤在适当位置与睑板和上睑提肌建立连接关系，从而形成皮肤皱褶。重睑状态可分为3种基本形态。①平行型：皱褶线与睑缘大致平行。②新月型：皱褶线中间宽，两端窄。③广尾型：皱褶线内侧2/3基本与睑缘平行，外侧1/3逐渐加宽（图9-9）。应根据局部解剖特征和受术者的要求做

出合理设计。

2. 手术进路中解剖结构的辨认

（1）皮下组织的辨认：皮下组织位于菲薄的皮肤和纤弱的眼轮匝肌之间，由疏松结缔组织构成。有人尚含有少量脂肪。在重睑成形术中，皮下组织虽不属重要结构，但由于成分和数量有一定个体差异，且常须对其进行外科处理，故应作为一层解剖结构来对待。

（2）眼轮匝肌的辨认：眼轮匝肌位于皮下组织和眶隔及睑板之间。重睑手术多只涉及眼轮匝肌的睑板前部，肌束纤细均匀，排列方向基本与睑缘平行，颜色较一般骨骼肌淡，呈片状，厚度2~3 mm。

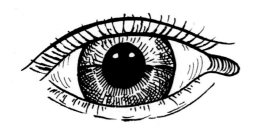

平行型

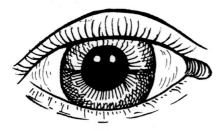

新月型

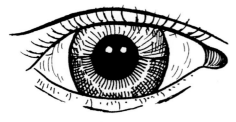

广尾型

图9-9　重睑的基本类型

（3）上睑提肌腱膜：重睑术中一般不暴露上睑提肌，但须暴露附着于睑板前面的腱膜，此层结构与睑板表面的筋膜组织融为一体，且与睑板紧密相连，呈匀质灰白色，较致密，富于韧性，缝合时可承受一定的牵拉力。

（4）睑板：睑板为重睑成形术手术野中的底层，一般不真正暴露，但须触及并在缝合时缝针缝线常穿过其表层。睑板由致密纤维组织构成，坚韧而富于弹性，触摸时可明显感觉与周围组织的区别。

3. 重要结构的保护和挽救

（1）血管的保护：重睑成形术中涉及的血管结构主要位于肌肉下层。由于组织疏松，血管结构丰富，术中易损伤血管，引起明显肿胀。对于血管解剖位置的了解和辨认是保护血管结构的技术保证。当皮肤和眼轮匝肌无明显松弛，而不须切除时，则不应自切口向睑缘方向做过多剥离；但在切开法重睑术的适应证中，多存在皮肤和眼轮匝肌松垂表现，在对这部分组织进行外科处理时，应注意切口的方向须平行于水平走行的血管丛，并应精确掌握解剖层面，即在睑板的浅面翻起肌肉瓣，以尽量降低对血管的损伤程度。

（2）睑板的保护：由于睑板具有特殊的解剖性状，术中不难辨认。应按照手术要求，逐层切开并确认所暴露的解剖结构，至睑板表面时须注意操作轻柔准确。睑板内含有数10条与睑缘线垂直排列的睑板腺，腺体导管开口于睑缘，术中切勿将睑板切开。若操作不慎，全层切断睑板，则必须予以复位缝合。

（3）上睑提肌的保护：上睑提肌是上睑的重要运动单位，严重损伤时可造成提上睑功能障碍。重睑术中除严格掌握解剖的最内层平面不超过睑板筋膜和上睑提肌腱膜外，上下方向亦不应超过睑板上缘，只要遵循这一操作原则，上睑提肌多不致损伤。

4.解剖结构和手术操作技巧

（1）皮肤的切开与切除：皮肤的切口或切除后的下方创缘即为术后拟重建的眼睑皱褶线，对手术效果具有最直观的影响。由于眼睑皮肤菲薄柔软，极富延展性，故切口的设计和形成并不同一般体表切口。以切口线为基线，在其上方用小镊子夹起上睑皮肤，精确标记应切除皮肤的范围，皮肤切除量以上睑皮肤平整而又不发生睑外翻为度。眼睑皮肤与下方组织连接极松散，手术刀施加的压力足以使其发生明显移位。经局部浸润麻醉后，皮肤组织越加松软，进一步增加了操作难度。术者和助手应密切配合，使上睑切口部位皮肤处于平整而紧张状态。皮肤的切开应一次准确完成。皮肤切开或切除后，仔细用微型电凝器止血，止血过程中切勿灼伤皮肤。

（2）组织瓣的剥离：两侧皮肤切口完成后，仔细剥离切口下方皮肤，注意勿损伤睑缘处睫毛囊及睫毛肌，以免造成睫毛脱落或生长错乱。剪除睑板浅面皮下组织及眼轮匝肌，但须保留睑板表面的疏松组织。

（3）缝合：充分止血后，用5-0丝线先缝合位于切口中点的一针。自近睑缘侧创缘皮肤进针，穿过皮瓣全层后，轻轻上提皮瓣使之平展，在创缘上方1.0~1.5 mm处挂扣睑板浅面组织，再于上方创缘相应位置穿出皮肤。中、内、外三点关键缝合后，观察睁闭眼时的外观并作必要的调整，继续完成其余缝合。若眼睑皮肤和皮下组织层较厚，先作下方创缘皮下层与睑板浅面的缝合固定，则眼睑皱褶的形态可望更稳定而持久（图9-10）。

眼袋切除整形术

1.手术设计的解剖原理　眼袋多发生于40岁以上的中老年人，部分年轻患者多有先天性家族因素，发生部位以下睑为主，少数可同时或单独发生于上睑。单独发生于上睑者常为年轻人，且多见于东方民族。眼袋形成的局部病理解剖因素主要有3种：①眶隔无力；②眼轮匝肌张力降低；③眼睑皮肤松弛。其中任何一种因素存在即可导致眼袋的发生，但一般多有两种以上因素并存，称为眶前支持结构分离。眼袋切除整形术式主要根据下睑的形态而定。若单纯因下睑皮肤松弛引起，可单纯切除皮肤（皮瓣法）；若皮肤松弛，伴有眼轮匝肌肥厚，可将下睑皮肤和眼轮匝肌一同掀起切除（肌皮瓣法）；若单纯眶隔脂肪膨出造成，可行眶隔修补整形或眶隔脂肪转移重新分布；如多种因素并存，则可综合应用。

关于眶脂肪膨出的病因学意义，有着不同的看法。多数人认为眶脂肪增生可造成眼睑外观臃肿膨大，手术重点在于切除多余的脂肪；另一种观点是眶前支持结构分离引起眶脂肪移位，处理原则是将脂肪还纳到正常解剖位置，并对眶前支持结构进行加强。因此，近年来脂肪转移术也是使用较多的手术方法。通过分离下睑的肌皮瓣，

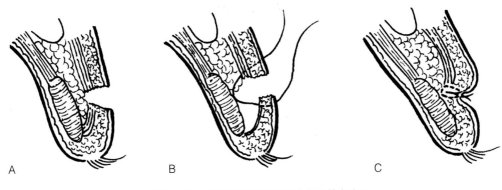

A　　　　　　　B　　　　　　　C

图9-10　切开缝合固定法重睑术的基本步骤

使其向下经过鼻颧沟，打开眶隔将疝出的脂肪缝合至上唇方肌内眦头上。或将疝出的脂肪瓣固定于眶下缘骨膜。也可经结膜切口，从眶隔后方到达弓状缘，打开眶隔，分离眶下缘形成骨膜下腔隙，将眶脂肪置入其中，从而使下睑脂肪得以重新分布。

（1）切口设计：眼袋切除术有皮肤和睑结膜两种切口设计，前者适用于存在明显眶前支持结构分离表征的病例，后者适用于以眶脂肪增生为主要病因的较年轻个体。皮肤切口在睑缘下3 mm并平行睑缘，内侧起自下泪点稍内侧，外侧达外眦处，并沿眼角皱纹向外下方延长约10 mm。这一切口设计较隐蔽，术后伤口愈合后瘢痕不明显，并有利于下睑组织瓣的翻开和多余皮肤量的切除。结膜切口位于结膜囊内，无可见瘢痕，但术野暴露不充分，且须对上睑提肌进行分离。结膜面入路适用于以下人群：无皮肤松弛但有脂肪疝出的年轻患者，不能接受下睑皮肤瘢痕的患者，有瘢痕增生可能的患者，睑外翻可能较大的患者等。

（2）术野暴露：皮肤切口形成、组织瓣翻开后，术野宽阔，手术可在直视下进行，有利于对各种解剖结构的辨认和操作。由于切口位于睑缘下3 mm，且在眼轮匝肌或肌下组织层翻瓣至睑板下缘，故避免了对沿睑缘分布的血管网和睫毛内层结构和稍下方睑板的损伤。角形切口的形成为组织瓣的充分解剖游离提供了保证。根据术野暴露情况及皮肤多余量的程度，尚可通过外眦部切口的继续延长加以调整。睑结膜切口虽然术野暴露不如皮肤切口充分，且增加了损伤角膜的可能性，但解剖层次少于皮肤切口，适用于皮肤、眼轮匝肌无明显松弛或具有瘢痕增生倾向的病例。

2. 手术进路中解剖结构的辨认

（1）皮下组织的辨认：眼睑皮肤极薄，在眼袋切除成形术中，由于皮肤和眼轮匝肌松弛程度的差别，常须分别处理，翻瓣多在皮下组织进行。又由于皮下组织层的厚度及所包含脂肪数量的个体差异性较大，故对皮下组织层的正确辨认是解剖层次的主要保证。水平切口部位皮下组织的辨认同切开法重睑成形术。而外眦部切口处皮肤和皮下组织性状与眼睑皮肤有明显差别，该部位皮肤厚度及皮下组织含量基本同面部皮肤解剖，且已超越眼轮匝肌所在范围。皮瓣解剖翻开过程中，上下方向及内外方向皮下组织并不均匀一致，下方和外侧皮下脂肪较厚。

（2）眼轮匝肌的辨认：在翻开皮瓣之后，下方即为眼轮匝肌，肌束虽较细，但仍可清楚辨认。由于缺乏其他骨骼肌较明显的肌筋膜结构，且分为睑板前部、眶隔前部和眶部3部分，故肌肉表面并不平滑。眼袋成形术翻瓣应达眶下缘，剥离范围较大。为保证皮瓣质量，减少对眼轮匝肌的损伤，准确掌握在眼轮匝肌浅面进行剥离十分重要。

（3）眶隔的辨认：切开或切除部分眼轮匝肌后，眶隔多被其下方的眶脂肪推挤而膨出，暴露于肌肉的创口。眶隔十分菲薄，但并不透明，质地和厚度也不均匀，有一定伸展性和韧性。眶隔须用手术刀或剪刀经过明确的操作方可离断。

（4）眶脂肪的辨认：眶脂肪位于眶隔深层，与皮下脂肪的解剖位置有明显差别，不易混淆。眶隔切开后，眶脂肪特别是中央脂肪团多自动逸出。脂肪团有透明包膜包绕，呈球囊状，表面十分光洁，呈均匀一致的黄色或淡黄色。

3. 重要解剖结构的保护和挽救

（1）面神经的保护：上睑眼轮匝肌神经分布来自面神经颞支和颧支的上部分支，下睑来自颧支的下部分支。由于切口形成后，多在眼轮匝肌浅面翻瓣，不会对面神经造成损伤。平行于肌束的眼轮匝肌切开或切除也极大地降低了神经损伤的机会。当采取皮肤和眼轮匝肌作为一层肌皮瓣翻开时，只要保证组织瓣的解剖确实包括眼轮匝肌全层，即在眶隔浅面进行分离，则多不致损伤面神经。

（2）睑板的保护：上睑板的上下向最大宽度为7~9 mm，下睑板宽度多仅为上睑板的一半，而下眼袋整形术水平切口仅距睑缘3 mm，上眼袋切口多按重睑线设计，但与睑缘距离也小于睑板宽度。所以，皮肤切口和眼轮匝肌和眶隔切口并不在同一水平，即皮瓣经解剖游离一定距离，越过睑板边缘后，在眼袋最膨出部位切开眼轮匝肌和眶隔，不但可以避免睑板的损伤，且有利于眶脂肪的暴露和切除。

（3）眶脂肪周围结构的保护：眼袋整形术中不应对眶脂肪周围结构进行损伤性外科处理。上、下斜肌和内眦韧带与眶脂肪解剖关系密切，为避免对这些结构的破坏，打开眶隔后，必须根据眶脂肪所在解剖部位准确地剥离和切除脂肪团，不可做区域性钝剥离或连同眶脂肪周围组织一并切除。需要注意的是，随着年龄的增长，眶脂肪可能减少。注意不要过度去除眶隔脂肪，特别是外侧组的脂肪切除不能过多。

4.解剖结构和手术操作技巧

（1）皮肤切口的形成与翻瓣：下眼袋皮肤切口不像重睑术和上眼袋那样术后切口瘢痕即为重睑线，故要求切口整齐平滑，以减轻术后瘢痕对外观的影响。由于切口贴近眼睑血管网和睫毛囊，故对切口上方创缘应避免任何夹持、剥离处理。眼睑皮肤柔软而富于弹性，翻瓣操作较为困难，应在切口下方创缘缝合数针牵引线，以适当拉力向前上方牵引，在皮瓣处于平整而紧张的状态下，用15号刀片在直视下进行锐剥离，并随时用微型电凝器止血，保持术野清晰，以便控制解剖层次。在翻瓣过程中，注意掌握皮瓣的厚度须较均匀，切不可过薄甚至穿破皮肤。为达到眶下区外观平整，避免皮肤切除后睑外翻的发生，皮瓣的剥离范围应达眶下缘水平。

（2）眼轮匝肌的切除：多数眼袋成形手术须切除部分眼轮匝肌，以加强眶前支持结构对眶脂肪的固位作用。眼轮匝肌切除的宽度根据眼袋的表现程度和肌肉本身的松弛程度决定。切除的肌肉一般呈长梭形，即中央区域切除肌肉量大于两侧。内、外眦部位肌肉切除量较少，且不应过于向两端和深方延伸，以免破坏韧带和泪器导流系统。

（3）眶脂肪的切除：眶脂肪切除是手术中的重要操作步骤。由于眶脂肪增生或移位，打开眶隔后多可自动逸出。脂肪团显露不充分时，可轻压眼球以助其自深方向表面移位。眶脂肪团的剥离和切除量的控制至关重要，既不可强行将脂肪团向外牵拉，也不能使用血管钳或剪刀进行钝或锐剥离，这样的操作都将对纤弱的眶脂肪和周围结构造成损伤。正确的处理技巧是用细齿镊夹持已经暴露的脂肪团，用捻紧的棉棒轻推周围组织，由浅而深逐渐剥离。这种剥离方法不但可以完全避免对眶脂肪本身及周围结构的损伤，而且由于棉棒随时吸附渗血，保持术野清晰，有利于操作。于拟切除部位用蚊式钳夹持脂肪团，切除血管钳上方脂肪，残端电凝止血。眶脂肪切除量根据增生和移位情况决定，但不可全部切除，否则将造成眶下区凹陷。外侧脂肪团位置较深，切除量不宜过多，以免引起对外观影响较大的局部塌陷。眶脂肪的切除量以达到冠状面上眶下缘水平为度。切除脂肪团应按内、中、外顺序放置在盐水纱布上，以便两侧对比，使切除量基本一致，以达到对称效果。

（4）伤口的关闭：眶隔一般不做缝合。眼轮匝肌创缘可用连续缝合法关闭。皮肤的切除、复位和缝合是手术关键技术环节。确定皮肤切除量有两种方法。①术前用无齿小镊子自睑缘下3 mm以下夹持下睑皮肤，观察并记录皮肤平展而又不发生睑外翻时镊子两臂间的宽度。由于不同部位皮肤松弛程度不同，中份及外侧较内侧严重，因此必须沿切口线作多点标定，精确划出皮肤切除的范围。②术中关闭皮肤切口前，夹持皮肤创缘轻轻向上牵拉，覆盖上部及外侧创缘的皮肤即为应切除的多余部分。在用这一方法判断皮肤切除量时，应将眼睑皮肤极富延展性这一特征考虑在内，即不能在过分牵拉下或皮瓣收缩状态下造成皮肤切除量过大或过小的判断误差。术中嘱患者睁眼、仰视、大张口，从而将面部功能运动对下睑皮肤伸展度的要求包括在内，有助于防止术后睑外翻的发生。为减少皮肤缝合创伤可能形成的瘢痕，真皮层连续缝合常被采用。自切口的一端皮肤表面进针，然后在真皮层连续缝合，自另一端穿出皮肤表面，拉紧缝线使创缘精确对合，将缝线两端固定于皮肤表面，4~5 d后自一侧抽出整段缝线，从而可避免或减少皮肤缝合，提高外观效果。

眼睑缺损修复术

1. 手术设计的解剖原理　眼睑缺损的原因包括外伤、肿瘤切除、炎症性坏死、烧伤和先天性畸形等。修复的目的是重建保护眼球的解剖结构和功能。眼睑修复应达到以下要求：①有光滑的黏膜衬里，以保证眼球的运动功能，避免磨损角膜；②为睑板提供骨性支持，以保证眼睑的稳定性和正常形态；③睑缘解剖位置正常而稳定，睫毛及眼睑皮肤不能与角膜接触；④内、外眦韧带有可靠的连接；⑤肌肉具有足够的张力和括约功能；⑥皮肤菲薄柔软，保证眼睑开闭灵活；⑦具有充分的提上睑功能，使睁眼时上睑缘可达瞳孔上缘以上水平。从眼睑重建的解剖学角度看，眼睑分为前后两层。前层由皮肤和眼轮匝肌组成，为眼睑的功能运动部分，并参与排泪功能的完成。根据缺损程度可用换位、推进或旋转肌皮瓣或全厚皮片修复。后层由睑板和睑结膜组成，其缺损可用换位、推进或旋转睑板-结膜瓣、游离自体睑板复合瓣修复。当缺损范围大，局部无可利用组织时，常以结膜、耳软骨、鼻中隔黏膜软骨和硬腭黏膜等作为供区。修复手术的设计取决于局部解剖结构缺损的范围、部位、形状和深度。表浅缺损可只修复前层，全层缺损则必须按前后两部分重建，而且至少其中一部分必须具备充分的血液供应。

2. 缺损解剖结构的修复

（1）皮肤的修复

1）游离植皮：用于修复眼睑皮肤的供区必须具备或接近受区皮肤菲薄柔软等解剖特征。上睑对皮片的要求更高，除厚度和活动度外，后期不发生收缩也是重要条件。上睑皮肤为最理想供区，且可提供的皮肤常较临床估计的数量为大。老年人皮肤松弛，上睑皮肤常有更大的利用余地。耳后皮肤可提供较大量皮肤，为临床最常选择的供区。耳后皮肤在颜色和质地上与眶周皮肤相近，用于修复下睑皮肤效果满意，但用于上睑难以使其灵敏的开闭功能恢复正常。锁骨上皮肤的活动度和色泽均不如耳后皮肤，只有当无理想皮肤可利用时才作为供区。如果以上供区均不能提供皮肤，断层皮片移植成为唯一选择，但修复效果较差，后期具有明显收缩和引起睑外翻的倾向。

2）皮瓣转移：可作为眼睑皮肤缺损修复的局部皮瓣供区有上睑、鼻面沟、额部、颧部、颊部和颞部。上睑眉毛以下、睑皱褶以上区域常作为修复下睑皮肤缺损局部皮瓣的供区，其颜色、质地和活动性极为理想。供区继发缺损易于关闭，方法简便而安全，但由于组织量有限，仅适于修复下睑近睑缘处窄长水平向缺损。上睑双蒂皮瓣（Tripier皮瓣）跨越眼裂到达下睑，或根据缺损解剖部位制作单蒂上睑皮瓣，是修复下睑皮肤缺损较经典设计方法。皮瓣转移后2~3周行断蒂术。鼻面沟皮瓣包含颌外动脉和内眦静脉，可形成窄长皮瓣，蒂部位于内眦附近，皮瓣向外上方旋转到达下睑区，多用于修复全层缺损，继发缺损可直接拉拢关闭。当下睑缺损广泛，如涉及颊部或内、外眦，甚至上睑时，则多用额瓣修复。额部的蒂可分别置于内侧或外侧，跨越内眦或外眦区转移至下睑。额瓣皮肤虽然颜色较好，但皮肤过厚，缺乏活动性。颧、颊部皮瓣多以向内侧推进方式转移，用于修复下睑全层缺损。

（2）结膜的修复：结膜缺损的主要修复方法为剩余结膜的推进转移和黏膜游离转移。多数情况下，剩余结膜足以作为修复缺损的供区。黏膜移植只用于广泛结膜缺损的修复。

1）推进结膜瓣：结膜囊穹隆部黏膜松弛，下睑外侧穹隆处尤为明显，为利用局部结膜修复结膜缺损提供了有利的局部解剖条件。推进瓣若包括部分球结膜，转移后穹隆深度将降低。下睑穹隆结膜50%用于形成推进瓣不会产生任何影响，超过此限度，则可能改变结膜与内、外眦及眼球之间的正常解剖关系。

2）黏膜移植：颊黏膜和鼻中隔黏膜均为角膜可适应的结膜缺损修复供体。若眼睑缺乏足够支持结构，颊黏膜移植后将很快收缩，可造成睑内翻。鼻中隔黏膜可连同软骨一并移植，黏膜不发生收缩变形。

（3）支持结构的修复：眼睑缺损重建若不恢复支持结构的完整性，皮肤、黏膜的组织强度不足以防止眼睑变形。皮肤和皮下组织越薄，支持力越小，重建支持解剖结构的必要性越大。支持结构的重建必须在首次手术中完成。鼻中隔黏膜软骨复合游离移植为眼睑支持结构重建的主要方法。对侧睑板结膜旋转复合瓣，以相同组织成分修复缺损，较软骨等代用组织更符合局部解剖生理要求，并有利于眼睑功能的恢复，但可造成对侧眼睑破坏是其值得重视的缺陷。

3. 缺损类型与重建方法　眼睑修复方法的选择取决于解剖结构的成分、部位和范围等缺损类型（表9-1，2）。

表9-1　下睑缺损类型与重建方法

眼睑缺损范围（占眼睑宽度的百分比）	重建方法
< 25%	直接缝合
25%~50%	外眦成形术
颞侧50%	骨膜瓣移植
≤ 66%	全厚单蒂瓣
≤ 75%	肌肉皮肤瓣
≤ 95%	Hughes睑板结膜瓣
100%	Hughes睑板结膜瓣+骨膜瓣；游离睑板结膜瓣+骨膜瓣

表9-2　上睑缺损类型与重建方法

眼睑缺损范围（占眼睑宽度百分比）	重建方法
< 25%	直接缝合
25%~50%	外眦成形术
颞侧50%	骨膜瓣移植
> 50%（外侧）	旋转睑板瓣
> 66%（内眦）	旋转睑板瓣
50%~75%	游离睑板结膜转移
75%~100%	下睑全层推进瓣；游离睑板结膜瓣+骨膜瓣

（1）直接缝合：适于直接拉拢缝合的病例，其解剖结构缺损不足以引起眼睑功能的明显障碍，达到较好的解剖外形是手术的主要目的。手术一次完成，并可保留眼睑正常解剖层次和睫毛。

（2）外眦成形术：当缺损范围较大时，直接缝合可产生张力或解剖结构的形态异常，应辅以外眦切开术（图9-11）。沿外眦做水平切口，切开皮肤、肌肉和韧带。在此切口的末端上方切除底边宽度约等于缺损宽度的三角形皮肤，然后将组织瓣向缺损区推进。创缘处睑板须准确相对缝合，以保证睑缘的连续和稳定。睑缘行垂直褥式缝合，防止创缘错位。

（3）组织瓣转移术：组织瓣有局部皮瓣、肌皮瓣、睑板结膜瓣等多种类型，可通过旋转、推进、换位等转移方式修复大型眼睑缺损。

1）局部皮瓣：推进皮瓣在眶周区域应用较普遍，如标准单蒂矩形皮瓣、"V-Y"皮瓣、"Y-V"皮瓣等。单蒂矩形皮瓣在此区域实际为肌皮瓣。充分利用皮肤伸展性，可修复面积达25 cm^{2}的缺损。菱形皮瓣是极适于修复内眦和眶外侧缺损的换位皮瓣，但在设计时须注意对睑缘和眉毛解剖位置的影响，术后伤口的最大张力线应平行睑缘，尽量减小垂直向张力，而内外眦处张力线宜呈垂直向。局部皮肤的伸展性有利于进行广泛而有效的潜行剥离。

2）肌皮瓣：Tenzel瓣是包含外眦切开术在内的肌皮瓣，可关闭下睑范围达75%的缺损。以外眦角为圆心，向内眦角画一半径约20 mm圆弧。在此范围内形成皮肤和眼轮匝肌复合瓣，并向下方作广泛潜行剥离，以保证组织瓣向内侧充分移动。外眦切开后，离断外眦韧带下脚，若移动幅度有限，尚须切断眼轮匝肌和眶隔。肌皮瓣下缘与眶下缘内面骨膜缝合，以为下睑提供充分的侧

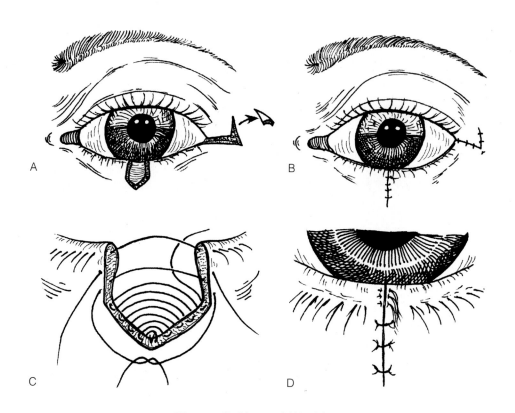

图9-11　外眦切开下睑缺损修复术

A.外眦水平切开，切除底边相当缺损宽度的三角形皮肤；B.缺损外侧组织瓣向缺损区推进，修复缺损；C、D.分层缝合，睑缘处宜采用垂直褥式缝合

方和向后的解剖支持作用。眼轮匝肌和皮肤分层间断缝合（图9-12）。由于缺乏睑板结构，内面仅以黏膜移植作衬里，术后可能发生睑外翻、下陷等畸形。

3）睑板结膜复合瓣：睑板结膜复合推进瓣亦称Hughes瓣，是利用上睑后层解剖结构通过推进方式转移修复下睑缺损的传统术式。这一术式体现出设计者对局部解剖结构的精确了解和合理运用，极适用于修复宽度超过60%的下睑缺损。主要优点是以同类型组织完成眼睑后层的解剖性修复。但需二期断蒂，两次手术之间，眼睛维持4~6周的闭合状态。此术式的修复效果与应用者的经验和技术有密切关系。效果较差时，可发生难以矫正的睑外翻。上睑功能较下睑更重要，因此在下睑缺损有其他修复方法可以应用时，应尽量避免使用这种破坏上睑解剖结构完整性、难度较大的术式。从这一意义考虑，下睑全层带蒂瓣修复上睑小型缺损更符合眼睑修复的总体原则。根

据组织瓣宽度的不同，下睑缺损可直接关闭或选择相应术式修复。

4）骨膜瓣：颧骨带蒂骨膜瓣转移可修复下睑或上睑外侧后层缺损，并为眼睑后层提供可靠的侧方固定，有利于外眦形态的恢复。手术一次完成，无须破坏眼睑其他部位以及鼻部或耳部解剖结构。可在不做睑闭合情况下同时进行上、下睑修复。其缺点是作为眼睑支持结构，骨膜的强度较睑板有较大差异。

4. 解剖结构和手术操作技术

（1）皮肤切口的设计和操作：皮肤张力松弛线（RSTLS）在面部整形修复外科中是一重要概念。一般情况下，RSTLS与皮纹一致。眼睑手术的切口应尽量与RSTLS重叠。尽管长轴与RSTLS平行的棱形切除符合面部整形手术的基本原则，但在上、下睑区域则可能造成睑外翻。然而，当有松弛的皮肤和眼轮匝肌作为防止睑外翻的充分组织量保证时，眼睑部手术切口仍应平行

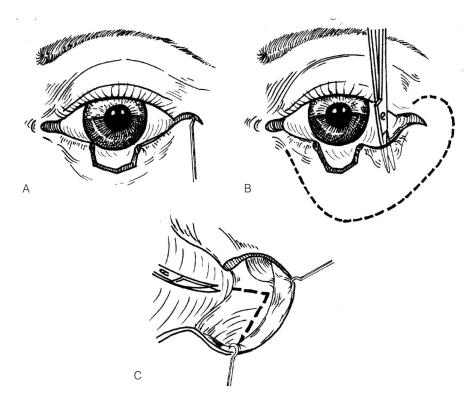

图9-12 大型眼睑缺损修复方法
A.根据缺损宽度行外眦切开术；B.肌皮瓣潜行剥离；C.外眦处深部切开范围

于睑缘。梭形切除所包含的正常皮肤约为原发缺损面积的160%。而改良的梭形切口（如O-S或O-Z成形术）不但可保留较多的正常组织，且改变了梭形切口的张力线长轴，特别适用于张力线平行于睑缘的下睑缺损的修复。在应用上眼睑皮瓣修复对侧眼睑缺损时，下方切口位于睫毛线上4~5 mm，以免损伤供应上睑下部组织的血管。上方切口距下方切口约6 mm，位置大致在睑板上缘，在眼睑衬板保护支撑下形成切口，下方切口的外侧只切开皮肤，并常与下睑缺损边缘相延续；上方外侧切口也只达眼轮匝肌表面。若拟形成包括眼轮匝肌的复合瓣时，则应注意保护组织瓣内的营养血管，转移过程中避免过分牵拉。

（2）结膜睑板切口的设计和操作：修整下睑缺损两侧创缘，使之垂直于睑缘，缺损下缘应与睑缘平行，牵拉缺损区两侧眼睑至正常位置，测量缺损的实际高度和宽度，在上睑相应位置形成蒂在上方的结膜睑板瓣。水平切口至少高于睑缘4 mm，以防止上睑内翻及破坏睫毛毛囊、睑缘外形。垂直切口向上可达穹隆部，在上睑提肌和眼轮匝肌表面剥离。用2%利多卡因加1：100 000肾上腺素局部浸润，有助于解剖层次的辨认和止血。若下睑缺损的前部拟用皮瓣修复，上睑则只形成结膜瓣即可，但由于结膜与睑板连接紧密，剥离操作较困难，必须十分谨慎。

（3）眼睑创缘的关闭：眼睑由多层复杂解剖结构组成，角膜和结膜极为敏感，因此创缘的

关闭在方法和技术上具有特殊性。结膜必须使用纤细平滑的缝线作连续缝合，使只有小段缝线暴露在表面（图9-13）。睑板的妥善缝合可使皮肤和结膜伤口张力大为降低。由于结膜紧贴睑板，睑板缝合后可使结膜顺利愈合。穹隆处结膜多不必缝合。睑板的精确对位缝合是保证眼睑获得良好外形和功能的重要步骤，有间断缝合和垂直褥式缝合两种基本方法，线头均应打在睑板浅面。离断的眼轮匝肌也多采用间断缝合法予以连接。皮肤缝合之前应仔细辨认灰线、睫毛线等解剖标志。

眼睑分两层缝合。睑板间断缝合，线结打在睑板浅面。皮肤和肌层常规间断缝合。结膜用纤细平滑缝线做连续缝合。

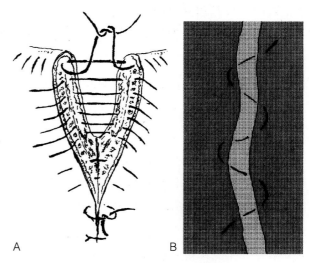

图9-13　眼睑缝合与结膜缝合
A.眼睑缝合法；B.结膜缝合法

外　耳

耳是重要的听觉器官和位觉器官，由外耳、中耳、内耳3部分组成。其中外耳收集声波，并将其传至鼓膜。外耳包括耳郭、外耳道两部分。外耳处在头部突出位置，除负有固有的生理功能外，还有重要的美学价值。

■ 外耳的临床解剖

外耳的形态解剖

外耳具有鲜明而复杂的形态解剖学特征。两侧外耳对称，长轴与鼻背平行。垂直向长度个体

差异性较大，一般相当于眶外侧缘至耳轮脚之间的距离，上下缘约位于眉弓和鼻翼游离缘水平，宽度约为长度的55%。耳轮面与头颅侧面之间的距离为1.0~2.5 cm，夹角为25°~30°。外耳长轴后倾15°~20°。

外耳的耳郭，又称耳壳，似漏斗形。外耳后面（内侧面）较平整，前面（外侧面）由复杂的窝凹和隆起组成（图9-14）。外耳游离缘大部分呈卷曲状，前上方起始部称耳轮脚，向后延续为耳轮，下端与耳垂相连。上半部有两条与耳轮形态相似的隆起分别称为对耳轮上脚（后脚）和对耳轮下脚（前脚）。两脚之间的凹陷区域为三角凹或三角窝。两脚向下合并为一条隆起，末端延续为对耳屏。耳轮与对耳轮上脚之间构成窄长弯曲的耳舟。外耳道外口前方的突起为耳屏。耳屏与对耳屏之间弯曲的游离缘称屏间切迹。耳屏、对耳轮下脚、对耳轮、对耳屏、耳屏切迹等所围成的凹陷部称为耳甲，是常用耳甲软骨供区。对耳轮下脚和耳屏围成明显的凹陷区域以耳轮脚为界，上部称耳甲艇，下部称耳甲腔。耳甲腔向内直接与外耳道外口相连。外耳最下端为耳垂。外耳的大小、位置和方向等形态轮廓较其精细的结构更为重要，主要形态轮廓由耳轮、耳屏、对耳屏和耳甲腔组成。外耳主要由皮肤和软骨支架组成。软骨支架结构是外耳形态的解剖基础。

外耳道是由外耳门到鼓膜的管道。其外1/3部为软骨部，内2/3部为骨性部。二部相接之处为外耳道峡。外耳道后上壁自外耳门测量约为2.5 cm。外耳道呈"S"状弯曲，先趋向前内，继转向后内上方，最后向前内下方。临床检查外耳道时，应拉耳郭向后上方。儿童的外耳道较短而平直，检查时应拉耳郭向后下方。

外耳的组织解剖

外耳表面的皮肤具有明显的部位差异。外侧面皮肤与软骨膜紧密粘连，缺乏皮下组织。皮肤和软骨膜之间的筋膜层含有皮下血管网。外侧面皮肤与软骨连接的紧密程度，自耳甲区至外耳道外口逐渐增加。外耳道外1/3皮肤深方有软骨结构，其余部分则为骨性结构。外耳道软骨不完整，前、上、后壁均有缝隙，这些缝隙之间由纤维组织填充。外耳内侧面皮肤松弛，含有皮下脂肪层，皮肤与软骨表面连接松散。由于皮肤量较大且富于移动性，常可作为皮片或皮瓣的良好供区。外耳软骨是外耳的支架结构。外耳的上2/3均含有软骨支架，与较坚硬的鼻中隔软骨或肋骨不同的是，外耳软骨的组织解剖特征使其既可维持固定的形态，又富于大幅度弯曲变形的弹性。如前所述，外耳的形态主要取决于软骨支架的解剖。外耳软骨的组织解剖名称基本同形态解剖

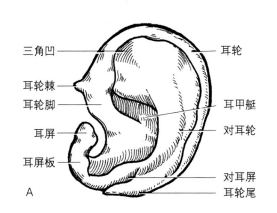
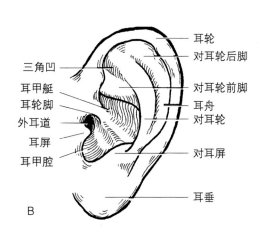

图9-14 外耳的形态解剖
A.外耳软骨支架结构；B.外耳表面形态

（图9-14）。在临床重建外科设计上，多把外耳结构分为耳甲组合、对耳轮和对耳屏组合及耳轮和耳垂组合。在重建这些组合单位时，必须分别完成其软骨支架成分的解剖性修复。

外耳与颅骨连接有3条韧带，称为外部韧带：①耳郭前韧带，自耳屏、耳轮棘至颞骨颧突的根部；②耳郭上韧带，自耳轮棘到骨性外耳道上缘；③耳郭后韧带，自耳甲隆起到乳突。外耳软骨之间还有两条内部韧带连接：耳屏-耳轮韧带和对耳轮-耳轮尾韧带。

外耳有多组肌肉，可分为两类，一类是起于颅骨或头皮止于耳郭软骨的耳郭外肌，如耳前肌、耳上肌、耳后肌；另一类是起止耳郭软骨本身的耳郭内肌，如大耳轮肌、小耳轮肌、耳屏肌、对耳屏肌等。人类的耳郭肌多已废退，临床意义不大。

外耳的动脉供应极为丰富，主要来自颞浅动脉和耳后动脉。上部皮肤由耳后动脉供应。外侧面有由颞浅动脉和耳后动脉分支组成的两个动脉网：颞浅动脉耳上支组成三角凹-耳舟网，耳后动脉组成耳甲网（图9-15）。动脉血管解剖及动脉网的分布区域是局部皮瓣设计的关键因素。静脉回流主要通过耳后静脉进入颈外静脉。部分静脉血液汇入颞浅静脉和颌后静脉。外耳淋巴液主要经耳前、耳下和乳突淋巴结回流。外耳的神经

支配来自耳大神经、枕小神经、耳颞神经、面神经及迷走神经分支（Arnold神经）。耳大神经在耳垂水平分为前、后两支，分别司外耳内外侧面下半部皮肤感觉。耳大神经是常用的修复面神经的移植供体。耳颞神经分布于外侧面上半部，并有细小分支走行至外耳道皮肤和鼓膜。枕小神经的乳突支分布于外耳内侧面上部，迷走神经和面神经分支分布于耳甲腔、外耳道及三角凹等区域。

耳郭皮下组织少，虽然动脉供应丰富，但血液循环差，容易冻伤，且产生血肿不易吸收，一旦发生感染难以控制。因此，对耳郭外伤需要认真对待。耳郭外伤的治疗原则是早期处理血肿，清创缝合和控制感染。如有畸形出现，后期可以通过手术整形。

■ 临床应用

外耳缺损修复的解剖学考虑

外耳缺损修复手术方法因缺损的解剖成分、部位和范围而异。缺损可分为皮肤缺损、一侧皮肤合并软骨缺损和全层缺损3种基本类型。与软骨连接紧密的外侧皮肤缺损难以直接拉拢关闭。皮肤较松弛的内侧创面常可直接缝合。耳轮游离缘小型缺损，通过局部软骨修整多能拉拢关闭。外

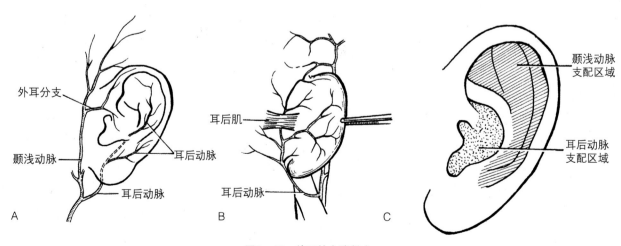

图9-15 外耳的血液供应
A.外侧面；B.内侧面；C.血液供应区域

侧面单纯皮肤缺损，处理方法主要为在软骨膜上进行皮片移植，并常以对侧耳后全厚皮片作为供体。裸露的软骨表面由于缺乏足够的血液供应，不适于作为游离植皮的受区。若下方软骨对外耳形态无重要解剖支架作用，可切除软骨，在血运丰富的皮肤创面上植皮。外侧面的耳甲、耳舟和三角凹等区域均适于切除软骨后进行游离皮片移植，这种修复方法不但可获得良好外形效果，而且可维持外耳整体轮廓的完整性。若外侧皮肤和下方支架结构缺损已造成形态破坏或发生全层缺损，应将缺损扩大为三角形，用复合移植体或包含支持结构的皮瓣修复。修复方法的选择取决于缺损的部位和范围，小型耳轮或对耳轮缺损，修整为三角形拉拢关闭，术后瘢痕不明显，唯一的缺点是外耳垂直高度相应减小。在将缺损修整为三角形时，创缘处软骨应较皮肤略少，以减轻缝合后皮肤伤口的张力。大于2 cm的耳轮或对耳轮缺损多用对侧外耳复合移植体修复，供区一般为缺损面积的1/2，以便修复后两侧外耳仍保持对称性。但是，以对侧外耳作为供区的复合移植体移植手术，有使两侧外耳都承受坏死、感染等并发症的风险，故这种修复设计并不总是首选方案。多种类型的局部皮瓣被用于外耳全层缺损修复，皮肤软骨复合推进瓣等为修复耳轮缺损的理想方法。利用耳轮皮肤的伸展性，特别是耳垂的组织量和松弛性，以耳轮脚和耳垂为蒂，形成皮肤软骨"V－Y"形式推进等组织瓣有两种形式，一种是全层组织瓣，另一种是只切开外侧皮肤和软骨而保持内侧皮肤的完整性。全层复合组织瓣更便于推进转移。耳轮、耳舟区域的动脉网血管结构为形成窄长复合组织瓣提供了可靠的血运保障。大范围耳轮缺损一般采用局部换位复合组织瓣转移和游离移植方法修复。耳前及耳后区皮肤都适于制作小型皮管，这种皮管是修复耳轮缺损的理想供体。小型皮管最适于修复耳轮区域长度大于2.5 cm的缺损。耳后换位岛状瓣在修复耳甲缺损或一定范围的全层耳轮缺损方面，具有较突出的

局部解剖优点。皮瓣以耳后动脉的外耳支为轴，以皮下组织为蒂，经皮下隧道转移，手术可一次完成。供区创面较易关闭。根据缺损大小、形状，标记皮岛轮廓，切口深度达耳后肌层，后方须切开乳突区骨膜，向前上方解剖皮瓣，注意保护自下方进入皮瓣的血管，维持皮下组织与皮岛的连续性。耳后皮瓣也可带蒂跨越转移，手术分两次完成。外耳内侧皮肤松弛，去除蒂部表皮的跨越或插入皮瓣修复外侧面皮肤缺损同样具有临床应用价值。在外耳修复手术设计中，各种方法必须能够提供皮肤和维持形态的支持结构。当用局部皮瓣修复到外耳垂直高度减少2 cm时，应考虑更合理的邻位皮瓣设计。颞顶筋膜瓣、自体软骨移植，是修复大型全层特别是上部缺损的良好方法。Tanzer等建立的小耳畸形修复原则同样适用于大型以至全外耳缺损的重建，已成为一种公认模式。自体肋软骨支架的建立是手术的关键步骤，而柔软、菲薄的外被皮肤直接影响修复后的外观效果。当无理想的局部皮肤供区，血运良好的颞顶筋膜瓣可为断层皮片移植创造必要的受区条件。

外耳解剖结构缺损类型与重建方法

1. 耳甲和耳轮脚缺损　耳甲腔缺损有多种修复方法，局部肿物切除或外伤后造成的皮肤缺损，游离皮片移植常可达到满意效果。若合并软骨膜缺损则应将相应区域软骨切除，耳甲软骨虽然是软骨支架的组成部位，但其缺损并不影响整个软骨支架的解剖支架作用，也不会发生外耳形态的明显变化。切除软骨后，内侧软组织创面更利于皮片的成活。软骨的创缘宜修整向深方倾斜的斜面，以免出现"台阶"样畸形。由于耳部血运丰富，为防止皮片下血肿形成，应采取贯穿缝合，内外侧面加压包扎法固定皮片。耳后岛状换位皮瓣是修复外侧皮肤、软骨复合缺损的良好方法，既不须全厚皮片移植，又减少了供区并发症。皮瓣转移后，供区继发缺损经潜行剥离可拉

拢关闭。自乳突表面解剖皮瓣时，须注意自后向前的剥离顺序，以保证皮下蒂的厚度，避免损伤蒂内的耳后动脉分支，为此，蒂部常应包括部分肌层。必要时，可将皮岛中线部分表皮去除后对折，修复全层缺损。利用解剖结构相同的耳轮作为供区，形成推进瓣，是修复耳轮脚缺损的主要方法。沿耳轮作外侧皮肤和软骨切口，以"V-Y"形式推进转移，从而既达到修复耳轮脚缺损的目的，又不明显破坏耳轮轮廓线的完整性。组织瓣蒂部血运来自外耳内侧面软组织，属任意瓣，这种方法适于修复小型缺损。当缺损范围较大时，则须在耳舟区域切除含有皮肤和软骨的Burrow三角（"猫耳"畸形），才能保证组织瓣的足够推进幅度。

2. 外耳上1/3缺损　这类缺损虽然位置较隐蔽，可被头发遮盖，但仍存在明显的外形及功能障碍。治疗方法包括拉拢缝合、全厚皮片移植、耳轮推进瓣转移、耳后及耳前皮管以及自体软骨支架、颞顶筋膜瓣、断层皮片移植组合设计等。拉拢缝合和耳轮推进瓣的适应证主要为小型缺损。拉拢缝合法主要用于宽度小于1.5 cm的耳轮窄长形缺损。缺损创缘皮肤应略长于软骨，以减小关闭伤口的张力。必要时须在耳舟或耳轮区切除Burrow三角，以利于创缘的精确对合。局限于耳轮区宽度1.5~2.5 cm的缺损，为耳轮皮肤软骨推进瓣修复的适应证。耳舟区切开松解后，组织瓣以富于伸展性的内侧皮肤为蒂，可达到较大的推进距离。若缺损范围较大，在近耳轮脚处另外形成"V-Y"推进瓣共同关闭缺损，有利于外耳解剖轮廓的重建。为了保证组织瓣具有更大移动性，有人主张形成全层推进瓣，由于蒂部仅为宽度有限的内外侧皮肤，故在设计和操作上难度相应提高。宽度大于2.5 cm，范围局限于耳轮区的缺损，以耳后或耳前区管状皮瓣为主要修复供体，手术需多次完成。耳前区为耳轮前部缺损首选皮管供区。根据缺损范围，先在耳前区制作皮管，第2次手术时将皮管一端断蒂连接于外耳受区相应部位，第3次手术时完成皮瓣转移。皮管内适量的皮下组织为恢复耳轮外形轮廓创造了条件，但缺乏支持结构，故仅适于修复耳轮边缘皮肤及小量软骨缺损。耳轮完整而耳舟或耳轮区域的缺损较难修复。修复这类缺损，特别是受区组织条件较差的全层缺损，供区组织瓣必须具备可靠的血液供应。耳后岛状瓣血运丰富，皮肤色泽质地理想，解剖部位邻近，供区瘢痕隐蔽，为修复外耳中上区域缺损应首先考虑的组织来源。皮瓣可折叠，必要时在折叠的两侧皮肤之间同时进行软骨移植，使手术达到解剖性修复的更高标准。外侧面上中1/3小型缺损多以局部旋转推进瓣修复，切口位于耳舟隐蔽区。若缺损范围大，旋转推进瓣可能造成耳轮游离缘形态破坏，全层皮片移植可望获得更好的外观效果。外耳上1/3包括耳轮、耳舟、三角凹等区域大型缺损的修复设计，必须包括自体肋软骨支架结构重建，软骨表面以颞顶筋膜瓣覆盖，表面断层皮片移植等环节。局限于三角凹处的皮肤或皮肤软骨缺损，也可采用二期愈合方法处理。由于有邻近软骨支持，多不发生明显畸形。在二期愈合过程中，创面应敷以抗生素油膏，以促进再上皮化过程，并防止感染。若有软骨膜存在，更有利于再上皮化的发生。

3. 外耳中1/3缺损　外耳中1/3缺损畸形极为明显。宽度在1.5 cm以内的缺损多主张直接拉拢关闭；1.5~2.5 cm范围内耳轮区缺损的常用修复方法是耳轮皮肤软骨推进瓣；大于2.5 cm局限于耳轮边缘的缺损，用皮管修复效果较好；但合并耳轮、对耳轮较大范围软骨缺损，必须重建支架结构。首次手术用耳后推进皮瓣修复皮肤，并同时移植鼻中隔或对侧耳甲软骨，软骨移植体与软骨缺损边缘作严密缝合。3周后行皮瓣断蒂，并反折覆盖内侧缺损面。术前应仔细设计，保证皮瓣有足够面积。耳后供区继发缺损多可一期关闭，缺损过大时用全厚皮片覆盖。

4. 外耳下1/3缺损 这一区域的解剖特点是局部组织松弛，耳前区可利用组织量充分，故缺损修复难度相对较低。耳垂缺损不超过1/2时，可通过修整使其成为三角形，拉拢缝合，外形多无明显缺陷。耳垂又可作为推进组织瓣的一部分用于修复下1/3耳轮缺损。包括耳垂在内的下1/3缺损的手术设计，必须含有支架结构的重建，手术分两次完成。先将耳甲软骨移植于耳下区皮下组织层，并在缺损残端形成新鲜创面与耳下皮瓣相对缝合。6周后以外耳残余部分为蒂，形成下1/3形态的皮肤软骨复合瓣，内侧面用游离皮片覆盖。皮瓣解剖性状与耳垂相近，重建耳垂的形态和位置均较理想。

5. 外耳大部分缺损 超过2/3的外耳缺损修复相当困难，要求术者具备小耳畸形修复和颞顶筋膜瓣方面的解剖知识和外科技术。与小耳畸形外科处理不同的是，大型外耳缺损因常合并皮肤缺损或仅遗留难以利用的瘢痕组织，故除需要重建符合解剖要求的软骨支架外，内、外侧软组织覆盖层的修复成为手术中关键步骤和疑难技术环节。有关研究证明，以自体组织重建的外耳具有生长趋势。由于生物代用品的排斥反应、感染率高等缺点，目前多主张以自体软骨重建外耳支架结构。随年龄增长肋软骨逐渐骨化变脆，60岁以上患者宜用胸软骨。外耳软骨支架的供体材料取自第6~8肋软骨。按照对侧外耳制作外耳形态轮廓膜片，准确设计绘出拟重建的软骨支架。以第6、7肋软骨及其联合部形成包括耳甲、对耳轮和对耳屏在内的支架主体。修整切削第8肋软骨内侧面至合适厚度，并在上、下缘形成多处切痕，使之可弯曲成耳轮支架形态，用5.0不锈钢丝将耳轮支架缝合固定于主体支架上，注意使耳轮脚延伸进入耳甲腔相应位置。然后用5 mm和7 mm宽圆凿塑刻对耳轮和三角凹等处精细的凹凸解剖外形。覆盖软骨支架的皮肤须具备菲薄、无头发、颜色与耳前区皮肤相近等特点。带蒂颞顶筋膜瓣转移覆盖软骨支架，在其表面行皮片移植较符合外耳皮肤的组织解

剖要求。颞顶筋膜瓣的优点为：①解剖位置明确、稳定；②可提供较大面积（14 cm×12 cm）；③组织瓣可大幅度旋转，覆盖外耳区广泛缺损；④必要时可形成游离瓣，通过血管吻合移植至对侧外耳区。颞顶筋膜也称颞浅筋膜，以帽状腱膜与浅层肌肉筋膜系统相延续，位于皮肤、皮下组织深层并与之紧密相连。在颞线部位，应注意与包绕颞肌的肌筋膜加以区别。颞顶筋膜向下附着于颧弓，而此处的颞肌筋膜位于深层，并分为两层包绕颧弓。颞顶筋膜血液供应以颞浅动脉为主，并经同名静脉回流，血管结构丰富而稳定。制取颞顶筋膜瓣的手术切口呈垂直状，自外耳缺损上缘起长约6 cm。暴露颞顶筋膜后应在直视下剥离。颞顶筋膜以疏松结缔组织与颞肌筋膜相连。辨认并保护血管蒂。面神经颞支是确定筋膜前界的解剖标志，不可越过。后界应在颞浅动、静脉后支的后方。筋膜瓣形成后向下方翻转180°，因此，原来的外侧面成为内侧面覆盖于软骨支架，边缘插入经适当潜行剥离的皮肤切口下方。筋膜表面用断层皮片覆盖并作妥善加压包扎，以利筋膜和皮片与下方软骨支架密切贴合。术区置闭式引流管，维持3 d。

（朱洪平 孙勇刚）

参考文献

1. 成令忠. 组织学与胚胎学. 3版. 北京：人民卫生出版社，1988.

2. 汪良能, 高学书. 整形外科学. 北京：人民卫生出版社，1990.

3. 李爱群. 单侧唇腭裂术后继发鼻畸形应用解剖和外科修复的研究. 北京医科大学博士学位论文，1996.

4. 王光和. 唇腭裂的序列治疗. 北京：人民卫生出版社，1995.

5. 张书琴. 美容整形临床应用解剖学. 北京：中国医药科技出版社，1998.

6. 朱洪平, 周治波, 罗奕, 等. 改良Mohler法修复单侧唇裂的长期效果观察. 中华医学美容美学杂志，2016，22(6)：

325－328.

7. Baker SR, Swanson NA. Local flaps in facial reconstruction. Mosby Year Book. Inc., 1995.

8. Barton FE JR. Aesthetic aspects of nasal reconstruction. Clin plast surg, 1988, 15(1):155.

9. Bhaskar SN. Oral histology and embryology. 8th ed. Saint Louis: the C.V. Mosby Company, 1976.

10. Carlson BM. Patten's foundations of embryology. 6th ed. New York: McGraw－Hill Book Company, 2002.

11. Millard DR Jr., Earlier correction of the unilateral cleft lip nose. Plastic and constructive Surgery, 1982, 70(1): 64－73.

12. Millard DR Jr., Morovic CG. Primary unilateral cleft nose correction: a 10－year follow－up. Plastic and Reconstructive. Surgery, 1998,102(5): 1331－1338.

13. McComb H. Primary repair of the bilateral cleft lip nose: a 15－year review and a new treatment plan. Plast Reconstr Surg, 1990, 86: 882–889. discussion 890－893.

14. McComb HK. Primary repair of the bilateral cleft lip nose: a long－term follow－up. Plast Reconstr Surg, 2009, 124:1610–1615.

15. Salyer KE, Genecov ER, Genecov DG. Unilateral cleft lip－nose repair: a 33－year experience. J Craniofac Surg, 2003, 14:549–558.

16. Mcgregor IA, Mcgegor FM. Cancer of the face and mouth. London: Churchill Livingstone, 1986.

17. Melfi RC. Permar's oral embryology and microscopic anatomy. 7th ed. Phladelphia: Lea and Febiger, 1982.

18. Mjor IA, Fejerskov O. Human oral embryology and histology. 1st ed. Copenhagen: Muuksgaard, 1986.

19. Hackney FL, Snively SL. Plastic surgery of the ear. Selected Readings in Plastic Surgery, 1997:1－26.

20. Peter C. Neligan. Plastic Surgery. 3rd Version. Amsterdam: Elsevier Inc., 2013.

21. Ellis E III, Zide MF. Surgical approaches to the facial skeleton. Lippincott: Williams & Wilkins A Wolters Kluwer Company, 2006.

颌面部表面解剖

颌面部为颜面部的组成部分。所谓颜面部是指上至发际，下达下颌骨下缘，两侧至下颌支后缘之间的区域。通常以经过眉间点及鼻下点两条水平线为界，将颜面部分为上、中、下3部分，颌面部由颜面部的中、下部组成。随着现代口腔医学的迅速发展，口腔临床范围已由面中、下1/3向面上1/3拓宽。

颌面部是人体经常外露的部位，该部位有眼、鼻、唇和颏部等重要器官，在功能、形态及外观上均具有重要意义。手术时既要注意视、嗅、呼吸、咀嚼、吞咽、言语及面部表情等功能，又要不影响颜面美。

本章主要讲述颌面部表面解剖及X线头影测量标志，以便临床医师运用医学手段和颜面美的意识，在保证颌面部生理功能的前提下，对有疾病或有缺陷的面容进行治疗。

颌面部表面形态及临床意义

■ 颌面部表面形态

颌面部分区及表面标志

根据颌面部解剖特点，可将其分为以下各区（图10-1）：眶区、眶下区、颊区、颧区、鼻区、唇区、颏区、腮腺咬肌区及面侧深区。

颌面部临床常用的表面解剖标志如下（图10-2）。

1. 睑裂 为上睑和下睑之间的裂隙。

2. 睑内侧联合和睑外侧联合 为上、下睑在内侧和外侧的结合处。

3. 内眦和外眦 分别为睑内侧联合和睑外侧联合处所成的角。

4. 鼻根、鼻尖和鼻背 外鼻上端连于额部者称为鼻根，前下端隆起处称为鼻尖，鼻根与鼻尖之间称为鼻背。

5. 鼻底和鼻前孔 锥形外鼻之底称鼻底；鼻底上有左、右卵圆形孔，称鼻前孔。

6. 鼻小柱和鼻翼 两侧鼻前孔之间的隆嵴称鼻小柱，鼻前孔外侧的隆起称鼻翼。

7. 鼻面沟 为鼻外侧之长形凹陷。

8. 唇面沟 为上唇与颊部之斜行凹陷。

9. 鼻唇沟 鼻面沟与唇面沟合称为鼻唇沟。

10. 口裂 为上唇与下唇之间的横行裂隙。

11. 口角 口裂两端为口角。

12. 唇红 为上、下唇的游离缘，是皮肤与黏膜的移行区。

13. 唇红缘（唇缘） 为唇红与皮肤的交界处。

14. 唇弓和人中点（人中切迹） 上唇的全部唇红缘呈弓背状称唇弓；唇弓在正中线微向前突，此处称为人中点（人中切迹）。

15. 唇峰和唇珠 人中点两侧的唇弓最高点

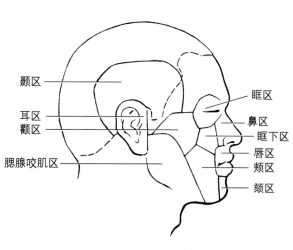

图10-1　颌面部分区

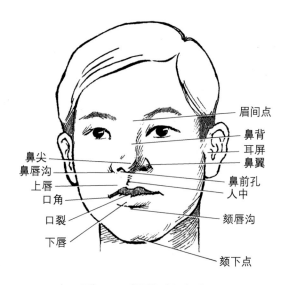

图10-2　颌面部表面标志

称为唇峰（唇弓峰）；唇正中唇红呈珠状向前下方突出名为唇珠（上唇结节）。

16. 人中　上唇皮肤表面正中，有由鼻小柱（鼻中柱）向下至唇红缘的纵行浅沟，称为人中。

17. 人中嵴　人中的两侧各有一条与其并行的皮肤嵴，自鼻孔底伸延至唇峰，称为人中嵴。

18. 颏唇沟　为下唇与颏部之间的横行凹陷。

19. 颏前点　为颏部正中的最前点。

20. 颏下点　为颏部正中的最低点，常用于面部识别的标志点。

21. 耳屏　为外耳道前方之结节状突起。

22. 眶下孔　位于眶下缘中点下约0.5 cm，其体表投影为自鼻尖至眼外角连线的中点。

23. 颏孔　位于下颌体外侧面，成人多位于第2前磨牙或第1、2前磨牙之间的下方下颌体上、下缘中点微上方，距正中线2~3 cm。

24. 腮腺导管的体表投影　为耳垂至鼻翼与口角间中点连线的中1/3段。

25. 面神经出茎乳孔的位置　成人位于乳突前缘中点或乳突尖端上方约1 cm处，距皮肤深2~3 cm。

比例及其他关系

1. 比例　古今中外有关面部比例的资料极为丰富，古罗马时期认为面的长度是身高的1/8，文艺复兴时期认为面长为身高的1/10。我国古代画论提出"立七坐五盘三半"之说，即以头长为单位，立像全身长度为7个头长；坐像全身为5个头长；盘膝而坐时，全身为3个半头长。

以器官为长度单位，有眼宽为同一水平面宽的3/10；下颌体高为面长的1/5等标准。然而，最简明又符合我国人面部五官分布的一般规律仍属我国古代绘画中的"三停五眼"之说，这一精辟的概括，至今仍不失其参考和实用价值。

（1）三停：指面部长度的比例，又可分为大三停、小三停和侧三停。

1）大三停：沿眉间点、鼻下点作横线，可将面部分成水平三等份（图10-3）。发际至眉间点为面上1/3，眉间点至鼻下点为面中1/3，鼻下点至颏下点为面下1/3。眼、鼻位于面中1/3，口腔位于面下1/3。

2）小三停：是指鼻下点至口裂点、口裂点至颏上点（颏唇沟正中点）、颏上点至颏下点，又将面下1/3分为3个基本相等的部分（图10-3）。

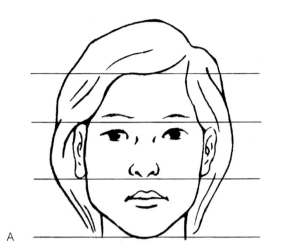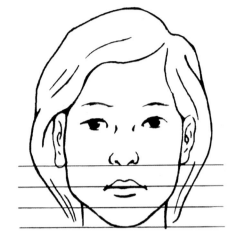

图10-3　面部比例三停
A.大三停；B.小三停

3）侧三停：以耳屏中心为顶点，分别向发际中点、眉间点、鼻尖点和颏前点作连线，形成三个夹角，其夹角差小于10°，则符合颜面美的要求。

（2）五眼：指面部正面宽度的比例，在眼裂水平相当于5个眼裂的宽度，即两眼内眦间距、两眼裂宽度和左右外眦至耳轮间的距离。此外，两鼻翼外侧缘间的距离与内眦之间的距离相等，闭口时两口角间的距离与眼平视时角膜内缘之间的距离相等（图10-4）。

2.其他关系

（1）鼻、眼、眉的关系：通过内眦所作的垂线，鼻翼的外侧缘、内眦和眉头的内侧缘在同一直线上；通过鼻翼眉梢的连线，外眦在此连线上；通过眉头与眉梢的连线，该线通常呈一水平线，与上述二线相交成直角三角形，该直角三角形的顶点位于眉头下方。

（2）鼻、唇、颏的关系：连接鼻尖和颏前点所构成的Ricketts审美平面，以确定上下唇是否位于该平面上，若超前或后退，则视为容貌欠美，但存在种族差异。

（3）上唇、上前牙的关系：上唇下缘（上唇口裂点）与上颌正中切牙切嵴间的距离，微笑时理想的牙冠暴露量为2~4 mm。上唇长度

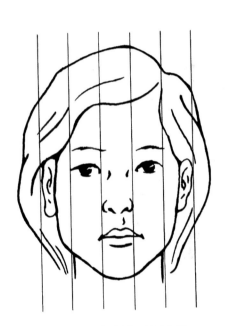

图10-4　面部比例五眼示意图

是鼻下点到上唇口裂点的距离，成年女性为（21.65±2）mm，男性为（23.84±2）mm；上唇长度约占面下1/3高度的1/3。

对　称

以面部中线为轴的左右对称是颜面美的重要标志之一，也常作为颌面外形和整形外科手术前诊断和手术后评价的标准。王兴和张震康对中

国美貌人群颜面结构及水平断面对称性的研究表明：美貌人群眼、鼻、口裂等颜面主要结构具有高度对称性，平均非对称率最高为5.37%，最低为1.61%。6个中线附近标志点（鼻尖点，鼻下点，上，下唇突点，颏唇沟点，颏前点）与中线的左右位置偏移均很小，均在±0.5 mm以内。水平断面各水平非对称率均小于10%。鼻根点水平最低，颏前点水平最高。越靠近面下部，非对称率有增加趋势。男性水平断面非对称率大于女性。说明颜面主要结构具有高度对称性，但非绝对对称。

美容角

在颜面的局部与器官之间、器官与器官之间，或者局部与局部之间形成一定的角度，该角度与颜面美的关系密切，故称为美容角（图10-5）。从侧面观察较为明显，现分述如下。

1. 鼻额角　由鼻根点分别至眉间点和鼻尖作连线，两线相交构成鼻额角，正常约为138°。

2. 鼻面角　沿眉间点至颏前点作连线，沿鼻尖至鼻根点作连线，两线相交构成鼻面角，该角的正常范围是36°~40°。

3. 鼻唇角　为鼻小柱与上唇构成的夹角，正常90°~100°。

4. 鼻颏角　沿鼻根点向鼻尖做连线，沿鼻尖至颏前点做连线，两线相交构成鼻颏角，正常范围是135°~140°。

5. 颏颈角　由颈点至颏下点做连线，再沿眉间点向颏前点作连线，两线相交成颏颈角，正常值约为85°。

■ 临床意义

眼、鼻和唇的正常解剖标志，对上述有关部位的损伤修复和畸形整复均具有重要的参考意义。沿鼻面沟或唇面沟做手术切口，愈合后瘢痕不明显。口角正常位置相当于尖牙与第1前磨牙之间，施行口角开大或缩小术时，应注意此关系。颏下点常作为测量面部距离的标志点，颏前点则作为美容角定点的标志。

耳屏是口腔颌面外科临床应用的重要标志，临床常在耳屏前方，颧弓根部之下，检查下颌骨髁突的活动情况。在耳屏前方约1 cm可触及颞浅动脉的搏动。耳屏与眼眶外下缘的连线为颧弓在面部的体表投影。颧弓下缘中点是进行咬肌神经封闭、圆孔、卵圆孔注射的进针点。眶下孔和颏孔分别是眶下神经和颏神经阻滞麻醉的进针点。在颊部手术时了解腮腺导管的体表投影，将有助于避免腮腺导管和面神经的损伤。

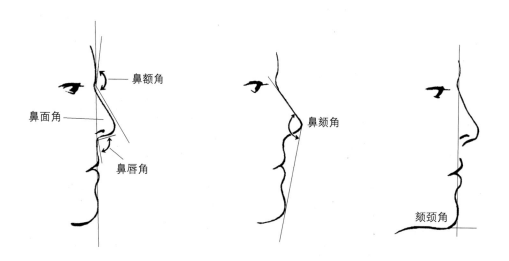

图10-5　美容角

在美容角方面，鼻额角的大小受额部形态、鼻尖突度的影响。颏部、下颌骨的正颌手术常可造成鼻面角的变化。上颌骨手术对鼻唇角的影响较明显。上、下颌骨手术均可影响鼻颏角变化。下颌骨、颏部的正颌手术，整形外科手术，面颈部皮下脂肪吸除术，常可改变颏颈角。

鉴于颌面部处于身体的特殊部位，在该部位手术，不仅要尽可能恢复其正常解剖形态和生理功能，还应注意颜面美。所谓颜面美是指面部与局部之间或局部与局部之间的协调性。尽管存在种族、民族的不同或性别的差异，以及个体的特点，颜面美均不能离开协调这一准则。有些人的五官若分开观察是美的，但构成面部整体并不一定美；反之，某一面部器官可能欠美，但面部整体布局在其他结构的衬托下却显示出颜面美，这充分说明面部各因素之间的协调在颜面美中的重要性。

面部各因素的重要性是均衡的，若改变其中任一因素，就可能对颜面美产生影响，真有"牵一发而动全身"之感，提示面部各结构之间存在着互相影响的关系。王兴、张震康等通过对中国美貌人群颜面结构相互关系的三维测量分析发现，鼻唇颏之间、唇颏之间、颜面宽度与高度之间，不仅存在明显的相关关系，还存在着在统计学上确认的直线回归方程，使颜面美可以通过数学方程表达，即可以由一个已知的变量推算出另一个变量，为正颌外科等创造美貌面容提供了定量参考，同时也是面部识别的重要参考变量。

X线头影测量

X线头影测量（cephalometric radiography）是将X线头颅定位照相所得的影像数据通过电脑处理，依据各标志点描绘出一定的线角面，而进行的牙、颌、颅、面硬软组织测量分析。头颅正侧位片常用于头影测量。X线头影测量是口腔正畸科、正颌外科临床诊断和治疗设计的重要手段，亦是观测颅面生长发育的常用方法。近年来，计算机辅助（AI）X线头影测量已被广泛应用，可显著提高分析的效率及测量的准确性。

■ 常用X线头影测量标志点

硬组织标志点

硬组织标志点见图10-6。

1. 蝶鞍点（sella, S）　蝶鞍中心点。

2. 鼻根点（nasion, N）　正中矢状面鼻额缝的最前点，代表面部与颅部的结合处。

3. 耳点（porion, P）　外耳道最上点。

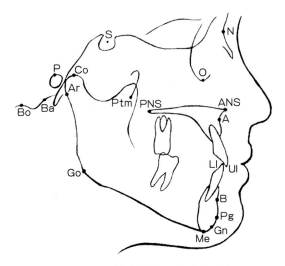

图10-6　X线头影测量硬组织标志点

4. 颅底点（basion, Ba）　枕骨大孔前缘之中点。

5. Bolton点（Bo）　枕骨髁突后切迹的最高点。

6. 眶点（orbitale, O）　眶下缘最低点。

7. 翼上颌裂点（pterygomaxillary fissure, Ptm） 翼上颌裂轮廓的最下点。

8. 前鼻棘（anterior nasal spine, ANS） 鼻底的最前点。

9. 后鼻棘（posterior nasal spine, PNS） 硬腭的最后点。

10. 上牙槽座点（subspinale, A） 前鼻棘与上牙槽缘点间之骨部最凹点。

11. 上中切牙点（upper incisor, UI） 上中切牙切缘最前点。

12. 髁顶点（condylion, Co） 髁突的最上点。

13. 关节点（articulare, Ar） 颅底下缘与下颌髁突颈后缘的交点。

14. 下颌角点（gonion, Go） 下颌角的后下点，即升支后缘切线与下颌下缘切线相交，交角的分角线相交于下颌角上而取的一点。

15. 下牙槽座点（supramentale, B） 下牙槽缘与颏前点间之骨部最凹点。

16. 下中切牙点（lower incisor, LI） 下中切牙切缘之最前点。

17. 颏前点（pogonion, Pg） 颏部最前点。

18. 颏下点（menton, Me） 颏部最下点。

19. 颏顶点（gnathion, Gn） 颏前点与颏下点之中点。

软组织标志点

软组织标志点见图10-7。

1. 额点（glabella, G） 额部最前点。

2. 软组织鼻根点（nasion of soft tissue, Ns） 软组织侧面相应的鼻根点。

3. 眼点（eye, E） 眼裂外眦点。

4. 鼻尖点（pronasale, Pn） 鼻部最凸点。

5. 鼻小柱点（columella, Cm） 鼻小柱最前点。

6. 鼻下点（subnasale, Sn） 鼻小柱与上唇连接点。

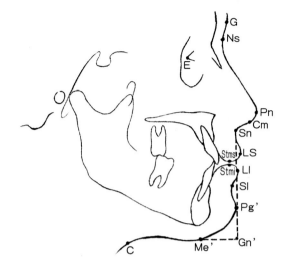

图10-7　X线头影测量软组织标志点

7. 上唇突点（labrale superius, LS） 上唇最凸点。

8. 上口裂点（stomion superius, Stms） 上唇正中唇红缘最低点。

9. 下口裂点（stomion inferius, Stmi） 下唇正中唇红缘最上点。

10. 下唇突点（labrale inferius, LI） 下唇最凸点。

11. 颏唇沟点（mentolabial sulcus, SI） 下唇与颏之间最凹点。

12. 软组织颏前点（pogonion of soft tissue, Pg'） 颏部软组织最凸点。

13. 软组织颏下点（menton of soft tissue, Me'） 软组织颏的最下点。

14. 软组织颏顶点（gnathin of soft tissue, Gn'） 软组织颏前点与颏下点之中点，或者是Sn-Pg'及C-Me'两线的交点。

15. 颈点（cervical point, C） 颏下与颈部连接点。

■ 常用X线头影测量平面、角及线距

测量平面

1. 硬组织平面　见图10-8。

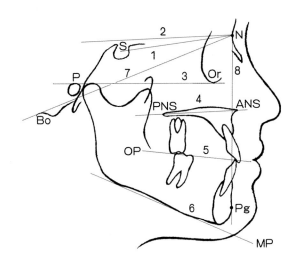

1. 前颅底平面；2. HP平面；3. 眼耳平面；4. 腭平面；5. 殆平面；6. 下颌平面；7. Bolton平面；8. 面平面。

图10-8　硬组织平面

（1）前颅底平面（SN plane, SN）：蝶鞍点与鼻根点的连线。此平面在颅部的矢状平面上，代表前颅底的前后范围。这一平面在生长发育时具有相对稳定性，常作为面部结构对颅底关系的定位平面。

（2）HP平面（horizontal reference plane, HP）：通过N点，顺时针旋转SN平面8°角所成的平面。

（3）眼耳平面（frankfort horizontal plane, FH）：耳点与眶点之连线。此平面相对稳定，常作为基准平面。大部分个体中的眼耳平面与地平面平行。

（4）腭平面（palatal plane, PP）：前鼻棘与后鼻棘连线。

（5）殆平面（occlusal plane, OP）：确定殆平面有两种方法。①第1恒磨牙咬合中点与上下中切牙覆殆中点的连线。②自然或功能的殆平面，由均分后牙殆接触点面形成，常使用第1恒磨牙及第1乳磨牙或第1前磨牙的殆接触点。后一种方法形成的殆平面不使用切牙的任何标志点。

（6）下颌平面（mandibular plane, MP）：

确定下颌平面有3种方法。①下颌下缘最低部的切线；②通过颏下点与下颌角下缘相切的线；③下颌角点与颏顶点（Go-Gn）的连线。

（7）Bolton平面（Bo-N）：Bolton点与鼻根点的连线。此平面多用作重叠头影图的基准平面。

（8）面平面（facial plane, N-Pg）：鼻根点与颏前点的连线。

2. 软组织平面和线　见图10-9。

（1）软组织面平面（N'-Pg'）：软组织鼻根点与软组织颏前点的连线。

（2）H线（holdaway line, Ls-Pg'）：上唇突点与软组织颏前点的连线。

（3）E线（esthetic line）：又称美容线，即鼻尖点与软组织颏前点的连线。

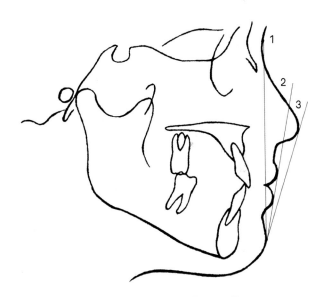

1. 软组织面平面；2. H线；3. E线。

图10-9　软组织平面和线

角度测量

1. 硬组织角度测量　见图10-10，表10-1。

（1）SNA角：蝶鞍点—鼻根点—上牙槽座点角。表示上颌基骨与颅部的前后向位置关系。

（2）SNB角：蝶鞍点—鼻根点—下牙槽座点角。表示下颌基骨与颅部的前后向位置关系。

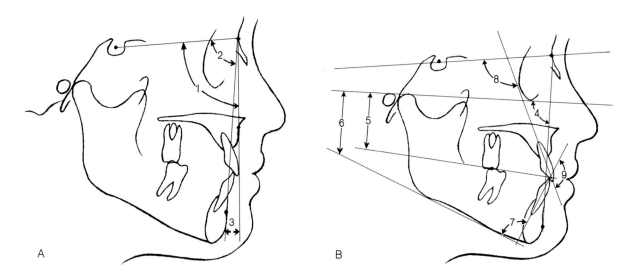

1. SNA角；2. SNB角；3. ANB角；4. FH-NPg角；5. OP-FH角；6. FH-MP角 7. $\overline{1}$-MP角；8. $\underline{1}$-SN角；9. $\underline{1}$-1角。

图10-10　常用硬组织角度测量

表10-1　正常𬌗中国人硬组织角度测量结果（°）（王兴等. 1991）

测量项目	男		女		P值
	均数	标准差	均数	标准差	
SNA	82.99	3.04	82.02	3.29	> 0.05
SNB	80.17	3.06	78.72	3.16	< 0.05
ANB	2.82	1.84	3.30	1.90	> 0.05
NA-PgA	1.65	4.97	2.43	6.34	> 0.05
Ar-Go-Me	122.84	5.86	123.97	4.55	> 0.05
$\overline{1}$-MP	92.14	5.05	92.26	5.57	> 0.05
1-HP	110.88	6.51	109.48	5.84	> 0.05
MP-HP	24.64	5.09	27.14	4.44	< 0.05
OP-HP	7.85	5.03	9.87	4.14	< 0.05

（3）ANB角：上牙槽座点—鼻根点—下牙槽座点角。此角为SNA与SNB角之差，表示上下颌基骨的前后位置关系。SNA大于SNB时为正角，反之为负角。

（4）FH-NPg角（facial angle，面角）：面平面与眼耳平面相交的后下角。此角代表下颌凸缩程度，角越大表示下颌越前突，反之则表示下颌后缩。

（5）OP-FH角（occlusal angle，𬌗平面角）：𬌗平面与眼耳平面的交角，代表𬌗平面斜度。

（6）FH-MP角：下颌平面与眼耳平面的交角。此角代表下颌平面的陡度。

（7）$\overline{1}$-MP角：下中切牙与下颌平面相交之后下角。此角表示下中切牙唇舌向的倾斜度。

（8）$\underline{1}$-SN角：上颌中切牙长轴与前颅底平

面交角，代表上中切牙倾斜度。

（9）1-1角（interincisal angle）：上、下中切牙长轴交角，代表上、下中切牙的凸度。此角越大表示凸度越小，反之则表示凸度越大。

（10）1-NA角：上中切牙长轴与NA连线的交角。代表上中切牙倾斜度。

（11）1-NB角：下中切牙长轴与NB线的交角。代表下中切牙的倾斜度。

（12）NA-PgA角（Angle of convexity，颌凸角）：NA与PgA延长线的交角。PgA延长线在NA前为正角，在NA后为负角。此角越大表示上颌相对突度越大，反之表示上颌相对后缩。

2.软组织角度测量　见图10-11，表10-2。

（1）FH-N'-Pg'角（软组织面角）：眼耳平面与软组织面平面相交的后下角。此角代表软组织颏部的凸缩程度。

（2）Cm-Sn-Ls角（nasolabial angle，鼻唇角）：鼻小柱-鼻下点-上唇突点角。

（3）G-Sn-Pg'角（facial convexity angle，面凸角或面型角）：额点和鼻下点连线延长与鼻下点和软组织颏前点连线的交角。G-Sn延长线在Sn-Pg'前为正角，反之为负角。

（4）Sn-Gn'-C角（lower facial-throac angle，下面颈角）：Sn-Pg'延长线与C-Me'延长线的交角。此角表示软组织颈部的凸度。

（5）Sn-N'-Pg'角（软组织鼻颏角）：鼻下点-软组织鼻根点-软组织颏前点角。此角表示上下颌软组织间相互关系。此角增大表示Ⅱ类面型，减小则为Ⅲ类面型。

线距测量

1.硬组织线距测量　见图10-12，表10-3。

（1）前全面高（anterior total facial height，ATFH）：鼻根点（N）与颏下点（Me）的垂直距离。

（2）前上面高（anterior upper facial height，AUFH）：鼻根点（N）与前鼻棘点（ANS）的垂直距离。

（3）前下面高（anterior lower facial height，ALFH）：前鼻棘点（ANS）颏下点的垂直距离。

（4）下颌支高（ramus height，RH）：关节点与下颌角点的距离。

（5）1-NA距：上中切牙切缘至NA线的垂直距离，表示上中切牙突度。

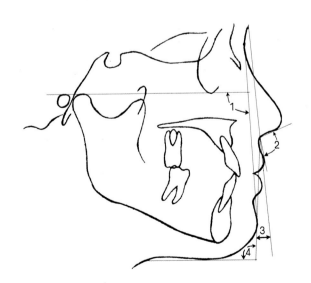

1. FH-N'-Pg'角；2. Cm-Sn-Ls角；3. G-Sn-Pg'角；
4. Sn-Gn'-C角。

图10-11　常用软组织角度测量

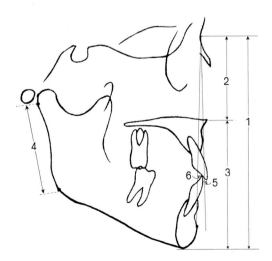

1.前全面高；2.前上面高；3.前下面高；4.下颌支高；5.1-NA距；6.1-NB行距。

图10-12　常用硬组织线距测量

表10-2 正常骀中国人软组织角度测量结果（°）（李小丹，等，1995）

测量项目	男		女	
	均数	标准差	均数	标准差
面型角	11.46	3.48	9.35	3.65
鼻唇角	89.88	9.90	89.15	10.40
鼻颏角	137.78	3.91	140.45	3.99
鼻额角	138.15	5.88	139.82	5.77
颏颈角	103.48	8.33	96.42	6.66

表10-3 正常骀中国人硬组织线距测量结果（mm）（王兴，等，1991）

测量项目	男		女		P值
	均数	标准差	均数	标准差	
N-Me	136.90	5.52	124.50	5.01	<0.01
N-ANS	60.90	3.00	56.49	2.34	<0.01
ANS-Me	75.99	4.17	68.02	3.99	<0.01
ANS-UIE	33.24	2.34	30.65	2.40	<0.01
UIE-Me	42.76	2.77	37.37	2.44	<0.01
UIE-AP	33.29	2.37	30.67	2.40	<0.01
6-AP	28.04	2.27	24.65	2.02	<0.01
LIE-MP	46.47	2.86	41.75	2.19	<0.01
6̄-MP	38.31	2.45	33.89	1.92	<0.01
PNS-HP	60.68	3.15	55.89	2.69	<0.01

（6）Ī-NB距：下中切牙切缘至NB线的垂直距离，表示下中切牙突度。

2.软组织线距测量 见图10-13，表10-4。

（1）上唇突度（upper Lip protrusion，Ls-SnPg'）：上唇突点至鼻下点与软组织颏前点连线的垂直距离。

（2）下唇突度（lower Lip protrusion，Li-SnPg'）：下唇突点至鼻下点与软组织颏前点连线的垂直距离。

（3）颏唇沟深度（mentolabial sulcus，Si-LiPg'）：颏唇沟至下唇突点与软组织颏前点连线的垂直距离。

（4）上切牙暴露程度（maxillary incisor exposure，Stms-UI）：上口裂点至上切牙切缘的距离。

（5）上唇长（ULL）：分别从Sn点和上口裂点（Stms）向Sn-Pg'连线作垂线，两垂线间距离。

（6）下唇长（LLL）：亦称唇颏长，分别从Mes点和下口点（Stmi）向Sn-Pg'连线作垂线，两垂线间距离。

（7）鼻底厚度（Sn-A）：鼻下点至上牙槽座点的距离。

（8）上唇厚度（1-Ls）：上中切牙唇面至上唇突点的距离。

（9）下唇厚度（Ī-Li）：下中切牙唇面至下唇突点的距离。

（10）颏唇沟厚度（Si-B）：颏唇沟点至下

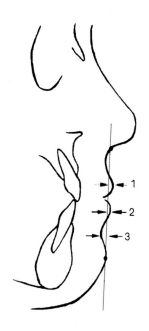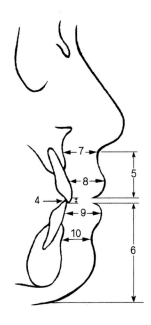

1.上唇突度；2.下唇突度；3.颏唇沟深度；4.上切牙暴露程度；5.上唇长；6.下唇长；7.鼻底厚度；8.上唇厚度；9.下唇厚度。

图10-13 常用软组织线距测量

表10-4 正常𬌗中国人软组织线距测量结果（mm）（李小丹，等，1995）

测量项目	男		女	
	均数	标准差	均数	标准差
全面高	149.55	8.65	139.54	7.00
上面部高	73.97	5.51	69.01	3.49
下面部高	75.76	3.92	70.43	3.83
上唇长	23.84	2.00	21.65	2.07
下唇长	49.47	2.89	46.63	2.71
鼻底厚	14.64	1.58	12.06	1.47
上唇厚	14.26	1.59	12.25	1.79
下唇厚	13.04	1.84	11.80	1.36
颏唇沟厚度	12.90	1.23	12.02	1.12
颏前厚度	12.21	1.62	12.60	1.41
颏顶厚度	9.35	1.57	9.82	1.61
颏底厚度	7.71	1.50	8.03	1.36
上唇-EP	0.99	1.75	1.10	1.66
下唇-EP	-2.23	1.96	-1.35	1.68
唇间隙	2.16	1.30	1.98	1.14
上切牙暴露距	2.24	1.45	2.97	1.34
上唇突度	7.03	1.71	6.35	1.52
下唇突度	5.97	1.95	4.77	1.70

牙槽座点的距离。

（11）上唇突距（Ls-E线）：上唇突点至E线（鼻尖点与软组颏前点连线）的垂直距离。代表上唇突度。

（12）下唇突距（Li-E线）：下唇突点至E线的垂直距离。

■ 临床应用

上颌骨位置的评价

1. 上颌骨水平位置　评价上颌骨水平位置通常采用SNA角，我国成人正常值男性的约83°，女性的约82°。角度减小提示上颌骨发育不全或后缩，角度增大则提示上颌前突或上颌水平向发育过度。NA-PgA（颌凸角）可表示上颌对下颌的相对凸度，颌凸角增大提示Ⅱ类骨性错殆及骨侧面突出；颌凸角为负值则提示Ⅲ类骨性错殆及骨侧面后缩。严重上颌前突的患者，可伴有垂直方向过长。

2. 上颌骨垂直位置

（1）上唇-切牙关系：当下颌骨位于正中关系、上唇处于自然松弛状态时，上唇缘（上口裂点）与上切牙切缘的正常间距为2~4 mm。

（2）前上面高（N-ANS）：成年男性约61 mm，女性约57 mm，占全面高的45%。

小于上述数值提示上颌骨发育不全，大于上述数值则提示上颌骨垂直向发育过度。上颌骨高度不足形成的短面综合征，上中切牙切缘在上唇下缘显露不足2 mm，甚至在上唇下缘以上。伴上颌后缩时可表现SNA角减小。

采用上颌骨截骨术矫治上颌发育不足或发育过度时，手术设计应考虑到随着上颌骨的向上或向下移动，上唇也在一定程度内随之移动，使上唇长度及形态发生改变。软组织随硬组织移动的比例为0.3：1。

下颌骨位置的评价

1. 下颌骨水平位置　评价下颌骨水平位置通常采用SNB角，正常值男性约80°，女性约78°。小于上述角度提示下颌发育不全或后缩，大于上述角度则提示下颌发育过度或前突。

采用SNB角判断下颌骨对颅底关系和采用ANB角判断上下颌骨位置时，应注意下颌后缩畸形患者颅底平面（SN平面）不同程度的异常倾斜，以及颜面垂直高度差异对SNB角测量判断准确性的影响。短面综合征的下颌长度（Go-Me）一般在正常范围内，但下颌平面角（FH-MP）小，因而SNB角大于正常。长面综合征患者SNB角显著小于正常人，伴开殆时更明显，表明下颌骨处于后缩位置。

下颌骨正颌手术前徙或后退下颌骨时面部软组织随骨段的移动发生形态改变，软—硬组织改变比例主要与手术类型有关，亦有一定的性别差异。

2. 下颌骨垂直位置

（1）前下面高（ANS-Me）：成年男性的约76 mm，女性的约68 mm，占全面高的55%。

（2）下颌平面角（FH-MP）：成年男性的约为24°，女性的约26°。

上述数值过小表现为面下部高度发育不足，口内呈深覆殆关系；反之，上述数值过大则表现为面下部高度过长，前牙可呈开殆。

长面综合征的全面高（TFH）大于正常，主要为下面高明显大于正常；下颌平面角显著大于正常人，伴有开殆者下颌平面角更大，说明下颌向后旋转。短面综合征常出现下颌平面角减小及面下高降低。开殆畸形的头影测量分析可发现全面高增加（主要是面下1/3增加），下颌平面角陡（增大），腭平面与下颌平面夹角（PP-MP）过大。

颏部位置的评价

1. 颏部水平位置　正常人下中切牙切嵴与颏前点至NB线（鼻根点与下牙槽座点连线）的距离相等，水平距离为4~6 mm。

2. 颏部垂直位置　下中切牙切嵴至颏下点的垂直距离，成年男性约43 mm，女性约37 mm。

小于上述数值表现为小颏或缩颏，反之则表现为巨颏或突颏。

面部软组织的评价

1. 面部垂直比例　沿双侧眼内、外眦分别作垂线，可将面部平均分成五等份，每等份之间的距离与单个眼裂的宽度相等。正常眼裂宽度平均为35 mm。颌骨非对称发育畸形将导致面部垂直比例失调。

2. 面部水平比例　沿眉间点、鼻下点分别作水平线，可将面部平均分成三等份，每等份距离相等。颌骨发育畸形主要导致面中1/3及面下1/3比例失调。

3. 颏唇沟深度　通常测量颏唇沟至上唇突点与软组织颏前点连线（H线）的水平距离，正常值约4.5 mm。颏畸形可导致颏唇沟深度异常。短面综合征的患者面部垂直高度不足，常出现下颌平面角减小，颏唇沟加深。颏前徙可使颏唇沟加深。

4. 鼻唇角　鼻小柱与上唇相交所形成的夹角（Cm-Sn-Ls），正常值平均为90°~100°。上颌前突致鼻唇角减小，上颌发育不足时该角增大。

5. 面型角　面型角（G-Sn-Pg'）为9°~12°。面型角度小或变为负值，提示为Ⅲ类骨、牙殆关系；角增加，侧面像较凸，提示为Ⅱ类骨、牙殆关系。

（ 皮昕 　赵怡芳　何三纲 ）

参考文献

1. 傅民魁. X线头影测量. 见: 张震康, 张熙恩, 傅民魁. 正颌外科学. 北京: 人民卫生出版社, 1994.

2. 李小丹, 东耀峻, 张国志. 湖北籍正常成人软组织侧貌X线头影测量研究. 口腔医学纵横杂志, 1995, 11(4):232.

3. 王兴, 张震康, 高克南, 等. 中国美貌人群的X线头影测量研究. 中华口腔医学杂志, 1991, 26(1):3.

4. 王兴, 张震康. 中国美貌人群颜面结构及冠状断面对称性的研究. 现代口腔医学杂志, 1990, 4(1):24.

5. 王兴, 张震康. 中国美貌人群颜面结构相互关系的三维测量分析. 中华口腔医学杂志, 1991, 26(2):67.

6. 徐如生. X线头影测量. 见: 林珠, 段银坤, 丁寅. 口腔正畸治疗学. 北京: 世界图书出版公司, 1997.

7. Hu J, Wang DZ, Luo SJ, et al. Differences in soft tissue profile changes following mandibular setback in Chinese men and women. J Oral Maxillofac Surg, 1999, 57(10):1182.

8. Burston CJ, James R B, Legan HL, et al. Cephalometric for orthognathic surgery. J Oral Surg, 1978, 36(4):269.

9. Legan HL, Burston CJ. Soft tissue cephalometric analysis for orthognathic surgery. J Oral Surg, 1980, 38(10): 744.

11

口腔颌面部相关解剖

头部由颅和面两部分组成，颅部位于头部的后上方，由颅底、颅顶和颅腔组成，颅腔内容纳脑及其被膜。面部位于头部的前下方，上接颅部，下连颈部，通常以经过眉间点及鼻下点的两水平线为界，将面部分为上1/3、中1/3和下1/3三部分，颌面部由面中1/3和下1/3两部分组成。颈部是连接颌面部、颅脑与躯干及四肢的桥梁，除含有喉、气管、咽、食管、甲状腺及甲状旁腺外，尚有颈部重要的血管、神经和淋巴组织。随着现代口腔医学的迅速发展，口腔临床范围已由口腔颌面部向面部上1/3和颅顶拓宽及颅底加深，也向颈部延伸。本章主要叙述与口腔临床密切相关的颅顶、颅底、颈部舌骨上下区的临床解剖、毗邻关系及临床应用。

颅　顶

颅顶以眶上缘、颞下嵴、乳突基底、上项线和枕外隆凸的连线与颅底分界。由软组织（头皮）和颅顶骨组成。根据颅顶各层次结构特点，可将其分为位于正中的额区、顶区、枕区和两侧的颞区。

■ 额区、顶区、枕区

额、顶、枕区由前向后位于头顶部的中线区域，包括前部的额区、后部的枕区及二者之间的顶区。

临床解剖

额、顶、枕区前界为眶上缘，后界为枕外隆凸及上项线，两侧以颞上线为界。覆盖于此区的软组织，由浅入深分为5层（图11-1），即皮肤、皮下组织、颅顶肌及帽状腱膜、腱膜下蜂窝组织和颅骨外膜。软组织深面为颅顶骨。各层特点如下。

1. **皮肤**　厚而致密，血管、淋巴管极为丰富，该区皮肤有显著特点：①含有大量毛囊、皮脂腺和汗腺，腺体分泌旺盛，易有灰尘附着和引起腺管阻塞、细菌感染，是疖和皮脂腺囊肿的好发部位；②毛发呈斜行生长，发根斜穿真皮插入位于浅筋膜毛囊，故手术时切口应与发根方向平行，以免伤及毛囊。

2. **浅筋膜**　浅筋膜主要由脂肪和粗大而垂的纤维束所构成。浅筋膜内的脂肪并不因人的胖瘦而有多少之别，纤维束把脂肪分隔成无数小格。小格内除脂肪外，神经血管也在其内，所以此层的炎症不易蔓延扩散，在炎症早期渗出物即可压迫神经末梢而引起剧烈的疼痛。血管在皮下组织走行并被纤维束相连，外伤时血管壁不易收缩，因此出血多，需要加以压迫才能达到止血的目的。

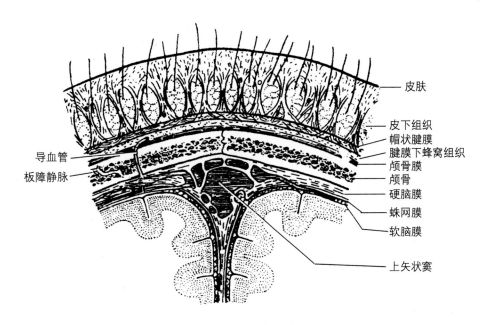

图11-1 额、顶、枕区额切面

皮肤
皮下组织
帽状腱膜
腱膜下蜂窝组织
颅骨膜
颅骨
硬脑膜
蛛网膜
软脑膜
上矢状窦

导血管
板障静脉

头皮的血管、神经和淋巴管主要位于此层内。血管、神经多相伴而行（图11-2），具有辐辏状的行程。它们由前、后和两侧自下而上趋向颅顶中部，额区主要有眶上动、静脉和眶上神经；颞区主要有颞浅动、静脉和耳颞神经；枕区主要有枕动、静脉和枕大神经。这些血管在顶区形成广泛的吻合，不但前后、左右互相吻合，而且颈内动脉系统和颈外动脉系统也互相联系。

（1）额区动脉和神经：包括内、外侧两组。外侧组距正中线约2.5 cm，有眶上动脉和眶上神经。内侧组距正中线约2 cm，有额动脉和滑车上神经。眶上动脉常伴行于眶上神经的外侧，在眼眶内于上睑提肌和眶上壁之间前行，至眶上孔（切迹）处绕过眶上缘到达额部。额动脉常伴行于滑车上神经内侧，在外侧组的内侧绕额切迹至额部。眶上动脉和额动脉均是眼动脉的分支，是颈内动脉的颅外分支。眶上神经和滑车上神经都是三叉神经的眼神经分支，所以三叉神经痛患者可在眶上缘的内、中1/3处有压痛。

（2）颞区动脉和神经：包括耳前和耳后两组。耳前组是颞浅动脉和耳颞神经。颞浅动脉是颈外动脉终支之一，从腮腺上端穿出后经外耳前方上行。耳颞神经是三叉神经的下颌神经的分支，以2根起于下颌神经后干，其间夹着脑膜中动脉，合干后穿行腮腺内，在深层绕过颞下颌关节的内侧和后侧，以直角弯曲向上而与颞浅动、静脉伴行。它们的位置关系由前向后依次排列为颞浅静脉、颞浅动脉和耳颞神经，在耳屏前方越过颧弓，分布于颅外侧部分，颞浅动脉在耳前部较浅表，在此处可触其搏动。

耳后组包括颈外动脉的耳后动脉、颈丛的耳大神经后支、面神经的耳后支和枕小神经。面神经的耳后支分布于耳郭上后方的小肌肉，耳大神经和枕小神经分布于耳后和枕部皮肤。

（3）枕区动脉和神经：包括枕动脉和枕大神经。枕动脉是颈外动脉的分支，从颈部向后走行，经颞骨乳突的枕动脉沟，斜穿枕部肌肉而达枕部皮下。枕大神经穿过项深部肌群后，在上项线平面距正中线2 cm处穿斜方肌腱膜，然后伴行于枕动脉内侧，走向颅顶。

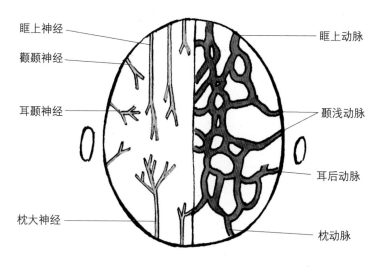

眶上神经
额颞神经
耳颞神经
枕大神经

眶上动脉
颞浅动脉
耳后动脉
枕动脉

图11-2　头皮动脉、神经的分布

（4）颅顶的静脉：位于皮下组织内，广泛吻合形成静脉网，主干与同名动脉伴行。额外侧静脉和额内侧静脉向下回流至内眦静脉，再入面静脉。内眦静脉可借眼上静脉与颅内的海绵窦相交通。颞浅静脉向下与上颌静脉合成下颌后静脉，下颌后静脉也可通过上颌静脉经翼丛而与颅内相交通。耳后静脉与枕静脉，都回流到颈外浅静脉。

头皮内无淋巴结。淋巴管主要位于此层内，吻合丰富，分区不很严格。淋巴回流大致如下：额区淋巴回流至下颌下淋巴结，顶区回流至耳后淋巴结，枕区回流至枕淋巴结。

3. 枕额肌及帽状腱膜　帽状腱膜位于此区中部，浅筋膜的深层，前连额肌，后连枕肌。帽状腱膜的两侧变薄，与颞筋膜的浅层相续。整个帽状腱膜坚韧致密，并与浅层的皮肤和浅筋膜紧密相连，临床上的所谓头皮，就是这三层之合称。

4. 腱膜下蜂窝组织　又称腱膜下间隙，腱膜下蜂窝组织系连接头皮与颅骨外膜的一薄层疏松结缔组织。这一层内还有导血管将头皮血管和颅骨板障静脉及颅内的硬脑膜静脉窦连接起来。如伤及导血管，可引起这一层内严重的血肿。

5. 颅顶骨外膜　颅骨外膜薄而致密，与颅骨借少量结缔组织相连，故手术时较易剥离。但在骨缝处骨膜与骨缝贴合紧密，所以骨膜下感染或胎儿在分娩时发生的骨膜下血肿、脓液或血液仅局限在一块颅骨的骨膜下，而不会向四周蔓延。另外，颅骨外膜对颅骨的营养作用较小，手术剥离后并不引起骨的坏死。

6. 颅顶骨　此区的颅顶骨，由前向后为额、顶、枕骨的一部分组成。颅顶骨可分为三层，即外板、内板及其间的板障。内外板均由骨密质构成。外板厚，具有一定的弹性；内板则较薄而脆弱，故又称为玻璃样板，该区颅骨骨折多见于内板。

毗邻关系及临床意义

1. 颅顶外邻毛发，手术时切口应与发根方向平行，以免伤及毛囊。内隔脑膜与大脑相邻，颅顶外伤常可引起硬膜外或硬膜下血肿。

2. 颅顶皮肤血管、淋巴极为丰富，再生能力很强，损伤后容易修复。加之毛囊深达皮下组织，临床上可在此处多次切取表层皮片覆盖创面而不影响头发的生长，因此是一个良好的供皮区。

3. 浅筋膜由致密结缔组织形成许多间隔，血管、神经、淋巴管穿行其间。此层感染时，渗出物不易扩散，红肿限于局部，轮廓清晰，张力较大，压迫神经，故炎症早期即感剧痛。血管壁被其周围的结缔组织紧密固定，断裂后不易回缩，因而出血剧烈，须及时施行压迫、缝扎等方法止血。

浅筋膜中血管、神经相伴而行，且具有自颅顶周围向颅顶中部呈辐辏状走行的解剖特点，做头皮单纯切开术时，应考虑切口的方向，以免损伤血管、神经主干。开颅术作皮瓣时，蒂应朝下，以保留入蒂的血管、神经主干在其内，有利于皮瓣成活。

4. 头皮动脉的特点是吻合丰富，它们在同侧及对侧形成密集的动脉网，因而裂伤后极易出血，虽结扎或压迫一侧血管主干也不可能完全止血。但由于血运丰富，组织再生和抗感染力强，伤口愈合迅速，撕裂伤所形成的窄蒂皮瓣常不至坏死，在损伤后的清创缝合时应注意其这一特点。

5. 头皮静脉的特点是借导血管（顶导血管和乳突导血管等）与板障静脉或颅内硬脑膜静脉窦相通，头皮感染可通过导血管蔓延至颅内，反之亦然。

6. 头皮神经分布的特点是相邻区域有重叠，因此，单纯的阻滞麻醉常不能得到满意的麻醉效果。在切口部位做局部浸润麻醉时，药物应注入皮下层内。

7. 颅顶肌及帽状腱膜通过浅筋膜与皮肤紧密相连，头皮裂伤如未伤及帽状腱膜，伤口裂开不明显；如帽状腱膜同时受伤，由于额枕肌的牵拉则伤口裂开明显。缝合头皮时一定将此层缝好，一方面可以减少皮肤的张力，有利于伤口的愈合，另一方面也有利于止血。由于枕额肌和帽状腱膜的纤维均呈前后走向，手术时宜顺纤维方向做矢状切口，以减少肌纤维或腱纤维的损伤，并减少切口张力。若因故致枕额肌或帽状腱膜呈冠状向横断，则肌腹的收缩将使创口裂开较大，故

应仔细缝合，以利创口愈合。

8. 皮肤、皮下组织、帽状腱膜三层结构紧密结合，不易分离，宛如一层，当外伤头皮撕脱或开颅术翻转皮瓣时均成一片，即临床上所称头皮。由于腱膜下蜂窝组织与帽状腱膜及颅骨外膜疏松结合，形成腱膜下间隙。头皮撕脱即自腱膜下蜂窝组织层分离。若此层内积血或积脓，可蔓延至全颅顶。此层感染，脓液可破坏其深面的骨膜甚至引起颅顶骨坏死；也可使穿行其内的导血管发生血栓进入颅内静脉窦，故临床上常称此层为颅顶的"危险区"。但腱膜下蜂窝组织在治疗中亦有其意义，软组织扩张器应用于头皮扩张修复秃发区，其根据是利用疏松的帽状腱膜下蜂窝组织置入头皮扩张器，因腱膜下蜂窝组织深面有坚硬的颅骨作衬垫，故可用头皮扩张器来扩张其浅面的有发头皮。其方法是在秃发区周围做切口，于帽状腱膜下分离腔隙，埋入头皮扩张器，扩张的正常头皮一半用于修复秃发区，另一半用于闭合供发区。

9. 颅顶骨外膜具有与颅顶骨疏松相连，而在骨缝处却与骨结合紧密不易分开的特点，故在骨膜下积血或积脓时，因受骨缝限制，常局限于一块骨的范围内，可与弥漫性的帽状腱膜下积脓或积血鉴别。颅顶骨外板厚而具有弹性，内板薄而脆弱，当一定限度的外力作用于颅顶时，外板可暂时下陷，而后由于其弹性作用随即恢复原状。内板则往往在外板下陷时发生骨折。颅骨骨折后，骨折片可能向内刺破脑膜、脑血管或脑实质而发生相应的症状。板障由骨松质构成，内有板障静脉穿行的管道，在X线片上应注意与骨折线相鉴别。板障静脉通过导血管与颅外的皮下静脉及颅内的静脉窦相通。颅内压长期增高的患者（如脑肿瘤或脑积水等），板障静脉和导血管可极度扩张而变粗，施行开颅术时应注意止血。颅顶骨的血液供应主要来自颅顶软组织，因而在处理创伤或手术时，应尽可能保存软组织和颅顶骨的联系。颅颌面切除术开颅时，应注意颅顶骨外

板和内板的特性，以免钻孔时穿通内板，损伤内板深面的硬脑膜和脑组织。此外，颅顶骨呈圆顶状，受外力打击后，成人骨折线多以受力点为中心向四周放射，而小儿颅顶骨弹性较好，常出现凹陷性骨折。

10. 近年来颅骨移植已在我国颅面外科得到应用，乃因颅骨外板较肋骨和髋骨移植具有更多的优越性，如术后疼痛较轻、保存植骨量大、术后骨吸收量少、易于成活、抗感染力强和瘢痕隐蔽等。颅骨移植的取骨区多在顶骨，有资料结果表明：国人顶骨厚度约5 mm，随年龄增长，顶骨厚度增加缓慢；顶骨中、后部较前部为厚，板障层厚度随年龄增长而变薄甚至消失。伊彪等认为，年轻者颅骨薄且血运丰富，术中出血较多；年长者虽然颅骨较厚，但主要为骨密质，取骨术出血较少，但骨板劈开较困难。鉴于顶骨存在个体差异，因此，术前采用CT和（或）X线体层片，以了解取骨区颅骨的厚度，具有重要的临床意义。

■ 颞区

临床解剖

颞区前为额骨颧突及颧骨额突的后缘，后为乳突基底和外耳门，上为颞上线，下以颧弓上缘为界。此区软组织由浅而深分为6层：皮肤、浅筋膜、颞浅筋膜、颞筋膜及颞脂肪垫、颞肌和颅骨外膜。

1. 皮肤　前部较薄且可移动，后部与额顶枕区相似，亦有较多皮脂腺和汗腺。皮肤移动性大，手术切口易缝合，瘢痕不明显。

2. 浅筋膜　其结构与额顶枕区相似，但较薄，其内脂肪较少，前下部较疏松，有颞浅动、静脉及耳颞神经穿行。

3. 颞浅筋膜　为帽状腱膜的延续部分，向下逐渐变薄后消失，其中在颞区内含有肌性成分，故有侧颅顶肌之称。颞浅筋膜向前连于眼轮匝肌和额肌，向后接耳上肌和耳后肌，向后下连于耳前肌

4. 颞深筋膜　致密坚韧，起于颞上线，向下分为浅、深两层。浅层较深层为薄，向下与颧弓骨膜结合较紧，继续下行续于咬肌筋膜；向前达眶外侧缘续为骨膜；向后至颞窝后界续为骨膜。深层内面有颞肌部分纤维起始，故深层特别致密，并含有腱纤维下行达颧弓，与颧弓上缘和深面的骨膜融合。向前和向后均与浅层相会而融于骨膜。此层裂开后，其裂缘坚硬似骨，应注意鉴别。浅层浅面、深层深面及浅、深两层之间均有较明显的脂肪层，可通过脂肪层分离浅、深两层及颞浅筋膜。

5. 颞肌　强大肥厚。呈扇形，起于颞窝颞深筋膜深层上部，止于下颌骨冠突和下颌支前缘的上部，可上提和后退下颌骨。

6. 颅顶骨外膜　较薄，在颞鳞处与骨质结合紧密。

7. 颅顶骨　此区颅顶骨主要由颞鳞及蝶骨大翼、额骨和顶骨的一部分组成。该处颅顶骨颧弓以上称为颞窝，该窝前下部较薄，在额骨、顶骨、颞骨、蝶骨汇合处最为薄弱，构成"H"形缝的小环形区，称为翼点。该点位于颧弓中点上方3.5~4.0 cm（约2横指），其内有脑膜中动脉前支血管沟（图11-3）。

毗邻关系及临床意义

1. 毗邻关系　颞区外邻毛发，内隔脑膜与大脑相邻。

2. 临床意义　根据颞浅动、静脉及耳颞神经在颞区皮下组织中的行程，在此进行开颅术时，所作皮瓣，蒂应朝下，且需将上述动、静脉和神经包括在内，以保证皮瓣的存活及原有的感觉。颞浅动脉在耳屏前约1 cm上行，位置表浅，是测脉搏和压迫止血的部位，也是临床上施行动脉插管、灌注化疗药物、治疗面颈部恶性肿瘤的常用途径之一。

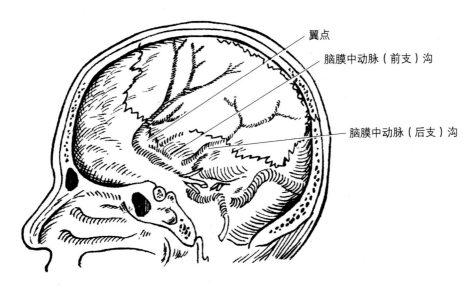

翼点

脑膜中动脉（前支）沟

脑膜中动脉（后支）沟

图11-3 脑膜中动脉沟

颞深筋膜和颞肌结构坚厚强韧，即使全部切除颞骨鳞部，对脑的保护作用也无大的影响。因此，颞区是颅内手术的重要而方便的入路。

颅顶骨外膜在颞鳞处与骨质结合紧密，故此处很少发生骨膜下血肿。

颅顶骨内面有脑膜中动脉沟（图11-3）。脑膜中动脉（前支）沟在蝶骨大翼内面向上前走行，在顶骨、蝶骨大翼、额骨、颞鳞四骨结合处即翼点（体表投影相当于一手拇指垂直置于颧骨额突之后，另一手食指、中指横置于颧弓上方所形成的夹角），约有半数人形成骨管，脑膜中动脉前支即在此管通过。颞部外伤骨折易损伤脑膜中动脉（特别是上述骨性管处）形成脑膜外血肿。脑膜中动脉前支的行径邻近中央前回，故该支受伤所产生的血肿，可压迫中央前回，引起对侧表情肌和对侧上肢肌首先出现瘫痪。若血肿扩大，可引起对侧下肢瘫痪等症状。

颅 底

颅底（base of the skull）由额骨、筛骨、蝶骨、颞骨及枕骨等连接而成。颅底分为内、外两面。

■ 颅底内面

临床解剖

颅底内面高低不平，与脑底外形相适应。由前向后呈阶梯状的颅前窝、颅中窝和颅后窝。窝内有很多孔、裂，大多与颅底外面相通（图11-4）。

1. 颅前窝　颅前窝承托大脑半球额叶，由额骨眶部、筛骨筛板、蝶骨小翼和体的一部分构成，借蝶骨小翼的后缘及交叉沟前缘与颅中窝分界。颅前窝内筛板位居中央，形势低洼，板上有筛孔，有嗅神经根丝通过。

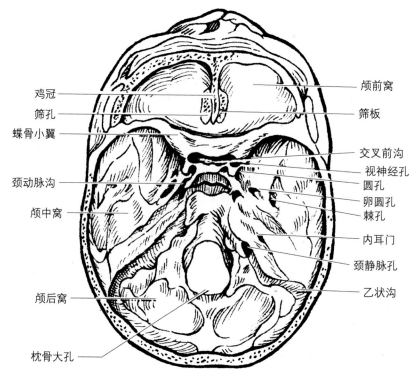

鸡冠　　　　　　　　　　　　　　　　　　　颅前窝
筛孔　　　　　　　　　　　　　　　　　　　筛板
蝶骨小翼
　　　　　　　　　　　　　　　　　　　　交叉前沟
　　　　　　　　　　　　　　　　　　　　视神经孔
颈动脉沟　　　　　　　　　　　　　　　　圆孔
　　　　　　　　　　　　　　　　　　　　卵圆孔
颅中窝　　　　　　　　　　　　　　　　　棘孔
　　　　　　　　　　　　　　　　　　　　内耳门
　　　　　　　　　　　　　　　　　　　　颈静脉孔
颅后窝　　　　　　　　　　　　　　　　　乙状沟

枕骨大孔

图11-4　颅底内面

2. 颅中窝　颅中窝较颅前窝低，由蝶骨体和大翼、颞骨岩部的前面及鳞部构成，借颞骨岩部的上缘和蝶骨体后缘的鞍背与颅后窝分界。呈蝶形，可区分为较小的中央部（鞍区）和两个较大而凹陷的外侧部。

（1）中央部：中央部位于蝶骨体上面，为蝶鞍及其周围区域。蝶鞍包括前床突、交叉前沟、鞍结节、垂体窝、鞍背和后床突。中国人前后径约为12.0 mm，横径约为14.0 mm，深径约为9.5 mm。中央部主要的结构有垂体窝和两侧的海绵窦等。

1）垂体窝：垂体窝位于蝶鞍中央，内有垂体，顶为硬脑膜形成的鞍膈，前上方有视交叉和经视神经管入颅的视神经。垂体前叶的肿瘤可将鞍膈的前部推向上方，压迫视交叉，出现视野缺损。垂体窝的底，仅隔一薄层骨壁与蝶窦相邻。垂体病变时，可使垂体窝的深度增加，甚至侵及蝶窦。垂体窝的前方为鞍结节，后方为鞍背，垂体发生肿瘤时，两处的骨质可因受压而变薄，甚至出现骨质破坏现象。

垂体位于垂体窝内，借垂体柄与下丘脑相连。横切面呈椭圆形，冠状和矢状切面呈横置的肾形。在垂体肿瘤X线影像上常见蝶鞍扩大和变形，这对诊断垂体病变有重要参考意义。垂体前上方有视交叉和视神经，后方隔鞍背和斜坡与脑干相邻，上方与下丘脑为邻，下方为蝶窦，两侧为海绵窦及其内的动眼神经、滑车神经、展神经、眼神经、上颌神经及颈内动脉海绵窦段。

垂体窝的两侧为海绵窦，垂体肿瘤向两侧扩展时，可压迫海绵窦，发生海绵窦淤血及脑神经受损的症状。在垂体肿瘤切除术中，要注意避免损伤视神经、视交叉、海绵窦和颈内动脉等。

2）海绵窦：海绵窦位于蝶鞍的两侧，前达眶上裂内侧部，后至颞骨岩部的尖端。窦内有颈内动脉和展神经通过。窦内间隙有许多结缔组织小梁，将窦腔分隔成许多小的腔隙，窦中血流缓慢，易形成栓塞。两侧海绵窦经鞍膈前、后的海绵间窦相交通。在窦的外侧壁内，自上而下排列有动眼神经、滑车神经、眼神经与上颌神经。窦的前端与眼静脉、翼丛、面静脉和鼻腔的静脉相交通，面部的化脓性感染可借上述通道扩散至海绵窦，引起海绵窦炎与血栓形成。窦的内侧壁上部与垂体相邻，垂体肿瘤可压迫窦内的动眼神经和展神经等，以致引起眼球运动障碍、眼睑下垂、瞳孔开大及眼球突出等。窦的内侧壁下部借薄的骨壁与蝶窦相邻。窦的后端在颞骨岩部尖处，分别与岩上、下窦相连。岩上窦汇入横窦或乙状窦，岩下窦经颈静脉孔汇入颈内静脉。窦的后端与位于岩部尖处的三叉神经节相邻。海绵窦向后还与枕骨斜坡上的基底静脉丛相连，后者向下续于椎内静脉丛。椎内静脉丛又与体壁的静脉相通。

（2）颅中窝外侧部：容纳大脑半球的颞叶。眶上裂内有动眼神经、滑车神经、展神经、眼神经及眼上静脉穿行。在颈动脉沟外侧，由前内向后外有圆孔、卵圆孔和棘孔，分别有上颌神经、下颌神经及脑膜中动脉通过。脑膜中动脉发自上颌动脉，经棘孔入颅，向前行分为额支和顶支。通常额支在经过翼点附近行于骨管内，此处骨质较薄，受到外力打击时容易受损而出血；在分离硬膜时，也可能撕破而发生颅内出血。该动脉常与硬脑膜紧密相连，不易分离。在弓状隆起的外侧有鼓室盖，由薄层骨板构成，分隔鼓室与颞叶及脑膜。在颞骨岩部尖端处有三叉神经压迹，三叉神经节在此处位于硬脑膜形成的间隙内。

颅中窝的孔、管、裂和压迹主要有以下7对。

1）视神经孔：位于蝶鞍前交叉沟的两侧，有视神经及眼动脉通过。

2）眶上裂：位于蝶骨大翼和小翼之间，向前通眼眶，有动眼神经、滑车神经、展神经、眼神经及眼上静脉通过。

3）圆孔：位于眶上裂内端之后方，上颌神经经此向前达翼腭窝。

4）卵圆孔：位于圆孔的后外方，有下颌神经及导血管经此向下达颞下窝，脑膜副动脉经此入颅。

5）棘孔：位于卵圆孔的后外方，有脑膜中动脉及下颌神经返支经此孔入颅腔，向前外走行，分为前、后两支，布于硬脑膜。根据脑膜中动脉前后支的分支处与棘孔的关系，可分为低、中、高3型：①低位分支型，约占52%，分支处距棘孔20 mm以内；②中位分支型，约占23%，分支处距棘孔20~30 mm之间；③高位分支型，约占25%，分支处距棘孔30~45 mm之间。

6）三叉神经压迹：位于颞骨岩部前面近尖端处，承托三叉神经半月节。

7）破裂孔：位于颞骨锥体尖端和蝶骨体之间，颈内动脉经过此处。

3. 颅后窝　由颞骨岩部后面和枕骨内面组成。在三个颅窝中，此窝最为低洼，面积最大，容纳小脑、脑桥和延髓。窝底的中央有枕骨大孔，为颅腔与椎管相接处。中国人枕骨大孔以卵圆形、菱形和椭圆形为多，其长径为36.5 mm，宽径为30.2 mm，孔的长径约3.6 cm，宽约3 cm，延髓经此孔与脊髓相连，并有左、右椎动脉和副神经的脊髓根通过。颅内的三层脑膜在枕骨大孔处与脊髓的三层被膜相互移行，但硬脊膜在枕骨大孔边缘与枕骨紧密贴合，故硬脊膜外腔与硬脑膜外腔互不相通。枕骨大孔的前方为斜坡。该孔两旁主要有3对孔。

（1）舌下神经管内口：位于枕骨大孔的前外侧缘上方，有舌下神经通过。

（2）颈静脉孔：位于舌下神经管内口的外上方，孔内有颈内静脉、第IX~XI对脑神经通过。

（3）内耳门：位于颞骨岩部的后面，颈静脉孔的上方，孔内有面神经、前庭蜗神经及内耳血管通过。

现将颅底各孔、裂、管内穿行的重要神经、血管列表介绍如下（表11-1）。

表11-1　颅底各孔、裂、管内穿行的重要神经、血管

部位	穿行的神经、血管
筛孔	嗅神经的根丝
视神经孔	视神经、眼动脉
眶上裂	动眼神经、滑车神经、展神经、眼神经，眼上静脉
圆孔	上颌神经
卵圆孔	下颌神经，接连翼丛和海绵窦的导血管及脑膜副动脉
棘孔	脑膜中动脉及下颌神经返支
破裂孔	颈内动脉及破裂孔导血管
内耳门	面神经、前庭蜗神经
颈静脉孔	舌咽神经、迷走神经、副神经，颈内静脉
舌下神经管	舌下神经
枕骨大孔	延脑与脊髓在此分界，并有椎动脉及副神经的脊髓根通过

毗邻关系及临床意义

1. 毗邻神经

（1）颅底内面上方隔脑膜与脑底相邻，下方以颅底外面与颌面部及颈部相接。

（2）颅前窝位于鼻腔和眼眶的上方，其间仅隔以薄层骨板，颌面部损伤波及颅前窝发生骨折时，常引起鼻腔和眼周围出血；如伤及嗅丝，可出现嗅觉障碍；若脑膜同时撕裂，可出现脑脊液鼻漏。

（3）颅中窝眶上裂骨折时，若伤及动眼、滑车、外展及眼神经，可发生眶上裂综合征，表现为损伤侧眼球完全固定、上睑下垂、瞳孔散大、额部皮肤感觉和角膜反射消失。

（4）脑膜中动脉经棘孔入颅腔，向外前走行，分为前、后两支，根据皮昕等对颅骨脑膜中动脉沟的X线片和直接观察研究表明：脑膜中动脉前支经过关节结节的颅腔面者占93%；脑膜中动脉后支经颞下颌关节窝的颅腔面者占55.9%，颞下颌关节手术时，若不慎损伤脑膜中动脉或其分支，由于脑膜中动脉前、后支与同侧及对侧的脑膜前、后动脉均有吻合，故结扎同侧颌内动脉或颈外

动脉均难以完全止血，唯一的方法是开颅止血。

（5）颅中窝蝶鞍内有脑垂体，蝶鞍两侧有海绵窦，该窦内有颈内动脉和展神经通过，窦的外侧壁有动眼神经、滑车神经和眼神经穿行，颅颌面切除术应视为禁区。海绵窦一旦发生病变，可出现海绵窦综合征，表现为上述神经麻痹与神经痛，结膜充血及水肿等症状。

（6）眶上裂、圆孔、卵圆孔和棘孔，排列在一条弧形线上，颅颌面切除术中，颅中窝切除凿骨线即循上述弧形线或线外进行，切割时不应越过此线，以免损伤上述结构及颞骨岩部内的颈内动脉。正常两侧圆孔、卵圆孔的孔径可相差2 mm，若两侧同名孔径对比相差3 mm以上且孔缘不整齐，应视为肿瘤累及所致。

（7）严重的颌骨骨折常伴有颅底骨折，多累及颅中窝。若蝶骨体骨折，伤及脑膜和蝶窦黏膜，可使蛛网膜下腔与蝶窦相通，患者可出现脑脊液鼻漏；若颞骨岩部骨折伤及内耳，可引起晕眩及平衡障碍；若伤及面神经、前庭蜗神经，可出现面神经麻痹和失听；若骨折累及鼓室盖并连同脑膜一并撕裂，脑脊液即流入鼓室，并可经咽鼓管咽口流至鼻腔，出现脑脊液鼻漏；若同时伴

有鼓膜破裂，可出现脑脊液耳漏。 颅底骨折波及颅后窝的颈静脉孔伤及第Ⅸ~Ⅺ对脑神经，患者可出现喝水发呛、吞咽固体食物困难、声音嘶哑、胸锁乳突肌及斜方肌麻痹，即颈静脉孔综合征。

2. 临床意义 综上所述，颅底在结构和毗邻关系上具有下列特点及临床意义。

（1）颅骨各部骨质厚薄相差悬殊，其中以颅前窝骨质最薄，颅中窝次之，颅后窝最厚。骨质薄弱处为颅底骨折的好发部位。颅底（特别是颅中窝）有许多血管和脑神经穿行的孔、裂和管道，并含有某些腔窦（如鼓室、蝶窦等），成为结构上的薄弱点。因此，外伤时易发生骨折，并可能伴随相应部位的脑神经和血管损伤。

（2）颅骨与相应部位的硬脑膜结合较紧密，外伤后二者之间不易形成硬膜外血肿，却容易在颅底骨折的同时，伴随硬脑膜和蛛网膜撕裂，导致脑脊液漏。颅颌面切除术剥离颅前窝或颅中窝的硬脑膜时，应注意颅底骨与相应部位的硬脑膜结合较紧密的特点。

（3）颅内面与脑底面仅隔以脑膜，外面紧邻翼腭窝、颞下窝和咽旁间隙等。上述部位的炎症或肿瘤可经邻近的孔、裂侵入颅内。颅底骨折时，有时亦可伤及脑实质而产生相应的症状。

■ 颅底外面

临床解剖

颅底外面高低不平，神经血管通过的孔裂甚多，结构复杂。通过枕骨大孔前缘的额状线，可将颅底外面分为前、后两部（图11-5）。

1. 前部 包括下列内容。

（1）硬腭：由上颌骨腭突及腭骨水平板构成。硬腭中线称腭中缝，其前端有切牙孔。硬腭后外侧部平对上颌第3磨牙处，有腭大孔，其后有腭小孔。硬腭周缘为上颌骨牙槽突形成的牙槽骨弓，弓上有与牙根形态和数目相适应的牙槽窝。

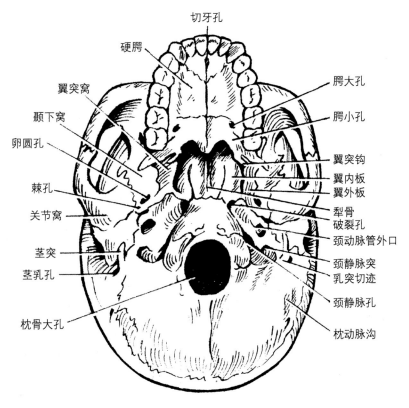

图11-5 颅底外面

553

牙槽突有内、外骨板，均为骨密质，其间为骨松质。牙槽突唇颊侧骨板较薄，且有许多小孔通向骨松质。临床行牙槽骨、上颌牙、牙龈等手术时，可用局部浸润麻醉。拔前牙时，由于唇颊侧骨板较薄，向唇侧用力阻力会较小。

（2）蝶骨翼突：分为内侧板和外侧板，两板间夹有翼突窝。翼内板下端尖锐，弯向外侧，即翼突钩。

（3）颞下窝顶部：由颞骨和蝶骨大翼的颞下面构成。颞下窝向上通颞窝，经眶下裂通眼眶，经翼上颌裂通翼腭窝。

翼腭窝为上颌体、蝶骨翼突和腭骨之间的小间隙，深藏于颞下窝内侧，其内有上颌神经、翼腭神经节、上颌动脉第3段及其分支，是许多神经血管经过的重要通道。此窝向外通颞下窝，向前经眶下裂通眼眶，向内经蝶腭孔通鼻腔，向后经圆孔通颅中窝，向下经翼管移行于腭大管，继经腭大孔通口腔。

（4）颞下颌关节窝及关节结节：由颞骨的下颌窝和关节结节构成，外侧有松弛的关节囊附着并有颞下颌韧带增强，囊的前、内侧部分较薄。关节囊内有关节盘，椭圆形，由纤维软骨构成，将关节腔分隔成上、下两层。关节盘的矢状断面略呈"S"形，前部凹向上，后部凹向下，周缘与关节囊相连。翼外肌的部分肌腱穿过关节囊附着于关节盘上。

2. 后部　包括枕骨及颞骨的一部分，后部偏前可见枕骨大孔，其前外方有颈静脉孔。颈静脉孔的后外侧有细长的茎突，茎突根部后方有茎乳孔。

在颅底外面若将切牙孔与茎乳孔做一连线，则腭大孔和卵圆孔多位于此线上或位于此线附近，颈动脉管外口、颈静脉孔和枕骨大孔则位于该线的内侧，棘孔和颞下颌关节窝位于该线的外侧。

毗邻关系及临床意义

1. 切牙孔和腭大孔分别是临床鼻腭神经和腭

前神经阻滞麻醉的部位，腭裂修复手术张力较大时可将翼突钩凿断或在蝶骨翼突内侧板和外侧板之间劈开，以利软组织减张缝合。

2. 茎突为颅底重要的应用解剖标志之一，这是因为：①茎突为一骨性标志，位于乳突的前内方，手术时易于寻找；②茎突浅面有面神经主干及颈外动脉越过，茎突深面邻近颈内动、静脉和第Ⅸ~Ⅺ对脑神经，茎突有标志其浅面和掩护其深面大血管与神经的作用。

茎突为颞骨鼓部下方伸出的锥形突起，指向下前方，正常长约25 mm，超过此范围者称为茎突过长。茎突的浅面有颈外动脉和面神经，面神经距茎突根部约10 mm。茎突根部的后外方有茎乳孔，茎乳孔的后外方为乳突。茎突上除有茎突舌肌、茎突舌骨肌和茎突咽肌起始外，其末端尚有茎突下颌韧带和茎突舌骨韧带起始。茎突、茎突舌骨韧带、舌骨小角和舌骨体，共同组成茎突舌骨链。茎突前为扁桃体窝，若茎突舌骨链骨化，可在扁桃体窝周围触及骨性突起。茎突深面后下方有颈内动、静脉，外侧有面神经、颈外动脉。若茎突舌骨链骨化，由于其毗邻关系复杂，当头旋转时可压迫颈内动脉，引起眼部、颅底部疼痛，出现视力模糊，眩晕，甚至晕厥；若压迫颈外动脉，可引起眶下部、颞部、耳部和枕部疼痛，此即颈动脉综合征。茎突与寰椎横突之间有舌咽神经、迷走神经通过，若受茎突过长或茎突舌骨链压迫，则可引起相应的症状，如咽部异物感、吞咽困难、声音嘶哑、发音障碍等。茎突舌骨链位置偏斜亦可产生上述症状。此外，下颌骨后退正颌手术时，若后退困难，应摄片检查是否为茎突舌骨链骨化，使后退手术受阻。

3. 卵圆孔长径约为8.0 mm，卵圆孔宽径约为4.5 mm。正常两侧卵圆孔的孔径可相差2 mm，若两侧同名孔相差3 mm以上且孔缘不整齐，应视为肿瘤破坏所致。

颈前区

颈前区位于颈前部，其内侧界为颈前正中线，上界为下颌骨下缘，外侧界即胸锁乳突肌前缘。颈前区以舌骨为标志，分为舌骨上区和舌骨下区，舌骨上区包括下颌下三角和中间的颏下三角，舌骨下区包括颈动脉三角和肌三角。

■ 舌骨上区

舌骨上区为颈前区舌骨上方的区域，上界为下颌骨下缘和乳突尖端的连线，下界为通过舌骨体和舌骨大角的引线，两侧以胸锁乳突肌前缘为界。本区由三部分组成，两侧的下颌下三角和中间的颏下三角。本节仅讲述与甲状舌管囊肿或瘘切除术有关的下颌下三角/颏下三角及其邻近解剖。

临床解剖

1. 下颌下三角 下颌下三角位于下颌骨下缘与二腹肌前、后腹之间，此三角浅面由浅入深依次有皮肤、浅筋膜、颈阔肌和颈筋膜浅层，深面依次为下颌舌骨肌、舌骨舌肌和咽中缩肌。下颌下三角大部分被下颌下腺占据，三角内逐有颌外动脉（面动脉）、面静脉及颌下淋巴结，舌神经及舌下神经，有时面神经下颌缘支也经过下颌下腺浅面。下颌下腺周围有下颌下淋巴结4~6个。舌下神经于二腹肌后腹深面入下颌下三角，位于下颌下腺的内下方，经下颌舌骨肌与舌骨舌肌之间入口底，分布于舌。舌神经从下颌下三角后部达下颌下腺上内侧，经下颌骨内面与舌骨舌肌之间前行入舌。下颌下神经节上方连于舌神经，向下发分支至下颌下腺。

（1）下颌下腺：下颌下腺为混合腺，呈扁椭圆形，以下颌舌骨肌后缘为界分为大的浅部和小的深部两部分。下颌下腺位于颌下三角内，常越过二腹肌前腹或后腹以外。浅部形状如核桃，外侧面位于下颌骨内侧的下颌下腺窝；下面为颈深筋膜浅层覆盖；内侧面与下颌舌骨肌、茎突舌肌、茎突舌骨肌及舌咽神经相邻。深部状似小舌，绕下颌舌骨肌后缘延伸于舌骨舌肌，茎突舌肌与下颌舌骨肌之间。下颌下腺导管由深部的前端发出，经下颌舌骨肌与舌骨舌肌之间前行，开口于口底黏膜的舌下肉阜。

（2）面动脉：面动脉由颈外动脉发出，经二腹肌后腹和茎突舌骨肌深面进入下颌下三角内，弯向前下方，下颌下腺后上方的面动脉沟前行，在下颌骨下缘和咬肌附着前缘处转至面部。此处面动脉位置表浅，很易触到。

（3）舌骨舌肌：为一肌性标志。肌的浅面，自上而下依次有舌神经、下颌下神经节、下颌下腺管和舌下神经；肌的深面有舌动脉和伴行的静脉。

2. 颏下三角 位于两侧二腹肌前腹与舌骨之间，该三角由皮肤、颈浅筋膜、颈深筋膜浅层所覆盖，底由下颌舌骨肌所组成，颏下三角内含有1~2个颏下淋巴结。

毗邻关系及临床意义

1. 颏下三角的深面有舌下间隙、颏舌骨肌、颏舌肌、舌横肌、舌垂直肌、舌上纵肌及舌背黏膜和舌盲孔。在处理舌骨以上甲状舌管瘘时，上述诸肌常需切除一部分，以免瘘管分支遗留于肌肉内导致复发。颏下三角下邻舌骨下区，在该区中线附近由浅入深依次为：皮肤、颈浅筋膜及其包被的颈阔肌、颈深筋膜浅层、颈深筋膜中层及其包被的舌骨下肌群。颈深筋膜浅、中两层在中线结合形成宽2~3 mm的颈白线。颈白线血管较少，甲状舌管瘘在舌骨下区的手术入路常经此线分离。舌骨下肌群中的胸骨舌骨肌深面为胸骨甲状肌，胸骨甲状肌之上份覆盖着甲状腺，并与甲状舌骨肌连续。在舌骨与甲状软骨之间有甲状舌骨膜相连。在甲状舌骨膜外侧部，有喉上神经内侧支和喉上动脉穿入，甲状舌管囊肿或瘘切除术中应避免过深而伤及上述神经，否则可导致咽、会厌、梨状陷窝以及声门裂以上喉黏膜的一般内脏感觉（包括味觉）障碍。甲状舌管囊肿多位于颈阔肌的深面，向后上方经舌骨之前、后，再经舌骨上肌群与舌骨之间最后达舌盲孔。

2. 舌骨为颅面诸骨中唯一的不与相邻颅面骨以骨缝连接或关节连接而仅以韧带相连的骨块。该骨体积虽小，但与咀嚼、吞咽、言语的关系极为密切。舌骨的每侧有10块肌肉和2条韧带相连，10块肌肉的名称分别是颏舌骨肌、下颌舌骨肌、胸骨舌骨肌、肩胛舌骨肌、甲状舌骨肌、二腹肌、茎突舌骨肌、舌骨舌肌、咽中缩肌和小角舌肌；2条韧带分别是茎突舌骨韧带和甲状舌骨韧带。甲状舌管囊肿手术常需切除中部一段舌骨，以减少复发。临床上常将两侧断端对位缝合，可使舌骨愈合后形成整体，以便咀嚼、吞咽和言语时左右侧更好地形成同步运动，具有重要的生理意义。

■ 舌骨下区

舌骨下区为颈前区舌骨下方的区域，上界为舌骨体和舌骨大角的引线，下界胸骨颈静脉切迹，两侧以胸锁乳突肌前缘为界。包括颈动脉三角和肌三角。该区有许多重要结构包括颈总动脉、颈内静脉、甲状腺、食管、气管等。在这里主要讲述舌骨下区的气管颈段及颈动脉三角的临床解剖，以便临床进行气管切开术或鳃裂囊肿或瘘切除术。

气管颈段

1. 临床解剖　气管颈段上方平第6颈椎下缘接环状软骨，下方前面平胸骨颈静脉切迹，后面平第7颈椎下缘移行为气管胸部。长约6.5 cm，有6~8个气管软骨环。气管颈段正常位于舌骨下区下部的正中，由于颈部或纵隔内器官病变的牵引或推挤，气管可偏向一侧。

气管颈段的血液供应主要来源于甲状腺下动脉；神经由迷走神经的喉返神经支配；淋巴流向气管两侧的气管旁淋巴结。

气管颈段前方由浅入深依次为（图11-6）皮肤、颈浅筋膜、颈深筋膜浅层、颈深筋膜中层及其包被的舌骨下肌群，第2~4气管软骨前方有甲状腺峡，峡的下方有甲状腺下静脉、甲状腺奇静脉丛和可能存在的甲状腺最下动脉。在正中线的皮肤和颈浅筋膜的深面，有由颈深筋膜浅、中两层结合形成的颈白线。在颈深筋膜中层与气管颈段前面之间，有由颈脏器筋膜壁、脏两层形成的气管前间隙。气管后方为食管，两侧为甲状腺侧叶，二者之间的气管食管旁沟内有喉返神经，其后外侧为颈动脉鞘和颈交感干等。

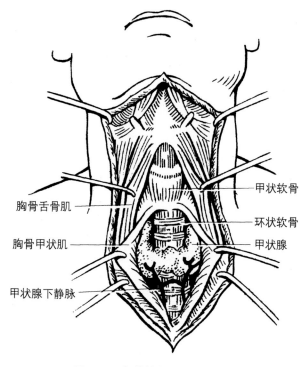

胸骨舌骨肌
胸骨甲状肌
甲状腺下静脉
甲状软骨
环状软骨
甲状腺

图11-6　气管前方的层次及毗邻

2. 毗邻关系及临床意义

（1）在气管颈段前方除上述层次结构外，在气管前间隙内主要有甲状腺奇静脉丛、甲状腺下静脉，有时还有甲状腺最下动脉。做低位气管切开术时，应注意此关系。在小儿，胸腺、头臂干、左头臂静脉甚至主动脉弓（图11-7），均可于胸骨颈静脉切迹的稍上方越过气管前方，施行小儿气管切开术时，更应注意上述解剖关系。在气管颈段第2~4气管软骨环的前方，有甲状腺峡部横过，此处因有左、右甲状腺上、下动脉的分支吻合，故切断后易引起出血。气管颈段的两侧，上部有甲状腺侧叶覆盖，下部与颈总动脉相邻。越靠近胸骨上缘，颈总动脉与气管的距离越近。因此，在作气管切开时，应强调切口的正中位。气管后方紧邻食管，切开气管时，深度应适当。此外，在气管与食管之间的沟内尚有喉返神经通行。

（2）甲状腺与气管有着密切毗邻关系。峡部位于第2~4气管软骨环的前面，侧叶上方达甲状软骨外侧的中部，下方达第5~6气管软骨。甲状腺的前方为皮肤、浅筋膜、封套层、舌骨下肌群及其颈深筋膜中层遮盖；后外侧与颈动脉鞘相邻；腺两侧叶的内面邻接喉与气管、咽与食管和喉返神经。故甲状腺肿大时，向后内常可压迫邻近器官如气管、食管、喉返神经等，以致发生呼吸困难、吞咽困难、声音嘶哑；如压迫颈交感干，则可出现Horner综合征，即瞳孔缩小，眼裂变窄（上睑半下垂）及眼球内陷等症状。

（3）气管颈段周围有蜂窝组织，具有一定的移动性。气管颈段的正常位置在近环状软骨处最浅，距皮肤仅1~2 cm；近胸骨颈静脉切迹处则可深达3~4 cm。但其深、浅、长、短与头的俯仰有密切关系：头俯时，气管颈段位置深而较短；头仰时，其位置浅而较长。故气管切开术多采用仰卧位，使头后仰，以利于显露气管。当头向一侧旋转时，气管即移向该侧，不利于显露气管，故气管切开术时，头部应处于正中位。

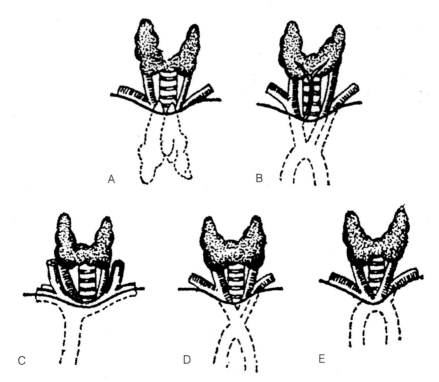

图11-7　气管颈段前方可能存在的结构

A.气管前方有胸腺；B.气管前方有甲状腺最下动脉；C.气管前方有左头臂静脉；D.气管前方有头臂干；E.气管前方有主动脉弓

根据上述解剖特点，临床行气管切开术时应注意下列几点：①采取头正中后仰位，以免伤及颈总动脉并使气管位置变浅；②多在第3~5气管软骨环的范围内切开，不宜过深，以免刺伤气管后壁，甚至伤及食管；③勿切环状软骨，以免术后发生喉狭窄；④不应低于第5气管软骨环，以免引起头臂干等损伤。

颈动脉三角

1. 临床解剖　颈动脉三角（carotid triangle）位于胸锁乳突肌上部的前方，前上界为二腹肌后腹，前下界为肩胛舌骨肌上腹，后以胸锁乳突肌为界。

颈动脉三角被皮肤、颈浅筋膜（包被颈阔肌、颈皮神经、颈浅祥、耳大神经及颈外静脉）和颈深筋膜浅层所覆盖，其底由咽中缩肌、咽下缩肌、甲状舌骨肌及舌骨大角构成。三角内有颈总动脉及其分支、颈内静脉及其属支、舌下神经及其降支、迷走神经及其分支、膈神经和颈深淋巴结等。

颈内静脉位于胸锁乳突肌前缘的深面，有面静脉、舌静脉、甲状腺上静脉，经颈总、颈内动脉浅面注入颈内静脉。颈总动脉位于颈内静脉的内侧，约平甲状软骨上缘时，分为颈内、颈外动脉。颈外动脉在颈动脉三角内，向前发出甲状腺上动脉、舌动脉和面动脉，向后发出枕动脉和耳后动脉。颈外动脉末段入颞下窝，穿腮腺，平下颌颈的深面分为颞浅动脉和上颌动脉。颈内动脉在颈部没有分支。

2. 毗邻关系及临床意义

（1）颈总动脉：该动脉约沿胸锁乳突肌和肩胛舌骨肌上腹所构成夹角的平分线通行。在颈动脉三角的下部，从胸锁乳突肌的前缘露出，沿气管及喉的外侧上行，约平甲状软骨上缘处，分为颈内动脉和颈外动脉（根据中国人资料，分叉部位最高不超过下颌角平面，最低可达甲状软骨上缘平面，分叉部位多在舌骨大角平面和甲状软

骨上缘平面之间，占74%）。颈总动脉通常只分颈内、外动脉两个终支，但在高位颈总动脉分叉者，可见由颈总动脉发出甲状腺上动脉（占19%）。由于甲状腺上动脉可起自颈总动脉，故在甲状腺上动脉与舌动脉之间结扎颈外动脉时，若周围解剖关系不清楚，就有可能误扎颈总动脉，可引起同侧脑部血液循环障碍，导致偏瘫甚至死亡（图11-8）。

（2）颈内动脉和颈外动脉及其鉴别：颈内、外动脉从颈总动脉分出后，二者均上行进入二腹肌后腹的深面。

1）颈内、外动脉的鉴别：①颈外动脉初在颈内动脉的前内侧，继而转至其前外侧。但颈外动脉与颈内动脉起始段的位置关系并非绝对恒定，根据中国人资料颈外动脉起始段在颈内动脉前内侧者约占80%，在其前方者约占13.8%，在其外侧者约占3.7%，在其前外侧者约占2.5%。因此，不能单凭颈内、外动脉起始段的位置关系来鉴别颈内、外动脉。②颈内动脉在颈部无分支，颈外动脉在颈部发出一系列分支。在颈动脉三角内，颈外动脉发出甲状腺上动脉、舌动脉、面动脉、枕动脉及咽升动脉5个分支。③暂时阻断颈外动脉，同时触摸颞浅动脉或面动脉，若无搏动，即可证实被阻断的动脉为颈外动脉。临床上施行颈外动脉结扎的主要危险之一，是误将颈内动脉认为是颈外动脉而加以结扎。误扎后可能引起同侧脑部血液循环障碍，导致偏瘫甚至死亡，其死亡率可高达49%。

2）颈外动脉的毗邻：在颈动脉三角内，颈外动脉的浅面自上而下有舌下神经、舌静脉和面总静脉越过；内侧为咽侧壁及喉上神经的内、外侧支；后有舌下神经降支及迷走神经。在甲状腺上动脉与舌动脉之间结扎颈外动脉时，务须分离清楚，以免误伤上述神经。由于两侧颈外动脉有丰富的吻合，故结扎一侧颈外动脉其营养部位不受影响。

3）颈内动脉的毗邻：在颈动脉三角内，浅

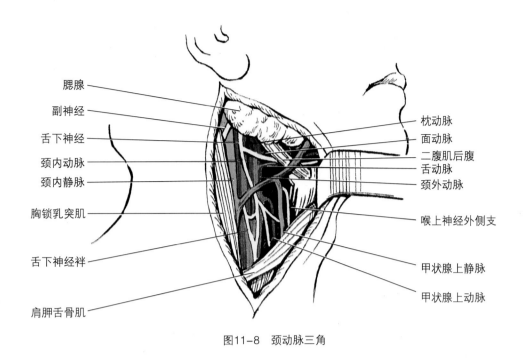

图11-8　颈动脉三角

腮腺
副神经
舌下神经
颈内动脉
颈内静脉
胸锁乳突肌
舌下神经袢
肩胛舌骨肌

枕动脉
面动脉
二腹肌后腹
舌动脉
颈外动脉
喉上神经外侧支
甲状腺上静脉
甲状腺上动脉

面有枕动脉、舌下神经、舌静脉及面静脉，后外侧邻近迷走神经，外侧有颈内静脉，内侧为咽侧壁及喉上神经内、外侧支。

（3）颈内静脉：位于颈内动脉和颈总动脉的外侧，在颈动脉三角内，仅在甲状软骨上缘平面以上，从胸锁乳突肌前缘露出少许。颈内静脉接受面静脉和舌静脉等属支。

（4）面静脉：面静脉起于面浅部，至下颌角后下方与下颌后静脉前支汇合，穿深筋膜，越过舌下神经及颈内、外动脉的浅面，约平舌骨高度，注入颈内静脉。鳃裂囊肿摘除术时，囊肿之前内侧有面静脉，必要时可予结扎切断；颈外动脉结扎时，面静脉有碍显露颈外动脉时，一般将其牵开或结扎切断。

（5）舌下神经：经二腹肌后腹深面进入颈动脉三角，呈弓形跨过颈内、外动脉的浅面，于舌骨大角上方，再次经二腹肌后腹的深面进入下颌下三角。舌下神经发出降支，在颈动脉鞘浅面下行，且与第3颈神经分支组成舌下神经袢，由袢发出分支，支配舌骨下肌群。

（6）喉上神经：发自迷走神经，向前下分为内、外侧两支，斜行于颈内、外动脉的深面，分别布于喉和环甲肌。

（7）二腹肌后腹：为颈动脉三角之上界，但其位置与颈动脉三角的血管神经关系密切，在二腹肌后腹深面至该肌下缘，有一排重要血管、神经行经颈动脉三角。自后向前依次排列为副神经、颈内静脉、舌下神经、颈内动脉、颈外动脉及面动脉；肌的上缘有耳后动脉、面神经和舌咽神经等；肌的下缘有枕动脉和舌下神经。

鳃裂囊肿的深面有颈内静脉、颈内动脉、颈外动脉及其分支和舌下神经，鳃裂囊肿后上端的深面有副神经，摘除囊肿时应注意保护上述重要血管神经。鳃裂瘘管在二腹肌下缘，穿颈内、外动脉之间达咽侧壁的过程中，与舌下神经、颈内、外动脉、颈内静脉、迷走神经和副神经邻近，剥离瘘管时应避免损伤颈部的重要结构。本节主要讲述舌骨下区的气管颈段及颈动脉三角的临床解剖，以便临床进行气管切开术或鳃裂囊肿或瘘切除术。

临床应用

■ 颅颌面切除术

手术设计解剖原理

颅颌面切除术是采用颅内、颅外手术相结合的途径，对侵犯颅底的颌面部肿瘤实施根治术。鼻旁窦、眶区肿瘤累及颅前窝底，颞下窝、颞下颌关节及腮腺区肿瘤侵犯颅中窝底，是这类手术的适应证。颅内颅外联合手术的特点是能够最大限度地整块切除肿瘤，符合肿瘤外科原则；同时能够明视下操作，避免意外损害脑、脑神经或重要的血管。

1. 手术进路显露好　额部冠状头皮切口，约距眶上缘10 cm（图11-9）。对累及颅中窝底的肿瘤切除，头皮和骨膜与额骨和颞筋膜分离后翻向前下方，显露眶上缘和额鼻缝。该侧切口下端经耳前下延至颈部，将颞肌及其筋膜从颞骨鳞部剥离后翻向下方。如颞肌已被肿瘤累及则一并切除。离断颧弓后将颧弓和咬肌一起牵向下方，即可显露颞下窝肿瘤。然后，根据肿瘤的侵犯情况决定是否切断面神经以及是否切除髁突和下颌升支。经颞部行颅骨切开，显露颅中窝。

对累及颅前窝底的肿瘤切除，切口从一侧耳前至对侧相应处。在两侧颞上线（即颞肌起点）之间，切口直达颅骨；在颞上线之下，仅切至颞深筋膜。中间在骨膜下分离，两侧紧贴颞深筋膜分离，将头皮瓣向前下翻转至眶上缘，使眶上动脉和伴行的眶上神经从眶上切迹中（必要时磨开眶上孔下缘）游离，然后形成游离或带蒂额骨瓣（图11-10），翻开骨瓣进入颅腔，暴露颅前窝。

面部切口则依原发肿瘤的范围、浸润皮肤情况等决定，上颌区的恶性肿瘤常采用Weber Ferguson切口。

2. 有利于整块切除肿瘤　颅颌面切除术常先行颅内手术。行颅前窝底切除时，从额骨瓣下界起始向下后分离额叶硬脑膜，切断嗅神经，显露筛板直至鞍结节前缘及前床突，用骨凿或骨锯骨钻等行前颅窝底截骨（图11-11）。

颅中窝底的切除应从外侧开始分离颞叶硬脑膜，循脑膜中动脉显露棘孔，结扎切断脑膜中动脉。然后，自棘孔向前寻找卵圆孔，并切断三叉神经第3支，继续向前在圆孔处切断三叉神经第2

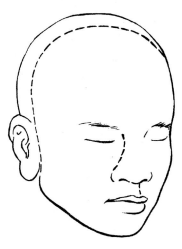

图11-9　双侧冠状头皮切口及面部切口

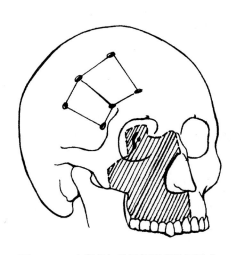

图11-10　上颌骨切除及额颞颅骨切开术

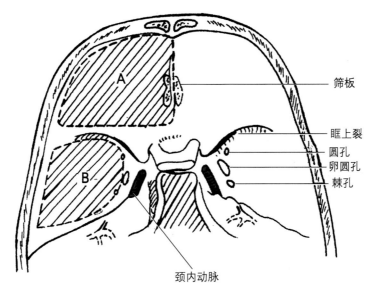

图11-11　颅前窝（A）、颅中窝（B）底截骨

支；稍加分离后显露眶上裂，于此处分别切断三叉神经第1支及动眼神经、滑车神经和展神经。上述脑神经未受肿瘤侵犯，功能尚好者，不应离断。以锐利小骨凿沿棘孔—圆孔—眶上裂—颞下颌关节窝顶连线凿开颅底（图11-11）。

完成颅外原发肿瘤切除后，由颅内向外下推压，同时经面部切口向下牵拉肿瘤及周围受累骨质，即可整块取下肿瘤标本。上颌骨肿瘤累及前颅窝底时切除标本常包括眶内容，颞下窝、颞下颌关节或腮腺恶性肿瘤累及颅中窝底时，切除标本往往包括部分下颌支。

手术进路中解剖结构辨认

1. 硬脑膜的辨认　硬脑膜由颅骨内膜及固有硬脑膜组成，附于颅骨内面。颅骨内膜在骨缝、颅底等处附着紧密，在筛板及神经、血管经过的颅孔处略有嵌入。硬脑膜为较厚而坚韧的结缔组织膜，有血管穿行其间并有一些静脉窦。营养硬脑膜的血管为脑膜前、中、后动脉，与椎、枕动脉的硬脑膜支吻合。硬脑膜与颅骨内板之间为硬脑膜外间隙。它对保护脑组织，防止术后颅内感染甚为重要。颅颌面切除手术在颅内操作，尤其

是应用骨钻去骨时，应避免损伤硬脑膜。

2. 筛板的辨认　颅前窝由额骨、筛骨及部分蝶骨构成，位于眼眶和鼻腔上方。颅中窝中线的最前方有盲孔，盲孔后方为鸡冠。盲孔内常有部分硬脑膜突入其中，在幼儿偶可见连接上矢状窦和鼻静脉的静脉穿过。鸡冠的两侧为筛板，

每侧的筛板有40余个小孔，其中有嗅丝、筛前、筛后动脉等通过。筛前动脉的最大分支鼻支和筛前神经亦经筛孔出颅。由于硬脑膜突入盲孔和筛孔，且在这些区域较为薄弱，因此分离时易破裂。筛板的后方与蝶鞍相邻，盲孔至蝶鞍的距离约为42.5 mm。

3. 圆孔、卵圆孔和棘孔的辨认　在行颅中窝底切除时，圆孔、卵圆孔和棘孔是重要的截骨标志（图11-11）。由于原发颞下窝或颞下颌关节区的肿瘤常妨碍手术直接进入颅底下面，因此多采用额颞部开颅显露颅中窝由颅内进行截骨。颅中窝前份易于识别蝶骨大、小翼间的眶上裂，在眶上裂的内后方即可发现通过上颌神经的圆孔。在圆孔的后外方有下颌神经通过的卵圆孔。卵圆孔的后外侧为棘孔，有硬脑膜中动脉通过。颅中窝底切除时沿圆孔、卵圆孔及棘孔切开，可避开海

绵窦、蝶窦、颈内动脉等，手术相对比较安全。截骨前首先使用电刀、切断脑膜中动脉。因为圆孔内的上颌神经可能有两条细动脉伴行，卵圆孔内除下颌神经通过外，还有连接翼静脉丛和海绵窦的导血管以及偶有脑膜中动脉的副脑膜支通过，如果这些神经因肿瘤受累亦应切断这些血管神经时，则应注意电凝、结扎止血。

重要解剖结构的保护和挽救

1. 面神经的保护　翻开头皮瓣时应注意保护面神经颞支，以免额肌瘫痪。面神经颞支在颧弓以下走行于腮腺内，越过颧弓后位于帽状腱膜下与颞深筋膜表面之间的薄层脂肪内。若从颞深筋膜的表面将皮瓣游离至颧骨的颧突，约有30%的损伤机会。因此，在头皮瓣形成过程中，要求在眶上缘水平以上紧贴颞深筋膜分离，在眶上缘水平以下将颞深筋膜浅层切开，在其深面分离，以避免损伤面神经颞支。

颞下窝区肿瘤易累及颅底和邻近结构（图11-12），手术进路中应注意显露确认面神经主干，充分游离腮腺后部有助于迅速确认面神经主干。先将腮腺上部与外耳道分开，向上分离至颧弓平面，向下分离至胸锁乳突肌前缘，向深部分离至用手指可触及的茎突。许多学者采用的方法是沿耳屏软骨向深部分离，找到其尖端继续向深面分离约1 cm即可显露总干。然后沿面颞干和面颈干显露面神经分支（图11-13）。颞下窝肿瘤切除有时需切断面神经，手术结束前再将断端吻合。腮腺的恶性肿瘤常需牺牲面神经，神经缺损可采用自体神经移植予以修复。

2. 颈内动脉的保护　切除颞下窝的肿瘤时，在颅中窝和颞下窝解剖、分离、开放颈内动脉管时不可伤及颈内动脉。分离颅中窝底硬脑膜后显露脑膜中动脉，电凝后结扎、切断。在其内侧找到下颌神经和岩浅大神经。岩骨段的颈内动脉水平部在三叉神经下颌升支和脑膜中动脉后方。在岩浅大神经的下方该段颈内动脉常无骨质覆盖，

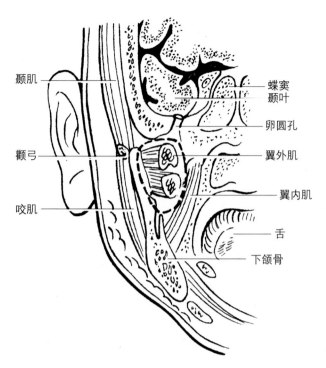

图11-12　颞下窝及邻近结构

若需去除颈动脉管的骨壁，操作时必须稳、准，切不可伤及该动脉。磨除前外侧壁时如果耳咽管开放，需用骨蜡和筋膜封闭。

因肿瘤与血管粘连等而必须结扎或切除颈内动脉的情况很少，估计需将肿瘤与受累血管一并切除的病例，术前可采用脑血管造影、颈动脉压迫试验（Matas试验）、颈动脉球囊暂时闭塞试验（TBO）和脑血流量测定（CBF）等，预测颈动脉阻断后患者是否能耐受由此引起的脑缺血。可能发生脑缺血者应准备血管移植重建颈内动脉血流。

3. 颅底的重建　20世纪60年代中期曾有学者报道颅面手术的死亡率和并发症分别为7%和74%，其主要原因是脑脊液漏和脑膜炎。因而如何重建颅底，防止术后脑脊液漏和颅内感染，是颅底手术成功的关键之一。颅底重建的基本原则之一是严密修复硬脑膜缺损，并将游离或带蒂移植物置于硬脑膜外予以加强，必要时应修复颅底骨缺损。

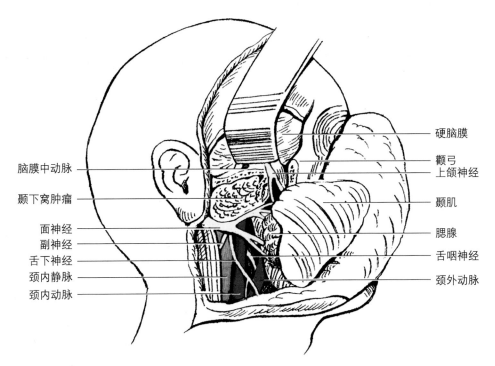

脑膜中动脉
颞下窝肿瘤
面神经
副神经
舌下神经
颈内静脉
颈内动脉

硬脑膜
颧弓
上颌神经
颞肌
腮腺
舌咽神经
颈外动脉

图11-13　显露肿瘤及颅中窝

硬脑膜缺损的修补，曾经应用的游离移植物包括真皮、颅骨膜、颞筋膜和阔筋膜等。阔筋膜的生物学特性和张力强度类似硬脑膜，应用最为广泛。

带蒂的帽状腱膜骨膜瓣主要用于前颅底的重建。该瓣的蒂在前下方或侧方，血供来自眶上动脉、滑车上动脉或颞浅动脉。通常是在额颞瓣的腹面形成一个帽状腱膜骨膜瓣，向下翻转至眶上血管的水平。硬脑膜修复后将该瓣铺在颅前窝底，瓣的边缘与硬脑膜缝合或固定在蝶骨平台及蝶骨嵴。在该瓣下方可行游离植皮，经口鼻腔缺损处行纱条填塞支撑。

带蒂的颞肌瓣主要用于修复颅中窝和颅前窝后部的缺损，可为硬脑膜提供良好血供的覆盖物。颞肌带部分帽状腱膜则可增加其应用长度。

额颞皮瓣被许多学者用于修复颅底缺损。该瓣的血供主要来自颞浅动脉。王模堂等（1983年）认为瓣宽度6~7 cm，瓣尖超过中线2 cm的额

颞瓣，可完全覆盖一侧颅前窝及颅中窝底切除后的硬脑膜暴露区。邱蔚六等（1979年）采用全额-头皮皮瓣修复颅底缺损，额部供瓣区创面则可采用自体断层皮片修复或转移头皮瓣覆盖，对颅底缺损伴颌面洞穿缺损者，可采用带蒂或吻合血管的肌皮瓣（斜方肌肌皮瓣、腹直肌肌皮瓣、背阔肌肌皮瓣或胸大肌肌皮瓣等）加以修复。

颅底的骨缺损，只要硬脑膜完整，一般不需重建。对颅前窝中部的较大缺损，应行骨性颅底重建。可采用自体髂骨或肋骨移植，必须使移植骨与鼻腔或鼻旁窦隔开，否则容易感染。

解剖结构与手术操作技巧

1. 颅骨截开　颅颌面联合切除术中行额部和（或）颞部颅骨截开，是为了安全剥离颅前窝或颅中窝的硬脑膜，并进一步切除被肿瘤累及的颅前窝或颅中窝部位的颅底骨。包括颅前窝底切除的颅颌面切除所采用的开颅方法，常在额颞部形

成一个蒂连于颞肌的骨瓣，截骨前用钻头及锥形钻头钻4~6个骨孔。钻孔时应注意颅骨的结构特点，即外板为较厚的密质骨，钻时较费力，钻穿外板后板障内有较明显渗血；内板较薄，钻孔时应缓慢旋转钻头，并注意控制手部力量，以免骨钻穿通内板后突入颅内损伤硬脑膜或脑组织。

钻孔后将线锯引导器从一骨孔穿入，经硬脑膜浅面由另一骨孔穿出，操作时注意勿穿破硬脑膜，由线锯引导器带穿线锯。锯开颅骨时，线锯引导器暂不取出，以保护硬脑膜，并尽可能使骨创形成内窄外宽的斜面，以便骨瓣复位时固定。骨瓣的蒂部用颅骨剪或咬骨钳去除部分骨质，用骨膜分离器伸入颅骨与硬脑膜间，逐渐分离硬脑膜，然后向上撬动使蒂部颅骨骨折，并翻开骨瓣。

包括颅中窝底切除的颅颌面切除，可采用颞部骨窗开颅法，即在颅骨上钻孔后用咬骨钳逐渐扩大钻孔范围形成较大的骨窗，然后进行硬脑膜剥离等颅内操作。

2. 防止硬脑膜撕裂及脑脊液漏　防止硬脑膜撕裂的主要措施之一是降低颅内压。降低颅内压的常用方法有：①术前行腰椎穿刺引流脑脊液，并留置硅胶管以备缓慢引流；②开颅时快速静脉滴注20%甘露醇250 mL；③直接切开硬脑膜放出适量脑脊液；④由麻醉科医师采用过度换气以降低PCO_2。

前颅底的硬脑膜破损可直接缝合，中颅底的硬脑膜缺损使用筋膜等修复缝合时常欠严密，可用生物胶（纤维蛋白胶）黏合，并将颞肌铺于颅底。

3. 避免或减少脑组织损伤　颅内手术操作过程中，常需脑板牵拉额叶或颞叶，操作不当可造成脑组织不同程度的挫伤、水肿或出血。避免这些并发症的关键是尽可能缩小脑容积，剥离硬脑膜及牵拉脑组织时动作要轻柔。缩小脑容积的方法是术中静脉点滴地塞米松及脱水剂（20%的甘露醇），以及由腰穿的塑料管抽出少量脑脊液。

■ 鳃裂囊肿或瘘切除术

手术设计的解剖原理

鳃裂囊肿或鳃裂瘘的形成，与胚胎第3~7周时鳃器的发育有关。鳃器包括5对中胚层鳃弓，以及使鳃弓分开的4对外胚层鳃裂和4对内胚层咽囊。第1咽囊衍化成咽鼓管和鼓室隐窝，第1鳃裂形成外耳道。第2咽囊大部分崩解吸收，小部分形成扁桃体窝。第3咽囊形成梨状隐窝，并与第4咽囊共同形成甲状旁腺和胸腺的原基。第2~4鳃裂共同形成颈窦，随颈部组织发育而消失。鳃弓的中胚层在后期衍化为肌肉、骨、神经、血管等组织；咽囊的内胚层形成口腔、咽、舌根等部黏膜；鳃裂的外胚层衍化为三对大唾液腺以及外耳道、唇、颊、牙龈等部位的上皮。鳃器在发育过程中的异常，会导致组织内上皮残留，则可能形成鳃裂囊肿或鳃裂瘘。

第1鳃裂瘘较鳃裂囊肿常见，瘘管外口多位于耳垂至下颌角之间。由于第1鳃裂与腮腺及面神经关系密切，手术中的操作要点是彻底消除病变而又不损伤面神经。常用手术切口为沿鳃裂瘘口周围皮肤作梭形切开，然后绕耳垂至耳屏前，绕下颌角至下颌下，类似腮腺切除手术之切口。

第2鳃裂囊肿或鳃裂瘘较第3、4鳃裂囊肿或鳃裂瘘的发病率高，手术操作主要涉及上颈部，多采用横行切口。此类切口的优点如下。

1. 术后切口瘢痕不明显　第1鳃裂囊肿或鳃裂瘘切除的类"S"形切口，其耳屏前部分位于皮肤皱褶内，术后瘢痕不明显，切口的下颌后、下颌下部分较隐蔽，不易显露，因而术后切口瘢痕不明显。

第2或第3、4鳃裂囊肿摘除的切口，常在囊肿表面平行于颈部皮纹；鳃裂瘘切除时，若瘘口位置低，可做两条横行切口（图11-14），一条在下颈部瘘外口平面，另一条在甲状软骨平面。这种横行切口术后瘢痕会隐蔽在皮肤皱褶线内而不明显。

2. 术野暴露好　采用类"S"形切口切除第1鳃裂囊肿或鳃裂瘘，切开腮腺区皮肤、皮下组织及翻开皮瓣后，腮腺、下颌后区暴露好。

第2鳃裂囊肿切除的颈部横行切口（图11-14）应大于囊肿的横径。切开皮肤、皮下组织及颈阔肌，分离并向后牵开胸锁乳突肌后，即可显露鳃裂囊肿。

手术进路中解剖结构辨认

1. 腮腺鞘及腮腺的辨认　腮腺被颈深筋膜浅层所形成的腮腺鞘所包裹。腮腺鞘在腮腺的表面较为致密，而在腮腺的内侧则比较薄弱。由于腮腺鞘向腮腺体内伸出许多间隔，因此会将腺体分成多个小叶。打开腮腺筋膜后可发现腺体呈灰白色。第1鳃裂瘘与下颌后区及外耳道前下方的腮腺组织关系密切。

2. 外耳道软骨的辨认　第1鳃裂囊肿及鳃裂瘘可位于外耳道前、后或下方。外耳道软骨呈灰白色，较光滑，有弹性。外胚叶型鳃裂囊肿或鳃裂瘘常平行于外耳道，在面神经主干上方的腮腺组织内走行，鳃裂瘘的上端常至外耳道软骨。外胚叶-中胚叶型鳃裂瘘常有两个开口，一个在外耳道，另一个在下颌角处，挤压瘘管可见外耳道有少量皮脂样分泌物溢出。

3. 面神经主干的辨认　无论是第1鳃裂囊肿还是鳃裂瘘的切除术，术中均应注意辨认面神经。面神经出茎乳孔后，位于茎突与乳突之间的间隙内，在乳突前缘相当于乳突上方约1 cm处，距表面皮肤约2 cm，直径约2 mm，肉眼观为银白色。小儿的面神经主干位置较浅，直径较细，手术时应注意避免误伤。

4. 颈外静脉的辨认　颈外静脉通常有两个分支，前支为面后静脉的后根，后支由耳后静脉和枕静脉汇合而成。两支在胸锁乳突肌前缘，相应于下颌角处结合。然后垂直下降于颈阔肌和颈深筋膜之间，至颈外侧胸锁乳突肌上部之浅面，走行于耳大神经之前，并与其平行。在胸锁乳突肌上部之后缘处，接受从枕部下行经过颈外侧三角上部的颈外后静脉。

鳃裂瘘口位置较高的鳃裂瘘，可经皮下组织向上、向内深入1~2 cm即穿入颈阔肌深面，沿颈外静脉内侧和胸锁乳突肌前缘走行，在舌骨水平从胸锁乳突肌前转向咽侧壁。

5. 二腹肌后腹的辨认　二腹肌后腹为重要的解剖标志。二腹肌前后腹之间为白而亮的中间腱，被坚韧的结缔组织固定于舌骨体和舌骨大角交界处。分离鳃裂囊肿上份时，应注意二腹肌后腹深面至该肌下缘，由后向前依次排列为副神经、颈内静脉、舌下神经、颈内动脉及颈外动脉

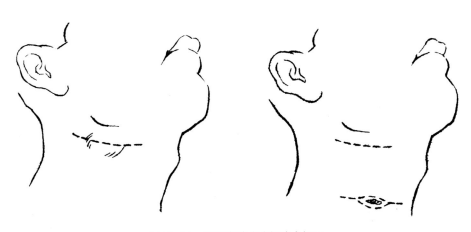

图11-14　鳃裂囊肿或瘘切除术切口

和面动脉。鳃裂瘘由浅向深伸向咽侧壁时，常常紧贴二腹肌后腹和舌下神经下缘，然后穿过咽中缩肌，约在会厌舌间沟水平开口于咽侧壁。

6. 颈内静脉及其分支的辨认　颈内静脉为颈部最大静脉。右侧颈内静脉常比左侧粗大。颈内静脉上端位于茎突之内侧，颈内静脉在颈内动脉后外侧，它们之间有同自颈内静脉孔出颅的舌咽神经、迷走神经和副神经。舌咽神经在动、静脉之间弯曲向前；迷走神经向下行走于颈内静脉和颈总动脉之间，但位置较深；副神经越过颈内静脉浅面向下后走行。约在甲状软骨上缘水平，甲状腺上静脉汇入颈内静脉，面静脉则在舌骨水平汇入颈内静脉，在较高的位置还有舌静脉和咽升静脉汇入。第2、3、4鳃裂囊肿或鳃裂瘘常与颈内静脉关系密切（图11-15），也可与颈内静脉有不同程度的粘连。分离囊肿或鳃裂瘘的过程中应尽量保护颈内静脉。对前述由颈内静脉前方汇入其内的分支，若妨碍病变分离则可予以结扎切断。

7. 颈总动脉及颈内、外动脉的辨认　两侧颈总动脉沿气管和喉，向外侧上升。约50%在平甲状软骨上缘分为颈外动脉和颈内动脉，另外50%的分叉处或高或低，最高者可达舌骨水平，最低者达环状软骨水平。术中所见的位置高低与患者的卧位以及头颈伸、仰程度有关。颈内动脉由颈总动脉分出后，浅面覆以胸锁乳突肌和颈内静脉前缘，再往上则有二腹肌后腹、茎突舌骨肌和茎突位于其浅面。手术时用手指可触及硬的茎突。颈内、外动脉之间的关系通常是颈外动脉先位于颈内动脉之前内侧，然后旋转往后而居于颈内动脉之浅面。舌下神经在较低的水平越过颈内动脉和颈外动脉。

瘘口位置低的鳃裂瘘，在上行过程中可紧邻颈总动脉，在舌骨水平可经颈动脉体上方、在颈外动脉和颈内动脉之间或颈总动脉之前转向咽侧壁。

重要解剖结构的保护和挽救

1. 神经的保护　第1鳃裂囊肿或鳃裂瘘摘除手术中，分离病变时应注意保护面神经。一般采用先暴露面神经主干及其颈支或面颊支，然后分离囊肿或瘘管。在腮腺组织内不做锐分离，对术

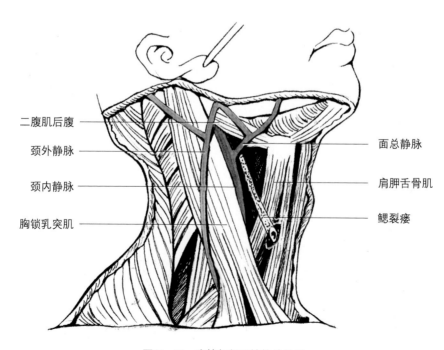

二腹肌后腹
颈外静脉
颈内静脉
胸锁乳突肌

面总静脉
肩胛舌骨肌
鳃裂瘘

图11-15　瘘管与邻近结构的关系

中出血点应在明视下钳夹止血，与面神经伴行的小血管出血不宜用电凝止血。对术中意外离断的面神经，可先用缝线标记，待完全摘除病变后，在手术显微镜下采用9-0尼龙线行外膜-束膜缝合，有神经缺损者可采用耳大神经移植修复缺损。

分离第2鳃裂囊肿上份之深面时，应避免损伤舌下神经（图11-16）。该神经在颈内动脉和颈内静脉之间下降，在二腹肌后腹深面与副神经紧邻，并位于该神经内侧，然后呈弓状弯曲向前，在枕动脉之下，舌动脉和面动脉之间，越过面动脉进入二腹肌肌腱深面。舌下神经邻近二腹肌时，其浅面的血管为面静脉及其属支。舌下神经降支是一细长的分支，在舌下神经绕过枕动脉处发出，于颈总动脉前面下降，有时在颈动脉鞘内下降，与第2、3颈神经的降支合成为舌下神经袢，分支至肩胛舌骨肌、胸骨舌骨肌、胸骨甲状肌。手术中可利用舌下神经降支向上追索找到舌下神经。

外瘘口较低，位于下颈部或锁骨上区的鳃裂瘘，瘘管上行时可能与迷走神经接近。在颈上部第3鳃裂瘘可能越过舌下神经浅面后再下行，于喉上神经内支颅侧穿甲状舌骨膜到达梨状隐窝。第4鳃裂瘘越过舌下神经浅面，绕过颈内动脉后方，在喉上神经内支的尾侧进入梨状隐窝或食管入口部。由于瘘管壁中可能有皮肤附件，且因会反复感染，触摸时呈较硬的条索状，手术中手指触摸可帮助了解瘘管的走行方向。一般应采用钝分离的方法游离瘘管深部，以避免损伤周围神经。

2. 血管的保护 部分原发性鳃裂瘘的外口位于胸锁乳突肌前缘的中下份，瘘管在上行过程常位于颈鞘的浅面，分离过程中注意操作不要损伤其毗邻的血管。但上行至甲状软骨上缘或舌骨大角相应水平时，可能经颈内、外动脉之间穿过，向内深入至咽侧壁。此区的处理是手术中最重要的操作。分离至颈动脉分叉处，要求术者在颈动脉鞘内注射少量1%普鲁卡因，以免引起颈动脉窦综合征。通常用橡皮条向两侧牵开颈内、颈外动脉后逐渐向深面分离瘘管，且用力不能过大，阻断颈内动脉的时间每次不应过长。

解剖结构与手术操作技巧

1. 注意逐层分离 第1鳃裂囊肿或鳃裂瘘手术中，一般应先显露腮腺、面神经主干或其颈支，再分离囊肿或瘘管，这样可避免盲目操作导

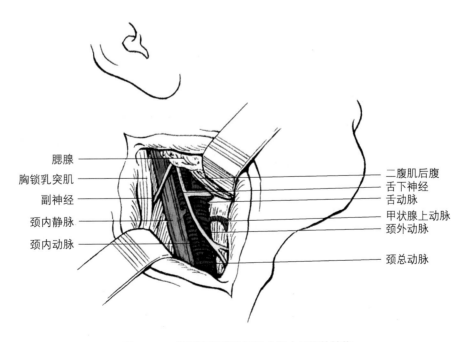

图11-16 鳃裂囊肿摘除后手术野中显露的结构

腮腺
胸锁乳突肌
副神经
颈内静脉
颈内动脉

二腹肌后腹
舌下神经
舌动脉
甲状腺上动脉
颈外动脉
颈总动脉

致的面神经损伤。

切除第2鳃裂囊肿的颈部横行切口，其深度应以颈阔肌为标志。切开后沿颈阔肌深面分别向上、向下分离。但应注意该肌在颈前外侧后上部的胸锁乳突肌浅面阙如。切开皮肤、皮下组织后即见胸锁乳突肌，胸锁乳突肌的浅面可见耳大神经和颈外静脉。耳大神经为颈丛皮支中最大的分支，当它绕过胸锁乳突肌后缘后即在该肌浅面向前上行走，穿颈深筋膜，沿颈外静脉后侧并与其平行上行。分离上、下方皮瓣时，宜将耳大神经、颈外静脉保留在胸锁乳突肌浅面。当上下向分离的距离相当于横切口长度时，再向深部分离胸锁乳突肌前缘，显露囊肿前后界、颈部血管等。如此操作，易于牵开胸锁乳突肌及暴露深部结构。

2. 注意识别瘘管　鳃裂瘘术前碘油造影，可了解其深度和行经。此外，术前经外瘘口注入1%的亚甲蓝，有助于术中识别瘘管以及判断瘘管是否与咽腔相通。剥离瘘管至咽侧壁后，一般在瘘管内口周围之咽侧黏膜上做荷包缝合，切断瘘管末端后将缝线结扎。分离颈内动脉内侧瘘管有困难时，可在其穿越颈内、外动脉以前先切除已分离的瘘管下段，再用探针通过剩余的上段瘘管进入口咽，以丝线将瘘管断端紧扎于探针上，继之牵引口咽部的探针，使瘘管呈内翻状与探针一并向咽侧拉出。围绕内瘘口切除部分黏膜及全部瘘管，严密缝合咽部创面。Edmonds等（1997年）在切除第3鳃裂囊肿或鳃裂瘘时将内窥镜置于梨状隐窝处，通过内瘘口的透照有利于识别病变并将其完全切除。囊肿大，分离时不易显示与深面的神经血管关系，可在术中抽出部分囊液后再继续分离。

■ 甲状舌管囊肿或瘘切除术

手术设计的解剖原理

虽然甲状舌管囊肿或瘘可发生于颈中线自舌盲孔至胸骨切迹的任何部位，但以舌骨上下部位最多（图11-17）。手术切口常选用横行切口，其优点如下。

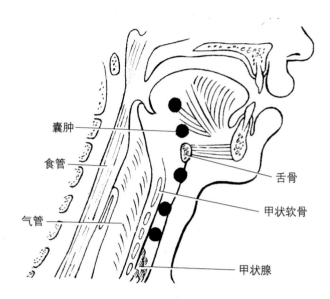

图11-17　甲状舌管囊肿可能发生的部位，这类病变切除常选用横行切口

1. 术后切口瘢痕不明显　无论甲状舌管囊肿切除的单条横行切口还是低位甲状舌管瘘切除的两条横行切口，由于切口与颈部皮纹平行，术后瘢痕类似颈部皱褶，采用细针细线行皮内缝合而不是皮肤间断缝合，术后皮肤瘢痕则不明显。

2. 手术进路暴露好　沿颈部皮纹于囊肿表面做横行切口。切开皮肤、皮下组织及颈阔肌后即可显露囊肿浅面。如果是甲状舌管瘘，应作包括瘘孔周围部分皮肤的梭形切口；如果瘘口位置低，颈下份切口无法完成舌骨以上的操作，通常需在剥离至舌骨水平后再做第2条横切口（图11-18），这样可充分显露病变达到完全切除。

手术进路中解剖结构辨认

1. 胸骨舌骨肌的辨认　除皮肤、皮下组织外，在舌骨以下颈正中部分，甲状舌管囊肿或甲状舌管瘘切除术中主要涉及舌骨下肌群的胸骨舌骨肌。胸骨舌骨肌位于颈正中线的两侧，呈扁

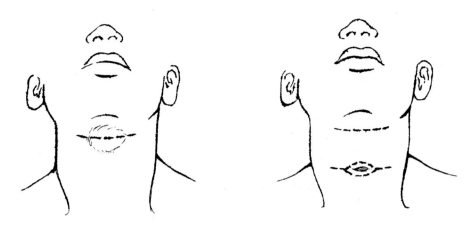

图11-18　甲状舌管囊肿或瘘的手术切口

平、长条形，其浅面为颈阔肌，外侧为肩胛舌骨肌，深面为胸骨甲状肌及甲状舌骨肌。如果颈阔肌在颈中线处阙如，颈深筋膜的浅、中层形成颈白线，连接两侧的舌骨下肌群。甲状舌管瘘切除术中，如果循颈白线分离出血会比较少。

2. 甲状舌骨膜的辨认　甲状舌骨膜是舌骨与甲状软骨之间的薄层弹性纤维组织，大部分区域较薄且疏松。中间的增厚部分称之为甲状舌骨中韧带，两侧甲状软骨上角与舌骨大角间的增厚部分称之为甲状舌骨侧韧带。喉上神经内支及喉上动脉、静脉自甲状舌骨膜两侧穿过。

3. 舌骨的辨认　舌骨位于甲状软骨上方的软组织内，呈蹄铁形，借茎突舌骨韧带连于茎突，活动度较大，可分为舌骨体及成对的舌骨大角和小角。

舌骨体为舌骨中部近似椭圆形的骨板，体的前面向前上隆起，其上部为颏舌骨肌附着处，下部为下颌舌骨肌、胸骨舌骨肌及肩胛舌骨肌附着处。体部后面光滑凹陷，与会厌之间仅有少量结缔组织相隔。舌骨大角由舌骨体的外侧端伸向后上方，大角的上面为舌骨舌肌的起始处。舌骨小角起自舌骨体与舌骨大角的结合部，有茎突舌骨韧带附着。甲状舌管囊肿或甲状舌管瘘切除术中去除舌骨体中份时，可能破坏胸骨舌骨肌、下颌舌骨肌及颏舌骨肌的一部分附着。

重要结构的保护和挽救

喉上神经的分支——喉内支在甲状舌管囊肿或甲状舌管瘘手术中是可能被损伤的结构。喉上神经起于结状神经节，经颈内动脉深面分为喉内支（喉内神经）和喉外支（喉外神经）。喉内支在甲状舌骨肌后缘覆盖下与喉上动脉伴行（图11-19），于甲状软骨上缘与舌骨大角之间穿过甲状舌骨膜进入喉，分为多个小分支分布于会厌、梨状隐窝及喉前庭黏膜。喉内支损伤后可致声带以上喉部感觉丧失。甲状舌管囊肿或甲状舌管瘘切除术中为了避免损伤喉上神经的喉内支，应在甲状舌骨肌浅面分离。若因病变粘连需去除部分甲状舌骨肌，则应注意甲状舌骨膜外侧的喉内神经。喉上动脉常在喉内神经的前下份穿过甲状舌骨膜，发现此动脉时即应警惕，勿伤及喉内神经。

解剖结构与手术操作技巧

1. 患者体位　保持头后仰、颈正中位。由于甲状舌管囊肿或甲状舌管瘘位于颈正中部位，使患者头后仰并保持正中位可使病变区结构变浅，分离和显露较为方便，从而易于切除病变。

2. 切除舌骨体中份　在胚胎发育第4周，甲状腺始基由奇结节和联合突间的上皮向深部凹陷

569

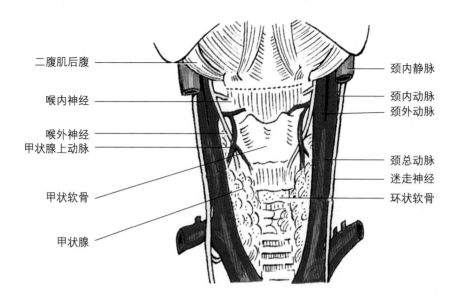

图11-19　喉上神经与邻近结构关系

（图中标注：二腹肌后腹、喉内神经、喉外神经、甲状腺上动脉、甲状软骨、甲状腺、颈内静脉、颈内动脉、颈外动脉、颈总动脉、迷走神经、环状软骨）

形成甲状舌管，然后其盲端逐渐向下延伸，在最初行经舌骨体前面后反折向上至舌骨体后面，再折向下于甲状舌骨膜前下行至甲状软骨。在达到甲状软骨下时迅速发育而形成甲状腺。由于甲状舌管向颈部下降过程中与第3鳃弓向前生长融合形成的舌骨有密切关系，为了能完全切除病变，切除的范围应包括一段舌骨中份（图11-20），以防复发。术中用骨剪于囊肿附着或瘘管经过之两侧剪断舌骨体，使该段舌骨（约1 cm）与囊肿或瘘管一并游离。1920年Sistrunk介绍了甲状舌管囊肿或甲状舌管瘘切除术中切除舌骨中份及瘘管周围1 cm柱状组织至舌根的术式，明显减少复发。因此后来被称之为Sistrunk手术或Sistrunk根治术。采用Sistrunk手术治疗甲状舌管囊肿，术后复发率为4%~6%，而局部囊肿切除术后复发率高达60%以上。

3. 瘘管周围柱状整块切除　甲状舌管瘘有时存在较细的瘘管分支，尤其在舌骨上部变细的分支进入周围肌肉内时，很难识别。许多学者主张连同瘘管周围2~3 mm的肌组织做柱状整块切除

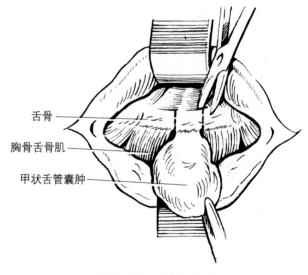

图11-20　去除舌骨中份

（图中标注：舌骨、胸骨舌骨肌、甲状舌管囊肿）

（图11-21）。有学者曾对甲状舌管囊肿或甲状舌管瘘整块切除（未分离单个囊肿或瘘管）的标本进行过组织学研究。发现多数病例中舌骨与舌盲孔之间存在瘘管，甚至包含多条瘘管。开始手术时，经瘘管口注入1%亚甲蓝有助于术中显示纤细的分支瘘管。在舌骨上行柱状整块切除时，由

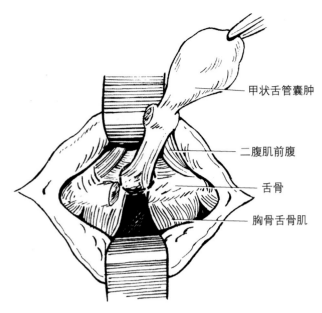

图11-21　瘘管周围组织柱状切除

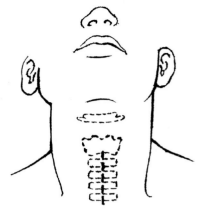

图11-22　气管切开的皮肤切口

助手从口内推舌根向前下方可缩短舌盲孔至舌骨间的距离，便于手术操作。

　　为了消除甲状舌管囊肿或瘘的术后复发，Mickel等（1983年）对Sistrunk手术提出改良，即采用颈前整块解剖法治疗复发性囊肿或瘘。其具体操作是颈部横行皮肤切口，循颈阔肌深面准备上、下皮瓣，在术野下方紧靠甲状腺峡上缘开始行深面解剖。向上进行解剖时，沿气管前筋膜切除颈正中3~4 cm的带状肌及舌骨中份，舌骨上2~3 cm直径的柱状组织，直达舌根。这种方法创伤大，牺牲了较多邻近组织，故应谨慎选用。

■ 气管切开术

手术设计的解剖原理

　　气管切开术是切开颈段气管前壁，使患者可以经过新建的通道进行呼吸的一种手术。此手术的关键是在迅速解除呼吸道阻塞的同时如何避免损伤颈部的重要血管、神经。临床上多采用自甲状软骨下缘至接近胸骨上窝的颈正中垂直切口（图11-22）。此切口的优点如下。

　　1. 手术进路暴露好　颈段气管位于颈正中，沿颈中线切开皮肤、皮下组织、颈浅筋膜后，在两侧带状肌的内侧缘可见由颈深筋膜浅、中层形成的颈白线，循此线向深面分离较易牵开软组织、暴露气管。

　　虽然气管切开术可采用与颈部皮纹平行的水平皮肤切口，以减少术后瘢痕，但一些学者认为皮肤瘢痕与切口方向的关系远不及与气管套管留置的时间关系更重要。更为重要的是采用垂直切口的病例，患者吞咽时气管套管可随气管移动，减轻对气管壁的损伤。

　　2. 重要的血管、神经可得以保护　在气管两侧、胸锁乳突肌深面，有颈内静脉、颈总动脉及迷走神经等重要血管神经。在环状软骨水平，上述血管距中线较远，气管颈段的下部与颈总动脉较近，在分离过程中沿中线进行而不越过胸锁乳突肌前缘，则可避免损伤上述大血管。在紧急气管切开术中应用左手拇指及中指固定甲状软骨两侧翼板，并将颈部重要血管推向两侧，然后沿颈中线切开皮肤、气管前软组织及气管前壁，可避免误伤颈部大血管的严重并发症。

手术进路中解剖结构辨认

　　1. 颈前静脉的辨认　用血管钳沿颈中线分离

组织时，在颈浅筋膜层或其深面可遇到由上向下走行的颈前静脉，左、右颈前静脉之间常有横行的交通支相连，可将该横行的静脉交通支切断并予以结扎。偶尔可见沿颈正中线下行的颈正中静脉。对术野中已显露的颈前静脉或颈正中静脉，可向两侧牵开。

2. 甲状腺峡的辨认　用肌拉钩将胸骨舌骨肌及胸骨甲状肌向两侧牵开后，在第2~4气管软骨环的前方可见覆盖于气管前壁的甲状腺峡以及附着于环状软骨的甲状腺悬韧带。如果甲状腺峡较窄，可将其下缘稍行分离后，用拉钩向上牵引，显露出足够的气管前壁，以供切开。如果甲状腺峡过宽或位置偏低，影响气管显露，可用止血钳将甲状腺峡夹住后，沿中线钳夹、切断及缝扎。紧急气管切开时可在解除呼吸道阻塞后再缝扎。

3. 气管的辨认　处理甲状腺峡后，可透过气管前筋膜隐约看到轮状的气管环，用手指触摸环形的软骨结构有弹性。小儿气管柔软、较细，确定有困难时可行穿刺检查，如抽出空气则可肯定为气管。

重要结构的保护和挽救

1. 血管的保护　气管切开需保持颈正中位，并注意使牵开两侧软组织的力量大致相等。分离过程中不宜损伤气管两侧胸锁乳突肌覆盖的颈内静脉、颈总动脉。切开气管软骨环的部位不宜低于第5环，因为在第7~8气管环处有头臂干和头臂静脉斜行越过气管前壁，上述大血管损伤后可引起致命并发症。

2. 气管后壁及食管的保护　气管由16~20个蹄铁形有弹性的透明软骨构成，气管后部软骨缺口处为纤维组织和平滑肌，与食管前壁紧密相连，咳嗽及吸入性呼吸困难时气管后壁常向前突入管腔。预防性气管切开时一般不会出现食管损伤，但在施行紧急气管切开术中，若未注意刀尖插入深度及切开气管环的方式，则可能刺伤气管后壁和食道前壁，引起气管食道瘘（图11-23）。成人气管在颈部长约70 mm，左右径为20~25 mm，前后径为15~20 mm。小儿之气管较成人者细小，1岁以下气管前后径约为5 mm，故较成年人更易损伤，采用12号镰形刀片切开气管

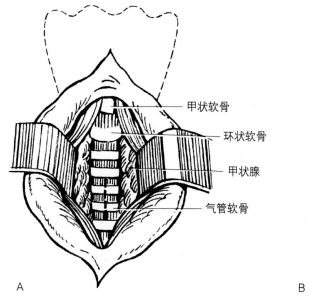

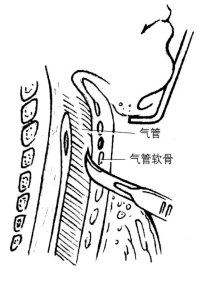

图11-23　切开第3、4气管环
A.正面观；B.侧面观

环，一般不会损伤气管后壁。

3. 喉返神经的保护 左侧喉返神经位于气管与食道之间的沟槽，右侧喉返神经与气管侧壁毗邻。术中避免气管侧面的分离则不致损伤该神经。对局部麻醉下施行手术的患者，局部浸润麻醉应限于中线，以免麻醉药扩散麻醉喉返神经致声带麻痹，从而进一步加重已有的呼吸困难。

解剖结构和手术操作技巧

1. 保持头后仰、颈正中位 气管颈段（环状软骨至胸骨上端）的长度，因年龄、头的位置及颈的长短而异。气管的喉端位置较浅，胸骨柄处位置较深，距皮肤3~4 cm。头后仰时气管的位置变浅，且较长。因此，气管切开术常使患者取仰卧位（图11-24），头后仰并保持正中位，使气管向前突出，便于显露。存在部分呼吸梗阻的情况下，头后仰可能增加呼吸困难，故消毒铺巾时可将患者的头抬高，手术开始时才让头适当后仰。不能合作者，应由医务人员协助将头固定于正中位。

对儿童和婴儿作气管切开时应特别注意体位，因为小儿的气管细软，头部稍有转动，气管则不易摸到。如果因头部转动或气管被拉向一侧，误将颈总动脉认为是气管，则可能导致致命的出血。

2. 注意分离深度 显露气管时过分向下分离，可能损伤胸膜，引起气胸。右侧胸膜顶位置较高（尤其儿童），故损伤的机会较左侧多。

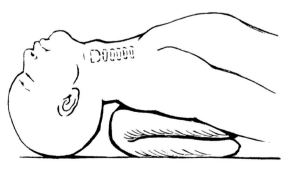

图11-24 气管切开的体位

术中发现胸膜顶向上膨隆时应以钝拉钩保护之。

为了防止气肿或气肿发展至纵隔，不应分离气管前筋膜，也不应使气管前筋膜切口小于气管切口，否则空气易沿气管前筋膜向下扩展至胸部纵隔。

3. 气管造口部位应适当 一般在第2~4气管环处，自下向上挑开两个气管环。气管切开部位过高，损伤环状软骨，术后可造成喉狭窄，导致拔管困难。如果气管切口过小，气管套管插入困难，或预计放置套管较久的成年人，可在切口两侧切除少许气管软骨，使气管切口呈椭圆形。对小儿则不宜切除软骨，否则术后可出现气管狭窄。为了肯定气管切开的部位在第2~4气管环，宜用手指触摸明确环状软骨。气管环切开的部位低，尤其是带管时间较长者，可能形成气管无名动脉瘘。

■ 口腔颌面部相关蜂窝织炎的感染、扩散及引流途径

舌下间隙蜂窝织炎

1. 感染途径 舌下间隙蜂窝织炎多数来源于牙源性感染，其根尖部的炎症和牙周炎穿破舌侧骨板直接进入到舌下间隙；另外，拔牙创伤的感染、口腔黏膜的损伤和下颌骨骨髓炎也可引起舌下间隙蜂窝织炎。

2. 扩散途径 如果炎症未得到有效控制则可向邻近间隙扩散：①向后可越过下颌舌骨肌后缘进入颌下间隙，或沿茎突舌肌往后内至咽旁间隙；②向后上方扩散到扁桃体前方引起化脓性炎症；③通过舌下肉阜向对侧舌下间隙扩散。

3. 切开引流途径 在下颌体内侧，平行下颌体切开颌舌沟黏膜，钝分离直到脓腔。

颌下间隙蜂窝织炎

1. 感染途径 颌下间隙蜂窝织炎的感染有牙源性和腺源性两种，牙源性感染主要来自下颌磨

牙根尖周炎、或牙周炎；腺源性感染常继发于上呼吸道感染的颌下淋巴结炎，化脓性颌下腺炎也可继发颌下间隙蜂窝织炎。

2. 扩散途径　颌下间隙蜂窝织炎可扩散到同侧舌下间隙和颏下间隙、也可至对侧的颌下间隙、翼颌间隙、咽旁间隙，引起多间隙的炎症。

3. 切开引流途径　在下颌骨下缘下2 cm处做一平行皮肤切口，长3~5 cm，切开后血管钳钝分离至脓腔。

颏下间隙蜂窝织炎

1. 感染途径　颏下间隙蜂窝织炎主要来源于腺源性感染。口腔黏膜溃疡、口炎、颏部皮肤炎症等引起的颏下淋巴结炎可继发该炎症。

2. 扩散途径　颏下间隙蜂窝织炎肿胀较局限，进展缓慢，也有扩散至颌下间隙。

3. 切开引流途径　颏下行横行切口，分离颈浅筋膜、颈阔肌、颈深筋膜后进入颏下间隙。

咽旁间隙蜂窝织炎

1. 感染途径　咽旁间隙蜂窝织炎多数来源于牙源性炎症，如下颌磨牙根尖周炎或智齿冠周炎形成的炎症进入咽旁间隙，或者邻近的腮腺间隙、颌下间隙、翼颌间隙的蜂窝织炎扩散入咽旁间隙；其次来源于扁桃体周围脓肿等腺源性炎症可直接穿破咽侧壁进入咽旁间隙。

2. 扩散途径　可毗邻间隙相互扩散，如翼颌间隙、颌下间隙及咬肌间隙等扩散；严重者可向血液扩散引起败血症、脓毒血症、颈内静脉血栓性静脉炎。

3. 切开引流途径　①经口内引流方法。a.口内切开引流术：在翼下颌韧带稍内侧行切口，血管钳钝分离进入脓腔。b.穿刺抽脓引流术：用长穿刺针头穿过咽侧壁刺入脓肿明显部位，将脓液抽出并注入等量抗生素。②经口外切开引流法。

a.颌下切口：在下颌下缘下2 cm处做横行切开，分离颈浅和深筋膜、颈阔肌、下颌舌骨肌，经翼内肌内侧至咽旁间隙。b.下颌支后缘切口：在下颌支后缘下颌角处切开皮肤，经腮腺后缘，翼内肌内侧，向上方至咽旁间隙。

（黄洪章　何宏文）

参考文献

1. 张绍祥. 头部. 见: 王怀经. 局部解剖学. 北京: 人民卫生出版社, 2005: 6-29.

2. 朱志福. 脑颅部. 见: 高景恒, 任世祯. 医学美容解剖学. 北京: 人民卫生出版社, 1999: 124-135.

3. 廖华. 运动系统. 见: 柏树令. 系统解剖学. 北京: 人民卫生出版社, 2013: 7-36.

4. 陈日亭. 颌面颈手术解剖. 北京: 人民卫生出版社, 1985: 12-15.

5. 刘毅, 陈璧. 扩张术治疗瘢痕性秃发77例临床总结. 中国医学美学: 美容杂志, 1997,6(4):183.

6. 马晓东. 应用解剖. 见: 周定标, 张纪. 颅底肿瘤手术学. 北京: 人民军医出版社, 1997:26-40.

7. 邱蔚六, 刘善学, 何荣根, 等. 颅颌面联合切除术治疗晚期颌面恶性肿瘤初步报告. 中华口腔科杂志, 1979, 14(4):197.

8. 王模堂, 王大章, 温玉明, 等. 颅颌面联合切除手术的初步体会. 中华口腔科杂志, 1983, 18(2):94.

9. 吴健聪, 吕春堂, 姚远, 等. 顶骨作为植骨材料的解剖学研究. 中华口腔医学杂志, 1993, 28(4):240.

10. 伊彪, 王兴, 张晓, 等. 颅骨移植在口腔颌面外科中的应用. 中华口腔医学杂志, 1996, 31(3):179.

11. Lawrence HB. Alimentary system. In: Williams PL. Gray's anatomy. 41th ed. New York: Churchill Livingstone, 2016: 404-665.

12. Edmonds JL, Girod DA, Woodroof JM, et al. Third branchial anomalies:avoiding recurrences. Arch Otolaryngology-Head Neck surg, 1997, 123(4): 438.

13. Hollinshead WH.The head and neck .Anatomy for surgeons. 3ed. Philadephia: Harper & Row Publishers, 1982: 4-10, 46-59.